"十三五"江苏省高等学校重点教材

"十三五"中国药科大学重点规划教材

U0196500

药 剂 学

（供药学类专业用）

主　编　吴正红　祁小乐

主　审　周建平

副主编　孙敏捷　蒋曙光　丁　杨

编　者　（以姓氏笔画为序）

丁　杨　吕慧侠　祁小乐　孙敏捷　吴正红

吴琼珠　何　伟　宋文婷　周建平　姚　静

殷婷婕　蒋曙光　霍美蓉

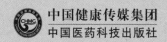

中国健康传媒集团

中国医药科技出版社

内 容 提 要

本教材是"'十三五'江苏省高等学校重点教材"之一，内容共十一章，即：绪论、药物制剂的基本理论、药用辅料与药品包装、液体制剂及其技术、固体制剂及其技术、半固体制剂及其技术、雾化制剂及其技术、无菌制剂及其技术、药物传递系统及其技术、中药制剂及其技术和生物技术药物制剂及其技术。本教材内容系统全面，在夯实专业基础理论的基础上，融合现代制剂发展前沿，突出制剂共性技术，基础与技能并举，理论与应用结合，适合全国高等院校药学类专业教学使用，亦可作为从事药物制剂研发的研究人员参考用书。

图书在版编目（CIP）数据

药剂学 / 吴正红，祁小乐主编 . —北京：中国医药科技出版社，2020.4
ISBN 978-7-5214-1761-6

Ⅰ . ①药⋯　Ⅱ . ①吴⋯ ②祁⋯　Ⅲ . ①药剂学　Ⅳ . ① R94

中国版本图书馆 CIP 数据核字（2020）第 062826 号

美术编辑　陈君杞
版式设计　南博文化

出版　**中国健康传媒集团** | 中国医药科技出版社
地址　北京市海淀区文慧园北路甲 22 号
邮编　100082
电话　发行：010-62227427　邮购：010-62236938
网址　www.cmstp.com
规格　889 × 1194mm $\frac{1}{16}$
印张　31 $\frac{1}{4}$
字数　787 千字
版次　2020 年 4 月第 1 版
印次　2022 年 7 月第 3 次印刷
印刷　三河市航远印刷有限公司
经销　全国各地新华书店
书号　ISBN 978-7-5214-1761-6
定价　**89.00 元**

获取新书信息、投稿、为图书纠错，请扫码联系我们。

前言

QIANYAN

药剂学是研究药物制剂的基本理论、处方设计、制备工艺、质量控制和合理使用等内容的综合性应用技术科学，是药学类专业的主干核心课程。为了适应我国高等院校药学类专业教育的需求以及培养高素质的复合型、创新型人才，本教材在总结教学经验的基础上，根据现代医药产业发展需求和趋势，通过系统梳理、突出共性、理论与技术并举、重构教材的编写体系，将全书分为十一章，即：绪论、药物制剂的基本理论、药用辅料与药品包装、液体制剂及其技术、固体制剂及其技术、半固体制剂及其技术、雾化制剂及其技术、无菌制剂及其技术、药物传递系统及其技术、中药制剂及其技术和生物技术药物制剂及其技术。

本教材力求理工兼备，系统全面，在夯实专业基础理论的基础上，融合现代制剂发展前沿，突出制剂共性技术，基础与技能并举，理论与应用结合，以学生为中心，实现由浅入深、循序渐进的教学目的。具有如下特点：

1. 理论与应用相融 在编写教材时，系统整合了制剂常用的基础理论和方法，突出药剂学理工兼备特色，注重理论与应用相结合，将制剂基本知识与技术揉合在一起。

2. 经典与前沿并举 随着新技术、新工艺、新要求、新规范不断呈现，在传承经典的基础上，要不断调整内容，跟上时代脉搏，让教材"动"起来，本教材除了讲述传统的基础知识，增添了与药剂学发展相关的前沿性知识，修正了多处模棱混淆的描述。如添加了3D打印、连续制造、基因药物等内容；修订完善了制剂的概念；理清了纳米乳和微乳的描述。

3. 传统与特色并重 本教材以传统药物制剂的形态分类为主线，兼顾给药方式，讲解各种剂型。同时结合高等院校药剂学的教学特色，以学生为中心，注意知识的循序渐进，理论与技能融合，增强理论应用的典型性和能力培养的针对性。

本教材适合全国高等院校药学类专业教学使用，亦可作为从事药物制剂研发的研究人员参考用书。本教材由长期从事药剂学教学与科研工作的一线教师编写而成，他们为此付出了艰辛努力，在此深表感谢。在编写本教材过程中，平其能教授提出了许多宝贵的指导性意见，深表感激。同时，对协助做了大量工作的学生，表示衷心感谢。对给予本教材资助的"江苏高校品牌专业建设工程项目"、"十三五"江苏省高等学校重点教材项目、"十三五"中国药科大学重点规划教材项目，特表致谢。

鉴于现代制剂技术的快速发展，涉及技术领域宽广，专业性和实用性强，但因编者水平所限，有不足之处在所难免，诚请读者批评指正。

编　者
2019年9月

目录

第一章　绪论 ……………………………………………………………………… 1

第一节　药剂学的基本概况 …………………………………………………… 1
一、药剂学的常用术语 ………………………………………………… 1
二、药剂学的主要任务 ………………………………………………… 3
三、药剂学的相关学科 ………………………………………………… 4
四、剂型的分类及重要性 ……………………………………………… 6
五、药剂学的发展沿革 ………………………………………………… 8

第二节　药典及其他药品相关法规简介 …………………………………… 9
一、药典 ………………………………………………………………… 9
二、国家药品标准 ……………………………………………………… 11
三、药品相关管理有关规定 …………………………………………… 11
四、处方药与非处方药 ………………………………………………… 14

第二章　药物制剂的基本理论 …………………………………………………… 16

第一节　药物溶液的形成理论 ……………………………………………… 16
一、药用溶剂的种类及性质 …………………………………………… 16
二、药物溶解与溶出 …………………………………………………… 19
三、药物溶液的性质与测定方法 ……………………………………… 25

第二节　微粒分散体系 ………………………………………………………… 28
一、概述 ………………………………………………………………… 28
二、微粒分散体系的物理化学性质 …………………………………… 29
三、微粒分散体系物理稳定性相关理论 ……………………………… 35

第三节　流变学基本知识 …………………………………………………… 42
一、概述 ………………………………………………………………… 42
二、牛顿流动 …………………………………………………………… 42
三、非牛顿流动 ………………………………………………………… 42
四、触变流动 …………………………………………………………… 44
五、黏弹性 ……………………………………………………………… 44
六、流变学在药剂学中的应用和发展 ………………………………… 45

第四节　粉体学基础 ………………………………………………………… 45

一、概述 ··· 45

二、粉体粒子的性质 ·· 45

三、粉体学在药剂学中的应用 ·· 54

第五节 药物制剂的稳定性 ··· 55

一、概述 ··· 55

二、药物制剂稳定性的化学动力学基础 ······························ 56

三、药物制剂的降解途径、影响因素及稳定化方法 ················· 57

四、药物制剂稳定性试验方法 ·· 65

五、新药开发过程中药物稳定性的研究 ······························ 67

第六节 药物制剂的设计 ··· 72

一、概述 ··· 72

二、药物制剂设计的基本要求 ·· 72

三、药物制剂处方设计前工作 ·· 73

四、药物给药途径与剂型的选择 ····································· 81

五、药物制剂处方的优化设计 ·· 82

六、新药的注册分类 ·· 84

七、药物制剂的评价 ·· 88

第三章 药用辅料与药品包装 ··· 90

第一节 药用辅料 ··· 90

一、药用辅料概述 ·· 90

二、药用辅料的用途及其功能性指标 ································ 91

三、表面活性剂 ··· 95

四、药用高分子材料 ··· 102

五、药用预混辅料 ·· 114

第二节 药品包装 ··· 116

一、药品包装概述 ·· 116

二、药品的包装材料和容器 ·· 118

三、药品软包装 ··· 124

第三节 药用辅料与药品包装的法规 ···································· 127

一、《中华人民共和国药品管理法》 ································· 127

二、《药品包装用材料、容器管理办法》（暂行） ·················· 127

三、《直接接触药品的包装材料和容器管理办法》 ·················· 127

四、《药品说明书和标签管理规定》 ································· 128

五、《非处方药专有标识管理规定》（暂行） ······················ 128

六、药包材国家标准 ·· 128

七、《关于药包材药用辅料与药品关联审评审批有关事项的公告》·········· 129

八、《关于调整原料药、药用辅料和药包材审评审批事项的公告》 ······················· 129

第四章　液体制剂及其技术 ··· 131

第一节　概述 ·· 131

一、液体制剂的定义、分类、特点与质量要求 ······························· 131

二、液体制剂的溶剂与附加剂 ·· 132

三、液体制剂的一般制备工艺流程 ·· 136

四、液体制剂的包装与贮存 ··· 136

第二节　液体制剂的单元操作技术 ·· 137

一、制药用水处理技术 ·· 137

二、液体过滤技术 ··· 142

第三节　液体制剂各论 ··· 146

一、低分子溶液剂 ··· 146

二、高分子溶液剂 ··· 149

三、溶胶剂 ··· 151

四、混悬剂 ··· 153

五、乳剂 ··· 159

六、不同给药途径用的液体制剂 ·· 168

第五章　固体制剂及其技术 ··· 170

第一节　概述 ·· 170

一、固体制剂的制备工艺 ·· 170

二、固体制剂的吸收过程 ·· 171

三、Noyes-Whitney方程及其应用 ··· 172

四、溶出度 ··· 173

五、固体制剂发展趋势 ·· 174

第二节　固体制剂的单元操作技术 ·· 177

一、粉碎 ··· 177

二、筛分 ··· 182

三、混合 ··· 185

四、制粒 ··· 188

五、干燥 ··· 195

第三节　固体制剂各论 ··· 198

一、散剂 ··· 198

二、颗粒剂 ··· 204

三、胶囊剂 ··· 207

四、片剂 ··· 217

五、滴丸剂 ··· 243

六、微丸 ··· 246

七、膜剂 ··· 250

八、栓剂 ··· 254

第六章 半固体制剂及其技术 ··· 261

第一节 概述 ··· 261

一、半固体制剂的定义 ··· 261

二、半固体制剂的分类 ··· 261

三、半固体制剂的基质 ··· 261

四、半固体制剂的质量要求 ··· 266

第二节 半固体制剂的单元操作技术 ····································· 267

一、基质的选择 ··· 267

二、药物加入的一般方法 ··· 267

三、制备方法 ··· 267

四、质量检查 ··· 268

第三节 半固体制剂各论 ·· 269

一、软膏剂 ··· 269

二、乳膏剂 ··· 270

三、凝胶剂 ··· 272

四、眼膏剂 ··· 274

第七章 雾化制剂及其技术 ··· 277

第一节 概述 ··· 277

一、气雾剂、粉雾剂和喷雾剂的概念 ··································· 277

二、吸入制剂和非吸入制剂的区别 ····································· 277

第二节 雾化制剂的单元操作技术 ·· 278

一、研磨法 ··· 278

二、喷雾干燥法 ··· 278

三、超临界流体技术 ··· 278

四、结晶法 ··· 279

第三节 雾化制剂各论 ·· 279

一、气雾剂 ··· 279

二、粉雾剂 ··· 286

三、喷雾剂 ··· 289

第八章　无菌制剂及其技术 ····· 294

第一节　概述 ····· 294
一、无菌制剂的定义 ····· 294
二、无菌制剂的分类 ····· 294
三、无菌制剂的质量要求 ····· 295

第二节　无菌制剂的单元操作技术 ····· 295
一、空气净化技术 ····· 295
二、注射用水的制备技术 ····· 300
三、热原的去除技术 ····· 301
四、渗透压调节技术 ····· 303
五、灭菌与无菌技术 ····· 306

第三节　无菌制剂各论 ····· 310
一、注射剂 ····· 310
二、输液剂 ····· 324
三、注射用无菌粉末 ····· 332
四、眼用液体制剂 ····· 338
五、其他无菌制剂 ····· 342

第九章　药物传递系统及其技术 ····· 344

第一节　概述 ····· 344

第二节　药物传递系统相关技术 ····· 344
一、固体分散技术 ····· 344
二、包合技术 ····· 347
三、微囊化技术 ····· 351
四、微球制备技术 ····· 355
五、脂质体制备技术 ····· 358
六、纳米粒制备技术 ····· 365
七、自乳化释药技术 ····· 371
八、纳米混悬剂技术 ····· 375
九、药物微粉化技术 ····· 378
十、磷脂复合物技术 ····· 378
十一、药物共晶技术 ····· 379
十二、增溶技术 ····· 382
十三、药物掩味技术 ····· 384

第三节　药物传递系统各论 ····· 386
一、快速释放制剂 ····· 386

二、缓释控释制剂 ………………………………………………………… 392

三、黏膜给药制剂 …………………………………………………………… 410

四、透皮给药制剂 …………………………………………………………… 412

五、靶向给药制剂 …………………………………………………………… 426

第十章　中药制剂及其技术 …………………………………………………… 432

第一节　概述 …………………………………………………………… 432

一、中药制剂的概念 ……………………………………………………… 432

二、中药制剂的特点 ……………………………………………………… 432

三、中药制剂的未来研究方向 …………………………………………… 433

第二节　中药制剂相关技术 …………………………………………… 433

一、中药粉碎技术 ………………………………………………………… 433

二、中药提取技术 ………………………………………………………… 435

三、中药分离纯化技术 …………………………………………………… 438

四、中药浓缩与干燥技术 ………………………………………………… 440

第三节　中药制剂各论 ………………………………………………… 441

一、浸出制剂 ……………………………………………………………… 441

二、中药丸剂 ……………………………………………………………… 446

三、其他中药成方制剂 …………………………………………………… 449

第十一章　生物技术药物制剂及其技术 ……………………………………… 455

第一节　概述 …………………………………………………………… 455

一、生物技术药物的定义 ………………………………………………… 455

二、生物技术药物的特点 ………………………………………………… 456

三、生物技术药物的分类 ………………………………………………… 457

四、生物技术药物的质量要求 …………………………………………… 458

五、生物技术药物制剂的现状 …………………………………………… 458

第二节　多肽、蛋白质类药物注射给药系统 ………………………… 460

一、普通注射给药系统 …………………………………………………… 460

二、注射用缓释微球 ……………………………………………………… 461

三、无针注射给药系统 …………………………………………………… 463

四、植入给药系统 ………………………………………………………… 464

五、原位贮库给药系统 …………………………………………………… 464

六、微粒给药系统 ………………………………………………………… 464

第三节　多肽、蛋白质类药物非注射给药系统 ……………………… 464

一、口服给药系统 ………………………………………………………… 464

二、经皮给药系统 ………………………………………………………………………… 466

三、黏膜给药系统 ………………………………………………………………………… 468

第四节　核酸类药物给药系统 ………………………………………………………………… 473

一、反义核酸药物 ………………………………………………………………………… 473

二、RNAi药物 …………………………………………………………………………… 474

三、适体药物 ……………………………………………………………………………… 475

四、反基因药物 …………………………………………………………………………… 476

五、核酶 …………………………………………………………………………………… 476

六、基因药物 ……………………………………………………………………………… 476

第五节　疫苗制剂 ……………………………………………………………………………… 482

一、疫苗的分类 …………………………………………………………………………… 482

二、疫苗的递送 …………………………………………………………………………… 483

第六节　细胞治疗和组织工程 ………………………………………………………………… 485

参考文献 ………………………………………………………………………………………… 486

第一章 绪 论

本章要点

本章重点介绍了药剂学的基本概念、研究任务、研究内容以及药剂学的相关学科，简要介绍制剂与剂型、药物递送系统、药品标准、GMP和cGMP等。

1. 掌握药剂学、制剂与剂型、药典等常用术语的基本定义，制剂与剂型分类、作用与意义等。

2. 熟悉药剂学研究任务和主要内容、药品标准、GLP、GCP、GMP和GSP的基本要求、处方药及非处方药等。

3. 了解药剂学发展历程，以及药剂学与相关学科之间的联系等。

第一节 药剂学的基本概况

药剂学（pharmaceutics），即药物制剂学，是一门研究药物剂型和制剂的基本理论、处方设计、生产工艺、质量控制和合理应用等内容的综合性应用技术科学。其内涵包括三个层次：第一，药剂学的研究对象是药物剂型和制剂；第二，药剂学的研究内容是关于药物剂型和制剂的基本理论、处方设计、制备工艺、质量控制和合理应用等；第三，药剂学的性质是一门综合性应用技术科学。

药剂学的基本任务是研究将药物制成适宜的剂型，保证以质量优良的制剂满足临床用药需求。在药剂学研究中，需要根据药物理化性质不同、体内吸收代谢特点不同，设计合适的剂型以充分发挥疗效，减少毒副作用和不良反应；需要在药物的生产加工中采取合适的处方设计和生产工艺，以合理剂型适合相应的给药途径；同时也满足药物本身的保管和运输要求。由此可见，药剂学在制药产业链中处于非常重要的地位，特别在药物剂型的研发和临床应用中具有至关重要的作用。

一、药剂学的常用术语

（一）药物

药物（drugs）系指可用于预防、治疗和诊断各种疾病的活性物质（active pharmaceutical ingredient，API），亦称原料药（drug substance），包括化学合成药物（chemical drugs）、天然药物（natural drugs）和生物技术药物（biotechnology drugs）等，如尼莫地平、柴胡、胰岛素等，但不能将这些原料药直接用于患者，必须制备成适宜的剂型之后方可使用。

（二）药品

药品（medicines）系指用于预防、治疗和诊断的疾病，有目的地调节人的生理机能并规定有适应证或者功能主治、用法和用量的物质，包括中药材、中药饮片、中成药、化学原料药及其制剂、抗生素、生化药品、放射性药品、血清、疫苗、血液制品和诊断药品等，即经国家有关部门批准生产的具有国家药品标准和药理活性的原料药和制剂产品，如氨茶碱与氨茶碱片、人血白蛋白与人血白蛋白粉针剂、柴胡与柴胡注射液等。药物与药品是不完全等同的两个概念。

（三）药物剂型

药物剂型（dosage forms），简称剂型，系指根据不同给药方式和不同给药部位等要求，为适应治疗或预防的需要而制备的药物应用形式，如片剂、胶囊剂、溶液剂、乳剂、注射剂、栓剂等。

（四）药物制剂

药物制剂（pharmaceutical preparations），简称制剂，系指将原料药物按照某种剂型制成一定规格并具有一定质量标准的具体品种。根据制剂命名原则，制剂名=药物通用名+剂型名，如维生素C片、阿莫西林胶囊、鱼肝油胶丸等。另外，制剂还可指某一类剂型的总称，如液体制剂、固体制剂等；亦含有制备过程（pharmaceutical manufacturing）的意思。

（五）药用辅料

药用辅料（pharmaceutical excipients），简称辅料，系指生产药品和调配处方时使用的赋形剂和附加剂；是除活性成分（即主药）以外，在安全性方面已进行了合理的评估，且包含在药物制剂中的物质；是制剂生产中必不可少的组成部分。

（六）药用物料

药用物料（pharmaceutical materials），简称物料，系指制剂生产过程中所用的原料、辅料和包装材料等物品的总称。

（七）药品通用名称

药品通用名称（China Approved Drug Names，CADN），简称通用名，系指根据国际通用药品名称、中国国家药典委员会《新药审批办法》规定的原则命名。药品的通用名称，即同一处方或同一品种的药品使用相同的名称。

（八）国际非专有名

国际非专有名（International Nonproprietary Names for Pharmaceutica1 Substances，INN），即世界卫生组织（World Health Organization，WHO）制定的药物（原料药）的国际通用名，采用国际非专有名，使世界药物名称得到统一，便于交流和协作。

（九）药品商品名

药品商品名（drug trade names），又称商标名，系指经国家药品监督管理部门批准的特定企业使用的该药品专用的商品名称，即不同厂家生产的同一种药物制剂可以有不同的名称，具有专有性质，不可仿用。商品名经注册后即为注册药品。

（十）规格

规格（strength）系指该剂型单位剂量的制剂中规定的主药含量。如一片片剂或一粒胶囊中含有的主药成分量。

（十一）批

批（lot；batch）系指在规定限度内具有同一性质和质量，并在同一连续生产周期内生产出来的一定数量的药品。所谓规定限度是指一次投料，同一生产工艺过程，同一生产容器中制得的产品。

（十二）批号

批号（lot number；batch number）系指用于识别"批"的一组数字或字母加数字，用于追溯和审查该批药品的生产历史。每批药品均应编制生产批号。

（十三）药品批准文号

药品批准文号（drug approval number），即生产新药或者已有国家标准的药品，经国务院食品药品监督管理部门批准，并在批准文件上规定该药品的专有编号，是药品生产合法性的标志。药品批准文号格式：国药准字+1位字母+8位数字；试生产药品批准文号格式：国药试字+1位字母+8位数字。其中化学药品使用字母"H"，中药使用字母"Z"，保健药品使用字母"B"，生物制品使用字母"S"，体外化学诊断试剂使用字母"T"，药用辅料使用字母"F"，进口分包装药品使用字母"J"。

二、药剂学的主要任务

药剂学的宗旨是制备安全（safety）、有效（efficacy）、稳定（stability）、可控（controllability）、顺应（compliance）的药物制剂，以满足医疗与预防的需要。其主要任务包括以下几项。

（一）药剂学基本理论的研究

药剂学基本理论是药物制剂和剂型的设计基础，对剂型的改进和完善、新剂型和新制剂的开发以及提高药物制剂的产品质量都有重要的指导作用，以及对提高药物制剂的生产技术水平，制成安全、有效、稳定的制剂具有重要的意义。例如，利用界面科学的基本理论指导和解决混悬液、乳状液和其他各种微粒制剂的稳定性问题；利用化学反应动力学的基本原理可以预测药物制剂的有效期；利用相变原理制备微球、微乳等药物新剂型等。目前已形成的药剂学基本理论有：流变学理论、粉体学理论、微粒分散系理论、界面科学、释药动力学理论、药物稳定性理论、药物压缩成型理论、药物体内代谢动力学模型理论、生物药剂学分类系统理论等。

（二）新制剂和新剂型的设计与开发

随着社会的发展，人民生活水平的提高和对健康要求的日益增长，原有的剂型和制剂已不能完全满足人们的需要，如普通的片剂、注射剂、丸剂和溶液剂等，已难以满足"三效"（高效、速效、长效）、"三定"（定时、定位、定量）、"五方便"（服用、携带、生产、贮存、运输方便）的要求。因此，积极开发新制剂和新剂型是药剂学的一项重要任务。例如，基于生物药剂学、药物代谢动力学、时辰药理学等原理设计的药物递送系统（drug delivery system，DDS），可延长药物在体内的作用时间，增加药物作用的持久性，降低或减少血药浓度的峰谷现象，增加对病灶组织的选择性，提高药物的治疗指数，减少毒副作用，增加病人的耐受性等。同时，扩大原料药的制剂品种亦是延长新药专利保护期的有效手段。

（三）辅料、设备、工艺和技术的革新

辅料、制备技术和设备是制备一个理想剂型和优良制剂不可缺少的三大支柱。无论是速释制剂、缓控释制剂，还是靶向制剂，均应选择适宜的辅料，可以说，没有辅料就没有剂型，没有新辅料也就没有新剂型。

制剂规模化生产离不开制剂设备和机械，新设备和新机械的研制有利于提高制剂生产效率、保证制剂质量。为了进一步保障药品质量和用药安全，制药机械和设备正向一机多用、多机联动、高度自动控制和智能化方向发展。改进和研制制药机械和设备不仅有助于推进新剂型的发展，也有助于提高生产效率，降低产品成本。

新辅料和新设备将带来新工艺和新技术。例如，采用挤出–滚圆机可集混合、挤压过筛、切割滚圆和干燥于一体，一步制得微丸；将固体分散体、球形结晶、环糊精包合等技术应用于提高制剂质量或制备新型制剂等。

（四）中药制剂的研究和开发

在传承中药传统剂型的同时，运用现代科学技术和方法，研制开发中药新剂型，不仅可以提高中药疗效、改善中药制剂质量，而且对于弘扬我国中医药传统文化亦具有重大意义。目前，我国已研制开发了中药注射剂、中药颗粒剂、中药片剂、中药胶囊剂、中药滴丸剂、中药栓剂、中药软膏剂、中药气雾剂等20多个新型中药剂型，极大丰富和发展了中药的剂型和品种。但由于中药制剂存在成分复杂、质量标准不易确立等诸多问题，在中医药理论指导下，运用现代科学知识大力开发中药的新剂型仍是一项长期而艰巨的任务。例如，开发中药缓控释制剂和中药靶向制剂等。

（五）生物技术药物制剂的研究和开发

生物技术药物（biotechnology drugs）广义是指所有以生物物质为原料的各种生物活性物质及其人工合成的类似物，以及通过现代生物技术制得的药物。例如，细胞因子、纤溶酶原激活剂、重组血浆因子、生长因子、融合蛋白、受体、疫苗和单抗等。一般说来，生物技术药物多具有活性强、剂量小的优点，但性质不稳定，如何解决此类药物的制剂成型性、稳定性以及临床多途径给药等问题，是药剂学所面临的一项新任务。

三、药剂学的相关学科

药剂学是一门以多学科理论为基础的综合性应用技术科学。在其不断发展的过程中，各学科互相影响、互相渗透，已形成了许多药剂学的分支学科。根据学科的相关属性，将其分为三大类：①基础性研究学科，如物理药剂学、生物药剂学、药物动力学等；②产业化研究学科，如工业药剂学、制剂工程学、药用高分子材料学、制药机械学等；③临床应用研究学科，如临床药学、调剂学等。各主要学科简介如下。

（一）物理药剂学

物理药剂学（physical pharmacy）系指应用物理化学的基本原理、方法和手段研究药剂学中有关药物剂型设计的一门理论学科。它主要通过对物质的化学、物理变化规律与机制的认识，指导药物制剂、剂型的实践，使药剂学的剂型设计、制备、质量控制等趋于科学化和理论化。如应用胶体化学及流变学的基本原理，指导混悬剂、乳剂、软膏剂等药物制剂的处方、工艺的设计和优化；应用粉体学原理指导药物固体制剂的处方、工艺设计和优化；应用化学动力

学原理评价、提高药物制剂稳定性；应用表面化学和络合原理阐述药物的增溶、助溶机制等。

（二）生物药剂学

生物药剂学（biopharmaceutics）系指研究药物及其剂型在体内的吸收、分布、代谢与排泄的机制及过程，阐明药物因素、剂型因素和生理因素与药效之间关系的边缘科学。它的研究目的主要是正确评价药剂质量，设计合理的剂型和制剂工艺以及为临床合理用药提供科学依据，保证用药的有效性与安全性。

在生物药剂学研究中，生物药剂学分类系统（biopharmaceutics classification system，BCS）是基于药物水溶性及肠道渗透性的药物分类的科学架构。根据BCS将药物分为四大类，即：Ⅰ类药物为高溶解性和高渗透性；Ⅱ类药物为低溶解性和高渗透性；Ⅲ类药物为高溶解性和低渗透性；Ⅳ类药物为低溶解性和低渗透性。美国食品药品监督管理局（Food and Drug Administration，FDA）制定的BCS评价指南，主要包括三个方面：药物的生物渗透能力（permeability）、药物的溶解能力（solubility）、制剂的快速溶出能力（immediate release）。这些性质符合要求的药物/制剂可以在注册审评时得到生物豁免（biowaiver）。具有生物豁免的Ⅰ类药物制成口服固体速释剂型可不需进行体内生物利用度试验，仅通过体外溶出度试验可说明其生物等效。

药物的溶解性是通过将最高剂量单位的药物溶解于250ml pH介于1.0和8.0之间的溶出介质中测定而得。当药物的剂量除以介质中的药物浓度小于或等于250ml时，即为高溶解性药物。一般情况下，药物在胃肠道内稳定且吸收程度高于85%或有证据表明其有良好渗透性，可认为是高渗透性药物。

（三）药物动力学

药物动力学（pharmacokinetics）系指采用数学的方法，研究药物在体内的吸收、分布、代谢、排泄的经时过程与药效之间关系的科学，即研究药物体内药量随时间变化规律的科学，对新药设计、给药方案优化、剂型改进等具有重要的指导作用。

（四）工业药剂学

工业药剂学（industrial pharmacy）系指研究药物制剂和剂型的工程理论、工艺技术、生产设备和质量管理等内容的一门综合应用性科学。作为药剂学的核心，工业药剂学除涵盖药剂学的基本内容外，强化了制剂加工技术，如粉碎、分级、混合、制粒、压片、过滤、灭菌、空气净化等制剂单元操作及设备。同时，融合了材料科学、机械科学、粉体工程学、化学工程学的理论和实践，在新剂型的研究与开发、处方设计、生产工艺技术的研究与改进以及提高质量方面发挥关键作用。

（五）制剂工程学

制剂工程学（engineering of drug preparation）系指以药剂学、药品生产质量管理规范（Good Manufacture Practice，GMP）、工程学及相关理论和工程技术为基础，综合研究制剂生产实践的一门应用性工程学科。其综合研究的内容包括产品开发、工程设计、单元操作、生产过程和质量控制等，目的是研究如何规模化、规范化生产制剂产品。

（六）药用高分子材料学

药用高分子材料学（polymer in pharmaceutics）系指研究用于药物剂型设计和制剂处方中合

成和天然高分子材料的结构、制备、理化特性、功能与应用的一门交叉学科。高分子材料广泛应用于剂型中，它可赋予药物剂型必要的物理、化学、药理和生物学性质。

（七）制药机械学

制药机械学（pharmaceutical mechanics）系以机械学为基础，结合了制药设备的特殊性，阐明制药设备的基础理论、部件构造、机械传动、维修与保养等的一门综合性工程学科。

（八）临床药学

临床药学（clinical pharmacy）亦称临床药剂学，系指以患者为对象，研究合理、有效与安全用药的科学。研究内容主要包括：临床用制剂和处方的研究；药物制剂的临床研究和评价；药物制剂的生物利用度研究；药物剂量的临床监控；药物配伍变化及相互作用研究等。

（九）调剂学

调剂学（dispensing pharmacy）系指研究方剂（按医师处方专为某一患者调制的，并明确规定用法用量的药剂）的调制技术、理论和应用的科学。

四、剂型的分类及重要性

药物在临床使用前必须制成各类适宜的剂型以适应于临床应用上的各种需要。现行版《中国药典》收载的剂型有：散剂、颗粒剂、胶囊剂、片剂、栓剂、丸剂、膜剂、贴剂、软膏剂、乳膏剂、糊剂、凝胶剂、气雾剂、粉雾剂、喷雾剂、酊剂、糖浆剂、洗剂、冲洗、灌肠剂、搽剂、涂剂、涂膜剂、口服溶液剂、口服混悬剂、口服乳剂、注射剂、植入剂、眼用制剂、耳用制剂、鼻用制剂、吸入制剂等。

（一）剂型的分类

1. 按给药途径分类 将同一给药途径的剂型分为一类，与临床联系紧密，能反映给药途径对剂型制备的要求。

（1）经胃肠道给药剂型：系指服药后药物通过胃肠道吸收后发挥疗效的剂型，即口服给药剂型，如合剂、糖浆剂、散剂、颗粒剂、胶囊剂、片剂、丸剂等。尽管口服给药简单方便，但需注意有些药物易受胃酸破坏或被肝脏代谢，有些药物对胃肠道有刺激性。

（2）非经胃肠道给药剂型：系指除胃肠道给药途径以外的其他所有剂型，包括：①注射给药剂型，如注射剂，包括静脉注射、肌内注射、皮下注射及皮内注射等；②皮肤给药剂型，如外用溶液剂、洗剂、软膏剂、贴剂、凝胶剂等；③眼部给药剂型，如滴眼剂、眼膏剂、眼用凝胶剂、眼膜剂等；④耳部给药，如滴耳剂、耳用凝胶剂、耳用膜剂等；⑤鼻腔给药剂型，如滴鼻剂、喷雾剂、粉雾剂等；⑥口腔给药剂型，如含漱剂、含片、舌下片、口腔膜剂等；⑦肺部给药剂型，如气雾剂、吸入粉雾剂、喷雾剂等；⑧直肠、阴道和尿道给药剂型，如灌肠剂、阴道泡腾片、栓剂等；⑨透析用剂型，如腹膜透析用剂型、血液膜透析用剂型等。

按给药途径分类，其缺点是会产生同一种剂型由于给药途径的不同而重复出现，如喷雾剂既可以通过口腔给药，也可以通过鼻腔、皮肤或肺部给药，从而无法体现具体剂型的内在特性。

2. 按分散体系分类 系根据分散介质存在状态的不同以及分散相在分散介质存在的状态特征不同进行分类，利用物理化学方法阐明各类剂型特征，基本可以反映剂型的均匀性、稳定性以及对于制法的要求。

（1）溶液型：药物以分子或离子状态均匀地分散在分散介质中形成的均匀分散体系，亦称低分子溶液剂，如芳香水剂、溶液剂、糖浆剂、甘油剂、醋剂、溶液型注射剂等。通常药物分子的直径小于1nm。

（2）胶体型：药物以分散质点直径为1~100nm的状态分散在分散介质中形成的分散体系。有两种类型：一种是高分子溶液的均匀分散体系，如胶浆剂、涂膜剂等；另一种是固体药物以胶粒（多分子聚集体）状态分散在分散介质中形成的非均匀分散体系，如溶胶剂。

（3）乳剂型：油性药物或药物的油溶液以液滴的状态分散在分散介质中形成的非均匀分散体系，如口服乳剂、静脉乳剂、乳膏剂等。分散相的直径通常在0.1~50μm之间。

（4）混悬型：难溶性药物以固体微粒的状态分散在分散介质中形成的非均匀分散系统，如混悬型洗剂、口服混悬剂、部分软膏剂等。分散相的直径通常在0.1~50μm之间。

（5）气体分散型：液体或固体药物以微粒状态分散在气体分散介质中形成的分散系统，如气雾剂、喷雾剂等。

（6）固体分散型：固体药物以聚集体状态与辅料混合而形成的固体混合物分散体系，如散剂、胶囊剂、片剂、丸剂等。

（7）微粒分散型：药物以液体或固体微粒状态分散的分散体系，如微囊、微球、脂质体、纳米囊、纳米粒等。

按分散体系分类的缺点为不能反映剂型的用药特点，可能会出现同一种剂型由于辅料和制法不同而属于不同的分散系统，如注射剂可以是溶液型，也可以是乳剂型、混悬型或微粒分散型等。

3. 按形态学分类　即根据物质形态分类的方法。

（1）固体剂型：如散剂、颗粒剂、胶囊剂、片剂、丸剂、栓剂等。

（2）半固体剂型：如软膏剂、乳膏剂、糊剂等。

（3）液体剂型：如溶液剂、芳香水剂、合剂、注射液等。

（4）气体剂型：如气雾剂、喷雾剂、部分吸入剂等。

按形态学分类具有直观、明确的特点，对药物制剂的设计、生产、储存和应用有一定的指导意义。不足之处是没有考虑制剂的内在特点和给药途径。

4. 按制法分类　根据制备方法进行分类，与制剂生产技术相关。

（1）浸出制剂：系指用浸出方法制成的各种剂型，如流浸膏剂、酊剂等。

（2）无菌制剂：系指用灭菌方法或无菌技术制成的剂型，如注射剂、滴眼剂等。

按制法分类不能包含全部剂型，故不常用。

5. 按作用时间分类　根据剂型作用快慢，分为速释、普通和缓控释制剂等。

按作用时间进行分类能直接反映用药后药物起效的快慢和作用持续时间的长短，因而有利于合理用药。但其无法区分剂型之间的固有属性。如注射剂和片剂都可以设计成速释和缓释产品，但两种剂型的制备工艺截然不同。

有关剂型分类方法均有长有短，有不完善或不全面之处，在长期的生产、临床和教学实践中习惯采用综合分类的方法。

（二）剂型的重要性

无论哪种药物都不能以原料药的形式直接应用于临床，在临床使用前均必须制备成具有一定形态且适合应用的形式，即通过剂型输送到体内才能发挥疗效，并且要使药效更好地发挥还应根据药物的性质及治疗目的选择合适的剂型和给药途径。

1. 药物剂型与给药途径的关系 药物剂型与给药途径密切相关。①药物剂型的制备必须以给药途径的特点为依据，以满足临床用药需求。目前，人体给药途径有二十余种，即口腔、舌下、颊部、胃肠道、直肠、子宫、阴道、尿道、耳道、鼻腔、咽喉、支气管、肺部、皮内、皮下、肌肉、静脉、动脉、皮肤、眼等。②药物剂型必须与给药途径相适应，如眼部给药是以液体、半固体剂型最为方便；舌下给药则应以速释制剂为主；直肠给药应选栓剂；口服给药可以选溶液剂、片剂、胶囊剂、乳剂、混悬剂等多种剂型。有些剂型可以多种途径给药，如溶液剂可经胃肠道、皮肤、口腔、鼻腔、直肠等途径给药。

2. 药物剂型的重要性 一种药物可制成多种剂型，可用于多种给药途径，至于一种药物可制成何种剂型主要由药物的性质，临床应用的需要、运输、储存等方面的要求决定。可根据药物的使用目的和性质，制备适宜的剂型；不同剂型的给药方式不同，其药物在体内的行为亦不同，从而产生不同的疗效和不良反应。良好的剂型有利于发挥良好的药效，剂型的重要性主要体现在以下几个方面。

（1）可改变药物的作用性质：多数药物的药理活性与剂型无关，但有些药物与剂型有关。例如，硫酸镁口服剂型具有泻下作用，但5%注射液静脉滴注，能抑制大脑中枢神经，具有镇静、镇痉作用；1%依沙吖啶（Ethacridine）注射液用于中期引产，但0.1%~0.2%溶液局部涂敷有杀菌作用。

（2）可调节药物的作用速度：例如，注射剂、吸入气雾剂等起效快，常用于急救；丸剂、缓控释制剂、植入剂等起效缓慢，临床可按疾病治疗的需要选用不同作用速度的剂型。

（3）可降低（或消除）药物的不良反应：例如，氨茶碱治疗哮喘病效果很好，但有引起心跳加快的毒副作用，若改成栓剂则可消除此不良反应；缓释与控释制剂能保持血药浓度平稳，从而在一定程度上降低某些药物的不良反应。

（4）可产生靶向作用：例如，静脉注射用脂质体在体内能被网状内皮系统的巨噬细胞所吞噬，使药物在肝、脾等器官浓集性分布，从而在肝、脾等靶器官发挥疗效。

（5）可提高药物的稳定性：例如，药物制成固体剂型的稳定性高于液体剂型，对于易发生降解的药物，可以考虑制成固体剂型。

（6）可影响疗效：例如，片剂、颗粒剂、丸剂等固体剂型若制备工艺不同会对药效产生显著的影响；若药物晶型、药物粒径不同，也可直接影响药物的释放，从而影响药物的治疗效果。

五、药剂学的发展沿革

药剂学知识起源于人类在与疾病斗争中经验的积累。据考古发现，国外药剂学发展最早的是古埃及和古巴比伦王国，公元前16世纪的著作《伊伯氏纸草本》（Ebers Paprrus）就记载有散剂、硬膏剂、丸剂、软膏剂等多种剂型，并有药物的处方和制法等。欧州药剂学起始于公元1世纪左右，其鼻祖盖仑（Claudius Galen，公元131~201年，罗马籍希腊人）在他的著作中记述了散剂、丸剂、浸膏剂、溶液剂、酒剂等多种剂型，即称之为"Galen制剂"。到19世纪药剂学的发展步入快车道，1833年Francois Mothes发明了软胶囊；1843年William Brockedon发明了压片机；1847年James Murdock发明了嵌套式硬胶囊剂；1886年Stanislas Limousin发明了安瓿，随着胶囊剂、片剂、注射剂等近代剂型的相继出现，标志着药剂学发展到一个新的阶段，同时物理学、化学、生物学等自然科学的进步也为药剂学学科的出现奠定了理论基础。1847年德国药师Karl Friedrich Mohr编著出版了第一本药剂学教科书《药剂工艺学》，标志着药剂学作为一门独立学科诞生。

我国中医药的发展历史悠久，在夏禹时代制成了至今仍常用的剂型，即药酒；在商代（公元前1766年）已使用汤剂，是应用最早的中药剂型之一；在《黄帝内经》中已有汤剂、丸剂、散剂、膏剂及药酒等剂型的记载；在东汉张仲景（公元142~219年）的《伤寒论》和《金匮要略》中又记载有栓剂、洗剂、软膏剂、糖浆剂等10余种剂型，并记载了可以用动物胶、炼制的蜂蜜和淀粉糊为黏合剂制成丸剂。唐代颁布了我国第一部，也是世界上最早的国家药典，即《新修本草》。后来编制的《太平惠民和剂局方》是我国最早的一部国家制剂规范。明代著名药学家李时珍（1518~1593年）编著了《本草纲目》，其中收载药物1892种，剂型61种，附方11096则。在近代，国外医药技术对我国药剂学发展产生了一定的影响，从国外引进技术建立了一批能生产注射剂、片剂等的药厂。

20世纪50年代后，随着科学技术的飞速发展，各学科之间相互渗透、互相促进，将化学和物理化学基础用来设计、生产和评价制剂，并采用客观体外科学指标评定质量，药剂学步入物理药剂学时代；20世纪60~70年代，药品的质量评定由体外认证拓展到体内认证，药剂学推进到生物药剂学时代；20世纪80年代，由于合成与半合成的化学药物大量出现和应用，发现不少药物有毒副作用，药品的质量转向临床评定，药剂学进入临床药学时代；20世纪90年代，随着分子药理学、药物分子传递学、高分子材料学、系统工程学等学科的发展、渗透，新材料、新设备、新工艺的不断涌现和药物载体的修饰，单克隆抗体的应用等，药物剂型和制剂研究进入药物递送系统时代；21世纪以来，依据患者生理特点、病理机制和药物的作用靶点，开展药物制剂的设计与体内外评价，制剂生产的自动化、连续化、个性化，逐步向智能化发展，药物剂型和制剂设计将跨入一个综合性系统工程时代。

纵观药剂学的发展历程，药物剂型可简单地划分为五代：第一代剂型是指简单加工供口服与外用的汤、酒、灸、条、膏、丹、丸及散剂；第二代剂型是指随着临床用药的需要，给药途径的扩大，以及工业机械化与自动化，生产的片剂、注射剂、胶囊剂和气雾剂等为主的剂型，即所谓的普通制剂，这一时期主要是从体外试验控制制剂的质量；第三代剂型是指缓控释剂型，是以疗效仅与体内药物浓度有关而与给药时间无关这一概念为基础，旨在减少给药次数，能在较长时间内维持药物的有效浓度；第四代剂型是指靶向药物递送系统，以药物浓集于靶器官、靶组织、靶细胞或细胞器为目的，提高药物在病灶部位的浓度，减少在非病灶部位的药物分布，以增加药物的治疗指数并降低毒副作用；第五代剂型是基于体内信息反馈的智能化药物递送系统。目前，在药物剂型研究中，需传承和发展第一代剂型，掌握第一代、第二代剂型的相关理论和知识，才有助于推进第三代、第四代和第五代剂型的设计与开发，进一步确保用药安全有效。

第二节　药典及其他药品相关法规简介

为确保药品质量，保障人民用药安全，药品研发、生产、流通和使用必须遵循国家的相关法规和标准。

一、药典

药典（pharmacopoeia）是一个国家记载药品规格和标准的法典。通常由国家药典委员会组织编纂、出版，并由政府颁布发行，具有法律约束力。药典中收载的是疗效确切、副作用小、质量较稳定的常用药物及其制剂，规定其质量标准、制备要求、鉴别、杂质检查与含量测定等，作为药品生产、检验、供应与使用的依据。一个国家的药典在一定程度上可以反映这个国家药品生产、医疗和科学技术水平，对保证用药安全有效、促进药品研究和生产有重大指导作用。

（一）中华人民共和国药典

中华人民共和国第一版药典于1953年8月出版，定名为《中华人民共和国药典》，简称《中国药典》，依据《中华人民共和国药品管理法》组织制定和颁布实施。此后依次颁布了1963年、1977年、1985年、1990年、1995年、2000年、2005年、2010年、2015年版、2020年版，共10个版本，新版本一经颁布实施，其同品种的上版标准或其原国家标准即同时停止使用。《中国药典》自1985年后，每隔5年修订一次。有时为了使新的药物和制剂能及时得到补充和修改，往往在下一版新药典出版前，还出现一些增补版。

1953年版《中国药典》由一部组成；1963年、1977年、1985年、1990年、1995年、2000年版由两部组成，一部收载中药，二部收载化学药和生物制品；2005年、2010年版由三部组成，一部收载中药，二部收载化学药，三部收载生物制品；2015年版及2020年版《中国药典》由一部、二部、三部、四部及增补本组成。一部收载中药，二部收载化学药，三部收载生物制品，四部收载通则和药用辅料。

现行版《中国药典》内容包含凡例、正文、通则和索引。凡例是使用本药典的总说明，包括药典中各种计量单位、符号、术语等的含义及其在使用时的有关规定；正文是药典的主要内容，阐述本药典收载的所有药物和制剂，以及药用辅料；通则是收载本药典所采用的检验方法、制剂通则、指导原则、标准品、标准物质、试液、试药等；索引中包括中文、汉语拼音、拉丁文和拉丁学名索引，以便查阅。

（二）国外药典

据不完全统计，世界上已有近40个国家编制了国家药典，另有3种区域性药典和WHO组织编制的《国际药典》等。国际上最有影响力的药典是《美国药典》《英国药典》《日本药局方》《欧洲药典》和《国际药典》。

《美国药典》（The United States Pharmacopoeia）简称USP，由美国政府所属的美国药典委员会（The United States Pharmacopeial Convention）编辑出版。USP于1820年出版第1版，1950年以后每5年出一次修订版。国家处方集（National Formulary，NF）1883年出版第1版，1980年第15版起并入USP，但仍分两部分，前面为USP，后面为NF。USP-NF的基本内容包括：凡例、通则和标准正文，共4卷，是唯一由FDA强制执行的法定标准。2005年以后，每年出版一次，USP 40-NF第35版，2017年12月出版，2018年5月1日生效。

《英国药典》（British Pharmacopoeia）简称BP，英国药典委员会（British Pharmacopoeia Commission）的正式出版物，是英国制药标准的唯一法定来源。《英国药典》出版周期不定，最新的版本为2018版，BP2018，共6卷，2017年8月出版，2018年1月生效。

《欧洲药典》（European Pharmacopoeia）简称EP，欧洲药典委员会于1964年成立，1977年出版第1版《欧洲药典》。《欧洲药典》为欧洲药品质量检测的唯一指导文献，具有法律约束力，是在欧洲上市药品强制执行的法定标准。EP不收载制剂，但收载有制剂通则，出版周期为3年，共2卷。Ph. Eur. 9.0或EP 9.0，2017年1月1日生效。

《日本药典》，即《日本药局方》（Pharmacopoeia of Japan）简称JP，由日本药局方编集委员会编纂，由厚生省颁布执行，每五年修订一次。分两部出版，第一部收载原料药及其基础制剂，第二部主要收载生药、家庭药制剂和制剂原料。日本药局方17版（JP17），2016年4月1日生效。

《国际药典》（International Pharmacopoeia）简称Ph. Int.，是WHO为了统一世界各国药品的质量标准和质量控制的方法而编纂的，它对各国无法律约束力，仅作为各国编纂药典时的参考标准。自1951年和1955年分两卷出版了第1版《国际药典》，1967年出版第2版，1979年出版第3版，2006年出版第4版，最新版为第5版，2015年出版。

二、国家药品标准

国家药品标准是国家对药品的质量、规格和检验方法所作的技术规定，是保证药品质量，进行药品生产、经营、使用、管理及监督检验的法定依据。国家药品标准包括《中华人民共和国药典》、药品注册标准和其他药品标准。

国家注册标准是指由国家药品注册机关批准给申请人特定药品的标准，生产该药品的药品生产企业必须执行该注册标准，亦属于国家药品标准范畴。

目前药品所有执行标准均为国家注册标准，主要包括：①药典标准；②卫生部中药成方制剂一至二十一册；③卫生部化学、生化、抗生素药品第一分册；④卫生部药品标准（二部）一册至六册；⑤卫生部药品标准藏药第一册、蒙药分册、维吾尔药分册；⑥新药转正标准1~88册（正不断更新）；⑦国家药品标准化学药品地标升国标1~16册；⑧国家中成药标准汇编；⑨国家注册标准（针对某一企业的标准，但同样是国家药品标准）；⑩进口药品标准。目前，我国约有9000个药品质量标准。

对于原地方药品标准，经国家药品监督管理部门的重新修订、统一、整理、编纂并颁布实施，对临床常用、疗效确切、生产地区较多的原地方标准品种并入国家药品标准中，原地方标准于2006年取消。

三、药品相关管理有关规定

药品是一种特殊的商品，从研发到生产到销售，各个环节都与普通商品不同，需严格按照药品管理法及相关法规进行。

（一）药品管理法

《中华人民共和国药品管理法》旨在加强药品监督管理，保证药品质量，保障人体用药安全，维护人民身体健康和用药的合法权益。1984年9月20日第六届全国人民代表大会常务委员会第七次会议通过，自1985年7月1日起施行。现行版本为2015年4月23日十二届全国人大常委会第十四次会议修改。

《中华人民共和国药品管理法》以药品监督管理为中心内容，深入论述了药品评审与质量检验、医疗器械监督管理、药品生产经营管理、药品使用与安全监督管理、医院药学标准化管理、药品稽查管理、药品集中招投标采购管理，对医药卫生事业和发展具有科学的指导意义。

（二）药典通则

2015年版《中国药典》四部收载通则总数317个，其中制剂通则38个，按照药物剂型分类，针对剂型特点所规定的基本技术和质量要求；检测方法240个；指导原则30个；标准品、标准物质及试液试药相关通则9个。

（三）药物非临床试验管理规范

药物非临床试验管理规范（Good Laboratory Practice，GLP），亦称良好实验规范，是药物进行临床前研究必须遵循的基本准则。其内容包括药物非临床研究中对药物安全性评价的实验设计、操作、记录、报告、监督等一系列行为和实验室的规范要求，是从源头上提高新药研究质量、确保用药安全的根本性措施。

1972~1973年，新西兰、丹麦率先实施了GLP实验室登记规范。FDA也于1976年11月颁布了GLP法规草案，并于1979年正式实施。1981年，国际经济合作与发展组织（Organization for Economic Cooperation and Development，OECD）制定了GLP原则。20世纪80年代中，日本、韩国、瑞士、瑞典、德国、加拿大、荷兰等国家也先后实施了GLP规范。GLP逐渐成为国际通行的确保药品非临床安全性研究质量的规范。

20世纪80年代末，GLP的概念才被引入中国。自1993年12月起，我国才开始起草、试点实施GLP规范，由国家科学技术委员会发布了《药品非临床研究质量管理规定（试行）》，但由于种种原因，我国的GLP未能得到很好的推广和实施。

随着经济的发展和用药安全意识的加强，国内对GLP的认识有了很大提高，1999年10月14日，国家药品监督管理局首次修改发布《药品非临床研究质量管理规范（试行）》，明确了各层次人员的职责、质量保证部门的职责，明确了GLP的监督、检查及认证部门。2003年08月13日，经国家食品药品监督管理局局务会审议通过，再次修订GLP规范。2007年4月16日，国家食品药品监督管理局第三次修订GLP规范，将GLP规范由试行改为正式实施。我国的GLP规范正迈向正规化、国际化。

（四）药物临床试验质量管理规范

药物临床试验质量管理规范（Good Clinical Practice，GCP）是临床试验全过程的标准规定，包括方案设计、组织、实施、监查、稽查、记录、分析总结和报告。凡药品进行各期临床试验，包括人体生物利用度或生物等效性试验，均须按此规范执行。遵循GCP目的在于保证临床试验过程的规范，临床试验数据的可靠性和可信性，保护受试者的权利、安全性和健康，与源于赫尔辛基宣言的原则保持一致。

临床试验是新药研发过程的重要一环，对新药在上市前的安全性和有效性评价起着关键作用。GCP最早于1980年在美国提出，20世纪80年代中后期，日本和许多欧洲国家先后制定并实施了GCP；1990年由欧洲、日本、美国三方药品管理当局及三方制药企业管理机构共同发起了"人用药品注册技术规定国际协调会议"（International Conference on Harmonization of Technical Requirements for Registration of Pharmaceuticals for Human Use，ICH），对三方国家人用药品注册技术规定的现存差异进行协调；1991年WHO考虑到GCP应成为各成员国共同接受的原则，起草了WHO的GCP。自1990年ICH建立以来，尤其是1997年5月ICH GCP的颁布，GCP得到了世界各国的广泛重视。

ICH的目的是寻求解决三方国家之间存在的不统一的规定和认识，通过协调逐步取得一致，为药品研究开发、审批上市制定一个统一的国际性指导标准，以便更好地利用人、动物和材料资源，减少浪费，避免重复，加快新药在世界范围内开发使用；同时采用规范的统一标准来保证新药的质量、安全性和有效性，体现保护公共健康的管理责任。

ICH于2016年11月9日发布了新版GCP指导原则——ICH E6（R2）。此次修订目的是为了鼓励在临床试验的方案设计、组织实施、监查、记录和报告中采用更加先进和高效的方法，如计算机化系统、基于风险的质量管理体系和中心化监查等，以保证受试者的权益和临床试验数据的质量。目前，全球范围的多中心临床试验，尤其是多国多中心临床试验基本以ICH和WHO的各项指导原则为标准。

1998年3月，根据我国国情，原卫生部参照了WHO GCP和ICH4 GCP制定颁布了《药物临床试验管理规范（试行）》；1999年9月由国家药品监督管理局颁布《药物临床试验管理规范》；2003年8月由原国家食品药品监督管理局颁布《药物临床试验质量管理规范》；2017年6月2日在加拿大蒙特利尔，中国正式加入ICH，真正融入国际药品监管体系。

（五）药品生产质量管理规范

药品生产质量管理规范（Good Manufacturing Practice，GMP）是药品在生产全过程中，用科学、合理、规范化的条件和方法来保证生产出优良制剂的一整套系统的、科学的管理规范，是药品生产和质量全面管理监控的通用准则。

GMP三大目标要素是：①将人为的差错控制在最低的限度；②防止对药品的污染和低质量药品的生产；③保证高质量产品的质量管理体系。

GMP的检查对象是：①人；②生产环境；③制剂生产的全过程。"人"是实行GMP管理的软件，也是关键管理对象，而"物"是GMP管理的硬件，是必要条件，缺一不可。

GMP总的要求是：所有医药工业生产的药品，在投产前，对其生产过程必须有明确规定，所有必要设备必须经过校验；所有人员必须经过适当培训；厂房建筑及装备应合乎规定；使用合格原辅料；采用经过批准的生产方法；还必须具有合乎条件的仓储及运输设施；对整个生产过程和质量监督检查过程应具备完善的管理操作系统，并严格付诸执行。

GMP是防止药品在生产过程中发生差错、混淆、污染，确保药品质量的必要、有效的手段。1963年美国制定世界第一部药品GMP，以指导药品生产和质量管理，1969年WHO建议各成员国实行药品GMP制度，随着GMP的不断发展和完善，GMP对药品生产过程中的质量保证作用得到了国际的公认，目前已有100多个国家和地区实行了GMP管理制度。我国于1988年第一次颁布药品GMP，现行版的GMP是2010年修订，于2011年3月1日开始执行。2017年中国加入ICH后，执行GMP将向ICH标准靠拢，以统一的标准实施药品GMP认证，实现与欧美国家的GMP互认。

cGMP（Current Good Manufacture Practice），即动态药品生产管理规范，亦称现行药品生产管理规范，要求在产品生产和物流的全过程都必须验证。

（六）药品经营质量管理规范

药品经营质量管理规范（Good Supply Practice，GSP），即良好供应规范，是控制医药商品流通环节所有可能发生质量事故的因素，从而防止质量事故发生的一整套管理程序，是药品经营企业统一的质量管理准则。

按照GSP的要求，药品经营企业必须围绕保证药品质量，从药品管理、人员、设备、购进、入库、储存、出库、销售等环节建立一套完整质量保证体系，通过层层把关，有效杜绝假劣药品的出现和质量事故的发生。

1980年国际药品联合会在西班牙马德里召开的全体大会，日本积极推广《药品供应管理规范》，即GSP。日本是实施GSP最早的国家之一。

1982年中国开始了GSP的起草工作，1984年中国医药公司组织制定的《医药商品质量管理规范（试行）》，由国家医药管理局发文在全国医药商业范围内试行；1991年中国医药商业协会组织力量对1984年版GSP进行了修订，1992年由国家医药管理局正式发布并实施；1998年，在1992版GSP的基础上重新修订了《药品经营质量管理规范》，由国家药品监督管理局于2000年4月30日颁布，并于2000年7月1日起施行；2013年版《药品经营质量管理规范》由卫生部于2012年11月6日公布，并于2013年6月1日施行；2015年版《药品经营质量管理规范》经国家食品药品监督管理总局于2015年5月18日公布之日起施行；2016版《药品经营质量管理规范》经国家食品药品监督管理总局于2016年6月30日公布之日起施行。

由此可见，为了保证药品质量，确保用药安全，国家制定一系列法规：在实验室阶段实行GLP，在新药临床阶段实行GCP，在药品生产过程中实施GMP，在医药商品使用过程中实施GSP。

四、处方药与非处方药

（一）处方的概念与分类

处方系指医疗和生产部门用于药剂调制、制剂制备的一种重要书面文件。有以下几种。

1. 法定处方 国家药品标准收载的处方。它具有法律的约束力，在制备或医师开写法定制剂时均需遵照其规定。

2. 医师处方 医师对患者进行诊断后对特定患者的特定疾病而开写给药局或药房的有关药品、给药量、给药方式、给药天数以及制备等的书面凭证。该处方具有法律、技术和经济的意义。

3. 协定处方 医院药剂科与临床医师根据医院日常医疗用药的需要，共同协商制订的处方。适于大量配制和储备，便于控制药品的品种和质量，提高工作效率，减少患者取药等候时间。每个医院的协定处方仅限于在本单位使用。

（二）处方药与非处方药

《中华人民共和国药品管理法》规定了国家对药品实行处方药与非处方药的分类管理制度，这也是国际上通用的药品管理模式。

1. 处方药 处方药是必须凭执业医师或执业助理医师的处方才可调配、购买，并在医生指导下使用的药品。处方药可以在国务院卫生行政部门和药品监督管理部门共同指定的医学、药学专业刊物上介绍，但不得在大众传播媒介发布广告宣传。

2. 非处方药 非处方药是不需凭执业医师或执业助理医师的处方，消费者可以自行判断购买和使用的药品。经专家遴选，由国家药品监督管理部门批准并公布。在非处方药的包装上，必须印有国家指定的非处方药专有标识。非处方药在国外又称之为"可在柜台上买到的药物"（over the counter，OTC）。目前，OTC已成为全球通用的非处方药的简称。

处方药和非处方药不是药品本质的属性，而是管理上的界定。无论是处方药，还是非处方药都是经过国家有关药品监督管理部门批准的，其安全性和有效性是有保障的。其中非处方药主要是用于治疗各种消费者容易自我诊断、自我治疗的常见轻微疾病。

思考题

1. 简述药物、药品、制剂、剂型、药典、GLP、GCP、GMP、GSP的基本含义或定义。
2. 简述药剂学研究的主要内容。
3. 简述药剂学的分支学科。
4. 简述剂型的重要性。

5. 简述剂型分类的方法及各自的优缺点。

6. 简述药典的主要作用。

7. 简述药典和药品标准收载药物的特点和区别。

8. 简述处方药和非处方药分类管理的差异。

（吴正红）

第二章　药物制剂的基本理论

第一节　药物溶液的形成理论

一、药用溶剂的种类及性质

　　药物溶液的形成首先涉及的是药物在溶剂中溶解度的问题，需要适宜的溶剂使药物溶解其中，因此选用适宜溶剂是制备溶液的重要环节。

（一）药用溶剂的种类

　　1. 水　水是最常用的极性溶剂，水溶性药物多制备成水溶液。水的理化性质稳定，能与身体组织在生理上相适应，可用于多种液体、半固体制剂与各种不同的给药途径。

　　2. 非水溶剂　药物在水中难溶或不稳定时，可选择适当的非水溶剂。

　　（1）醇与多元醇类：乙醇、丙二醇、甘油、聚乙二醇200、聚乙二醇400、聚乙二醇600、丁醇、苯甲醇，能与水混溶。

　　（2）醚类：四氢糠醛聚乙二醇醚、二乙二醇二甲基醚等，能与乙醇、丙二醇和甘油混溶。

　　（3）酰胺类：二甲基甲酰胺、二甲基乙酰胺等，能与水和乙醇混溶。

　　（4）亚砜类：二甲基亚砜，能与水和乙醇混溶。

　　（5）酯类：三醋酸甘油酯、乳酸乙酯、油酸乙酯、苯甲酸苄酯、肉豆蔻酸异丙酯等。

　　（6）植物油类：花生油、玉米油、芝麻油、红花油等。

　　（7）烃类：丙烷、丁烷、己烷、环己烷、石油醚、液体石蜡等。

　　药用溶剂选择标准：性质稳定、价廉易得，无生理活性、无毒、无刺激性、不影响主药含量测定，不仅需考虑溶解性能，更需考虑安全性。

（二）药用溶剂的性质

溶剂的极性直接影响药物的溶解度。溶剂的极性大小常以介电常数和溶解度参数大小来衡量。

1. 介电常数　介电常数（dielectric constant）是物质相对于真空来说增加电容器电容能力的度量。介电常数随分子偶极矩和可极化性的增大而增大。在化学中，介电常数是溶剂的一个重要性质，它表征溶剂对溶质分子溶剂化以及隔开离子的能力。介电常数大的溶剂，有较大隔开离子的能力，同时也具有较强的溶剂化能力。介电常数用ε表示，反映溶剂分子的极性大小，介电常数大的溶剂极性大，介电常数小的溶剂极性小。

介电常数可采用电容测定仪，通过测定溶剂的电容值C求算，如式（2-1）所示。

$$\varepsilon = \frac{C}{C_0} \tag{2-1}$$

式中，C_0为电容器在真空时的电容，常以空气为介质测得的电容值代替，通常测得空气的介电常数接近于1。常见溶剂的介电常数见表2-1。

表2-1　常用溶剂的介电常数（20℃）

溶剂	介电常数	溶剂	介电常数
硫酸（H_2SO_4）	110	正丁醇（$n\text{-}C_4H_9OH$）	17.8
甲酰胺（$HCONH_2$）	109	正己醇（$n\text{-}C_6H_{13}OH$）	13.3
水（H_2O）	80.4	吡啶（C_5H_5N）	12.5
甲酸（$HCOOH$）	57.9	二氯乙烷（$ClCH_2CH_2Cl$）	10.6
甘油	56.0	乙酸（CH_3COOH）	6.15
肼（H_2NNH_2）	53.0	三氯甲烷（$CHCl_3$）	5.71
N,N-二甲基甲酰胺［$HCON(CH_3)_2$］	37.6	氯苯（C_6H_5Cl）	5.00
甲醇（CH_3OH）	33.6	苯（C_6H_6）	2.28
乙醇（C_2H_5OH）	25.1	四氯化碳（CCl_4）	2.24
丙酮（CH_3COCH_3）	21.2	正己烷（$n\text{-}C_6H_{14}$）	1.89
醋酐［$(CH_3CO)_2O$］	20.0	正丁烷（$n\text{-}C_4H_{10}$）	1.78

溶剂的溶解能力主要与溶质与溶剂间的相互作用力有关。溶质与溶剂间的相互作用力主要表现在溶质与溶剂的极性、介电常数、溶剂化作用、缔合形成氢键等方面，其中溶剂的介电常数大小顺序可预测某些物质的溶解性能。根据介电常数ε大小，溶剂可分为极性（ε为30~80）、半极性（ε为5~30）和非极性（ε为0~5）三种；溶质分为极性物质和非极性物质。常用溶剂的极性与溶质的溶解性见表2-2。

表2-2　常用溶剂的极性与溶质的溶解性

	溶剂	溶剂的介电常数	溶质	
极	水	80	无机盐、有机盐	水
性	二醇类	50	糖、鞣质	溶
递	甲醇、乙醇	30	蓖麻油、蜡	性
减	醛、酮、氧化物、高级醇	20	树脂、挥发油、弱电解质	递
↓	己烷、苯、四氯化碳、乙醚	5	脂肪、石蜡、烃类、汽油	减 ↓
	矿物油、植物油	1		

2. 溶解度参数 溶解度参数（solubility parameter）系指同种分子间的内聚力，也是表示分子极性大小的一种量度。溶解度参数越大，极性越大。溶剂或溶质的溶解度参数 δ_i 可用式（2-2）表示。

$$\delta_i = \left(\frac{\Delta E_i}{V_i}\right)^{1/2}$$

（2-2）

式中，ΔE_i 为分子间的内聚能；V_i 为物质在液态时摩尔体积。在一定温度下，分子间内聚能可从物质的摩尔汽化热求得，即 $\Delta E_i = \Delta H_i - RT$，则：

$$\delta_i = \left(\frac{\Delta H_i - RT}{V_i}\right)^{1/2}$$

（2-3）

式中，V_i 为物质在液态时 T 温度下的摩尔体积；ΔH_i 为摩尔汽化热；R 为摩尔气体常数；T 为热力学温度。

由于溶解度参数 δ 表示同种分子间的内聚力，所以两种组分的 δ 值越接近，越能互溶；若两组分不形成氢键，无其他的相互作用，且两组分的溶解度参数相等，则该溶液为理想溶液。常用溶剂与部分药物的溶解参数见表2-3和表2-4。

表2-3 常用溶剂的摩尔体积（V）与溶解度参数（δ）

溶剂	V（cm³/mol）	δ [（J/mol³）$^{1/2}$]	
正丁烷（n–C₄H₁₀）	101.4	4.11	
正己烷（n–C₆H₁₄）	131.6	14.93	
乙醚 [（CH₃CH₂）₂O]	104.8	15.75	
环己烷（C₆H₁₂）	108.7	16.77	
乙酸乙酯（CH₃COOCH₂CH₃）	98.5	18.20	
苯（C₆H₆）	89.4	18.61	极
三氯甲烷（CHCl₃）	80.7	19.02	性
丙酮（CH₃COCH₃）	74.0	20.04	递
正辛醇（n–C₈H₁₇OH）	150.7	21.07	增
二甲基亚砜 [（CH₃）₂SO]	71.3	26.59	
乙醇（C₂H₅OH）	58.5	26.59	
甲醇（CH₃OH）	40.7	29.66	
1, 2–丙二醇 [CH₃CH（OH）CH₂OH]	73.6	30.27	
甘油 [CH₂（OH）CH（OH）CH₂OH]	73.3	36.20	
水（H₂O）	18.0	47.86	

表2-4 部分药物的摩尔体积（V）与溶解度参数（δ）

溶剂	V（cm³/mol）	δ [（J/mol³）$^{1/2}$]
苯甲酸（C₆H₅COOH）	104	21.89
咖啡因（C₈H₁₀N₄O₂）	144	28.84
苯巴比妥（C₈H₁₂N₂O₃）	137	25.77
磺胺嘧啶（C₁₀H₁₀N₄O₂S）	182	25.57
甲苯磺丁脲（C₁₂H₁₈N₂O₃S）	229	22.30

药物在体内转运过程中，药物分子能溶于生物膜极为重要，但生物膜不是简单的溶剂，因此简单的溶液理论并不适用于体内。一般生物膜的溶解度参数 δ 平均值为（21.07 ± 0.82）（J/mol³）$^{1/2}$，非

常接近正辛醇的溶解度参数 $\delta = 21.07$（J/mol^3）$^{1/2}$，所以，正辛醇常作为模拟生物膜测定分配系数的一种溶剂。

（三）药用溶剂选择的原则

根据理论分析和实践经验，溶解溶质时可按以下几个原则选择溶剂。

1. 相似相溶原则　相似相溶原则是指溶质容易溶解在与其结构相似的溶剂中的规则，即溶质与溶剂极性程度、介电常数相近者相溶。极性分子组成的溶质易溶于极性分子组成的溶剂，难溶于非极性分子组成的溶剂；非极性分子组成的溶质易溶于非极性分子组成的溶剂，难溶于极性分子组成的溶剂。如碘、油脂等非极性物质，易溶于四氯化碳、苯等非极性溶剂中，而难溶于强极性的水中；氯化钠、氨等强极性物质易溶于强极性的水中，而难溶于非极性溶剂中。相似相溶原则为经验规则，但可运用于推测物质在不同溶剂中的溶解能力。

2. 溶解度参数（δ）相近原则　溶剂有极性大小之分，并且极性又有正负偶极，溶解度参数相近的两种物质，正负极性相吸是有利于互溶的。一般地说，当溶质的溶解度参数和溶剂的溶解度参数相近或相等时，两者可以互溶。

在选择溶剂时，除了使用单一溶剂外，还经常使用混合溶剂。混合溶剂对溶质的溶解能力往往比使用单一溶剂时为好。混合溶剂的溶解度参数 δ 可由纯溶剂的溶解度参数 δ_1、δ_2 及体积分数 φ_1、φ_2 的线性加和计算，$\delta = \varphi_1 \delta_1 + \varphi_2 \delta_2$。

3. 溶剂化原则　所谓溶剂化原则就是极性定向和氢键规则，系指溶剂分子对溶质分子产生的相互作用，当作用力大于溶质分子的内聚力时，便使溶质分子彼此分开而溶于溶剂中。此规则表明含有极性基团的溶质和溶剂之间的溶解性有一定的内在联系，极性溶质溶解在极性溶剂中的过程，是极性溶剂分子（含亲电基团或亲核基团）和溶质的（亲核或亲电）极性基团相互吸引产生溶剂化作用，使溶质溶解。

二、药物溶解与溶出

（一）溶解基本理论

溶解系指一种或一种以上的物质（固体、液体或气体）以分子或离子状态分散在液体分散介质的过程。其中，被分散的物质称为溶质，分散介质称为溶剂。从分子间作用力看，溶质分子与溶剂分子产生相互作用时，如果不同种分子间的相互作用力大于同种分子间作用力，则溶质分子从溶质上脱离，继而发生扩散，最终在溶剂中达到平衡状态，形成稳定的溶液。亦可以说，物质的溶解是溶质分子（或离子）和溶剂的分子（或离子）相互作用的过程，这种相互作用力有极性分子间的定向力、极性分子与非极性分子间的诱导力、非极性分子之间的色散力、离子和极性或非极性分子之间的作用力，以及氢键作用等，其中溶质与溶剂之间的定向力、诱导力和色散力又统称为范德华力。例如，水作为一种强极性溶剂，能溶解强电解质、弱电解质和大量的极性化合物（如各种含氧、氮原子的羟基化合物、醛酮类化合物和胺类化合物等）。在此溶解过程中，水分子可以与一些强电解质离子产生离子-偶极力吸引；与极性溶质中的氧原子或氮原子形成氢键；与极性羟基化合物分子产生（定向力）范德华力结合。在这些相互作用中，一般以离子-偶极力作用最强，氢键力其次，定向力作用最弱，所以电解质在水中有较大的溶解度。在同一溶解过程中，这些作用力可能同时发生，也可能是单一作用力的存在，实际上很难严格区分。当溶剂的极性减弱时，如各种含氧、氮原子的羟基化合物、醛酮类化合物和胺类化合物等极性物质在溶剂中的相互作用力减少，溶解度减小。反之，如果溶质的极性较小，在分子中具有酯基、烃链等非极性基团时，它们在水中的溶解度随非极性基团的数量增加而明显降低，而在乙醇、丙二醇等极性比水弱的溶剂中有较大的溶解度。

乙醇、丙二醇等溶剂能诱导非极性分子产生一定极性而溶解，这类溶剂又称半极性溶剂，溶解中产生的相互作用力包括诱导力和定向力。由于半极性溶剂具有诱导作用，它们常可与一些极性溶剂或非极性溶剂混合使用，作为中间溶剂使本不相溶的极性溶剂和非极性溶剂混溶，也可以用于提高一些非极性溶质在极性溶剂中的溶解度。

（二）溶解度

1. 溶解度的表示方法 溶解度（solubility）系指在一定温度下，在一定量溶剂中达饱和时溶解药物的最大量，是反映药物溶解性的重要指标，属于物理性质。溶解度常用一定温度下100g溶剂（或100g溶液或100ml溶液）中溶解溶质的最大克数来表示；也可用物质的摩尔浓度mol/L表示。一种物质在某种溶剂中的溶解度主要取决于溶剂和溶质的性质。《中国药典》关于药品的近似溶解度有7种提法，即：极易溶解、易溶、溶解、略溶、微溶、极微溶解、几乎不溶或不溶（表2-5）。这些溶解度术语仅表示药物大致溶解性能，至于准确的溶解度，一般以一份溶质（1g或1ml）溶于若干毫升溶剂表示。药物的溶解度数据可以查阅默克索引（The Merk Index）、各国药典、专门的理化手册等，对于查不到溶解度数据的药物，可以通过实验测定。

表2-5 《中国药典》中溶解度的描述方法

溶解度术语	溶质的量（g）	溶剂的量（ml）	溶解情况
极易溶解	1	<1	溶解
易溶	1	1~10	溶解
溶解	1	10~30	溶解
略溶	1	30~100	溶解
微溶	1	100~1000	溶解
极微溶解	1	1000~10000	溶解
几乎不溶和不溶	1	10000以上	不能完全溶解

（1）特性溶解度（intrinsic solubility）：特性溶解度指药物不含任何杂质，在溶剂中不发生解离、缔合，不与溶剂中的其他物质发生相互作用时所形成的饱和溶液的浓度。特性溶解度是药物的重要物理参数之一，了解该参数对剂型的选择、处方及工艺的设计具有一定的指导作用。多数情况下，如果药物的特性溶解度小于1mg/ml就可能出现吸收问题。尤其是对一个新化合物而言，其特性溶解度是首先应该测定的参数。

（2）平衡溶解度（equilibrium solubility）：平衡溶解度就是指一种物质在另一种物质中达到溶解平衡（饱和）时总共溶解的量。通过平衡溶解度可以考察一种物质在另一种物质中的溶解性。例如，当弱碱性药物在酸性、中性溶剂中溶解时，药物可能部分或全部转变成盐，在此条件下测定的溶解度就不是该化合物的特性溶解度。在测定药物溶解度时不易排除溶剂、其他成分的影响，一般情况下测定的溶解度称平衡溶解度或表观溶解度。因此，广而言之，物质的溶解，不仅仅意味着溶质以分子的形式分散在溶剂中，还可以以离子的形式分散于溶剂中；溶解不仅仅由溶剂的范德华力、氢键力、偶极力和色散力引起，还可以与溶剂中的其他溶质形成可溶性的盐、络合物、配合物、复合物，或形成胶团，或吸附于可溶性高分子溶质的形式而分散于溶剂之中。

2. 溶解度的测定方法　各国药典规定了溶解度的测定方法。参见《中国药典》规定的测定方法：称取研成细粉的供试品或量取液体供试品，置于（25±2）℃一定容量的溶剂中，每隔5分钟强力振摇30秒，观察30分钟内溶解情况，如看不见溶质颗粒或液滴时，即视为完全溶解。

（1）药物特性溶解度的测定方法：特性溶解度的测定是根据相溶原理图来确定的。在测定数份不同程度过饱和溶液的情况下，将配制好的溶液恒温持续振荡达到溶解平衡，离心或过滤后，取出上清液并做适当稀释，测定药物在饱和溶液中的浓度。以测得的药物溶液浓度为纵坐标，药物质量-溶剂体积的比率为横坐标作图，直线外推到比率为零处即得药物的特性溶解度。图2-1中，曲线A正偏差表明在该溶液中药物发生解离，或者杂质成分或溶剂对药物有复合及增溶作用等；直线B表明药物纯度高，无解离与缔合，无相互作用；曲线C负偏差则表明发生抑制溶解的同离子效应，曲线外推与纵轴的交点所示溶解度即为特性溶解度S_0。

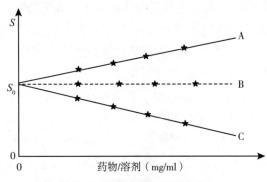

图2-1　特性溶解度测定曲线

（2）药物的平衡溶解度的测定方法：药物的溶解度数值多是平衡溶解度，测量的具体方法是：取数份药物，配制从不饱和溶液到饱和溶液的系列溶液，置恒温条件下振荡至平衡，经滤膜过滤，取滤液分析，测定药物在溶液中的实际浓度S，并对配制溶液浓度C作图，如图2-2，图中曲线的转折点A，即为该药物的平衡溶解度。

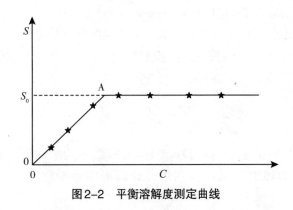

图2-2　平衡溶解度测定曲线

无论是测定平衡溶解度还是测定特性溶解度，一般都需要在低温（4~5℃）和体温（37℃）两种条件下进行，以便对药物及其制剂的贮存和使用情况做出考虑。如果需要进一步了解药物稳定性对溶解度的影响，试验还应同时使用酸性和碱性两种溶剂系统。

测定溶解度时，要注意恒温搅拌和达到平衡的时间，不同药物在溶剂中的溶解平衡时间不同。测定取样时要保持温度与测试温度一致并滤除未溶的药物，这是影响测定的主要因素。

3. 影响溶解度的因素

（1）药物分子结构：药物在溶剂中溶解是药物分子与溶剂分子间相互作用的结果。根据"相似相溶"原理，若药物分子间的作用力大于药物分子与溶剂分子间的作用力，则药物的溶解度小；反之，则溶解度大。

（2）溶剂化作用：溶质的分子或离子与溶剂的分子相结合的作用称为溶剂化作用，在此过程中溶剂分子累积在溶质的分子或离子周围，形成溶质分子或离子与溶剂分子的络合物，并放出大量的热。对于水溶液来说，这种作用称为水合作用，生成水合分子或水合离子，属于化学变化。药物的溶剂化作用会影响药物在溶剂中的溶解度。

（3）温度：温度对溶解度影响很大，溶解度与温度的关系如下：

$$\ln \frac{S_2}{S_1} = \frac{\Delta H_s}{R}\left(\frac{1}{T_1} - \frac{1}{T_2}\right) \tag{2-4}$$

式中，S_1、S_2 分别为在热力学温度 T_1 和 T_2 时的溶解度，ΔH_s 为摩尔溶解焓（J/mol），R 为摩尔气体常数。温度对溶解度的影响取决于溶解过程是吸热过程还是放热过程。$\Delta H_s > 0$ 为吸热过程，溶解度随温度升高而升高；如果 $\Delta H_s < 0$，为放热过程，溶解度随温度升高而降低。

（4）药物的晶型：同一化学结构的药物，由于结晶条件不同，形成结晶的分子排列与晶格结构不同，因而形成不同的晶型，即多晶型。晶型不同，导致晶格能不同，药物的溶解度、溶出速度等也不同。结晶型药物因晶格排列不同可分为稳定型、亚稳定型、不稳定型。稳定型药物溶解度小，亚稳定型药物溶解度大。例如，氯霉素棕榈酸酯有 A 型、B 型和无定形，其中 B 型和无定形的溶解度大于 A 型，且为有效型。无定形指药物无结晶结构，无晶型束缚，自由能大，所以溶解度和溶出速度较结晶型大。例如，新生霉素在酸性水溶液中形成无定形，其溶解度比结晶型大 10 倍，溶出速度也快。

（5）溶剂化物：药物结晶过程中，因溶剂分子加入而使晶体的晶格发生改变，得到的结晶称溶剂化物（solvates），该现象称伪多晶现象。如果溶剂为水则称水化物。溶剂化物和非溶剂化物的熔点、溶解度及溶出速度等物理性质不同。多数情况下，溶解度和溶出速度的顺序排列为：水化物 < 无水物 < 有机溶剂化物。例如，琥珀酸磺胺嘧啶水合物、无水物、戊醇溶剂化物的溶解度分别为 0.10mg/ml、0.39mg/ml 和 0.80mg/ml。

（6）粒子大小：对于可溶性药物，粒子大小对药物溶解度的影响不大。而对于难溶性药物，若粒径大于 2μm 时，粒子大小对溶解几乎没有影响；但若粒径小于 100nm 时，药物溶解度随粒径减小而增加，可用 Ostwald Freundlich 方程表示：

$$\ln \frac{S_2}{S_1} = \frac{2\sigma M}{\rho RT}\left(\frac{1}{r_2} - \frac{1}{r_1}\right) \tag{2-5}$$

式中，S_1、S_2 分别是粒子半径为 r_1 和 r_2 时的溶解度，σ 为表面张力，ρ 为固体药物的密度，R 为摩尔气体常数，T 为热力学温度。利用此原理采用微粉化方法可增加难溶性药物的溶解度。

（7）pH：多数药物为有机弱酸、弱碱及其盐类，在水中溶解度受到 pH 影响很大。对于弱酸性药物，若已知 pK_a 和特性溶解度 S_0，由式（2-6）可计算在任何 pH 下的表观溶解度，亦可求得弱酸性药物沉淀析出的 pH，以 pH_m 表示。

$$pH_m = pK_a + \lg \frac{S - S_0}{S_0} \tag{2-6}$$

对于弱碱性药物，若已知pK_a和特性溶解度S_0，由式（2-7）可计算在任何pH下的表观溶解度，亦可求得弱碱性药物沉淀析出的pH，以pH_m表示。

$$pH_m = pK_a - \lg \frac{S - S_0}{S_0} \tag{2-7}$$

（8）加入第三种物质：溶液中加入溶剂、药物以外的其他物质可能改变药物的溶解度。例如，加入助溶剂、增溶剂可以增加药物的溶解度；加入某些电解质可能因同离子效应而降低药物的溶解度，如许多盐酸盐药物在0.9%氯化钠溶液中的溶解度比在水中低。

4. 增加药物溶解度的方法 一些药物由于溶解度小，即使制成饱和溶液也达不到临床治疗所需的浓度，必须采用适宜的方法增加药物的溶解度以制成合格的制剂。

（1）制成盐类：某些难溶性弱酸、弱碱，可制成盐而增加其溶解度。弱酸性药物，如苯巴比妥类、磺胺类可以用碱（氢氧化钠、碳酸氢钠、氢氧化钾等）与其作用生成溶解度较大的盐。弱碱性药物，如普鲁卡因、可卡因等可以用酸（盐酸、硫酸、磷酸、氢溴酸、枸橼酸、乙酸等）制成盐类。如水杨酸的溶解度为1:500，而水杨酸钠的溶解度为1:1。

选择盐型，除考虑溶解度外，还需考虑稳定性、刺激性等方面的变化。如乙酰水杨酸的钙盐比钠盐稳定，奎尼丁的硫酸盐刺激性比葡萄糖酸盐小等。

（2）加入增溶剂：系应用表面活性剂形成的胶束增加难溶性药物溶解度的方法，所加入的表面活性剂称为增溶剂（solubilizer）。当溶剂为水时，常用的增溶剂有聚山梨酯类、聚氧乙烯脂肪酸酯类等。如甲酚在水中溶解度为2%，在肥皂溶液中增大到50%。表面活性剂能增加难溶性药物在水中的溶解度，是表面活性剂在水中形成胶束的结果。被增溶的物质，以不同方式与胶束相互作用，使药物分散于胶束中。例如，苯、甲苯等非极性物质完全进入胶束的非极性中心区；水杨酸、脂肪酸等带极性基团而不溶于水的药物，分子中非极性基团则插入胶束的非极性中心区，极性基团则伸入球形胶束外的亲水基团；对羟基苯甲酸等极性物质，由于分子两端都有极性基团，可完全分布在胶束的亲水基团间。

影响增溶的因素主要有：①增溶剂的种类：增溶剂的种类和同系物增溶剂的分子量对增溶效果有影响。一般同系物增溶剂碳链愈长，其增溶量也愈大。一般认为，对极性药物而言，非离子型增溶剂的HLB值愈大，增溶效果愈好，而对极性低的药物，则相反。增溶剂的HLB值一般应在15~18之间选择。②药物的性质：当增溶剂的种类、浓度一定时，被增溶同系物药物的分子量愈大，增溶量愈小。增溶剂所形成的胶束体积是一定的，药物的分子量愈大，体积也愈大，胶束能增溶药物的量自然愈少。③加入顺序：在实际增溶时，增溶剂加入方法不同，增溶效果也不同。一般先将药物与增溶剂混合，再加入溶剂。例如，用聚山梨酯类为增溶剂，对冰片的增溶实验，先将冰片与增溶剂混合，最好使完全溶解，再加水稀释，冰片能很好溶解。若先将增溶剂溶于水，再加冰片，冰片几乎不溶。

（3）加入助溶剂：助溶的机制一般为：助溶剂与难溶性药物形成可溶性络合物、复盐或缔合物等。例如，咖啡因与苯甲酸钠形成分子复合物后，溶解度从1:50增大到1:1.2。常用助溶剂（hydrotropic agent）可分为三类：①某些有机酸及其钠盐，如苯甲酸钠、水杨酸钠、对氨基苯甲酸钠等；②酰胺化合物，如乌拉坦、尿素、烟酰胺、乙酰胺等；③无机盐，如碘化钾等。当助溶剂的用量较大时，宜选用无生理活性的物质。常见难溶性药物及其应用的助溶剂见表2-6。

表2-6　常见的难溶性药物及其应用的助溶剂

药物	助溶剂
碘	碘化钾、聚乙烯吡咯烷酮
咖啡因	苯甲酸钠、水杨酸钠、对氨基苯甲酸钠、枸橼酸钠、烟酰胺
可可豆碱	水杨酸钠、苯甲酸钠、烟酰胺
茶碱	二乙胺、其他脂肪族胺、烟酰胺、苯甲酸钠
盐酸奎宁	乌拉坦、尿素
氢化可的松	苯甲酸钠、邻（对、间）-羟基苯甲酸钠、二乙胺、烟酰胺
核黄素	苯甲酸钠、水杨酸钠、烟酰胺、乙酰胺、尿素、乌拉坦
卡巴克洛	水杨酸钠、烟酰胺、乙酰胺
链霉素	蛋氨酸、甘草酸
红霉素	乙酰琥珀酸酯、维生素C
新霉素	精氨酸

（4）使用混合溶剂：混合溶剂是指能与水任意比例混合、与水分子能以氢键结合、能增加难溶性药物溶解度的溶剂，如乙醇、甘油、丙二醇、聚乙二醇（polyethylene glycol，PEG）等单一或几种与水组成混合溶剂系统。例如，丙二醇和水的混合溶剂可增加氯霉素、双嘧达莫的溶解度；乙醇和水的混合溶剂可增加氢化可的松的溶解度。药物在混合溶剂中的溶解度，与混合溶剂的种类、混合溶剂中各溶剂的比例有关。药物在混合溶剂中的溶解度通常是各单一溶剂中溶解度的相加平均值，但也有高于相加平均值的。在混合溶剂中各溶剂在某一比例时，药物的溶解度比在各单纯溶剂中的溶解度大，而且出现极大值，这种现象称为潜溶（cosolvency），这种溶剂称为潜溶剂（cosolvent）。例如，苯巴比妥在90%乙醇中溶解度最大。

（5）制成共晶：药物共晶（pharmaceutical co-crystals）是指活性药物成分（active pharmaceutical ingredient，API）与共晶形成体（co-crystal conformer）在氢键或其他非共价键作用下结合而成的晶体。通过形成共晶，有可能改变药物的溶解度、溶出速率、固态稳定性和引湿性等性质，进而改善药物的理化性质。例如，将阿德福韦酯与糖精制成共晶后，可显著提高阿德福韦酯的溶出速度。共晶形成体目前多是药用辅料、维生素、氨基酸等，当共晶形成体的分子结构和极性与药物活性成分相似时，比较容易形成共晶。

（6）其他：采用提高温度、改变pH可促进药物的溶解；应用微粉化技术可减小粒径，促进溶解并提高药物的溶解度；使用固体分散体、包合物等技术也可促进药物的溶解。

在选择增加药物溶解度方法时，应考虑对人体毒性、刺激性、疗效及溶液稳定性的影响。例如，苯巴比妥难溶于水，制成钠盐虽能溶于水，但因水解而沉淀和变色，若用聚乙二醇与水的混合溶剂，溶解度增大而且稳定，可供制成注射剂。

（三）溶出速度

1. 药物溶出速度的表示方法　药物的溶出速度是指单位时间药物溶解进入溶液主体的量。溶出过程包括两个连续的阶段，首先是溶质分子从固体表面溶解，形成饱和层，然后在扩散作用下经过扩散层，再在对流作用下进入溶液主体内。固体药物的溶出速度主要受扩散控制，可用Noyes-Whitney方程表示：

$$\frac{dC}{dt} = KS(C_s - C) \qquad (2-8)$$

式中，dC/dt 为溶出速度；S 为固体的表面积；C_s 为溶质在溶出介质中的溶解度；C 为 t 时间溶液中溶质的浓度；K 为溶出速度常数。

$$K = \frac{D}{Vh} \qquad (2-9)$$

式中，D 为溶质在溶出介质中的扩散系数；V 为溶出介质的体积；h 为扩散层的厚度。当 $C_s \gg C$（即 C 低于 $0.1C_s$）时，则式（2-8）可简化为：

$$\frac{dC}{dt} = KSC_s \qquad (2-10)$$

式中的溶出条件称为漏槽条件（sink condition），可理解为药物溶出后立即被移出，或溶出介质的量很大，溶液主体中药物浓度很低。体内的吸收也被认为是在漏槽条件下进行的。

若能使式中的 S（固体的表面积）在溶出过程中保持不变，则有：

$$\frac{dC}{dt} = \kappa \qquad (2-11)$$

式中，κ 为特性溶出速度常数，单位为 $\text{mg}/(\text{min} \cdot \text{cm}^2)$，是指单位时间单位面积药物溶解进入溶液主体的量。一般情况下，当固体药物的特性溶出速度常数小于 $1\text{mg}/(\text{min} \cdot \text{cm}^2)$ 时，就应认为溶出速度对药物吸收有影响。

2. 影响药物溶出速度的因素和增加溶出速度的方法 影响溶出速度的因素可根据 Noyes-Whitney 方程分析。

（1）固体的表面积：同一重量的固体药物，其粒径越小，表面积越大；对于同样大小的固体药物，孔隙率越高，表面积越大；对于颗粒状或粉末状的药物，如在溶出介质中结块，可加入润湿剂以改善固体粒子的分散度，增加溶出界面，这些都有利于提高溶出速度。

（2）温度：温度升高，大多数药物溶解度增大、扩散增强、黏度降低，溶出速度加快。少数药物则会随着温度的增加溶解度下降，溶出速度也会随之减慢。

（3）溶出介质的体积：溶出介质的体积小，溶液中药物浓度高，溶出速度慢；反之则溶出速度快。

（4）扩散系数：药物在溶出介质中的扩散系数越大，溶出速度越快。在温度一定的条件下，扩散系数的大小受溶出介质的黏度和药物分子大小的影响。

（5）扩散层的厚度：扩散层的厚度愈大，溶出速度愈慢。扩散层的厚度与搅拌程度有关，搅拌速度快，扩散层薄，溶出速度快。

上述影响药物溶出的因素，仅就药物与溶出介质而言。实际上，如片剂、胶囊剂等固体剂型的溶出，还受处方中加入的辅料等因素以及溶出速度测定方法的影响。

三、药物溶液的性质与测定方法

（一）药物溶液的渗透压

1. 渗透压 半透膜是药物溶液中的溶剂分子可自由通过，而药物分子不能通过的膜。如果半透膜的一侧为药物溶液，另一侧为溶剂，则溶剂侧的溶剂透过半透膜进入溶液侧，最后达到渗透平衡，此时两侧所产生压力差即为溶液的渗透压（osmotic pressure），此时两侧的浓度相等。

渗透压对注射液、滴眼液等剂型具有重要意义。

所谓溶液渗透压，简单地说，是指溶液中的溶质所具有的吸引水分子透过半透膜的力量。渗透压的大小取决于单位体积溶液中溶质微粒的数目，而与溶质分子的大小无关。溶质微粒越多，即溶液浓度越高，对水的吸引力越大，溶液渗透压越高；反过来，溶质微粒越少，即溶液浓度越低，对水的吸引力越弱，溶液渗透压越低。

1886年荷兰理论化学家范特霍夫（van't Hoff）从理论上推导出难挥发非电解质稀溶液的渗透压与溶液浓度和热力学温度的关系为：

$$\pi = CRT \tag{2-12}$$

式（2-12）称为范特霍夫公式，也叫渗透压公式。π为渗透压，单位为Pa；C为摩尔浓度，单位为mol/L；R为理想气体常数，R值为8.314J/（K·mol）；T为热力学温度，单位：K（开尔文），与摄氏度的换算关系是T（K）=273+T（℃），例：25℃=298K。

范特霍夫公式表示，在一定温度下，溶液的渗透压与单位体积溶液中所含不能通过半透膜的溶质的粒子数（分子数或离子数）成正比，与溶质的性质无关，因而渗透压也是溶液的依数性质。

溶液渗透压通常以渗透压摩尔浓度（osmolality）来表示，它反映的是溶液中各种溶质对渗透压贡献的总和。渗透压摩尔浓度的单位通常以每千克溶剂中溶质的毫渗透压摩尔来表示：

$$毫渗透压摩尔浓度（mOsmol/kg）= \frac{每千克溶剂中溶质的克数（g）}{分子量} \cdot n \times 1000 \tag{2-13}$$

式中，n为溶质分子溶解时生成的离子数或化学物种数，在理想溶液中葡萄糖$n=1$，氯化钠或硫酸镁$n=2$，氯化钙$n=3$，枸橼酸$n=4$。

2. 渗透压测定方法 对于低分子药物采用半透膜直接测定渗透压比较困难，通常采用测量溶液冰点下降值来间接测定其毫渗透压摩尔浓度。

$$\Delta T = K_f m \tag{2-14}$$

式中，K_f为冰点降低常数，溶剂不同，K_f值不同，对水溶剂$K_f=1.86$；m为渗透压摩尔浓度。而渗透压符合：

$$\pi = K_0 m \tag{2-15}$$

式中，π为渗透压，K_0为渗透压常数，m为溶液重量摩尔浓度。

由于式（2-14）和式（2-15）中浓度等同，故可以用冰点下降法测定溶液的渗透压摩尔浓度。测定药物溶液的渗透压时，只要能测得药物溶液的冰点降低值，就可求出。常用的渗透压计就是采用冰点下降的原理来设计的。

对注射剂、滴眼剂等，要求制成适合人体的等渗溶液。正常人血浆渗透压为749.6kPa，渗透压摩尔浓度范围为285~310mOsmol/kg，0.9%氯化钠或5%葡萄糖溶液的渗透压摩尔浓度与人体血液相当。

3. 毫渗透压摩尔浓度比的测定 供试品与0.9%NaCl溶液渗透压比率称为毫渗透压摩尔浓度比。用渗透压计分别测定供试品与标准溶液的毫渗透压摩尔浓度，按式（2-16）计算：

$$毫渗透压摩尔浓度比 = O_T / O_S \tag{2-16}$$

式中，O_T为测得药物溶液的渗透压摩尔浓度；O_S为测得标准液0.9%NaCl溶液的渗透压摩尔浓度。毫渗透压摩尔浓度比等于1为等渗溶液，大于1时为高渗溶液，小于1时为低渗溶液。

4. 等张溶液　药剂学上，等张溶液（isotonic solution）是指渗透压与红细胞张力相等的溶液。也就是，与细胞接触时，使细胞功能和结构保持正常的溶液。

（1）测定装置：渗透压计或精密的贝克曼温度计。

（2）测定方法：用一定体积新鲜制备的蒸馏水调节仪器的零点，然后先用标准溶液校正仪器，再测定供试品溶液渗透压摩尔浓度。若供试品溶液的浓度大于3000mOsmol/kg或超出仪器测定范围时，可用适宜的溶剂稀释后测定。

（二）药物溶液的pH

1. 生物体内的不同部位的pH　血清和泪液的pH约为7.4，胰液的pH为7.5~8.0，胃液的pH为0.9~1.2，胆汁的pH为5.4~6.9，血浆的pH为7.4。一般血液的pH低于7.0或超过7.8会引起酸中毒或碱中毒，应避免将过低或过高pH的大量液体输入体内。

2. 药物溶液的pH　药物溶液的pH偏离相关体液正常pH太大时，容易对组织产生刺激，所以配制输液、注射液、滴眼液和用于伤口的溶液时，必须注意药液的pH。

在一般情况下，注射液pH应在4~9范围内，过酸或过碱在肌内注射时将引起疼痛和组织坏死；滴眼液pH应为6~8，偏小或偏大均对眼睛有刺激。同时要考虑药物溶液pH对药物稳定性的影响，应选择药物相对稳定的pH，有关药物溶液的pH在药典中有规定，如葡萄糖注射液的pH为3.2~6.5，这就是考虑了药物的稳定性与药物的溶解性。

3. 药物溶液pH的测定　药物溶液pH的测定多采用pH计，以玻璃电极为指示电极、以甘汞电极为参比电极组成电池进行测定。

（三）药物的解离常数

1. 解离常数　解离常数（pK_a）是表示弱电解质药物酸碱强弱的重要指标。pK_a越大，碱性越强，其共轭的酸的酸性则越弱。弱电解质药物（弱酸、弱碱）在药物中占有较大比例，具有一定的酸碱性。药物在体内的吸收、分布、代谢和疗效以及对皮肤、黏膜、肌肉的刺激性都与药物的酸碱性有关。

当溶液中药物离子浓度和非离子浓度完全相等，即各占50%时，溶液的pH称为该药的解离常数，用pK_a表示。利用汉德森-海森巴赫（Henderson-Hasselbalch）方程可以计算其非离子型和离子型药物分数。

酸性药物：$AH = A^- + H^+$，$\lg (C_m/C_i) = pK_a - pH$

碱性药物：$B + H^+ = BH^+$，$\lg (C_i/C_m) = pK_a - pH$

其中，C_i和C_m分别为离子型和非离子型药物浓度。

2. 解离常数的测定　测定药物的解离常数有多种方法，如电导法、电位法、分光光度法、溶解度法等。

（四）药物溶液的表面张力

凡作用于液体表面，使液体表面积缩小的力，称为液体表面张力（surface tension）。药物溶液的表面张力直接影响药物溶液的表面吸附及黏膜吸附，对于黏膜给药的药物溶液需要测定其表面张力。药物溶液的表面张力测定方法较多，如最大气泡法、吊片法和滴重法等。

（五）药物溶液的黏度

黏度（viscosity）是指流体对流动的阻抗能力，采用动力黏度、运动黏度或特性黏数来表示。药物溶液的黏度与注射液、滴眼液、高分子溶液等制剂的制备及临床应用密切相关，涉及药物溶液的流动性以及在给药部位的滞留时间，在乳剂、糊剂、混悬液、凝胶剂、软膏剂等处方设计、质量评价与工艺过程中，亦涉及药物制剂的流动性与稳定性。

黏度的测定可用黏度计。黏度计有多种类型，如毛细管黏度计因不能调节线速度，不便测定非牛顿流体的黏度，但对高聚物的稀薄溶液或低黏度液体的黏度测定影响不大；旋转式黏度计适用于非牛顿流体的黏度测定。

第二节　微粒分散体系

一、概述

（一）微粒分散体系的概念与分类

分散体系（disperse systems）是把一种或多种物质高度分散在另一种或多种物质中所形成的体系。前者属于被分散的物质，称作分散相（disperse phase）；后者起容纳分散相的作用，称作分散介质（disperse medium）。

按分散相质点的大小不同，可将分散体系分为三类：低分子（或离子）分散体系（molecular or ionic disperse systems），其分散相粒子的粒径在1nm以下，称为溶液；胶体分散体系（colloidal disperse systems），其分散相粒子的粒径在1~100nm之间，称为胶体；粗分子分散体系（coarse disperse systems），其分散相粒子的粒径在100nm以上，称为浊液。三者之间无明显的界限。

通常将粒径在10^{-9}~10^{-4}m之间的分散相统称为微粒（microparticulates），由微粒构成的分散体系，称为微粒分散体系（microparticulate disperse systems），见表2-7。

表2-7　各种分散体系的比较

分散体系	溶液	胶体	浊液
分散相粒子	单个小分子或离子	高分子或多分子集合体	巨大数目的分子集合体
粒径	小于1nm	1~100nm	大于100nm
外观	均一、多数透明	均一	不均一、不透明
稳定性	稳定	较稳定	不稳定
能否透过滤纸	能	能	不能
能否透过半透膜	能	不能	不能
鉴别	无丁铎尔现象	有丁铎尔现象	无丁铎尔现象 静置分层或沉淀

（二）微粒分散体系的基本特性

1. 多相性　微粒分散体系是不均匀的，属于多相体系，分散相与分散介质之间存在相界面，因而会出现大量的表面现象。而溶液体系是均匀分散的单相体系。多相体系和单相体系的性质完全不同，多相性是它们之间的根本性区别。

2. 聚结不稳定性　微粒分散体系随分散相微粒直径的减小，微粒比表面积显著增大，使微粒具有相对较高的表面自由能，属于热力学不稳定体系，因此，微粒分散体系具有容易絮凝、聚结、沉降的趋势。

3. 分散性　微粒分散体系的性质和分散度直接相关。例如，胶粒的布朗运动（Brownian motion）、扩散慢、沉降、不能通过半透膜等性质，均由微粒分散体系特殊的分散度决定。微粒粒径在1~100nm范围的分散体系（胶体分散体系）还具有明显的布朗运动、丁铎尔现象（Tyndall phenomenon）、电泳等性质。

（三）微粒分散体系在药剂学中的应用

1. 微粒给药系统的分类　在药剂学中，微粒分散体系被发展成为微粒给药系统。微粒给药系统包括：粗分散体系和胶体分散体系。

（1）粗分散体系包括混悬剂、乳剂、微囊、微球等，粒径在500nm~100μm之间。

（2）胶体分散体系包括高分子溶液、溶胶剂、纳米乳、纳米脂质体、纳米粒、纳米胶束等，粒径均<100nm。

2. 微粒分散体系的意义　在药剂学应用中，微粒分散体系具有重要意义：①由于粒径小，有助于提高药物的溶解速度及溶解度，有利于提高难溶性药物的生物利用度；②有利于提高药物微粒在分散介质中的分散性与稳定性；③具有不同大小的微粒分散体系在体内分布上具有一定的选择性，如一定大小的微粒给药后容易被单核吞噬细胞系统吞噬；④微囊、微球等微粒分散体系一般具有明显的缓释作用，可以延长药物在体内的作用时间，减少剂量，降低毒副作用；⑤可以改善药物在体内外的稳定性。但微粒分散体系普遍存在絮凝、聚结、沉降等物理稳定性问题，属于热力学与动力学不稳定体系，在研究中需予以关注。

二、微粒分散体系的物理化学性质

（一）微粒粒子大小

微粒粒子大小是微粒分散体系的重要参数，对其体内外的性能有重要的影响。微粒大小完全均一的体系称为单分散体系；微粒大小不均一的体系称为多分散体系。绝大多数微粒分散体系为多分散体系。常用平均粒径来描述粒子大小。

1. 常用的粒径表示方法　几何学粒径、面积相当径、体积相当径、比表面积相当径、有效粒径等。

2. 微粒大小的测定方法　光学显微镜法、扫描电子显微镜法、透射电子显微镜法、原子力显微镜法、扫描隧道显微镜法、激光散射法、库尔特计数法、Stokes沉降法、吸附法等。

3. 微粒大小与体内分布　不同大小的微粒分散体系在体内具有不同的分布特征。小于50nm的微粒能够穿透肝脏内皮，通过毛细血管末梢或通过淋巴传递进入骨髓组织；静脉注射、腹腔注射0.1~3.0μm的微粒分散体系能很快被网状内皮系统（reticular endothelial system，RES）的单核巨噬细胞所吞噬，最终多数药物微粒浓集于巨噬细胞丰富的肝脏和脾脏等部位，血液中的微粒逐渐被清除；人肺毛细血管直径为2μm，大于2μm粒子被肺毛细血管机械地截留，而小于2μm的微粒则通过肺组织而到达肝、脾等部位；若注射大于50μm的微粒至肠系膜动脉、门静脉、肝动脉或肾动脉，可使微粒分别被截留在肠、肝、肾等相应部位。

（二）热力学性质

微粒分散体系是典型的多相分散体系，随着微粒粒径的变小，表面积不断增加，表面自由能的增量 ΔG 为：

$$\Delta G = \sigma \Delta A \tag{2-17}$$

式中，σ 为表面张力，ΔA 为增加的表面积，ΔG 为表面自由能增量。对于常见的不溶性微粒的水分散体系，σ 为正值，且数值也比较大。

物质的表面积越大，表面自由能就越高，分散体系则不稳定。对于微粒分散体系，可以通过降低表面能，利用分散剂的空间位阻效应、静电排斥或溶剂化作用等，达到消除表面自由能、提高分散体系稳定性的目的。

分散剂（dispersant）是一种能使微粒均匀地分散在分散介质中，通过一定的电荷排斥原理或高分子位阻效应等，使微粒很稳定地悬浮在分散介质中的物质，一般为表面活性剂，其作用机制如下。

1. 空间位阻效应　高分子型分散剂具有较大的分子量，高分子链在介质中充分伸展形成几纳米到几十纳米厚的吸附层，从而产生空间位阻效应。常用非离子表面活性剂。

2. 静电排斥理论　利用静电排斥，以阻止粒子与粒子之间的吸附、聚集而形成大颗粒，导致微粒分散体系的分层、沉降。通过离子键、氢键及范德华力等相互作用，分散剂吸附在微粒界面，其亲水基可致微粒带上负电荷，在粒子周围形成扩散双电层，产生电动电势即Zeta电势。当两个带有相同电荷的分散相粒子相互靠近时，扩散双电层重叠而产生的静电排斥迫使带电的分散相粒子相互分开，阻止了其合并，使悬浮体系保持其分散稳定性。常用阴离子型表面活性剂。

3. 溶剂化作用　通过疏水基对微粒产生吸附，分散剂的亲水基朝外定向排列，与分散介质水分子可以形成氢键，从而形成亲水性立体保护膜，进一步保证了粒子的分散稳定性。高分子型分散剂溶剂化作用优于普通表面活性剂。

在实际应用中，分散剂对微粒表面性质的调节作用不可能是单一的，往往以某种调节作用为主，同时兼有其他调节作用。

（三）动力学性质

微粒分散体系的动力学稳定性主要表现在两个方面：①当微粒较小时，主要是分子热运动产生的布朗运动，有助于提高微粒分散体系的物理稳定性；②当微粒较大时，主要是重力作用产生沉降，沉降则降低微粒分散体系的稳定性。

1. 布朗运动　微粒分散体系的动力学性质表现为布朗运动。布朗运动是微粒扩散的微观基础，而扩散现象又是布朗运动的宏观表现。正是由于布朗运动使很小的微粒具有了动力学的稳定性。

1827年，苏格兰植物学家布朗（Brown）发现水中的花粉及其他悬浮的微小颗粒不停地作不规则的曲线运动，称为布朗运动。

微小粒子，直径为1~10μm，在周围液体或气体分子的碰撞下，产生一种涨落不定的净作用力，导致微粒的布朗运动。1905年，爱因斯坦（Einstein）依据分子运动论的原理导出了布朗运动的公式。

$$\Delta = \sqrt{\frac{RTt}{L3\pi\eta r}} = \sqrt{2Dt}$$ （2-18）

式中，Δ 为在 t 时间内微粒在某一方向上位移的统计平均值，η 为介质的黏度，r 为粒子半径，L 为阿伏伽德罗常数（Avogadro's constant，6.022×10^{23}），R 是气体常数，T 为热力学温度，π 为圆周率，D 为扩散系数。

布朗运动的特点：无规则、永不停歇；温度越高，粒子越小，运动越剧烈。布朗运动的本质是质点的热运动，具有以下特点。

（1）无规则。每个液体分子对小颗粒撞击时给颗粒一定的瞬时冲力，由于分子运动的无规则性，每一瞬间，每个分子撞击时对小颗粒的冲力大小、方向都不相同，合力大小、方向随时改变，因而布朗运动是无规则的。布朗运动的产生与分散介质分子对胶体颗粒无休止的撞击有关，并不是胶体粒子本身固有的性质。

（2）永不停歇。因为液体分子的运动是永不停息的，所以液体分子对固体微粒的撞击也是永不停息的，因而布朗运动是永不停歇的。

（3）颗粒越小，布朗运动越明显。颗粒越小，颗粒的表面积越小，同一瞬间，撞击颗粒的液体分子数越少，据统计规律，少量分子同时作用于小颗粒时，它们的合力是不可能平衡的。而且，同一瞬间撞击的分子数越少，其合力越不平衡，而颗粒越小，其质量越小，因而颗粒的加速度越大，运动状态越容易改变，故颗粒越小，布朗运动越明显。由于做布朗运动的固体颗粒很小，肉眼是无法看见的，必须在显微镜下才能观察到。

（4）温度越高，布朗运动越明显。温度越高，液体分子的运动越剧烈，分子撞击颗粒时对颗粒的撞击力越大，因而同一瞬间来自各个不同方向的液体分子对颗粒撞击力越大，小颗粒的运动状态改变越快，故温度越高，布朗运动越明显。布朗运动间接反映并证明了分子热运动。

2. Stokes 定律　在重力场作用下，微粒分散体系中粒径较大的微粒静置时会自然沉降，其沉降速度遵循 Stokes 定律。

$$V = \frac{2\,r^2(\rho_1 - \rho_2)g}{9\eta}$$ （2-19）

式中，V 为微粒沉降速度，r 为微粒半径，ρ_1、ρ_2 为微粒与介质的密度，η 为分散介质的黏度，g 为重力加速度常数。

根据 Stokes 定律，提高微粒分散体系动力学稳定性的主要方法有：①尽量减小微粒半径，以减小沉降速度；②增加分散介质的黏度，以减小微粒与分散介质间的密度差。

（四）光学性质

当光通过某一分散体系时，可能会发生光吸收、光反射、光散射几种现象。光的吸收主要由微粒的化学组成与结构所决定；光反射和光散射主要取决于微粒大小。微粒大小不同，其光学性质相差很大。可见光的波长在 400~700nm 之间，当分散相的粒子大于入射光波长时发生反射；当粒子小于入射光波长时发生散射。

当微粒大小适当，处于胶体分散体系时，若有一束光线从侧面（即与光束垂直的方向）通过微粒分散体系，可以观察到一个圆锥型的乳光，这就是丁铎尔现象（Tyndall phenomenon），又称丁达尔现象（图2-3）。丁铎尔现象正是微粒散射光的宏观表现。

根据瑞利（Rayleigh）光散射公式可知，散射光强度与粒子体积的平方成正比。

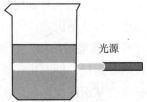

图2-3　胶体分散体系的丁铎尔现象

$$I = I_0 \frac{24\,\pi^3 \nu\, V^2}{\lambda^4} \cdot \left(\frac{n^2 - n_0^2}{n^2 + 2n_0^2}\right)^2 \qquad (2\text{-}20)$$

式中，I 为散射光强度，I_0 为入射光强度，n 为分散相的折射率，n_0 为分散介质的折射率，λ 为入射光波长，V 为单个粒子的体积，ν 为单位体积溶液中粒子数目。

（1）当光束通过低分子溶液分散体系时，由于溶液十分均匀，以透射光为主，散射光因相互干涉而完全抵消，看不见散射光，无丁铎尔现象。

（2）当光束通过粗分散系统时，由于分散相的粒子大于入射光的波长，主要发生反射或折射现象，使系统呈现混浊，亦无丁铎尔现象。

（3）当光束通过胶体分散系统时，由于分散相粒子的半径一般在 1~100nm 之间，小于入射光的波长，主要发生散射，可以看见乳白色的光柱，出现丁铎尔现象。丁铎尔现象是胶体所特有的标志。

（五）电学性质

微粒分散体系的电学性质主要是微粒的表面可因电离、吸附或摩擦等而带上电荷所表现的性质。

1. 电泳　在外电场的作用下，若分散介质对静态的分散相胶粒发生相对移动，称为电渗（electroosmosis）。若分散相胶粒对分散相介质发生相对移动，则称为电泳（electrophoresis）（图2-4）。实质上两者都是电荷粒子在电场作用下的定向运动，所不同的

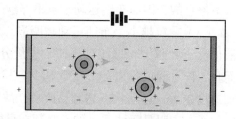

图2-4　电泳示意图

是，电渗研究液体介质的运动，而电泳则研究固体粒子的运动。

当带电的微粒在外电场作用下迁移时，若微粒的表面电荷为 q，两电极之间的电势梯度为 ω，则胶粒受到的静电力 F_e 为：

$$F_e = q\omega \qquad (2\text{-}21)$$

若球形微粒粒子半径为 r，粒子的运动速度为 v，则粒子在介质中运动受到的阻力 F_s，按斯托克斯定律为：

$$F_s = 6\,\pi\eta r v \qquad (2\text{-}22)$$

若微粒运动速率 v 达到恒定，则有 $F_e = F_s$，即：

$$q\omega = 6\,\pi\eta r v \qquad (2\text{-}23)$$

故有：

$$v = \frac{q\omega}{6\pi\eta r} \qquad (2\text{-}24)$$

可见微粒在外加电场的作用下，移动的速度与其粒径大小成反比，其他条件相同时，微粒越小，移动越快。

2. 双电层结构　在微粒分散体系的溶液中，微粒表面的离子与靠近表面的反离子构成了微粒的吸附层；同时由于扩散作用，反离子在微粒周围呈现出离微粒表面越远则浓度越稀的梯度分布，从而形成微粒的扩散层。微粒的吸附层与扩散层所带电荷相反，吸附层与相邻的扩散层共同构成微粒的双电层结构。

对于双电层结构，不同的学者提出了不同的理论模型，1879年 Helmholz（亥姆霍兹）提出

平板双电层模型，1910年Gouy和1913年Chapman修正了平板双电层模型，提出了扩散双电层模型，1924年Stern提出了Stern模型。

（1）Helmholz平板双电层模型　　Helmholz模型认为固体的表面电荷构成双电层的一层，反离子平行排列在介质中，构成双电层的另一层，两层之间的距离很小，约等于离子半径，如图2-5（a）所示。在双电层内粒子的表面电势ψ_0直线下降，距离δ处的电势降为零，如图2-5（b）。在外电场的作用下，带有不同电荷的粒子和介质分别向不同的电极运动。该模型过于简单，由于离子热运动，反离子不可能形成平板电容器。

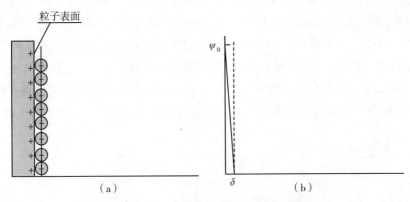

图2-5　Helmholz平板双电层模型示意图

（2）Gouy-Chapman扩散双电层模型　　Gouy和Chapman认为，溶液中的反离子受两个相互对抗的力的作用：静电力使反离子趋向表面，热扩散力使反离子在液相中均匀分布。两种作用达平衡时，反离子并不是规规矩矩地被束缚于粒子表面附近，而是呈扩散型分布：粒子附近的反离子浓度要大一些，随着离开粒子表面距离的增大，反离子逐渐减少，其情形如图2-6（a）所示。溶液中的反离子只有一部分紧密地排在粒子表面附近，相距约一至两个离子厚度形成吸附层（或紧密层），称为束缚反离子；其他部分反离子由于热运动和液体溶剂化作用而向外扩散，当微粒运动时，其与粒子表面脱开而与液体一起运动，它们包围着吸附层形成扩散层，称为自由反离子，扩散层内的反离子分布服从Bolzmann分布。图2-6（b）为双电层中电势变化曲线，图中AB即发生电动现象时，固液之间发生相对移动的实际分界面，称为滑动面，滑动面上的电势即电动电势ζ。可以看出，当固体和液体作相对运动时，滑移面并非在粒子表面上，而是在距表面一定距离δ处的面上，而滑移面上的电势即电动电势ζ，亦非表面电势ψ_0。

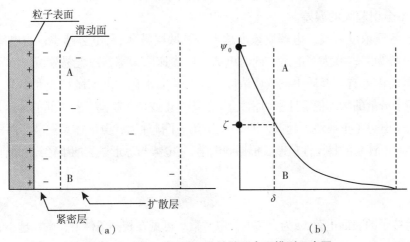

图2-6　Gouy-Chapman扩散双电层模型示意图

Gouy-Chapman模型克服了Helmholtz模型的缺陷，区分了ζ电势和表面电势ψ_0，但是没有给出ζ电势的明确物理意义。根据Gouy-Chapman模型，ζ电势随离子浓度的增加而减小，但永远与表面电势同号，其极限值为零。而实验表明，有时ζ电势会随着离子浓度的增加变得与原来符号相反，则Gouy-Chapman模型无法解释。

（3）Stern模型　Stern认为，Gouy-Chapman模型的问题在于将溶液中的离子当作了没有体积的点电荷。他提出：①离子有一定大小，离子中心与离子表面的距离不能小于离子半径；②离子与粒子表面之间除静电相互作用外，还有van der Waals吸引作用。

Stern提出，Gouy-Chapman的扩散层还可以再分成两部分。邻近表面的一两个分子厚的区域内，构成所谓固定吸附层或Stern层，其余反离子则扩散地分布在Stern层之外，构成扩散层的扩散部分。在此，Stern层与扩散部分的交界面则构成所谓Stern面。Stern层内电势变化的情形与Helmholtz平板模型中相似，由表面处ψ_0的直线下降到Stern面的ψ_δ，ψ_δ称为Stern电势。在扩散层中电势由ψ_δ降至零，其变化规律服从Gouy-Chapman模型，只需用ψ_δ代替ψ_0。由以上说明可知，Stern模型实际上是Helmholtz模型与Gouy-Chapman模型的结合，如图2-7所示。

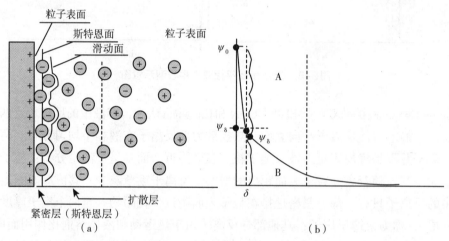

图2-7　Stern双电层模型示意图

由Stern模型可知，除了Stern层内的离子外，还有一定数量的溶剂分子也与离子紧密结合，在电动现象中，Stern层与粒子表面结合在一起运动，它的外缘构成两相之间的滑动面，该滑动面与溶液内部的电位差则称为电动电势或ζ电势。虽然并不知道滑移面的位置，但可以认为Stern平面略比滑移面靠里，因此ψ_δ也略比ζ电势高。但只要离子浓度不高，一般情况下均可认为二者相等，不会引起大的误差。

ζ电势与电解质浓度有关，电解质浓度越大，扩散层越薄，ζ电势越小；当电解质浓度足够大时，可使ζ电势为零，称为等电态，此时电泳、电渗速度为零，胶粒易聚沉。

影响ζ电势的因素有：介质中电解质浓度、反离子的水化程度、微粒的大小等。

ζ电势与粒子分散的物理稳定性密切相关。ζ电势（正或负）越高，粒子间的排斥力越大，体系越稳定；反之，ζ电势（正或负）越低，即吸引力超过了排斥力，分散体系被破坏而发生凝结或凝聚；当ζ等于零时，体系的稳定性最差。根据静电学，ζ电势与球形微粒的半径r之间有如下关系：

$$\zeta = \frac{q\varepsilon}{r} \tag{2-25}$$

式中，q为粒子的表面电荷，ε为介质的介电常数。可见在相同条件下，微粒越小，ζ电势越高。Stern模型较Gouy-Chapman模型又前进了一步，较好地解释了电动现象。但由于定量计算的困难，而且其扩散层部分完全可以沿用Gouy–Chapman理论处理，所以实际应用的多是后者，只是将 ψ_0 换成 ψ_δ 而已。但在Stern模型的基础上，有可能对双电层的一系列问题做出更加精细的处理。

三、微粒分散体系物理稳定性相关理论

微粒分散体系的物理稳定性直接关系到微粒系统的应用。在宏观上，微粒分散体系的物理稳定性可表现为微粒粒径的大小变化，微粒的絮凝、聚结、沉降、乳析和分层等。

（一）絮凝与反絮凝

絮凝形态学研究内容涉及颗粒物的形状、大小、粒度分布、空间、内外表面物性、相关的化学因素及其对颗粒物凝聚、絮凝作用的影响。微粒表面的电学特性也会影响微粒分散体系的物理稳定性。扩散双电层的存在，使微粒表面带有同种电荷，在一定条件下因互相排斥而稳定。双电层厚度越大，微粒越稳定。

在微粒分散体系中加入一定量的某种电解质，可中和微粒表面的电荷使微粒间斥力下降，出现微粒呈絮状的絮凝状态，但经振摇后可重新分散均匀，这种现象称为絮凝（flocculation），加入的电解质称絮凝剂（flocculant）。

电解质的离子强度、离子价数、离子半径等都会对微粒的带电量及双电层厚度产生影响。系统对离子选择性的吸附可以中和微粒表面的电荷而形成絮凝。其中电解质的离子价数和浓度对絮凝的影响很大，一般离子价数越高，絮凝作用越强，如化合价为2、3价的离子，其絮凝作用分别为1价离子的大约10倍与100倍。当絮凝剂的加入使 ζ 电势降至20~25mV时，形成的絮凝物疏松、不易结块，而且易于分散；增加离子浓度，降低双电层厚度，可促进絮凝；另外，还应注意体系是否存在高分子电解质，如羧甲基纤维素、邻苯二甲酸纤维素等均带负电荷，在低浓度时具有絮凝剂的作用；若同时使用带正电荷物质会发生聚集，从而促进体系的絮凝；加入高分子物质可在微粒周围形成机械屏障或保护膜，可阻止絮凝发生；有时加入带有某种电荷的表面活性剂也可避免或减少由相反电荷造成的絮凝，如非离子表面活性剂（如吐温、司盘类等）在水溶液中常带负电荷。

如果在微粒分散体系中加入某种电解质使微粒表面的 ζ 电势升高，静电排斥力阻碍了微粒之间的碰撞聚集，这个过程称为反絮凝（deflocculation），加入的电解质称为反絮凝剂（deflocculant）。常用的电解质有枸橼酸盐、酒石酸盐、酸性酒石酸盐、磷酸盐、氯化铝等，其反絮凝作用与盐的离子价成正比。

同一电解质可因加入量的不同，在微粒分散体系中起絮凝作用（降低 ζ 电势）或反絮凝作用（升高 ζ 电势）。如枸橼酸盐或枸橼酸的酸式盐、酒石酸盐或酸式酒石酸盐、磷酸盐和一些氯化物（如三氯化铝）等，既可作絮凝剂又可作反絮凝剂。

反絮凝主要用于解决微粒分散体系的物理稳定性问题。但对于粒径较大的微粒体系，如果出现反絮凝，就不能形成疏松的纤维状结构，微粒之间没有支撑，沉降后易产生严重结块，不能再分散，对物理稳定性是不利的。反絮凝与絮凝比较，有如下性质：粒子以单个状态存在；沉降速度较为缓慢；沉降物形成缓慢；沉积物紧密；外观美观。

在微粒分散体系中的絮凝与反絮凝现象，实质是微粒间的引力与斥力平衡发生变化所致。当斥力大于引力，微粒单个分散，呈反絮凝态；斥力小于引力，微粒以簇状形式存在，呈絮凝态。而斥力、引力大小的变化受微粒 ζ 电势的影响，ζ 电势与双电层结构中扩散层的厚度，即所带电荷密切相关。如在硫酸钡的混悬剂中，当 ζ 电势在22mV以下时出现絮凝现象，当 ζ 电势在50~66mV时出现了反絮凝现象。

絮凝和反絮凝主要应用于解决微粒分散体系的物理稳定性方面。但絮凝剂与反絮凝剂的使用是比较复杂的，应综合考虑絮凝剂或反絮凝剂种类、用量以及微粒表面的荷电性质等不同因素。

（二）DLVO理论

DLVO理论（DLVO theory）是一种关于胶体稳定性的理论，是带电胶体溶液理论的经典描述分析。由前苏联学者德亚盖因（Boris Derjaguin）和兰多（Lev Landau）于1941年、荷兰学者弗韦（Evert Verwey）与奥弗比克（Theo Overbeek）于1948年各自提出。因此，通常以四人名字的起首字母命名该理论。根据DLVO理论，分散体系中胶体颗粒间的相互作用力由两个因素共同决定：①相互吸引的范德华力（attractive van der Waals force）；②相互排斥的胶体颗粒双电层力（repulsive electrostatic double-layer force）。

1. 微粒间的van der Waals吸引能 分子之间的van der Waals作用，系指以下三种涉及偶极子的长程相互作用：①两个永久偶极之间的相互作用（dipole-dipole or Keesom orientation forces）；②永久偶极与诱导偶极间的相互作用（dipole-induced dipole or Debye induction forces）；③诱导偶极之间的色散相互作用（London dispersion forces）。上述三种相互作用全系负值，即表现为吸引，其大小与分子间距离的六次方成反比，称为六次率。除了少数的极性分子，色散相互作用在三类作用中占支配地位。

微粒可以看作是大量分子的集合体。Hamaker假设，微粒间的相互作用等于组成它们的各分子之间的相互作用的加和，对于两个彼此平行的平板微粒，得出单位面积上的相互作用能为 Φ_A：

$$\Phi_A = \frac{-A}{12\pi D^2} \tag{2-26}$$

式中，D 为两板之间的距离；A 为Hamaker常数，它是物质的特征常数，与组成微粒的分子之间的相互作用有关。

对于同一物质，半径为 a 的两个球形微粒之间的相互作用能为：

$$\Phi_A = \frac{-Aa}{12H} \tag{2-27}$$

式中，H 为两球之间的最短距离。

式（2-26）与式（2-27）适用于微粒大小比微粒间距离大得多的情形；若微粒非常小，则必须考虑对板厚与球半径的校正。

Hamaker常数是个很重要的特征常数，它直接影响 Φ_A 的大小。在式（2-26）与式（2-27）中的 A 是两粒子在真空条件下测得的，对于分散在介质中的微粒，A 必须用有效Hamaker常数代替。对于同一物质的两个微粒有：

$$A_{131} = (A_{11}^{1/2} - A_{33}^{1/2}) \tag{2-28}$$

式中，A_{131} 为微粒在介质中的有效Hamaker常数；A_{11} 为微粒的Hamaker常数；A_{33} 为介质本身的Hamaker常数。

式（2-28）表明，同物质微粒间的van der Waals作用永远是相互吸引，介质的存在能减弱吸引作用，而且介质与微粒的性质越接近，微粒间的相互吸引就越弱。

2. 双电层的排斥作用能 在微粒表面双电层的结构中，当微粒彼此的双电层尚未接触时，两个带电微粒之间并不存在静电斥力作用，只有当微粒接近到它们的双电层发生重叠，并改变了双电层电势与电荷分布时，才产生排斥作用。计算双电层的排斥作用，最简便的方法是采用Langmuir的方法，将排斥力当作是在两双电层重叠之处过剩离子的渗透压所引起的，其表达式为：

$$\Phi_R = \frac{64\pi a \eta_0 kT}{\chi} \gamma_0^2 e^{-\chi H} \qquad (2\text{-}29)$$

式中，Φ_R为两球之间的在单位面积上的排斥能；a为微粒半径；H为两球间最近距离；γ_0为与表面电荷量有关的参数；$1/\chi$为双电层的厚度；η_0为分散介质的粘度；k为波兹曼常数；T为绝对温度。从式（2-29）可知，微粒之间的排斥能随γ_0和a的增加而升高，随H的增加以指数形式减少。

3. 微粒间总相互作用能　微粒间总相互作用能$\Phi_T = \Phi_A + \Phi_R$。以Φ_T对微粒间距离H作图，即得总势能曲线。从式（2-27）可见，当H逐渐减小时，Φ_A的绝对值无限增加，Φ_R随H的减小而趋于一极限值。因此可以推断，在H很小时，必定是吸引大于排斥，Φ_R为负值；当微粒距离H增大时，Φ_R和Φ_A都下降，其中Φ_R随距离增加而呈指数下降，因此在H很大时，Φ_T也是负值；若距离再增加，Φ_T也自然趋近于零。在中间地段，即距离与双电层厚度同数量级时，Φ_R有可能超过Φ_A，从而Φ_T-H曲线出现峰值，即势垒。若势垒足够高，则可以阻止微粒相互接近，不至于聚沉。然而，Φ_R也可能在所有距离上都小于Φ_A，则微粒的相互接近没有任何阻碍，很快聚沉。还应该指出，虽然在H很小时吸引大于排斥，但在微粒间相距很近时，由于电子云的相互作用而产生Born排斥能，总势能又急剧上升为正值。因此，Φ_T-H曲线的一般形状如图2-8所示，在距离很小与很大时各有一势能极小值出现，分别称为第一与第二极小值。在中等距离，则可能出现势垒，势垒的大小是微粒能否稳定的关键。

式（2-27）表明，Φ_A与Hamaker常数A有关，而A对于给定的体系是个定值，很难改变。而Φ_R与Φ_A不同，Φ_R随χ与表面电荷量的改变而改变，如增大溶液电解质浓度或反离子价数，则双电层被压缩，从而使Φ_R减小，总势能曲线的势垒也随之减小，直到整个势能曲线降至横轴以下，微粒在任何距离上都是吸引占优势，便发生聚沉。当χ降低时，势能曲线变化方向相反，微粒的稳定性增加。

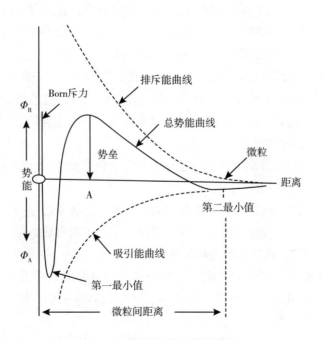

图2-8　两微粒间的总势能曲线

4. 临界聚沉浓度　微粒的物理稳定性取决于总势能曲线上势垒的大小，可以将势垒当作判断微粒稳定与否的标准。势垒的高度随溶液中电解质浓度的增大而降低，当电解质浓度达到某一数值时，势能曲线的最高点恰为零（$\Phi_{max}=0$），此时势垒消失，体系由稳定转为聚沉，这就是临界聚沉状态，这时的电解质浓度即为该微粒分散体系的聚沉值（coagulation value）。由于处于临界聚沉状态的势能曲线在最高处必须满足两个条件，即：$\Phi_T=\Phi_R+\Phi_A=0$ 与 $\dfrac{d\Phi_T}{dH}=\dfrac{d\Phi_R}{dH}+\dfrac{d\Phi_A}{dH}=0$，可得到：

$$聚沉值 = C \cdot \frac{\varepsilon^3 (kT)^5 \gamma_0^4}{A^2 z^6} \tag{2-30}$$

式中，C 为常数；ε 为介质的介电常数；z 为离子的价数。

这是 DLVO 理论得出的关于电解质聚沉作用的重要结果。聚沉值具有如下特征：①在表面电势较高时，聚沉值与反离子价数的六次方成反比，在一般情况下，视表面电势的大小，聚沉值与反离子价数的关系应在 z^{-2} 与 z^{-6} 之间变化；②聚沉值与介质的介电常数的三次方成正比；③当规定零势垒为临界聚沉条件时，聚沉值与微粒大小无关。

通常，在势垒为零或很小时聚沉才发生，微粒凭借动能克服势垒的障碍，一旦越过势垒，微粒间相互作用的势能随彼此接近而降低，最后，在势能曲线的第一最小处达到平衡位置。如果微粒之间的相互作用的势能曲线有较高的势垒，足以阻止微粒在第一极小值处聚结，但其第二极小值足以抵挡微粒的动能，则微粒可以在第二最小处聚结。由于此时微粒间相距较远，这样形成的聚集体必定是一个松散的结构，容易破坏和复原，表现出触变性质。习惯上，将第一最小处发生的聚结称为聚沉（coagulation），而将在第二最小处发生的聚结叫絮凝（flocculation）。对于小微粒（例如 $r<300\text{nm}$），其第二最小处不会很凹，但若微粒很大，例如乳状液，其絮凝则是不稳定的表现。

（三）空间稳定理论

DLVO 理论的核心是微粒的双电层因重叠而产生排斥作用。但是，在非水介质中双电层的排斥作用已经相当模糊，实验已证明，即使在水体系中，加入一些非离子表面活性剂或高分子能降低微粒的 ζ 电势，但稳定性反而提高了。这些事实表明，除了双电层的静电作用外，还有其他的稳定因素起作用，即微粒表面上吸附的大分子从空间上阻碍了微粒相互接近，进而阻碍了它们的聚结，因此称这一类稳定作用为空间稳定作用。

空间稳定作用很早以前就得到应用，在我国古代，向墨汁中掺进树胶，可使炭粉不致聚结。现代工业上制造油漆、照相乳剂等，均加入高分子作为稳定剂。这种稳定作用的理论是20世纪60年代之后才逐渐发展起来的，虽然现在还未发展成统一的定量理论，但其发展很快，已成为近年来微粒稳定性研究的重要课题。

1. 经验规律　在微粒分散系中加入一定量的高分子化合物或缔合胶体，可显著提高体系的稳定性，这种现象称为高分子的保护作用。

（1）高分子稳定剂的结构特点：作为有效的稳定剂，高分子必须一方面和微粒有很强的亲和力，以便能牢固地吸附在微粒表面上；另一方面又要与溶剂有良好的亲合性，以便分子链充分伸展，形成厚的吸附层，达到保护微粒不聚结的目的。

（2）高分子的浓度与分子量的影响：一般地说，分子量越大，高分子在微粒表面上形成的吸附层越厚，稳定效果越好。许多高分子还有一个临界分子量，低于此分子量的高分子无保护作用。

高分子浓度的影响比较复杂，吸附的高分子要能盖住微粒表面才能起到保护作用，即需要在微粒表面上形成一个包围层，再多的高分子并不能增加它的保护作用，但若高分子的浓度过低，微粒表面不能被完全覆盖，不但不能起到保护作用，反而使胶体对电解质的敏感性增加，由于高分子链起了"桥联"作用，把邻近微粒吸附在链节上，促使微粒聚集下沉，称这种作用为敏化作用（sensitization）。

（3）溶剂的影响：在良溶剂中高分子链段能伸展，吸附层变厚，稳定作用增强。在不良溶剂中，高分子的稳定作用变差。实验发现，若在介质中逐渐加入不良溶剂，在介质刚好转变为高分子的不良溶剂时，分散微粒开始聚沉。对于一种溶剂而言，改变温度相当于改变它对高分子的溶剂性能。用高分子稳定的分散体系，其稳定性常随温度而变。

2. 理论基础　与电解质聚沉理论不同，空间稳定理论至今尚未形成成熟的定量理论，主要包括两个理论，即体积限制效应理论和混合效应理论。

（1）空间稳定理论

1）混合效应理论（theory for mixing effect）：微粒表面上的高分子吸附层可以互相穿透（图2-9A）。吸附层之间的这种交联，可以看作是两个一定浓度的高分子溶液的混合，其中高分子链段之间及高分子与溶剂之间相互作用发生变化。从高分子溶液理论和统计热力学出发，可以分别计算混合过程的熵变与焓变，从而得出吸附层交联时自由能变化的符号和大小。若自由能变化为正，则微粒互相排斥，起保护作用；若自由能为负，则起絮凝作用，吸附层促使微粒聚结。

2）体积限制效应理论（theory for volume restriction effect）：吸附在微粒表面上的高分子长链有多种可能构型。两微粒接近时，彼此的吸附层不能互相穿透，因此，对于每一吸附层都造成了空间限制（图2-9B），高分子链可能采取的构型数减少，构型熵降低。熵的降低引起自由能增加，从而产生排斥作用。排斥能的大小可以从构型熵随微粒间距离的变化计算得出。

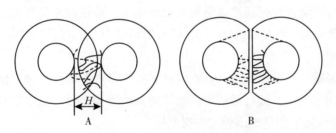

图2-9　高分子吸附层效应

A.混合效应（穿透而不压缩）；B.体积限制效应（压缩而不穿透）

（2）微粒稳定性的判断：不管排斥作用因何而起，总可以将微粒接近时因吸附层相互作用而产生的自由能的变化 ΔG_R 分成熵变与焓变两个部分，由热力学定律得到：

$$\Delta G_R = \Delta H_R - T\Delta S_R \qquad (2-31)$$

若使胶粒稳定，则 $\Delta G_R > 0$，有如下三种情况：① ΔH_R、$\Delta S_R > 0$，但 $\Delta H_R > T\Delta S_R$，焓变起稳定作用，熵变则反之，加热会使体系不稳定，容易聚沉；② ΔH_R、$\Delta S_R < 0$，但 $|\Delta H_R| < |T\Delta S_R|$，熵起稳定作用，加热时会使体系趋于稳定；③ $\Delta H_R > 0$，$\Delta S_R < 0$，无论是焓变还是熵变均不会对体系稳定性产生影响，即微粒稳定性不受温度影响。

（3）空间稳定效应的特点：由于空间稳定效应的存在，微粒间相互作用能 Φ_T 应写成：

$$\Phi_T = \Phi_R + \Phi_A + \Phi_S \tag{2-32}$$

式中，Φ_R 为静电排斥能；Φ_A 为吸引能；Φ_S 为空间稳定效应产生的排斥能。总势能曲线的形状如图2-8所示。由于在微粒相距很近时，Φ_S 趋于无穷大，故在第一极小值处的聚沉不大可能发生，微粒的聚结多表现为较远距离上的絮凝。与双电层排斥作用相比，空间稳定作用受电解质浓度的影响很小，它在水体系及非水体系中均可起作用，能够使很浓的分散体系稳定，这些都是空间稳定作用的特点。

（四）空缺稳定理论

空缺稳定理论起源于20世纪50年代，科学研究发现，聚合物没有吸附于微粒表面时，粒子表面上聚合物的浓度低于体相溶液的浓度，形成负吸附，使粒子表面上形成一种空缺表面层。在这种体系中，自由聚合物的浓度不同，大小不同可能使胶体聚沉，也可能使胶体稳定，这种使胶体分散体系稳定的理论称为空缺稳定理论（the theory of depletion stabilization），亦称自由聚合物稳定理论。

随着聚合物溶液浓度降低，自由能曲线下移。当势垒降低到刚使胶体发生聚沉时，相应的体积浓度称为临界聚沉浓度（critical coagulation concentration，C_1）；增加浓度，自由能曲线上移，当势垒增加到刚使胶体稳定时，相应的体积浓度称为临界稳定浓度（critical stable concentration，C_2）。由于稳定是在高浓度区出现，而聚沉则是在低浓度区发生，所以 C_2 总是大于 C_1。C_2 值越小，表示该聚合物的稳定能力越强，而 C_1 值越小，则表示其聚沉能力越强。所以讨论影响因素实质是讨论影响 C_1 和 C_2 的因素。

1. 聚合物分子量的影响 以相对分子量为4000~300000的聚氧乙烯作空缺稳定剂，讨论其分子量对聚苯乙烯乳胶稳定性的影响：①当随分子量增大时，C_1 和 C_2 同时减小。这就是说分子量高的聚合物既是良好聚沉剂，又是良好稳定剂；②在任一相同分子量的情况下，C_2 值总是大于 C_1 值，这说明同一聚合物在高浓度下发生稳定作用，而在低浓度下发生聚沉作用；③而对较高分子量的聚合物来说（如 $M>10000$ 时），$C_1 M^{1/2}$ 和 $C_2 M^{1/2}$ 均接近一常数。即 C_1 和 C_2 值均与 $M^{1/2}$ 成反比例。

2. 微粒大小的影响 以分子量为10000的聚氧乙烯作自由聚合物时为例，随着微粒粒度的增大，C_1 和 C_2 之值同时减小，即尺寸较大的微粒在高浓度聚合物溶液中呈现较大稳定性，而在低浓度的同样聚合物溶液中却呈现出较大的聚沉性。

3. 溶剂的影响 溶剂的好坏直接影响聚合物的溶解及其分子在溶液中的形状。良好的溶剂与聚合物的相互作用力较大，可以使聚合物分子在溶液中充分伸展开来，它们的混合使体系的自由能减少更多；相反，它们的分离则使自由能增加更多，因而 C_1 和 C_2 值都较小。对于不良溶剂，聚合物分子在溶液中呈卷曲状，C_1 和 C_2 值都较大。

（五）微粒聚结动力学

粒径超过1μm的微粒是不稳定的，所谓的稳定与否，是指聚沉速度的相对快慢。因此，聚沉速度是微粒稳定性的定量反映。由DLVO理论可知，微粒之所以稳定是由于总势能曲线上势垒的存在。倘若势垒为零，则微粒相互接近时必然导致聚结；若有势垒存在，则只有其中的一部分聚结，在此称前者为快聚结，后者称慢聚结。

1. 快聚结 当微粒间不存在排斥势垒（$\Phi_T = 0$）时，微粒一经碰撞就会聚结，其速度由碰撞速率决定，而碰撞速率又由微粒布朗运动决定，也就是说，由微粒的扩散速度决定，研究快速聚结动力学实际上是研究微粒向另一微粒的扩散。

单分散球形微粒由布朗运动的扩散作用控制时，其聚结速度可由Smoluchowski公式求出，设微粒的半径为R_0，则每个球形微粒都有作用半径（$\approx 2R_0$），若两球中心的距离等于此作用半径，则两球相碰。根据Fick扩散第一定律，单位时间内扩散入此参考球作用范围内的质点数为：

$$\frac{\mathrm{d}N}{\mathrm{d}t} = -4\pi DRN^2 \tag{2-33}$$

式中，$\frac{\mathrm{d}N}{\mathrm{d}t}$为1ml体积中微粒全部消失的速度；$R$为相接触的两个微粒中心之间的距离；$D$为扩散系数；$N$为质点浓度。式（2-33）表明聚结作用是双分子反应，其速率与微粒浓度的平方成正比。若D用爱因斯坦关系式$D = \frac{KT}{6\pi\eta r}$代入，式中$\eta$为黏度，$K$为波兹曼常数，$r$为微粒的半径，那么微粒由初始数目$N_0$减少至一半所需的时间$t_{1/2}$可以用下式计算，

$$t_{1/2} = \frac{3\eta}{4KTN_0} \tag{2-34}$$

例如：在25℃水（$\eta = 0.01$）中，对浓度为0.1%（按体积），半径$r = 1.0 \times 11^{-5}$cm的球形微粒混悬剂，可得$t_{1/2} \approx 1$秒。由公式还能得到，快速聚结速度与微粒大小无关，若温度与介质黏度固定，聚结速度与微粒浓度的平方成正比。

2. 慢聚结　当存在势垒时，聚结速度比公式（2-33）所预测的要小得多。若忽略介质水中的切变影响，当势垒主要由双电层斥力和色散力所引起时，可以得出如下公式：

$$G = \frac{2KT}{3\eta w_{12}}\left(\frac{1}{r_1} - \frac{1}{r_2}\right)(r_1 + r_2) \tag{2-35}$$

式中，G为两个微粒聚结的速度常数；K为波兹曼常数；η为介质黏度；r_1、r_2为两个微粒各自的半径；w_{12}为构成势垒的因子，它与总势能Φ_T、两微粒中心距离R等有关。

G的影响因素如下：

（1）电解质对G有显著的影响，将氯化钠溶液的浓度由1%~2%稀释至0.1%，聚结速度降低几十倍至几百倍。

（2）微粒的大小对电解质效应也有影响，随电解质浓度增加，0.5μm的微粒对电解质的敏感度（G值）比0.1μm的微粒要大好几个数量级，这一点对乳剂聚结的动力学特别适用，此时，表面膜的破裂不是聚结速度的决定因素，可以观察到小的粒子优先聚结（相同电解质浓度下，小粒子G值小）。

（3）随微粒半径增大，第二最低势能V_{min}也增大，对于0.5μm的粒子，越过主要能垒（V_{max}）的概率很小，V_{min}也可能比KT大好几倍，在有大颗粒（>1μm）的情况下，聚结转入第二势能最低值是很重要的，这种类型聚结的结果，微粒结合得很弱且很容易再分散。

有实验结果表明，通过选择氯化钠的浓度，仔细筛选表面活性剂的类型，并限制带电的表面活性剂浓度，通过测定电势，就能得到有限的聚结或絮凝，这样小粒子（≤0.10μm）会消失，而分布比较窄的大粒子（>0.5μm）会继续存在。

3. 架桥聚结　当被吸附的高分子聚合物只覆盖微粒的一小部分表面时，它们往往使微粒对电解质的敏感性大大增加，可以减少引起絮凝作用所需的电解质的量，将此絮凝作用称为敏化（sensitization）。敏化的作用机制是在高分子浓度较低时，吸附在微粒表面上的高分子长链可能同时吸附在另一微粒的表面上，通过被吸附的聚合物的袢上或尾端上的锚基与另一微粒的裸露部分相接触并吸附在上面而形成分子桥。若要促使这一过程的发生，就必须使微粒表面尽可能不被聚合物覆盖，使其有足够的裸露部分。倘若溶液中高分子聚合物浓度很大，微粒表面已完

全被吸附的高分子覆盖，这样微粒不再会通过"搭桥"而聚结，此时高分子能够发挥空间结构的保护作用。

第三节 流变学基本知识

一、概述

在适当的外力作用下，物质所具有的流动和变形性能称为流变性，研究物体变形和流动的科学称为流变学（rheology）。这一理论于1929年由Bengham和Crawford提出。

当外力作用于固体时，物体产生大小或形状的改变，即变形。引起变形的作用力除以作用面积称之为应力（stress）。给固体施加外力时，固体就变形，外力解除时，固体就恢复到原有的形状，固体的这种性质称为弹性（elasticity），这种可逆的形状变化称为弹性变形（elastic deformation）。外力作用于液体时，液体产生不可逆变形即出现流动，流动是液体、气体的主要性质之一，流动的难易程度与液体的黏度有关。药剂学中的乳剂、混悬液、软膏剂等既具有黏性又有弹性，称之为黏弹性物体。

液体流动时相邻液层间相对运动所产生的内摩擦力即黏度，黏度是流动的阻力。液层做相对运动，顶层下各液层的流动速度依次递减，形成速度梯度即剪切速度（shearing rate），单位为时间的倒数，用D（s^{-1}）表示。使各液层间产生相对运动的外力称为剪切力，单位面积上的剪切力称为剪切应力（shearing force），单位为N/m^2，以S表示。剪切速度、剪切应力是表征体系流变性质的两个基本参数。

二、牛顿流动

根据流动和变形形式不同，将物质分为牛顿流体（Newtonian fluid）与非牛顿流体（nonNewtonian fluid）。1687年，牛顿提出了牛顿黏度定律（Newtonian equation），即纯液体和多数低分子溶液在流层条件下的剪切应力S与剪切速度D成正比，遵循该法则的液体称为牛顿流体。

$$S = \frac{F}{A} = \eta D \tag{2-36}$$

式中，D为切变速度，S为剪切应力，F为A面积上施加的力，η为黏度系数，或称动力黏度，简称黏度。

牛顿液体具有以下特点：一般为低分子的纯液体或稀溶液；以剪切速度为纵坐标、剪切应力为横坐标作图，所得曲线为流变曲线，牛顿流体的流变曲线是通过原点的直线，见图2-10；在一定温度下，牛顿流体的黏度η为常数，它只是温度的函数，随温度升高而减小。

三、非牛顿流动

不符合牛顿定律的流体称为非牛顿流体，如乳剂、混悬剂、高分子溶液、胶体溶液等。非牛顿流体的流动分为塑性流动、假塑性流动、胀性流动、触变流动，流动曲线见图2-10。

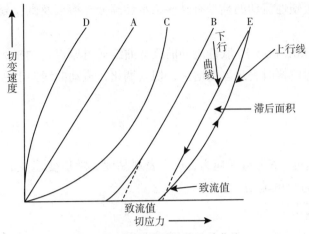

图2-10 各种类型流体流动曲线

A.牛顿流体；B.塑性流体；C.假塑性流体；D.胀性流体；E.触变性流体

1. 塑性流动 (plastic flow) 当外加剪切应力较小时，物体不流动，只发生弹性变形，当剪切应力超过某一数值时，液体开始流动，液体的这种流动称为塑性流动。引起塑性液体流动的最低切应力为屈伏值S_0（ yield value ）。在制剂中表现为塑性流动的剂型有浓度较高的乳剂和混悬剂。塑性液体的流动可用公式（2-37）表示。塑性流体曲线不过原点；有屈伏值S_0；当切应力$S < S_0$时，形成向上弯曲的曲线；当切应力$S > S_0$时，切变速度D和切应力呈直线关系（图2-11）。

$$D = \frac{S - S_0}{\eta}$$

（2-37）

式中，D为剪切速度，S为剪切应力，S_0为屈伏值，η为塑性黏度。

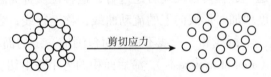

剪切应力

图2-11 塑性流体的结构变化示意图

在制剂中表现为塑性流动的剂型有浓度较高的乳剂和混悬剂。

2. 假塑性流动 (pseudoplastic flow) 随着剪切应力的增加，黏度下降，剪切速度越来越大的流动称为假塑性流动。即流变曲线的斜率越来越大，表观黏度随搅动的激烈程度而变小，切变稀化。该流动的特点是：流变曲线过原点；没屈伏值；切应速度增大，形成向下弯的上升曲线，黏度下降，液体变稀。假塑性流动的流变公式为：

$$D = \frac{S^n}{\eta_a}$$

（2-38）

式中，D为剪切速度；S为剪切应力；η_a为表观黏度（随切变速度的不同而不同）；$n>1$，η_a随S增加而增加。

假塑性流体的结构变化见图2-12。

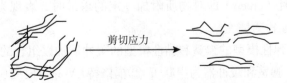

剪切应力

图2-12 假塑性流体的结构变化示意图

在制剂中表现为假塑性流动的剂型有某些亲水性高分子溶液及微粒分散体系处于絮凝状态的液体。

3. 胀性流动（dilatant flow） 胀性流动的流变曲线通过原点；没屈伏值；切变阻力随剪切应力的增加而增大，即搅拌时表观黏度增加，切变稠化；流动曲线向上弯曲。胀性液体的流动公式：

$$D = \frac{S^n}{\eta_a} \qquad\qquad (2-39)$$

式中，D 为剪切速度；S 为剪切应力；η_a 为表观黏度（随切变速度的不同而不同）；$n < 1$，当 n 接近1时，流动接近牛顿流动。

胀性流体的结构变化见图2-13。

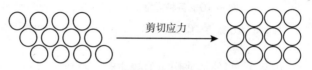

图2-13　胀性流体的结构变化示意图

在制剂中表现为胀性流动的剂型为含有大量固体微粒的高浓度混悬剂，如50%淀粉混悬剂、糊剂等。

四、触变流动

某些非牛顿流动，在搅拌时称为流体，停止搅动后逐渐变稠甚至胶凝，恢复至搅拌前状态需要一个时间过程，而且这一过程可以反复可逆进行，这种性质称为触变性（thixotropic flow）。对于触变流动，当切变速度增加时形成向上的流动曲线，称上行线；当切变速度减少时形成向下的流动曲线，称下行线。上行线和下行线不重合而包围成一定的面积，此现象称滞后现象，所围成的面积称滞后面积（area of hysteresis），滞后面积的大小是由切变时间和切变速度两因素决定的，是衡量触变性大小的定量指标。

产生触变的原因是，对流体施加切变应力后，破坏了液体内部的网状结构，当切变应力减小时，液体又重新恢复原有结构，但恢复过程所需时间较长，存在滞后时间，因而上行线和下行线就不重合。

触变流动的特点是，相同温度下的溶胶和凝胶的可逆转换。塑性流体、假塑性流体、胀性流体中多数具有触变性，它们分别称为触变性塑性液体、触变性假塑性液体、触变性胀性液体。

高浓度的混悬剂、乳剂、高分子水溶液，在一定条件下有可能存在触变性。如将单硬脂酸铝加入花生油中研磨混合均匀，120℃加热30分钟，冷却，即表现为触变性。

五、黏弹性

高分子物质或分散体系具有黏性（viscosity）和弹性（elasticity）双重特性，称之为黏弹性（viscoelasticity）。蠕变性（creep）即对物质附加一定的重量时，表现为一定的伸展性或形变，而且随时间变化，此现象称为蠕变性。

1. 黏弹性 可用将弹性模型的弹簧和黏性模型的缓冲器加以组合的各种模型表示：①麦克斯韦（Maxwell）模型（弹簧和缓冲器为串联）；②福格特（Voigt）模型（弹簧和缓冲器为并联）；

③双重黏弹性模型（几个模型的组合）。

2.蠕变性　测定方法有两种。一种是不随时间变化的静止测定法，即用一点法（one point），只适用于牛顿流体的测定，一般用毛细管黏度计或落球黏度计；另一种是旋转或转动测定法，即多点法（multipoint），适用于非牛顿流体的测定，一般用旋转式黏度计、圆锥平板黏度计、转筒黏度计。测定非牛顿流体的黏度计均可用于测定牛顿流体。

六、流变学在药剂学中的应用和发展

流变学在药剂学中对处方设计、制定制备工艺、质量评价具有指导意义，特别是在混悬剂、乳剂、胶体溶液、软膏剂和栓剂中广泛应用。如具有触变性的助悬剂对混悬剂的稳定性十分有利；使用混合助悬剂时应选择具有塑性和假塑性流动的高分子化合物；触变性有利于乳剂的稳定等。

第四节　粉体学基础

一、概述

粉体（powder）系指固体细微粒子的集合体。粒子是粉体的基础，是粉体运动的最小单元，而且粒子间存在着一定的相互作用，从而出现不同的表现形式。研究粉体所表现的基本性质及其应用的科学称为粉体学（micromeritics）。

在制剂中，无论是经过粉碎的粉末，还是经过制粒的颗粒、小丸，甚至是片剂的集合体，都属于粉体的范畴。

由于粉体粒子极小，比表面积急剧增加，表现出一些特有的物理化学性质，影响药物生产中的粉碎、过筛、混合等工艺，因此对多种剂型的成型与生产工艺有一定的影响，如散剂、颗粒剂、片剂等。同时，粉体的基本特性如粒径、表面积，对药物的释药速度、起效快慢亦有直接影响。

在医药产品中，含有固体药物的剂型有散剂、颗粒剂、胶囊剂、片剂等。涉及的单元操作有粉碎、过筛、混合、制粒、干燥、压片、包装、输送、贮存等。多数固体制剂应根据不同需要进行粒子加工以改善粉体性质来满足产品质量和粉体操作的需求。研究粉体的基本性质有助于固体制剂的处方设计、生产过程的工艺控制、成品质量的控制等。

二、粉体粒子的性质

（一）粒径与粒度分布

1.粒径　粒径系指粒子的几何尺寸。粉体的粒子大小是粉体的最基本性质，它对粉体的溶解性、可压性、密度、流动性等均有显著的影响，从而影响药物的溶出、吸收等。

对于一个不规则粒子，粒径测定方法不同，其物理意义不同，测定值也不同。粒子大小的常用表示方法有：①定方向径，即在显微镜下按同一方向测得的粒子径；②等价径，即粒子的外接圆的直径；③体积等价径，即与粒子的体积相同的球体的直径，可用库尔特计算器测得；④筛分径，即用筛分法测得的直径，一般用粗细筛孔直径的算术或几何平均值来表示；⑤有效

径，即根据沉降公式（Stokes方程）计算所得的直径，又称Stokes径。

粉体的大小不可能均匀一致，而是存在粒度分布，分布不均会导致制剂的分剂量不准、可压性变化以及粒子密度变化等问题。因此，研究粒度分布同样具有重要的意义。

2. 粒度分布　粒度分布系指粉体中不同粒度区间的颗粒含量，反映粒子大小的分布情况。频率分布与累积分布是常用的粒度分布的表示方式。频率分布表示各个粒径的粒子群在全体粒子群中所占的百分数（微分型）；累积分布表示小于或大于某粒径的粒子群在全体粒子群中所占的百分数（积分型）。百分数的基准可用个数基准、质量基准、面积基准、体积基准、长度基准等表示。

测定基准不同，粒度分布曲线大不一样，因此表示粒度分布时必须注明测定基准（图2-14）。不同基准的粒度分布理论上可以互相换算。在制药工业的粉体处理中实际应用较多的是质量基准分布和个数基准分布。现代计算机程序先用个数基准测定粒度分布，然后利用软件处理直接转换成所需的其他基准，非常方便。频率分布与累积分布可用方块图或曲线表示，如图2-15所示。用这种形式表示的粒度分布比较直观。

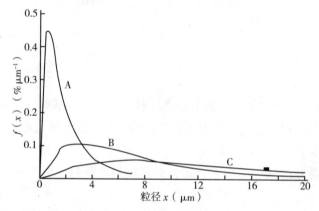

图2-14　不同基准表示的粒度分布

A.$f_c(x)$个数基准；B.$f_s(x)$面积基准；C.$f_m(x)$重量或体积基准

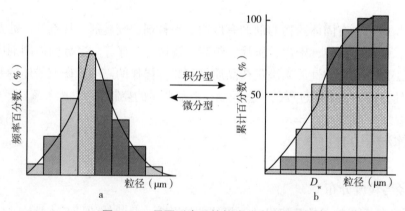

图2-15　用图形表示的粒度分布示意图

a.频率分布，b.累积分布

3. 粒度测定方法　粒度测定方法有显微镜法、库尔特计数法、沉降法、比表面积法、筛分法等。粒子径的测定原理不同，粒子径的测定范围也不同（表2-8）。

表2-8 粒度测定方法与适用范围

测定方法	粒子径（µm）	测定方法	粒子径（µm）
光学显微镜	0.5~500	库尔特计数法	0.1~1000
电子显微镜	0.001~100	气体透过法	1~100
筛分法	45~	氮气吸附法	0.03~1
沉降法	0.5~100	激光散色法	0.001~

测定粒子大小时，需注意：①对粒子大小进行分析前对样品的合理选择和处理是得出正确结论的基础；②在选取样品时，由于粉体因储存条件的变化或转移可能导致粒子的分布不均，因此有必要采用一定的方法取样；③为使取样具有代表性，应当有适当的取样量。

（1）显微镜法：系将粒子放在显微镜下，根据投影像测得粒径的方法，主要测定几何学粒径。光学显微镜可以测定0.5~500µm范围的粒径，电子显微镜可以测定0.001~100µm范围的粒径。测定时避免粒子间的重叠，以免产生测定的误差。主要测定以个数、投影面积为基准的粒度分布。

（2）库尔特计数法：库尔特计数法亦称电阻法，测定原理是小孔通过法，如图2-16所示。首先将被测粒子群混悬于电解质溶液中，然后将一个带有小孔的玻璃管同时浸入此电解质溶液中，孔两侧各有一电极构成回路，电极间有一定电压，当粒子通过细孔时，粒子容积排除孔内电解质而电阻发生改变。本法测得的粒径为等体积球相当径，可以求得以个数为基准的粒度分布或以体积为基准的粒度分布。混悬剂、乳剂、脂质体、粉末药物等可用本法测定。测定原理如图2-16。

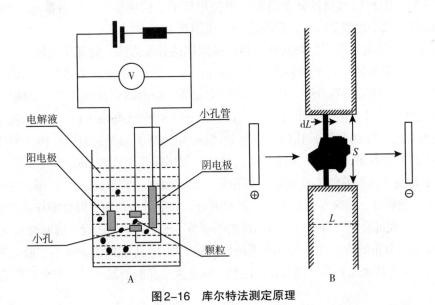

图2-16 库尔特法测定原理

A.库尔特法测定粒径原理；B.颗粒通过细孔示意图

（3）沉降法：系液相中混悬的粒子在重力场中恒速沉降时，根据Stokes方程［（2-40）式］求出粒径的方法。适用于100µm以下的粒径的测定，常用Andreasen吸管法，如图2-17所示。这种装置设定一定的沉降高度，在此高度范围内粒子以等速沉降（求出粒子径），并在一定时间间隔内再用吸管取样，测定粒子的浓度或沉降量，可求得粒度分布。测得的粒度分布是以重量为基准的。

$$D_{stk} = \sqrt{\frac{18\eta}{(\rho_p - \rho_i) \cdot g} \cdot \frac{h}{t}} \tag{2-40}$$

式中，D为有效径；ρ_p，ρ_l分别表示被测粒子与液相的密度；η为液相的黏度；h为等速沉降距离；t为沉降时间。

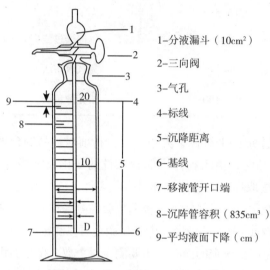

图2-17　Andreasen 吸管示意图

1-分液漏斗（10cm²）
2-三向阀
3-气孔
4-标线
5-沉降距离
6-基线
7-移液管开口端
8-沉阵管容积（835cm³）
9-平均液面下降（cm）

（4）比表面积法：系利用粉体的比表面积随粒径的减少而迅速增加的原理，通过粉体层中比表面积的信息与粒径的关系求得平均粒径的方法，但本法不能求得粒度分布。可测定的粒度范围为100μm以下。比表面积可用吸附法和透过法测定。

（5）筛分法：系粒径与粒径分布的测量中使用最早、应用最广，而且简单、快速的方法。筛分法测得的粒子大小比较粗略，常用测定粒度范围在45μm以上。

1）筛分原理：筛分法是利用筛孔将粉体机械阻挡的分级方法。将筛子由粗到细按筛号顺序上下排列，将一定量粉体样品置于最上层中，振动一定时间，称量各个筛号上的粉体重量，求得各筛号上的不同粒级重量百分数，由此获得以重量为基准的筛分粒径分布及平均粒径。

2）筛号与筛孔尺寸：筛号常用目表示。目系指在筛面的25.4mm（1英寸）长度上开有的孔数。如开有30个孔，称30目筛，孔径大小是25.4mm/30再减去筛绳的直径。由于所用筛绳的直径不同，筛孔大小也不同，因此必须注明筛孔尺寸，常用筛孔尺寸是μm。

药物粒径大小与制剂的加工及质量密切相关，对于散剂、颗粒剂、胶囊剂、片剂等固体制剂以及软膏剂、涂膜剂、膜剂等剂型来讲，药物混合、分散是否均匀，混合操作的难易程度，都与粒度大小有关，而混合均匀与否直接影响药物的制备（流动性、可压性、成型性）、成品的质量（外观、有效成分分布的均匀性、剂量的准确性、稳定性）、药物的溶解速率、吸收速度等。某些药物粒度大小与毒性密切相关。因此，测定粒子粒度大小在制剂制备中是非常重要的。

（二）粒子形态

粒子的形状系指一个粒子的轮廓或表面上各点所构成的图像。粒子的形态与粒子的许多性质密切相关，如比表面积、流动性、附着性、化学活性等。由于粒子的形状千差万别，描述粒子形态的术语也很多，如球形（spherical）、立方形（cubical）、片状（platy）、柱状（prismoidal）、鳞状（flaky）、粒状（granular）、棒状（rodlike）、针状（needle-like）、块状（blocky）、纤维状（fibrous）、海绵状（sponge）等。除了球形和立方形等规则而对称的形态外，其他形状的粒子很难精确地描述，但这些大致反映了粒子形状的某些特征，因此这些术语在工程中被广泛使用。

为了用数学方式定量地描述粒子的几何形状，习惯上将粒子外形的几何量的各种无因次组合称为形状指数（shape index），将立体几何各变量的关系定义为形状系数（shape factor）。

1. 形状指数

（1）球形度（degree of sphericility）：亦称真球度，表示粒子接近球体的程度。

$$\varphi_{s} = \pi D_{v}^{2}/S \qquad (2\text{--}41)$$

式中，D_{v}为粒子的球相当径（球体积相当径或球表面积相当径）；S为粒子的实际体表面积。一般不规则粒子的表面积不好测定，用式（2-42）计算球形度更实用。

$$\varphi_{s} = \frac{粒子投影面相当径}{粒子投影面最小外接圆直径} \qquad (2\text{--}42)$$

（2）圆形度（degree of circularity）：表示粒子的投影面接近于圆的程度。

$$\varphi_{c} = \pi D_{H}/L \qquad (2\text{--}43)$$

式中，D_{H}为Heywood径（粒子投影面积圆相当径）；L为粒子的投影周长。

2. 形状系数　将平均粒径为D，体积为V_{p}，表面积为S的粒子的各种形状系数（shape factor）表示如下。

（1）体积形状系数φ_{v}，$\varphi_{v} = V_{p}/D^{3}$，显然球体的体积形状系数为$\pi/6$；立方体的体积形状系数为1。

（2）表面积形状系数φ_{s}，$\varphi_{s} = S/D^{2}$，球体的表面积形状系数为π；立方体的表面积形状系数为6。

（3）比表面积形状系数φ，$\varphi = \varphi_{s}/\varphi_{v}$，比表面积形状系数用表面积形状系数与体积形状系数之比表示。球体的$\varphi = 6$，立方体的$\varphi = 6$。某粒子的比表面积形状系数越接近于6，该粒子越接近于球体或立方体，不对称粒子的比表面积形状系数大于6，常见粒子的比表面积形状系数在6~8范围内。

（三）粒子的比表面积

1. 比表面积的表示方法　比表面积（specific surface area）是表征粉体中粒子粗细以及固体吸附能力的一种量度。粒子的比表面积可用体积比表面积和质量比表面积表示。体积比表面积是指单位体积粉体所具有的表面积，以S_{y}（m^{2}/cm^{3}）表示；质量比表面积是指单位质量粉体所具有的表面积，以S_{w}（m^{2}/g）表示。粒子的表面积不仅包括粒子的外表面积，还包括由裂缝和孔隙形成的内部表面积。

2. 比表面积的测定方法　直接测定粉体比表面积的常用方法有气体吸附法和气体透过法。

（1）气体吸附法（gas adsorption method）：具有较大比表面积的粉体是气体或液体的良好吸附剂。在一定温度下1g粉体所吸附的气体体积（cm^{3}）对气体压力绘图可得吸附等温线。被吸附在粉体表面的气体在低压下形成单分子层，在高压下形成多分子层。如果已知一个气体分子的断面积A，形成单分子层的吸附量V_{m}，可用式（2-44）计算该粉体的比表面积S_{w}。吸附实验的常用气体为氮气，在氮气沸点-196℃下，氮气的断面积$A = 0.162nm^{2}/mol$。

$$S_{w} = A \cdot \frac{V_{m}}{22400} \cdot 6.02 \times 10^{23} \qquad (2\text{--}44)$$

式（2-44）中的V_{m}可通过BET（Brunauer，Emmett，Teller）公式计算：

$$\frac{P}{V(P_{0} - P)} = \frac{1}{V_{m}C} + \frac{C - 1}{V_{m}C} \cdot \frac{P}{P_{0}} \qquad (2\text{--}45)$$

式中，V为在P压力下$1g$粉体吸附气体的量，cm^3/g；C表示第一层吸附热和液化热的差值的常数；P_0为实验室温度下吸附气体饱和蒸气压，Pa，为常数。在一定实验温度下测定一系列P对V的数值，$P/V(P_0-P)$对P/P_0绘图，可得直线，由直线的斜率与截距求得V_m。

在常压下，一般气体吸附用于粒度在$2\sim75\mu m$范围内固体样品的测定，而在减压条件下可以用于更小粒子的测定，例如小于$0.1\mu m$的粒子。

（2）气体透过法（gas permeability method）：是气体通过粉体层时，由于气体透过粉体层的空隙而流动，所以气体的流动速度与阻力受粉体层的表面积大小（或粒子大小）的影响。粉体层的比表面积S_w与气体流量、阻力、黏度等关系可用Kozeny-Carman公式表示，如式（2-46）：

$$S_w = \frac{41}{\rho} \sqrt{\frac{A \cdot \Delta P \cdot t}{\eta \cdot L \cdot Q} \frac{\varepsilon^2}{(1-\varepsilon)^2}} \qquad (2-46)$$

式中，ρ为粒子密度；η为气体的黏度；ε为粉体层的空隙率；A为粉体层断面积；ΔP为粉体层压力差（阻力）；Q为t时间内通过粉体层的气体流量。

气体透过法只能测粒子外部比表面积，粒子内部空隙的比表面积不能测，因此不适合用于多孔形粒子的比表面积的测定。

此外，还有溶液吸附、浸润热、消光、热传导、阳极氧化原理等方法。

比表面积是表征粉体中粒子粗细的一种量度，也是表示固体吸附能力的重要参数。比表面积不仅对粉体性质，而且对制剂性质和药理性质都有重要意义。

（四）粉体的密度与空隙率

1. 粉体密度 系指单位体积粉体的质量。由于粉体的颗粒内部和颗粒间存在空隙，粉体的体积具有不同含义。粉体的密度根据所指的体积不同分为真密度、粒密度、堆密度3种。

（1）真密度（true density）：系指粉体质量除以不包括颗粒内外空隙的固体体积求得的密度。可用氦气置换法测定。

（2）粒密度（granule density）：系指粉体质量除以除去粒子间的空隙但不排除粒子本身的细小孔隙测得的颗粒体积所求得的密度，即粒子本身的密度。可用水银置换法测定颗粒密度。

（3）堆密度（bulk density）：系指粉体质量除以该粉体所占容器的体积求得的密度，亦称松密度。测定方法：将粉体充填于量筒中，按一定的方式使振动，量得粉体容积，由质量及容积求得粉体的堆密度。

2. 空隙率（porosity） 粉体中的空隙包括粉体本身的孔隙和粉体粒子间的空隙。空隙率系指粉体中孔隙和粉体粒子间空隙所占的容积与粉体容积之比。

$$E_{总} = \frac{V_b - V_p}{V_p} = 1 - \frac{V_p}{V_b} \qquad (2-47)$$

式中，$E_{总}$为空隙率，V_b为粉体的体积，V_p为粉体本身的体积。

空隙率受粉体形态、大小、粉体表面的摩擦系数、温度及压力等因素影响。空隙率的测定方法有压汞仪法、气体吸附法等。

（五）粉体的流动性

粉体的流动性与粒子的形状、大小、表面状态、密度、空隙率等有关，也与粉体流动时产生的颗粒之间的内摩擦力、静电引力、粒子表面吸附水后具有的表面张力及毛细管引力、粒子间近距离时的分子间作用力等性质有关。粉体的流动性对颗粒剂、胶囊剂、片剂等制剂的重量差异以及正常的操作影响较大。

常用的粉体流动性的表示及测定方法有：休止角和流速。

1. 休止角（angle of repose） 休止角又称堆角，粒子在粉体堆积层的自由斜面上滑动时受到重力和粒子间摩擦力的作用，当这些力达到平衡时处于静止状态。休止角是此时粉体堆积层的自由斜面与水平面所形成的最大角。常用的测定方法有注入法、排出法、倾斜角法等，如图2-18所示。休止角不仅可以直接测定，而且可以测定粉体层的高度和圆盘半径后计算而得。即 $\tan\theta =$ 高度/半径。休止角是检验粉体流动性好坏的最简便的方法。

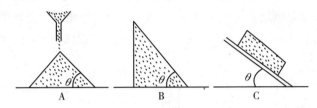

图2-18 休止角的测定方法

A.注入法；B.排出法；C.容器倾斜法

休止角越小，说明摩擦力越小，流动性越好，一般认为休止角 θ 小于30°时流动性好，休止角 θ 小于40°时可以满足生产过程中流动性的需求。黏性粉体或粒径小于100~200μm的粉体粒子间相互作用力较大而流动性差，相应地所测休止角较大。值得注意的是，测量方法不同所得数据有所不同，重现性差，所以不能把它看作粉体的一个物理常数。

2. 流速（flow rate） 是指粉体从一定孔径的孔或管中流出的速度。测定方法：将粉体物料加入漏斗中，测定单位时间内流出的粉体量即可测得流速。或用全部物料流出所需的时间来描述，测定装置如图2-19所示。

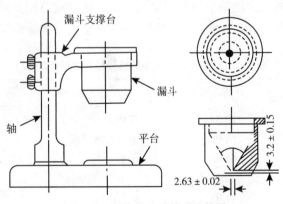

图2-19 粉体的流动性试验装置

粒子间的黏着力、摩擦力、范德华力、静电力等作用阻碍粒子的自由流动，影响粉体的流动性。改善粉体流动性常采取的措施有：①增大粒子大小。对于黏附性的粉末粒子进行制粒，以减少粒子间的接触点数，降低粒子间的附着力、凝聚力。②改变粒子形态及表面粗糙度。球形粒子的光滑表面，能减少接触点数，减少摩擦力。③改变含湿量。由于粉体的吸湿作用，粒子表面吸附的水分增加粒子间黏着力，因此适当干燥有利于减弱粒子间作用力。④加入助流剂的影响。在粉体中加入0.5%~2%滑石粉、微粉硅胶等助流剂时，可大大改善粉体的流动性。主要是因为微粉粒子在粉体的粒子表面填平粗糙面而形成光滑表面，减少阻力，减少静电力等，但过多的助流剂反而增加阻力。

（六）粉体的吸湿性与润湿性

1. 吸湿性（hygroscopicity） 是指固体表面吸附水分的现象。将药物粉末置于湿度较大的空气中时容易发生不同程度的吸湿现象以致使粉末的流动性下降、固结、润湿、液化等，甚至促进化学反应而降低药物的稳定性。

药物的吸湿特性可用吸湿平衡曲线来表示，即先求出药物在不同湿度下的（平衡）吸湿量，再以吸湿量对相对湿度作图，即可绘出吸湿平衡曲线。

（1）水溶性药物的吸湿性：水溶性药物在相对湿度较低的环境下，几乎不吸湿，而当相对湿度增大到一定值时，吸湿量急剧增加（图2-20），一般把这个吸湿量开始急剧增加的相对湿度称为临界相对湿度（critical relative humidity，*CRH*），*CRH*是水溶性药物固有的特征参数（表2-9）。

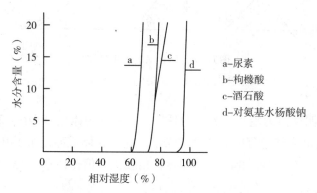

图2-20 水溶性药物的吸湿平衡曲线

在一定温度下，当空气中相对湿度达到某一定值时，药物表面吸附的平衡水分溶解药物形成饱和水溶液层，饱和水溶液产生的蒸汽压小于纯水产生的饱和蒸汽压，因而不断吸收空气中的水分，不断溶解药物，致使整个物料润湿或液化，含水量急剧上升。*CRH*是水溶性药物的固有特征，是药物吸湿性大小的衡量指标。物料的*CRH*越小则越易吸湿；反之则不易吸湿。

表2-9 某些水溶性药物的临界相对湿度（37℃）

药物名称	*CRH*值（%）	药物名称	*CRH*值（%）
果糖	53.5	溴化钠（二分子结晶水）	53.7
盐酸毛果芸香碱	59.0	重酒石酸胆碱	63.0
硫代硫酸钠	65.0	尿素	69.0
枸橼酸	70.0	苯甲酸钠咖啡因	71.0
抗坏血酸钠	71.0	酒石酸	74.0
氯化钠	75.1	氯化钾	82.3
枸橼酸钠	84.0	蔗糖	84.5
咖啡因	86.3	硫酸镁	86.6
苯甲酸钠	88.0	对氨基水杨酸钠	88.0
盐酸硫胺	88.0	氨茶碱	92.0
烟酰胺	92.8	盐酸苯海拉明	77.0
水杨酸钠	78.0	半乳糖	95.5
乌洛托品	78.0	葡萄糖	82.0
抗坏血酸	96.0	烟酸	99.5

在药物制剂的处方中多数为两种或两种以上的药物或辅料的混合物。水溶性物质的混合物

吸湿性更强，根据Elder假说，水溶性药物混合物的CRH约等于各成分CRH的乘积，而与各成分的量无关。即

$$CRH_{AB} = CRH_A \times CRH_B \qquad （2-48）$$

式中，CRH_{AB}为A物质与B物质混合后的临界相对湿度；CRH_A和CRH_B分别为A物质和B物质的临界相对湿度。根据式（2-48）可知，水溶性药物混合物的CRH值比其中任何一种药物的CRH值低，更易于吸湿。如枸橼酸和蔗糖的CRH分别为70%和84.5%，混合处方中的CRH为59.2%。使用Elder方程的条件是各成分间不发生相互作用，因此对于含不同离子或水溶液中形成复合物的体系不适合。

测定CRH值有如下意义：①可掌握物料吸湿性能，以便设计处方。一般吸湿速度快，CRH值低的药物通常应加吸收剂，以改善吸湿性。②可用于控制生产、贮藏的环境湿度。一般应将生产及贮藏环境的相对湿度控制在药物的CRH值以下，以防止药物吸湿。③为选择防湿性辅料提供参考。一般应选择CRH值大的物料作辅料。

（2）水不溶性药物的吸湿性：随着相对湿度变化而缓慢发生变化，没有临界点。水不溶性药物的混合物的吸湿性具有加和性。

2. 润湿性（wettability） 液滴在固体表面的黏附现象称为润湿。润湿性是固体界面由固-气界面变为固-液界面的现象。粉体的润湿性对片剂、颗粒剂等固体制剂的崩解性、溶解性等具有重要意义。

固体的润湿性常用接触角来衡量。接触角是指在固、液、气三相接触处，自固-液界面经液体内部到气-液界面之间的夹角。当液滴滴到固体表面时，润湿性不同可出现不同形状，如图2-21所示。液滴在固液接触边缘的切线与固体平面间的夹角称接触角（contact angle）。水在玻璃板上的接触角约等于0°，水银在玻璃板上的接触角约140°，这是因为水分子间的引力小于水和玻璃间的引力，而水银原子间的引力大于水银与玻璃间的引力所致。接触角最小为0°，最大为180°，接触角越小，润湿性越好。接触角的测定方法有透过高度法、透过速度法等。

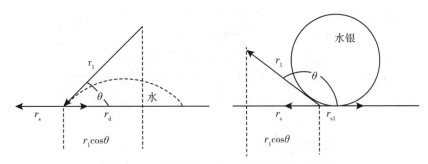

图2-21 玻璃表面上水和水银的润湿与接触角

液滴在固体表面上所受的力达平衡时符合Yong式，表示如下：

$$\gamma_s = \gamma_{SL} + \gamma_L \cos\theta \qquad （2-49）$$

式中，γ_s、γ_L、γ_{SL}、θ分别表示固-气，固-液间的界面张力和液滴的切线与固体平面间的夹角，即接触角。

测定粉体接触角可以将粉体压缩成平面，水平放置后滴上液滴直接由量角器测定。或者利用Washburn公式设计实验计算接触角：$h^2 = rt\gamma_1 \cos\theta/2\eta$，式中，$h$为$t$时间内液体上升的高度，$\gamma_1$、$\eta$各表示液体的表面张力与黏度，$r$为粉体层内毛细管半径。

固体的润湿性对制剂工艺及质量保证具有重要的影响，如中药有效成分的提取、混悬液的分散及稳定、液体与原辅料的混合、片剂的包衣及崩解等。

（七）粉体的黏附性与凝聚性

在粉体的处理过程中经常发生黏附器壁或形成凝聚的现象。黏附性系指不同分子间产生的引力，如粉体的粒子与器壁间的黏附；凝聚性（或黏着性）系指同分子间产生的引力，如粒子与粒子间发生的黏附而形成聚集体。产生黏附性与凝聚性的主要原因为：

1. 在干燥状态下主要由范德华力与静电力发挥作用。

2. 在润湿状态下主要由粒子表面存在的水分形成液体桥或由于水分的减少而产生的固体桥发挥作用。在液体桥中溶解的溶质干燥而析出结晶时形成固体桥，这就是吸湿性粉末容易固结的原因。

一般来说，粒度越小，粉体越易发生黏附与凝聚，因而影响粉体的流动性、充填性。因此通过制粒方法增大粒径或加入助流剂等手段可防止黏附、凝聚。

（八）粉体的压缩成形性

粉体具有压缩成形性，片剂的制备过程就是将药物粉末或颗粒压缩成具有一定形状和大小的坚固聚集体的过程。

压缩性表示粉体在压力下体积减小的能力；成形性表示物料紧密结合成一定形状的能力。对于药物粉末来说压缩性和成形性是紧密联系在一起的，因此把粉体的压缩性和成形性简称为压缩成形性。在片剂的制备过程中，若颗粒或粉末的处方不合理或操作过程不当就会产生裂片、黏冲等不良现象以致影响产品质量。压缩成形理论以及各种物料的压缩特性，对于处方筛选与工艺选择具有重要意义。

固体物料的压缩成形性是一个复杂问题，其机制尚未完全清楚。目前主要有以下几种解释：

（1）压缩后粒子间的距离很近，从而在粒子间产生范德华力、静电力等引力。

（2）粒子在受压时产生的塑性变形使粒子间的接触面积增大。

（3）粒子受压破碎而产生的新生表面具有较大的表面自由能。

（4）粒子在受压变形时相互嵌合而产生的机械结合力。

（5）物料在压缩过程中由于摩擦力而产生热，特别是颗粒间支撑点处局部温度较高，使熔点较低的物料部分地熔融，解除压力后重新固化而在粒子间形成"固体桥"。

（6）水溶性成分在粒子的接触点处析出结晶而形成"固体桥"等。

三、粉体学在药剂学中的应用

作为原料药，粒子大小容易被忽视，但做成制剂，则需符合一定的要求。药物颗粒大小会影响制剂的制备工艺、外观质量、色泽、味道、含量均匀度、稳定性和生物利用度等。

1. **粉体对混合的影响**　粉体粒度的大小、堆密度、形态都直接影响混合的均一性。过筛混合时应将粉末充分干燥以减小黏附性防止堵塞筛孔；研磨混合时又应将堆密度小者先置研钵中再以重者配研以利混合均匀；虽然粉碎是微粉的前加工过程，但也有粉体学的应用，采用加液研磨或水飞法可更有效破坏粉末内聚力制得极细粉。

2. **粉体对分剂量、充填的影响**　粉体的堆密度、流动性对分剂量、充填的准确性有影响。散剂、胶囊分剂量均按容积进行，堆密度小，则所占体积大，就可能使胶囊服用粒数增加。可重新制粒后再粉碎使细粉变"紧密"（使堆密度增大）再充填。流动性差又易出现装量差异，加入滑石粉、微粉硅胶等助流剂，可覆盖在流动性差的粉粒表面而助流；还应注意粉末干燥，空气除湿以减少粉末含水量增加流动性。

3. 粉体对可压性的影响 粉体的晶形、形态、大小、粒度分布对可压性有显著影响。晶体表面凸凹不平，可相互嵌合，易压制成片。而松散颗粒由于堆密度大，压制时缝隙中空气不易完全释放出来，是产生松、裂片的主要原因。细粉过多黏附于流动性较好的颗粒上使流动性下降，应筛去细粉重新制粒。为使流动性差、可压性差的全粉末直接压片成为可能，就需加入微晶纤维素等干燥黏合剂及微粉硅胶等高效助流剂。

4. 粉体对片剂崩解的影响 片剂的空隙率及润湿性对片剂的崩解有直接影响。全浸膏片没有粉性药材粉末，所以空隙率极小，需外加崩解剂以促崩解。

5. 粉体对制剂稳定性的影响 混悬液的粒子一般控制在$10\mu m$以下，不适当的粒度将影响混悬液的稳定性和微粒沉降速度，常用通过减小粒径的方法来增加混悬液的动力学稳定性。另外，粒度分布的均匀性也会影响混悬液的稳定性，粒子均匀可防止结块。粉末气雾剂应防止粒子凝聚；肌内注射混悬液粒子应在$10\mu m$以下；混悬型滴眼剂粒子应在$10\mu m$以下。

6. 粉体对制剂有效性的影响 难溶性药物的溶出与其比表面积有关，减小粒度、增加比表面积就可加速药物溶出而提高疗效。但是，并非所有情况都是粒子越小越好，有刺激性的药物，粒度越小，刺激性越大；治疗指数低的药物粒径减小后，药物的毒副作用也将增大。至于吸收不受溶解速率限制的药物，如水溶性大和某些弱碱性药物，粒度大小并不重要，因为碱性药物的吸收经常受到胃排空速率的限制，而不受溶解速率的限制。

另外，缓释制剂控制粒子大小可以控制表面积大小，粒子大、表面积小，药物吸收减慢，药效可以延长。

第五节　药物制剂的稳定性

一、概述

（一）药物制剂稳定性研究的目的、意义和任务

药物制剂的稳定性是指原料药及制剂保持其物理、化学、生物学和微生物学性质不变的能力。通过稳定性试验，考察药物不同条件（如温度、湿度、光线等）下制剂特性随时间变化的规律，以认识和预测制剂的稳定趋势，为制剂生产、包装、贮存、运输条件的确定和有效期的建立提供科学依据。稳定性研究是评价药品质量的主要内容之一，在药品的研究、开发和注册管理中占有重要地位，对保证用药的安全性、有效性具有重要意义。

药物制剂稳定性研究的基本任务是揭示稳定性变化的实质，探讨其影响因素，并采取相应措施避免或延缓制剂的稳定性变化，确定其有效期。

（二）药物制剂稳定性变化分类

药物制剂稳定性变化一般包括化学、物理和生物学三个方面。

1. 化学不稳定性 是指药物由于水解、氧化、还原、光解、异构化、聚合、脱羧，以及药物相互作用产生的化学反应，使药物含量（或效价）、色泽产生变化。

2. 物理不稳定性 是指制剂的物理性能发生变化，如混悬剂中药物颗粒结块、结晶生长，

乳剂的分层、破裂，胶体制剂的老化，片剂崩解度、溶出速度的改变等。制剂物理性能的变化，不仅使制剂质量下降，还可以引起化学变化和生物学变化。

3. 生物不稳定性 由于微生物污染滋长，引起药物的酶败分解变质。可由内在和外部的两方面因素引起。内在因素主要系指某些活性酶的作用，使某些成分酶解。外部因素一般是指制剂由于受微生物污染，引起发霉、腐败和分解，其结果可能产生有毒物质，降低疗效或增加毒副作用，使服用剂量不准确，甚至不能供药用，危害性极大。

二、药物制剂稳定性的化学动力学基础

化学动力学是研究化学反应速度与反应机制的学科，在药剂学中主要应用其原理与方法来评价药物的稳定性。通过测定药物的降解速度，预测药品的有效期，了解反应速度的影响因素，从而采取有效措施，防止和延缓药物的降解变质。

（一）反应级数和反应速度常数

反应级数是用来阐明反应物浓度对反应速度影响的大小的参数，药物的降解速度与浓度的关系可用式（2-50）表示。

$$-\frac{\mathrm{d}C}{\mathrm{d}t} = KC^n \tag{2-50}$$

式中，C 为 t 时反应物浓度；t 为反应时间；$-\mathrm{d}C/\mathrm{d}t$ 为反应瞬时速度，其中"$-$"表示反应速度随着反应物浓度的减小而减慢；K 为反应速度常数；n 为反应级数。

反应速度常数 K 表示药物反应速度的快慢，K 值越大，反应速度就越快。K 值与反应物的浓度无关，而与温度、溶剂、反应物的性质等有关，不同的化学反应具有不同的 K 值，同一反应也因温度不同而有不同的 K 值。

反应级数 n 可以用来阐明药物浓度对反应速度的影响，$n=0$ 为零级反应；$n=1$ 为一级反应；$n=2$ 为二级反应，以此类推。此外，尚有伪一级反应或分数级反应。在药物制剂的各类降解反应中，尽管有些药物的降解反应机制十分复杂，但多数药物及其制剂可按零级、一级、伪一级反应处理。零级、一级、二级反应的反应速度方程的积分式分别表示为：

零级反应：
$$C = -Kt + C_0 \tag{2-51}$$

一级反应：
$$\lg C = -\frac{Kt}{2.303} + \lg C_0 \tag{2-52}$$

二级反应：
$$\frac{1}{C} = Kt + \frac{1}{C_0} \tag{2-53}$$

式中，C_0 为 $t=0$ 时反应物的浓度即初始浓度；C 为 t 时反应物的浓度；t 为反应时间；K 为反应速度常数。

在药物降解反应中，药物在室温下降解 10% 所需的时间作为有效期（$t_{0.9}$），可以从反应速度方程推导出它们的计算公式：

零级反应：
$$t_{0.9} = \frac{0.1C_0}{K} \tag{2-54}$$

一级反应：
$$t_{0.9} = \frac{0.1054}{K} \tag{2-55}$$

从式（2-55）可知，一级反应的有效期与制剂中药物的初浓度无关，而与速度常数 K 值成

反比，即 K 值愈大，$t_{0.9}$ 愈小，制剂的稳定性愈差。

（二）温度对反应速率的影响与药物制剂稳定性预测

1. 阿仑尼乌斯（Arrhenius）方程　大多数反应温度对反应速率的影响比浓度更为显著，温度升高时，绝大多数化学反应速率增大。Arrhenius 根据大量的实验数据，提出了著名的 Arrhenius 经验公式，即速率常数与温度之间的关系式为：

$$K = Ae^{-\frac{E}{RT}} \tag{2-56}$$

式中，A 为频率因子；E 为活化能；R 为气体常数；T 为绝对温度值。上式取对数形式为：

$$\lg K = \frac{-E}{2.303RT} + \lg A \tag{2-57}$$

一般说来，温度升高，导致反应的活化分子分数明显增加，从而反应的速率加快。对不同的反应，温度升高，活化能越大的反应，其反应速率增加得越多。

2. 药物制剂稳定性预测　Arrhenius 方程可用于药品有效期的预测。实验时，将样品放入各种不同温度的恒温水浴中，定时取样测定其浓度（或含量），求出各温度下不同时间药物的浓度。以药物浓度或浓度的其他函数对时间作图，以判断反应级数，若以 C 对 t 作图得一直线，则为零级反应，若以 $\lg C$ 对 t 作图得一直线，则为一级反应。由所得直线斜率可求出各温度下的反应速度常数 K 值，再根据 Arrhenius 方程，以不同温度的 $\lg K$ 对 $1/T$ 作图得一直线（此图称 Arrhenius 图，如图 2-22），直线斜率为 $-E/$（2.303R），截距为 $\lg A$，并由此可计算出活化能 E 及频率因子 A。若将直线外推至室温，就可求出室温时的反应速度常数（K_{25}）。由 K_{25} 可求出 $t_{0.9}$、$t_{1/2}$ 或室温贮藏若干时间以后残余的药物浓度。

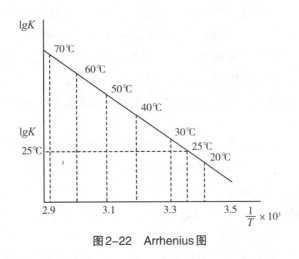

图 2-22　Arrhenius 图

三、药物制剂的降解途径、影响因素及稳定化方法

（一）药物制剂的降解途径

药物由于化学结构的不同，外界环境不同，可发生不同类型的降解反应，水解和氧化是药物降解的两个主要途径。其他如异构化、聚合、脱羧等反应，在某些药物中也有发生。药物的降解过程比较复杂，有时一种药物可能同时或相继产生两种或两种以上的降解反应。

1. 水解 水解是药物降解的主要途径，属于这类降解的药物主要有酯类（包括内酯）、酰胺类（包括内酰胺）等。

（1）酯类药物的水解：含有酯键的药物在水溶液中或吸收水分后，易发水解反应，在 H^+ 或 OH^- 或广义酸碱的催化下，反应还可加速。

盐酸普鲁卡因的水解可作为这类药物的代表。水解时，盐酸普鲁卡因在酯键处断开，分解成对氨基苯甲酸与二乙胺基乙醇，此分解产物无明显的麻醉作用；对氨基苯甲酸还可继续发生氧化，生成有色物质，同时在一定条件下又能发生脱羧反应，生成有毒的苯胺；苯胺又可继续被氧化，这是盐酸普鲁卡因注射液变黄的主要原因。普鲁卡因的水解与溶液的pH有关，其最稳定的pH为3.5左右。

$$H_2N-\!\!\!\!\bigcirc\!\!\!\!-COOCH_2CH_2N(C_2H_5)_2 \cdot HCl + H_2O \longrightarrow H_2N-\!\!\!\!\bigcirc\!\!\!\!-COOH + HOCH_2CH_2N(C_2H_5)_2 + HCl$$

属于这类水解的药物还有盐酸丁卡因、盐酸可卡因、普鲁本辛、硫酸阿托品、氢溴酸后马托品等。羧甲酯类也有水解的可能，在制备时应引起注意。酯类水解，往往使溶液的pH下降，有些酯类药物灭菌后pH下降，即提示有水解可能。

内酯在碱性条件下易水解开环。硝酸毛果芸香碱、华法林钠均有内酯结构，可以产生水解。

（2）酰胺类药物的水解：酰胺类药物水解以后生成酸与胺。属于这类的药物有青霉素类、头孢菌素类、氯霉素、巴比妥类等。此外，如利多卡因、对乙酰氨基酚（扑热息痛）等也属于此类药物。

1）青霉素和头孢菌素类：这类药物的分子中存在着不稳定的 β-内酰胺环，在 H^+ 或 OH^- 影响下，易裂环失效。氨苄西林在中性和酸性溶液中的水解产物为 α-氨苄青霉酰胺酸。氨苄西林在水溶液中最稳定的pH为5.8。当pH6.6时，$t_{1/2}$ 为39天。本品只宜制成固体剂型（注射用无菌粉末）。注射用氨苄西林钠在临用前可用0.9%氯化钠注射液溶解后输液，但10%葡萄糖注射液对本品有一定的影响，最好不要配合使用。若两者配合使用，也不宜超过1小时。乳酸钠注射液对本品水解具有显著的催化作用，二者不能配合。青霉素V由于将青霉素 C_6 位侧链上的苄基甲酰胺基变为苯氧乙酰胺基，增加了稳定性，不易被胃酸破坏，可供口服，且在血中有效浓度维持时间也较长。

头孢菌素类药物应用日益广泛，由于分子中同样含有 β-内酰胺环，易于水解。如头孢唑啉钠（头孢菌素V，cefazolin）在酸与碱中都易水解失效，水溶液pH4~7较稳定，在pH4.6的缓冲溶液中 $t_{0.9}$ 约为90小时。本品在生理盐水和5%葡萄糖注射液中，室温放置5天仍然符合要求，pH略有上升，但仍在稳定pH范围内。庆大霉素、维生素C注射液对本品稳定性无显著影响，故头孢唑啉钠可与这些药物配合使用。

2）氯霉素：氯霉素比青霉素类抗生素稳定，但其水溶液仍很易分解，在pH7以下，主要是酰胺水解，生成氨基物与二氯乙酸。

$$O_2N-\!\!\!\!\bigcirc\!\!\!\!-\overset{H}{\underset{OH}{C}}-\overset{NHCOCHCl_2}{\underset{H}{C}}-CH_2OH \longrightarrow O_2N-\!\!\!\!\bigcirc\!\!\!\!-\overset{H}{\underset{OH}{C}}-\overset{NH_2}{\underset{H}{C}}-CH_2OH + CHCl_2COOH$$

在pH2~7范围内，pH对水解速度影响不大。在pH6最稳定，在pH2以下、pH8以上水解作用加速，而且在pH>8时还有脱氯的水解作用。氯霉素水溶液120℃加热，氨基物可进一步发生分解生成对硝基苯甲醇。水溶液对光敏感，在pH5.4暴露于日光下，变成黄色沉淀。对分解产物进行分析，结果表明可能是由于进一步发生氧化、还原和缩合反应所致。

目前常用的氯霉素制剂主要是氯霉素滴眼液，处方有多种，其中氯霉素的硼酸-硼砂缓冲液的pH为6.4，其有效期为9个月，如调整缓冲剂用量，使pH由原来的6.4降到5.8，可使本制剂稳定性提高。氯霉素溶液可用100℃、30分钟灭菌，水解达3%~4%，以同样时间115℃热压灭菌，水解达15%，故不宜采用。

3）巴比妥类：也是酰胺类药物，在碱性溶液中容易水解。有些酰胺类药物，如利多卡因，邻近酰胺基有较大的基团，由于空间效应，不易水解。

（3）其他药物的水解：阿糖胞苷在酸性溶液中，脱氨水解为阿糖尿苷。在碱性溶液中，嘧啶环破裂，水解速度加快。本品在pH6.9时最稳定，水溶液经稳定性预测，$t_{0.9}$约为11个月，常制成注射粉针剂使用。

另外，如维生素B、地西泮、碘苷等药物的降解，也主要是水解作用导致的。

2．氧化　氧化也是药物降解的主要途径之一。失去电子为氧化，脱氢也为氧化。药物氧化分解常是自氧化过程，即在大气中氧的影响下进行缓慢的氧化。药物的氧化过程与化学结构有关，如酚类、烯醇类、芳胺类、吡唑酮类、噻嗪类药物较易氧化。药物氧化后，不仅效价损失，而且可能发生颜色或沉淀反应。有些药物即使被氧化极少量，亦会色泽变深或产生不良气味，严重影响药品的质量，甚至失去药效。

（1）酚类药物：这类药物分子中含有酚羟基，如肾上腺素、左旋多巴、吗啡、水杨酸钠等。

（2）烯醇类药物：维生素C是这类药物的代表，分子中含有烯醇基，极易氧化，氧化过程较为复杂。在有氧条件下，先氧化成去氢抗坏血酸，然后经水解为2，3-二酮古罗糖酸，此化合物进一步氧化为草酸与L-丁糖酸。在无氧条件下，发生脱水作用和水解作用生成呋喃甲醛和二氧化碳，由于H^+的催化作用，在酸性介质中脱水作用比碱性介质快，实验中证实有二氧化碳气体产生。

（3）其他类药物：芳胺类如磺胺嘧啶钠，吡唑酮类如氨基比林、安乃近，噻嗪类如盐酸氯丙嗪、盐酸异丙嗪等，这些药物都易氧化，其中有些药物氧化过程极为复杂，常生成有色物质。含有碳碳双键的药物，如维生素A或D的氧化是典型的游离基链式反应。易氧化药物要特别注意光、氧、金属离子对它们的影响，以保证产品质量。

3．其他反应

（1）异构化：异构化分为光学异构化和几何异构化两种。通常药物的异构化使生理活性降低甚至丧失活性，所以在制备和贮存中应注意预防。

光学异构化可分为外消旋化作用和差向异构化作用。如左旋肾上腺素具有生理活性，外消旋以后只有50%的活性，本品水溶液在pH4左右产生外消旋化作用。差向异构化是指具有多个不对称碳原子的基团发生异构化的现象，如毛果芸香碱在碱性pH条件时，α-碳原子差向异构化后生成异毛果芸香碱。

有些药物其反式与顺式几何异构体的生理活性有差别，如维生素A除了易氧化外，还可能发生几何异构化，其活性形式是全反式，若转化为2，6位顺式异构体，其生理活性会降低。

（2）聚合：是两个或多个分子结合在一起形成复杂分子的过程。如氨苄西林浓的水溶液在贮存过程中能发生聚合反应，一个分子的β-内酰胺环裂开与另一个分子反应形成二聚物，此过程可继续进行形成高聚物。这种高聚物可诱发和导致过敏反应。塞替派在水溶液中易聚合失效，以聚乙二醇400为溶剂制成注射液，可避免聚合。

（3）脱羧：对氨基水杨酸钠在光、热、水分存在的条件下很易脱羧，生成间氨基酚，后者还可进一步氧化变色。前面提到的普鲁卡因水解产物对氨基苯甲酸的脱羧也属于此类反应。

（二）影响药物制剂稳定性的因素

影响药物制剂稳定性的因素包括处方因素和外界因素。处方因素主要有化学结构、溶液pH、广义的酸碱催化、溶剂、离子强度、药物间相互影响、赋形剂与附加剂等；外界因素包括温度、空气（氧）、湿度和水分、金属离子、光线、制备工艺、包装材料等。外界因素中的温度对各种降解途径（如水解、氧化等）均有较大影响，而光线、空气（氧）、金属离子对易氧化药物影响较大，湿度、水分主要影响固体药物的稳定性，制备工艺和包装材料是各种产品都必须考虑的问题。

处方因素考察的意义在于设计合理的处方，选择适宜剂型和生产工艺。外界因素考察的意义在于可决定该药物制剂的包装和贮藏条件。

1. 处方因素对药物制剂稳定性的影响

（1）pH的影响：许多酯类、酰胺类药物常受H^+或OH^-催化水解，这种催化作用也叫专属酸碱催化或特殊酸碱催化，此类药物的水解速度，主要由pH决定。pH对速度常数K的影响可用下式表示：

$$K = K_0 + K_{H^+}[H^+] + K_{OH^-}[OH^-] \quad\quad (2\text{--}58)$$

式中，K_0、K_{H^+}、K_{OH^-}分别表示参与反应的水分子、H^+、OH^-的催化速度常数。

在pH很低时主要是酸催化，则上式可表示为：

$$\lg K = \lg K_{H^+} - pH \quad\quad (2\text{--}59)$$

以$\lg K$对pH作图得一直线，斜率为-1。在pH较高时主要是碱催化，若以K_w表示水的离子积，即$K_w = [H^+][OH^-]$，则：

$$\lg K = \lg K_{OH^-} + \lg K_w + pH \quad\quad (2\text{--}60)$$

以$\lg K$对pH作图得一直线，斜率为$+1$。这样，根据上述动力学方程可以得到反应速度常数与pH关系的图形，如图2-23。这样的图形叫pH–速度图。在pH–速度曲线图最低点对应的横坐标，即为最稳定pH，以pH_m表示。pH–速度图有各种形状，如硫酸阿托品、青霉素G在一定pH范围内呈V形图，而乙酰水杨酸水解则呈S形。

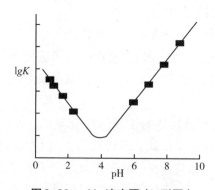

图2-23 pH–速度图（V形图）

确定最稳定的pH是溶液型制剂的处方设计中首先要解决的问题。pH_m一般是通过实验求得，方法如下：保持处方中其他成分不变，配制一系列不同pH的溶液，在较高温度（恒温，例如60℃）下进行加速实验。求算出不同pH溶液中的速度常数（K），然后以$\lg K$对pH作图，就可求出最稳定的pH。在较高恒温下所得到的pH_m一般适用于室温，不致产生很大误差。三磷酸腺苷注射液最稳定的pH为9，就是用这种方法确定的。

（2）广义酸碱催化的影响：按照Brönsted–Lowry酸碱理论，给出质子的物质是广义的酸，接受质子的物质是广义的碱。有些药物也可被广义的酸碱催化水解，这种催化作用叫广义的酸碱催化或一般酸碱催化。许多药物处方中，往往需要加入缓冲剂。常用的缓冲剂如乙酸盐、磷酸盐、枸橼酸盐、硼酸盐等，均为广义的酸碱，对某些药物的水解有催化作用。如磷酸盐、乙酸盐缓冲剂对青霉素G水解的影响比枸橼酸盐大。一般缓冲剂的浓度越大，催化速度也越快。

为了观察缓冲液对药物的催化作用，可用增加缓冲剂的浓度，但保持盐与酸的比例不变（pH恒定）的方法，配制一系列的缓冲溶液，然后观察药物在这一系列缓冲溶液中的分解情况，如果分解速度随缓冲浓度的增加而增加，则可确定该缓冲剂对药物有广义的酸碱催化作用。为了减少这种催化作用的影响，在实际生产处方中，缓冲剂应用尽可能低的浓度或选用没有催化作用的缓冲系统。

（3）溶剂的影响：溶剂对药物稳定性的影响比较复杂，对药物的水解影响较大。溶剂的介电常数对离子与带电荷的药物间反应的影响可用式（2–61）表示。

$$\lg K = \lg K_\infty - \frac{K' Z_A Z_B}{\varepsilon} \tag{2–61}$$

式中，K为速度常数；ε为介电常数；K_∞为溶剂ε趋向∞时的速度常数，$Z_A Z_B$为离子或药物所带的电荷。对于一个给定系统在固定温度下K是常数。因此，以$\lg K$对$1/\varepsilon$作图得一直线。如果药物离子与攻击的离子的电荷相同，如OH^-催化水解苯巴比妥阴离子，则$\lg K$对$1/\varepsilon$作图所得直线的斜率将是负的。在处方中采用介电常数低的溶剂将降低药物分解的速度。故苯巴比妥钠注射液用介电常数低的溶剂，例如丙二醇（60%）可使注射液稳定性提高。25℃时的$t_{0.9}$可达1年左右。相反，若药物离子与进攻离子的电荷相反，如专属碱对带正电荷的药物催化，则采取介电常数低的溶剂，就不能达到稳定药物制剂的目的。

（4）离子强度的影响：制剂处方中往往需要加入一些无机盐，如电解质调节等渗，抗氧剂防止药物的氧化，缓冲剂调节溶液pH等，因此溶液的离子强度对降解速度有影响，这种影响可用下式说明：

$$\lg K = \lg K_0 + 1.02 Z_A Z_B \sqrt{\mu} \tag{2–62}$$

式中，K为降解速度常数；K_0为溶液无限稀（$\mu = 0$）时的速度常数；μ为离子强度；$Z_A Z_B$为溶液中药物所带的电荷。以$\lg K$对$\sqrt{\mu}$作图可得一直线，其斜率为$1.02 Z_A Z_B$，外推到$\mu = 0$可求得K_0，若药物与离子带相同电荷时，斜率为正值，则降解速度随离子强度增加而增加，若药物与离子带相反电荷，斜率为负值，离子强度增加，则降解速度降低，若药物为中性分子，斜率为0，此时离子强度与降解速度无关。如图2–24。

（5）表面活性剂的影响：一些容易水解的药物，加入表面活性剂可使稳定性增加，如苯佐卡因易受碱催化水解，在5%的十二烷基硫酸钠溶液中，30℃时的$t_{1/2}$为1150分钟，不加十二烷基硫酸钠时则为64分钟。这是因为表面活性剂在溶液中形成胶束（胶团），苯佐卡因增溶，在胶束周围形成一层所谓"屏障"，阻碍OH^-进入胶束，而减少其对酯键的攻击，因而增加苯佐卡因的稳定性。但要注意，加入表面活性剂的浓度必须在临界胶团浓度以上，否则起不到增加稳定性的作用。此外，表面活性剂有时反而使某些药物分解速度加快，如聚山梨酯80使维生素D稳定性下降。故须通过实验，正确选用表面活性剂。

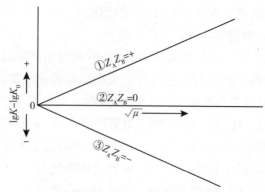

图2-24 离子强度对反应速度的影响

（6）处方中基质或赋形剂的影响：一些半固体制剂，如软膏剂、霜剂中药物的稳定性与制剂处方的基质有关。有人考察了一系列商品基质对氢化可的松稳定性的影响，结果聚乙二醇能促进该药物的分解，有效期只有6个月。栓剂基质聚乙二醇也可使乙酰水杨酸分解，产生水杨酸和乙酰聚乙二醇。维生素C片采用糖粉和淀粉为赋形剂，则产品变色，若应用磷酸氢钙，再辅以其他措施，产品质量则有所提高。一些片剂的润滑剂对乙酰水杨酸的稳定性有一定影响。硬脂酸钙、硬脂酸镁可能与乙酰水杨酸反应形成相应的乙酰水杨酸钙及乙酰水杨酸镁，提高了系统的pH，使乙酰水杨酸溶解度增加，分解速度加快。因此生产乙酰水杨酸片时不应使用硬脂酸镁这类润滑剂，而须用影响较小的滑石粉或硬脂酸。

2. 外界因素对药物制剂稳定性的影响

（1）温度的影响：一般来说，温度升高，反应速度加快。根据Van't Hoff规则，温度每升高10℃，反应速度增加2~4倍。然而不同反应增加的倍数可能不同，故上述规则只是一个粗略的估计。温度对于反应速度常数的影响，Arrhenius方程描述了温度与反应速度之间的定量关系，反应速度常数的对数与热力学温度的倒数成线性关系（斜率为负值），即随着温度升高，反应速度常数增大。它是药物稳定性预测的主要理论依据。

（2）光线的影响：光是一种辐射能，光线的波长越短，能量越大，光线提供的能量可激发氧化反应，加速药物的降解。许多酚类药物在光线作用下易氧化，如肾上腺素、吗啡、苯酚、可待因等。有些药物分子受辐射（光线）作用使分子活化而产生分解，此种反应叫光化降解，其速度与系统的温度无关。这种易被光降解的物质叫光敏感物质。药物结构与光敏感性有一定的关系，如酚类和分子中有双键的药物，一般对光敏感。常见的对光敏感的药物有氯丙嗪、异丙嗪、核黄素、氢化可的松、波尼松、叶酸、维生素A、维生素B、辅酶Q_{10}、硝苯吡啶等。其中硝普钠是一种强效、速效降压药，临床效果好。本品对热稳定，但对光极不稳定，临床上用5%的葡萄糖配制成0.05%的硝普钠溶液静脉滴注，在阳光下照射10分钟就分解13.5%，颜色也开始变化，同时pH下降。室内光线条件下，本品半衰期为4小时。

（3）空气（氧）的影响：大气中的氧是引起药物氧化变质的重要因素。大多数药物的氧化反应往往是含自由基的自氧化反应，少量的氧就能引发反应，一旦反应开始，氧含量就不再是重要因素了。因此易氧化的药物在开始配制制剂时，就应控制氧含量。大气中的氧约占总体积的21.0%，氧进入制剂主要有两条途径：①由水带入，氧在水中有一定的溶解度。在平衡时，0℃为10.19ml/L，25℃为5.75ml/L，50℃为3.85ml/L，100℃几乎为0。②制剂的容器空间内留存的空气中的氧。因此，对于易氧化的品种，除去氧气是防止氧化的根本措施。

（4）金属离子的影响：微量金属离子对自动氧化反应有明显的催化作用，如0.0002mol/L的铜能使维生素C氧化速度增大1万倍。铜、铁、钴、镍、锌、铅等离子都有促进氧化的作用，它们主要是缩短氧化作用的诱导期，增加游离基生成的速度。制剂中微量金属离子主要来自原辅料、溶剂、容器以及操作过程中使用的工具等。

（5）湿度和水分的影响：空气湿度与物料含水量对固体药物制剂的稳定性有较大影响。水是化学反应的媒介，固体药物吸附了水分以后，在表面形成一层液膜，分解反应就在液膜中进行。无论是水解反应，还是氧化反应，微量的水均能加速乙酰水杨酸、青霉素 G 钠盐、氨苄西林钠、对氨基水杨酸钠、硫酸亚铁等的分解。药物是否容易吸湿，取决于其临界相对湿度（critical relative humidity，CRH）的大小。氨苄西林极易吸湿，经实验测定其临界相对湿度仅为 47%，如果在相对湿度（relative humidity，RH）75% 的条件下，放置 24 小时，可吸收水分约20%，同时粉末溶解。必须特别注意这些原料药物的水分含量，一般水分含量在 1% 左右比较稳定，水分含量越高分解越快。

（6）包装材料的影响：药物贮藏于室温环境中，主要受热、光、湿及空气（氧）的影响。包装材料与制剂稳定性的关系十分密切。特别是直接接触药品的包装材料。玻璃、塑料、金属和橡胶均是药剂中常用的包装材料。包装设计既要考虑外界环境因素也要考虑包装材料与制剂成分的相互作用对制剂稳定性的影响，否则最稳定的处方、剂型也得不到安全有效的产品。

（三）药物制剂的稳定化方法

1. 控制温度　药物制剂在制备过程中，往往需要加热溶解、干燥、灭菌等操作，此时应考虑温度对药物稳定性的影响，制订合理的工艺条件。如对热不稳定的药物灭菌时，一般应选择高温短时间灭菌，灭菌后迅速冷却，效果较佳。那些对热特别敏感的药物，如某些抗生素、生物制品，则采用无菌操作及冷冻干燥。在药品贮存过程中，也要根据温度对药物稳定性的影响来选择贮存条件。

2. 调节 pH　pH 对药物的水解有较大影响。对于液体药物，根据实验结果或文献报道，可知药物的最稳定 pH，然后用适当的酸、碱或缓冲剂调节溶液 pH 至 pH_m 范围。如果存在广义酸碱催化的情况，调节 pH 的同时，还应选择适宜的缓冲剂。固体制剂和半固体制剂中的药物若对pH 较敏感，在选择赋形剂或基质时应加以注意。

药物的氧化作用也受 H^+ 或 OH^- 的催化，一般药物在 pH 较低时比较稳定。对于易氧化分解的药物一定要用酸（碱）或适当的缓冲剂调节，使药液保持在最稳定的 pH 范围。

调节 pH 时，应兼顾药物的稳定性、刺激性与疗效的要求。例如大部分生物碱类药物，尽管在偏酸性下稳定，但在近中性或偏碱性条件下疗效好，故这类药物在配制滴眼剂时，虽然在偏酸性下较稳定，但疗效低且对眼睛有刺激性，一般应调节至近中性为宜。

3. 改变溶剂或控制水分及湿度　在水中很不稳定的药物，可采用乙醇、丙二醇、甘油等非水溶剂，或在水溶液中加入适量的非水溶剂可延缓药物的水解，以减少药物的降解速度。固体制剂应控制水分含量，生产时应控制空气相对湿度，还可通过改进工艺，减少与水分的接触时间。如采用干法制粒、流化喷雾制粒代替湿法制粒，可提高易水解药物片剂的稳定性。

4. 避光　光敏感的药物制剂，制备过程中要避光操作，并采用遮光包装材料及在避光条件下保存。如采用棕色玻璃瓶包装或在包装容器内衬垫黑纸等。

5. 驱逐氧气　将蒸馏水煮沸 5 分钟，可完全除去溶解的氧，但冷却后空气中的氧仍可溶入，应立即使用，或贮存于密闭的容器中。

生产中一般在溶液和容器空间中通入惰性气体，如二氧化碳或氮气，置换其中的氧。在水中通入 CO_2 至饱和时，残存氧气为 0.05ml/L，通氮气至饱和时约为 0.36ml/L。CO_2 的相对密度及其在水中的溶解度均大于氮气，驱氧效果比氮气好。但 CO_2 溶解于水中可降低药液的 pH，并可使某些钙盐产生沉淀，应注意选择使用。另外，惰性气体的通入充分与否，对成品的质量影响很大，有时同一批号的注射液，色泽深浅不一，可能与通入气体的多少有关。

对于固体制剂，为避免空气中氧的影响，也可以采用真空包装。

6. 加入抗氧剂或金属离子络合剂　抗氧剂本身是强还原剂，遇氧后首先被氧化，消耗周围环境中的氧，从而保护药物免受氧化。抗氧剂根据其溶解性能可分为水溶性和油溶性两种。常用的水溶性抗氧剂有亚硫酸钠、亚硫酸氢钠、焦亚硫酸钠、硫代硫酸钠、硫脲、维生素C、半胱氨酸等，常用的油溶性抗氧剂有叔丁基对羟基茴香醚（tert-butyl-p-hydroxyanisole，BHA）、二丁甲苯酚（dibutyl cresol，BHT）、维生素E等。选用抗氧剂时应考虑药物溶液的pH及其与药物间的相互作用等。焦亚硫酸钠和亚硫酸氢钠适用于弱酸性溶液；亚硫酸钠常用于偏碱性药物溶液；硫代硫酸钠在酸性药物溶液中可析出硫细颗粒沉淀，故只能用于碱性药物溶液。亚硫酸氢钠可与肾上腺素在水溶液中形成无生理活性的磺酸盐化合物；亚硫酸钠可使盐酸硫胺分解失效，亚硫酸氢盐能使氯霉素失去活性。氨基酸类抗氧剂无毒性，作为注射剂的抗氧剂尤为合适。油溶性抗氧剂适用于油溶性药物，如维生素A、D制剂的抗氧化。

由于金属离子能催化氧化反应的进行，因此易氧化药物在制剂过程中所用的原料、辅料及器具均应考虑金属离子的影响，应选用纯度较高的原辅料，操作过程避免使用金属器皿，必要时还要加入金属离子络合剂。常用的金属离子络合剂有依地酸二钠、枸橼酸、酒石酸等，依地酸二钠最为常用，其浓度一般为0.005%~0.05%。金属离子络合剂与抗氧剂联合使用效果更佳。

7. 稳定化的其他方法

（1）改进剂型或生产工艺

1）制成固体制剂：凡在水溶液中不稳定的药物，制成固体剂型可显著改善其稳定性。供口服的有片剂、胶囊剂、颗粒剂等；供注射的主要是灭菌粉针剂，是目前青霉素类、头孢菌素类抗生素的基本剂型。还可制成膜剂，如硝酸甘油制成片剂的过程中，药物的含量和均匀度均降低，国内一些单位将其制成膜剂，由于成膜材料聚乙烯醇对硝酸甘油的物理包覆作用使其稳定性提高。

2）制成微囊或包合物：采用微囊化和β-环糊精包合技术，可防止药物因受环境中的氧气、湿气、光线的影响而降解，或防止挥发性药物挥发而造成损失。从而增加药物的稳定性，如维生素A制成微囊后稳定性提高。维生素C、硫酸亚铁制成微囊，可防止氧化。包合物也可增加药物的稳定性，防止易挥发成分的挥发。如易氧化药物盐酸异丙嗪制成β-环糊精包合物，稳定性较原药提高；苯佐卡因制成β-环糊精包合物后，减小了其水解速度，提高了稳定性。

3）采用直接压片或包衣工艺：对一些遇湿热不稳定的药物压片时，可采用粉末直接压片、结晶药物压片或干法制粒压片等工艺。包衣也可改善药物对光、湿、热的稳定性，如氯丙嗪、异丙嗪、对氨基水杨酸钠等，均制成包衣片；维生素C用微晶纤维素和乳糖直接压片并包衣，其稳定性提高。

（2）制备稳定的衍生物：药物的化学结构是决定制剂稳定性的内因，不同的化学结构具有不同的稳定性。对不稳定的成分进行结构改造，如制成盐类、酯类、酰胺类或高熔点衍生物，可以提高制剂的稳定性。将有效成分制成前体药物，也是提高其稳定性的一种方法。尤其在混悬剂中，药物降解只取决于其在溶液中的浓度，而不是产品中的总浓度，所以将容易水解的药物制成难溶性盐或难溶性酯类衍生物，可增加其稳定性。如青霉素G钾盐，衍生为溶解度较小的普鲁卡因青霉素G（水中溶解度为1∶250），制成混悬液，稳定性显著提高，同时又减少了注射部位的疼痛感；青霉素G还可与N,N-双苄乙二胺生成苄星青霉素G（长效西林），溶解度降低为1：6000，稳定性更好，可口服。红霉素与乙基琥珀酸形成红霉素乙基琥珀酸酯（乙琥红霉素），稳定性增加，耐酸性增强，可口服。

（3）加入干燥剂及改善包装：易水解的药物可与某些吸水性较强的物质混合压片，这些物质起到干燥剂的作用，吸收药物所吸附的水分，从而提高药物的稳定性。如用3%二氧化硅作干燥剂可提高阿司匹林的稳定性。

包装材料尤其是内包材料对药物稳定性的影响较大，在包装设计过程中，要进行"装样试验"，对各种不同的包装材料进行室温留样观察和加速试验，选择稳定性好的包装材料。

四、药物制剂稳定性试验方法

（一）留样观察法

将样品在室温条件下贮藏，每隔一定时间取样，按规定的考察项目，观察测试外观质量和内在质量，根据考察结果，确定样品贮存期和有效期。鉴于包装容器、密封、贮存条件对制剂稳定性有影响，样品留样观察试验的条件应与商品包装、密封、贮存条件一致。这种方法符合实际，结果可靠，简单易行，但耗时较长，不能及时掌握制剂质量变化的速度和规律，不利于产品开发，同时也不易及时发现和纠正影响药物制剂质量稳定性的条件和因素。

（二）加速试验法

为了能在较短时间内预测产品在常温条件下的质量稳定情况，或需要通过改进处方、生产工艺和包装条件来提高药品质量稳定性，以及预测产品的有效期等，均可考虑采用加速试验法。

加速试验法即在较高温度、较高湿度、较强光照或强氧化剂下进行试验，以预测药品在常温条件下的稳定性。这是以化学动力学理论为依据的，即认为药物制剂内成分的含量降低与该成分的分解速度有关，分解的速度愈快，则在一定的时间内该成分的浓度下降愈多，因此可以用该成分的分解速度来推算该成分的浓度降低到某一程度所需时间。

1. **常规试验法**　本法为低温加速试验法。将样品以原包装形式于温度37~40℃，相对湿度75%的条件下贮存3个月，除生产当月（0月）考察一次外，以后每月再考察一次，连续3个月，如样品外观质量无变化，含量下降在10%以内，则此产品的有效期可暂定为2年。此法由美国FDA提出，现我国也已采用。有些国家规定在温度40℃，相对湿度75%条件下加速实验6个月，若质量符合要求，则认为与室温3年有效期相当。如果供试品在上述条件下不稳定，则应改进制剂处方、改良包装或在包装内加放一小包干燥剂等。

2. **经典恒温法**　经典恒温法的理论依据是Arrhenius指数定律 $K = Ae^{-E/RT}$，其对数形式为 $\log K = -\dfrac{E}{2.303RT} + \log A$。进行经典恒温法试验，首先要确定含量测定方法，还要进行预试，以便对该制剂的稳定性有一个基本的了解，然后按以下步骤进行实验，即可求出有效期。

（1）预试验，确定含量或效价的测定方法即稳定性指示法，基本了解该制剂的稳定性情况。

（2）实验设计，选定试验条件、试验温度和取样间隔时间。一般做4~5个加速温度，每个加速温度需做5次以上的取样分析。

（3）进行加速试验，将样品置于不同温度的恒温水浴中，定时取样，迅速冷却，终止反应，室温测其浓度或含量，记录试验数据。

（4）确定反应级数，从直线或直线方程得出斜率 b。

（5）确定反应速度常数，由斜率b求得不同温度的K值。

（6）求$K_{25℃}$，以各温度的$\log K$对$1/T$作图，将直线外推到室温，求出$K_{25℃}$。

（7）计算有效期$t_{0.9}$。

例如，某药物制剂在40℃、50℃、60℃、70℃四个温度下进行加速实验，测得各个时间的浓度，确定为一级反应，用线性回归法求出各温度的速度常数，结果见表2-10。

表2-10　温度与速度常数表

T（℃）	$1/T\times10^3$	$K\times10^5$（h^{-1}）	$\lg K$
40	3.192	2.66	−4.575
50	3.094	7.94	−4.100
60	3.001	22.38	−3.650
70	2.913	56.50	−3.248

将上述数据（$\log K$对$1/T$）进行一元线性回归，得回归方程：$\log K = -4765.98/T+10.64$

根据 $\log K = -\dfrac{E}{2.303RT} + \log A$ 可知：

$E = -（-4765.98）\times 2.303 \times 8.319 = 91309.77（J/mol）= 91.31（kJ/mol）$

$\log K_{25℃} = -4765.98/（273.15+25）+10.64 = -5.3452$

$K_{25℃} = 4.5165 \times 10^{-6}\ h^{-1}$

$t_{0.9} = 0.1054/K_{25℃} = 0.1054/（4.5165 \times 10^{-6}）= 2.334 \times 10^4\ h$

除经典恒温法外，还有线性变温法、Q_{10}法（根据Van't Hoff规则，温度每升高10℃，反应速度增加2~4倍）、活化能估算法等，在研究工作中，有时可以应用。

经典恒温法应用于均相系统（如溶液）效果较好，而对非均相系统（如混悬液、乳浊液等）通常不适用。另外，在加速试验过程中，如反应级数或反应机制发生改变，也不能采用经典恒温法。

（三）固体制剂稳定性试验的特殊要求和特殊方法

1. 固体制剂稳定性的一般特点　固体制剂多属于多相的非均匀系统，溶液型药物制剂的稳定性不同，具有以下特点：①固体药物一般分解较慢，需要较长时间和精确的分析方法；②固体状态的药物分子相对固定，不像溶液那样可以自由移动和完全混合，因此具有系统的不均匀性，含量等分析结果很难重现；③一些易氧化的药物的氧化作用往往限于固体表面，而将内部分子保护起来，以致表里变化不一。固体剂型又是多相系统，常包括气相（空气和水气）、液相（吸附的水分）和固相，当进行实验时，这些相的组成和状态常发生变化。特别是水分的存在对稳定性影响很大。这些特点说明了研究固体药物剂型的稳定性是一项十分复杂的工作。

2. 固体剂型稳定性试验的特殊要求　在药物稳定性试验方法中，加速试验方法一般适用于固体制剂，但根据固体药物稳定性的特点，还要有一些特殊要求，须引起注意：①如水分对固体药物稳定性影响较大，则每个样品必须测定水分，加速试验过程中也要测定；②样品必须密封容器，但为了考察材料的影响，可以用开口容器与密封容器同时进行，以便比较；③测定含量和水分的样品，都要分别单次包装；④固体剂型要使样品含量尽量均匀，以避免测定结果的分散性；⑤药物颗粒的大小对结果也有影响，故样品要用一定规格的筛号过筛，并测定其粒度，必要时可用BET方法测定；⑥试验温度不宜过高，以60℃以下为宜。

另外，还需注意赋形剂对药物稳定性的影响。研究这种影响，通常可用下述方法设计试验：

药物与赋形剂以1∶5配料，药物与润滑剂按20∶1配料。常用赋形剂和润滑剂有淀粉、糊精、蔗糖、乳糖、磷酸氢钙、硫酸钙、硬脂酸镁、滑石粉、微粉硅胶等。配好料后，其中一半用小瓶密封，另一半吸入或加入5%水后，也用小瓶密封。然后在5℃、25℃、50℃、60℃温度和4500lx光照下进行加速试验，定期取样测含量或进行薄层分析，并观察外观、色泽等变化，以判断赋形剂是否影响药物的稳定性。

药物与赋形剂有无相互作用，比较适用的试验方法有热分析法、漫反射光谱法和薄层层析法。

3. 热分析法在研究固体药物稳定性中的应用 热分析法以差示热分析法（differential thermal analysis，DTA）和差示扫描量热法（differential scanning calorimetry，DSC）最为常用。此外，还可用漫反射光谱法测定药物的颜色变化及药物与辅料的相互作用。关于固体药物制剂稳定性，目前积累资料尚不多，有待进一步研究发展。

五、新药开发过程中药物稳定性的研究

稳定性研究是药品质量控制研究的主要内容之一，与药品质量研究和质量标准的建立紧密相关。稳定性研究具有阶段性特点，贯穿药品研究与开发的全过程，一般始于药品的临床前研究，在药品临床研究期间和上市后还应继续进行稳定性研究。参考国际协调会议（the International Conference on Harmonization，ICH）文件与我国现行药物稳定性试验指导原则，根据研究目的的不同，其研究内容包括影响因素试验、加速试验、长期试验、药品上市后的稳定性研究等。

稳定性试验的目的：稳定性试验的目的是考察原料药或药物制剂在温度、湿度、光线的影响下随时间变化的规律，为药品的生产、包装、贮存、运输条件提供科学依据，同时通过试验建立药品的有效期。

稳定性试验的基本要求：①稳定性试验包括影响因素试验、加速试验与长期试验。影响因素试验适用原料药的考察，用一批原料药进行。加速试验与长期试验适用于原料药与药物制剂，要求用三批供试品进行。②原料药供试品应是一定规模生产的，其合成工艺路线、方法、步骤应与大生产一致；药物制剂的供试品应是一定规模生产的，如注册批三批均应至少达到拟定商业化生产规模的10%或100 000制剂单位，两者中选更多的，其处方与生产工艺应与大生产一致。③供试品的质量标准应与各项基础研究及临床验证所使用的供试品质量标准一致。④加速试验与长期试验所用供试品的容器和包装材料及包装应与上市产品一致。⑤研究药物稳定性，要采用专属性强、准确、精密、灵敏的药物分析方法与分解产物检查方法，并对方法进行验证，以保证药物稳定性结果的可靠性。在稳定性试验中，应重视降解产物的检查。

（一）新药稳定性研究设计的要点

稳定性研究的设计应根据不同的研究目的，结合原料药的理化性质、剂型的特点和具体的处方及工艺条件进行。

1. 样品的批次和规模 一般地，影响因素试验采用一批样品进行，加速试验和长期试验采用三批样品进行。稳定性研究应采用一定规模生产的样品，以能够代表规模生产条件下的产品质量。原料药的合成工艺路线、方法、步骤应与生产规模一致；药物制剂的处方、制备工艺也应达到一定的生产规模。

一般情况下，用于正式稳定性研究的批次可作为注册批，注册批的生产与拟商业化生产的生产场地（具体至生产线）和设备原理应保持一致。注册批是指能够代表拟定的商业化生产工艺生产并用于注册申报的批次，其产品质量须与商业化生产产品一致。不同制剂类型的具体要求如下：

（1）口服制剂：①普通片剂/胶囊剂（如速释片剂或胶囊剂等）：注册批三批均应至少达到拟定商业化生产规模的10%或100 000制剂单位，两者中选更多的。②散剂/溶液剂/混悬剂/颗粒剂/糖浆剂：注册批三批均应至少达到拟定商业化生产规模的10%。③缓控释片剂/胶囊：注册批三批均应该至少达到100 000制剂单位，建议注册批生产规模与拟定商业化生产规模一致。

（2）注射剂/局部用无菌制剂（眼用和耳用制剂）：注册批三批中的两个批次应至少达到以下条件。①拟定商业化生产规模的10%；或②如果每瓶/支的灌装量大于2.0ml，则为50L/批，如果灌装量不超过2.0ml，则为30L/批；上述①或②应选择批量更大的（包装后）。申请人申报多种灌装规格（如1ml、2ml和3ml）时，建议批量应至少达到50L。第三个批次可以低于拟定商业化生产规模的10%，但应至少达到注册批最大批量的25%（包装后）。

（3）特殊注射剂（如脂质体、微球、胶束等）/吸入气雾剂/吸入粉雾剂：建议注册批生产规模与拟定商业化生产规模一致。

（4）透皮贴剂：注册批三批均应至少达到拟定商业化生产规模的10%（包装后），或者25000个制剂单位（每种规格），两者中选更多的。对于骨架型产品，以透皮贴片大小（表面积）来确定不同规格时，建议申报时提交采用三批骨架层生产的贴片研究数据。

（5）乳膏剂/软膏剂/凝胶剂/栓剂：对于非无菌制剂，注册批三批均应至少达到100kg或者拟定商业化生产规模的10%，两者中选更多的（包装后）。

（6）其他：对于未涉及的其他制剂类型，其仿制药注册批生产规模可参照相关国际通行技术指南执行。对于以下情况，其仿制药注册批生产规模可低于上述要求：①经国家相关部门确定为用于罕见病治疗的药物制剂；②按国家规定进行管制的药物制剂。

如有其他特殊原因（商业因素除外）无法满足上述基本要求的，建议申报前与监管机构进行沟通。

2. 包装及放置条件　稳定性试验要求在一定的温度、湿度、光照条件下进行，这些放置条件的设置应充分考虑药品在贮存、运输及使用过程中可能遇到的环境因素。

原料药和药物制剂应在影响因素试验结果基础上选择合适的包装，加速试验和长期试验中的包装应与拟上市包装一致。原料药可采用模拟小包装，所用材料和封装条件应与大包装一致。

稳定性研究中应对各项试验条件要求的环境参数进行控制和监测。

3. 考察时间点　由于稳定性研究目的是考察药品质量随时间变化的规律，因此研究中一般需要设置多个时间点考察样品的质量变化。考察时间点应基于对药品性质的认识、稳定性趋势评价的要求而设置。如长期试验中，总体考察时间应涵盖所预期的有效期，中间取样点的设置要考虑药品的稳定性特点和剂型特点。对某些环境因素敏感的药品，应适当增加考察时间点。

4. 考察项目　稳定性研究考察项目可分为物理、化学、生物学和微生物学等几个方面。考察项目应选择在药品保存期间易于变化，并可能会影响到药品的质量、安全性和有效性的项目，以便客观、全面地反映药品的稳定性。根据药品特点和质量控制的要求，尽量选取能灵敏反映药品稳定性的指标。具体品种的考察项目设置应参考现行版《中国药典》有关规定。

5. 分析方法　评价指标所采用的分析方法应经过充分的验证，能满足研究的要求，具有一定的专属性、准确度、精密度等。

（二）新药稳定性研究内容

1. 影响因素试验　影响因素试验用1批原料药物或1批制剂进行；如果试验结果不明确，则应加试2个批次样品。生物制品应直接使用3个批次。此项试验是在比加速试验更激烈的条件下进行的。其目的是探讨药物的固有稳定性、了解影响其稳定性的因素及可能的降解途径与降解产物，为制剂生产工艺、包装、贮存条件和建立降解产物分析方法提供科学依据。

原料药供试品可以用1批原料药物进行，将供试品置适宜的开口容器中（如称量瓶或培养皿），摊成≤5mm厚的薄层，疏松原料药物摊成≤10mm厚的薄层，进行以下试验。药物制剂供试品如片剂、胶囊剂、注射剂（注射用无菌粉末如为西林瓶装，不能打开瓶盖，以保持严封的完整性），除去外包装，置适宜的开口容器中，当试验结果发现降解产物有明显的变化，应考虑其潜在的危害性，必要时应对降解产物进行定性或定量分析。对于需冷冻保存的中间产物或药物制剂，应验证其在多次反复冻融条件下产品质量的变化情况。

（1）高温试验：供试品开口置适宜的洁净容器中，60℃温度下放置10天，于第5天和第10天取样，按稳定性重点考察项目进行检测。若供试品含量低于规定限度，则在40℃条件下同法进行试验。若60℃无明显变化，不再进行40℃试验。

（2）高湿试验：供试品开口置恒湿密闭容器中，在25℃分别于相对湿度90%±5%条件下放置10天，于第5天和第10天取样，按稳定性重点考察项目要求检测，同时准确称量试验前后供试品的重量，以考察供试品的吸湿潮解性能。若吸湿增重5%以上，则在相对湿度75%±5%条件下，同法进行试验；若吸湿增重5%以下，其他考察项目符合要求，则不再进行此项试验。恒湿条件可在密闭容器如干燥器下部放置饱和盐溶液，根据不同相对湿度的要求，可以选择NaCl饱和溶液（相对湿度75%±1%，15.5~60℃），KNO$_3$饱和溶液（相对湿度92.5%，25℃）。

（3）强光照射试验：供试品开口放在光照箱或其他适宜的光照装置内，光源可选择任何输出相似于D65/ID65发射标准的光源，或同时暴露于冷白荧光灯和近紫外灯下，并于照度为4500lx±500lx的条件下放置10天，于第5天和第10天取样，按稳定性重点考察项目进行检测，特别要注意供试品的外观变化。关于光照装置，建议采用定型设备"可调光照箱"，也可用光栅，在箱中安装相应光源使达到规定照度。箱中供试品台高度可以调节，箱上方安装抽风机以排除可能产生的热量，箱上配有照度计，可随时监测箱内照度，光照箱应不受自然光的干扰，并保持照度恒定，同时防止尘埃进入光照箱内。

此外，根据药物的性质必要时可设计试验：原料药在溶液或混悬液状态时，或在较宽pH值范围探讨pH值与氧及其他条件对药物稳定性的影响，并研究分解产物的分析方法。创新药物应对分解产物的性质进行必要的分析。冷冻保存的原料药，应验证其在多次反复冻融条件下产品质量的变化情况。在加速或长期放置条件下已证明某些降解产物并不形成，则可不必再做专门检查。

2. 加速试验 此项试验是在加速条件下进行的。其目的是通过加速药物的化学或物理变化，探讨药物的稳定性，为制剂设计、包装、运输、贮存提供必要的资料。供试品要求3批，按市售包装，在温度40℃±2℃、相对湿度75%±5%的条件下放置6个月。所用设备应能控制温度±2℃、相对湿度±5%，并能对真实温度与湿度进行监测。在试验期间第1个月、2个月、3个月、6个月末分别取样一次，按稳定性重点考察项目检测。在上述条件下，如6个月内供试品经检测不符合制订的质量标准，则应在中间条件下即在温30℃±2℃、相对湿度65%±5%的情况下（可用Na$_2$CrO$_4$饱和溶液，30℃，相对湿度64.8%）进行加速试验，时间至少12个月，应包括所有的考察项目，检测至少包含初始和末次的4个时间点（如0、6、9、12个月）。加速试验，建议采用隔水式电热恒温培养箱（20~60℃）。箱内放置具有一定相对湿度饱和盐溶液的干燥器，设备应能控制所需温度，且设备内各部分温度应该均匀，并适合长期使用。也可采用恒湿恒温箱或其他适宜设备。溶液剂、混悬剂、乳剂、注射液等含有水性介质的制剂可不要求相对湿度。试验所用设备与原料药物相同。

对温度特别敏感的药物，预计只能在冰箱中（4~8℃）保存，此种药物的加速试验，可在温度25℃±2℃、相对湿度60%±10%的条件下进行，时间为6个月。

对拟冷冻贮藏的药物，应对一批样品在温度如5℃±3℃或25℃±2℃下放置适当的时间进行试验，以了解短期偏离标签贮藏条件（如运输或搬运时）对药物的影响。

乳剂、混悬剂、软膏剂、乳膏剂、糊剂、凝胶剂、眼膏剂、栓剂、气雾剂、泡腾片及泡腾颗粒宜直接采用温度30℃±2℃、相对湿度65%±5%的条件进行试验，其他要求与上述相同。

对于包装在半透性容器中的药物制剂，例如低密度聚乙烯制备的输液袋、塑料安瓿、眼用制剂容器等，则应在温度40℃±2℃、相对湿度25%±5%的条件（可用$CH_3COOK \cdot 1.5 H_2O$饱和溶液）进行试验。

3. 长期试验　长期试验是在接近药物的实际贮存条件下进行的，其目的是为制定药物的有效期提供依据。供试品3批，市售包装，在温度25℃±2℃，相对湿度60%±10%的条件下放置12个月，或在温度30℃±2℃、相对湿度65%±5%的条件下放置12个月，这是从我国南方与北方气候的差异考虑的，至于上述两种条件选择哪一种由研究者确定。

长期试验采用的温度为25℃±2℃、相对湿度为60%±10%，或温度30℃±2℃、相对湿度65%±5%，是根据国际气候带制定的。温带主要有英国、北欧、加拿大、俄罗斯；亚热带有美国、日本、西欧（葡萄牙—希腊）；干热带有伊朗、伊拉克、苏丹；湿热带有巴西、加纳、印度尼西亚、尼加拉瓜、菲律宾。中国总体来说属亚热带，部分地区属湿热带，故长期试验采用温度为25℃±2℃、相对湿度为60%±10%，或温度30℃±2℃、相对湿度65%±5%，与美、日、欧国际协调委员会（ICH）采用条件基本是一致的。

每3个月取样一次，分别于0个月、3个月、6个月、9个月、12个月取样按稳定性重点考察项目进行检测。12个月以后，仍需继续考察，分别于18个月、24个月、36个月，取样进行检测。将结果与0个月比较，以确定药物的有效期。由于实验数据的分散性，一般应按95%可信限进行统计分析，得出合理的有效期。如3批统计分析结果差别较小，则取其平均值为有效期，若差别较大则取其最短的为有效期。如果数据表明，测定结果变化很小，说明药物是很稳定的，则不作统计分析。

对温度特别敏感的药物，长期试验可在温度6℃±2℃的条件下放置12个月，按上述时间要求进行检测，12个月以后，仍需按规定继续考察，制订在低温贮存条件下的有效期。

对拟冷冻贮藏的药物，长期试验可在温度–20℃±5℃的条件下至少放置12个月，货架期应根据长期试验放置条件下实际时间的数据而定。

对于包装在半透性容器中的药物制剂，则应在温度25℃±2℃、相对湿40%±5%，或30℃±2℃、相对湿度35%±5%的条件进行试验，至于上述两种条件选择哪一种由研究者确定。对于生物制品，应充分考虑运输路线、交通工具、距离、时间、条件（温度、湿度、振动情况等）、产品包装（外包装、内包装等）、产品放置和温度监控情况（监控器的数量、位置等）等对产品质量的影响。

此外，有些药物制剂还应考察临用时配制和使用过程中的稳定性。例如，应对配制或稀释后使用、在特殊环境（如高原低压、海洋高盐雾等环境）使用的制剂开展相应的稳定性研究，同时还应对药物的配伍稳定性进行研究，为说明书/标签上的配制、贮藏条件和配制或稀释后的使用期限提供依据。

原料药物进行加速试验与长期试验所用包装应采用模拟小桶，但所用材料与封装条件应与大桶一致。

（三）稳定性重点考察项目

原料药物及主要剂型的重点考察项目见表2–11，表2–11中未列入的考察项目及剂型，可根据剂型及品种的特点制订。对于缓控释制剂、肠溶制剂等应考察释放度等，微粒制剂应考察粒径或包封率或泄漏率等。

表2-11　原料药及药物制剂稳定性重点考察项目

剂型	稳定性重点考察项目
原料药	性状、熔点、含量、有关物质、吸湿性及根据品种性质选定的考察项目
片剂	性状、含量、有关物质、崩解时限或溶出度或释放度
胶囊剂	性状、含量、有关物质、崩解时限或溶出度或释放度、水分、软胶囊要检查有无沉淀
注射剂	性状、含量、pH值、可见异物、不溶性
栓剂	性状、含量、融变时限、有关物质
软膏剂	性状、均匀性、含量、粒度、有关物质
乳膏剂	性状、均匀性、含量、粒度、有关物质、分层现象
糊剂	性状、均匀性、含量、粒度、有关物质
凝胶剂	性状、均匀性、含量、有关物质、粒度，乳胶剂应检查分层现象
眼用制剂	如为溶液，应考察性状、可见异物、含量、pH值、有关物质；如为混悬液，还应考察粒度、再分散性；洗眼剂还应考察无菌；眼丸剂应考察粒度与无菌
丸剂	性状、含量、有关物质、溶散时限
糖浆剂	性状、含量、澄清度、相对密度、有关物质、pH值
口服溶液剂	性状、含量、澄清度、有关物质
脂质体	性状、粒径、包封率、溶血磷脂、含量等
口服乳剂	性状、含量、分层现象、有关物质
口服混悬剂	性状、含量、沉降体积比、有关物质、再分散性
散剂	性状、含量、粒度、有关物质、外观均匀度
气雾剂	递送剂量均一性、微粒子剂量、有关物质、每瓶总揿次、喷出总量、喷射速率、每揿喷量、泄漏率
喷雾剂	不同放置位置（正、倒、侧放）的有关物质、每瓶总吸次、每喷喷雾、每喷主药含量、递送速率和递送总量、微细粒子剂量
吸入气雾剂、喷雾剂	不同放置方位（正、倒、侧放）的有关物质，递送剂量、微细粒子剂量、泄漏率
吸入粉雾剂	有关物质、递送剂量、微细粒子剂量、水分
吸入液体制剂	有关物质、递送速率、递送总量、微细粒子剂量
颗粒剂	性状、含量、粒度、有关物质、溶化性或溶出度或释放度
贴剂（透皮贴剂）	性状、含量、有关物质、释放度、黏附力
冲洗剂、洗剂、灌肠剂	性状、含量、有关物质、分层能力（乳状型）、分散性（混悬型），冲洗剂应考察无菌
搽剂、涂剂、涂膜剂	性状、含量、有关物质、分层现象（乳状型）、分散性（混悬型），涂膜剂还应考察成膜性
耳用制剂	性状、含量、有关物质，耳用散剂、喷雾剂与半固体制剂分别按相关剂型要求检查
鼻用制剂	性状、pH值、含量、有关物质、鼻用散剂、喷雾剂与半固体制剂分别按相关剂型要求检查

　　注：有关物质（含降解产物及其他变化所生成的产物）应说明其生成产物的数目及量的变化，如有可能应说明有关物质中何者为原料中的中间体，何者为降解产物，稳定性试验重点考察降解产物。

第六节　药物制剂的设计

一、概述

药物制剂的设计是新药研究和开发的起点，是决定药品的安全性、有效性、可控性、稳定性和顺应性的重要环节。在新制剂的研究与开发过程中，首先应根据药物本身的理化性质及临床用药的要求对制剂进行设计。根据临床用药的需要及药物的理化性质进行充分调查和研究，选择合适的给药途径、药物剂型，确定工艺设计中应该重点解决的问题或应该达到的目标，研究药物与辅料的相互作用，采用适宜的测试手段进行初步的质量考察，并根据考察结果修改、优化或完善设计，筛选制剂的最佳处方和工艺条件，确定包装，最终形成适合于生产和临床应用的制剂产品。

科学、严谨、周密、合理的设计工作是获得优质制剂的重要保证。药物制剂的设计贯穿于制剂研发的整个过程，主要包括以下几方面的内容：①对处方（包括理化性质、药理学、药动学）形成较全面的认识。对于剂型设计所必需的，而又是尚未具备的参数，应先进行试验，获得足够的数据以后，再进行处方设计。②根据药物的理化性质和治疗需要，结合各项临床前研究工作，确定最佳给药途径，并综合各方面因素，选择合适的剂型。③根据剂型特点，选择适合于该剂型的辅料或添加剂，考察制剂的各项指标。采用实验设计优化法对处方和制备工艺进行优选。

二、药物制剂设计的基本要求

药物制剂是应用于人体前的最后形式，其质量直接关系到疗效的发挥。完善的制剂设计可提高药物的药理活性，减少药物的刺激性、毒副作用或其他不良反应。一般在给药途径和剂型确定后，应针对药物的基本性质和制剂的基本要求，选择适宜辅料和制备工艺，将其制成质量可靠、使用方便、成本低廉的药物制剂。药物制剂设计的基本要求主要包括以下六个方面。

（一）安全性

药物制剂的设计应能提高药物治疗的安全性（safety），降低刺激性或毒副作用。药物的毒副反应主要与药物本身的化学结构相关，也与药物制剂的设计密切相关。

（二）有效性

有效性（effectiveness）是药品使用的前提，化学原料药物的作用往往受剂型因素的限制。很多生理活性很高的药物，如果制剂设计不当，有可能在体内无效。药物的有效性不仅与给药途径有关，也与剂型及剂量等有关。

药物制剂的设计应增强药物治疗的有效性，至少不能减弱药物疗效。增强药物治疗作用可从药物本身特点或治疗目的出发，采用制剂手段克服其弱点，充分发挥其作用。如对于在水中难溶的药物制备口服制剂时，可采用处方中加入增溶剂或助溶剂、制成固体分散体、微粉化、制成乳剂或微乳剂等方法增加其溶解度和溶解速度，促进吸收，提高其生物利用度。

（三）稳定性

药物制剂的设计应使药物具有足够的稳定性（stability）。稳定性也是有效性和安全性的重要保证。在处方设计的开始就要将稳定性纳入考虑范围，在组方时不可选择有处方配伍禁忌或在制备过程中对药物稳定性有影响的工艺。药物的不稳定性可能导致药物含量降低，产生具有毒副作用的物质，液体制剂产生沉淀、分层等，固体制剂发生形变、破裂等现象，有时还会发生霉变、染菌等问题。出现上述问题时，可采用调整处方、优化制备工艺，或改变包装等方法来解决。

（四）可控性

药品的质量是决定其有效性与安全性的重要保证，因此制剂设计必须做到质量可控。可控性（controllability）主要体现在制剂质量的可预知性与重现性。按已建立的工艺技术制备的合格制剂，应完全符合质量标准的要求。重现性是指质量的稳定性，即不同批次生产的制剂均应达到质量标准的要求，不会出现大的波动。质量可控要求在制剂设计时应选择较成熟的剂型、给药途径与制备工艺，以确保制剂质量符合标准的规定。

（五）顺应性

顺应性（compliance）指病人或医护人员对所用药物的接受程度。难以被病人所接受的给药方式或剂型不利于治疗。顺应性的范畴包括制剂的使用方法、外观、大小、形状、色泽、臭味等多个方面。若处方中含有刺激性成分，注射时会产生强烈疼痛感，病人难以接受；体积过大的口服固体制剂对于老人、儿童及有吞咽困难的病人是不利的。

（六）可行性

制剂设计时还应结合现有仪器设备条件，简化制备工艺，降低成本，考虑制剂的可行性（feasibility）。

三、药物制剂处方设计前工作

药物从研制到应用于临床要进行大量的工作，主要包括：①药理活性筛选；②初步毒理学及定性定量分析方法研究；③处方前工作；④临床研究；⑤处方与制备工艺研究；⑥制剂药理毒理研究；⑦申报工作。其中处方前工作（preformulation）在整个研制过程中占有重要地位。设计制备一个安全、有效、稳定的药物制剂，必须对药物的理化性质进行了解、测定和评价，同时还必须测定药物与各种有关辅料之间可能发生的相互作用和配伍变化，并以此作为选择最佳剂型、工艺和质量控制的依据，使得最终制成的药物不但能保持其理化性质和生物学性质的稳定性，而且使药物制剂作用于人体时，能获得较高的生物利用度和最佳药效。所有这些有关的工作即为药物制剂处方设计前工作，简称处方前工作（图2-25）。

由于处方前工作将为该药物制剂的开发提供决定性的参考价值，则要求尽可能通过多种途径获取处方前信息。处方前工作一般通过实验研究或查阅文献资料获得所需科学情报资料，如药物的物理性状、熔点、沸点、溶解度、溶出速度、多晶型、pK_a、分配系数、物理化学性质等。这些可作为研究人员在处方设计和生产开发中选择最佳剂型、工艺和质量控制的依据，使药物不但能保持物理化学和生物学的稳定性，而且使药物制剂用于人体时，能获得较高的生物利用度和最佳药效。处方前工作关系到药物制剂的安全性、有效性、稳定性和可控性。

处方前工作的主要任务是：①获取新药的相关理化参数；②测定其动力学特征；③测定与处方有关的物理性质；④测定新药物与辅料间的相互作用。

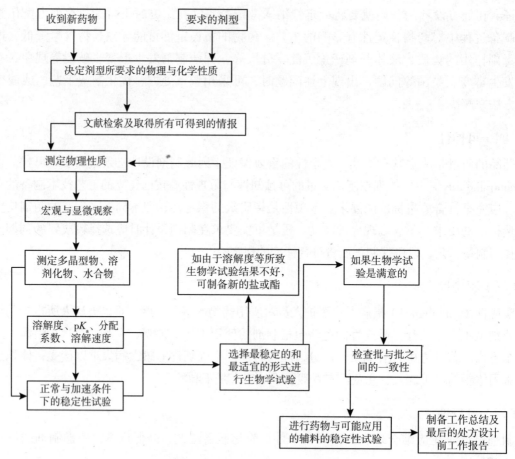

图2-25 处方设计前工作流程图

（一）文献检索

文献检索是处方前工作首先面临的重要的内容之一。随着医药科学的迅猛发展，医药文献的类型与数量也与日俱增。21世纪新发展的网络信息检索更是一种方便、简捷、经济的文献检索方式，其网络信息更新速度之快是以前所有检索工具所不及的。互联网已成为获取信息的最主要途径之一，现将一些与药学有关的检索工具简介如下。

1.检索引擎

（1）通用检索引擎：Internet蕴含着丰富的信息，随着Web空间的日益庞大，为了帮助用户快捷地获取所需信息，许多公司和信息机构推出了多种Web检索工具。

（2）医学检索引擎：医学检索引擎（Medical Search Engine）：Medical World Search，MWS（医学世界检索，http://www.mwsearch.com）由The Polytechnic Research Institute创建。MWS采用美国国立医学图书馆的Unified Medical Language System词表，该表融合了30余种生物医学词表和分类法（包括MeSH词表），约540 000个医学主题词，几乎能提供每个医学述评的信息。

（3）医学目录（Medical Directory）：Medical Matrix（医源，http://www.medmatrix.org/）由Healthtel Corporation创建，是一种由概念驱动的智能检索工具，包括4000多个医学网址，分类排列。

2.光盘检索

（1）IPA光盘检索：IPA（International Pharmaceutical Abstracts）是由ASHP（美国医院药剂师学会）1970年推出的药学专业核心期刊，收录了世界750多种杂志的文献，在药理学、药物评价和药剂学等方面有独特优势。

（2）Drugs & Pharmacology 光盘数据库：Drugs & pharmacology 光盘数据库（以下称D&P）是荷兰Elsevier出版社建立的EMBASE系统中的药物和药理学数据库，收录了荷兰医学文摘以及其他医学领域中有关药物和药理方面的文摘几百万条，每季度更新约三万条记录以反映新进展。内容涉及：药物及潜在药物的作用和用途以及药理学、药物动力学和药效学的临床和实验研究，如副作用和不良反应等各方面内容。

（3）MEDLINE 光盘数据库：MEDLINE是美国国立医学图书馆建立的MEDLARS系统中最大和使用频率最高的生物医学数据库，收录了1966年以来世界上70个国家和地区已出版的生物医学及其相关学科期刊约4000种。

（4）中国生物医学文献光盘数据库：中国生物医学文献光盘数据库（CBMDISC）是中国医学科学院医学信息研究所研制的综合性医学文献数据库。收录了1983年以来《中文科技资料目录（医药卫生）》收录的900多种中国期刊，以及汇编、会议论文的文献题录，总计96万多条，内容涉及基础医学、临床医学、预防医学、药学、中医学及中药学等生物医学的各个领域。

（5）中国科技期刊光盘数据库：中国科技期刊光盘数据库是1989年由中国科学情报所重庆分所建立，收录5000余种期刊，其中医药期刊800余种，对核心期刊做有文摘题录。

3. 网络检索

（1）Rxlist–The Internet Drug Index（http：//www.rxlist.com）：Rxlist是Internet 网上一项免费的服务。它收录了美国4000多种新上市或即将上市的药物、产品。该药物数据库包括药物的商品名称、普通名称和类目等信息。

1）药物数据检索：通过keyword（关键词检索）和rxlist–ID（特征编号检索）search即可获得所查药的商品名、普通药物名、适应证、副作用和使用方法等信息。

2）The Top 200（美国排名前200名的药）：依次列出美国排名前200位的药物处方（按使用频率）。分三栏，分别为brand name（商品名）、manufacturer（制造商）和generic name（仿制药品名称）。单击所要查找的generic name，既可得到该药的名称目录、治疗类型、临床药理、适应证及用法、禁忌证、参考文献等各种信息。

（2）ParmWeb（http：//www. pharmweb.net/）：1994年第一个在互联网上提供药学信息服务的机构，是目前药学方面的重要网站。现已拥有100多个国家的用户，提供的服务范围很广，如网络空间、页面设计与写作、域区注册等项目。有160多个链接网点、按字母顺序索引，内容包含药学、生物学、医学、化学、制药公司、药学院校、出版物等。

（二）药物理化性质测定

理化性质研究主要包括pK_a、溶解度、熔点、多晶型、分配系数、表面特性以及吸湿性等的测定。

1. 溶解度和pK_a　无论何种性质的药物，也无论通过何种途径给药，都必须具有一定的溶解度，因为药物必须处于溶解状态才能被吸收。解离常数对药物的溶解性和吸收性也很重要，大多数药物是有机弱酸或弱碱，在不同pH介质中的溶解度不同，药物溶解后存在的形式也不同，主要以解离型和非解离型存在，对药物的吸收可能会有很大影响。一般解离型药物不能很好地通过生物膜被吸收，而非解离型药物可有效地通过类脂性的生物膜。

由于溶解度和pK_a的测定在很大程度上决定以后许多研究工作，所以进行处方前工作时，必须首先测定溶解度和pK_a。溶解度在一定程度上决定药物能否成功制成注射剂或溶液剂。药物的pK_a值可使研究人员应用已知的pH变化解决溶解度问题或选用合适的盐，以提高制剂稳定性。

2. 油/水分配系数　药效的产生首先要求药物分子通过生物膜。生物膜相当于类脂屏障，这种屏障作用与被转运分子的亲脂性有关。油/水分配系数是分子亲脂特性的度量。

油/水分配系数（partition coefficient, P）是指当药物在水相和油相（非水相）达平衡时，药物在非水相中的浓度和在水相中的浓度之比。

油/水分配系数的测定可有许多用处，如测定药物在水和混合溶剂中的溶解度，可预测同系列药物的体内吸收，有助于药物从样品中特别是生物样品（血、尿）中的提取，在分配色谱法中有助于选择 HPLC 的色谱柱、TLC 薄层板和流动相等。

测定油/水分配系数最容易的方法是用 V_2ml 有机溶剂提取 V_1ml 的药物饱和水溶液，测得平衡时 V_2 的浓度为 C_2，水相中的剩余药量 $M = C_1V_1 - C_2V_2$，则分配系数可用下式求得：$P = C_2V_2/M$。

如果药物在两相中都是以单体存在，则分配系数为药物在两相中的溶解度之比，只要测定两个溶剂中药物的溶解度即可求得分配系数。

测定油/水分配系数时，有很多有机溶剂可用，其中 n-辛醇用得最多。其主要原因是由于辛醇的极性和溶解性能比其他惰性溶剂好，因此药物分配进入辛醇比分配进入惰性溶剂（如烃类）容易，则容易测得结果。

3. 熔点和多晶型　多晶型（polymorphism）是药物的重要物理性质之一。药物存在有一种以上的晶型，称为多晶型。多晶型物的化学成分相同，晶型结构不同，某些物理性质，如密度、熔点、溶解度、溶出速度等不同。如果一个化合物具有多晶型，其中只有一种晶型是稳定的，其他的晶型都不太稳定，为亚稳型或不稳定型。亚稳型最终都会转变成稳定型，转变过程可能需要几分钟到几年的时间。亚稳型实际上是药物存在的一种高能状态，通常熔点低，溶解度大，因此，药物的晶型往往可以决定其吸收速度和临床药效。其制剂学的意义在于转变到稳定型的快慢及转变后的物理性质。因此，处方前工作需研究药物是否存在多晶型，有多少种晶型，稳定性如何，能否存在无定型，每一种晶型的溶解度如何等。当一种药物有几种晶型存在时，必须仔细研究生成每一种晶型的条件。如果一个药物的某一种晶型物显示出所需的药学与生理学特征，应集中在这一种晶型上进行进一步的开发工作。如果对药物的多晶型研究不得当，在制剂工作中可能引起的问题有：结晶析出，晶型转变，稳定性差，生物利用度低等。

研究药物多晶型最广泛的方法有：溶出速度法、X 射线衍射法、红外分析法、差示扫描量热法和差示热分析法、热台显微镜法等。

4. 吸湿性　药物能从周围环境空气中吸收水分的性质称为吸湿性（hygroscopicity）。吸湿程度取决于周围空气中相对湿度。空气的相对湿度越大，露置于空气中的物料越易吸湿。药物的水溶性不同，有不同的吸湿规律。水溶性药物在大于其临界相对湿度的环境中吸湿量突然增加，而水不溶性药物随空气中 RH 的增加缓缓吸湿。

绝大多数药物在 RH 30%~45%（室温）时与空气中水分子达平衡状态，此时水分含量很低，在此条件下贮存较稳定，因此，药物最好置于 RH50% 以下的条件。此外，采用合适的包装也可在一定程度上防止水分的影响。测定吸湿性时可将药物置于已知相对湿度的环境中（贮于具有饱和盐溶液的干燥器中）进行吸湿性实验。以一定的时间间隔称重，测定吸水量（增重）。

5. 粉体学性质　药物的粉体学性质主要包括粒子形状、大小、粒度分布、粉体密度、附着性、流动性、润湿性和吸湿性等。粉体学性质对药物制剂的处方设计、制剂工艺和制剂产品产生很大影响。用于固体制剂的辅料如填充剂、崩解剂、润滑剂等的粉体性质也可改变或改善主药的粉体性质，以提高药物制剂的质量。

（三）药物的生物药剂学特征

生物药剂学主要研究药物的理化性质、剂型因素、用药对象的生物因素与药效之间的关系，探讨制剂服用后，从释药、吸收进入体内、分布、代谢直至排出体外整个过程的规律，指导剂型的选择和处方设计，确定合适的给药方法和生产工艺，使药物制剂不仅在体外有好的质量，而且应用于人体后安全、有效，因此处方设计前的工作包括了解、研究药物的生物药剂学特性，即它的吸收、分布、代谢、排泄的特性及其影响因素。通过研究药物的吸收、分布、代谢、排泄过程的机制，研究剂型因素、机体因素对药效的影响，对控制药物制剂质量、确保药品的使用安全有效、促进新药开发、提供临床用药的评价指标等，均具有十分重要的意义。

1. 药物的吸收、分布与消除　一个有效的药物必须制成一定的剂型，以不同的途径给药，药物吸收进入血液后，通过血液循环分布到全身各组织器官，其中一部分被代谢，有的进入肝、肾等消除器官或其他组织如脑、皮肤、肌肉等，通过分布，药物到达作用部位，只要在此部位达到一定的浓度以及在一定时间内维持这一浓度，即能有效地发挥治疗作用。

机体用药后，首先面临的是吸收过程，药物必须穿透生物膜，才能吸收进入血液循环系统。由于生物膜是一种类脂性半透膜，故脂溶性药物容易透过。从吸收机制的研究，发现大多数药物是通过被动扩散透过生物膜的，基本符合表观一级速度过程，即吸收速度与吸收部位药物的浓度呈正比。药物的理化性质包括酸碱性、脂溶性、溶解度及粒度、晶型等，对药物的吸收有很大影响。药物的剂型不同、给药部位不同，其体内过程亦不相同。简单地说，一般注射给药后药物作用比口服快，其中，静脉注射无吸收过程，作用最快。口服该药的剂型中，溶液剂作用最快，其次是混悬剂、散剂、胶囊剂、片剂特别是包衣片作用最慢，其吸收影响因素也最复杂。

药物吸收后，经血液循环分布到全身各器官、组织，同时通过代谢和排泄从体内消除。药物的分布速度取决于血液流经各器官组织的速度、药物对毛细血管的透过性、药物与各组织的亲和性、药物与血液中或组织中一些大分子物质的结合性等的影响。肝是药物代谢的主要部位，但其他许多组织也具有代谢酶，对某些药物亦具有生物转化作用。肾在药物排泄和（或）代谢中起重要作用。

由于药物分布和消除的速度决定血液和作用部位药物的浓度，从而支配给药的频率，因此，在确定剂型和处方设计前，了解药物的分布和消除特点亦很有必要。

2. 生物药剂学分类系统

（1）分类依据　根据药物的溶解度（solubility）和渗透性（permeability），生物药剂学分类系统（biopharmaceutical classification system, BCS）（Amidon, 1995年）将药物分成四种类型，即：Ⅰ型（高溶解性、高通透性）、Ⅱ型（低溶解度、高通透性）、Ⅲ型（高溶解性、低通透性）和Ⅳ型（低溶解性、低通透性），为预测药物在肠道吸收及确定限速步骤提供了科学依据，并可根据这两个特征参数预测药物在体内-体外的相关性。

药物的溶解性是通过将最高剂量单位的药物溶解于250ml pH介于1.0和8.0之间的溶出介质中测定而得。当药物的剂量除以介质中的药物浓度小于或等于250ml时，即为高溶解性药物。一般情况下，在胃肠道内稳定且吸收程度高于85%或有证据表明其具有良好渗透性的药物，可认为是高渗透性药物。

（2）分类系统与有关参数　根据相应的定义和标准，结合吸收数（absorption number, A_n）、剂量数（dose number, D_o）和溶出数（dissolution number, D_n）三个参数来描述药物吸收特征，以区分药物的BCS的类型。

1）吸收数A_n：吸收数是预测口服药物吸收的基本变量，与药物的有效渗透率、肠道半径和药物在肠道内滞留时间有关，用下式表示：

$$A_n = \frac{P_{eff}}{R} \times T_{si} \qquad (2-63)$$

式中，P_{eff}为有效渗透率，R为肠道半径，T_{si}为药物在肠道中的滞留时间。A_n也可视为T_{si}与T_{abs}的比值。通常高通透性药物有较大的A_n值。

2）剂量数D_o：剂量数是反映药物溶解性与口服吸收关系的参数，是药物溶解性能的函数，可用下式计算：

$$D_o = \frac{M/V_0}{C_s} \qquad (2-64)$$

式中，M为药物剂量，C_s为药物的溶解度，V_0为溶解药物所需的体液体积，通常设为胃的初始容量（250ml）。当$M/V_0 \gg C_s$时，剂量数高（$D_o \gg 1$），说明指定剂量药物在胃的初始容量中溶解性低；当$M/V_0 \ll C_s$时，剂量数低（$D_o \ll 1$），说明指定剂量药物在胃的初始容量中溶解性好。药物的C_s越大，D_o越小，药物溶解性越好。

3）溶出数D_n：溶出数是反映药物从制剂中释放速度的函数，是评价受溶出扩散限制的剂型及难溶性药物吸收的重要参数，用下式表示：

$$D_n = (3D/r^2)(C_s/\rho)T_{si} \qquad (2-65)$$

式中，D为扩散系数，r为初始药物粒子半径，C_s为药物的溶解度，ρ为药物的密度，T_{si}为药物在胃肠道中的滞留时间。D_n值越小，表示药物溶出越慢，溶解性低的药物，溶出数通常较小（$D_n < 1$）。

吸收数、剂量数和溶出数三个参数，是药物理化性质和胃肠道生理因素的有机结合，可以用来定量描述药物吸收特征，对药物在生物药剂学分类系统中的划分有重要指导意义。

不同BCS类型的药物有以下区别：Ⅰ型药物具有高溶解性、高通透性、溶出速度快等特点，表现为低D_o值、高D_n值、高A_n值，吸收的主要限速步骤是胃排空；Ⅱ型药物具有低溶解度、高通透性、溶出速度慢等特点，但由于剂量、溶解度大小不一，表现为低D_n值、高A_n值，D_o值大小不一，主要限速步骤是药物的溶出；Ⅲ型药物具有溶解度大、通透性差、溶出速度快等特点，表现为低D_o值、高D_n值、低A_n值，吸收的限速步骤是跨膜转运；Ⅳ型药物具溶出速度慢、通透性差等特点，但由于受剂量、溶解度差异影响，表现为低D_n值、低A_n值，D_o值大小不一，吸收的影响因素多种多样。

BCS的应用主要有：①有利于判断药物制剂是否可以申请生物学实验豁免；②应用于筛选候选药物，有效降低新药开发危险；③指导剂型设计、剂型选择，有针对地解决影响药物吸收的关键问题，有效地提高其生物利用度；④解释了固体制剂溶出度试验与体内外相关的可能性；⑤预测并阐述药物与食物的相互作用等。

（四）药物体内动力学参数的测定

药动学是研究药物在体内运转及转化的动态规律，并运用数学模式及参数来表达药物的体内过程的一门学科。药物与机体相互作用表现在两个方面。一方面药物作用于机体，引起机体的某一生理、生化功能变化，或逆转病理过程，即产生药效；另一方面机体接触药物后将药物吸收进入血液循环，使之分布到全身组织（包括到靶组织产生药效），经过代谢结构变化，最后排泄出体外。机体对药物的吸收（absorption）、分布（distribution）、代谢（metabolism）和排泄

（excetion）过程称为药物的体内过程（即ADME过程）。药物的效应及血药浓度随时间而变化的规律，称为药物代谢动力学，简称药动学（pharmacokinetics）。对新药在临床前进行的药代动力学研究也是一项重要的工作。药代动力学的研究在指导新药研究设计，改进药物剂型和给药方案，评选高效、速效、长效、低毒副作用的药物，指导临床用药等方面都能发挥较大的作用。

处方前工作对主要涉及药物本身的体内动力学性质和参数的测定，可使后续研究工作针对药物本身体内分布、消除特性，结合其物理化学性质，设计合适的给药途径和剂型。

1. 药-时曲线及药物体内动力学的基本参数

（1）血药浓度：药代动力学最基本的工作是测定血液或其他体液（如尿）或组织内不同时间药物浓度的变化。常常测定血药浓度，因为药物在血浆中的浓度，往往能反映靶组织的药物浓度变化和药效或毒性的强度，可定时抽取血液样品，取样较为方便。不同时间的血药浓度变化绘制的血药浓度-时间曲线，可以推导多种药动学参数或方程式。

（2）血药浓度-时间曲线：简称药-时曲线，是不同时间测定血药浓度，以血药浓度作纵坐标、以时间作横坐标绘制出的曲线。这条曲线可反映血药浓度随时间的变化规律，可用以判断药物的疗效和毒性。药物在血浆中必须达到一定的浓度才能产生疗效，引起效应的血药浓度临界值称为最低有效浓度；如果血药浓度超过一定的水平就会产生毒性反应，刚好引起毒性反应的血药浓度临界值称为最低中毒浓度。最低有效浓度和最低中毒浓度之间的血药浓度称有效血药浓度或安全范围，该范围越大，药物应用越安全。药时曲线的最高峰称为该药物的峰浓度（C_{max}），从给药到达药峰浓度所需时间称为达峰时间（T_{max}）。药-时曲线反映药物在机体内的全过程。曲线上升段主要代表药物的吸收和分布，称为吸收相；下降段主要代表药物的消除（代谢和排泄），称为消除相。通过药-时曲线可了解一个药物给药后出现作用的快慢、作用强弱和维持时间。药-时曲线下的总面积，简称为曲线下面积（AUC），可以代表药物的吸收量。不同的药物或不同给药途径的制剂，可以从其曲线下面积的比较，推算其生物利用度。

（3）表观分布容积：假设药物在机体各种组织和体液中是均匀分布的，且其浓度与血液中相同。在这样假设条件下药物分布所需的容积，称为表观分布容积（V_d），或简称分布容积。分布容积可反映房室的大小。分布容积大表示药物分布广，组织摄取多；反之表示药物分布有限，组织摄取少。分布容积 $V_d = A/C$，A 为药物在体内的总量（mg/kg）；C 为血药浓度（mg/L）。

（4）吸收速率常数与吸收半衰期：药物的吸收是指药物从非血管给药部位进入血液循环的过程，其快慢以吸收速率常数（K_a）表示，吸收的程度常以生物利用度（F）表示。吸收速率常数（K_a）直接影响血药峰浓度、达峰时间和药物在血中的停留时间。K_a 值高，则血药峰浓度高，达峰时间快，药物在血中逗留时间短。吸收半衰期 = $0.693/K_a$，由此可计算出达峰时间（T_{max}）。

（5）药物消除的类型：药物消除的类型分为一级动力学消除和零级动力学消除。一级动力学消除又称为恒比消除，指药物的转运或消除速率与血药浓度成正比，即单位时间内药物转运或消除的比例是恒定的，也即单位时间内转运或消除百分比相同。如将血药浓度的对数与时间作图则为直线。大多数药物在体内的转运或消除属于这种类型。零级动力学消除是指单位时间内转运或消除的药量恒定，也称恒量消除，其速度与药物浓度无关。

（6）消除速率常数与消除半衰期：消除速率常数（K_e）表示药物在体内代谢和排泄过程的速率常数总和。$K_e = 0.693/(t_{1/2, \beta})$。消除半衰期（$t_{1/2, \beta}$）表示药物浓度下降一半所需的时间。

（7）生物利用度：生物利用度又称生物有效度，是指药物在血管外给药后，能被机体吸收利用的程度和速度。药物制剂中许多因素都可以影响其生物利用度，诸如药物的含量、纯度、崩解度，药物的晶型、填充剂、赋型剂及生产工艺过程等。生物利用度可由下列公式计算：

$$绝对生物利用度（\%）= \frac{实际吸收量}{给药量}×100\% = \frac{血管外给药药时曲线下面积}{等剂量静脉注射药时曲线下面积}×100\% \quad （2-66）$$

$$相对生物利用度（\%）= \frac{受试药物吸收量}{标准品的吸收量}×100\% \quad （2-67）$$

（8）血浆蛋白结合率：药物进入血浆后，部分药物即与血液中的血浆蛋白呈疏松的可逆性结合，形成结合型药物。结合型药物由于分子量加大，不能跨膜转运到靶组织产生药效，也不易转运到肝脏代谢和肾脏排泄。这种结合型药物与游离型药物处于动态平衡之中，当游离型药物被分布、代谢或排泄后，结合型药物可逐渐释放出游离型药物。结合率高的药物在体内消除慢，作用强度较弱，作用维持时间长；反之，结合率低的药物，作用消除较快，作用强度较强，维持时间较短。药物与血浆蛋白结合程度对药物起效快慢、作用强度、作用持续时间长短、代谢和排泄速度以及毒性都有影响。同时应用两种血浆蛋白结合率都很高的药物，结合力强的药物能从血浆蛋白结合部位上竞争置换出结合力较弱的药物，使后者游离型增多，导致后一药物的作用或毒性增加。对一些安全范围较窄而结合率又较高的药物合用时尤其应该注意。

2. 动力学参数测定的主要方法　常见的动力学参数测定的主要方法有分光光度法、气相色谱法、高效液相色谱法及薄层色谱法等。

（1）分光光度法：本法包括紫外分光光度法（UV）、可见分光光度法（比色法）和荧光分光光度法。紫外和可见分光光度法操作简便，但灵敏度较低，专一性差。

（2）气相色谱法（GC）：本法具有快速、精确度高、分离效率高，一次测定能够得到多种组分的定量结果等优点。

（3）高效液相色谱法（HPLC）：本法具有分离效能高，快速、灵敏、预处理简单，适用范围广等优点。

（4）薄层色谱法（TLC）：本法同时具有分离和测定两种功能，有简便、快速、灵敏度高的优点，但重复性较差。

（五）药物稳定性考察

处方设计前工作的一个重要内容是对药物的理化稳定性和影响药物稳定性的因素进行测定。这对处方组成、制备工艺、辅料和稳定性附加剂的选用和合适的包装设计起重要的指导作用，为制剂处方设计、工艺筛选、包装材料和容器的选择、贮存条件的确定、有关物质的控制提供依据，并为加速试验和长期试验应采用的温度和湿度等条件提供参考。对于药物制剂处方前设计，稳定性研究将重点进行以下试验。

1. 固体制剂中药物与辅料的配伍试验　通常将少量药物和辅料混合，放入小瓶中，胶塞封蜡密闭（可阻止水汽进入），存放于室温以及55℃环境中（硬脂酸、磷酸二氢钙一般置于40℃环境中），然后于一定时间检查其物理性质，如结块、液化、变色、臭、味等，同时用DSC、DTA、TLC或HPLC进行分析。除了以上样品外，还需对药物和辅料在相同条件下单独进行对比实验。磷酸二氢钙常应用于直接压片，因为它在温度较高时（超过70℃）会自动转化成无水物，其配伍试验的温度一般不超过40℃。

目前主要用热分析方法研究和预测药物与辅料之间物理化学的相互作用，比较药物与辅料的混合物、药物、辅料的热分析曲线，可通过熔点的改变、峰形和峰面积、峰位移等变化了解药物与辅料间的理化性质的变化。

2. 液体制剂的配伍研究

（1）pH-反应速度图：对液体进行配伍研究最重要的是建立pH-反应速度关系图，以便在配制注射液或口服液体制剂时，选择其最稳定的pH和缓冲液。

（2）附加剂的影响：注射剂的配伍一般是将药物置于含有附加剂的溶液中进行研究，通常是置于含重金属（同时含有或不含螯合剂）或抗氧剂（在含氧或氮的环境中）的条件下研究，目的是了解药物和辅料对氧化、暴光和接触重金属时的稳定性，为注射剂处方的初步设计提供依据。口服药物制剂，常需研究药物与乙醇、甘油、糖浆、防腐剂和缓冲液的配伍。通过这类研究可测得溶液中主药降解反应的活化能。

四、药物给药途径与剂型的选择

（一）给药途径、剂型与药物疗效的关系

药物制剂种类繁多、组成各异，给药途径也是多样的。剂型不同，给药途径不同，给药后药物溶出、吸收不同，则各自的起效时间、达峰时间、作用强度也随之各异。

由于给药途径不同、载药形式不同、释放药物的方式与速度不同，它们在体内运转过程及其血药浓度与时间关系明显不同。如口服的散剂、胶囊剂、片剂等药物有效成分经过肝脏，进行代谢，将损失一部分；而栓剂可从直肠下静脉进入血液，不经过肝脏；外用膏剂有效成分经透皮吸收进入组织；而静脉注射的药物则直接进入血液。

从给药途径讲，吸收速度、起效时间等一般按下列顺序由快到慢：静脉>吸入>肌肉>皮下>直肠或舌下>口服>皮肤。但也有例外，某些药舌下或直肠给药时，吸收速度仅次于静脉注射和吸入给药。

从剂型来看，不同的剂型其药物显效速度差异很大。一般认为，同一处方以几种不同方法制成不同的剂型后，其血药浓度与时间关系差别明显。药物制剂的剂型因素可大大影响药物的吸收，从而影响到药效。有些药物即使是同一药物、同一剂量、同一种剂型，药效也不一定完全一样。剂型筛选是研究药物新制剂的重要内容之一，因为药物制剂的剂型是影响药物制剂质量稳定性、给药途径、有效成分溶出和吸收，药物显效快慢、强弱的主要因素，即它与制剂疗效直接相关。在新剂型、新制剂的设计过程中，都必须进行生物利用度和体内动力学的研究，研究其在动物体内的吸收、分布、代谢及排泄，并计算各项参数，以保证用药的安全性和有效性。

（二）药物给药途径与剂型选择的基本原则

1. 根据防病治病的需要选择　病有缓急，人有老幼，不同情况对剂型的要求亦各不相同。急症用药宜速，可采用注射剂、气雾剂、舌下片等。如出血、休克、中毒等急救治疗用药，通常应选择注射剂型。慢性病用药宜和缓、持久，常用片剂、混悬剂或其他长效制剂；皮肤病多用软膏、涂膜剂、洗剂等；某些腔道疾病，如痔疮、瘘管、阴道炎等可以用栓剂、酊剂等以局部给药。

剂型不同，其载药量、释放药物成分的条件、数量、方式皆不一致，在体内运转过程亦不同。作为制剂加工，完全应根据临床需要来制成恰当制剂形式。

2. 根据药物本身的理化性质与稳定性选择　药物制剂一般由多种成分组成，每种成分性质各异，尤其是溶解性、化学稳定性、在体内运转过程及吸收、代谢、分布、排泄情况皆不相同。而制剂的剂型对复方制剂稳定性、溶解性、体内运转过程及吸收、代谢、分布、排泄又有直接的影响。所以不同处方、不同药物、不同的有效成分应做成各自相宜的剂型。剂型对药物成分的稳定影响很大。在研制新制剂或改变剂型时，首先应分析处方，查阅每种成分的理化性质，

选择可能的剂型，拟定设计方案，再进行预实验，最后确定适宜的剂型。切忌先主观决定剂型，后进行工艺研究。

3. 根据生产条件与"五方便"的要求选择 剂型选择还要充分考虑制剂工业化生产的可行性及难易性。剂型不同，所采取工艺路线及条件、所用设备和所处生产环境皆不相同；其配制方法、辅料的加入程序都十分重要。方法应尽量简便，辅料应尽可能少加（包括加入的种类和用量）。制备过程中的每一步都应综合考虑生产厂房、设备、技术、工人素质等条件。

此外，药物制剂设计还应综合考虑生产、应用、携带、贮存、运输"五方便"的原则。

4. 根据市场需求选择 在剂型设计时，需要调研市场中该类药物的多数剂型是什么，是否能通过改变剂型或者开发当前市场没有的剂型来提高药物的顺应性、安全性、稳定性等。同时，也要充分了解新的剂型的开发难度和可行性等。如果开发难度大，技术攻克难，就需要考虑是否放弃。另外，还有剂型的开发成本问题，对于剂型成本相差大而效果相差不大的药物应有取舍，以控制成本和药效都达到理想范围。

五、药物制剂处方的优化设计

在给药途径及剂型确定后，针对药物的基本性质及制剂要解决的关键问题，重要的工作就是选择适宜辅料和工艺将其制备成质量可靠和病人应用方便的药物制剂。药品的质量构成包括安全性、有效性、稳定性、可控性和顺应性等。此外，对于制剂的设计者和生产者来说，制剂的生产成本和药品的价格也应是考虑的因素之一。

药物制剂的处方与工艺设计步骤：①根据主药的药理药效作用特点与药物的理化性质，确定给药途径与制剂的剂型，初步选择辅料、溶剂等处方因素与工艺因素进行试验。②按照数学设计方法（如正交设计、均匀设计、因子分析等）进行一系列试验，测得一系列评价该制剂的指标数据（如崩解时间、溶出度、释放度、包封率、粒径大小、稳定性、收率、澄清度等）。③利用数学方法，拟合出评价指标数据与各因素的关系，或利用统计处理方法，得出关键因素或最佳组合。对各指标进行综合评价，优化处理，从而使各指标达到最佳状态，得出最佳处方与最佳工艺。

（一）质量源于设计

药物开发的目的在于设计符合质量要求的产品及符合重复生产模式的制造工艺。在药物开发和研究过程中所获得的信息和知识将为建立质量标准和生产控制范围提供科学的依据。

QbD是质量源于设计（Quality by Design）的简称，强调通过设计来提高产品的质量。2005年人用药品注册技术要求国际协调会（International Conference on Harmonization of Technical Requirements for Registration of Pharmaceuticals for Human Use，ICH）草拟了特定的关于如何进行产品开发的指导文件（ICH Q8），Q8指导文件同时引入了质量源于设计概念，其定义为"在可靠的科学和质量风险管理基础之上，预先定义好目标并强调对产品与工艺的理解及工艺控制的一个系统的研发方法"。美国FDA在2006年推出了QbD（Quality by Design）的理念，并在制药行业推行，它强调通过设计提高产品质量，实现药品生产企业、监管机构和患者的三方共赢。美国FDA对QbD的描述：QbD是cGMP的基本组成部分，是科学的、基于风险的全面主动的药物开发方法，从产品概念到工业化均精心设计，是对产品属性、生产工艺与产品性能之间关系的透彻理解。

根据QbD概念，药品从研发开始就要考虑最终产品的质量，在配方设计、工艺路线确定、工艺参数选择、物料控制等各个方面都要进行深入的研究，积累翔实的数据，在透彻理解的基础上，确定最佳的产品配方、生产工艺和控制范围。

基于QbD理念，药物产品开发的第一步是确定产品特征（target product profile，TPP）以及相关的目标产品质量特征（target product quality profile，TPQP）。其流程是：确定目标→制定方案→实施方案，即：定义目标产品的关键参数→系统的处方和工艺研究→确定关键原料指标和关键工艺参数→对关键原料和工艺进行质控。

QbD过程与传统的设计过程最大的区别在于：传统过程认为质量是检验与检查出来的，也就是QbI（Quality by Inspection）。而QbD过程是在设计中基于对产品的充分了解，同时全面考虑其各类特性，并通过持续的改进建立稳定的流程。只有应用"正确"的过程才能生产出"优质"的产品，这也是QbD的精髓。

（二）处方与工艺优化设计的思路

通过处方前的工作了解药物和辅料的所有物理、化学和生物学性质后，接下来的工作是根据制剂要求设计处方和工艺。处方的设计包括对辅料种类的选择也包括对辅料用量的选择。工艺的设计包括对工艺的类型及工艺过程中具体的制备条件如温度、压力、搅拌速度、混合时间等的选择。

优化技术是一类适合各行各业、具有普遍意义的应用数学方法。因此，将药物制剂处方工艺设计的实践知识和成熟的经验与这些数学方法结合，是保证优化技术成功的关键。在进行优化设计之前，应确定优化设计的几个要素，如制剂的目标参数、各目标参数对该制剂的重要性、辅料或工艺种类的实用性、辅料用量及工艺参数的适宜范围、辅料和工艺相互间的影响等。

优化过程包括：①选择可靠的优化设计方案以适应线性或非线性模型拟合；②建立效应与因素之间的数学关系式，并通过统计学检验确保模型的可信度；③优选最佳工艺条件。

（三）常用优化方法

常用的优化技术有单纯形优化法、拉氏优化法、正交设计、均匀设计等。所有这些方法都是应用多因素数学分析的手段，按照一定的数学规律进行设计，根据试验得到的数据或结果，建立一定的数学模型或应用现有数学模型对试验结果进行客观的分析和比较，综合考虑各方面因素的影响，以较少的试验次数及较短的试验时间确定其中最优的方案或者确定进一步改进的方向。近年来，随着计算机技术的发展，专家系统、人工智能神经网络等优化设计技术得到迅速的发展。

1. **单纯形优化法** 单纯形优化法（simplex method）是近年来应用较多的一种多因素优化方法。它是一种动态调优的方法，方法易懂，计算简便，不需要建立数学模型，并且不受因素个数的限制。基本原理是：若有n个需要优化设计的因素，单纯形则由$n+1$维空间多面体所构成，空间多面体的各顶点就是试验点。比较各试验点的结果，去掉最坏的试验点，取其对称点作为新的试验点，该点称为"反射点"。新试验点与剩下的几个试验点又构成新的单纯形，新单纯形向最佳目标点更靠近。如此不断地向最优方向调整，最后找出最佳目标点。

2. **拉氏优化法** 拉氏优化法（Lagrangian）是一种数学技术。使用于有限制条件的优化问题，其函数关系必须在服从对自变量的约束条件下进行优化。此法是把约束不等式转化为等式，具有以下特点：①直接确定最佳值，不需要搜索不可行的试验点；②只产生可行的可控变量值；③能有效地处理等式和不等式表示的限制条件；④可处理线形和非线形关系。

3. **效应面优化法** 效应面优化法（response surface methodology）是通过一定的试验设计考察自变量，即影响因素对效应的作用并对其进行优化的方法。效应面优化法的基本原理就是通过描绘效应对考察因素的效应面，从效应面上选择较佳的效应区，从而回推出自变量取值范围即最佳试验条件的优化法，为一种新的集数学与统计学于一体，利用计算机技术进行数据处理的优化方法。

4. 试验设计

（1）析因设计（factorial design）又称析因试验，是一种多因素的交叉分组试验。它不仅可以检验每个因素各水平间的差异，更主要的是检验各因素之间有无交互作用的一种有效手段。如果两个或多个因素之间有交互作用，表示这些因素不是各自独立发挥作用，而是互相影响，即一个因素的水平改变时，另一个或几个因素的效应也相应有所改变。反之，如果无交互作用，表示各因素具有独立性，即一个因素的水平改变时不影响其他因素的效应。在析因设计中，研究各因素的所有组合下的试验结果（效应），由此判断哪个因素对结果的影响最大，以及哪些因素之间有交互作用。

（2）正交设计（orthogonal design）是一种用正交表安排多因素多水平的试验，并是用普通的统计分析方法分析试验结果，推断各因素的最佳水平（最优方案）的科学方法。用正交表安排多因素多水平的试验，因素间搭配均匀，不仅能把每个因素的作用分清，找出最优水平搭配，而且还可考虑因素的联合作用，并可大大减少试验次数。

（3）均匀设计法（uniform design）也是一种多因素试验设计方法，它具有比正交试验设计法试验次数更少的优点。进行均匀设计必须采用均匀设计表和均匀设计使用表。每个均匀设计表都配有一个使用表，指出不同因素数应选择哪几列以保证试验点分布均匀。其试验结果采用多元回归分析、逐步回归分析法得多元回归方程。通过求出多元回归方程的极值即可求得多因素的优化条件。目前已有均匀设计程序，用程序进行试验设计和计算，更快捷和方便。

（4）星点设计（central composite design，CCD）又称多因素五水平的试验设计，是在二水平析因设计的基础上加上星点和中心点构成的。星点设计的操作方法可参见相关文献。

六、新药的注册分类

药品注册是指依照法定程序，对拟上市销售的药品的安全性、有效性、质量可控性等进行系统评价，并作出是否同意进行药物临床研究、生产药品或者进口药品而决定的审批过程，包括对变更药品批准证明文件的申请及其附件中声明内容的审批。

药品注册申请包括新药申请、已有国家标准药品的申请和进口药品申请及其补充申请。①新药申请是指未曾在中国境内上市销售药品的注册申请。已上市药品改变剂型、改变给药途径的，按照新药管理。②已有国家标准药品的申请，是指在国内已经生产并由国家药品监督管理局颁布的标准药品注册申请。③进口药品申请是指在境外生产的药品在中国上市销售的注册申请。④补充申请是指新药申请、已有国家标准药品的申请或者进口药品申请经批准后，改变、增加或取消原批准事项或内容的注册申请。

审批过程中的药品注册申请、已批准的临床研究申请需进行相应变更的，以及新药技术转让、进口药品分包装、药品试行标准转正，按补充申请办理。

国家药品监督管理局主管全国药品注册管理工作，负责对药品的临床研究、药品生产和进口的审批。

（一）化学药品新注册分类

新药是指未在中国境内外上市销售的药品，将境外上市境内未上市药品纳入仿制药。化学药品新注册分类共分为5类，具体如下。

1. 根据物质基础的原创性和新颖性不同，将新药分为创新药（注册分类1）和改良型新药（注册分类2）两类。

1-类：创新药是指含有新的结构明确的具有生理或药理作用的分子或离子，且具有临床价值的原料药及其制剂，包括用拆分或者合成等方法制得的已知活性成分的光学异构体及其制剂，但不包括对已知活性成分成酯、成盐（包括含有氢键或配位键的盐），或形成其他非共价键衍生物（如络合物、螯合物或包合物），或其结晶水、结晶溶剂、晶型的改变等。

2-类：改良型新药是在已知活性成分的基础上，对其结构、剂型、给药途径、适应证、用法用量、规格等进行优化，且具有明显临床优势的药品。结构优化是指对已知活性成分成酯、成盐（包括含有氢键或配位键的盐），或形成其他非共价键衍生物（如络合物、螯合物或包合物），或其结晶水、结晶溶剂、晶型的改变等。

2. 被仿制的参比制剂来源不同，其上市情况存在差异，研制者和监管部门对其上市基础的认识也不同。为便于申报，将仿制药分为3-5类。

3-类：是指仿境外上市、境内未上市药品。

4-类：是指仿制境内上市药品。

5-类：是指境外上市的药品申请在境内上市。

仿制药的基本要求是与参比制剂质量和疗效一致，参比制剂须为原研或国际公认的药品。原研药品指境外或境内首先批准上市，且具有完整和充分的安全性、有效性数据作为上市依据的药品。国际公认的药品是指与原研药品质量和疗效一致的药品。

（二）中药、天然药物注册分类

中药是指在我国传统医药理论指导下使用的药用物质及其制剂。天然药物是指在现代医药理论指导下使用的天然药用物质及其制剂。

中药、天然药物注册分类：1类-创新药、2类-改良型新药、3类-古代经典名方、4类-同方类似药、5类-进口药。

1-类：创新药。

1.1-类：单方制剂主要包括：①新药材及其制剂，即未被国家药品标准或省、自治区、直辖市地方药材标准收载的药材及其制剂，以及具有国家药品标准或省、自治区、直辖市地方药材标准的药材原动、植物新的药用部位及其制剂；②国家药品标准中未收载的从单一植物、动物、矿物等物质中经提取纯化得到的一类或数类成分组成的提取物及其制剂，该提取物纯化的程度应经系统筛选研究确定，并有充分的安全性及有效性的依据；③国家药品标准中未收载的从植物、动物、矿物等物质中提取得到的天然的单一成分及其制剂，其单一成分的含量应当占总提取物的90%以上。

1.2-类：复方制剂系指由多味饮片（药材）、提取物或有效成分等组方而成的制剂。中药复方制剂包括：主治为证候的复方制剂、主治为病证结合的复方制剂。天然药物复方制剂的适应证应以现代医学术语表述。

2-类：改良型新药。

2.1-类：改变已上市销售中药、天然药物给药途径的制剂，即不同给药途径或吸收部位之间相互改变的制剂。

2.2-类：改变已上市销售中药、天然药物剂型的制剂，即在给药途径不变的情况下改变剂型的制剂。

2.3-类：中药增加功能主治，或天然药物增加适应证。

3-类：古代经典名方。

具体目录由国家中医药管理局会同国家药品监督管理局制定。

4-类：同方类似药。

4.1-类：处方、剂型、日用生药量与已上市销售中药或天然药物原研药相同，且在质量、安全性和有效性方面与该中药或天然药物具有相似性的药品。

4.2-类：处方、剂型、日用生药量与具有充分的临床安全性及有效性证据的已上市销售中药或天然药物非原研药（原研药缺失时）相同，且在质量、安全性和有效性方面与该中药或天然药物具有相似性的药品。

5-类：进口药。

5.1-类：境外上市的中药申请在境内上市。

5.2-类：境外上市的天然药物申请在境内上市。

（三）生物制品注册分类

生物制品是指以微生物、细胞、动物或人源组织和体液等为起始原材料，用生物学技术制成，用于预防、治疗和诊断人类疾病的制剂，如疫苗、血液制品、生物技术药物、微生态制剂、免疫调节剂、诊断制品等。

生物制品注册分类：新型生物制品、改良型生物制品、生物类似药。

1. 预防用生物制品注册分类　按照产品成熟度不同，将治疗用生物制品分为以下五个类别：

1-类：新型疫苗：指境内外均未上市的创新疫苗。在境内外已上市制品基础上制备的新的结合疫苗或者联合疫苗，与境内外已上市疫苗对应的抗原群或者型别不同的疫苗，境内外已上市疫苗保护性抗原谱不同的重组疫苗，更换其他未经批准使用过的表达体系或者细胞基质生产的疫苗，DNA疫苗，应当按照注册分类1类申报。

2-类：改良型疫苗：指对境内已上市疫苗产品进行改良创新，使新产品具有重大技术进步和（或）具有显著临床优势，或者对制品的安全性、质量控制方面有显著改进的疫苗。包括以下几种。

2.1-类，疫苗实体的改变，例如灭活疫苗或减毒活疫苗已上市，申报基因重组疫苗；减毒活疫苗已上市，申报灭活疫苗等。

2.2-类，基于重大技术改进的疫苗，包括疫苗菌毒种、生产工艺、制剂处分等的改进。如，由非纯化或全细胞（细菌、病毒等）疫苗改为纯化或者组分疫苗等；采用新的菌毒株、细胞基质或表达体系的疫苗；改变已上市结合疫苗的载体；改变灭活剂（方法）或者脱毒剂（方法），采用新工艺制备并且实验室研究资料证明产品安全性和有效性明显提高的疫苗。

2.3-类，改变佐剂或采用新佐剂的疫苗。

2.4-类，改变给药途径或改变剂型，且新的给药途径或剂型具有显著临床意义。

2.5-类，改变免疫剂量和免疫程序，且新免疫剂量和免疫程序具有显著临床意义。

2.6-类，改变适用人群，且新适用人群具有显著临床意义。

3-类：境外上市、境内未上市的疫苗。

4-类：境内已上市的疫苗。

5-类：进口疫苗：根据其成熟程度分为上述同样4种情形。

5.1-类，新型疫苗。

5.2-类，改良型疫苗；若在境外已上市制品基础上进行改变的，应当按照注册分类2类申报。

5.3-类，境外上市、境内未上市的疫苗。

5.4-类，境内已上市的疫苗。

2. 治疗用生物制品注册分类　按照产品成熟度不同，将治疗用生物制品分为以下五个类别。

1-类：新型生物制品：指未在境内外上市的全新治疗用生物制品。由已上市的治疗用生物制品成分组成的新复方制剂，在境内外已上市制品基础上，改变氨基酸序列、改变蛋白质高级结构和多聚体形态的，改变翻译后修饰，或者对产物进行化学修饰（包括PEG化偶联修饰等）的，应当按照注册分类1类申报。

全新的基因治疗和细胞治疗类生物制品（例如创新机制、新载体、新靶细胞等），应当按照注册分类1类申报。

2-类：改良型生物制品：指在境内外已上市制品基础上，对其制剂水平的结构（如影响释放和生物利用度的粒径及其分布、包合、聚合结晶等制剂技术产生的结构改变）剂型、处方工艺、给药途径等进行优化，对适应证进行增加、优化或者用药人群的增加（如增加儿童、老年人用药人群）；或者首次采用DNA重组技术制备的制品（例如以重组技术替代合成技术、生物组织提取技术等）、与境内外已上市制品制备方法不同的制品（例如采用不同表达体系、宿主细胞等）。

在境内外已上市制品基础上进行改进的基因治疗和细胞治疗类生物制品，应当按照注册分类2类申报。

除了儿童用药的外推之外，改良型新生物制品应当具有明显临床优势，或者对制品的安全性、质量控制方面有显著的改进。

3-类：境外上市、境内未上市的生物制品：若原研药/参照药仅在境外上市，申请人按生物类似药研发的生物制品可按此类别申报临床试验申请；不能按生物类似药技术要求进行研制申报的，申请人应根据制品情况按照注册分类1类或者2类申报临床试验申请。

原则上，注册分类3的生物制品应当在其原研药/参照药获得境内临床试验批准后方可开展临床试验。完成临床试验后，根据当时情势按照适宜的注册分类提交上市申请。

4-类：境内已上市的生物制品。包括以下2类。

4.1-类，生物类似药。

4.2-类，不能按生物类似药技术要求进行研制申报的生物制品。

5-类：进口生物制品：根据其成熟程序分为上述同样4种情形。

5.1-类，新型生物制品。

5.2-类，改良型生物制品。

5.3-类，境外上市、境内未上市的生物制品：包括境外已上市的原研药提交的临床试验申请和上市申请，以及按生物类似药研发的进口生物制品的临床试验申请按此类申报；不能按生物类似药技术要求进行研制申报的，申请人应根据制品情况按照注册分类5.1-类或者5.2-类申报临床试验申请。

5.4-类，境内已上市的生物制品。若原研药已在境内上市，申请人按生物类似药研发的生物制品申报。

3. 按照药品管理的体外诊断试剂注册分类　按照产品成熟度不同，将治疗用生物制品分为以下三个类别。

1-类：新型体外诊断试剂：相对被测定标志物而言，国内尚没有用于血源筛查上市的体外诊断试剂。

2-类：国内已有用于血源筛查上市的体外诊断试剂。

3-类：进口体外诊断试剂：根据其成熟程序分为上述同样2种情形。

3.1−类，新型体外诊断试剂。

3.2−类，国内已有用于血源筛查上市的体外诊断试剂。

七、药物制剂的评价

根据药物制剂的设计原则，一个成功的制剂应能保证药物的安全、有效、稳定、质量可控及良好的顺应性，且成本低廉，适于大批量生产。在制剂的制造过程中，必须对制剂的质量进行评价，以确保应用于临床后尽可能地发挥疗效，降低毒性。

（一）制剂学评价

制剂学评价一般通过中试研究进行。中试研究是对实验室工艺合理性研究的验证与完善，是保证制剂制法达到生产可操作性的必经环节。供质量标准、稳定性、药理与毒理、临床研究用样品应是经中试研究验证的工艺制备成熟的产品。中试的批量至少为工业化生产规模的1/10。中试过程中应考察工艺、设备及其性能的适应性；加强制备工艺关键技术参数考核，修订、完善适合生产的制备工艺。应提供至少三批中试生产数据，包括投料量、半成品量、质量指标、辅料用量、成品量及成品率等。提供制剂通则要求的一般质量检查、微生物限度检查和含量测定结果。

（二）药物动力学与生物利用度评价

药物动力学与生物利用度研究是药物制剂评价的一个重要方面。一般单纯改变剂型的制剂不要求进行临床试验，但要求进行新制剂与参比制剂之间的生物等效性试验。在取得临床研究批文后，在18~24名健康志愿者中进行生物利用度的研究，求得各药动学参数，进行生物等效性比较。

药物动力学评价包括：通过生物利用度的比较说明药物的晶型、粒子大小、多型性、pK_a和脂水分配系数对生物利用度的影响；长效剂型的设计和评价。

生物利用度是衡量药物制剂中主药进入血液循环中速度与程度的一种量度。充分了解药物制剂的生物利用度，有助于指导药物制剂的研制与生产，指导临床医生合理用药，为评价药物处方设计的合理性提供依据。

（三）药效学评价

根据新制剂的适应证进行相应的药理学评价，以证明该制剂有效，临床前研究要求在动物体内进行，已上市的原料药可用资料替代。

（四）毒理学评价

新制剂应进行毒理学研究，包括急毒性、慢毒性，有时还要进行致癌、致畸、致突变等试验。单纯改变剂型的新制剂，如果可检索到原料药的毒理学资料，可免做部分试验，但对于局部用药的制剂必须进行刺激性试验。对于全身用药的大输液，除进行刺激性试验外，还要进行过敏试验、溶血试验及热原检查。

（五）临床评价

药物研发者最终需要根据临床研究结果，对处方做出最终评价。临床研究也是制剂处方筛选和优化的重要环节。例如，对于水难溶性药物口服固体制剂而言，药物粒度改变对生物利用度可能有较大影响，处方药物粒度范围的最终确定主要是依据有关临床研究的结果。而对于缓释、控释制剂，透皮给药制剂等特殊制剂，临床药代动力学研究结果是处方研究的重要依据。当然，处方研究中须密切注意临床前（动物试验）信息的采集和分析。在植入剂、透皮贴剂等制剂处方研究工作中，动物试验结果是进行处方筛选和评价的重要手段。

思考题

1. 简述药用溶剂的种类。

2. 简述溶解度含义及其测定法。

3. 简述影响药物溶解度的因素。

4. 简述增加药物溶解度的方法。

5. 简述溶出速度及影响溶出速度的因素。

6. 根据 Noyes–Whitney 方程，简述药剂学中有哪些手段可以改善难溶性药物的溶出速度。

7. 简述分散体系的概念、分类和基本特点。

8. 简述沉降与沉降平衡的概念，阐述粒子浓度、粒子大小与密度之间关系。

9. 根据 Stokes 定律，简述提高分散体系稳定性的方法。

10. 简述絮凝理论、DLVO 理论、空间稳定理论、空缺稳定理论。

11. 简述微粒分散体系的特殊性能。

12. 简述牛顿流动、塑性流动、假塑性流动、胀性流动、触变流动的特点。

13. 简述流变学在药剂学中的应用。

14. 颗粒大小的表示方法和测定方法有哪些?

15. 用于表示粉体的密度有几种，各种密度间有何关系?

16. 一般采用哪些参数来表示粉体的流动性?

17. 简述水溶性药物吸湿的特点及 CRH。

18. 粉体压缩力与体积变化的各阶段有何微观特征?

19. 简述粉体学在药剂学中的应用。

20. 简述影响药物制剂稳定性的因素和稳定方法。

21. 简述药物稳定性试验的方法有哪些。

22. 药物固体制剂稳定性变化有哪些特殊性?

23. 简述新药稳定性研究设计的要点。

24. 如何在制剂工艺中体现药物制剂设计的基本要求。

25. 如何正确选择和处理给药途径、剂型与药物疗效的关系。

26. 药物制剂处方前设计工作包括哪些内容?

27. 药物制剂处方的优化设计包括哪些过程?

28. 简述新药的注册分类。

（吴正红　孙敏捷）

第三章　药用辅料与药品包装

本章要点

1.掌握药用辅料的定义、作用、种类、质量要求与应用原则；药用预混辅料的定义、特点；表面活性剂的概念、结构与性质；药品包装的定义、分类及其作用；药品包装材料与制剂相容性研究的意义。

2.熟悉药用高分子材料的定义、特点与类别；常用药用辅料、药用预混辅料、表面活性剂、药用高分子材料的主要品种及其在药剂学中的应用；常用药包材的种类、一般质量要求与选择原则；铝塑泡罩包装、复合膜条形包装和输液软袋包装等药品软包装的应用特点。

3.了解表面活性剂HLB值的计算；药品包装的相关法规。

4.重点：表面活性剂的主要品种及在药剂学中的应用，药用辅料的作用，药用高分子材料的特点及在药剂学中的应用，药用预混辅料的主要品种及在药剂学中的应用。

5.难点：表面活性剂的性质、主要品种及其在药剂学中的应用，药用高分子材料的特点及其在药剂学中的应用。

第一节　药用辅料

一、药用辅料概述

药用辅料（excipients）系指生产药品和调配处方时使用的赋形剂和附加剂，是除活性成分或前体以外，在安全性方面已进行了合理的评估，且包含在药物制剂中的非活性物质。药用辅料除了赋形、充当载体、提高稳定性外，还具有增溶、助溶、调节释放等重要功能，是可能会影响制剂的质量、安全性和有效性的重要成分。

药用辅料是药物制剂的重要组成部分，其功能多样性和质量可靠性是药物制剂设计、生产的物质基础。药物制剂处方设计过程的实质，就是依据药物特性与剂型要求，筛选与应用药用辅料的过程。

（一）药用辅料的分类

药用辅料可从来源、化学结构、用途、剂型、给药途径进行分类。同一药用辅料可用于不同给药途径，不同剂型，且有不同的用途。

按来源分类：可分为天然物、半合成物和全合成物。

按用于制备的剂型分类：可用于制备的药物制剂类型主要包括散剂、颗粒剂、片剂、胶囊剂、栓剂、丸剂、膜剂、贴剂、贴膏剂、软膏剂、乳膏剂、凝胶剂、吸入制剂、喷雾剂、气雾剂、糖浆剂、搽剂、涂剂、涂膜剂、酊剂、合剂、灌肠剂、口服溶液剂、口服混悬剂、口服乳剂、眼用制剂、鼻用制剂、耳用制剂、注射剂、植入剂、冲洗剂等。

按功能用途分类：可分为溶媒、增溶剂、助溶剂、潜溶剂、乳化剂、填充剂、吸收剂、稀释剂、黏合剂、崩解剂、润滑剂、泡腾剂、遮光剂、着色剂、助流剂、抗黏着剂、助压剂、矫味剂、芳香剂、抑菌剂、稳定剂、助悬剂、润湿剂、絮凝剂与反絮凝剂、抗结块剂、包衣剂、成膜剂、增塑剂、增黏剂、抗氧剂、抗氧增效剂、皮肤渗透促进剂、渗透压调节剂、螯合剂、pH调节剂、吸附剂、抛射剂、空气置换剂、表面活性剂、发泡剂、消泡剂、增稠剂、包合剂、保护剂、保湿剂、柔软剂、助滤剂、冷凝剂、基质、载体材料等。

按给药途径分类：可分为口服、注射、黏膜、经皮或局部给药、经鼻或吸入给药和眼部给药等。

（二）药用辅料的质量要求

药用辅料在生产、贮存和应用中应符合下列规定：

（1）生产药品所用的辅料必须符合药用要求，即经论证确认生产用原料符合要求、符合药用辅料生产质量管理规范和供应链安全。

（2）药用辅料应在使用途径和使用量下经合理评估后，对人体无毒害作用；化学性质稳定，不易受温度、pH、光线、保存时间等的影响；与主药无配伍禁忌，一般情况下不影响主药的剂量、疗效和制剂主成分的检验，尤其不影响安全性；且应选择功能性符合要求的辅料，经筛选尽可能用较小的用量发挥较大的作用。

（3）药用辅料的国家标准应建立在经国务院药品监督管理部门确认的生产条件、生产工艺以及原材料的来源等基础上，按照药用辅料生产质量管理规范进行生产，上述任何影响因素发生变化，均应重新验证，确认药用辅料标准的适用性。

（4）药用辅料可用于多种给药途径，同一药用辅料用于给药途径不同的制剂时，需根据临床用药要求制定相应的质量控制项目。质量标准的项目设置需重点考察安全性指标。药用辅料的质量标准可设置"标示"项，用于标示其规格，如注射剂用辅料等。

（5）药用辅料用于不同的给药途径或用于不同的用途对质量的要求不同。在制定辅料标准时既要考虑辅料自身的安全性，也要考虑影响制剂生产、质量、安全性和有效性的性质。药用辅料的试验内容主要包括两部分：与生产工艺及安全性有关的常规试验，如性状、鉴别、检查、含量等项目；影响制剂性能的功能性指标，如黏度、粒度等。

（6）药用辅料的残留溶剂、微生物限度、热原、细菌内毒素、无菌等应符合所应用制剂的相应要求。注射剂、滴眼剂等无菌制剂用辅料应符合注射级或眼用制剂的要求，供注射用辅料的细菌内毒素应符合要求，用于有除菌工艺或最终灭菌工艺制剂的供注射用辅料应符合微生物限度和控制菌要求，用于无菌生产工艺且无除菌工艺制剂的供注射用辅料应符合无菌要求。

（7）药用辅料的包装上应注明为"药用辅料"，且辅料的适用范围（给药途径）、包装规格及贮藏要求应在包装上予以明确；药品中使用到的辅料应写入药品说明书中。

二、药用辅料的用途及其功能性指标

药用辅料的质量标准中均设置了适宜的功能性指标（functionality-related characteristics，FRC），以保证药用辅料在制剂中发挥其赋形作用和保证质量的作用。针对特定用途设置功能性指标，同一辅料按功能性指标不同可以分为不同的规格。

《中国药典》通则9601《药用辅料功能性指标研究指导原则》中按照用途列举了稀释剂等十一大类一般化学手段难以评价其功能性的药用辅料。对于pH调节剂、渗透压调节剂、抑菌剂、螯合剂、络合剂、矫味剂、着色剂、增塑剂、抗氧剂、抛射剂等纯化合物或功能性，则可以通过相应的化学手段进行评价。

（一）稀释剂

稀释剂也称填充剂，指制剂中用来增加体积或重量的成分。常用的稀释剂包括淀粉、蔗糖、乳糖、预胶化淀粉、微晶纤维素、无机盐类和糖醇类等。在药物剂型中稀释剂通常占有很大比例，其作用不仅保证一定的体积大小，而且减少主药成分的剂量偏差，改善药物的压缩成型性。稀释剂类型和用量的选择通常取决于它的物理化学性质，特别是功能性指标。

稀释剂可以影响制剂的成型性和制剂性能（如粉末流动性、湿法颗粒或干法颗粒成型性、含量均一性、崩解性、溶出度、片剂外观、片剂硬度和脆碎度、物理和化学稳定性等）。一些稀释剂（如微晶纤维素）常被用作干黏合剂，因为它们在最终压片的时候能赋予片剂很高的强度。

稀释剂功能性指标包括：粒度及粒度分布、粒子形态、松密度/振实密度/真密度、比表面积、结晶性、水分、流动性、溶解度、压缩性、引湿性等。

（二）黏合剂

黏合剂是指一类使无黏性或黏性不足的物料粉末聚集成颗粒，或压缩成型的具黏性的固体粉末或溶液。黏合剂在制粒溶液中溶解或分散，有些黏合剂为干粉。随着制粒溶液的挥发，黏合剂使颗粒的各项性质（如粒度大小及其分布、形态、含量均一性等）符合要求。湿法制粒通过改善颗粒一种或多种性质，如流动性、可操作性、强度、抗分离性、含尘量、外观、溶解度、压缩性或者药物释放，使得颗粒的进一步加工更为容易。

黏合剂可分为三类，即天然高分子材料、合成聚合物和糖类。聚合物的化学属性，包括结构、单体性质和聚合顺序、功能基团、聚合度、取代度和交联度等将会影响制粒过程中的相互作用。同一聚合物由于来源或合成方法的不同，它们的性质可能显示出较大的差异。常用黏合剂包括淀粉浆、纤维素衍生物、聚维酮、明胶等。黏合剂通过改变微粒内部的黏附力生成湿颗粒（聚集物），亦可改变界面性质、黏度或其他性质。在干燥过程中，可能会形成固体桥，赋予干颗粒一定的机械强度。

黏合剂的功能性指标包括：表面张力、粒度及粒度分布、溶解度、黏度、堆密度及振实密度、比表面积等。

（三）崩解剂

崩解剂是加入到处方中促使制剂迅速崩解成小单元并使药物更快溶出释放的成分。当崩解剂接触水分、胃液或肠液时，它们通过吸收液体膨胀溶解或形成凝胶，引起制剂结构的破坏和崩解，促进药物的溶出。不同崩解剂发挥作用的机制主要有四种：膨胀、变形、毛细管作用和排斥作用。在片剂处方中，崩解剂的功能最好能具两种以上。崩解剂的功能性取决于多个因素，如它的化学特性、粒度及粒度分布以及粒子形态，此外还受一些重要的片剂因素的影响，如硬度和空隙率。

崩解剂包括天然的、合成的或化学改造的天然聚合物。常用崩解剂包括：干淀粉、羧甲基淀粉钠、低取代羟丙基纤维素、交联羧甲纤维素钠、交联聚维酮、泡腾崩解剂等。崩解剂可为非解离型或阴离子型。非解离态聚合物主要是多糖，如淀粉、纤维素、支链淀粉或交联聚维酮。阴离子聚合物主要是化学改性纤维素的产物等。对于离子聚合物应该考虑其化学性质。胃肠道pH的改变或者与离子型原料药（APIs）形成复合物都将会影响崩解性能。

与崩解剂功能性相关的性质包括：粒径及其分布、水吸收速率、膨胀率或膨胀指数、粉体流动性、水分、泡腾量等。

（四）润滑剂

润滑剂的作用为减小颗粒间、颗粒和固体制剂制造设备如片剂冲头和冲模的金属接触面之间的摩擦力。

润滑剂可以分为界面润滑剂、流体薄膜润滑剂和液体润滑剂。①界面润滑剂为两亲性的长链脂肪酸盐（如硬脂酸镁）或脂肪酸酯（如硬脂酰醇富马酸钠），可附着于固体表面（颗粒和机器零件），减小颗粒间或颗粒、金属间摩擦力而产生作用。表面附着受底物表面的性质影响，为了达到最佳附着效果，界面润滑剂颗粒往往为小的片状晶体。②流体薄膜润滑剂是固体脂肪（如氢化植物油）、甘油酯（如甘油二十二烷酸酯和二硬脂酸甘油酯）或脂肪酸（如硬脂酸）等，在压力作用下会熔化并在颗粒和压片机的冲头周围形成薄膜，从而有利于减小摩擦力，在压力移除后流体薄膜润滑剂重新固化。③液体润滑剂是在压紧之前可以被颗粒吸收，而压力下可自颗粒中释放的液体物质，也可用于减小制造设备的金属间摩擦力。

常用润滑剂包括：硬脂酸镁、微粉硅胶、滑石粉、氢化植物油、聚乙二醇类、月桂醇硫酸镁。

润滑剂的主要功能性指标包括：粒度及粒度分布、比表面积、水分、多晶型、纯度（如硬脂酸盐与棕榈酸盐比率）、熔点或熔程、粉体流动性等。

（五）助流剂和抗结块剂

助流剂和抗结块剂的作用是提高粉末流速和减少粉末聚集结块。助流剂和抗结块剂通常是无机物质细粉。它们不溶于水但不疏水。其中有些物质是复杂的水合物。常用助流剂和抗结块剂包括：滑石粉、微粉硅胶等无机物质细粉。

助流剂可吸附在较大颗粒的表面，减小颗粒间黏着力和内聚力，使颗粒流动性好。此外，助流剂可分散于大颗粒之间，减小摩擦力。抗结块剂可吸收水分以阻止结块现象中颗粒桥的形成。

助流剂和抗结块剂的功能性指标包括：①粒度及粒度分布；②表面积；③粉体流动性；④吸收率等。

（六）空心胶囊

空心胶囊作为药物粉末和液体的载体可以保证剂量的准确和运输的便利。空心胶囊应与内容物相容，通常包括两个部分（即胶囊帽和胶囊体），均为圆柱状，其中稍长的部分称为胶囊体，稍短的部分称为胶囊帽。胶囊帽和胶囊体紧密结合以闭合胶囊。软胶囊是由沿轴缝合或无缝合线的单片构成。

根据原料不同空心胶囊可分为明胶空心胶囊和其他胶囊。明胶空心胶囊由源于动物的皮、骨为原料的明胶制备；其他类型胶囊由非动物源的纤维素、多糖等制备。空心胶囊也含其他添加剂如增塑剂、着色剂、遮光剂和抑菌剂。应尽量少用或不用抑菌剂，空心胶囊所用添加剂的种类和用量应符合国家药用或食用相关标准和要求。

空心胶囊可装填固体、半固体和液体制剂。传统的空心胶囊应在37℃生物液体如胃肠液里迅速溶化或崩解。空心胶囊中可以引入肠溶材料和调节释放的聚合物，调节胶囊内容物的释放。

水分随着胶囊类型而变化，水分对胶囊脆度有显著的影响。平衡水分对剂型稳定性有关键作用，因为水分子可在胶囊内容物和胶囊壳之间迁移。透气性亦是一个很重要的指标，因为羟丙甲纤维素胶囊有开放结构，因而通常其胶囊透气性比一般胶囊更大。明胶空心胶囊贮藏于较高的温度和湿度（如40℃/75%RH）下可产生交联，而羟丙甲纤维素空心胶囊不会产生交联。

粉末内容物里的醛类物质因为能够使明胶交联而延长崩解时间。明胶空心胶囊在0.5%盐酸条件和36~38℃但不低于30℃的条件下应该能够在15分钟内崩解。羟丙甲纤维素胶囊在30℃以下也能崩解。

胶囊壳的功能性指标包括：水分、透气性、崩解性、脆碎度、韧性、冻力强度、松紧度等。

（七）包衣材料

包衣可以掩盖药物异味、改善外观、保护活性成分、调节药物释放。包衣材料包括天然、半合成和合成材料。它们可能是粉末或者胶体分散体系（胶乳或伪胶乳），通常制成溶液或者水相及非水相体系的分散液。蜡类和脂类在其熔化状态时可直接用于包衣，而不使用任何溶剂。

包衣材料的功能性研究应针对：溶解性（如肠溶包衣材料不溶于酸性介质而溶于中性介质）、成膜性、黏度、取代基及取代度、抗拉强度、透气性、粒度等。

（八）润湿剂和（或）增溶剂

润湿剂（wetting agent）能使固体物料更易被水浸湿的物质。通过降低其表面张力，使水能展开在固体物料表面上，或透入其表面，而把固体物料润湿。最常用的润湿剂是亲水亲油平衡值（hydrophilic lipophilic balance，HLB）在7~11的表面活性剂，如聚山梨酯类、肥皂类、聚氧乙烯蓖麻油类、泊洛沙姆等。

增溶剂（solubilizer）包含很多种不同的化学结构和等级。典型的增溶剂为阴离子型和非解离型表面活性剂，在水中自发形成的胶束形态和结构，起到增溶作用，其机制常常与难溶性药物和增溶剂自组装体（如胶束）形成的内核间的相互作用力有关。还有一些类型的增溶剂利用与疏水性分子相互作用的聚合物链的变化，将难溶性药物溶入聚合物链中从而增加药物的溶解度。

增溶剂包括固态、液态或蜡质材料。它们的化学结构决定其物理特性。然而增溶剂的物理特性和功效取决于表面活性特性和HLB。例如，十二烷基硫酸钠（HLB值为40）是亲水性的，易溶于水，一旦在水中分散，即自发形成胶束。增溶剂特殊的亲水和亲油特性可以由其临界胶束浓度（critical micelle concentration，CMC）来表征。

润湿剂或增溶剂的功能性指标包括：HLB值、黏度、组成、临界胶束浓度、表面张力等。

（九）栓剂基质

栓剂基质（suppository matrix）为制造直肠栓剂和阴道栓剂的基质。常用栓剂基质包括：油脂性基质，如可可豆脂、半合成椰油酯、半合成或全合成脂肪酸甘油酯等；水溶性基质，如甘油明胶、聚乙二醇、泊洛沙姆等。

栓剂应在略低于体温（37℃）下融化或溶解而释放药物，其释放机制为溶蚀或扩散分配。高熔点油脂性栓剂基质在体温条件下应融化；水溶性基质应能够溶解或分散于水性介质中，药物释放机制是溶蚀和扩散机制。

栓剂基质最重要的物理性质便是它的融程。一般来说，栓剂基质的融程在27~45℃。然而，单一栓剂基质的融程较窄，通常在2~3℃之间。基质融程的选择应考虑其他处方成分对最终产品融程的影响。

高熔点油脂性栓剂基质是半合成的长链脂肪酸甘油三酯的混合物，包括单甘油酯、双甘油酯，也可能存在乙氧化脂肪酸。根据基质的融程、羟值、酸值、碘值、凝固点和皂化值，可将基质分为不同的级别。

亲水性栓剂基质通常是亲水性半固体材料的混合物，在室温条件下为固体，当用于患者时，药物会通过基质的熔融、溶蚀和溶出机制而释放出来。相对于高熔点油脂性栓剂基质，亲水性栓剂基质有更多羟基和其他亲水性基团，如聚乙二醇，具有合适的融化和溶解行为。

栓剂基质的功能性指标包括：溶解性、熔点、融程、凝固点等。

（十）助悬剂和（或）增稠剂

在药物制剂中，助悬剂（suspending agent）和（或）增稠剂（thickener）用于稳定分散系统（例如混悬剂或乳剂），其机制为减少溶质或颗粒运动的速率，或降低液体制剂的流动性。

助悬剂、增稠剂稳定分散体系或增稠效应有多种机制。常见的是大分子链或细黏土束缚溶剂导致黏度增加和层流中断；其余包括制剂中的辅料分子或颗粒形成三维结构的凝胶，和大分子或矿物质吸附于分散颗粒或液滴表面产生的立体作用。每种机制（黏度增加，凝胶形成或立体稳定性）是辅料流变学特性的体现，由于辅料的分子量大和粒径较大，其流变学的性质为非牛顿流体。此类辅料的分散体表现出一定的黏弹性。

助悬剂或增稠剂可以是小分子也可以是大分子或矿物质。

（1）小分子助悬剂或增稠剂，如甘油、糖浆。

（2）大分子助悬剂或增稠剂：①亲水性的碳水化合物高分子，包括阿拉伯胶、琼脂、海藻酸、羧甲纤维素、角叉（菜）胶、糊精、结冷胶、瓜尔豆胶、羟乙纤维素、羟丙纤维素、羟丙甲纤维素、麦芽糖糊精、甲基纤维素、果胶、丙二醇海藻酸、海藻酸钠、淀粉、西黄蓍胶和黄原胶、树胶；②非碳水化合物亲水性大分子，包括明胶、聚维酮、卡波姆、聚氧乙烯和聚乙烯醇。

（3）矿物质助悬剂或增稠剂，包括硅镁土、皂土（斑脱土）、硅酸镁铝、二氧化硅等。但是，单硬脂酸铝按功能分类既非大分子也非矿物质类助悬剂或增稠剂，它主要包含不同组分比例的单硬脂酸铝和单棕榈酸铝。

助悬剂和增稠剂的功能性指标为黏度等。

（十一）软膏基质

软膏是黏稠的，用于体表不同部位的半固体外用制剂。软膏基质（ointment base）是其主要组成成分并决定其物理性质。软膏基质是具有相对高黏度的液体含混悬固体的稳定混合物，可作为药物的外用载体并可作为润湿剂和皮肤保护剂。被选择的软膏基质应惰性、化学稳定。

软膏基质分为：①油性基质：不溶于水，无水、不吸收水，亦难以用水去除（如凡士林）；②吸收性软膏基质：无水，但能够吸收一定量的水，不溶于水而且不易用水去除（如羊毛脂）；③乳剂型基质：通常是水包油型或油包水型，其中含水，能够吸收水分，但在水中无法溶解（如乳膏）；④水溶性软膏基质：本身无水，可以吸水，能溶于水，可用水去除（如聚乙二醇）。

软膏基质的重要功能性指标包括：水溶性、吸水性、黏度、熔程等。

三、表面活性剂

（一）表面活性剂的定义与结构

表面张力（surface tension）是使液体表面分子向内收缩至最小面积的一种力。一定条件下，任何纯液体都具有表面张力。如20℃时，水的表面张力为72.75mN/m，苯的表面张力为28.88mN/m。水溶液表面张力的大小因溶质不同而改变，例如一些无机盐可以使水的表面张力略有增加，一些低级醇则使水的表面张力略有下降，而肥皂和胆酸盐等可使水的表面张力显著下降。使液体表面张力降低的性质称为表面活性（surface activity）。表面活性剂（surfactants）系指能显著降低液体表面张力的物质。

表面活性剂的表面活性是由其结构特点所决定的。表面活性剂分子结构具有双亲性，含有不对称分布的亲油基团和亲水基团（图3-1）。亲油基团一般为8~20个碳原子的烃链；亲水基团主要包括羧酸基、磺酸基、硫酸基及磷酸基、氨基、季铵基以及由含氧基团组成的醚基和羟基与羧酸酯、嵌段聚醚等等。如肥皂是脂肪酸类（R-COO-）表面活性剂，其结构中的脂肪酸碳链（R-）为亲油基团，解离的脂肪酸根（COO-）为亲水基团。

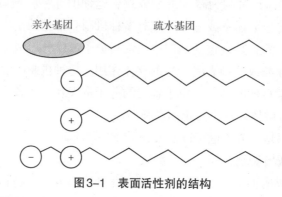

图3-1　表面活性剂的结构

（二）表面活性剂的分类与常用品种

根据极性基团的解离性质，将表面活性剂分为离子型表面活性剂和非离子型表面活性剂。离子型表面活性剂又可分为阴离子表面活性剂、阳离子表面活性剂和两性离子表面活性剂。

1. 阴离子表面活性剂　阴离子表面活性剂（anion surfactant）起表面活性作用的部分是阴离子。主要有肥皂、烷基磺酸钠、烷基芳基磺酸钠、烷基硫酸钠、仲烷基硫酸钠等。常用作洗涤剂、润湿剂、乳化剂和分散剂（即能产生空间位阻在颗粒表面形成完整覆盖层从而防止颗粒间团聚的物质）。

（1）肥皂类：系高级脂肪酸的盐，通式为 $[RCOO^-]_nM^{n+}$，如硬脂酸钠、硬脂酸镁等。脂肪酸烃链R一般在 C_{11}~C_{17} 之间，以硬脂酸、油酸、月桂酸等较常见。根据M的不同，又可分碱金属皂、碱土金属皂和有机胺皂（如三乙醇胺皂）等。它们均具有良好的乳化性能和分散油的能力，一般只用于外用制剂。

（2）硫酸化物：主要是硫酸化油和高级脂肪醇硫酸酯类，通式为 $ROSO_2^-M^+$，如十二烷基硫酸钠、十六烷基硫酸钠等。脂肪烃链R在 C_{12}~C_{18} 范围。硫酸化油的代表是硫酸化蓖麻油，俗称土耳其红油，可与水混合，为无刺激性的去污剂和润湿剂，可代替肥皂洗涤皮肤，也可用于挥发油或是不溶性杀菌剂的增溶；高级脂肪醇硫酸酯类中常用的是十二烷基硫酸钠（SDS，又称月桂醇硫酸钠）、十六烷基硫酸钠（鲸蜡醇硫酸钠）、十八烷基硫酸钠（硬脂醇硫酸钠）等，它们的乳化性很强，但对黏膜有一定的刺激性，主要用作外用软膏的乳化剂，有时也用于片剂等固体制剂的润湿剂或增溶剂。

（3）磺酸化物：主要有脂肪族磺酸化物、烷基芳基磺酸化物和烷基萘磺酸化物等。通式为 $RSO_3^-M^+$。它们的水溶性及耐酸、耐钙、镁盐性比硫酸化物稍差，但即使在酸性水溶液中也不易水解。常用的品种有二辛基琥珀酸磺酸钠、二己基琥珀酸磺酸钠、十二烷基苯磺酸钠等，其中十二烷基苯磺酸钠为目前广泛应用的洗涤剂。另外，甘胆酸钠、牛磺胆酸钠等胆酸盐类，常用作胃肠道脂肪的乳化剂和单硬脂酸甘油酯的增溶剂。

2. 阳离子表面活性剂　阳离子表面活性剂（cationic surfactant）起作用的部分是阳离子，亦称阳性皂，为季铵化物，通式为 $RNH_3^+X^-$ 或 $R_1R_2N^+R_3R_4^+X^-$。分子结构的主要部分是一个五价的氮原子，其特点是水溶性大，在酸性与碱性溶液中较稳定，具有良好的表面活性作用和杀菌作用。常用品种有苯扎氯铵（洁尔灭）和苯扎溴铵（新洁尔灭）等。

3. 两性离子表面活性剂 两性离子表面活性剂（amphoteric surfactant）的分子结构中同时具有正、负电荷基团，在不同pH介质中可表现出阳离子或阴离子表面活性剂的性质。

（1）磷脂：磷脂（phospholipid），也称磷脂类、磷脂质，是指含有磷酸的脂类，属于复合脂，是组成生物膜的主要成分。磷脂为两性分子，一端为亲水的含氮或磷的头，另一端为疏水（亲油）的长烃基链，是天然的两性离子表面活性剂。根据磷脂的主链结构可分为甘油磷脂（phosphoglyceride）与鞘磷脂（sphingolipid）两大类。

甘油磷脂主链为甘油–3–磷酸，甘油分子中的另外两个羟基都被脂肪酸所酯化，磷酸基团又可被各种结构不同的小分子化合物酯化后形成各种磷酸甘油酯。根据极性头部基团的不同，甘油磷脂有：磷脂酰胆碱（phosphatidyl cholines，PC，卵磷脂）、磷脂酰乙醇胺（phosphatidyl ethanolamines，PE，脑磷脂）、磷脂酰丝氨酸（phosphatidyl serines，PS，丝胺酸磷脂）、磷脂酰肌醇（phosphatidyl inositols，PI，肌醇磷脂）、磷脂酰甘油（phosphatidyl glycerin，PG）、甘油磷脂酸（phosphatidic acid，PA）等。

鞘磷脂是含鞘氨醇或二氢鞘氨醇的磷脂，其分子不含甘油，是一分子脂肪酸以酰胺键与鞘氨醇的氨基相连。鞘氨醇或二氢鞘氨醇是具有脂肪族长链的氨基二元醇，有长链脂肪烃基构成的疏水尾和两个羟基及一个氨基构成的极性头。鞘磷脂存在于大多数哺乳动物细胞的质膜内，是髓鞘的主要成分。人体含量最多的鞘磷脂是神经鞘磷脂，由鞘氨醇、脂肪酸及磷酸胆碱构成。

磷脂是一类具有重要生理功能的类脂化合物，通常磷脂是成分复杂的混合物，富含磷脂的产品包括蛋黄、大豆、动物脑组织等等。蛋黄磷脂中，卵磷脂含量很高，为大豆卵磷脂含量（0.4%~0.45%）的15~20倍。

大豆磷脂是一种混合磷脂，它是由磷脂酰胆碱、磷脂酰乙醇胺、磷脂酰肌醇、磷脂酰丝胺酸等成分组成，其中最典型的是前三种。磷脂的组成十分复杂，含有脑磷脂、丝氨酸磷脂、肌醇磷脂、磷脂酰胆碱、磷脂酰乙醇胺、磷脂酸等，还有糖脂、中性脂、胆固醇和神经鞘脂等。大豆磷脂的等电点约为3.5，在空气中不稳定，易氧化变色，须充氮气低温保存。

卵磷脂外观为透明或半透明黄色或黄褐色油脂状物质，对热敏感，在60℃以上数天内即变为不透明褐色，在酸性和碱性条件以及酯酶作用下容易水解，不溶于水，溶于三氯甲烷、乙醚、石油醚等有机溶剂。卵磷脂是良好的天然表面活性剂，是制备静脉注射用乳剂及脂质微粒制剂的主要辅料。

（2）氨基酸型和甜菜碱型两性离子表面活性剂：该类表面活性剂为合成表面活性剂，阴离子部分为羧酸盐，阳离子部分为季铵盐或胺盐。由胺盐构成者即为氨基酸型（R–$^+$NH$_2$–CH$_2$CH$_2$–COO$^-$），在等电点（一般为微酸性）时亲水性减弱，并可能产生沉淀；由季铵盐构成者即为甜菜碱型（R–$^+$N–（CH$_3$）$_2$–CH$_2$–COO$^-$），无论在酸性、中性及碱性溶液中均易溶，在等电点时也无沉淀。

两性离子表面活性剂在碱性溶液中呈阴离子表面活性剂的性质，具有很好的起泡、去污作用；在酸性溶液中则呈阳离子表面活性剂的性质，具有很强的杀菌能力。常用的一类氨基酸型两性离子表面活性剂"Tego"杀菌力很强而毒性小于阳离子表面活性剂。

4. 非离子型表面活性剂 非离子型表面活性剂（nonionic surfactant）在水中不解离，亲水基团是甘油、聚乙二醇和山梨醇等多元醇，亲油基团是长链脂肪酸或长链脂肪醇以及烷基或芳基等，亲水基团和亲油基团间通过酯键或醚键结合。非离子型表面活性剂具有良好的分散、乳化、润湿、增溶等多种性能，广泛用于外用、口服制剂和注射剂中。

（1）脂肪酸甘油酯：脂肪酸甘油酯（fatty acid glyceride）主要有脂肪酸单甘油酯和脂肪酸二甘油酯，如单硬脂酸甘油酯等。脂肪酸甘油酯因纯度不同可以是褐色、黄色或白色的油状、脂状或蜡状物质，熔点在30~60℃，不溶于水，在水、热、酸、碱及酶等作用下易水解成甘油和脂肪酸。其表面活性较弱，HLB为3~4，主要用作W/O型辅助乳化剂。

（2）蔗糖脂肪酸酯：简称蔗糖酯（sucrose fatty acid ester），是蔗糖与脂肪酸反应生成的多元醇型非离子表面活性剂，根据与脂肪酸反应生成酯的取代数不同有单酯、二酯、三酯及多酯。

蔗糖酯为白色至黄色粉末，在室温下稳定，高温时可分解和发生蔗糖的焦化，在酸、碱和酶的作用下可水解成游离脂肪酸和蔗糖。蔗糖酯不溶于水，但在水和甘油中加热可形成凝胶，溶于丙二醇、乙醇及一些有机溶剂，但不溶于油。改变取代脂肪酸及酯化度，可得到不同HLB值（5~13）的产品，主要用作O/W型乳化剂、分散剂。

（3）脂肪酸山梨坦：即失水山梨醇脂肪酸酯（dehydrated sorbitol fatty acid ester），商品名为司盘（spans），是由山梨糖醇及其单酐和二酐与脂肪酸反应而成的酯类化合物的混合物。根据反应的脂肪酸的不同，可分为司盘20（月桂山梨坦）、司盘40（棕榈山梨坦）、司盘60（硬脂山梨坦）、司盘65（三硬脂山梨坦）、司盘80（油酸山梨坦）和司盘85（三油酸山梨坦）等多个品种。

脂肪酸山梨坦是黏稠状、白色至黄色的油状液体或蜡状固体。不溶于水，易溶于乙醇，在酸、碱和酶的作用下容易水解，其HLB值为1.8~3.8，是常用的W/O型乳化剂。在O/W型乳剂中，司盘20和司盘40常与吐温配伍，用作混合乳化剂；在W/O型乳剂中，司盘60、司盘65等则适合与吐温配合使用。

（4）聚山梨酯：即聚氧乙烯失水山梨醇脂肪酸酯（polyoxyethylene dehydrated sorbitol fatty acid ester），商品名为吐温（Tweens），是由失水山梨醇脂肪酸酯与环氧乙烷反应生成的亲水性化合物。根据脂肪酸不同，有吐温20（聚山梨酯20）、吐温40（聚山梨酯40）、吐温60（聚山梨酯60）、吐温65（聚山梨酯65）、吐温80（聚山梨酯80）和吐温85（聚山梨酯85）等多种型号。

聚山梨酯是黏稠的黄色液体，对热稳定，但在酸、碱和酶作用下也会水解。易溶于水和乙醇以及多种有机溶剂，不溶于油，低浓度时在水中形成胶束，其增溶作用不受溶液pH影响。吐温是常用的增溶剂、乳化剂、分散剂和润湿剂。

（5）聚氧乙烯脂肪酸酯：由聚乙二醇与长链脂肪酸缩合而成的酯，通式为R-COO-CH$_2$（CH$_2$OCH$_2$）$_n$CH$_2$-OH，如卖泽（Myrj-45，-49，-51，-52，-53）、硬脂酸聚烃氧（40）酯（polyoxyl 40 stearate）、15-羟基硬脂酸聚乙二醇酯（Kolliphor HS 15）等。此类表面活性剂具有较强水溶性，常用作增溶剂和O/W型乳化剂。

（6）聚氧乙烯脂肪醇醚：由聚乙二醇与脂肪醇缩合而成的醚，通式为R-O-（CH$_2$OCH$_2$）$_n$H，如苄泽（Brij-30，-35，-58，-76，-78）、西土马哥（Cetomacrogol）、平平加O（Perogol O）、聚氧乙烯蓖麻油（Cremophore EL35、RH40）等。此类表面活性剂具有较强亲水性，常用作增溶剂和O/W型乳化剂。

（7）聚氧乙烯-聚氧丙烯共聚物：商品名普朗尼克（Pluronic），又称泊洛沙姆（poloxamer）。通式为HO（C$_2$H$_4$O）$_a$-（C$_2$H$_4$O）$_b$-（C$_2$H$_4$O）$_a$H。根据共聚比例的不同，本品有各种不同分子量的产品，随分子量增加，本品从液体变为固体。相地分子量可在1000~14000，HLB值为0.5~30。随聚氧丙烯比例增加，则亲油性增强；随聚氧乙烯比例增加，则亲水性越强。本品具有乳化、润湿、分散、起泡和消泡等多种优良性能，但增溶能力较弱。其中Poloxamer 188（Pluronic F68）作为一种O/W型乳化剂，是目前可用于静脉乳剂的极少数乳化剂之一，用本品制备的乳剂能够耐受热压灭菌和低温冰冻。

（三）表面活性剂的基本性质

1. 胶束　表面活性剂分子在水溶液中的存在状态与其浓度有关（图3-2）。当表面活性剂浓度较低时，呈单分子分散或被吸附（正吸附）在溶液表面而降低表面张力；当表面正吸附达到饱和时，表面张力达到最低值；当表面活性剂的浓度增加至溶液表面已经饱和而不能再吸附时，表面活性剂的分子即开始转入溶液内部，因亲油基团相互吸引而与水相斥，表面活性剂分子（一般50~150个）形成亲油基团向内、亲水基团向外的缔合体，称为胶束（micelles）。胶束的粒径在胶体范围，属于热力学体系。

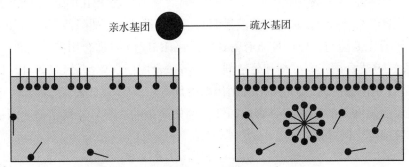

图3-2　表面活性剂分子在溶液中的存在状态

表面活性剂分子缔合形成胶束的最低浓度称为临界胶束浓度（critical micell concentration, CMC）。表面活性剂不同，CMC也不同；相同亲水基的同系列表面活性剂，若亲油基团越大，则CMC越小；在达到CMC后的一定范围内，单位体积内胶束数量和表面活性剂的总浓度几乎成正比。在CMC时，溶液的表面张力以及摩尔电导、黏度、渗透压、密度、光散射等多种物理性质发生急剧变化。或者说，溶液物理性质发生急剧变化时的浓度即该表面活性剂的CMC。但测定的物理性质不同以及所采用的测定方法不同得到的结果可能会有差异。另外，温度、浓度、电解质、pH等因素对测定结果也会产生影响。

胶束可呈球形、棒状、束状、板状或层状等多种结构（图3-3）。在高浓度的表面活性剂水溶液中，如有少量非极性溶剂的存在，则可能形成反向胶束，即亲水基团向内、亲油基团朝向非极性液体。

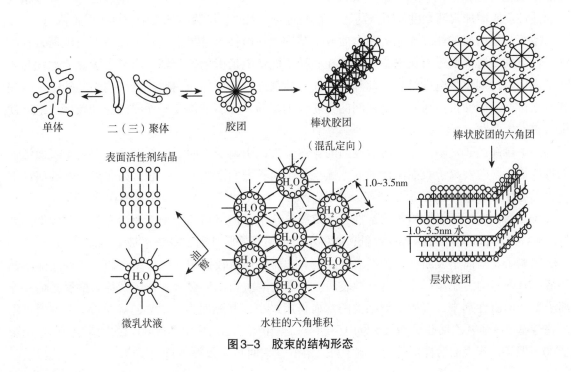

图3-3　胶束的结构形态

2. 亲水亲油平衡值 表面活性剂分子中亲水和亲油基团对油或水的综合亲合力称为亲水亲油平衡值（hydrophile-lipophile balance，HLB）。根据经验，一般将表面活性剂的HLB值范围限定在0~40，其中非离子表面活性剂的HLB值范围为0~20，即完全由疏水碳氢基团组成的石蜡分子的HLB值为0，完全由亲水性的氧乙烯基组成的聚氧乙烯的HLB值为20，既具碳氢链又具氧乙烯链的表面活性剂的HLB值则介于两者之间。十二烷基硫酸钠（离子表面活性剂）的HLB值为40。亲水性表面活性剂有较高HLB值，亲油性表面活性剂有较低HLB值。亲油性或亲水性很大的表面活性剂易溶于油或易溶于水，在溶液界面的正吸附量较少，故降低表面张力的作用较弱。

表面活性剂的HLB值与其应用性质有密切关系：HLB值1~3适合用作消泡剂，3~8适合用作W/O型乳化剂，7~9适合用作润湿剂和分散剂，8~16适合用作O/W型乳化剂，12~18适合用作起泡剂，13~16适合用作去污剂，15~18适合用作增溶剂等。

非离子型表面活性剂的HLB值具有加和性，例如简单的二组分非离子型表面活性剂体系的HLB值可按各自重量比例计算如下：

$$\text{HLB}_{ab} = \frac{HLB_a \times W_a + HI_aB_b \times W_b}{W_a + W_b}$$

例如，用45%司盘60（HLB = 4.7）和55%吐温60（HLB = 14.9）组成的混合表面活性剂的HLB值为10.31。但上式不能用于混合离子型表面活性剂HLB值的计算。

3. 生物学性质

（1）对药物吸收的影响：表面活性剂的存在可能增进药物的吸收，也可能降低药物的吸收，取决于多种因素的影响。如药物在胶束中的扩散、生物膜的通透性改变、对胃空速率的影响、黏度等，很难作出预测。

如果药物系被增溶在胶束内，对药物从胶束中扩散的速度和程度及胶束与胃肠生物膜融合的难易程度具有重要影响。如果药物可以顺利从胶束内扩散或胶束本身迅速与胃肠黏膜融合，则增加吸收，如聚山梨酯80能明显促进螺内酯的口服吸收。

如果表面活性剂溶解生物膜脂质，可增加上皮细胞的通透性，从而改善吸收，如十二烷基硫酸钠改进头孢菌素钠、四环素、磺胺脒、氨基苯磺酸等药物的吸收。但聚氧乙烯或纤维素类表面活性剂能增加胃液黏度而阻止药物向黏膜面的扩散时，则吸收速度随黏度上升而降低。

（2）与蛋白质的相互作用：蛋白质分子结构中在碱性条件下发生解离而带有负电荷，在酸性条件下发生解离而带有正电荷。因此在两种不同带电情况下，分别与阳离子表面活性剂与阴离子表面活性剂发生电性结合。此外，表面活性剂还可能破坏蛋白质二维结构中的盐键、氢键和疏水键，从而使蛋白质各残基之间的交联作用减弱，螺旋结构变得无序或受到破坏，最终使蛋白质发生变性。

（3）毒性：通常阳离子表面活性剂的毒性最大，阴离子表面活性剂次之，非离子表面活性剂毒性最小。两性离子表面活性剂的毒性小于阳离子表面活性剂。一般认为非离子表面活性剂口服无毒性。如成人每天口服4.5~6g聚山梨酯80，连服28天，都未见明显的毒性反应。

表面活性剂用于静脉给药的毒性大于口服，其中，仍以非离子型表面活性剂毒性较低。如供静脉注射的poloxamer188毒性很低，麻醉小鼠可耐受静脉注射10%该溶液10ml。

阴离子及阳离子表面活性剂不仅毒性较大，而且还有较强的溶血作用。如十二烷基硫酸钠溶液就有强烈的溶血作用。非离子型表面活性剂的溶血作用较轻微，在亲水基为聚氧乙烯基非离子型表面活性剂中，以聚山梨酯类的溶血作用最小，其顺序为：聚氧乙烯基烷基醚>聚氧乙烯烷芳基醚>聚氧乙烯脂肪酸酯>聚山梨酯类；聚山梨酯20>聚山梨酯60>聚山梨酯40>聚山梨酯80。但是，若表面活性剂质量控制不好，静脉注射时可诱发严重过敏反应。

（4）刺激性：表面活性剂长期应用或高浓度使用可能出现皮肤或黏膜损害。如季铵盐类化合物高于1%即可对皮肤产生损害；十二烷基硫酸钠产生损害的浓度为20%以上，聚山梨酯类对皮肤和黏膜的刺激性很低。

（四）表面活性剂在药剂学中的应用

1. 增溶 表面活性剂形成胶束后增加某些难溶性物质在溶媒中的溶解度并形成澄明溶液的过程，称为增溶（solubilization）。例如甲酚在水中的溶解度仅2%左右，但在肥皂溶液中，却能增加到50%。具有增溶作用的表面活性剂称为增溶剂（solubilizer），被增溶的物质称为增溶质。在药剂学中，增溶剂常用于制备难溶性药物的溶液型液体制剂。

对于非极性药物，可完全进入胶束内烃核的非极性环境而被增溶，如多西他赛等；对于带极性基团的药物，则以其非极性基团插入胶束烃核，极性基团伸入胶束的栅状层的亲水基中，如水杨酸类；对于极性较强的药物，由于分子两端都有极性基团，可完全被胶束的亲水基团所增溶，如对羟基苯甲酸。需要注意的是，抑菌剂在表面活性剂溶液中往往被增溶而降低活性。

胶束增溶体系是动力学稳定体系，也是热力学稳定体系。在CMC以上，随着表面活性剂用量的增加，胶束数量增加，增溶量也相应增加。当表面活性剂用量固定时，增溶质达到饱和的浓度即为最大增溶浓度（maximum additive concentration，MAC）。此时继续加入增溶质，若增溶质为液体，体系将转变成乳浊液；若增溶质为固体，则溶液中将有沉淀析出。显然，CMC越低、缔合数越大，MAC就越高。

除了表面活性剂种类、浓度、制剂中其他成分外，温度是影响增溶的重要因素。温度对增溶存在三方面的影响：影响胶束的形成，影响增溶质的溶解，以及影响表面活性剂的溶解度。对于离子表面活性剂，温度上升主要是增加增溶质在胶束中的溶解度以及增加表面活性剂的溶解度。

（1）Krafft点：离子表面活性剂在水中的溶解度随温度的上升而增加，当温度升高至某一温度时，其溶解度急剧升高，该温度称为Krafft点。Krafft点是离子表面活性剂的特征值。Krafft点越高，表面活性剂的临界胶束浓度越小。Krafft点也是表面活性剂应用温度的下限，或者说，只有在温度高于Krafft点时表面活性剂才能更大程度地发挥作用。例如十二烷基硫酸钠的Krafft点为8℃，而十二烷基磺酸钠的Krafft点为70℃，显然，后者在室温时使用表面活性就不够理想。

（2）昙点：对于聚氧乙烯型非离子表面活性剂，温度升高可导致聚氧乙烯链与水之间的氢键断裂，当温度上升到一定程度时，聚氧乙烯链可发生强烈脱水和收缩，使增溶空间减小，增溶能力下降，表面活性剂溶解度急剧下降并析出，溶液出现混浊，这一现象称为起昙，此时的温度称为浊点或昙点（cloud point）。在聚氧乙烯链相同时，碳氢链越长，浊点越低；在碳氢链长相同时，聚氧乙烯链越长，则浊点越高。昙点是聚氧乙烯型非离子表面活性剂的特征值，大多数此类表面活性剂的浊点在70~100℃，如聚山梨酯20为90℃，聚山梨酯60为76℃，聚山梨酯80为93℃，但泊洛沙姆108、泊洛沙姆188等聚氧乙烯类非离子型表面活性剂在常压下观察不到昙点。

2. 乳化 两种互不相溶的的液体，如油与水，其中一种液体以极小液滴分散在另一种液体中形成乳浊液的过程，称为乳化（emulsification）。乳浊液中以液滴形成存在的那一相叫做分散相，或称为内相或不连续相；而连成一片的另一相称为分散介质，或称为外相、连续相。由于液滴界面积巨大，因此乳状液是一种热力学不稳定体系。乳化是液-液界面现象，能降低表面张力或形成界面膜而使乳状液稳定的第三种组分，称为乳化剂（emulsifier）。在药剂学中，乳化剂是保证乳剂、乳膏剂、微乳与纳米乳等制剂稳定的关键辅料。

表面活性剂是一类性能优秀的乳化剂，其HLB值是决定乳剂类型的重要因素之一，通常选用HLB值为3~8的表面活性剂作为W/O型乳化剂，选用HLB值8~16的表面活性剂作为O/W型乳化剂。每种被乳化的油，均有最适宜的HLB值，欲制成最稳定的乳浊液与乳膏，应选择该油相所需的HLB值所对应的表面活性剂及其混合体系作为乳化剂。

3. 润湿 润湿（wetting）是指通过降低液体表面张力，使液体能铺展在固体物料表面上，或透入其表面的过程。能使固体物料更易被液体（一般为水）浸湿的物质称为润湿剂（wetting agent）。在药剂学中，润湿剂可通过增加难溶性药物的润湿性，而提高混悬剂的分散性、改善固体制剂的溶出性等等。

润湿剂一般是HLB值为7~9，并有适宜溶解度的表面活性剂。当与疏水固体表面接触时，其亲油基团附着于固体表面，亲水基向外伸向液体中，其作用是降低固-液间的表面张力，使液体容易在固体表面上展开。

4. 起泡与消泡 泡沫是一层很薄的液膜包围着气体，是气体分散在液体中的分散体系。一些含有表面活性剂或具有表面活性物质的溶液，当剧烈搅拌或蒸发浓缩时，可产生稳定的泡沫。这些表面活性剂通常有较强的亲水性和较高的HLB值，在溶液中可降低液体的表面张力而使泡沫稳定，这些物质即称为"起泡剂"（foaming agent）。在产生稳定泡沫的情况下，加入一些HLB值为1~3的亲油性较强的表面活性剂，则可与泡沫液层争夺液膜表面而吸附在泡沫表面上，代替原来的起泡剂，而其本身并不能形成稳定的液膜，故使泡沫破坏，这种用来消除泡沫的表面活性剂称为"消泡剂"（antifoaming agent）。

5. 消毒与防腐 表面活性剂的消毒或杀菌作用可归结于它们与细菌生物膜蛋白质发生强烈的相互作用使其变性或破坏。大多数阳离子表面活性剂和两性离子表面活性剂，以及少数阴离子表面活性剂，如苯扎氯铵、苯扎溴铵、Tego、甲酚皂、甲酚磺酸钠等可用作消毒剂，常用于手术前皮肤消毒、伤口或黏膜消毒、器械消毒和环境消毒等。在药剂学中，苯扎氯铵、苯扎溴铵等阳离子表面活性剂还可用作滴眼液等液体制剂的抑菌剂。

四、药用高分子材料

高分子化合物（macromolecules）简称高分子，是指分子量在10^4Da（Dalton，道尔顿）以上的一类化合物，是由许多简单的结构单元以共价键重复连接而成的分子。高分子化合物可分为天然、半合成、合成等三类高分子。天然高分子在药剂中的应用已有悠久的历史，而越来越多的合成高分子作为药用辅料在新剂型与新制剂研究、开发与生产等方面发挥了极为重要的作用。

（一）淀粉及其衍生物

1. 淀粉 淀粉（starch）是天然存在的多糖，可由玉米、小麦成熟的种子和马铃薯、木薯的块茎制得。淀粉相对分子量5万~16万，含有直链淀粉和支链淀粉（α-葡萄糖的两种多糖），直链淀粉为α-1，4苷键连接的α-葡萄糖单体组成的D-葡萄糖直链，支链淀粉除含有大部分α-1，4苷键连接的α-葡萄糖单体组成的D-葡萄糖直链外，还含有4%以α-1，6苷键连接的α-葡萄糖单体组成的D-葡萄糖支链。

不同来源淀粉中直链淀粉含量不同，例如，玉米淀粉含27%直链淀粉，马铃薯淀粉含22%直链淀粉，木薯淀粉含22%直链淀粉，而糯玉米淀粉几乎全部为支链淀粉。因此，不同来源淀粉的溶胀、胶化、溶解、吸湿等物理性质不同。

药用淀粉常用玉米淀粉，堆密度0.462g/cm³，平均粒径17μm，具有黏附性，流动性差；在所有淀粉中吸湿性最小，在50%相对湿度下含水分11%；不溶于水但可在水中分散，25℃时2%的水混合液pH为5.5~6.5；溶胀温度65℃，胶化温度70℃及以上时迅速膨胀并形成半透明凝胶。

淀粉在药物制剂中主要用作片剂等固体制剂的稀释剂、崩解剂与黏合剂，崩解剂用量在

3%~15%，常用浓度5%~25%新配制的淀粉糊为黏合剂。淀粉也可用于混悬剂、外用制剂，例如含药扑粉。

2. 预胶化淀粉 预胶化淀粉（pregelatinized starch）又称可压性淀粉、预糊化淀粉，是用物理法或化学法使淀粉部分或全部破裂的产物。《美国药典》没有规定淀粉来源，但《欧洲药典》规定预糊化淀粉是由玉米、马铃薯或大米淀粉制得。目前供药用的产品有部分预胶化淀粉（partially pregelatinized starch）和全部预胶化淀粉（fully pregelatinized starch）。部分预胶化淀粉具有良好的流动性和直接可压性；完全预胶化淀粉在冷水中溶解，可用作湿法制粒的黏合剂。

通常，部分预胶化淀粉（例如Colorcon公司的预胶化淀粉Starch RX 1500）含有5%的游离直链淀粉、15%的游离支链淀粉和80%的未改性的淀粉；完全预胶化淀粉含有20%~30%的直链淀粉和其余的支链淀粉，与部分预胶化中的比例（1：3）大致相同。

预胶化淀粉为白色或类白色粉末，堆密度0.586g/cm³，平均粒径52μm；在25℃及相对湿度为65%时，平衡吸湿量为13%；在有机溶剂中不溶，依据预胶化程度不同，微溶至可溶于冷水；10%的水分散液pH4.5~7.0；部分预胶化淀粉可在冷水中溶解10%~20%。

预胶化淀粉属于改性淀粉，用于口服胶囊剂、片剂处方中，常用作黏合剂（湿法制粒压片5%~10%，直接压片5%~20%）、稀释剂（5%~75%）及崩解剂（5%~10%）。与淀粉比较，预胶化淀粉具有自润滑剂作用因而能增加流动性；预胶化淀粉又具有良好可压性，可在干法压片工艺中用作黏合剂。与其他辅料合用时，还需要加入润滑剂，一般加入0.25%的硬脂酸镁，但是硬脂酸镁用量太大对于片剂强度和溶出度不利。因此，最好使用硬脂酸来润滑预胶化淀粉。

3. 羧甲淀粉钠 羧甲淀粉钠（sodium carboxymethyl starch，CMS-Na，羧甲基淀粉），又称甘醇酸淀粉钠（starch glycolate，乙醇酸钠淀粉），系淀粉的羧甲基醚的钠盐，即D-吡喃葡萄糖结构上的羟基被羧甲基取代后并适度交联的产物。

羧甲淀粉钠是白色或类白色粉末，由椭圆形或球形颗粒组成，堆密度0.756g/cm³，平均粒径42μm；一般含水量在10%以下，但有较大的吸湿性，25℃及相对湿度为70%时，平衡吸湿量为25%；微溶于95%乙醇，几乎不溶于水，在水中能膨胀至原体积的300倍，2%的水分散液静置后可形成高度水化的膨胀层；25℃时3.3%的水分散液pH为3.0~5.0或5.5~7.5，pH5.5~7.5时黏度最大而稳定，pH低于2时析出沉淀，pH高于10时黏度下降。

目前国内外市售商品有"Primojel""Explotab"和"DST"等，是广泛应用的崩解剂，但氯化钠及其他无机盐可减弱其崩解能力。

（二）纤维素及其衍生物

1. 微晶纤维素 天然来源的纤维素分子是由吡喃环D-葡萄糖构成的直链多糖，聚合度在5000~10000之间，不溶于水，但具有强亲水性，吸水引起的溶胀仅在少量未结合羟基形成的无定形区发生。在酸、碱、加热或强烈粉碎等条件下部分结晶或使结晶区溶胀或使部分分子链断裂，其溶胀性相应增强。

将天然细纤维用17.5%NaOH溶液在20℃处理，收集其中不溶解部分（称为α-纤维素），再用浓盐酸煮沸，去除纤维素中的无定形部分，余下的结晶部分经干燥、粉碎即得到聚合度约200的微晶纤维素（microcrystalline cellulose，MCC）。

微晶纤维素是白色、多孔性微晶状、易流动的颗粒或粉末，具有高度的变形性，可吸收2~3倍量的水分而膨胀，也可吸收1.2~1.4倍的油。国外商品名"Avicel"，系加有8.5%~11%的羧甲基纤维素的混合物，有利于避免粉末凝聚及增加亲水性。其型号根据粒度及比表面积有多种，如Avicel、PH-101、PH-103平均粒径约50μm，比表面积为11.2~11.4m²/g，而Avicel，

PH-102、PH-105平均粒径为100μm和20μm，比表面积分别为10.0m²/g和20.7m²/g。

微晶纤维素是片剂的优良辅料，可作为填充剂、崩解剂、干燥黏合剂和吸收剂等使用。粒径细小的粉末适合用作液体的吸收剂以及液体药剂的助悬剂和增稠剂，也可用于水包油乳剂和乳膏的稳定剂。

2. 纤维素酯类衍生物 纤维素分子上的大量羟基可被酯化、醚化而形成多种衍生物。纤维素酯衍生物系羟基被酸酐部分取代或全部取代的产物。常用的酯类衍生物有醋酸纤维素和醋酸纤维素酞酸酯，两者分别是羟基与醋酐反应或同时与酞酸酐反应的产物。

（1）醋酸纤维素：根据乙酰基取代数不同，醋酸纤维素（cellulose acetate，CA）可分为三醋酸纤维素、二醋酸纤维素及一醋酸纤维素三种。醋酸纤维素在水中不溶胀和溶解，一醋酸纤维素或二醋酸纤维素溶于二氯甲烷及异丙醇的混合溶剂系统、丙酮及与甲醇或乙醇的混合溶剂系统等，但三醋酸纤维素只溶于二氯甲烷的溶剂系统，对水的渗透性也最差。

醋酸纤维素系白色或类白色粉末，可作为缓释制剂的包衣材料或直接与药物混合压片用作阻滞剂，或在加入醋酸三丁酯、酞酸二乙酯等增塑剂时也可用于制备薄膜，二醋酸纤维素薄膜具半渗透性，可阻止溶液中水分子以外的物质的渗透，是制备渗透泵片剂包衣的主要材料。

（2）醋酸纤维素酞酸酯：醋酸纤维素酞酸酯（cellulose acetate phthalate，CAP）即邻苯二甲酸醋酸纤维素，在纤维素分子上的羟基同时被乙酰基和邻苯二甲酸基团取代后，不溶于酸性水溶液而可以在pH6.0以上的缓冲液中溶解，溶于丙酮及丙酮与乙醇或甲醇的混合溶剂系统。

本品为白色或类白色略有醋酸味的粉末，有轻微的醋酸臭味，在长期湿热条件下可发生降解、释放出醋酸，在缓冲液中的溶解性变差。在有大量的铁、铝、铅、钙等多价金属离子存在下，形成不溶性的酞酸盐。

CAP作为肠溶包衣材料，一般在其中加入酞酸二乙酯作增塑剂，由于使用时需加有机溶剂溶解，溶剂挥发污染环境，造成易燃易爆的不安全因素。因此，国外已开发CAP的肠溶包衣水分散体。

3. 纤维素醚类衍生物 该类衍生物包括羧甲基纤维素钠、甲基纤维素、乙基纤维素、羟丙基纤维素和羟丙甲纤维素等品种。除乙基纤维素和低取代的羟丙纤维素外，其他品种均是水溶性的材料。

（1）羧甲基纤维素钠：羧甲基纤维素钠（carboxymethyl cellulose sodium，CMC-Na）又称纤维素胶，是纤维素分子的羟基被羧甲基部分取代后的产物。因所用纤维素原料不同，CMC-Na分子量在9万~70万之间，其羧甲基取代度为0.6~0.8。经取代后，纤维素原有的结晶结构被破坏并以钠盐的强烈亲水性而极易溶于水，水溶液具黏性，且较少受溶液pH及无机盐的影响。

羧甲基纤维素钠在我国是最早开发应用的纤维素衍生物之一，作为药用辅料，常用为混悬剂的助悬剂；乳剂的稳定剂、增稠剂；凝胶剂、软膏和糊剂的基质；片剂的黏合剂；也可用作皮下或肌内注射的混悬剂的助悬剂，以延长药效，但CMC-Na不宜应用于静脉注射，因其易沉着于组织内，静脉注射在动物体内显示有过敏性。CMC-Na无毒，不被胃肠道消化吸收，口服吸收肠内水分而膨化，使粪便溶剂增大，刺激肠壁，故USP收载作膨胀性通便药。在胃中微有中和胃酸作用，可作为黏膜溃疡保护剂。

（2）羧甲基纤维素及其钙盐：羧甲基纤维素或其钙盐系在生成CMC-Na后，用酸处理，除去NaCl和乙醇酸钠，洗去多余的游离酸，或再与适量的碳酸钙反应生成钙盐，然后研磨成粉末制成，其取代度约为1.0。

由于CMC-Na口服易成糊状，老年人及小儿服用含CMC-Na的固体制剂有堵塞的危险，而羧甲基纤维素及其钙盐能弥补CMC-Na的不足，且钙盐也适宜限制钠盐摄取的患者应用。羧甲基纤维素可用作增稠剂、乳化稳定剂、片剂的黏合剂以及膜材料；羧甲基纤维素钙可作为助悬剂、增稠剂，丸剂和片剂的崩解剂、黏合剂和分散剂。

（3）交联羧甲基纤维素钠：交联羧甲基纤维素钠（croscarmellose sodium，CCNa；crosslinked carboxymethylcellulose sodium，CCMC-Na）又称改性纤维素胶，是CMC-Na的交联聚合物，取代度为0.60~0.85，氯化钠及乙醇酸钠总量低于0.5%，沉降容积为80.0ml以下。国外商品名Ac-Di-Sol，通常有2种规格，其中A型pH为5.0~7.0，取代度为0.60~0.85，沉降容积为10~30ml，B型的pH为6.0~8.0，取代度为0.63~0.95，沉降容积小于80ml。

交联羧甲基纤维素钠由于分子为交联结构，不溶于水。但具有良好的流动性和吸水溶胀性，常用作片剂崩解剂，并能加速药物溶出。

（4）甲基纤维素：甲基纤维素（methylcellulose，MC）是纤维素的甲基醚，含甲氧基27.5%~31.5%，取代度1.5~2.2，聚合度 n 为50~1500不等，纤维素分子的羟基为甲氧基取代后有良好的水溶性，在冷水中溶胀并溶解成黏性溶液。当加热其溶液至60~70℃时，由于甲氧基与水分子之间的氢键被破坏而凝胶化，当热至沸腾时则产生沉淀，但冷却后能重新溶解成为透明胶体溶液。所以，在配制其溶液时，常先用热水润湿本品，等充分溶胀后，加入冷水后冷藏可得到充分溶解、黏度高、透明度好的溶液。有电解质存在时，胶化温度下降，有乙醇或聚乙二醇存在时，胶化温度上升，加蔗糖及电解质至一定浓度时，可析出沉淀。

甲基纤维素为白色-黄白色纤维素粉状或颗粒，相对密度1.26~1.31，熔点280~300℃，同时焦化，有良好的亲水性，在冷水中膨胀生成澄明及乳白色的黏稠胶体溶液，其1%溶液pH为5.5~8.0，不溶于热水、饱和盐溶液、醇、醚、丙酮、甲苯和三氯甲烷，溶于冰醋酸或等量混合的醇和三氯甲烷中。

甲基纤维素微有吸湿性，在25℃及相对湿度为80%时的平衡吸湿量为23%。在室温时，在pH2~12对碱及稀酸稳定。甲基纤维素易霉变，故经常用热压灭菌法灭菌，与常用的防腐剂有配伍禁忌，可能降低酚、羟苯甲酯、硝酸银、苯扎溴铵等防腐剂和抑菌剂的效力，适合配伍的防腐剂有硝酸苯汞等。

甲基纤维素为安全、无毒、可供口服的药用辅料，按黏度分有15、25、100、400、1500、4000、8000mPa·s等不同等级。《美国药典》及《日本药局方》收载其作为通便药。在药剂产品中，低或中等黏度的甲基纤维素可作为片剂的黏合剂，用于片剂包衣的浓度为0.5%~5%，高黏度甲基纤维素可用于改进崩解或作缓释制剂的骨架。高取代度、低黏度级的甲基纤维素可用其水性或有机溶剂溶液喷雾包片衣或包隔离层。其他可作为助悬剂、增稠剂、乳剂稳定剂、保护胶体，亦可作隐形眼镜片的润湿剂及浸渍剂。0.5%~1%（W/V）的高取代、高黏度甲基纤维素可作滴眼液用；其1%~5%浓度可用作乳膏或凝膏剂的基质。

（5）乙基纤维素：乙基纤维素（ethylcllulose，EC）是纤维素的乙氧基取代物，取代度为2.25~2.60，相当于乙氧基含量44%~50%。

乙基纤维素为白色-黄白色粉末及颗粒，相对密度1.12，松密度为0.4g/cm³；不易吸湿，在25℃及相对湿度为80%时的平衡吸湿量为3.5%；不溶于水、甘油和丙二醇；其乙氧基含量低于46.5%，易溶于三氯甲烷、乙酸甲酯、四氢呋喃及芳烃及乙醇的混合物；其乙氧基含量在46.5%以上者易溶于三氯甲烷、乙醇、乙酸乙酯、甲醇及甲苯。乙基纤维素耐碱、耐盐溶液，有短时间的耐稀酸性。乙基纤维素在较高温度及受日光照射时易发生氧化降解，故宜在7~32℃避光保存于干燥处。

国际市场上，乙基纤维素的商品有Ethocel（Dow公司产品）和Aqualon（Aquaion公司产品）的不同型号产品。乙基纤维素适宜作为对水敏感的药物骨架、薄膜材料，作骨架阻滞剂时，可直接使用其粉末，也可以用其作为黏合剂，制粒时将其溶于乙醇，也可利用其热塑性，以挤出法或大片法制粒，调节乙基纤维素或水溶性黏合剂的用量，以改变药物的释放速度。乙基纤维素具有良好的成膜性，可将其溶于有机溶剂作为薄膜包衣材料，缓释片包衣常用浓度为3%~10%，一般片剂包衣或制粒为1%~3%，由于它的疏水性好，不溶于胃肠液，常与水溶性聚合物共用，改变乙基纤维素和水溶性聚合物的比例，可以调节衣膜层的药物扩散速度。为了提高包衣效率和减少有机溶剂的污染及回收，可将乙基纤维素制备成水分散液使用，目前的品种已有"Aquacoat""Surelease"等多种。在乳膏剂、洗剂或凝膏剂中应用适当溶剂，乙基纤维素可作为增稠剂。

（6）羟乙基纤维素：羟乙基纤维素（HEC）是纤维素的部分羟乙基醚衍生物，为淡黄色到乳白色粉末，无臭，无味，具潮解性，其1%（W/V）水溶液pH为5.5~8.5，相对密度为0.35~0.61，软化点为134~140℃，205℃时分解。

羟乙基纤维素溶于热水或冷水中，可形成澄明、均匀的溶液，但不溶于丙酮、乙醇和乙醚等有机溶剂，在二醇类极性有机溶剂中能膨化或部分溶解。本品水溶液在pH2~12黏度变化不大，经冰冻、高温贮藏或煮沸不产生沉淀或凝胶现象，但pH5以下可能有部分水解，增加溶液温度，黏度下降，但冷却后可恢复原状。本品溶液易染菌，如长期贮藏应加防腐剂，与大多数水溶性抑菌剂相容性好，与酶蛋白、明胶、甲基纤维素、聚乙烯醇、淀粉、表面活性剂等相容。

羟乙基纤维素主要用于眼科及局部外用。一般认为无毒，无刺激性，大鼠口服不经胃肠道吸收，但由于其合成过程中有较多量的乙二醇残余物，故目前不被批准供食品用，但FDA已列为眼科制剂、口服糖浆和片剂、耳科及局部外用的辅料。在药剂学中用于眼科和外用制剂的增稠剂，片剂的黏合剂及薄膜包衣剂。

（7）羟丙基纤维素：羟丙基纤维素（hydroxypropyl cellulose，HPC）是纤维素的羟丙基醚衍生物，含羟丙基的量为53.4%~77.8%，国外产品还含有0.6%的防结块剂（微粉二氧化硅）。

HPC的相对密度为1.22（颗粒），松密度约为0.5g/cm³，其1%水溶液的pH为5.0~8.5。HPC具有热塑性，软化温度为130℃，260~275℃焦化。HPC可溶于甲醇（1:2）、乙醇、丙二醇、异丙醇（95%）、二甲基亚砜和二甲基甲酰胺，高黏度型号溶解性较差，加入共溶剂能显著地改变溶解能力。HPC不溶于热水，但能溶胀，易溶于38℃以下水中，加热胶化，在40~45℃时形成絮状膨化物，放冷可复原。HPC不宜与高浓度溶质配伍，因溶质夺取溶剂中的水分，易产生沉淀，溶解后HPC可与常用防腐剂产生配伍禁忌。

国际市场上，羟丙基纤维素的商品有Klucel（Aqualon公司产品），根据研磨加工粒度不同有20目、60目及100目等不同产品，平衡含湿量通常在2%~5%，但在23℃及相对湿度为84%时的平衡吸湿量为12%。HPC的干品虽有潮解性，但其粉末很稳定。

目前国内外应用很广泛的低取代羟丙基纤维素（low substituted hydroxyl propyl cellulose，L-HPC），是含羟丙基取代基较低的HPC，L-HPC的取代基含量为5%~16%，约相当取代摩尔数0.1~0.39，相对密度为1.46，实密度为0.57~0.65g/cm³。L-HPC在水和有机溶剂中不溶，但由于它的粉末有很大的表面积和孔隙度，加速了吸湿速度，增加了溶胀性，用于片剂时，使片剂易于崩解。同时，它的粗糙结构与药粉和颗粒之间有较大的镶嵌作用，使黏结强度增加，从而提高片剂的硬度和光泽度。L-HPC的溶胀性随取代基的增加而提高，取代百分率为1%时，溶胀度为500%，取代百分比为15%时，溶胀度为720%。

L-HPC是一种优良的片剂崩解剂，而且其亲水性及颗粒形状有助于提高片剂的压缩性及硬度，且L-HPC的崩解性与胃液或肠液中酸碱度无多大的关系。

（8）羟丙甲纤维素：羟丙甲纤维素（hydroxypropyl methylcellulose，HPMC）是纤维素分子同

时被甲氧基和羟丙基醚化的衍生物。

HPMC溶于冷水成为黏性溶液，其1%水溶液pH为5.8~8.0，实密度为0.5~0.7g/cm³，熔点190~220℃，焦化温度为225~230℃，玻璃化温度为170~180℃，分子量不同，黏度不同，分子量大，则黏度大。HPMC不溶于乙醇、乙醚及三氯甲烷，但溶于10%~80%的乙醇溶液或甲醇与二氯甲烷的混合液。HPMC有一定吸湿性，在25℃及相对湿度80%时，平衡吸湿量约为13%。HPMC在干燥环境非常稳定，溶液在pH3.0~11.0时也很稳定。

HPMC的国外商品有Methocel（美国Dow公司）和Pharmacoat（日本信越化学公司）等，它的甲基取代度为1.0~2.0，羟丙基平均取代摩尔数为0.1~0.34。《美国药典》收载4种规格型号，它们的相对分子量为10000~150000。

HPMC为无毒、安全的药用辅料，低黏度级别（5~50cPa·s）的可作黏合剂、增黏剂及助悬剂等；中等黏性的可用作分散剂、增稠剂和薄膜包衣等；高黏度级别（4000~100000cPa·s）的可用作缓释制剂如骨架片的主要填充剂及阻滞剂。

4. 纤维素醚的酯衍生物　以羟丙甲纤维素为骨架进行酯化的产品有羟丙甲纤维素酞酸酯（hydroxypropyl methylcellulose phthalate，HPMCP）及醋酸羟丙甲纤维素琥珀酸酯（hydroxypropyl methylcellulose acetate succinate，HPMCAS）两种。

（1）羟丙甲纤维素酞酸酯：HPMCP是HPMC的酞酸半酯。不同规格的HPMCP含有甲氧基、羟丙氧基和羧苯甲酰基百分比不同。

HPMCP为白色或米黄色的片状物或颗粒，无臭，微有酸味或异味，有潮解性，熔点150℃，玻璃化转变温度在133~137℃。

HPMCP不溶于水和酸性溶液，不溶于乙烷，但易溶于丙酮/甲醇、丙酮/乙醇或甲醇/氯甲烷混合液（1：1，W/W），在pH为5.0~5.8以上的缓冲液中能溶解。在室温条件下，HPMCP吸收水分2%~5%，在25℃及相对湿度为80%时，平衡吸水量为11%。

HPMCP是性能优良的新型薄膜包衣材料。因HPMCP无味，不溶于唾液，故可用作薄膜包衣以掩盖片剂或颗粒的异味或异臭。口服安全无毒，它不溶于胃液，但能在小肠上端快速膨化溶解，故是肠溶衣的良好材料，性能优于CAP，常用浓度为5%~10%，溶液可用二氯甲烷与乙醇（1：1）或乙醇与水（0.8：0.2）。应用时不必用增塑剂，如用少量可以提高衣层的柔软性，增塑剂有二醋酸甘油酯、甘油三酯、酞酸乙酯或丁酯、蓖麻油、聚乙二醇等。也可用于制备缓释药物的颗粒，国外已有其水分散体产品。

（2）醋酸羟丙甲纤维素琥珀酸酯：HPMCAS是HPMC的醋酸和琥珀酸混合酯。

HPMCAS为白色至黄白色，平均粒径在10μm以下的粉末，无味，有醋酸异臭。HPMCAS溶于氢氧化钠、碳酸钠溶液，易溶于丙酮或二氯甲烷–乙醇混合液，不溶于水、乙醇和乙醚。HPMCAS在pH为5.5~7.1缓冲液中，溶解时间大都在10分钟以内，最长不超过30分钟。

HPMCAS有吸湿性，它的平衡吸湿量在25℃和相对湿度为82%时，大约在10%以下，HPMCAS稳定性较HPMCP和CAP优良，45℃放置3个月，取代基含量无变化，40℃相对湿度75%放置3个月，有较多醚基分解，乙酰基和琥珀基含量略有下降，故宜防潮贮藏。

HPMCAS作为片剂肠溶包衣材料、缓释性包衣材料和薄膜包衣材料，其粒径在5μm以下者也可作水分散体用于包衣。

（三）其他天然高分子材料

1. 明胶　明胶（gelatin）系动物骨、皮等结缔组织胶原纤维蛋白的水解产物，为白色或淡黄色的非晶态、半透明颗粒或条块，是制备空胶囊和软胶囊胶皮的主要材料。

明胶的制备方法主要有酸水解法和碱水解法两种，所得到的明胶则分别称为酸法明胶（A型明胶）和碱法明胶（B型明胶），等电点分别为pH7~9和pH4.7~5.2。在等电点时，明胶的黏度、溶解度、透明度、溶胀度最小。

明胶在冷水中溶胀缓慢，加热至40℃可加快溶胀及溶解，明胶溶液的黏度与明胶分子量有关，如15%明胶溶液在40℃时的恩氏黏度［在一定温度（t）下，从恩氏黏度计中流出200ml液体所需时间与20℃流出同体积蒸馏水所需时间之比，此比值即为液体在温度t摄氏度下的恩氏黏度（Engler viscosity）］，猪皮明胶为10~30°E，牛皮明胶为5~10°E。常用优质明胶的相对分子量为100 000~150 000。

明胶溶液的黏度随温度降低而升高，3%明胶溶液在21℃的黏度是31℃时的10倍；0.5%明胶溶液冷却至35℃左右即可形成凝胶；质量优良的明胶的凝胶形成温度应在29~35℃范围内，高于该温度，凝胶可回复至溶液状态；继续升高温度，明胶溶液的黏度变化则不明显。明胶溶液的黏度也与溶液的pH有关，酸法明胶与碱法明胶分别在pH3以下及pH10以上有最大黏度。长时间在较高温度下贮放明胶溶液，可导致明胶蛋白质的进一步水解，黏度下降；酸、碱及酶可加速降解的发生。强力搅拌及超声处理也可使其黏度降低。但在干燥条件下，明胶的性质则十分稳定。

明胶溶液形成凝胶后的强度是衡量明胶质量的另一重要指标，通常用勃鲁姆强度（Bloom strength）表示，即采用直径12.7mm的平底柱塞压入明胶凝胶表面4mm所需的重量，优质明胶的勃鲁姆强度在250~350g。

由于明胶的凝胶具有热可逆性，冷却时凝固，加热时熔化，在制剂生产中，最主要的用途是作为硬胶囊、软胶囊以及微囊的囊材。明胶的薄膜均匀，有较坚固的拉力并富有弹性，故可用作片剂包衣的隔离层材料。此外常用作栓剂的基质、片剂的黏合剂和吸收性明胶海绵的原料等。

2. 白蛋白　白蛋白（albumin）又称清蛋白，是血浆中含量最多，但分子量最小的蛋白质，约占其总蛋白的55%，相对分子量为66500，白蛋白由584个氨基酸残基组成，其中含两个二硫桥，N–末端是天冬氨酸。

人血白蛋白在固态时为棕黄色无定型的小块、鳞片或粉末。其水溶液是近无色至棕色微黏稠的液体，颜色的深浅与浓度有关。白蛋白易溶于稀盐溶液（如半饱和的硫酸铵）及水中，一般当硫酸铵的饱和度在60%以上时，可析出沉淀，对酸较稳定，受热可聚合变化，但仍较其他血浆蛋白质耐热，蛋白质的浓度大时，热稳定性小。

白蛋白是一种简单的蛋白质，分子中带有较多的极性基团，对很多药物离子具有高度的亲和力，能和这些药物可逆地结合发挥运输作用。

白蛋白在注射剂产品中用作辅料，主要作为蛋白质类或酶类产品的稳定剂或作为新剂型微球的材料、抗癌药栓塞的载体。作稳定剂时浓度为0.003%~5%。也可作为注射剂的共溶剂（助溶剂）或冻干制剂的载体。

白蛋白在人体内无抗原性，无过敏反应，在人体内能被降解吸收，故是很有价值的、安全的，但价昂的材料。

3. 阿拉伯胶　阿拉伯胶（acacia）系*Acacia senegek*（L.）Willd（豆科）茎及枝渗出的干燥胶状物，产于阿拉伯国家干旱高地，以苏丹和塞内加尔产品质量最佳。阿拉伯胶为糖及半纤维素的复杂的聚集体，其主要成分为阿拉伯酸的钙盐、镁盐、钾盐的混合物（约含80%），缓慢水解阿拉伯酸可得L–树胶糖、L–鼠李糖、D–半乳糖和D–糖醛酸等。

阿拉伯胶呈圆球颗粒状、片状或粉状，外表白色或黄白色，半透明，易碎，折断面有玻璃般光泽，相对密度为1.35~1.49，有潮解性，在25℃相对湿度为25%~65%时平衡含湿量为8%~13%，相对湿度高于70%时则吸收大量水分。

阿拉伯胶是一种表面活性剂。加入电解质，增强表面分子的活性，使界面分子更为密集，并能增加阿拉伯胶分子的疏水性。阿拉伯胶是有效的乳化剂，其乳化作用主要在于它形成界面膜的内聚力很大并具有弹性。

阿拉伯胶不溶于乙醇，能溶解于甘油或丙二醇（1∶20），水中溶解度为1∶2.7，5%水溶液的pH为4.5~5.0，在pH2~10时稳定性良好，溶液易霉变，其溶液可用微波辐射灭菌。

阿拉伯胶作为药剂辅料历史悠久、口服安全无毒，但不宜作注射剂用，常用作乳化剂、增稠剂、助悬剂、黏合剂和保护胶体。

4. 西黄蓍胶　西黄蓍胶为豆科植物西黄蓍胶树及西亚（伊朗、叙利亚和土耳其等地）产的西蓍胶树的干枝被割伤渗出的树胶，经干燥后，人工按片状、带状分等级挑出而得。含有水不溶性多糖黄蓍胶糖为60%~70%，其余为不溶性多糖黄蓍糖，另外，还含有少量的纤维素、淀粉、蛋白质等，西黄蓍胶的相对分子量约为840000。

西黄蓍胶为扁平、层片状，也可能为粉状物，呈白色至黄色，透明、无臭、无味，相对密度为1.25~1.38，1%水混悬液的pH为5~6，难溶于水、乙醇（95%）及其他有机溶剂，遇水易膨化，体积能增大10倍，遇热水或冷水可生成黏性胶液或半凝胶。

西黄蓍胶干品稳定，但其凝胶易染霉菌，故含水制品应加有防腐剂，一般加0.1%苯甲酸（钠）、0.17%对羟基苯甲酸甲酯及0.03%对羟基苯甲酸丙酯。西黄蓍胶与高浓度盐类及天然或合成的助悬剂（如阿拉伯胶、羧甲基纤维素、淀粉及蔗糖）有较好的相容性。

西黄蓍胶可作口服制剂的乳化剂和助悬剂，亦可用于乳膏、凝膏和乳剂。

5. 壳多糖及脱乙酰壳多糖　壳多糖（chitin）是主要来源于甲壳类动物（蟹、虾等）外壳的一种氨基多糖，其重复单元是以β-1，4苷键相连的壳二糖，壳二糖的结构与纤维素类似，仅D-葡萄糖的2位羟基被乙酰氨基（CH_3CONH-）取代。

壳多糖系结晶性聚合物，为白色粉末或半透明片状物，相对分子量为100万~200万，几乎不溶于大多数常用溶剂，如水、稀酸及碱溶液、乙醇、乙醚等，只在无水甲酸、氯代乙酸等少数溶剂溶胀或溶解，实际应用受限制。

将壳多糖用浓碱溶液加热水解并脱去乙酰基后得到相对分子量30万~60万的脱乙酰壳多糖（chitosan，壳聚糖）。脱乙酰壳多糖系一种阳离子聚合物，溶于大多数有机溶剂，溶于盐酸、醋酸等低pH水溶液，并形成凝胶。

壳多糖及脱乙酰壳多糖主要用作缓释制剂的阻滞剂，后者还可制备成控释药膜，由于其阳离子性质，酸性药物较碱性药物更容易渗透。脱乙酰壳多糖与组织有良好相容性，可用于制备人工皮肤、手术缝合线或体内埋植剂等。

6. 海藻酸钠　海藻酸钠为褐藻的细胞膜组成成分，一般以钙盐或镁盐存在。海藻酸为由聚β-1，4-D-甘露糖醛酸与聚α-1，4-L-古洛糖醛酸结合的线型高聚物，相对分子量约为$2.4×10^5$。

海藻酸钠为无臭、无味、白色至淡黄色粉末，不溶于乙醇、乙醚、稀乙醇液（30%），不溶于有机溶剂及酸类（pH在3以下）。一般而言，海藻酸钠能缓缓溶于水形成黏稠液体，具有高黏性，其低浓度在低切变速度下，近似牛顿流体，其水溶液黏度与pH有关，pH在4以下则凝胶化，pH10以上则不稳定。海藻酸钠与蛋白质、明胶、淀粉相容性好，与二价以上金属离子形成盐而凝固。

海藻酸钠具有吸湿性，一般含水量为10%~30%，其平衡含水量与相对湿度有关，如置于低相对湿度和低于25℃以下，其稳定性相当好。海藻酸钠的黏度因规格不同而异，其10%溶液在20℃时，黏度为20~400mPa·s，可因温度、浓度、pH和金属离子的存在而不同。其1%水溶液在不同温度下保存两年仍具有原黏度的60%~80%。

海藻酸钠溶于蒸馏水形成均匀溶液，其黏性和流动性受温度、切变速度、分子量、浓度和蒸馏水混用的溶剂的性质所影响。pH、螯合剂、一价盐、多价阳离子和季铵化合物等化学因素也影响其流动性质。

海藻酸钠可用于口服及局部外用，其应用浓度为：在片剂中可用作黏合剂（1%~3%），崩解剂（2.5%~10%）、增稠剂及助悬剂（1~5g/100ml），乳剂的稳定剂（1~3g/100ml），糊剂和软膏基质（5%~10%），以及水性微囊的膜材。本品外用时可加0.1%的氯甲酚、0.1%的氯二甲苯酚或对羟基苯甲酸酯类作防腐剂。

药剂学中利用海藻酸钠的溶解度特性、凝胶和聚电解质性质作为缓释制剂的载体、包埋剂或生物黏附剂，利用其水溶胀性，作为片剂崩解剂；利用其成膜性，制备微囊；利用其与二价离子的结合性，可作为软膏基质或混悬剂的增黏剂，其中作为缓释制剂的骨架、包埋剂和微囊材料等尤为重要。

（四）丙烯酸类高分子材料

1. 卡波姆　卡波姆（carbomer）或称羧基乙烯共聚物，是丙烯酸与烯丙基蔗糖共聚轻度交联的药用高分子辅料，商品名为Carbopol，有Carbopol 940、934、941等品种，相对分子量分别为4×10^6、3×10^6、1×10^6。

卡波姆是一种白色、疏松、酸性、引湿性强、微有特异臭的粉末，通常含水量可高达2%，平均粒径为2~7μm。本品可在水中分散，分散液呈酸性，当加入适量碱性溶液中和后，则迅速溶胀成高黏度半透明凝胶或溶解成黏稠溶液。为了防止溶解时的表面凝胶化而影响溶解，可用少量甘油、丙二醇或聚乙二醇先行润湿，溶胀，然后再加水溶解。

卡波姆在制剂中用途广泛，低浓度溶液可用于液体药剂的增黏、增稠、助悬，其凝胶是优良的软膏基质，也可用作缓释制剂的阻滞剂等。

2. 丙烯酸树脂　丙烯酸树脂（acrylic acid resin，商品名Eudragit）可分为甲基丙烯酸共聚物和甲基丙烯酸酯共聚物两大类，是制剂中广泛应用的包衣材料，根据共聚成分及比例的不同，分别具有在胃液、肠液中溶解或在水中不溶的多种特性。

根据共聚成分不同，在肠液pH溶解的树脂均为丙烯酸共聚物，可与水中氢氧离子结合而溶解；在胃液pH溶解的树脂均具有碱性胺基基团，可与水中氢离子结合而溶解。渗透型树脂仅含季铵盐基团，虽有强亲水性，但只能溶胀而不溶解，其溶胀程度与季铵盐比例有关，比例较大者有较高渗透性。胃崩型树脂完全由酯共聚而成，在酸及碱溶液中均不溶，亲水性较小，需适加糖粉、淀粉等物质以利于吸水膨胀和崩解。

作为包衣材料，肠溶性树脂因甲基丙烯酸结构上的α-甲基阻碍了分子链的运动，呈现较强的刚性性质，玻璃化温度在160℃以上，衣膜脆性较大，应加入较大比例（可高达40%）的增塑剂，如醋酸甘油酯、聚乙二醇、邻苯二甲酸酯等；胃崩型及渗透型等树脂因含有较大比例的丙烯酸酯成分参与共聚，这些酯的作用有如内增塑剂，分子链柔性较强，故玻璃化温度较低，如胃崩型为-8℃，渗透型树脂为55℃左右，包衣时可加入少量（10%以下）或不加增塑剂。除主要用作包衣材料外，各种树脂粉末也可用作缓释片剂的阻滞剂。

丙烯酸树脂为一类安全、无毒的高分子材料，为类白色或白色的粉末或条状物，溶于乙醇、丙酮、二氯乙烷等极性有机溶剂形成黏稠溶液，主要用作片剂、微丸剂、硬胶囊剂等的薄膜包衣材料。

丙烯酸树脂具有良好的成膜性，有E、L、S、RS、RL等多种型号，其中E型是胃溶型；L和S型为肠溶型；RS和RL型不溶于水。其中，国产胃溶型E30和Ⅳ号丙烯酸树脂分别相当Eudragit E30D、E100；国产肠溶型Ⅰ、Ⅱ、Ⅲ号丙烯酸树脂分别相当Eudragit L30D、L100和S100。

（五）乙烯类高分子材料

1. 聚乙烯醇 聚乙烯醇（polyvinyl alcohol，PVA）是由聚醋酸乙烯酯经醇解而成的结晶性高分子材料。聚醋酸乙烯酯的醇解百分率称为醇解度，醇解度在87%~89%的聚乙烯醇的水溶性最好，在冷水和热水中都能溶解。

聚乙烯醇是白色或淡黄色结晶性颗粒或粉末，玻璃化转变温度约85℃，在100℃开始缓缓脱水，180~190℃熔融；在多数有机溶剂中不溶，但溶于50%以下的乙醇溶液，加热回流可加速其溶解；具有极强的亲水性，溶于热水或冷水中，分子量越大，结晶性越强，水溶性越差，但水溶液的黏度相应增加。聚乙烯醇水溶液为非牛顿流体，黏度随浓度增加而急剧上升，温度升高则黏度下降。高浓度的聚乙烯醇形成凝胶，将其溶液或凝胶均匀涂布在光洁平板上，缓慢加热脱去部分水，可得到柔软、透明并有一定抗张强度的薄膜。

国产聚乙烯醇的规格有PVA04-88、PVA05-88、PVA17-88等多种，醇解度均为88%，前一组数字则代表聚合度（×100）；药用聚乙烯醇分子量在30000~200000，平均聚合度n为500~5000，国外市场有高黏度（相对分子量为200000）、中黏度（相对分子量为130000）及低黏度（相对分子量为30000）的不同产品。

聚乙烯醇是一种良好的成膜和凝胶材料，广泛用于凝胶剂、透皮制剂、涂膜剂、膜剂中。聚乙烯醇作为外用避孕凝胶剂或膜剂的主要凝胶材料或膜材的原因在于其优良的水溶性可使杀精剂迅速分散；聚乙烯醇用于经皮吸收系统时，一方面药物易于释放并与皮肤或病灶紧密接触，另一方面水凝胶基质可增加皮肤角质层的水合程度，促进药物的皮肤渗透，提高疗效。

聚乙烯醇是较理想的助悬剂及增稠、增黏剂，最大用量10%。在各种眼用制剂，如滴眼液、人工泪液及隐形眼镜保养液中，常用浓度为0.25%~3.0%，其具润滑剂和保护剂作用，可显著延长药物与眼组织的接触时间。与一些表面活性剂合用时，聚乙烯醇还具辅助增溶、乳化及稳定作用，常用量0.5%~1%。

2. 聚维酮 聚维酮（povidone，polyvinylpyrrolidone，PVP）即聚乙烯吡咯烷酮，系由N-乙烯基-2-吡咯烷酮（VP）单体催化聚合生成的水溶性聚合物。

聚维酮系一种非晶态线性聚合物，熔点为275℃，干燥时为白色粉末或颗粒，极易吸湿结块，易溶于水和乙醇等极性有机溶剂是其应用特点之一，但聚维酮不溶于醚及烷烃等非极性溶剂。药用聚维酮的相对分子量为$1.0×10^4$~$7.0×10^5$，一般以K值大小表示，K值越大，分子量越高。聚维酮的水溶液及醇溶液黏度较低，在10%以下的溶液的黏度仅略高于水，但随浓度进一步增加以及分子量升高，溶液的黏度则显著增大。聚维酮极易引湿，在相对湿度30%、50%和70%时，吸湿量分别为10%、20%和40%，其原料或制品均应干燥密闭贮藏。

聚维酮用途广泛，低浓度溶液有润湿作用，10%以上溶液可用于增黏、增稠和助悬，其醇溶液可用作片剂黏合剂，特别适合于对水和热敏感的药物。同时，也是制备涂膜剂的优良材料。

聚维酮可与许多药物如碘、普鲁卡因、丁卡因、氯霉素等形成可溶性复合物，有效延长药物的作用时间，也可作为难溶性药物的载体，采用溶剂共沉法或蒸发法制备固态分散体以改进这些药物的溶出度。但聚维酮也可与水杨酸、鞣酸、聚丙烯酸等药物形成不溶性复合物。

3. 交联聚维酮　交联聚维酮（crospovidone，cross-linked polyvinylpyrrolidone，CPVP）国内也称PVPP（polyvinylpolypyrrolidone cross-linked），系乙烯基吡咯酮的高分子量交联聚合物。

交联聚维酮系白色、无味，流动性、可压性良好的粉末或颗粒，1%水糊状物的pH为5~8。国际市场售品有粒径不同的三种型号：Kollidon CL、Polyplasdone XL 和 Polyplasdone XL-10。

本品分子量高，并具交联结构，故不溶于水、有机溶剂以及强酸、强碱，但遇水可发生溶胀，体积增加150%~200%，溶胀时不形成凝胶，是一种优良的崩解剂。

4. 乙烯–醋酸乙烯共聚物　乙烯–醋酸乙烯共聚物（ethylene vinylacetate copolymer，EVA）系以乙烯和醋酸乙烯酯两种单体在过氧化物或偶氮异丁腈引发下共聚而成的水不溶性高分子。

乙烯–醋酸乙烯共聚物的性能与其分子量及醋酸乙烯含量有很大关系。随着分子量增加，共聚物的玻璃化温度和机械强度均升高。在分子量相同时，则醋酸乙烯比例越大，材料的溶解性、柔软性、弹性和透明性越大；相反，醋酸乙烯比例越低，共聚物性质越接近于聚乙烯，具有高结晶度、高玻璃化温度、高机械强度。当醋酸乙烯比例在40%以下时，随醋酸乙烯比例增加，共聚物结晶度下降，玻璃化温度基本不变；但当醋酸乙烯比例在50%以上时，结晶度随该比例的增加则反而上升，玻璃化温度相应升高。

乙烯–醋酸乙烯共聚物主要用作制备控释制剂的膜材，分子量和结晶度较大的膜材，药物的释放相对缓慢。

（六）环氧乙烷类高分子材料

1. 聚乙二醇　聚乙二醇（polyethylene glycol，PEG）是环氧乙烷与水或乙二醇加成得到的相对分子量在10^4以下的聚合物，即水溶性聚醚。采用相同成分在不同聚合条件下得到的高分子量聚合物，称为聚氧乙烯（polyoxyethylene，PEO），两者尽管化学结构相同（$HO-[CH_2-CH_2-O]_n-H$），但由于分子量的差异，物理性质有很大的区别。

聚氧乙烯缓慢溶胀并形成凝胶，而聚乙二醇极易吸水潮解，既不溶胀也不形成凝胶，易溶于水和大多数极性溶剂，低分子量聚乙二醇，如PEG200和PEG400等可以与水任意混溶，随分子量增加，其溶解度下降，但即使是相对分子量达20000的聚乙二醇，在水中的溶解度仍在50%左右。虽然温度升高可使聚乙二醇的溶解度下降，但一般情况下，观察不到起浊现象，如果在溶液中加入大量电解质，则浊点进一步下降而出现起浊，如PEG6000的水溶液在加有10%氯化钠时，浊点下降至86℃。

在药物制剂中常用的PEG平均相对分子量为300~6000，应用十分广泛，主要包括以下几方面。

（1）注射用的复合溶剂：以液态聚乙二醇较常用。最大量不超过30%，用量达40%即可发生溶血作用。

（2）栓剂基质：常以固态及液态聚乙二醇复合使用，以调节硬度与熔化温度。对直肠黏膜可能有轻度刺激，分子量越大，刺激性越强，水溶性药物的释放也越慢。

（3）软膏及化妆品基质：常以固态及液态聚乙二醇混合使用，以调节稠度，具有润湿、软化皮肤、润滑等效果。

（4）液体制剂的助悬、增黏与增溶：以液态聚乙二醇较多用，与其他乳化剂合用，PEG还具稳定乳剂的作用。

（5）固态分散体的载体：相对分子量为1000~20000的聚乙二醇特别适合采用热熔法制备一些难溶性药物的低共熔物以加速药物的溶解和吸收，但聚乙二醇分子上的大量醚氧原子也可能与苯巴比妥、茶碱等一些物质形成不溶性络合物，与酚、水杨酸、磺胺等络合而降低抑菌效力。

此外，聚乙二醇亦是常用的薄膜衣增塑剂、致孔剂、打光剂、滴丸基质以及片剂的固态黏合剂、润滑剂等，《美国药典》明确规定聚乙二醇400为软胶囊制剂新型稀释剂。

2. 聚氧乙烯蓖麻油衍生物　聚氧乙烯蓖麻油衍生物是由低分子量聚乙二醇、蓖麻油酸和甘油形成的一种非离子型表面活性剂。

聚氧乙烯蓖麻油衍生物在室温或30℃下是淡黄色油状液体或白色的糊状物质，微有异臭，易溶于水和各种低级醇，也易溶于三氯甲烷、乙酸乙酯、苯等有机溶剂，加热时与脂肪酸及动植物油混溶。

随着分子中氧乙烯链节数的增加，衍生物亲水性增加。此外，各衍生物水溶液的昙点亦相应上升，Cremophor EL和Cremophor RH 40的昙点分别为72.5℃和95.6℃，而含有60mol氧乙烯链组成的聚乙二醇链段的Cremophor RH 60在常压下已观察不到起浊现象。

聚氧乙烯蓖麻油衍生物可经受121℃，20分钟热压灭菌，但微有变色或pH下降。作为非离子型表面活性剂对疏水性物质具有很强的增溶和乳化能力。如Cremophor EL在水中可以增溶或乳化各种挥发油、脂溶性维生素。

《美国药典》和《英国药典》均收载聚氧乙烯蓖麻油衍生物Cremophor EL。本品在液体药剂中有广泛应用，可作为增溶剂、乳化剂和润湿剂，适合于口服，一般认为其无毒、无刺激性。本品可用作液体药剂的增溶剂和乳化剂，也被用作一些难溶性药物静脉注射剂的增溶剂以及用于改进气雾剂的抛射剂在水相中的溶解度。在内服制剂中，推荐使用氢化蓖麻油的衍生物，因为蓖麻油衍生物略有不适臭味。氢化蓖麻油衍生物亦用作栓剂及化妆品基质成分。但近10余年发现静脉注射本品后，有较严重的致敏性，使用时请务必注意。

在制剂中该表面活性剂可与多种物质配合应用，一般情况下也不受盐类电解质的影响，但在强酸、强碱环境中可能水解，遇酚类化合物则形成不溶性沉淀。

（七）其他合成高分子材料

1. 聚乳酸　聚乳酸（polylactic acid，PLA）是由乳酸或丙交酯聚合得到的一种可生物降解的高分子材料。乳酸是光学活性物质，因此聚乳酸有聚D-乳酸、聚L-乳酸和聚D，L-乳酸之分。聚D-乳酸、聚L-乳酸属高结晶性聚合物，结晶度在37%左右，熔点约180℃，玻璃化转变温度为67℃。聚D，L-乳酸系无定形玻璃态聚合物，玻璃化温度为57℃。通常应用较多的是聚D，L-乳酸，其次是聚L-乳酸。所有3种聚乳酸均溶于有机溶剂，易于加工。

聚乳酸降解属水解反应，降解速度与其分子量和结晶度有关。分子量越高，降解越慢。降解首先发生在聚合物无定型区，降解后形成的较小分子链可能重排成结晶，故结晶度在降解开始阶段有时会升高，在降解初期，聚合物的重量和形状少有变化，降解主要发生在分子链的断裂而不溶，当降解到一定程度时，重量和外形发生显著变化，降解反应自动加速，材料很快溶解直到完全消失。

聚乳酸与乳酸-羟基乙酸共聚物水解的最终产物都是水和二氧化碳，中间产物乳酸、羟基乙酸也是体内的正常代谢产物，故聚合物无毒、无刺激性并具有很好的生物相容性。

聚乳酸是目前研究最多的可生物降解材料之一，美国FDA批准用作医用手术缝合线以及注射用微囊、微球、埋植剂等制剂的材料。其他可生物降解高分子材料还有乳酸-羟基乙酸共聚物（polylactide glycolide，PLGA）、聚ε-己内酯、聚氰基丙烯酸酯等多种。

2. 压敏胶　压敏胶（pressure sensitive adhesive）即压敏胶粘剂的简称，是一类对压力有敏感性的胶粘剂。一般压敏胶的剥离力（胶粘带与被粘表面加压粘贴后所表现的剥离力）<胶粘剂的内聚力（压敏胶分子之间的作用力）<胶粘剂的粘基力（胶粘剂与基材之间的附着力）。这样的

压敏胶在使用过程中才不会有脱胶等现象的发生。按主体成分的结构分类，压敏胶可分为橡胶型和树脂型两大类。其中，橡胶类又分为天然橡胶、合成橡胶；树脂又分为聚氨酯类、聚丙烯酸酯类、有机硅类。

（1）丙烯酸酯压敏胶：丙烯酸酯压敏胶（acrylates resin pressure sensitive adhesive，acrylate PSA）是以丙烯酸高级酯为主成分，配合其他丙烯酸类单体共聚制得，常用的单体有丙烯酸-2-乙基己酯、丙烯酸丁酯、甲基丙烯酸缩水甘油酯以及丙烯酸乙酯、丙烯酸等。

丙烯酸酯压敏胶在常温下具有优良的压敏性和黏合性，不需加入增黏剂、抗氧化剂等，很少引起过敏、刺激，同时又具有优良的耐老化性、耐光性和耐水性，长期贮放压敏性没有明显下降。

目前国际市场上通用水性丙烯酸酯压敏胶，商品 Plastoid 为聚丙烯酸聚合物水性压敏胶，按黏度分有高、中、低等不同规格。

丙烯酸酯压敏胶是皮肤黏贴制剂用胶黏材料。适度交联的丙烯酸压敏胶亦可用于经皮肤给药系统中控制药物释放速度。

（2）硅橡胶压敏胶：硅橡胶压敏胶（silicone pressure sensitive adhesive，silicone PSA）是由低黏度聚二甲基硅氧烷与硅树脂在溶液中经缩聚反应形成的高分子量型聚合物。

硅橡胶压敏胶具有耐热氧化性、耐低温、疏水性和较低的内聚强度等。硅橡胶压敏胶的软化点较接近于皮肤温度，在正常体温下具有较好的流动性、柔软性以及黏附性。此外，由于分子结构中硅氧烷链段的自由内旋转，使之黏度不受外界环境温度的影响，同时链段的运动及较低的分子间作用力造成了较大的自由面积，有利于水蒸气以及药物的渗透，减低了对皮肤的封闭效应。

本品无毒、无刺激性，适合用作皮肤黏贴制剂的黏着材料，也可以用于控制某些药物的经皮渗透速度。

（3）聚异丁烯类压敏胶：聚异丁烯是一种具固有黏性的均聚物，系由异丁烯在氯化铝等路易斯酸（Lewis acid，电子给予体就是路易斯酸）类催化下经阳离子聚合而成。

聚异丁烯系线型无定形聚合物，在烃类溶剂中溶解，黏性取决于分子量、分子卷曲程度及交联度等。一般情况下可满足黏贴的需要，但由于它的非极性性质，对极性基材的黏性较弱，可加入树脂或其他增黏剂予以克服。

低分子量级的聚异丁烯是一种黏性半流体，主要在压敏胶中起增黏作用以及改善黏胶层的柔韧性，改进对基材的润湿性；高分子量级的聚异丁烯主要增加压敏胶的剥离强度和内聚强度。使用不同分子量聚合物及配比、添加适量增黏剂、增塑剂、填充剂等扩大其使用范围。

五、药用预混辅料

（一）预混辅料的特点

预混辅料系指将多种单一辅料按一定的配方比例，采用一定的生产工艺预先混合均匀，作为一个整体在制剂中使用，以发挥其独特作用的辅料混合物。预混辅料本身就是一个完整的制剂配方，具有诸多特点。

1. 多种辅料的混合　目前常用的辅料一般都是单一的化合物，种类十分的丰富。而预混辅料则是多种辅料经过一定的工艺混合在一起，成为一种具有特定功能且表观均一的辅料。例如一个简单的胃溶型薄膜包衣辅料，包含了成膜材料、增塑剂和一定量的色素等，外观上是颜色一致的均匀粉末，而在使用时，也完全同单一辅料一样简单方便。预混辅料根据其生产工艺的不同，大多数只是发生了物理形态的变化，而没有出现化学反应，其中每一种单一辅料都保持着原有的化学性质，所以其毒副作用和安全性都没有变化。

2. **多种功能的集合**　每一种辅料都有其独特的功能，在一个完整的制剂中发挥着各自的作用。但并不是每一种所需的功能，都能轻易地找到某单一辅料加以利用。这时集合多种功能于一身的预混辅料，就可以充分发挥作用。如HPMC是一种常用的药用辅料，低黏度的HPMC可以用作包衣材料，但单独使用有一些缺陷，如附着力差，经常在片芯表面发生"桥接"现象，易出现裂缝等；PEG也是一种药用辅料，常作为成膜材料的增塑剂，把两者按一定比例预先混合在一起使用，就成为一种简单易用且性能优良的预混包衣辅料。

3. **特定的配方组成**　每一种预混辅料并不是几种单一辅料任意的混合，其过程仍然是复杂的，因为每种辅料都可能和其他辅料发生相互作用。需经专业技术人员不断地探索和研究，如同新药开发一样，需要大量的处方筛选，寻找各种性能适合的单一辅料，不断地调整辅料之间的比例，每一步还需要通过严格的性能测试，稳定性考察，同时还要考虑其与各种活性药物的兼容性，最终获得一个满足技术要求的完善的配方。

因此每一种预混辅料都有一个严格的配方组成，改变任何一种成分在其中的比例都会对预混辅料的性能产生影响。同时，根据多种成分组合的特性也可以不断的优化旧配方，开发新配方，使得预混辅料呈现功能的多样性。

由于在预混辅料生产混合过程中各物料之间没有发生化学反应，保持了原有的性质，使得预混辅料容易满足法规要求。但在设计预混配方时，应尽量选择其中的每一种辅料都能够同时满足各主要国家和地区所制定的相关标准，如USP/NF、BP、PhEur、JP/JPE等，以扩大预混辅料的法规适用性。

4. **节约时间和成本**　直接使用预混辅料，不仅可以赋予制剂产品许多新功能，还可以使处方筛选工作简化。如果了解某一种预混辅料的特点，并适当地加以运用，就可达到原来使用多种辅料反复调配才能达到的效果，大大地缩短研发周期。

对于生产厂家来说，原来的多种辅料反复地采购、质量检验、储存等大量的工作，都被单一的预混辅料代替，大大提高了生产效率，降低了生产成本。

（二）预混辅料的分类

根据用途不同，预混辅料可分为固体制剂预混辅料、包衣预混辅料、缓控释预混辅料、液体制剂预混辅料、局部用制剂预混辅料等。根据主要成分不同，预混辅料主要有乳糖预混辅料、纤维素及其衍生物预混辅料、乙烯类聚合物预混辅料以及其他成分的预混辅料。

1. **乳糖预混辅料**　该类预混辅料的主要成分为乳糖，主要用于固体制剂。如Ludipress、Ludipress LCE、Cellactose、Pharmatose DCL40、StarLac、Microcelac 100、RetaLac等。

2. **纤维素及其衍生物预混辅料**　该类预混辅料的主要成分为纤维素及其衍生物，可用于固体制剂、薄膜包衣、缓控释制剂、液体制剂和局部用制剂。目前多数是由微晶纤维素与其他辅料制得，如ProSolv、ProSolv Easytab、ProSolv ODT、Avicel DG、Avicel HFE-102、Avicel CE-15、Avicel RC591、Avicel RL611等。此外，还有其他纤维素衍生物的产品，如Vitacel M80K、Opadry、Surelease等。

3. **乙烯类聚合物预混辅料**　该类预混辅料的主要成分为乙烯类聚合物，如聚乙烯醇、聚醋酸乙烯、聚醋酸乙烯酞酸酯（PVAP）等，主要用于薄膜包衣、缓控释制剂。如Kollidon SR、Kollicoat SR 30D、Kollicoat IR包衣系统、Kollicoat Protect、Opadry II、Opadry 200、Opadry AMB、Opadry Enteric 91系列、Sureteric、Opadry CA等。

4. 聚丙烯酸类预混辅料　该类预混辅料的主要成分为丙烯酸树脂类，主要用于薄膜包衣。如 Acryl-EZE，Opadry Enteric 94 系列、95 系列等。

5. 多元醇类预混辅料　该类预混辅料的主要成分为多元醇类（如甘露醇、木糖醇等），主要用于固体制剂。如 Ludiflash、Xylitab 100、Xylitab 200 等。

此外，还有许多其他成分的预混辅料，如 DiPac，Formaxx；用于改善外观、颜色的预混辅料，如 Opaglos 2、Opadry fx、Opalux、Opaspray、Opatint。

（三）预混辅料的应用

1. 固体制剂中的应用　该类预混辅料主要是为了改善可压性、流动性、崩解性、溶出性等，主要用于直接压片。主要品种包括：Ludipress、Ludipress LCE、Ludiflash、Cellactose、Pharmatose DCL40、StarLac、ProSolv、ProSolv Easytab、ProSolv ODT、Vitacel M80K、Microcelac 100、Avicel DG、Avicel HFE-102、Avicel CE-15、StarCap 1500、DiPac、Xylitab 100、Xylitab 200、Formaxx 等。

2. 薄膜包衣中的应用　根据包衣目的不同，包衣预混辅料主要包括普通包衣、肠溶包衣、缓控释包衣三种。普通包衣预混辅料主要用于改善外观、防潮、掩味、隔离配伍禁忌等，如 Kollicoat IR 包衣系统、Kollicoat Protect、Opadry、Opadry Ⅱ、Opadry 200、Opadry AMB 等。肠溶包衣预混辅料使药物在胃酸性环境下不释放，而进入小肠后释放，有 Acryl-EZE、Opadry Enteric 和 Sureteric 等。

3. 缓、控释制剂中的应用　预混辅料可用于缓、控释制剂中作为骨架或（和）薄膜包衣。如 RetaLac、Kollidon SR 可用于骨架，Kollicoat SR 30D、Surelease 用于非 pH 依赖的缓释制剂包衣，Opadry CA 用于渗透泵片剂包衣。

4. 液体制剂及局部用制剂中的应用　目前，液体制剂及局部用制剂用的预混辅料主要是针对一些液体制剂（混悬剂、乳剂等）和局部用制剂（喷雾剂、乳膏、洗剂等）易出现物理稳定性问题而设计的。如 RetaLac 可用于混悬剂中作稳定剂；Avicel RC591、Avicel RL611 可用于混悬剂、乳剂、鼻喷雾剂、乳膏剂中作稳定剂。

此外，为改善制剂外观、色泽、突出产品品牌等，设计了专门的预混辅料，主要由色素及其他可改善制剂外观的成分组成，如 Opaglos 2、Opadry fx、Opalux、Opaspray、Opatint 等。

第二节　药品包装

一、药品包装概述

对包装的定义，各个国家不尽相同，但其宗旨基本一致。美国包装协会的定义："包装是为产品的运出和销售的准备行为"。日本工业标准的定义："包装是在商品的运输与保管过程中，为保护其价值及状态，以适当的材料、容器等对商品所施的技术处理，或施加技术处理后保持下来的状态"。

我国国家标准《包装通用术语》中包装的定义："为在流通过程中保护产品、方便储运、促进销售，按一定技术方法而采用的容器、材料及辅助物等的总体名称"；或指"为了达到上述目的而采用容器、材料和辅助物的过程中施加一定技术方法等的操作活动"。

包装按用途可分为通用包装和专用包装。药品的包装用于包装特殊商品——药品，所以属于专用包装范畴，它具有包装的所有属性并兼有其特殊性。对药品来说，包装应适用于其预期的临床用途，并应具备如下特性：安全性、相容性与功能性。

（一）药品包装的定义与分类

药品的包装系指选用适当的材料或容器、利用包装技术对药物制剂的半成品或成品进行分（灌）、封、装、贴签等操作，为药品提供品质保护、签定商标与说明的一种加工过程的总称。对药品包装本身可以从两个方面去理解：从静态角度看，包装是用有关材料、容器和辅助物等将药品包装起来，起到相应的功能；从动态角度看，包装是采用材料、容器和辅助物的技术方法，是工艺及操作。

药品包装按其在流通领域中的作用可分为内包装和外包装两大类。内包装系指直接与药品接触的包装（如安瓿、注射剂瓶、铝箔等）。内包装应能保证药品在生产、运输、贮藏及使用过程中的质量，并便于医疗使用。药品内包装材料、容器（药包材）的选择，应根据所选药包材的材质，做稳定性试验，考察药包材与药品的相容性。外包装系指内包装以外的包装，按由里向外分为中包装和大包装。外包装应根据药品的特性选用不易破损的包装，以保证药品在运输、储存、使用过程中的质量。

本节主要介绍药品的内包装，即直接与药品接触的包装材料和容器。

（二）药品包装的作用

药品包装是药品生产的继续，是对药品施加的最后一道工序。对绝大多数药品来说，只有进行了包装，药品生产过程才算完成。一种药品，从原料、中间体、成品、制剂、包装到使用，一般要经过生产和流通（含销售）两个领域。在整个转化过程中，药品包装起着重要的桥梁作用，应具有容纳功能、保护功能、信息功能、安全功能与便利功能等。

1. 保护功能 药品在生产、运输、储存与使用过程常经时较长，若包装不当，可能使药品的物理性质或化学性质发生改变，使药品减效、失效、产生不良反应。保护功能主要包括以下两个方面：

阻隔作用：视包装材质与方法不同，包装能保证容器内药物不穿透、不泄漏，也能阻隔外界的空气、光线、水分、热、异物与微生物等与药品接触。

缓冲作用：药品包装具有缓冲作用，可防止药品在运输、储存过程中，免受各种外力的震动、冲击和挤压。

2. 信息功能 药品包装通过标签、说明书与特殊标识，达到安全用药与科学用药的目的。

标签：标签是药品包装的重要组成部分，它是向人们科学而准确地介绍具体药品的基本内容、商品特性。药品的标签分为内包装标签与外包装标签。内包装标签与外包装标签内容不得超出国家食品药品监督管理机构批准的药品说明书所限定的内容；文字表达应与说明书保持一致。内包装标签可根据其尺寸的大小，尽可能包含药品名称、适应证或者功效主治、用法用量、规格、贮藏、生产日期、生产批号、有效期、生产企业等标示内容，但必须标注药品名称、规格及生产批号。中包装标签应注明药品名称、主要成分、性状、适应证或者功能主治、用法用量、不良反应、禁忌证、规格、贮藏、生产日期、生产批号、有效期、批准文号、生产企业等内容。大包装标签应注明药品名称、规格、贮藏、生产日期、生产批号、有效期、批准文号、生产企业以及使用说明书规定以外的必要内容，包括包装数量、运输注意事项或其他标记等。

说明书：药品说明书应包含有关药品的安全性、有效性等基本科学信息。药品的说明书应列有以下内容：药品名称（通用名、英文名、汉语拼音、化学名称、分子式、分子量、结构式（复方制剂、生物制品应注明成分）、性状、药理毒理、药代动力学、适应证、用法用量、不良反应、禁忌证、注意事项（孕妇及哺乳期妇女用药、儿童用药、药物相互作用和其他类型的相互作用，如烟、酒等）、药物过量（包括症状、急救措施、解毒药）、有效期、贮藏、批准文号、生产企业（包括地址及联系电话）等内容。如某一项目尚不明确，应注明"尚不明确"字样；如明确无影响，应注明"无"。

特殊标志：特殊标志是有助于识别特定类别药品的标识。麻醉药品、精神药品、医疗用毒性药品、放射性药品等特殊管理的药品以及外用药品、非处方药品，在中包装、大包装和标签、说明书上必须印有符合规定的标志；对贮藏有特殊要求的药品，必须在包装、标签的醒目位置和说明书中注明。非处方药药品标签、使用说明书、内包装、外包装上必须印有非处方药专有标志。专有标志图案分为红色和绿色，红色、绿色专有标志分别用于甲类、乙类非处方药药品作指南性标志。单色印刷时，非处方药专有标志下方必须标示"甲类"或"乙类"字样。

3. 安全功能与便利功能 药品包装通过特殊给药装置、组件与组合，达到安全用药与方便用药的目的。例如，儿童安全包装、防窃启包装，有助于保证用药安全；如泡罩、条形包装等包装，便于分发，也便于患者取用；如干粉吸入装置、口服液滴管组件，有助于提高顺应性、保证给药剂量准确性。

二、药品的包装材料和容器

药品的包装材料和容器简称药包材。药包材的选择取决于药品的物理化学性质，制品需要的保护情况，以及应用与市场需要等。药品包装材料应具备的性能见表3-1。

表3-1 药包材应具备的性能

效能	要求	应研究的性能
保护	保护内装物、防止变质、保证质量	机械强度、防潮、耐水、耐腐蚀、耐热、耐寒、透光、气密性强，防止紫外线穿透，耐油，适应气温变化，无味，无霉，无臭
工艺操作	易包装、易充填、易封合，效率高，适应机械自动化	刚性、挺力强度、光滑、易开口、热合性好、防止静电
商品性	造型和色彩美观，能产生陈列效果	透明度好、表面光泽、适应印刷，不带静电（不易污染）
使用方便	便于开启和取用、便于再封闭	开启性能好、不易破裂
成本低廉	合理使用包装经费	节省包装材料成本及包装机械设备费用与劳工费用等，包装速度快

（一）药包材的种类

药包材可分别按使用方式、材料组成及形状进行分类。

（1）按使用方式，药包材可分为 Ⅰ、Ⅱ、Ⅲ三类。Ⅰ类药包材指直接接触药品且直接使用的药品包装用材料、容器（如塑料输液瓶或袋、固体或液体药用塑料瓶）。Ⅱ类药包材指直接接触药品，但便于清洗，在实际使用过程中，经清洗后需要并可以消毒灭菌的药品包装用材料、容器（如玻璃输液瓶、玻璃口服液瓶等）。Ⅲ类药包材指Ⅰ、Ⅱ类以外其他可能直接影响药品质量的药品包装用材料、容器（如输液瓶铝盖、铝塑组合盖）。

（2）按形状，药包材可分为容器（如塑料滴眼剂瓶）、片材（如药用聚氯乙烯硬片）、袋（如药用复合膜袋）、塞（如丁基橡胶输液瓶塞等）、盖（如口服液瓶撕拉铝盖）等。

（3）按材料组成，药包材可分为金属、玻璃、塑料（热塑性、热固性高分子化合物）、橡胶（热固性高分子化合物）及上述成分的组合材料（如铝塑组合盖、药品包装用复合膜）等。

（二）典型药包材的特点

1. 金属　金属在制剂包装材料中应用较多的有锡、铁与铝，可制成刚性容器，如筒、桶、软管、金属箔等。用锡、铁、铝等金属制成的容器，光线、液体、气体、气味与微生物都不能透过；它们能耐高温也耐低温。为防止内外腐蚀或发生化学作用，容器内外壁上往往需要涂保护层。

锡：锡化学惰性，冷锻性好。锡管中常含0.5%的铜以增加硬度。锡片上包铝能增进成品外观而又能抵御氧化。但锡价比较昂贵。现已采用价廉的涂漆铝管来代替锡管。一些眼用软膏目前仍用纯锡管包装。

铁：药物包装不用铁，但镀锡钢却大量应用于制造桶、螺旋帽盖与气雾剂容器。马口铁是包涂纯锡的低碳钢皮，它具有钢的强度与锡的抗腐蚀力。

铝：铝制品质轻，具有延展性、可锻性与不透性，无气、无味、无毒；可制成刚性、半刚性或柔软的容器。铝表面与大气中的氧起作用能形成氧化铝薄层，该薄层坚硬、透明，保护铝不再继续被氧化。铝制软膏管、片剂容器、螺旋盖帽、小药袋与铝箔等均在药剂中有广泛应用。铝箔具有良好的加工、使用和防潮性能，在药品包装中使用广泛，主要包装形式是泡罩包装、条形包装。

2. 玻璃　玻璃具有优良的保护性，其本身稳定，价廉、美观。玻璃容器是药品最常用的包装容器。玻璃清澈光亮，基本化学惰性，不渗透，坚硬，不老化，配上合适的塞子或盖子与盖衬可以不受外界任何物质的入侵，但光线可透入。需要避光的药物可选用棕色玻璃容器。玻璃的主要缺点是质重和易碎。

药用玻璃主要成分是二氧化硅，常加入钠、钾、钙、铝、硼等的氧化物，以使玻璃呈现热加工性、热稳定性和化学稳定性（耐水性、耐酸性和耐碱性）等有用的性质。国际与国内药用玻璃种类、化学组成及性能见表3-2和3-3。

表3-2　国际药用玻璃种类、化学组成及性能

化学组成及性能	碱性或碱土硅酸盐玻璃	硼硅玻璃	
		无碱土氧化物（3.3硼硅玻璃）	含碱土氧化物（中性玻璃）
SiO_2（%）	70~75	81	75
氧化物 RO（%）	12~16	4	4~8
氧化物 R_2O（%）	10~15	—	<5
氧化物 Al_2O_3（%）	0.5~2.5	2~3	2~7
氧化物 B_2O_3（%）	—	12~13	8~12
α（K^{-1}）	$(8~10) \times 10^{-6}$	3.3×10^{-6}	$(4~5) \times 10^{-6}$
耐水性	中等~弱	很强	很强
耐酸性	很强	很强	很强
耐碱性	中等	中等	中等

注：线膨胀系数（α）指温度升高1℃（1K）时，在其原长度上所增加的百分数。

表3-3　国内药用玻璃种类、化学组成及性能

化学组成及性能	碱性或碱土硅酸盐玻璃	硼硅玻璃		低硼硅玻璃
		无碱土氧化物（3.3硼硅玻璃）	含碱土氧化物（中性玻璃1）	含碱土氧化物（中性玻璃2）
SiO_2（%）	70	81	75	71
氧化物 RO（%）	12~16	4	4~8	11.5
氧化物 R_2O（%）	12	—	5	5.5
氧化物 Al_2O_3（%）	0~3.5	2~3	2~7	3~6
氧化物 B_2O_3（%）	0~3.5	12~13	8~12	5~8
α（K^{-1}）	（7.6~9）× 10^{-6}	（3.2~3.4）× 10^{-6}	（4~5）× 10^{-6}	（6.2~7.5）× 10^{-6}
耐水性	中等~弱	很强	很强	强
耐酸性	很强	很强	很强	很强
耐碱性	中等	中等	中等	中等
应用领域	GM注射剂瓶、输液瓶、GM药瓶、G口服液、药用管	G注射剂瓶、GM药瓶、G口服液、药用管、冻干笔式注射玻璃珠、套筒	安瓿、GM注射剂瓶、冻干药用管、输液瓶	GM注射剂瓶、输液瓶、GM药瓶，G口服液、药用管、安瓿

注：G管制，M模制。

3. 塑料及其复合材料　塑料是一种合成的高分子化合物，具有许多优越的性能，可用来生产刚性或柔软容器。塑料比玻璃或金属轻、不易破碎（即使碎裂也无危险），但在透气、透湿性、化学稳定性、耐热性等方面则不如玻璃。所有塑料都能透气、透湿、高温软化，很多塑料也受溶剂的影响。

根据受热的变化，塑料可分成两类：一类是热塑性塑料，受热后熔融塑化，冷却后变硬成形，但其分子结构和性能无显著变化，如聚对苯二甲酸乙二醇酯（聚酯，polyethylene terephthalate，PET）、聚氯乙烯（polyvinyl chloride，PVC）、聚乙烯（polyethylene，PE）、聚丙烯（polypropylene，PP）、聚酰胺（polyamide，PA；尼龙，nylon）等。另一类是热固性塑料，受热后分子结构被破坏，不能回收再次成型，如酚醛塑料、环氧树脂塑料等。前一类较常用。此外，铝塑、纸塑等复合材料也广泛应用于药品包装，有效地提高了药品包装质量和药品档次，显示出塑料广泛的发展前景。

（1）聚对苯二甲酸乙二醇酯：医药包装中使用的PET种类很多，由于其强度高、透明性好、尺寸稳定性优异、气密性好，常用来代替玻璃容器和金属容器，用于片剂、胶囊剂等固体制剂的包装；特性黏度在0.57~0.64cm³/g之间的PET经双向拉伸后形成BOPET（双向拉伸PET），常用于包装中药饮片。另外，由于其保气味和耐热性高，可作为多层复合膜中的阻隔层，如PET/PE复合膜等。PET的最大缺点是不能经受高温蒸汽消毒。

（2）聚氯乙烯：PVC透明性好，强度高，热封性和印刷性优良，在医药包装中，硬质PVC主要用于制作周转箱、瓶等；软PVC主要用于制作薄膜、袋等；PVC片材被用作片剂、胶囊剂的铝塑泡罩包装的泡罩材料。

（3）聚丙烯：PP无毒、密度很低，未填充或增强的密度仅有0.90~0.91g/cm³，通常都是结

晶态，熔点为185~170℃，故耐热性高，可在沸水中蒸煮。它是弱极性高聚物，所以热黏合性、印刷性较差，常用于提高透明性或阻隔性。

（4）聚萘二甲酸乙二醇酯（polyethylene naphthalate two formic acid glycol ester，PEN）：PEN的力学性能优良，有很强的耐紫外线照射特性，透明性、阻隔性好，玻璃化转变温度高达121℃，结晶速度较慢，易制成透明的厚壁耐热容器。PEN价格较高，为降低成本，常采用PEN与PET共混，形成PEN/PET共混物使其成本与玻璃相当，又具有与玻璃瓶相同的气密性。由于PEN有较强的耐紫外线照射的特性，使药品的成分不因光线照射而发生变化，常用于口服液、糖浆等制剂的热封装，是目前唯一能取代玻璃容器并可用工业方法蒸煮消毒的刚性包装材料。

（5）聚偏氯乙烯（polyvinylidene chloride，PVDC）：PVDC的透明性好，印刷性和热封性能优异，其最大特点是对空气中的氧气及水蒸气、二氧化碳等具有良好的阻隔性，防潮性极好。但由于其价格昂贵，在医药包装中主要与PE、PP等制成复合薄膜用作冲剂和散剂等制剂的包装袋。

（6）双向拉伸聚丙烯（biaxially oriented polypropylene，BOPP）：该种薄膜材料具有良好的透明性、耐热性和阻隔性，用于药品软包装复合袋的外层，把它与热封性好的LDPE（低密度聚乙烯），EVA（乙烯共聚物）或与铝箔复合，能大大提高复合膜的刚度及物理机械性能，如在BOPP基膜上涂上防潮及阻隔性能优良的PVDC，则可大大提高它的防透过性能。

（7）流延聚丙烯（cast polypropylene，CPP）：该材料具有良好的热封性，用于药品包装复合包装袋的内层，真空镀铝后可与BOPP、PET等复合。

（8）氟卤代烃薄膜：该塑料薄膜是氯三氟乙烯（chlorotrifluoroethene，CTFE）的共聚物，不可燃、阻隔性优良且透明，具有独特的应用范围。目前有两类，即CTFE和乙烯三氟氯乙烯共聚物。CTFE化学性质稳定，能经受住金属、陶瓷和其他塑料所不能经受的化学物质的侵蚀；水气渗透率比其他任何塑料薄膜都低，实际上其吸湿性等于零；能与各种基料复合，像PE、PVC、PET、PA、铝箔等；亦可用真空喷镀铝法给它们喷镀金属。CTFE薄膜及其复合物主要用于包装需要高度防潮的药片和胶囊。

（9）镀铝膜（VM）：真空镀铝膜是在高真空状态下将铝蒸发到各种基膜上的一种软包装薄膜产品，镀铝层非常薄。在中药的粉剂、颗粒剂、散剂的外包装中广泛使用的有PET、CPP、OPP、PE等真空镀铝膜。其中应用最多是PET、CPP、PE真空镀铝膜。真空镀铝软薄膜包装除了具有塑料基膜的特性外，还具有漂亮的装饰性和良好的阻隔性，尤其是各种塑料基材经镀铝后，其透光率、透氧率和透水蒸气率降低几十倍甚至上百倍。

药品包装中可使用的塑料还有聚酰胺（PA）、聚氨酯（polyurethane，PUR）、聚苯乙烯（polystyrene，PS）、乙烯-乙烯醇共聚物（ethylene-vinyl alcohol copolymer，EVOH）、乙烯-乙酸乙烯酯共聚物（ethylene-vinyl acetate copolymer，E/VAC）、聚四氟乙烯（polytetrafluoroethene，teflon，PTFE）、聚碳酸酯（polycarbonate，PC）、聚氟乙烯（polyvinyl fluoride，PVF）等，其用途大都是发挥这些塑料所具有的防潮、遮光、阻气、印刷性好等优点。

不论何种塑料，其基本组成为：塑料、残留单体、增塑剂、成形剂、稳定剂、填料、着色剂、抗静电剂、润滑剂、抗氧剂以及紫外线吸收剂等。任一组分都可能迁移而进入包装的制品中。聚氯乙烯（与聚烯烃相比）中含有较多的附加剂，如残留的单体氯乙烯以及增塑剂邻苯二甲酸二乙基乙酯（diethyl phthalate，DEP），为塑料中有较大危险的一个品种。1950年8月美国FDA提出禁止制造和使用聚氯乙烯容器作食品包装，因在燃烧时其会产生有害的氯和盐酸气体，故不符合安生卫生和消除公害的要求。

4. 橡胶　橡胶具有高弹性、低透气和透水性、耐灭菌、良好的相容性等特性，因此可用来制造医药包装系统的基本元素——药用胶塞。橡胶塞一般常用作医药产品包装的密封件，如输液瓶塞、冻干剂瓶塞、血液试管胶塞、输液泵胶塞、齿科麻醉针筒活塞、预装注射针筒活塞和各种气雾瓶（吸气器）密封件等。

理想的胶塞应具备以下性能：对气体和水蒸气低的透过性；低的吸水率；能耐针刺且不落屑；有足够的弹性，刺穿后再封性好；良好的耐老化性能和色泽稳定性；耐蒸汽、氧乙烯和辐射消毒等。

（1）天然橡胶：第一代用于药用瓶塞的橡胶。由于天然胶需要高含量的硫化剂、防老剂以防老化，所以易产生药品不需要的高残余量的抽出物，其吸收率也不理想。因此，天然胶塞已被淘汰。

（2）乙丙橡胶：采用过氧化物硫化，不含任何增塑剂，但常有来自橡胶中的催化剂残余物，因此，这种橡胶一般只用于与高pH溶液或某些气雾剂接触的瓶塞或密封件。

（3）丁腈橡胶：具有优异的重密封性能和耐油、耐各种溶剂性能，被广泛应用于药品推进胶件，如气雾泵的计量阀、兽药耐油瓶塞等。

（4）丁基橡胶：异丁烯和少量异戊二烯的共聚物。异戊二烯的加入使丁基胶分子链具有可硫化的双键。具有对气体的低渗透性、低频率下的高减振性，优异的耐老化、耐热、耐低温、耐化学、耐臭氧、耐水及蒸汽、耐油等性能及较强的回弹性等特点。

（5）卤化丁基橡胶：卤化丁基胶与丁基橡胶有共同的性质和特点，但由于卤元素氯或溴的存在，使胶料的硫化活性和选择性更高，易与不饱和橡胶共硫化，消除了普通丁基橡胶易污染的弊病，是当前药用瓶塞最理想的材料。目前全球90%以上的瓶塞生产企业多采用药用级可剥离型丁基橡胶或卤化丁基橡胶作为生产和制造各类药用胶塞的原料。

（三）药包材的质量要求

根据药包材使用的特定性，在来源合法的前提下，药包材应备以下特性：①具有良好的安全性；②在贮藏、使用过程中应有良好的稳定性；③与所包装的药品应具有相容性，不能有化学、物理、生物意义上的相互作用；④对所包装的药品应具有保护功能，保护药品在生产、运输、贮存、销售、使用过程中不受影响，保持药品原有质量属性。

所有药包材的质量标准需证明该材料具有上述特性，并得到有效控制。为此各国对药包材制定了相应标准。

1. 药包材的质量标准体系

（1）药典体系：主要发达国家药典附录列有药包材的技术要求（主要针对材料）。包括安全性项目（如异常毒性、溶血、细胞毒性、化学溶出物、玻璃产品中的砷、聚氯乙烯中的氯乙烯、塑料中的添加剂等）、有效性项目（材料的确认、水蒸气渗透量、密封性、扭力）等。

（2）ISO体系：ISO/TC76以制定药品包装材料、容器标准为主要工作内容。根据形状制订标准（如铝盖、玻璃输液瓶）。基本涉及药包材的所有特性，但缺少材料确认项目，也缺少证明使用过程中不能消除的其他物质（细菌数）和监督抽查所需要的合格质量水平。

（3）各国工业标准体系：已逐渐向ISO标准转化。

（4）国内药包材标准体系：形式上与ISO标准相同，安全项目略少于先进国家药典。目前主要项目、格式与ISO标准相类似，某些技术参数略逊。安全性项目如"微生物数""异常毒性"等也有涉及。为有效控制药包材的质量，国家食品药品监督管理局（SFDA）已于2002至2006年间，陆续制定并颁布六辑《直接接触药品的包装材料和容器标准》（YBB标准）。中国食品药品检定研究院包装材料与药用辅料检定所从2009年开始，按照玻璃类（代号0）、金属类（代号1）、塑料类（代号2）、橡胶类（代号3）、预灌封组合件（代号4）、其他类（代号5）、方法类（代号6）六大类对129个药包材国家标准进行整理、勘误和汇编工作，于2012年12月形成了勘误修订后的《直接接触药品的包装材料和容器标准》汇编；2015年8月，原国家食品药品监督管理总局（CFDA）发布130项直接接触药品的包装材料和容器国家标准的公告，并在中国食品药品检定研究院网站公布（http: //www.nifdc.org.cn/ CL0822/ ），自2015年12月1日起实施。

2. 药包材的质量要求　根据药包材的特性，药包材的标准主要包含以下项目。

（1）材料的确认（鉴别）：主要确认材料的特性、防止掺杂、确认材料来源的一致性。

（2）材料的化学性能：检查材料在各种溶剂（如水、乙醇和正己烷）中浸出物（主要检查有害物质、低分子量物质、未反应物、制作时带入物质、添加剂等）、还原性物质、重金属、蒸发残渣、pH、紫外吸收度等；检查材料中特定的物质，如聚氯乙烯硬片中氯乙烯单体、聚丙烯输液瓶催化剂、复合材料中溶剂残留；检查材料加工时的添加物，如橡胶中硫化物、聚氯乙烯膜中增塑剂（邻苯二甲酸二辛酯）、聚丙烯输液瓶中的抗氧剂等。

（3）材料、容器的使用性能：容器需检查密封性、水蒸气透过量、抗跌落性、滴出量（若为有定量功能的容器）等；片材需检查水蒸气透过量、抗拉强度、延伸率；如该材料、容器组合使用需检查热封强度、扭力、组合部位的尺寸等。

（4）材料、容器的生物安全检查项目：微生物数，根据该材料、容器被用于何种剂型测定各种类微生物的量；安全性，根据该材料、容器被用于何种剂型需选择测试异常毒性、溶血细胞毒性、眼刺激性、细菌内毒素等项目。

（四）药包材的选择原则

1. 对等性原则　在选择药品包装时，除了必须考虑保证药品的质量外，还应根据药品的价格、品性或附加值，选择相对等的药包材。

2. 美学性原则　药品的包装是否符合美学，在一定程度上会影响一个药品的命运。从药品包装材料的选用来看，主要考虑药包材的颜色、透明度、挺度、种类等。

3. 相容性原则　药包材与药物制剂的相容性系指药品包装材料与制剂间的相互影响或迁移。它包括物理相容、化学相容和生物相容。

药品包装系统一方面为药品提供保护，以满足其预期的安全、有效性用途；另一方面还应与药品具有良好的相容性，即不能引入可引发安全性风险的浸出物，或引入浸出物的水平符合安全性要求。为此，原SFDA于2012年发布了《化学药品注射剂与塑料包装材料相容性研究技术指导原则》，原CFDA于2015年发布了《药品包装材料与药物相容性试验指导原则》（YBB00142002-2015）、《化学药品与弹性体密封件相容性研究技术指导原则（试行）》，CDE于2018年发布了《化学药品与弹性体密封件相容性研究技术指导原则（试行）》。

按照药品给药途径的风险程度及其与包装材料发生相互作用的可能性分级，注射剂、滴眼剂、吸入气雾剂或喷雾剂等制剂被列为与包装材料发生相互作用的高风险制剂。被认为是风险程度较高的品种。此外，液体制剂在处方中除活性成分外还含有助溶剂、增溶剂、防腐剂、抗氧剂等功能性辅料，这些功能性辅料可促进包装材料中成分的溶出，因此与包装材料发生相互作用的可能性较大。因此，必须进行药品与包装材料的相容性研究，以证实包装材料与制剂具有良好的相容性。

4. 适应性原则　药品必须通过流通领域才能到达患者手中，而各种药品的流通条件并不相同，因此药品包装材料的选用应与流通条件相适应。流通条件包括气候、运输方式、流通对象与流通周期等，它们对药品包装材料的性能要求各不相同。

5. 协调性原则　药品包装应与该包装所承担的功能相协调。药品包装对保护药品的稳定性关系极大，因此，要根据药物制剂的剂型来选择不同材料制作的包装容器。例如，液体和胶质药品宜选用不渗漏的材料制作包装容器。药品包装材料、容器必须与药物剂型相容，并能抗外界气候、抗微生物、抗物理化学等作用的影响，同时应密封、防篡改、防替换、防儿童误服用等。

三、药品软包装

软包装是常用的包装形式。应用的包装材料主要是塑料膜，包括单纯的塑料膜，或纸、塑料、铝箔等制成的铝塑泡罩、双铝泡罩、复合膜袋、软袋等。

（一）铝塑泡罩包装

药品的铝塑泡罩包装又称水泡眼包装，简称"PTP"（press through package），是先将泡罩材料（例如透明塑料硬片）吸塑成型后，将片剂、丸剂或颗粒剂、胶囊等固体药品填充在凹槽内，再与涂有黏合剂的铝箔片加热黏合在一起，形成独立的密封包装。这种包装是当今制药行业应用广泛、发展迅速的药品软包装形式之一。

与瓶装药品相比，泡罩包装最大的优点是便于携带、可减少药品在携带和服用过程中的污染，此外泡罩包装在气体阻隔性、防潮性、安全性、生产效率、剂量准确性等方面也具有明显的优势。泡罩包装的另一优势是全自动的封装过程最大程度地保障了药品包装的安全性。全自动泡罩包装机包括泡罩的成型、药品填充、封合、外包装纸盒的成型、说明书的折叠与插入、泡罩板的入盒以及纸盒的封合，全部过程一次完成。

1. **泡罩材料**　泡罩包装良好的阻隔性能缘于对原材料铝箔和塑料硬片的选择。铝箔具有高度致密的金属晶体结构，有良好的阻隔性和遮光性；塑料硬片则应具备足够的对氧气、二氧化碳和水蒸气的阻隔性能、高透明度和不易开裂的机械强度。目前最常用的药用泡罩包装材料有PVC片、PVDC片及真空镀铝膜。

2. **铝箔**　药品泡罩包装采用的铝箔是密封在塑料硬片上的封口材料（也叫盖口材料），通常称为"PTP"药用铝箔，它以硬质铝箔为基材，具有无毒、无腐蚀、不渗透、卫生、阻热、防潮等优点，很容易进行高温消毒灭菌，并能阻光，可保护药品片剂免受光照变质。铝箔与塑料硬片密封前需在专用印刷涂布机上印制文字图案，并涂以保护剂，在铝箔的另一面涂以黏合剂。涂保护剂的作用是防止铝箔表面油墨图文磨损，同时也防止铝箔在机械收卷时外层油墨与内层的黏合剂接触而造成污染。黏合剂的作用是使铝箔与塑料硬片具有良好的黏合强度。铝箔除用于片剂、胶囊的包装外，还可用于针剂等药品的外包装。

3. **铝箔印刷用油墨及其黏合材料**　药用铝箔常用的油墨主要有醇溶性聚酰胺类油墨，其特点是具备较好的黏附性及光泽性，耐磨且溶剂释放性较好；另一类是以聚乙烯醋酸乙烯共聚合树脂/丙烯酸为主要成分的铝箔专用油墨，其色泽鲜艳、浓度高，耐高温性及与铝箔的黏附性强，有良好的透明性，已广泛应用于药品铝箔的印刷。铝箔用黏合剂主要是聚醋酸乙烯酯与硝酸纤维素混合的溶剂型黏合剂，该黏合剂在熔融状态下流动性、涂布性好，在一定温度下与铝塑及PVC表面有良好的亲和力，能在化学或物理作用下发生固化结合。铝箔用黏合剂今后发展方向，一是开发固含量高、黏度低的黏合剂；二是向无溶剂型胶黏剂方向发展。药用铝箔的印刷、涂覆黏合剂等工序均在药用PTP铝箔印刷涂布设备上完成，该设备主要由印刷系统、涂布系统、烘干系统及收放卷系统构成。

4. **铝塑泡罩材料的热封**　药品包装厂将印刷涂布后的铝箔提供给制药厂，制药厂在自动泡罩包装机上对铝箔及塑料硬片进行热压合，并填入药品，其过程为：塑料硬片泡罩成形→填装药片或胶囊→塑料硬片与铝箔热压封合→按所设计的尺寸裁切成板块。为保证所封合的泡罩包装的质量，应对其进行密封性能测试，方法为：将样品放入能承受100kPa的容器中，盖紧密封，并抽真空至80kPa±13kPa，30秒后，注入有色水，恢复常压，打开盖检查有无液体渗入泡罩内。泡罩包装的湿热试验及其他检验方法，可根据ZB-CO8003《药品铝塑泡罩包装》的要求进行检验。

（二）复合膜条形包装

条形包装（strip package，SP）是利用两层药用条形包装膜（SP膜）把药品夹于中间，单位药品之间隔开一定距离，在条形包装机上把药品周围的两层SP膜内侧热合密封，药品之间压上齿痕，形成一种单位包装形式（单片包装或成排组成小包装）。取用药品时，沿齿痕撕开SP膜即可。条形包装可在条形包装机上连续作业，特别适合大批量自动包装。

条形包装复膜袋不仅能包装片剂，也是颗粒、散剂等剂型的主要包装形式，适于包装剂量大、吸湿性强、对紫外线敏感的药品。

SP膜是一种复合膜，具有一定的抗拉强度及延伸率，适合于各种形状和尺寸的药品，并且包装后紧贴内装药品，不易破裂和产生皱纹。目前较普遍使用的铝塑复合膜，一般有玻璃纸/铝箔/低密度聚乙烯（PT/Al/LDPE）和涂层/铝箔/低密度聚乙烯（OP/Al/LDPE）两种结构，即铝箔与塑料薄膜以黏合剂层压复合或挤出复合而成，由外而内一般由基层、印刷层、高阻隔层、热封层组成。

1. 基层　基层材料要求机械性能优良、安全无毒、有光泽，有良好的印刷性、透明性、阻隔性和热封性。典型材料有PET、PT及带PVDC涂层的玻璃纸。PT/AL/LDPE结构的产品可在玻璃纸表面进行彩色印刷，且产品结构挺性较好，不易起皱。OP/AL/LDPE结构的产品由于采用铝箔表印，一般不能印刷太多颜色，且表面印字不耐划伤。

2. 高阻隔层　应有良好的气体阻隔性、防潮性和机械性能，其典型材料是软质铝箔。PT/Al/LDPE结构的产品由于表面采用玻璃纸，防潮性差，玻璃纸易与铝箔离层；其阻隔层一般采用6.5~9μm厚铝箔，阻氧、阻水和隔光性能欠佳，故一般用于阻隔性能要求不高的药品条形包装。OP/Al/LDPE结构的复合膜，其阻隔层的铝箔厚度一般都在25μm以上，因而其防潮性和阻气性能极佳（一般为PT/Al/LDPE结构的7倍以上），其氧气透过量和水蒸气透过量基本为零，特别适用于防潮、阻气和隔光性能要求很高的药品条形包装。若需要透明条形包装膜，则采用PVDC作高阻隔层材料。

3. 热封层　应具有优良的热封性、化学稳定性与安全性，一般采用低密度聚乙烯（low density polyethylene，LDPE）材料。

（三）输液软袋包装

传统输液容器为玻璃瓶。玻璃瓶具有良好的透明度、相容性及阻水阻气性能。但玻璃瓶也有明显的缺陷，如体重大，稳定性差，口部密封性差，胶塞与药液直接接触，易碎、碰撞引起隐形裂伤易引起药液污染，烧制玻璃瓶时污染大、能耗大。在输液方式上，由于玻璃瓶不能扁瘪，输液过程中需形成空气回路，外界空气进入瓶体形成内压方能使药液滴出，空气中的灰尘、微生物（如细菌、真菌等）可由此进入玻璃瓶中污染输液，此外，当加入治疗性药物（如易氧化药物）需长时间滴注时，药物不断与空气接触，易引起部分药物降解。

针对玻璃瓶输液容器存在的缺陷，在20世纪60年代，世界发达国家开始研究使用高分子材料制造输液容器。塑料输液瓶材料多为聚丙烯、聚乙烯，其性能特点主要为稳定性好、口部密封性好、无脱落物、胶塞不与药液接触、质轻、抗冲击力强、节约能源、保护环境、一次性使用免回收等。但聚丙烯材料的耐低温性能较差，温度降低时抗脆性降低；聚乙烯材料不耐高温消毒。另外，在输液方式上，没有克服玻璃瓶的缺陷，需要进气口，因而可增加瓶内微粒或污染的可能。因此，硬塑料瓶的发展也受到限制。

为解决玻璃和塑料输液瓶易造成输液污染的问题，输液软袋包装应运而生，软袋输液在使用过程中可依靠自身张力压迫药液滴出，无须形成空气回路。输液软袋包装具有以下优点：①软袋包装较输液瓶轻便、不怕碰撞，携带方便。②特别适应于大剂量加药。如用瓶装500ml的液体只能加药液20ml，而软袋包装500ml的液体则可加药液150ml。前者需反复抽吸，延长了操作时间，增加了污染机会。③加药后不漏液。输液瓶加药后会增加瓶内压力，造成液体从排气管漏出，既浪费药液又增加污染机会。④软袋包装液体是完全密闭式包装，不存在瓶装液体瓶口松动、裂口等现象。⑤柔韧性强，可自收缩。药液在大气压力下，可通过封闭的输液管路输液，消除空气污染及气泡造成栓塞的危险，且有利于急救及急救车内加压使用。⑥形状与大小简便易调，而且可以制作成单室、双室及多室输液。⑦输液袋在输液生产中可以完成膜的（清洗）印刷、袋成型、袋口焊接、灌装、无气或抽真空、封口；且生产线可以完成在线检漏和澄明度检查。

1. 聚氯乙烯（PVC）软袋 PVC软袋作为第二代输液容器，在临床上解决了原瓶装半开放式输液的空气污染问题，但PVC软袋材料含有聚氯乙烯单体，不利于人体的健康；PVC中的增塑剂邻苯二甲酸二辛酯（diethylhexyl phthalate，DEHP）渗漏溶于药液中，可影响药液的内在质量，患者长期使用易影响其造血功能。此外，PVC材质本身具有透气性和渗透性，灭菌温度控制不好，可使输液袋吸水泛白而不透明；PVC材质中有微粒脱落，影响产品的澄明度。PVC材料本身的特点限制了其在输液包装方面的应用。

2. 聚烯烃多层共挤膜软袋（非PVC软袋） 近年来，聚烯烃多层共挤膜软袋已广泛取代玻璃瓶而用于输液包装。聚烯烃多层共挤膜的发展经历了两个阶段，其一是20世纪80~90年代的聚烯烃复合膜，各层膜之间使用黏合剂，不利于膜材的稳定，对药液的稳定性也有潜在影响；第二个阶段是多层聚烯烃材料同时熔融交联共挤出膜，不使用黏合剂，增加了膜材的性能，使其更安全、有效，符合药用和环保要求。

（1）聚烯烃多层共挤膜的结构：目前较常用的聚烯烃多层共挤膜多为三层结构，由三层不同熔点的塑料材料如PP、PE、PA及弹性材料（苯乙烯–乙烯/丁烯–苯乙烯嵌段共聚物，styrene–ethylene/butylene–styrene block copolymer，SEBS），在A级洁净区级别条件下共挤出膜。有两种类型，一种为内层、中层采用PP与不同比例的弹性材料混合，内层化学性质稳定，不脱落出异物；中层具有优良的水、气阻隔性能；外层为机械强度较高的PET或PP材料，表面经处理后文字印刷较为清晰。另一种为内层采用PP与SEBS共聚物的混合材料；中层采用SEBS，更增加了膜材的抗渗透性和弹性；外层采用PP材料。另外，由于两层材料的熔点从内到外逐渐升高，利于由内向外热合，使其更加严密牢固。PP材料具有很好的水气阻隔性能，与各种药液有很好的相容性，能保证药液的稳定性。

（2）聚烯烃多层共挤膜的特性：聚烯烃多层共挤膜的结构和严格控制的生产过程决定了其具有以下特性：①安全性高。膜材多层交联共挤出，不使用黏合剂和增塑剂，吹膜使用A级洁净区级别的空气，筒状出膜，避免了污染。②惰性极好。不与任何药物产生化学反应，对大部分的药物吸附极低。③热稳定性好。可在121℃高温蒸汽灭菌，不影响透明度。④阻隔性好。对水蒸气透过性极低，使输液浓度保持稳定；气体透过性极低，使药物保持稳定。⑤机械强度高。可抗低温，不易破裂，易于运输、储存。⑥环保型材料。用后处理时对环境不造成影响，焚烧后只产生水和二氧化碳。

聚烯烃多层共挤膜成本较高，但由于聚烯烃多层共挤膜软袋比传统容器有非常显著的优势（表3-4），随着技术的不断进步和膜材成本的降低，聚烯烃多层共挤膜在输液产品包装的发展中将发挥越来越重要的作用。

表3-4　聚烯烃多层共挤膜软袋与传统容器的比较

项目	共挤膜软袋	PVC软袋	玻璃瓶	PE瓶	PP瓶
封闭输液系统	++	++	--	-	-
柔软性/收缩性	++	++	--	+/-	-
消毒后透明度	++	--	++	-	-
机械强度	++	++	--	+/-	+/-
药物相容性	+	-	++	+	+
耐温性能	+	+/-	++	-	+/-
阻水性能	+	--	++	+	+
环境危害	+	-	+/-	+/-	+/-

注：++表示很好，+表示好，+/-表示一般，-表示差，--表示很差。

第三节　药用辅料与药品包装的法规

一、《中华人民共和国药品管理法》

2001年2月28日中华人民共和国主席令第四十五号公布修订后的《中华人民共和国药品管理法》（以下简称《药品管理法》），2015年4月24日中华人民共和国第十二届全国人民代表大会常务委员会第十四次会议进行了修改。2002年8月4日中华人民共和国国务院令第360号公布《中华人民共和国药品管理法实施条例》（以下简称《药品管理法实施条例》），根据2016年2月6日国务院第666号令《国务院关于修改部分行政法规的决定》修订。2019年8月26日十三届全国人大常委会第十二次表决通过了新修订的药品管理法，对药品上市许可持有人、网售处方药、假劣药范围等内容作出明确规定，并于2019年12月1日起施行。

《药品管理法》及《药品管理法实施条例》将辅料、直接接触药品的包装材料和容器、药品标签与说明书纳入药品监督管理的范畴。

二、《药品包装用材料、容器管理办法》（暂行）

SFDA于2000年4月29日以第21号局令颁布了《药品包装用材料、容器管理办法》（暂行）。对Ⅰ、Ⅱ、Ⅲ类药包材的注册审批（包括药包材生产企业质量保证体系的检查验收）、标准制定和监督管理工作等作了详细的规定（已废止）。

三、《直接接触药品的包装材料和容器管理办法》

为加强直接接触药品的包装材料和容器（药包材）的监督管理，保证药品质量，保障人体健康和药品的使用安全、有效、方便，根据《中华人民共和国药品管理法》及《中华人民共和国药品管理法实施条例》，《直接接触药品的包装材料和容器管理办法》（局令第13号）于2004年6月18日经国家食品药品监督管理局局务会审议通过，本办法自公布之日（2004年7月20

日）起施行。原国家药品监督管理局2000年4月29日发布的《药品包装用材料、容器管理办法》（暂行）（国家药品监督管理局令第21号）同时废止。

《直接接触药品的包装材料和容器管理办法》分为总则、药包材的标准、药包材的注册、药包材的再注册、药包材的补充申请、复审、监督与检查、法律责任、附则等九章。还包括7个附件：①实施注册管理的药包材产品目录；②药包材生产申请资料要求；③药包材进口申请资料要求；④药包材再注册申请资料要求；⑤药包材补充申请资料要求；⑥药包材生产现场考核通则；⑦药包材生产洁净室（区）要求。

四、《药品说明书和标签管理规定》

《药品说明书和标签管理规定》（局令第24号），于2006年3月10日经国家食品药品监督管理局局务会审议通过，自2006年6月1日起施行。为规范药品说明书和标签的管理，根据《中华人民共和国药品管理法》和《中华人民共和国药品管理法实施条例》制定本规定。《药品说明书和标签管理规定》分为总则、药品说明书、药品的标签、药品名称和注册商标的使用、其他规定、附则等六章。

为贯彻落实《药品说明书和标签管理规定》（国家食品药品监督管理局令第24号），规范药品说明书，国家食品药品监督管理局组织于2006年制定了《化学药品和治疗用生物制品说明书规范细则》《预防用生物制品说明书规范细则》《放射性药品说明书规范细则》《化学药品非处方药说明书规范细则》和《中成药非处方药说明书规范细则》。

五、《非处方药专有标识管理规定》（暂行）

为规范非处方药药品的管理，根据《处方药与非处方药分类管理办法》（试行），1999年11月19日SDA负责制定、公布了非处方药专有标识及其管理规定。指出，非处方药专有标识是用于已列入《国家非处方药目录》，并通过药品监督管理部门审核登记的非处方药药品标签，使用说明书、内包装、外包装的专有标识，也可用作经营非处方药药品的企业指南性标志。

六、药包材国家标准

为加强直接接触药品的包装材料和容器的监督管理，SFDA根据《药品管理法》《药品管理法实施条例》，及我国药包材发展的实际情况，参考国际上药包材同类标准，组织药典委员会及有关专家启动了药包材国家标准的制定和修订工作。2002年到目前为止，共颁布了六辑，涉及产品通则、具体产品标准、方法标准、药品包装材料与药物相容性试验指导原则等。CFDA于2015年第164号公告发布了YBB00032005-2015《钠钙玻璃输液瓶》等130项直接接触药品的包装材料和容器（以下简称"药包材"）国家标准，新标准于2015年12月1日起实施。

按照《药品管理法》及《药品管理法实施条例》的规定和《国家药品安全"十二五"规划》中关于"提高139个直接接触药品的包装材料的标准"要求，CFDA对现行的139项药包材标准进行了修订完善，对部分标准进行了合并和提高，最终形成130项药包材国家标准。新标准在术语规范以及检验方法、检测限度等质量控制方面都有了较大提升，对于进一步推动我国药包材标准体系建设，提高药包材和药品质量，促进药包材产业发展，保障公众用药安全有效等方面均具有积极意义。

七、《关于药包材药用辅料与药品关联审评审批有关事项的公告》

为贯彻落实《国务院关于改革药品医疗器械审评审批制度的意见》（国发〔2015〕44号），简化药品审批程序，将直接接触药品的包装材料和容器（以下简称药包材）、药用辅料由单独审批改为在审批药品注册申请时一并审评审批，2016年8月10日，CFDA发布了《关于药包材药用辅料与药品关联审评审批有关事项的公告》（2016年第134号）。2016年11月28日，CFDA发布了《关于发布药包材药用辅料申报资料要求（试行）的通告》（2016年第155号），包括4个附件：①药包材申报资料要求（试行）；②药用辅料申报资料要求（试行）；③药包材及药用辅料研制情况申报表；④药包材及药用辅料现场核查报告表。

在药物临床试验申请阶段，境内外上市制剂中未使用过的药包材、药用辅料，应进行关联申报或由药品注册申请人按照2016年第155号通告要求一并提交全部研究资料；其他药包材、药用辅料，药品注册申请人应至少在药品注册申报资料中提供相关药包材、药用辅料的生产企业信息、产品基本信息、质量标准和检验报告书等相关资料。未在药物临床试验申请阶段进行关联申报或一并提交全部研究资料的，相关药包材、药用辅料生产企业均应在药品上市申请阶段进行关联申报或由药品注册申请人按照2016年第155号通告要求一并提交全部研究资料。

八、《关于调整原料药、药用辅料和药包材审评审批事项的公告》

2017年11月30日，CFDA发布了《关于调整原料药、药用辅料和药包材审评审批事项的公告》（2017年第146号），取消药用辅料与直接接触药品的包装材料和容器审批，原料药、药用辅料和药包材在审批药品制剂注册申请时一并审评审批。

国家药品监督管理局药品审评中心（CDE）建立原料药、药用辅料和药包材登记平台（以下简称为登记平台）与数据库，有关企业或者单位可通过登记平台按本公告要求提交原料药、药用辅料和药包材登记资料，获得原料药、药用辅料和药包材登记号，待关联药品制剂提出注册申请后一并审评。药用辅料登记资料主要内容：企业基本信息、辅料基本信息、生产信息、特性鉴定、质量控制、批检验报告、稳定性研究、药理毒理研究等。具体内容应当符合《关于发布药包材药用辅料申报资料要求（试行）的通告》（国家食品药品监督管理总局通告2016年第155号）中药用辅料申报资料要求。药包材登记资料主要内容：企业基本信息、药包材基本信息、生产信息、质量控制、批检验报告、稳定性研究、安全性和相容性研究等。具体内容应当符合2016年第155号通告中药包材申报资料要求。

2017年12月5日，国家食品药品监督管理总局起草了《原料药、药用辅料及药包材与药品制剂共同审评审批管理办法（征求意见稿）》。

2018年6月5日，CDE公开征求《药用辅料登记资料要求（征求意见稿）》和《药包材登记资料要求（征求意见稿）》。

思考题

1. 请叙述药用辅料的用途及其功能指标。

2. 请叙述表面活性剂性质及其在药剂学上的应用。

3. 查阅资料，叙述三种新型药用高分子材料及其应用。

4. 请叙述药用预混辅料特点与应用。

5.药品包装有何特别之处？如何从静态和动态两个角度理解药品包装？

6.常用药包材的种类有哪些？药包材有何要求？各种药包材分别有何特点？

7.药品软包装有哪些形式？各种形式的应用特点分别是什么？

8.查阅资料，简要叙述药包材、药用辅料与药品关联审评审批政策。

9.查询国家药品监督管理局网站，简要叙述化学药品注射剂与塑料包装材料相容性试验的研究内容。

（蒋曙光）

第四章　液体制剂及其技术

本章要点

　　1.掌握液体制剂的定义、特点、分类及质量要求；增加药物溶解度的方法；混悬剂的定义、物理稳定性和制备；乳剂的定义、特点、物理稳定性、常用乳化剂和制备。

　　2.熟悉液体制剂的常用溶剂和附加剂；低分子溶液剂的定义、特点和制备；高分子溶液剂与溶胶剂的定义、性质和制备；混悬剂的特点、质量要求及质量评价；乳剂的分类和质量评价。

　　3.了解不同给药途径用的液体制剂的定义和应用；液体制剂的防腐、包装与贮存。

第一节　概　述

一、液体制剂的定义、分类、特点与质量要求

（一）液体制剂的定义

　　液体制剂（liquid pharmaceutical preparations）系指药物（固体、液体或气体）分散在适宜的分散介质中制成的液体形态的制剂。液体制剂中的药物，通常称为分散相，可以以不同分散程度（分子、离子、胶粒、液滴、颗粒或其混合形式）存在于分散介质中，从而形成均相或非均相的液体制剂。液体制剂中分散相的分散度关系到它的表面积和与机体接触面的大小，必然影响药物制剂的药效、稳定性和毒副作用。分散介质如水、乙醇、脂肪油等，由于其本身具有不同的理化性质和药理作用，对药物的溶解性能也不同，所以在不同程度上也影响药物制剂的药效、稳定性和毒副作用。液体制剂是常用的剂型之一，品种多，应用广，可供内服或外用，但注射用和眼用液体制剂一般不列入此范畴。根据药物分散状态的不同，需要采用不同的制备技术与设备来制备液体制剂。

（二）液体制剂的分类

　　1.按分散系统分类　系指按分散相粒子的大小进行分类，便于对制剂的制备工艺和稳定性进行研究，以保证制剂的质量和疗效。

　　（1）均相（单相）液体制剂：药物以分子或离子形式分散在液体分散介质中形成的均一溶液，为真溶液，属于热力学和动力学稳定体系。包括低分子溶液剂（分散相质点小于1nm）和高分子溶液剂（分散相质点小于100nm）。

　　（2）非均相（多相）液体制剂：药物是以微粒或液滴的形式分散在液体分散介质中形成的多相体系。其中，分散相质点在1~100nm为胶体分散体系，如溶胶剂；分散相质点大于100nm为粗分散体系，如混悬剂和乳剂（表4-1）。

表4-1 液体制剂按分散系统分类

类型			剂型	微粒大小	特征	举例
均相分散体系	分子分散系		低分子溶液剂	<1nm	均相，热力学稳定体系，形成真溶液	对乙酰氨基酚口服溶液
		胶体分散系	高分子溶液剂	1~100nm	均相，热力学稳定体系，形成真溶液	胃蛋白酶合剂
非均相分散体系			溶胶剂		非均相，热力学不稳定体系	胶体氢氧化铝
	粗分散系		混悬剂	>100nm	非均相，热力学、动力学均不稳定体系	布洛芬混悬剂
			乳剂			鱼肝油乳剂

2. 按给药途径分类

（1）内服液体药剂：如糖浆剂、合剂、混悬剂、乳剂等。

（2）外用液体药剂：①皮肤用液体制剂，如搽剂、洗剂等；②五官科用液体制剂，如滴鼻剂、滴耳剂等；③直肠、阴道、尿道用液体制剂，如灌肠剂等。

（三）液体制剂的特点

药物在剂型中的分散度关系到药物的吸收速度和程度。液体制剂与固体制剂如散剂、片剂等相比有以下优点。

（1）药物的分散度较大，吸收快，起效迅速，生物利用度较高。

（2）减少某些药物的刺激性，如可减少易溶性药物（碘化物等）口服后局部药物浓度过高引起的胃肠道刺激性。

（3）给药途径多，既可用于内服，亦可外用于皮肤、黏膜和人体腔道。

（4）便于分取剂量，用药方便，特别适用于婴幼儿和老年患者用药等。

但液体药剂也有其缺点：①药物分散度大，同时受分散介质的影响，化学稳定性较差，易引起药物的分解失效。②水性液体制剂易霉变，常需加入防腐剂，非水液体制剂溶剂的药理作用大，成本高。③对于非均相液体制剂，存在物理稳定性问题。④液体制剂体积较大，携带、运输、贮存均不方便等。

（四）液体制剂的质量要求

（1）均相液体制剂应澄明，非均相液体制剂中的分散相应小而均匀，振摇时可均匀分散。

（2）药物浓度要求准确、质量稳定、久贮不变。

（3）内服的液体制剂应外观良好、口感适宜。外用的液体制剂应无刺激性。

（4）液体制剂本身应具有一定的防腐能力，贮存和使用过程中不应发生霉变。

（5）分散介质最好用水，其次为乙醇，最后考虑其他毒性较小的有机溶剂。

（6）液体制剂的包装容器应大小适宜，便于患者携带和服用等。

二、液体制剂的溶剂与附加剂

（一）液体制剂的常用溶剂

液体制剂中的分散介质一般亦称为分散媒，但在溶液型和胶体溶液型制剂中常称为溶剂。

应根据药物性质、医疗和制剂要求合理选择溶剂。对溶剂的要求是：本身化学性质稳定，毒性小、成本低、无臭味，且有一定的防腐能力，不妨碍主药作用和含量测定等。但符合上述各条件的溶剂很少，常用的溶剂又各有其优缺点，所以应充分掌握各溶剂的性质加以使用。

因药物的溶解度与溶剂的极性有关，根据其极性大小，常用的溶剂可分为极性溶剂、半极性溶剂和非极性溶剂三类。

1.极性溶剂 极性溶剂由极性分子组成，其极性大小可用偶极矩和介电常数表示。一般说来，偶极矩或介电常数大，表示分子的极性大。极性溶剂通过偶极力不仅减弱溶质分子间引力，同时也加强了溶质分子与溶剂分子之间的引力，使极性溶质（药物）溶解。常用的极性溶剂有以下几种。

（1）水（water）：水是最常用的溶剂，不具有任何药理与毒理作用，且价廉易得。水能与乙醇、甘油、丙二醇等以任意比例混合，能溶解绝大多数无机盐与许多极性有机药物，也能溶解药材中的苷类、生物碱类、糖类、树胶、鞣质、蛋白质及色素等。液体制剂用水应以蒸馏水为宜。饮用水中的杂质多，故不宜作溶剂之用。水能使某些药物水解，也容易增殖微生物，使药物霉变与酸败。故在使用水作为溶剂时，需加入防腐剂。还要考虑药物的稳定性以及是否产生配伍禁忌等。

（2）甘油（glycerin）：为常用溶剂，可内服、外用。本品为黏稠状液体、味甜、毒性小，能与水、乙醇、丙二醇等以任意比例混合，能溶解许多不易溶于水的药物。甘油吸水性很强，多用于外用制剂，如碘甘油。甘油常作黏膜给药的溶剂，甘油对皮肤有保湿、滋润、延长药物局部药效等作用，且对药物的刺激性有缓解作用。含水10%的甘油无刺激性，在内服溶液制剂中，甘油含量在12%（g/ml）以上，能防止鞣质的析出并兼有矫味作用，30%以上具有防腐作用。

（3）二甲基亚砜（dimethyl sulfoxide，DMSO）：为澄明、无色、微臭、纯品几乎无味的液体，有强吸湿性，能与水、乙醇、甘油、丙二醇等以任意比例混合。本品能溶解很多水溶性和脂溶性药物，故有"万能溶剂"之称。本品能增加外用制剂中一些药物，如氢化可的松、睾酮等的透皮吸收，故在外用制剂中常用作促渗剂。但对皮肤略有刺激性，高浓度可引起皮肤灼烧感、瘙痒及发红。孕妇应禁用本品。

2.半极性溶剂

（1）乙醇（alcohol）：除水以外，乙醇是常用的有机溶剂，可与水、甘油、丙二醇等以任意比例混合，具有较广泛的溶解性能。含乙醇20%以上即具有防腐作用，40%以上则能延缓某些药物（如苯巴比妥钠等）*的水解。但与水相比，乙醇本身具有药理作用，有成本高、容易挥发和燃烧等缺点。

（2）丙二醇（propylene glycol）：丙二醇的性质同甘油相似，但丙二醇的黏度、刺激性与毒性均较小，在液体制剂中能代替甘油。可与水、乙醇、甘油等以任意比例混合，能溶解诸多有机药物，药用丙二醇应为1，2-丙二醇。丙二醇与水的等量混合液可延缓某些药物的水解，因而能增加药物制剂的稳定性。丙二醇水溶液对药物在皮肤及黏膜上有促渗作用。但丙二醇有辛辣味，在口服液体制剂中受到一定的限制。

（3）聚乙二醇类（polyethylene glycol，PEG）：低聚合度的聚乙二醇，如PEG 400~600为透明的液体。能与水、乙醇、甘油、丙二醇等以任意比例混合，能溶解许多水溶性无机盐及水不溶性有机药物。对一些易水解的药物具有一定的稳定作用，在外用液体制剂中能增加皮肤的柔韧性，并具有与甘油类似的保湿作用。

3.非极性溶剂 非极性溶剂的分子没有极性或极性极小，不能通过偶极力来溶解极性药物，但能溶解非极性药物。常用的非极性溶剂有以下几种。

（1）脂肪油（fatty oils）：系指具有脂肪结构的植物油，如麻油、豆油、棉籽油、花生油、茶油等，均为《中国药典》所收载，为常用的非极性溶剂。脂肪油不能与水、乙醇或甘油等混合，能溶解生物碱、挥发油及许多芳香族化合物。脂肪油多用于乳剂中，也可用于外用液体制剂，如滴鼻剂、洗剂、搽剂等。但纯脂肪油气味差，易氧化、酸败，遇碱能皂化变质，精制油可用作注射剂溶剂。

（2）液体石蜡（liquid paraffin）：本品为无色透明油状液体，无味，加热后有石油臭。本品为饱和烷烃化合物，化学性质稳定，可分为轻质与重质两种。能与非极性溶剂混合，能溶解生物碱、挥发油等非极性药物，在胃肠代谢中不分解、不吸收，有润肠通便的作用。多用于软膏及糊剂中，也可用作口服制剂与外用搽剂的溶剂。

（3）油酸乙酯（ethyl oleate）：本品是油溶性药物的常用溶剂。在空气中易氧化、变色，故使用时常加入抗氧剂。

（4）乙酸乙酯（ethyl acetate）：本品为无色油状液体，微臭。具有挥发性、可燃性。在空气中容易氧化、变色，需要加入抗氧剂。

（5）肉豆蔻酸异丙酯（isopropyl myristate）：由异丙醇和肉豆蔻酸酯化而得，为透明、无色、流动液体。本品化学性质稳定，不会酸败和水解。

（二）液体制剂的附加剂

除了药物和溶剂外，液体制剂中常需加入附加剂，包括增溶剂、助溶剂、潜溶剂、防腐剂、矫味剂、着色剂、抗氧剂、pH调节剂等。

1. 增溶剂（solubilizer）　增溶系指在表面活性剂的作用下，在溶剂中增加溶质的溶解度并形成澄清溶液的过程。具有增溶能力的表面活性剂称增溶剂，被增溶的物质称为增溶质（solubilizates）。对于以水为溶剂的药物，增溶剂的最适HLB值为15~18。常用的增溶剂多为非离子型表面活性剂，如聚山梨酯类和聚氧乙烯脂肪酸酯类等。在液体制剂制备过程中，有些药物在溶剂中即使达到饱和浓度，也满足不了临床治疗所需的药物浓度，这时可加入增溶剂增加药物的溶解度。例如，甲酚在水中的溶解度仅3%左右，但在肥皂溶液中，却能增加到50%左右，即常用的"甲酚皂"溶液。许多药物，如油溶性维生素、激素、抗生素、生物碱、挥发油等可经增溶而制得适合治疗需要的较高浓度的澄明溶液。

2. 助溶剂（hydrotropy agent）　助溶系指难溶性药物与加入的第三种物质在溶剂中形成可溶性分子络合物、复盐或分子缔合物等，以增加药物在溶剂（主要是水）中溶解度的过程。当加入的第三种物质为低分子化合物时，称为助溶剂。

例如，碘在水中的溶解度为1:2950，而在10%碘化钾溶液中可制成含碘5%的水溶液，碘化钾即为助溶剂。《中国药典》中收载的复方碘溶液就是利用碘化钾与碘形成分子络合物而增加碘在水中的溶解度：$I_2 + KI \rightarrow KI_3 = K^+ + I_3^-$。

例如，茶碱在水中溶解度为1:120，用乙二胺为助溶剂可形成氨茶碱，其溶解度增大至1:5；咖啡因的溶解度为1:50，用苯甲酸钠作助溶剂，形成苯甲酸钠咖啡因，溶解度可增大至1:1.2。

3. 潜溶剂（cosolvent）　潜溶剂系指能提高难溶性药物溶解度的混合溶剂。为了增加难溶性药物的溶解度，常常应用两种或多种混合溶剂。当混合溶剂中各溶剂达到某一比例时，药物的溶解度与在各单纯溶剂中的溶解度相比，出现极大值，这种现象称为潜溶（cosolvency），这种溶剂称为潜溶剂，或复溶剂、共溶剂（cosolvents）。与水形成潜溶剂的有：乙醇、丙二醇、甘油、聚乙二醇等。例如，甲硝唑在水中溶解度为10%（W/V），如果采用水–乙醇混合溶剂，则其溶解度提高5倍，苯巴比妥在90%乙醇中有最大溶解度。

4. 防腐剂（preservation）　防腐剂系指防止药物制剂受微生物污染而发生变质的添加剂。

常用的防腐剂有以下几种。

（1）羟苯酯类：亦称尼泊金类，包括对羟基苯甲酸甲酯、对羟基苯甲酸乙酯、对羟基苯甲酸丙酯和对羟基苯甲酸丁酯。抑菌作用强，尤其对大肠埃希菌（Escherichia coli）的抑制作用最强。其抑菌作用随其烷基碳数增加而增加，但溶解度则减小，对羟基苯甲酸丁酯抗菌力最强，溶解度却最小。本类防腐剂混合使用有协同作用。通常是对羟基苯甲酸乙酯和对羟基苯甲酸丙酯（1∶1）或对羟基苯甲酸乙酯和对羟基苯甲酸丁酯（4∶1）合用，浓度均为0.01%~0.25%。该类防腐剂在偏酸性、中性溶液中有效，在弱碱性、强酸溶液中作用减弱。化学性质稳定，但遇铁盐变色，与聚山梨酯类、聚乙二醇类配伍时溶解度增加，但抑菌能力下降。

（2）苯甲酸（benzoic acid）：本品在水中溶解度较小，为0.29%，乙醇中为43%（20℃），通常配成20%醇溶液备用。用量一般为0.03%~0.1%。苯甲酸未解离的分子抑菌作用强，所以在酸性溶液中抑菌效果较好，最适pH是2.5~4.0，溶液pH增高时解离度增大，防腐效果降低。苯甲酸防霉作用较尼泊金类弱，而防发酵能力则较尼泊金类强。苯甲酸（0.25%）和尼泊金（0.05%~0.1%）联合应用对防止发霉和发酵最为理想，特别适用于中药液体制剂。

苯甲酸钠在水中溶解度为55%，在乙醇中微溶（1∶80），在酸性溶液中的防腐作用与苯甲酸相当，常用浓度为0.1%~0.25%。pH大于5时抑菌效果明显降低，用量应不少于0.5%。

（3）山梨酸（sorbic acid）：本品为白色至黄白色结晶性粉末，熔点133℃，在水中极微溶解（0.125%，30℃），可溶于沸水，易溶于乙醇（12.9%，20℃）。本品中起防腐作用的是未解离的分子，需在酸性溶液中使用，在pH为4的水溶液中防腐效果最好。常用浓度为0.05%~0.3%。山梨酸在空气中久置易氧化，与其他抗菌剂联合使用产生协同作用。

（4）苯扎溴铵（benzalkonium bromide）：又称新洁尔灭（bromo geramine），为阳离子型表面活性剂。本品为淡黄色黏稠液体，低温时形成蜡状固体。极易潮解，有特臭、味极苦，无刺激性。可溶于水和乙醇。在酸性和碱性溶液中均稳定，耐热压。常用浓度为0.02%~0.2%，多用于外用制剂。

（5）醋酸氯己定（chlorhexidine acetate）：又称醋酸洗必泰（hibitane acetate），系阳离子表面活性剂。本品微溶于水，溶于乙醇、甘油、丙二醇等溶剂，为广谱杀菌剂，常用浓度为0.02%~0.05%。

（6）其他防腐剂：20%以上的乙醇、30%以上的甘油溶液均有防腐作用；0.05%薄荷油（mint oil）、0.01%的桂皮油（cassia bark oil）、0.01%~0.05%的桉叶油（eucalyptus oil）等也有一定防腐作用。

5. 矫味剂（flavoring agents）　矫味剂系指为掩盖和矫正药物制剂的不良味道而加入的添加剂。味觉器官是舌上的味蕾，臭觉器官是鼻腔中的臭觉细胞，矫味、矫臭与人的味觉和臭觉有密切关系，从生理学角度看，矫味也应能矫臭。

（1）甜味剂（sweeting agents）：甜味剂能掩盖药物的咸、涩和苦味，包括天然和合成两大类。天然的甜味剂中，蔗糖和单糖浆应用最为广泛，具有芳香味的果汁糖浆，如橙皮糖浆及桂皮糖浆等不但能矫味，也能矫臭。

甜菊苷（stevioside）为微黄白色粉末，无臭、有清凉甜味，甜度比蔗糖大300倍左右，在水中溶解度（25℃）为1∶10，pH4~10时加热也不被水解。常用量为0.025%~0.05%。本品甜味持久且不被吸收，但甜中带苦，故常与蔗糖和糖精钠合用。甘油、山梨醇、甘露醇等也可作甜味剂。合成的甜味剂中，糖精钠（saccharin sodium）甜度为蔗糖的200~700倍，易溶于水，但水溶液不稳定，长期放置甜度降低。常用量为0.03%，常与单糖浆、蔗糖和甜菊苷合用，常作咸味的矫味剂。阿司帕坦（aspartame），也称蛋白糖，为二肽类甜味剂，又称天冬甜精。甜度比蔗糖高150~200倍，并具有清凉感。不致龋齿，可以有效地降低热量，适用于糖尿病、肥胖症患者。

（2）芳香剂（aromatic agents）：系指在药剂中用以改善制剂气味的香料和香精。由于来源不同，香料可分为天然香料和人工合成香料两大类。天然香料有植物中提取的芳香性挥发油（如薄荷油等）及其制剂（如薄荷水、桂皮水等）。人工合成香料也称香精，是在人工香料中添加一定量的溶剂调配而成，如苹果香精、香蕉香精等。

（3）胶浆剂（mucilage）：系树胶、黏液质、淀粉及纤维素衍生物等水溶性高分子物质在水中分散而成的高分子溶液。胶浆剂具有黏稠缓和的性质，可以干扰味蕾的味觉而能矫味，如阿拉伯胶、羧甲基纤维素钠、琼脂、明胶、甲基纤维素等的胶浆。在胶浆剂中加入适量糖精钠或甜菊苷等甜味剂，则可增加其矫味作用。

（4）泡腾剂（effervescing agents）：系将有机酸（如酒石酸、枸橼酸）与碳酸氢钠混合，遇水后产生大量二氧化碳，由于二氧化碳溶于水呈酸性，能麻痹味蕾而起矫味作用。

6. 着色剂（colorants） 着色剂又称色素，可分为天然色素和人工合成色素两大类。应用着色剂可以改变制剂的外观颜色，用以识别制剂的浓度或区分用法，同时还可改善制剂的外观。特别是选用的颜色与所加的矫味剂配合协调，更容易被患者所接受，如薄荷味用绿色，橙皮味用橙黄色。可供食用的色素称为食用色素，只有食用色素才可用作内服制剂的着色剂。

（1）天然色素（natural pigment）：天然色素有植物性与矿物性之分。常用的无毒天然植物性色素有焦糖、叶绿素、胡萝卜素和甜菜红等；天然矿物性色素有氧化铁等。

（2）合成色素（synthetic pigment）：人工合成色素的特点是色泽鲜艳，价格低廉，但大多数毒性较大，用量不宜过多。我国批准使用的食用合成色素主要有以下几种：苋菜红、柠檬黄、胭脂红、胭脂蓝和日落黄，其用量不得超过万分之一。外用色素有品红、亚甲蓝等。此外，使用着色剂时应注意溶剂和溶液的pH对色调产生的影响。大多数色素会受到光照、氧化剂和还原剂的影响而褪色。

7. 其他附加剂 在液体制剂中为了增加稳定性，有时需要加入抗氧剂、pH调节剂、金属离子络合剂等。

三、液体制剂的一般制备工艺流程

液体制剂包括的种类较多，制备方法亦有不同，其一般制备工艺流程见图4-1。

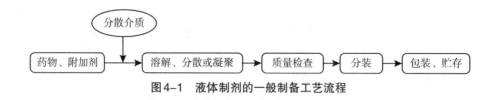

图4-1 液体制剂的一般制备工艺流程

四、液体制剂的包装与贮存

液体制剂的包装关系到产品的质量、运输和贮存。液体制剂体积大，稳定性较其他制剂差。如果包装不当，在运输和贮存过程中液体制剂可能会发生变质。因此包装容器的材料选择、容器的种类、形状以及封闭的严密性等都极为重要。液体制剂的包装材料应符合以下要求：①不与药物发生作用，不改变药物的理化性质及疗效，不吸收也不沾留药物；②尽量减少和防止外界因素对制剂的影响；③坚固耐用、体积小、质量轻，外形适宜、美观，便于运输、贮存、携带和使用；④价廉易得。

液体制剂的包装材料包括：容器（玻璃瓶、塑料瓶等）、瓶塞（软木塞、橡胶塞、塑料塞）、瓶盖（塑料盖、金属盖）、标签、说明书、纸盒、纸箱、木箱等。液体制剂包装瓶上应贴有标签。内服与外用液体制剂的标签颜色应不同。

液体制剂的主要溶剂是水，在贮存期间极易发生水解、污染微生物而使其变质。生产中除了应注意采用有效的避菌措施外，还需加入防腐剂，并选择适宜的包装材料。液体制剂应密闭贮存于阴凉干燥处，并避光。贮存期不宜过长。

第二节　液体制剂的单元操作技术

一、制药用水处理技术

（一）概述

制药用水分为饮用水、纯化水、注射用水和灭菌注射用水，根据生产工序或使用目的与要求应选用适宜的制药用水。制药用水的原水通常为饮用水。

1.饮用水（drinking water） 系指天然水经净化处理所得的水，其质量必须符合现行中华人民共和国国家标准《生活饮用水卫生标准》（GB5749-2006）。

2.纯化水（purified water） 系指饮用水经蒸馏法、离子交换法、反渗透法或其他适宜的方法制备的制药用水。不含任何附加剂，其质量应符合《中国药典》纯化水项下的相关规定。

3.注射用水（water for injection） 系指纯化水经蒸馏所得的水，应符合细菌内毒素试验要求。注射用水必须在防止细菌内毒素产生的设计条件下生产、贮存及分装，其质量应符合《中国药典》注射用水项下的相关规定。

为了保证注射用水的质量，应尽量减少原水中的细菌内毒素，监控蒸馏法制备注射用水的各个生产环节，并防止微生物污染。应定期清洗和消毒注射用水系统。注射用水的储存方式和静态储存期应经过验证确保水质符合质量要求。

4.灭菌注射用水（sterile water for injection） 系指注射用水按照注射剂生产工艺制备所得的水，不含任何添加剂，其质量应符合《中国药典》灭菌注射用水项下的相关规定。各种制药用水的用途见表4-2。

表4-2　制药用水的种类及应用范围

种类	应用范围
饮用水	可作为药材净制时的漂洗、制药用具的粗洗用水。除另有规定外，也可作为药材的提取溶剂
纯化水	可作为配制普通药物制剂的溶剂或试验用水；中药注射液、滴眼剂等灭菌制剂所用饮片的提取溶剂；口服、外用制剂配制用溶剂或稀释剂；非灭菌制剂用器具的精洗用水。也可作为非灭菌制剂所用饮片的提取溶剂。纯化水不得用于注射剂的配制与稀释
注射用水	可作为配制注射剂、滴眼剂等的溶剂或稀释剂，以及用于容器的精洗
灭菌注射用水	可用作注射用灭菌粉末的溶剂或注射剂的稀释剂

（二）制药用水的制备

制药用水的制备应符合药品生产管理规范（GMP）的要求。制药用水制备系统的配置方式根据地域和水源不同而有所差异。图4-2是目前国内典型的采用二级反渗透法（加蒸溜法）制备纯化水（注射用水）的流程。

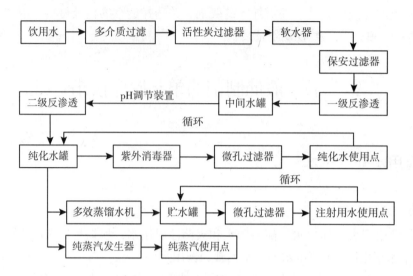

图4-2 二级反渗透法（加蒸馏法）制备纯化水（注射用水）的工艺流程图

1. 纯化水的制备 目前国内纯化水制备系统的主要配置方式如图4-3所示。

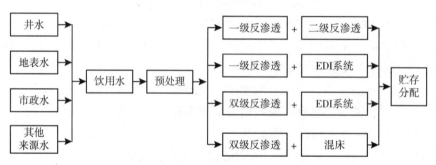

图4-3 纯化水制备系统的配置方式

（1）预处理（pre-treatment）：预处理的装置一般由原水泵、多介质过滤器、活性炭过滤器和软水器组成。

①多介质过滤器：一般称为机械过滤器或砂滤，过滤介质为石英砂，主要用于过滤除去原水中的大颗粒、悬浮物、胶体及泥沙等。

②活性炭过滤器：主要用于除去水中的游离氯、色素、微生物、有机物以及部分重金属等。

③软水器：主要是钠型阳离子树脂，Na^+交换原水中的Ca^{2+}、Mg^{2+}，降低水的硬度。

（2）反渗透系统（reverse osmosis system）：反渗透系统制备纯化水，具有能耗低、水质好、设备使用与保养方便等优点。常选择的反渗透膜有醋酸纤维素膜和聚酰胺膜，膜孔孔径大小介于0.5~10nm。由于反渗透膜的种类不同，其作用机制也有差异，反渗透系统承担了主要的脱盐任务。一般包括给水泵、阻垢剂或还原剂加药装置、5μm精密过滤器（保安过滤器）、一级高压泵、一级反渗透装置、CO_2脱气装置或NaOH加药装置、二级高压泵、二级反渗透装置以及反渗透清洗装置等。为防止经预处理后的水中的微小粒子流入反渗透膜，通常在一级反渗透装置前有一个5μm精密过滤器（保安过滤器）。

反渗透（reverse osmosis，RO）是压力驱动工艺，利用半透膜除去水中溶解的盐类，同时除去细菌、内毒素、胶体和有机大分子等；但很难除去溶解在水中的极小分子量有机物。渗透与反渗透的工作原理如图4-4所示，当纯水和盐水用半透膜隔开时，纯水一侧的水分子通过半透膜向盐水一侧自发流动，此现象称为渗透。结果是盐水一侧的液面上升，到一定程度时，液面不再上升，渗透达到平衡，此时盐水与纯水间的水静压差即为渗透压。若在盐水一侧施加大于渗透压的压力时，盐水一侧的水可通过半透膜向纯水一侧做反向流动，此现象称为反渗透，结果使水从盐水中分离出来。

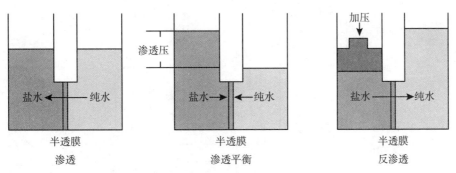

图4-4 渗透与反渗透的工作原理

根据原水水质与使用要求可选择在保安过滤器前安装阻垢剂加药装置。阻垢剂可防止反渗透浓水中的碳酸钙、碳酸镁、硫酸钙等难溶性盐浓缩后析出结垢堵塞反渗透膜。CO_2可透过反渗透膜，增加反渗透单元后面的混合床中阴离子树脂或电去离子装置的负担，所以可在二级反渗透前安装NaOH加药装置。若水中的CO_2浓度很高，可通过脱气除去。

（3）离子交换系统（ion exchange system）：离子交换系统是利用离子交换树脂除去水中的盐类（阴、阳离子），制得的水称为去离子水。其特点是制得的水化学纯度高、设备简单、节约燃料和冷却水、成本低。本系统由阳离子和阴离子树脂及相关的容器、阀门、连接管道、仪表及再生装置等组成。可除去绝大部分阴离子（SO_4^{2-}、Cl^-、HCO_3^-、$HSiO_3^-$等）和阳离子（K^+、Na^+、Ca^{2+}、Mg^{2+}等），对热原、细菌也有一定的清除作用。

离子交换系统制备去离子水的原理：当水通过阳离子交换树脂时，水中阳离子被树脂吸附，树脂上的阳离子H^+被置换到水中，并和水中的阴离子组成相应的无机酸。常用的阳离子交换树脂有732型苯乙烯强酸性阳离子交换树脂，极性基团为磺酸基；阴离子交换树脂有717型苯乙烯强碱性阴离子交换树脂，极性基团为季铵基团。

离子交换法处理原水的工艺，一般采用阳床、阴床、混合床的组合形式。混合床为阴、阳树脂以一定比例混合组成。大生产时，为减轻阴树脂的负担，常在阳床后加脱气塔，除去二氧化碳，使用一段时间后，需再生树脂或更换。由于离子交换树脂的再生对环境的污染和操作比较烦琐，所以目前不建议使用离子交换装置。

（4）电去离子（electrodeionization，EDI）系统：电去离子又称填充床电渗析，系在电渗析器的隔膜之间装填阴阳离子交换树脂，将电渗析与离子交换有机地结合起来的一种水处理技术。EDI是为了进一步除盐，主要包括反渗透产水箱、给水泵、EDI装置及相关的阀门、连接管道、仪表及控制系统等。

电渗析（electrodialysis）纯化水的原理如图4-5所示，是依据在电场作用下，离子定向迁移及离子交换膜的选择透过性而设计的。在外加电场作用下，当含有杂质的溶液通过离子交换膜时，由于存在电位差，含有钠、镁、钙、氯等盐类成分（包括所有荷电的小分子有机物）发生迁移。溶液中带正电的阳离子被阳离子交换膜吸引，带负电的阴离子被阴离子交换膜吸引而进入浓水室，被浓水带走，余下含有不带电的水分子透过离子交换膜从淡水室排出成为纯化水。

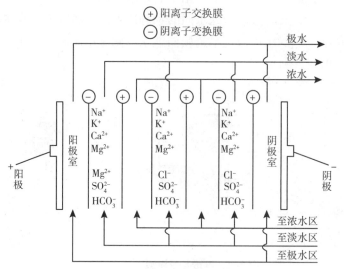

图4-5 电渗透法原理示意图

EDI技术是一种将电渗析和离子交换相结合的除盐工艺，集合了电渗析和混合床离子交换的优点，克服了两者的弊端，既可利用离子交换做深度处理，又可利用电离产生的H^+和OH^-对树脂进行再生。通电时，离子交换、离子迁移和树脂再生三种过程相伴发生，在淡水流中发生三种作用：离子交换树脂对水中离子的交换和吸附、离子定向迁移并透过两侧的离子交换膜、电场作用下水解离成H^+和OH^-对树脂进行再生。离子交换介质的连续高水平的再生使连续电去离子工艺中可以产生高纯水。

（5）超滤（ultrafiltration）系统：超滤有时可作为反渗透的前处理，用于去除水中的有机物、细菌、病毒和热原等，但不能抑制低分子量的离子污染。超滤的原理是在常温下，以一定的压力和流量，利用不对称微孔结构和半透膜介质，依靠膜两侧的压力差为推动力，使水通过，而微粒、有机物、微生物、热原和其他污染物被滤膜截留（图4-6），具有占地面积小、出水水质好、自动化程度高等特点。

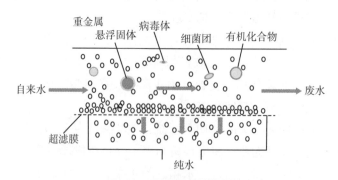

图4-6 超滤原理示意图

2. 注射用水的制备 蒸馏法（distillation method）制备注射用水是在纯化水的基础上进行的，仍是目前国内主要采用的最为经典、可靠的注射用水制备方法。此方法可以除去水中所有不挥发性微粒（如悬浮物、胶体、细菌、病毒、热原等杂质）、可溶性无机盐和有机盐、可溶性高分子材料等。

蒸馏法制备注射用水的主要设备有塔式蒸馏水机、多效蒸馏水机（multi-effect water distillator）和气压式蒸馏水机（vapor compression distillator）。

（1）塔式蒸馏水机：主要由蒸发锅、隔沫器（也称挡板）和冷凝器3部分组成，其中隔沫器是防止热原污染的装置。塔式蒸馏水机的生产能力大，并有多种规格可供选择，其生产能力为50~200L/h。

（2）多效蒸馏水机：多效蒸馏水机的最大特点是节能，热效率高，能耗仅为单蒸馏水机的1/3，并且出水快、纯度高、水质稳定，配有自动控制系统，成为目前药品生产企业制备注射用水的重要设备。

多效蒸馏水机通常由两个或更多个蒸发换热器、分离装置、预热器、两个冷凝器、阀门、仪表和控制部分等组成。一般的系统有3~8效，每效包括一个蒸发器、一个分离装置和一个预热器。其工作原理（图4-7）为原料水（纯化水）进入冷凝器后被从最高效级塔（n）进来的蒸汽预热，再依次通过低一效级塔的换热器而进入一效塔（1）。在塔1内，原料水被高压蒸汽进一步加热，部分迅速蒸发，蒸发的蒸汽进入二效塔（2）作为塔2的热源，高压蒸汽被冷凝后由器底排出。在塔2内，由塔1进入的蒸汽将塔2的进料水蒸发而本身冷凝为蒸馏水，塔2的进料水由塔1供给，依此类推。最后，由塔2和之后各级塔产生的蒸馏水加上塔n的蒸汽被第一及第二冷凝器冷凝后得到的蒸馏水（70℃）均汇集于收集器，即成为注射用水。注射用水一般需新鲜制备，在70℃以上保温循环贮存，贮存时间一般不得超过12小时，灭菌后贮放不宜超过24小时。

多效蒸馏水机的性能取决于加热蒸汽的压力和级数，压力越大，产量越高，效数越多，热的利用效率也越高。应根据实际生产需要，结合出水质量、能源消耗、占地面积等因素的综合考虑加以选择，一般以四效以上为宜。

（3）气压式蒸馏水机：主要组成部分有自动进水器、热交换器、加热室、蒸发室、冷凝器、压缩机、脱气器、泵、电机、阀门、仪表和控制部分等。其工作原理是进料水（纯化水）在列管一侧被蒸发，产生的蒸汽通过分离空间后再通过分离装置进入压缩机，通过压缩机的运行使被压缩蒸汽的压力和温度升高，然后高能量的蒸汽被释放回蒸发器和冷凝器的容器，在这里蒸汽冷凝并释放出潜在的热量。此工艺过程不断重复，使热能得到充分利用。

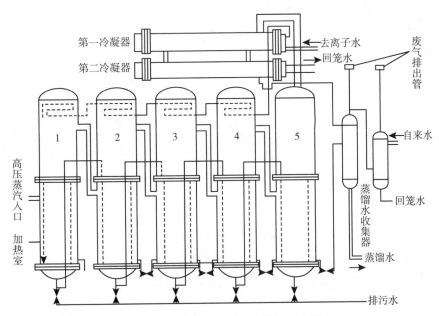

图4-7 多效蒸馏水机工作原理示意图

二、液体过滤技术

（一）概述

过滤（filtration）系指在推动力或其他外力作用下悬浮液（或含固体颗粒的气体）中的流体透过多孔性的过滤介质，固体颗粒被截留，而实现流体与颗粒分离的操作。过滤是制备灭菌和无菌制剂、液体制剂以及空气净化等必不可少的重要单元操作。

（二）过滤的机制及影响因素

1. **过滤的机制**　根据固体粒子在滤材中的截留方式不同，可把过滤过程分为介质过滤和滤饼过滤。介质过滤又可分为表面过滤和深层过滤。

（1）介质过滤（medium filtration）：系指靠介质的拦截作用实现固-液（或固-气）分离的操作。根据其截留方式不同可分为表面过滤和深层过滤。

①表面过滤（surface filtration）：系利用过滤介质表面或过滤过程中所生成的滤饼表面，来拦截固体颗粒，使固体与液体分离。如图4-8a所示，这种过滤只能除去粒径大于滤饼孔径的颗粒，但并不要求过滤介质的孔径一定要小于被截留颗粒的直径。一般在过滤开始时有少量小于介质通道直径的颗粒穿过介质混入滤液中，但颗粒很快在介质通道入口发生"架桥"现象（见图4-8b），使小颗粒受到阻挡且在介质表面沉积而形成滤饼。此时，真正对颗粒起拦截作用的是滤饼，而过滤介质仅起支撑滤饼的作用。不过当悬浮液的颗粒含量极少而不能形成滤饼时，固体颗粒只能依靠过滤介质的拦截而与液体分离，此时只有大于过滤介质孔道直径的颗粒才能从液体中除去，如微孔滤膜、超滤膜和反渗透膜的过滤。

②深层过滤（depth filtration）：当固体颗粒的粒径小于过滤介质的孔径时，不能在过滤介质表面形成滤饼，这些颗粒进入介质内部（图4-8c），借助惯性、重力、扩散等作用被截留在孔道内，也可以通过静电作用或范德华力作用被吸附在孔隙内部，从而与液体分离，如砂滤棒等。深层过滤会使过滤介质内部孔道慢慢缩小，所以过滤介质必须定期更换或再生。

介质过滤的速率和阻力主要受过滤介质控制。其主要目的是收集澄清滤液，如注射液的过滤、除菌过滤等。

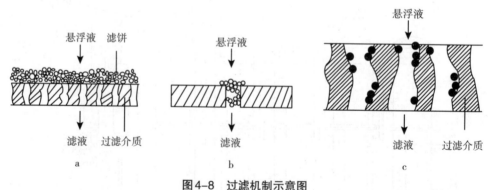

图4-8　过滤机制示意图

a-表面过滤；b-架桥现象；c-深层过滤

（2）滤饼过滤（cake filtration）：系指使用织物、多孔材料或膜等作为过滤介质，起支撑滤饼作用的过滤。过滤初期，部分小粒子可以进入甚至穿过介质的小孔；但很快由粒子的架桥作用使介质的孔径缩小，形成有效的阻挡。被截留在介质表面的颗粒形成滤饼的滤渣层。随着滤饼的形成真正起过滤介质作用的是滤饼本身，因此称为滤饼过滤。其过滤的速率和阻力主要受滤饼的影响，如药物的重结晶、药材浸出液的过滤等。

2. 影响过滤的因素　假定过滤时液体流过的致密滤饼滤渣层的间隙为均匀毛细管，此时液体流动遵循Poiseuille公式：

$$V=P\pi r^4/8\eta L \tag{4-1}$$

式中，V为过滤速度（单位时间单位面积上过滤的滤液量）；P为操作压力；r为介质层内毛细管半径；L为毛细管长度；η为液体黏度。从Poiseuille公式可知，影响过滤的因素有：①操作压力，加压或减压以提高压力差，有利于过滤；②孔隙大小，增大颗粒粒径以减小滤饼阻力，有利于过滤；③滤液黏度，升高温度以降低滤液黏度，有利于过滤；④毛细管长度，进行预滤，以减少滤饼厚度，有利于过滤。

3. 过滤介质与助滤剂　过滤介质（即滤材）的性质不同，其用途及效率不同。常用的过滤介质有多孔陶瓷、垂熔玻璃、烧结金属、滤膜等。过滤介质应具备以下性质：由惰性材料制成，既不与滤液起反应，也不吸附或很少吸附有效成分；耐酸、耐碱、耐热，能适于过滤各种溶液；过滤阻力小、滤速快、反复应用易清洗；有足够的机械强度；价廉、易得。

助滤剂（filter aid）是为了降低过滤阻力，增加滤速或得到高度澄清的滤液而加入待滤液中的辅助性物料。常用的有活性炭，具有较强的吸附热原的能力和脱色作用，也能吸附生物碱类。其他如硅藻土、滑石粉等。

（三）过滤器及过滤装置

1. 砂滤棒　砂滤棒系由硅藻土、陶瓷等材料经过1000℃以上的高温烧结而成的空心滤棒，如图4-9所示。配料的粒度越细，则砂滤棒的孔隙越小，滤速也越低。其微孔孔径约10μm，相同尺寸的砂滤棒依微孔孔径不同，可分细、中、粗号几种规格。当将砂滤棒的接口以密封接头与真空系统连接时，置于药液中的砂滤棒即可完成过滤操作，滤液在真空作用下透过管壁，经管内空间汇集从流出管流出。一般硅藻土滤棒适用于黏度高、浓度大的药液；多孔性瓷滤棒适用于低黏度的药液。砂滤棒常用于大生产中的粗滤；但存在易脱砂、对药液的吸附性强、难以清洗、有时会改变溶液的pH等缺点。

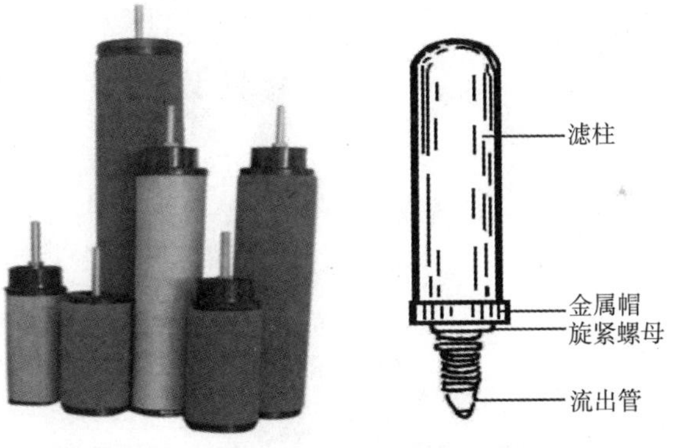

图4-9　常用的砂滤棒及其示意图

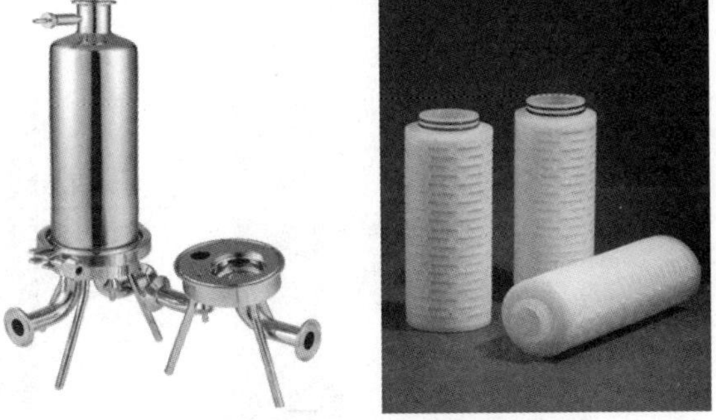
图4-10　常用的钛滤器及其滤芯

2. 钛滤器　钛滤器由钛金属粉末烧结而成，用于过滤较细的微粒，是生产中较好的预滤材料，常用于脱炭过滤（图4-10）。钛滤器具有抗热性能好、强度大、重量轻、不易破碎，且过滤阻力小、滤速大等特点。

3. 垂熔玻璃滤器　系由均匀的硬质玻璃细粉高温烧结而成具有均匀孔径的滤板，再将此滤板黏接于漏斗中而成为垂熔玻璃滤器。常见的有棒状、漏斗状或滤球状三种（图4-11），主要用于注射剂的精滤或微孔滤膜滤过前的预滤。

垂熔玻璃滤器的特点是：①性质稳定，除了强碱与氢氟酸外，一般不受药液影响；②吸附性低，一般不影响药液的pH；③可热压灭菌；④易洗净，不易出现裂漏、碎屑脱落等现象。垂熔玻璃滤器有多种型号，型号不同，其孔径大小不同，3号和G2号多用于常压过滤，4号和G3号用于加压或减压过滤，6号、G5号、G6号用于除菌过滤。

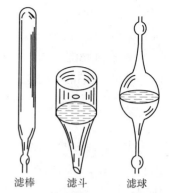

图4-11　常用垂熔玻璃滤器示意图

滤棒　　滤斗　　滤球

4. 微孔滤膜过滤器　微孔滤膜过滤器以微孔滤膜为过滤介质，微孔滤膜常用材料包括醋酸纤维素、硝酸纤维素、聚酰胺、聚四氟乙烯膜、聚四偏氟乙烯膜、聚丙烯膜等，可根据待滤液的性质选用相应的膜材。微孔滤膜具有以下特点：①孔径小且均匀，截留能力强；②阻力小，滤速比一般的滤器快；③没有滤过介质的迁移，不改变药液的pH；④对药液的吸附性小，不滞留药液；⑤滤膜用后弃去，不会在产品之间产生交叉污染等。其缺点是膜容易堵塞，药液温差变化大时会引起滤膜破裂等。目前常用的有圆盘形微孔滤膜过滤器（图4-12）和圆筒形（折叠式）微孔滤膜过滤器（图4-13），主要用于注射剂的精滤（0.65~0.8μm）和除菌过滤（0.22μm），特别适用于一些不耐热的产品如胰岛素、辅酶等的除菌过滤。此外，还可用于无菌检查。

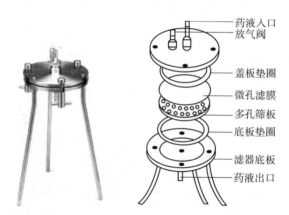

药液入口
放气阀
盖板垫圈
微孔滤膜
多孔筛板
底板垫圈
滤器底板
药液出口

图4-12　圆盘形微孔滤膜过滤器示意图

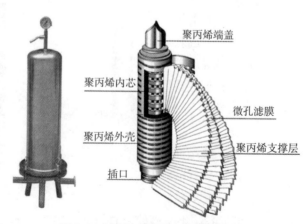

聚丙烯端盖
聚丙烯内芯
微孔滤膜
聚丙烯外壳
聚丙烯支撑层
插口

图4-13　折叠式微孔滤膜滤器示意图

5. 板框压滤机　板框压滤机是由多个中空滤框和实心滤板交替排列在支架上组成，在加压下间歇操作的过滤设备（图4-14）。待过滤的料液通过输料泵在一定的压力下，从压紧顶板端的进料孔进入到各个滤室，通过滤布，固体物被截留在滤室中，并逐步形成滤饼。液体则通过板框上的出水孔排出机外。随着过滤过程的进行，滤饼过滤开始，滤饼厚度逐渐增加，过滤阻力加大。当滤饼达到一定厚度或充满全框后，即停止过滤。打开板框，卸出滤饼，清洗滤布，重新装合，进行下一个循环。

此种滤器的过滤面积大，截留的固体量多，可在各种压力下过滤；但存在装配和清洗麻烦，容易滴漏等问题。适用于黏性大，滤饼可压缩的各种物料的过滤。多用于注射剂的预滤，也常用于中药的提取分离。

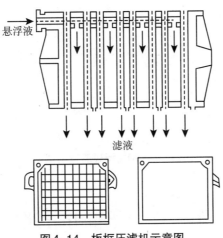

图4-14　板框压滤机示意图

在注射剂生产中一般采用二级过滤，先将药液用常规的滤器（如砂滤棒、垂熔玻璃滤器、板框压滤机等）进行预滤，然后再使用微孔滤膜进行精滤。

（四）过滤方式

常用的过滤方式有三种。

1. 高位静压过滤　也称重力过滤（gravity filtration），系指利用液位差产生的静压，使药液自然流入滤器进行过滤的方法。此法压力稳定，质量好，但滤速较慢，适用于小批量生产。

2. 减压过滤（vacuum filtration）　系指利用真空泵抽真空形成负压而使药液滤过的方法，见图4-15。但压力不够稳定、操作不当易使滤层松动，影响滤过质量。

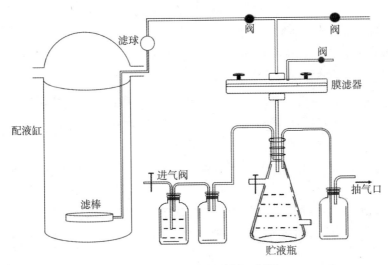

图4-15　减压滤过装置示意图

3. 加压过滤（pressure filtration） 系指利用离心泵输送药液通过滤器进行过滤的方法，见图4-16。该法压力稳定，滤速快，产量高，可使全部装置处于正压，密封性好，滤过质量好，常用于大生产。

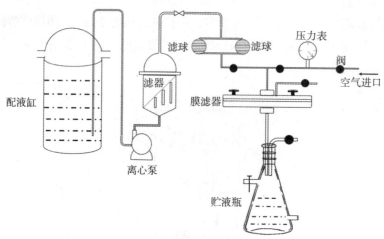

图4-16 加压滤过装置示意图

第三节 液体制剂各论

一、低分子溶液剂

（一）概述

低分子溶液剂系指小分子药物以分子或离子状态分散在溶剂中制成的均相液体制剂，可供内服、外用及腔道使用。溶液的分散相质点一般小于1nm，均匀、透明并能透过半透膜。常用的溶剂为水、乙醇、脂肪油或水与乙醇等的混合物。根据所用药物和溶剂的不同，低分子溶液剂可分为溶液剂、芳香水剂、糖浆剂、甘油剂和醑剂等。

1. 溶液剂（solutions） 系指药物溶解于溶剂中所形成的澄明液体制剂。溶液剂的溶质一般为无挥发性的化学药物，溶剂多为水，也可用不同浓度的乙醇或油为溶剂。根据需要可加入助溶剂、抗氧剂、矫味剂、着色剂等附加剂。

2. 芳香水剂（aromatic waters） 亦称为露剂，系指芳香挥发性药物（多数为挥发油）的饱和或近饱和水溶液。用乙醇和水混合溶剂制成的含大量挥发油的溶液称为浓芳香水剂。

3. 糖浆剂（syrups） 系指含有药物的浓蔗糖水溶液，供口服用。糖浆剂的含蔗糖量应不低于45%（g/ml）。纯蔗糖的饱和水溶液浓度为85%（g/ml）或64.7%（g/g），称为单糖浆（simple syrup）或糖浆。糖浆剂中的药物可以是化学药物也可以是药材的提取物。

4. 甘油剂（glycerins） 系指药物溶于甘油中制成的溶液，专供外用。甘油剂可用于口腔、耳、鼻科疾病。

5. 醑剂（sptrits） 系指挥发性药物的浓乙醇溶液，可供内服或外用。凡用于制备露剂的药物一般都可制成醑剂。醑剂中的药物浓度一般为5%~10%，乙醇浓度一般为60%~90%。

（二）低分子溶液剂的处方设计

低分子溶液剂的处方设计需综合考虑药物、溶剂和附加剂的理化性质及其相互作用。同时，还需考虑制剂的稳定性、临床应用及生产成本等。

首先，必须使药物有足够的溶解度，以满足临床治疗的剂量要求。当必须制成溶液，但药物溶解度不能达到最低有效浓度时就需要考虑采用增加药物溶解度的方法。其次，药物分散度大，化学活性高，在水中易降解（如对乙酰氨基酚、维生素C等），且一些药物的水溶液极易霉变，因此，还需特别重视药物的稳定性。另外，溶剂可能影响药物的用法或用药部位，如5%苯酚水溶液用于衣物消毒，而5%苯酚甘油溶液可用于中耳炎。

（三）低分子溶液剂的制备

低分子溶液剂的一般制备工艺流程见图4-17。

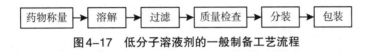

图4-17　低分子溶液剂的一般制备工艺流程

药物的溶解通常选择在带有搅拌器的夹层配液罐中进行，既可以通蒸汽加热也可通冷水冷却（图4-18a），然后经过滤器过滤后分装，分装操作通常在灌装压盖机（图4-18b）或灌装旋盖机中完成，不同的低分子溶液剂使用的灌装机不同，对于口服溶液剂，分装后通常还需灭菌操作。

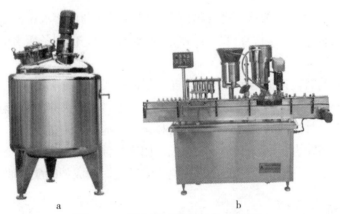

图4-18　低分子溶液剂制备常用设备

a-配液罐；b-灌装压盖机

1. 溶液剂的制备　溶液剂的制备常用两种方法，即溶解法和稀释法。

（1）溶解法：该法适用于较稳定的化学药物，多数溶液剂应用此法制备。通常取处方总量1/2~3/4量的溶剂，加入药物搅拌使其溶解，过滤，再通过滤器加溶剂至全量，搅匀。过滤后的药液经质量检查后，及时分装、密封、贴标签及进行外包装。

（2）稀释法：系先将药物制成高浓度溶液，再用溶剂稀释至所需浓度的方法。适用于高浓度溶液或易溶性药物的浓贮备液等为原料的情况。如过氧化氢溶液的浓度为30%（g/ml），高于其常用浓度[2.5%~3.5%（g/ml）]。用稀释法制备溶液剂时应注意浓度换算，挥发性药物的浓溶液在稀释过程中应注意挥发损失，以免影响浓度的准确性。

在制备溶液剂时应注意的是，有些药物虽然易溶，但溶解缓慢，应在溶解过程中采用粉碎、搅拌、加热等措施加快溶解；对于易氧化的药物，宜将溶剂加热放冷后再溶解药物，同时应加适量抗氧剂，以减少药物的氧化损失；对于易挥发的药物应在最后加入，以免在制备过程中损失；如处方中有溶解度较小的药物，应先将其溶解后再加入其他药物；对于难溶性药物可加入适宜的助溶剂或增溶剂使其溶解。

2. 芳香水剂的制备　芳香水剂的制备因原料的不同而有所不同，纯度高的挥发油或化学药物多用溶解法或稀释法，但含挥发性物质的植物药材多用水蒸气蒸馏法。蒸馏法系将用于制备芳香水剂的植物芳香部位或药材放入蒸馏器中，加适量蒸馏水或蒸汽进行蒸馏，蒸馏液达到一定量时，除去过量未溶的挥发物，必要时过滤澄清。芳香水剂多数易分解、变质甚至霉变，所以不宜大量配制和久贮。

3. 糖浆剂的制备　糖浆剂应在清洁、避菌环境中制备，各种用具、容器应进行清洁和灭菌处理并及时灌装。蔗糖的质量对糖浆剂的质量亦有很大的影响，制备糖浆剂用的蔗糖应选择精制的无色或白色结晶性粉末，不宜用食用粗糖，因其含有蛋白质、黏液质等杂质而有微臭，且有色。不纯的蔗糖易吸潮，在结晶表面形成一薄层水溶液，易使微生物繁殖，使糖浆变质。生产时应用蒸气夹层锅加热，温度和时间易于控制。糖浆剂应在30℃以下密闭保存。糖浆剂有多种制备方法，应根据原料药的理化性质加以选择。

（1）溶解法：又可分为热溶法和冷溶法。热溶法系将蔗糖溶于新煮沸过的纯化水中，继续加热使其全溶，降温后加入其他药物，搅拌溶解、过滤，再通过滤器加纯化水至全量，分装，即得。其特点是，蔗糖在水中的溶解度随温度升高而增加，在加热条件下溶解速度快，趁热容易过滤，可杀灭微生物，糖内的一些高分子杂质可以凝固除去。但注意加热过久或超过100℃时，蔗糖会或多或少地转化，导致糖浆剂的颜色变深。热溶法适合于对热稳定的药物和有色糖浆的制备。冷溶法系指在室温条件下将蔗糖溶于蒸馏水或含药的溶液中制备糖浆剂的方法。本法适用于对热不稳定或挥发性药物，制备的糖浆剂颜色较浅。但制备所需的时间较长并容易污染微生物。

（2）混合法：系将含药溶液与单糖浆均匀混合制备糖浆剂的方法。这种方法适合于制备含药糖浆剂。本法的优点是方法简便、灵活，可大量配制。一般含药糖浆的含糖量较低，要注意防腐。

4. 甘油剂的制备　甘油剂的制备常用溶解法和化学反应法。

（1）溶解法系将药物直接溶解于甘油中制成，如碘甘油。

（2）化学反应法系指甘油与药物混合后发生化学反应而制成如硼酸甘油。

（四）低分子溶液剂举例

例1：复方碘溶液

【处方】碘50g、碘化钾100g、纯化水适量，共制成1000ml。

【制法】取碘化钾，加纯化水100ml溶解，然后加入碘搅拌使溶解，再加入适量纯化水，使成1000ml，搅匀，质检后分装，即得。

【注释】①碘在水中的溶解度为1∶2950，加入碘化钾生成络盐，易溶于水并增加其稳定性。②碘化钾为助溶剂，溶解碘化钾时尽量少加水，以增大其浓度，有利于碘的溶解和稳定。③碘有腐蚀性、挥发性，称量、制备、贮存时应注意选择适当条件。④本品可供内服，用于碘缺乏病，但服用量小且有刺激性，应以5~10倍的水稀释后服用。本品应避光、密封保存。

例2：薄荷水

【处方】薄荷油2ml，蒸馏水加至1000ml。

【制法】取薄荷油加滑石粉15g混匀，倾入盛有适量蒸馏水的瓶中，密塞振摇约10分钟，以滤纸反复过滤到澄明，加蒸馏水至1000ml，即得。

【注释】滑石粉为分散剂，可将薄荷油分散得更细，有利于溶解，同时还具有吸附与助滤作用，过量的薄荷油和杂质可被滑石粉吸附，且滑石粉在滤器上形成滤饼而起助滤作用。芳香水剂易变质，制备时应避光、热，置于密封和避光容器保存。

例3：磷酸可待因糖浆

【处方】磷酸可待因5g、纯化水15ml、单糖浆适量，共制成1000ml。

【制法】取磷酸可待因溶于纯化水中，加单糖浆至全量，即得。

【注释】①药物加入方法：水溶性固体药物，可先用少量纯化水使其溶解，再与单糖浆混合；水中溶解度小的药物可酌加少量其他适宜的溶剂使药物溶解，然后加入单糖浆中，搅匀，即得。药物为可溶性液体或药物的液体制剂时，可将其直接加入单糖浆中，必要时可过滤；药物为含乙醇的液体制剂，与单糖浆混合时易发生混浊，可加入适量甘油助溶，药物为水性浸出制剂时，因含多种杂质，需纯化后再加入单糖浆中。②糖浆剂生产存在的问题：糖浆剂（特别是低浓度的糖浆剂）易被微生物污染而变质。主要是由于蔗糖与药物不洁净，生产中用具和容器处理不当，生产环境不符合要求等。应针对原因采取措施并及时进行灌装，低浓度的糖浆剂还应加入防腐剂。糖浆剂在贮存过程中易产生沉淀，主要是由于蔗糖质量差或含有浸出制剂，其中含有可溶性高分子杂质可通过过滤除去。此外，糖浆剂制备时加热温度高、时间长，尤其是在酸性条件下加热，转化糖增多，颜色变深，而加有着色剂的糖浆剂可能退色。

例4：碘甘油

【处方】碘10g、碘化钾10g、纯化水10ml、甘油适量，共制成1000ml。

【制法】取碘化钾加水溶解后，加碘，搅拌使溶解，再加甘油使成1000ml，搅匀即得。

【注释】①甘油作为碘的溶剂可缓和碘对黏膜的刺激性，甘油易附着于皮肤或黏膜上，使药物滞留患处，而起延效作用；②本品不宜用水稀释，必要时用甘油稀释以免增加刺激性；③碘在甘油中的溶解度约1%（g/g），可加碘化钾助溶，并可增加碘的稳定性，配制时宜控制水量，以免增加对黏膜的刺激性。

（五）低分子溶液剂的质量评价

低分子溶液剂均应浓度准确、稳定，并具有一定的防腐能力，在贮存、使用过程中不发生霉变。口服溶液剂除药物含量应符合要求外，还应检查装量、微生物限度。糖浆剂还需检查相对密度、pH值、装量、微生物限度。芳香水剂应澄明，必须具有与原有药物相同的气味，不得有异臭、沉淀和杂质。醑剂还有含醇量的要求。

微生物限度标准为：每1ml制剂中含细菌不得过100cfu，霉菌和酵母菌不得过100cfu，不得检查出大肠埃希菌。

二、高分子溶液剂

（一）概述

高分子溶液剂（macromolecular solutions/polymer solutions）系指高分子化合物溶解于溶剂中制成的均相液体制剂。以水为溶剂制备的高分子溶液剂亦称亲水胶体溶液，又称胶浆剂。以非水溶液制备的高分子溶液剂称为非水性高分子溶液剂。高分子溶液剂中的药物是以分子状态分散在溶剂中，其实质是真溶液，故属于热力学稳定体系。因高分子溶液的黏度和渗透压较大，分散相与分散系亲和力强，但丁达尔（Tyndall）现象不明显，加入少量电解质无影响，加入较多电解质时引起盐析。

（二）高分子溶液的性质

1.高分子溶液的荷电性　许多高分子化合物结构中的某些基团会解离而使其在溶液中带电。如纤维素及其衍生物、阿拉伯胶、海藻酸钠等高分子化合物在水溶液中一般带负电荷，而琼脂、血红素等带正电荷。蛋白质分子中既有羧基又有氨基，当溶液pH大于等电点时，带负电荷；反之溶液pH小于等电点时，带正电荷。只有当溶液pH等于等电点时蛋白质分子呈电中性，不带电荷。此时蛋白质的溶解度最低，因而表现为溶液的黏度、渗透压、导电性等最小。

2.高分子溶液的渗透压　高分子溶液具有较高的渗透压，渗透压的大小与高分子溶液的浓度有关。

3.高分子溶液的黏度和分子量　高分子溶液是黏稠性流体，其黏度与分子量之间的关系可用式（4-2）表示。黏稠性大小可用黏度η表示，可根据高分子溶液的黏度来测定高分子化合物的分子量M。

$$[\eta] = KM^a \qquad (4-2)$$

式中，η为黏度，M为分子量，K、a分别为高分子化合物与溶剂间的特有常数。

4.高分子溶液的聚结特性　高分子化合物的亲水基与水作用可形成牢固的水化膜，使溶液稳定；高分子溶液的荷电性对溶液的稳定性也有一定作用。当水化膜被破坏及荷电发生变化时，高分子溶液易出现聚结。加入脱水剂如乙醇、丙酮等或大量电解质（盐析作用）可破坏水化膜，使高分子聚结沉淀。光线、盐类、pH、絮凝剂、射线等可使高分子聚集成大粒子后沉淀或漂浮。

5.高分子溶液的胶凝性　线型高分子化合物在溶剂中溶胀、溶解，形成高分子溶液，此时分子链处于伸展状态。当条件改变如温度降低或pH改变，分子链靠近、相互吸引而产生物理交联，形成网状结构并包含大量溶剂分子称为高分子胶凝。形成凝胶的过程称为胶凝。这种凝胶与化学交联的凝胶类似，如网状结构中的溶剂分子不能自由运动，呈半固体状并具有一定的强度、弹性或可塑性等。由于这种凝胶的网状交联主要依赖于分子间范德华力，因此，当外界条件改变如温度、pH或溶剂改变时这种网状结构有可能被破坏，重新回到溶液状态，说明高分子溶液的胶凝具有可逆性。

（三）高分子溶液剂的处方设计

为了制得安全、有效、稳定的高分子溶液剂，处方设计时应考虑药物的亲水性、溶解度、解离后所带电荷的种类以及与附加剂等的相互作用。

（四）高分子溶液剂的制备

高分子溶液剂通常采用溶解法制备，所用设备与低分子溶液剂相似，其制备工艺流程见图4-19。

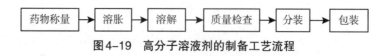

药物称量　→　溶胀　→　溶解　→　质量检查　→　分装　→　包装

图4-19　高分子溶液剂的制备工艺流程

高分子化合物在形成溶液时，与低分子量物质明显不同的是要经过溶胀（swelling）的过程。溶胀是指水分子渗入高分子化合物分子间的空隙中，与高分子中的亲水基团发生水化作用而使体积膨胀，结果使高分子空隙间充满了水分子，这一过程称为有限溶胀。由于高分子空隙间存在水分子降低了高分子分子间的作用力（范德华力），溶胀过程继续进行，最后高分子化合物完全分散在水中形成高分子溶液，这一过程称为无限溶胀。高分子化合物的溶解由有限溶胀与无限溶胀两个过程完成，无限溶胀一般相当缓慢，搅拌或加热可加速完成，形成高分子溶液的这一过程称为胶溶。

胶溶过程的快慢取决于高分子的性质以及工艺条件。例如制备明胶溶液时，先将明胶碎成小块，放入水中泡浸 3~4 小时，使其吸水膨胀，这是有限溶胀过程，然后加热并搅拌使其形成明胶溶液，这是无限溶胀过程。而甲基纤维素（MC）则在冷水中完成这一制备过程。淀粉遇到水立即膨胀，但无限溶胀过程必须加热至 60~70℃才能完成，即形成淀粉浆。胃蛋白酶等高分子药物，其有限溶胀和无限溶胀过程都很快，需将其撒于水面，待其自然溶胀后再搅拌可形成溶液，如果将它们撒于水面后立即搅拌则形成团块，给制备过程带来困难。

（五）高分子溶液剂举例

例：胃蛋白酶合剂

【处方】胃蛋白酶 20g、单糖浆 100ml、5% 羟苯乙酯乙醇溶液 10ml、橙皮酊 50ml、稀盐酸 20ml、纯化水适量，共制成 1000ml。

【制法】将稀盐酸、单糖浆加入约 80ml 纯化水中，搅匀，再将胃蛋白酶撒在液面上，待其自然溶胀、溶解，将橙皮酊缓缓加入溶液中，另取约 10ml 纯化水溶解羟苯乙酯乙醇溶液后，缓缓加入上述溶液中，再加纯化水至全量，搅匀，即得。

【注释】①胃蛋白酶在 pH 1.5~2.0 时活性最强，过高或过低都降低活性或完全失活。故配制时稀盐酸一定要先稀释。②胃蛋白酶为高分子物质，溶解时应撒布于液面，使其充分溶胀，再缓缓搅匀，温度过高（40℃左右）也易失活，故不易用热水。③橙皮酊为芳香性苦味健胃药，既是芳香矫味剂又有一定的健胃作用。④单糖浆为矫味剂。⑤强力搅拌及用棉花、滤纸过滤等均会影响本品的活性和稳定性。本品在贮存中受多种因素影响，易降低其活性，不宜久贮，不宜大量配制。

三、溶胶剂

（一）概述

溶胶剂（sols）系指固体药物微细粒子分散在水中形成的非均相液体制剂，又称疏水胶体溶液。溶胶剂中分散的微细粒子在 1~100nm 之间，胶粒是多分子聚集体，有极大的分散度，属于热力学不稳定系统，将药物分散成溶胶状态，其药效会发生显著的变化。

（二）溶胶剂的构造与性质

1.溶胶剂的双电层结构　溶胶剂中的固体微粒由于本身的解离或吸附溶液中某种离子而带有电荷，带电的微粒表面通过静电引力吸引带相反电荷的离子，称反离子。吸附的带电离子和反离子构成了吸附层。少部分反离子扩散到溶液中，形成扩散层。吸附层与扩散层分别是带相反电荷的带电层称为双电层，也称扩散双电层（图 4-20）。

吸附层与扩散层所带电荷相反，在外加电场的作用下胶粒与分散介质之间发生相对运动，即各自向着与其自身电荷相反方向移动，就表现出电位差。把双电层之间的电位差称为 ζ 电位。ζ 电位的高低取决于反离子在吸附层和溶液中分布量的多少，吸附层中反离子越多则溶液中反离子越少，ζ 电位就越低。相反，进入吸附层的反离子越少，ζ 电位就越高。由于胶粒电荷排斥作用和在胶粒周围形成的水化膜，可防止胶粒碰撞时发生聚结。ζ 电位越高，微粒间斥力越大，溶胶也就越稳定。ζ 电位降至 25mV 以下时，溶胶产生聚结不稳定性。

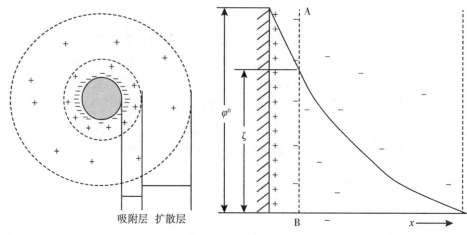

图 4-20　胶粒双电层结构示意图

2. 溶胶剂的性质

（1）光学性质：当强光线通过溶胶剂时从侧面可见圆锥形光束称为丁铎尔效应。这是由于胶粒粒度小于自然光波长引起光散射所产生的，溶胶剂的混浊程度用浊度表示，浊度越大表示散射光越强。

（2）电学性质：溶胶剂由于双电层结构而荷电，或带正电，或带负电。在电场作用下胶粒或分散介质产生移动，在移动过程中产生电位差，因此荷电的溶胶粒子在电场作用下可发生电泳现象。

（3）动力学性质：溶胶剂中的胶粒在分散介质中有不规则的运动，称为布朗运动。主要是由于胶粒受溶剂水分子不规则撞击产生的。胶粒的扩散速度、沉降速度及分散介质的黏度等均与溶胶的动力学性质有关。

（4）溶胶剂的稳定性：溶胶剂属于热力学不稳定体系，有聚结不稳定性和动力学不稳定性。但由于胶粒表面电荷产生静电排斥力，以及胶粒荷电所形成的水化膜，都增加了溶胶剂的聚结稳定性。由于重力作用胶粒产生沉降，但由于胶粒的布朗运动又使沉降速度变慢，增加了动力学稳定性。

溶胶剂对带相反电荷的溶胶和电解质极其敏感，将带相反电荷的溶胶和电解质加入溶胶剂中，由于电荷被中和导致 ζ 电位降低，同时又减少了水化层，使溶胶剂产生聚结而产生沉降。向溶胶剂中加入天然的或合成的亲水性高分子溶液，使溶胶剂具有亲水胶体的性质而增加其稳定性，这种胶体称为保护胶体。

（三）溶胶剂的处方设计

溶胶剂处方设计时，如何使制剂稳定是其关键，应考虑药物在水中的带电性、分散度以及与附加剂的配伍等因素。

（四）溶胶剂的制备

1. 分散法

（1）机械分散法：系指采用机械设备将粗粒粉碎成胶体粒子的方法，常采用胶体磨进行制备。将分散相药物、分散介质以及稳定剂从加料口加入胶体磨中，以 10000r/min 转速高速旋转，将药物粉碎成胶体粒子范围制成溶胶剂。

（2）胶溶法：也称解胶法，系指使刚刚聚集起来的分散相重新分散制备溶胶剂的方法。

（3）超声分散法：用20kHz以上超声波所产生的能量使分散粒子分散成溶胶剂的方法。

2.凝聚法

（1）物理凝聚法：系指通过改变分散介质的性质使溶解的药物凝聚成为溶胶剂的方法。

（2）化学凝聚法：系借助于氧化、还原、水解、分解等化学反应制备溶胶剂的方法。

溶胶剂制备的影响因素有：溶胶胶粒的分散度，胶粒的聚集性，电解质的影响等。

四、混悬剂

（一）概述

混悬剂（suspensions）系指难溶性固体药物以微粒状态分散于分散介质中形成的非均相液体制剂。混悬剂属于热力学不稳定的粗分散体系，其中固体药物微粒一般在0.5~10μm，小者可为0.1μm，大者可达50μm或更大。混悬剂的分散介质大多数为水，也可用植物油。

混悬剂应用广泛，在口服、外用、注射、滴眼、气雾以及长效等剂型中均有应用。外用的"振摇洗剂"是最古老的药用混悬剂。近代对药用混悬剂最早的研究出现在20世纪30年代，英国 Allen Hanburys 公司等在1937年发表了胰岛素（锌）鱼精蛋白混悬剂的研究。1953年第一版《中国药典》就收载了复方甘草合剂等混悬剂。20世纪90年代出现了干混悬剂，系指按混悬剂的要求将药物用适宜的方法制成粉末状或颗粒状制剂，使用时加水即可迅速分散成混悬剂，可较好地解决药物稳定性问题。1995年后出现了纳米混悬剂的研究，2000年首个纳米混悬剂产品西罗莫司由美国 Wyeth 公司生产上市。

1.混悬剂的分类

（1）根据给药途径分类：主要分为口服混悬剂、外用混悬剂、眼用混悬剂和注射用混悬剂，另外，混悬剂在气雾剂和喷雾剂中也有应用，称为混悬型气雾剂和混悬型喷雾剂。

（2）根据形态分类：可分为混悬液、干混悬剂以及固体粉末分散于乳剂或软膏剂中形成的特殊分散体系，因混悬剂大多为液体制剂，故混悬剂有时又称混悬液。

另外，根据浓度又可分为一般混悬剂和浓混悬剂。

2.混悬剂的特点 混悬剂具有药物分散均匀、分剂量准确、服用方便等特点，适合于吞咽有困难的患者（如儿童、老人）等；有助于难溶性药物制成液体制剂，并提高药物的稳定性。可用于不同的给药途径，如口服、注射和外用等；混悬液属于粗分散体，可以掩盖药物的不良气味；可产生长效作用，混悬剂中的难溶性药物的溶解度低，从而导致药物的溶出速度低，达到长效作用。

适宜制备混悬剂的药物：①凡难溶性药物需制成液体制剂供临床应用时；②有些药物在剂量范围内不溶于水，应用复合溶媒、增溶或助溶方法存在安全性或稳定性问题时；③两种溶液混合时药物的溶解度降低而析出药物时；④为了使药物产生缓释作用等条件时。

但混悬剂也存在其固有的缺点，如在贮存过程中药物的物理状态（如晶型、晶癖与结晶水）以及粒径易发生改变；由于药物分散不均匀，剂量不易准确等，因此毒剧药物或剂量小的药物不适宜制成混悬剂；弱碱盐由于其 pK_a 低而稳定性差，$pK_a < 3.2$ 时易转化成游离碱等。

3.混悬剂的质量要求 混悬剂属于热力学和动力学均不稳定的非均相分散体系，分散的固体微粒与未分散的大颗粒比较，具有很大的表面自由能，具有自发的聚集和粗化趋势。此外，由于重力作用，悬浮在液体中的固体粒子易发生沉降，沉降后的粒子相互接触和挤压导致聚结而不能再分散。因此药用混悬剂应符合以下基本要求。

（1）药物本身的化学性质应稳定，在使用或贮存期间含量应符合要求。

（2）混悬剂中的微粒大小根据用途而有不同要求。

（3）粒子的沉降速度应很慢、沉降后不应结块，轻摇后应迅速均匀分散。

（4）混悬剂应有一定的黏度要求，外用的混悬剂应容易涂布。

（二）混悬剂的物理稳定性

混悬剂主要存在物理稳定性问题。混悬剂中药物微粒分散度大，使混悬微粒具有较高的表面自由能而处于不稳定状态。欲制备物理稳定的混悬剂，首先要考虑的因素是粒径大小及粒度分布，它是影响混悬剂外观、沉降速度、药物溶出度、药物吸收及重新分散性的重要因素。

1.混悬粒子的沉降速度　为了保持混悬微粒分散均匀，则希望混悬微粒沉降缓慢甚至不沉降，由于微粒有一定的重量，其密度一般不可能与分散介质一样，因此微粒最终要沉降，其沉降速度可用Stokes公式来描述：

$$V = \frac{2r^2(\rho_1 - \rho_2)g}{9\eta} \qquad (4-3)$$

式中，V为沉降速度（cm/s）；r为混悬微粒的半径（cm）；ρ_1和ρ_2分别为混悬微粒和分散介质的密度（g/cm^3）；g为重力加速度（981cm/s^2）；η为分散介质黏度 [g/（cm·s）或Pa·s]。

根据上述Stokes公式可知，微粒沉降速度与微粒半径的平方成正比，与微粒和分散介质间的密度差成正比，与分散介质的黏度成反比。混悬剂微粒沉降速度愈大，动力稳定性就愈小。因此，欲使混悬剂稳定或减慢微粒的沉降速度，可采取的措施包括：①必须尽量减小微粒的半径，以减小沉降速度；②减小固体微粒与分散介质之间的密度差；③增加分散介质的黏度。其中粒径是最主要的因素，因沉降速度与粒子半径的平方成正比，在多数情况下，调整分散相的粒径以保持混悬剂的稳定性常常比调整分散介质的密度或黏度更有效。

2.微粒的荷电与水化　混悬剂中的微粒可因本身解离或吸附分散介质中的离子而荷电，具有双电层结构，即有 ζ 电势，使微粒间产生排斥作用。由于微粒表面带电，水分子可在微粒周围形成水化膜，这种水化作用的强弱随双电层厚度而改变。微粒荷电使微粒间产生排斥作用，加上水化膜的存在，阻止了微粒间的相互聚结，使混悬剂稳定。混悬剂中微粒双电层结构与水化膜如图4-21所示。

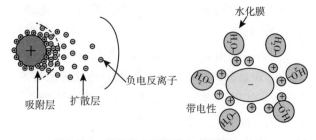

图4-21　微粒双电层结构与水化膜示意图

向混悬剂中加入少量的电解质，可以改变双电层的构造和厚度，会影响混悬剂的聚结稳定性并产生絮凝。疏水性药物混悬剂的微粒水化作用较弱，对电解质更敏感。亲水性药物混悬剂的微粒除荷电外，本身具有水化作用，受电解质影响较小。

3.絮凝与反絮凝　混悬剂中的微粒由于分散度大而具有较大的表面积，所以微粒具有很高的表面自由能，这种高能态的混悬微粒具有降低表面自由能的趋势，表面自由能的改变公式可用式（4-4）表示：

$$\Delta F = \delta_{s.L}\,\Delta A \qquad (4-4)$$

式中，ΔF为表面自由能的改变值；ΔA为微粒总表面积的改变值；$\delta_{s.L}$为固液界面张力。

对于一定的混悬剂来说，$\delta_{s.L}$ 是一定的，因此只有降低 ΔA，才能降低微粒的表面自由能 ΔF，这就意味着微粒之间有一定的聚集。但由于微粒荷电，其排斥力阻碍了微粒的聚集。因此只有加入适当的电解质，使 ζ 电位降低，以减少微粒间电荷的排斥力。ζ 电位降低一定程度后，混悬剂中的微粒形成疏松的絮状聚集体，使混悬剂处于稳定状态。

混悬微粒形成疏松的絮状聚集体的过程称为絮凝，加入的电解质称为絮凝剂（flocculating agent）。为了得到稳定的混悬剂，一般控制 ζ 电势在 20~25mV，使其恰好产生絮凝作用。絮凝剂主要是具有不同价数的电解质，其中阴离子的絮凝作用大于阳离子。絮凝剂的絮凝效果与离子的价数有关，离子价数增加 1，絮凝效果增大 10 倍。常用的絮凝剂有：枸橼酸盐、酒石酸盐、磷酸盐及氰化物等。

絮凝状态特点是：①沉降速度快，有明显的沉降面；②沉降体积大；③经振摇后能迅速恢复均匀的混悬状态。

向絮凝状态的混悬剂中加入电解质，使絮凝状态变为非絮凝状态的过程称为反絮凝。加入的电解质称为反絮凝剂（deflocculating agent）。反絮凝剂所用的电解质常常与絮凝剂相同。

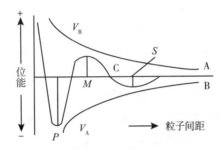

图4-22 混悬剂中粒子间吸引与排斥位能曲线

混悬剂中的微粒间既有静电斥力，同时也存在范德华引力，微粒间距离与作用力位能的关系符合 DLVO 理论。根据 DLVO 理论，当两个运动的微粒接近时斥力增大，引力也增大。斥力和引力以微粒间的相互作用能表示，如图 4-22 所示。混悬剂的微粒间静电斥力的相互作用能 V_R 以正号表示，即 A 线，范德华引力的相互作用能 V_A 以负号表示，即 B 线，两者相互作用能之和（$V_T = V_R + V_A$），即 C 线。当混悬剂中的两个微粒间的距离缩短至 S 点时，引力稍大于斥力，这是粒子间保持的最佳距离，这时粒子形成絮凝状态。当粒子间的距离进一步缩短时，斥力明显增加，当到达 M 点时，斥力最大，微粒间无法聚集而处于非絮凝状态。受外界因素影响粒子间的距离很容易进一步缩短到 P 点时，微粒间产生强烈的相互吸引，以至于在强引力的作用下挤出粒子间的分散介质而使粒子结饼（caking），这时就无法再恢复混悬状态。

4. 结晶微粒的长大 混悬剂中的微粒大小不可能完全一致，混悬剂在放置过程中，微粒的大小和数量在不断变化，即小的微粒数不断减少，而大的微粒数不断增加，使微粒的沉降速度加快，结果导致混悬剂的稳定性降低。研究结果发现，微粒大小与溶解度有关，当药物微粒小于 <0.1μm 时，其关系可用 Ostwald Freundlich 方程式表示：

$$\lg \frac{S_2}{S_1} = \frac{2\sigma M}{RT\rho}\left(\frac{1}{r_2} - \frac{1}{r_1}\right) \tag{4-5}$$

式中，S_1 和 S_2 分别为半径为 r_1 和 r_2 的药物溶解度。σ 为表面张力，ρ 为固体药物的密度，M 为分子量，R 为气体常数，T 为绝对温度。根据上述公式可知，当药物处于微粒状态时，若 $r_2 < r_1$，r_2 的溶解度 S_2 大于 r_1 的溶解度 S_1。混悬剂溶液总体上是饱和溶液，但小微粒的溶解度大在不断溶解，而大微粒因过饱和不断地长大。这时必须加入抑制剂以阻止结晶的溶解和生长，以保持混悬剂的物理稳定性。

5. 分散相的浓度和温度 在同一分散介质中分散相的浓度增加，混悬剂稳定性降低。温度对混悬剂的影响更大，温度的变化不仅改变药物的溶解度和溶解速度，还改变微粒的沉降速度、絮凝速度、沉降容积，从而改变混悬剂的稳定性。冷冻可破坏混悬剂的网状结构，也可使其稳定性降低。

（三）混悬剂的稳定剂

为了提高混悬剂的物理稳定性，在制备时需加入的附加剂称为稳定剂。混悬剂的稳定剂包括助悬剂、润湿剂、絮凝剂和反絮凝剂等。

1. 助悬剂　助悬剂（suspending agents）系指能增加分散介质的黏度以降低微粒沉降速度或增加微粒亲水性的附加剂。常用的助悬剂有如下几种。

（1）低分子助悬剂：如甘油、糖浆等，内服混悬剂使用糖浆作助悬剂兼有矫味作用，在外用混悬剂中常加入甘油作助悬剂。

（2）高分子助悬剂

①天然的高分子助悬剂：主要是树胶类，如阿拉伯胶、西黄蓍胶、桃胶等。阿拉伯胶、西黄蓍胶可用其粉末或胶浆，其用量前者为5%~15%，后者为0.5%~1%。还有植物多糖类如海藻酸钠、琼脂、淀粉浆等。

②合成或半合成的高分子助悬剂：常用的是纤维素类，如甲基纤维素（MC）、羧甲基纤维素钠（CMC-Na）、羟丙甲纤维素（HPMC）。其他如卡波普、聚维酮等。此类助悬剂大多数性质稳定，受pH影响小，但应注意某些助悬剂可能与药物或其他附加剂有配伍变化。

③硅皂土：是天然的含水硅酸铝，为灰黄或乳白色极细粉末，不溶于水或酸，但在水中体积膨胀约10倍，可制成高黏度并具触变性和假塑性的凝胶，pH大于7时，膨胀性更大，黏度更高，助悬效果更好。

④触变胶：利用触变胶的触变性，静置时形成凝胶防止微粒沉降，振摇时变为溶胶有利于倾倒。使用触变胶作助悬剂有利于混悬剂的稳定。如单硬脂酸铝溶解于植物油中可形成典型的触变胶。

2. 润湿剂　润湿剂（wetting agents）系指能增加疏水性药物微粒被水润湿的附加剂。许多疏水性药物，如硫黄、甾醇类、阿司匹林等不易被水润湿，再加上微粒表面吸附有空气，给混悬剂的制备带来困难，这时应加入润湿剂，润湿剂可被吸附于微粒表面，增加其亲水性，产生较好的分散效果。最常用的润湿剂是HLB值在7~11之间的表面活性剂，如聚山梨酯类、聚氧乙烯蓖麻油类、泊洛沙姆等。

3. 絮凝剂与反絮凝剂　絮凝剂是降低ζ电位，使混悬剂产生絮凝作用。而反絮凝剂是升高ζ电位，产生反絮凝作用，防止粒子聚集。制备混悬剂时常需加入絮凝剂，使混悬剂处于絮凝状态，以增加混悬剂的稳定性。常用的絮凝剂和反絮凝剂有：枸橼酸盐、酒石酸盐、磷酸盐等。絮凝剂和反絮凝剂的种类、性能、用量、混悬剂所带电荷以及其他附加剂均对絮凝剂和反絮凝剂的使用有很大影响，故应在试验基础上加以选择。

（四）混悬剂的处方设计

在混悬剂处方设计中，可以加入助悬剂、润湿剂、絮凝剂与反絮凝剂作为药物助悬策略，以增加其稳定性。减小微粒半径、增加分散介质的黏度和减小固体微粒与分散介质间的密度差等方法均可有效改善混悬剂物理稳定性。另外，为了增加混悬剂的物理稳定性，除药物原料和液体介质外，在制备时通常还需要加入一些稳定剂。除此之外，还可加入防腐剂、分散剂、矫味剂和着色剂等。

（五）混悬剂的制备

由于药物的性质各不相同，故制备方法也不相同。制备时需要充分考虑混悬剂的物理稳定性。应尽量减小微粒半径；且应尽量制备大小均匀的药物微粒；制备混悬剂时还应注意药物的晶型和晶癖，即相同晶型可形成不同外形的结晶。同时还要适当控制混悬剂的浓度并低温保存；无菌混悬剂需要按无菌制剂的相关要求进行制备或生产。药物的某些晶型在混悬液中不稳定，放置后容易发生转晶，变成生物活性低的晶型，因此这类药物并不适合制备成混悬剂。

混悬剂的常用制备方法包括分散法、物理凝聚法和化学凝聚法。在制备过程中通常需要将药物制备成所需粒度，与适量的分散介质、助悬剂（保护胶体）、分散剂、表面活性剂（药物疏水性强时用）、絮凝剂或反絮凝剂研成均匀的糊状物再添加适量介质，研匀即得。

1. 分散法 分散法系将粗颗粒的药物粉碎成符合混悬剂要求的粒度，再分散于分散介质中制得混悬剂的方法。适用于：①亲水性药物，如氧化锌、炉甘石等，一般先将药物粉碎到一定细度，再加处方中的液体适量，研磨到适宜的分散度，最后加入处方中的剩余液体至全量；②疏水性药物，可先加一定量的润湿剂与药物研均后再加液体研磨混匀。其工艺流程见图4-23。

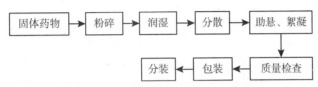

图4-23 分散法制备混悬剂的工艺流程

混悬剂小量制备可用研钵，大量生产可用胶体磨、流能磨等机械（图4-24）。制备过程中加液研磨可使药物更易粉碎，微粒可达0.1~0.5μm。对于质重、硬度大的药物结晶，粉碎时可采用"水飞法"，即先加适量水研细，再加较多量的水，搅拌、静置、倾出上层液体，研细的微粒可悬浮在上清液中被倾倒并收集，余下的粗粒再进行研磨。如此反复直至达到要求的粒度为止。"水飞法"可使药物粉碎到极细的程度。

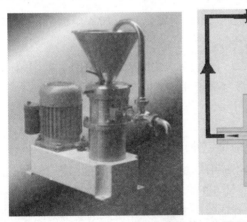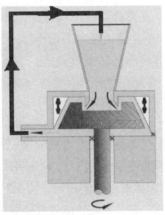

图4-24 胶体磨及其工作原理示意图

2. 凝聚法 凝聚法系指通过化学或物理的方法使分子或离子状态的药物凝聚成不溶性的药物微粒而制备混悬剂的方法。

（1）物理凝聚法：本法系选择适当的溶媒将药物制成热饱和溶液，在急速搅拌条件下加至另一种不同性质的冷溶媒中，使药物快速结晶，可制成10μm以下（占80%~90%）微粒，再将微粒分散于适宜介质中制成混悬剂。醋酸可的松滴眼剂就是用物理凝聚法制备的。另外，也可用喷雾干燥法制备药物微粒，一般是将药物的溶液通过喷雾干燥法制备，再将药物微粒分散到适合的分散介质中。

（2）化学凝聚法：系指利用化学反应法使两种化合物生成不溶性的药物微粒，再混悬于分散介质中的方法。氢氧化铝凝胶、胃肠道透视用硫酸钡制剂就是用此法制成的，为使形成的微粒细小均匀，两种反应物浓度必须低，并在缓慢混合时急速搅拌以使生成物的颗粒细微。如何保证结晶的均匀性并防止其长大等是本方法的关键。

（六）混悬剂举例

例1：复方硫黄洗剂

【处方】沉降硫黄30g、硫酸锌30g、樟脑醑250ml、羧甲基纤维素钠5g、甘油50ml、5%新洁尔灭溶液4ml、纯化水适量，共制成1000ml。

【制法】取沉降硫黄置乳钵中，加甘油后研磨，再加入新洁尔灭溶液研成细腻糊状；取硫酸锌溶解于200ml水中；另将羧甲基纤维素钠用200ml水制成胶浆，在搅拌条件下缓缓加入乳钵中研匀，移入量器中，搅拌下加入硫酸锌溶液，搅匀，在搅拌条件下以细流加入樟脑醑，加纯化水至全量，搅匀，即得。

【注释】①硫黄为质地轻的强疏水性药物，不易被水润湿，加入甘油为润湿剂，可增加硫黄的亲水性，又可增加洗剂的稠度有利于硫黄在混悬剂中均匀分散。②羧甲基纤维素钠为助悬剂，可增加分散介质的黏度，并能吸附在微粒周围形成保护膜，而使混悬剂趋于稳定。③新洁尔灭为阳离子型表面活性剂，既可降低界面张力，改善硫黄的润湿性，同时兼有抑菌作用。④樟脑醑为10%樟脑乙醇溶液，加入时应以细流缓缓加入并急剧搅拌，以免樟脑因溶剂改变而析出大的颗粒。但不宜用软肥皂作润湿剂，因为软肥皂能与硫酸锌生成不溶性的二价锌皂。

例2：布洛芬口服混悬剂

【处方】布洛芬20g、甘油50g、枸橼酸2g、羧甲基纤维素钠5g、聚山梨酯80 1g、单糖浆400g、苯甲酸钠2g、纯化水适量，共制成1000ml。

【制法】将布洛芬、聚山梨酯80和苯甲酸钠加热溶解于甘油中，另将羧甲基纤维素钠用500ml水制成胶浆，在搅拌条件下缓缓加入布洛芬溶液中，加入单糖浆混匀，用枸橼酸调节pH至4.0，加入纯化水至全量，搅匀，即得。

【注释】布洛芬为非甾体类抗炎药，有解热、镇痛及抗炎作用。聚山梨酯80和甘油为润湿剂，羧甲基纤维素钠为助悬剂，单糖浆为矫味剂，苯甲酸钠为防腐剂。

（七）混悬剂的质量评价

混悬剂除要求药物本身的化学性质应稳定外，还要注意混悬剂在使用或贮存期间药物微粒应尽量保持不变，且沉降速度很慢，沉降后不应有结块现象，轻摇后可迅速均匀分散，应在产品标签上注明"用前振摇"；应检查沉降体积比；应用时容易倾倒；混悬剂应有一定的黏度要求；产品不得有发霉、酸败、变色、有异物或气体等其他变质现象。外用混悬剂应容易涂布和清洗，没有明显的刺激性；混悬型滴眼剂和注射用混悬剂等应符合无菌要求；干混悬剂临时配制时应分散均匀。

1. 微粒大小的测定　测定微粒大小不仅可知粒度的分布情况，而且可以通过一定的间隔时间测定粒子大小以观察前后微粒大小及粒度分布变化情况。常用的测定方法有：显微镜法、库尔特计数法、浊度法和光散射法。

2. 沉降体积比的测定　沉降体积比系指沉降物体积与沉降前混悬剂的体积之比。测定沉降物的体积比可用于比较混悬剂的稳定性，评价助悬剂和絮凝剂的效果。其测定方法：将一定量的混悬剂置于量筒中，测定混悬剂沉降前的原始高度H_0，静置一定时间后，观察沉降面不再改变时沉降物的高度H，其沉降体积比F为：

$$F = V/V_0 = H/H_0 \qquad (4\text{-}6)$$

*F*值在0~1之间。*F*值愈大，表示混悬剂愈稳定。

3.絮凝度的测定　絮凝度*β*是比较混悬剂絮凝程度的重要参数，用式（4-7）表示：

$$\beta = F / F_\infty \tag{4-7}$$

式中，*F*为絮凝混悬剂的沉降体积比；*F*$_\infty$为去絮凝混悬剂的沉降体积比。

*β*值愈大，絮凝效果愈好。絮凝度*β*表示由絮凝所引起的沉降物体积增加的倍数，例如，絮凝混悬剂的*F*值为0.75，非絮凝混悬剂的*F*$_\infty$值为0.15，则*β* = 5.0，说明絮凝混悬剂沉降体积比是非絮凝混悬剂沉降体积比的5倍。

4.重新分散试验　稳定的混悬剂经过贮存后再振摇，沉降物应能很快重新分散，这样才能保证服用时的均匀性和分剂量的准确性。其试验方法：将混悬剂置于100ml量筒内，以每分钟20转的速度转动，经过一定时间，量筒底部的沉降物应重新均匀分散，说明混悬剂再分散性良好。

5.黏度与流变参数的测定　药用混悬剂大多属于非牛顿流体，故可用旋转黏度计测定混悬剂的流动性质，绘制流变曲线图，由流动曲线的形状，确定混悬液的流动类型并计算各种流变参数。而流变参数与混悬剂的稳定性有关，如触变指数可用作评价混悬剂稳定性的指标，若为触变流动、塑性触变流动和假塑性触变流动，能有效的减缓混悬剂微粒的沉降速度。塑性黏度与屈服值可用于说明混悬剂的黏稠性、流动性和倾倒难易程度。

五、乳剂

（一）概述

乳剂（emulsions）系指两种互不相溶或极微溶的液体，其中一种液体以微小液滴形式分散在另一种液体连续相中所形成的相对稳定的非均相液体分散体系。通常将前一种液体称为分散相、内相或不连续相，后一种液体称为分散介质、外相或连续相。其中一相通常是水或水溶液，常称为水相，用W表示，另一相是与水不相溶的有机液体，常称为油相，用O表示。

1.乳剂的基本组成　乳剂由水相、油相和乳化剂组成，三者缺一不可。根据乳化剂的种类、性质以及连续相、分散相相体积比的不同，乳剂可分成油包水型（W/O）乳剂和水包油型（O/W）乳剂，前者连续相为油相，分散相为水溶液，后者连续相为水溶液，分散相为油相，二者的区别方法见表4-3。

表4-3　水包油型（O/W）和油包水型（W/O）乳剂的区别

乳剂类型	O/W型乳剂	W/O型乳剂
外观	乳白色	接近油的颜色
稀释	可用水稀释	可用油稀释
导电性	可导电	不导电或几乎不导电
水溶性染料	外相染色	内相染色
油溶性染料	内相染色	外相染色
滤纸润湿法	液滴迅速铺展，中心留有油滴	不能铺展

2.乳剂的分类　根据分散相液滴的粒径大小以及制备方法不同，又可将乳剂分为以下

几类。

（1）普通乳剂（emulsions）：普通乳剂液滴大小一般为1~100μm，外观呈白色不透明的液体。

（2）亚微乳（submicron emulsions）：粒径大小一般为0.1~1μm，通常作为胃肠外给药的载体。如用于补充营养的静脉注射乳剂，粒径可控制在0.25~0.4μm。

（3）纳米乳（nanoemulsions）：系指粒径在1~100nm范围内的乳剂，非透明状，属于胶体分散体系。纳米乳可能需要借助高压均质机等设备方可形成，液滴具有很大的分散度，其总表面积大，表面自由能很高，属于热力学不稳定体系。而微乳（microemulsions）一般由几种表面活性剂和油、水相组成，应该是自发形成的，为透明状，属于热力学稳定体系。一般而言，微乳一定是纳米乳，而纳米乳不一定是微乳。

除了上述几类乳剂之外，还有复合乳剂。复合乳剂（multiple emulsions）又称二级乳，是由初乳（一级乳）进一步乳化制成，可分为水包油包水（W/O/W）和油包水包油（O/W/O），复乳的液滴一般在50μm以下，可口服，也可注射。复乳具有两层或多层乳化膜，因此可有效控制药物的释放。

3.乳剂的特点

（1）乳剂中液滴的分散度大，药物吸收和药效的发挥很快，生物利用度高。

（2）油性药物制成乳剂能保证剂量准确，而且使用方便。

（3）O/W型乳剂可掩盖药物的不良臭味，并可加入矫味剂。

（4）外用乳剂能改善对皮肤、黏膜的渗透性，减小刺激性。

（5）静脉注射乳注射后分布较快、药效高、具有一定的靶向性。

（6）静脉营养乳剂可提供高能量，是高能营养输液的重要组成部分。

（二）乳化与乳化剂

1.乳剂的形成原理 乳剂是由水相、油相和乳化剂经乳化制成，但要制成符合要求的稳定的乳剂，首先必须提供足够的能量使分散相分散成微小的乳滴，其次是提供使乳剂稳定的必要条件。

（1）降低界面张力：油水两相之间存在界面张力，当一相以液滴状态分散于另一相中时，两相的界面增大，表面自由能也增大，液滴将重新聚集合并。加入乳化剂可有效降低界面张力和表面自由能，有利于形成乳滴并保持乳剂的分散状态和稳定性。

（2）形成牢固的乳化膜：乳化剂被吸附于液滴周围，不仅可降低界面张力和表面自由能，而且可在液滴表面形成乳化膜，阻碍液滴合并。在乳滴周围形成的乳化剂膜称为乳化膜，乳化剂在乳滴表面上排列越整齐，乳化膜就越牢固，乳剂就越稳定。

乳剂中所用乳化剂不同，可形成不同类型的乳化膜，常见的乳化膜如图4-25所示。①单分子乳化膜：表面活性剂类乳化剂被吸附在乳滴表面，定向排列形成单分子乳化膜。②多分子乳化膜：亲水性高分子化合物类乳化剂被吸附在乳滴周围，形成多分子乳化膜。③固体微粒乳化膜：当固体粉末足够细，不会受重力作用而沉降，且对油水两相都有一定的润湿性时，可被吸附于乳滴表面，形成固体微粒乳化膜。④复合凝聚膜：乳化膜也可以由两种或两种以上的不同物质组成，其中一种水不溶性物质形成单分子膜，另一种水溶性物质与之结合形成复合凝聚膜。

2.乳化剂（emulsifiers） 乳化剂是乳剂的重要组成部分，是决定乳剂类型和稳定性的关键因素。其作用主要有：①降低油水界面张力，在分散相周围形成牢固的乳化膜并形成双电层，以防止分散相液滴的聚集合并。②在乳剂制备过程中不必消耗更大的能量，用简单的振摇或搅拌方法就能制成稳定的乳剂。

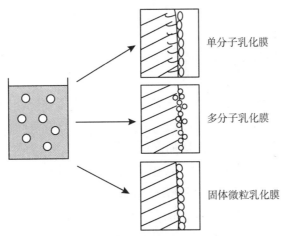

图4-25　不同类型的乳化膜示意图

（1）乳化剂应具备的条件：①具有较强的乳化能力，可使界面张力降至$10 \times 10^{-5} N/cm$以下。②能迅速被吸附在液滴表面，形成牢固的乳化膜，防止液滴聚集合并。③能使乳滴带电，具有适宜的电位。④能增加乳剂的黏度，有利于乳剂的稳定。⑤价廉、低毒，用量尽可能少。⑥具有良好的稳定性，贮存时的温度变化不影响其乳化能力等。事实上，并不是每一种乳化剂都必须具备上述所有条件，也不存在这样一种理想的乳化剂，常用的乳化剂常常兼具上述几条理想的性质。

（2）乳化剂的种类：根据乳化剂的来源和性质，一般可分以下几类。

①表面活性剂类：这类乳化剂分子中有较强的亲水基和亲油基，乳化能力强，性质比较稳定，容易在乳滴周围形成单分子乳化膜。这类乳化剂混合使用效果更好。通常使用的非离子型表面活性剂有：脂肪酸山梨坦类（Spans），其HLB值为3~8，可形成W/O乳剂，也可在O/W乳剂中与聚山梨酯类配伍使用。聚山梨酯类（Tweens），常用的HLB值为8~16，形成O/W型乳剂。聚氧乙烯-聚氧丙烯共聚物（泊洛沙姆类），具有乳化、润湿、分散等优良性能，但增溶能力较弱，其中的泊洛沙姆188可作O/W型乳化剂，也可用于静脉注射乳剂。阴离子型表面活性剂，俗称肥皂类，常用于外用乳剂，如十二烷基硫酸钠、硬脂酸钠、硬脂酸钾、硬脂酸钙等。两性离子型表面活性剂有卵磷脂、大豆磷脂等，乳化能力强，常用于制备不易破坏的O/W型亚微乳，可供内服、外用或注射。

②亲水性高分子化合物类：该类乳化剂亲水性强，能形成多分子乳化膜，可制成O/W乳剂，多数有较大的黏度，能增加乳剂的稳定性。常用于口服，使用这类乳化剂应加入防腐剂。

阿拉伯胶：常用浓度为10%~15%，常与西黄蓍胶、果胶、海藻酸钠等合用。

西黄蓍胶：可形成O/W型乳剂，其水溶液黏度大，pH5时溶液黏度最大，0.1%溶液为稀胶浆，0.2%~2%溶液呈凝胶状。西黄蓍胶乳化能力较差，通常与阿拉伯胶混合使用。

明胶：O/W型乳化剂，用量为油量的1%~2%，易受溶液pH及电解质的影响产生凝聚作用。使用时须加防腐剂，常与阿拉伯胶合并使用。

杏树胶：乳化能力、黏度均大于阿拉伯胶，用量为2%~4%，可作为阿拉伯胶的代用品。其他可作乳化剂的亲水性高分子化合物还有白芨胶、果胶、海藻酸钠等，乳化能力较弱，常与阿拉伯胶合用起稳定作用。

③固体微粒乳化剂：一些溶解度小、颗粒细微的固体粉末，乳化时被吸附于油水界面，形成固体微粒乳化膜而形成乳剂。形成乳剂的类型取决于接触角，一般接触角 <90°，易被水润

湿，形成 O/W 型乳剂。如氢氧化镁、氢氧化铝、二氧化硅等。接触角 >90°，易被油润湿，形成 W/O 型乳剂。如氢氧化钙、氢氧化锌等。

（三）乳剂的处方设计

1. 乳剂中的附加剂 为了制得稳定的乳剂，除了水相、油相、乳化剂外，常常需要加入一些必要的附加剂。

（1）辅助乳化剂或增稠剂：系指与乳化剂合用能增加乳剂稳定性的附加剂。辅助乳化剂本身的乳化能力很弱或无乳化能力，但能提高乳剂的黏稠度，增强乳化膜的强度，防止乳滴的絮凝、聚结与合并，故又称增稠剂。如能增加水相黏度的辅助乳化剂有甲基纤维素（MC）、羧甲基纤维素钠（CMC-Na）、羟丙甲纤维素（HPMC）、西黄蓍胶、海藻酸钠等。增加油相黏度的辅助乳化剂有十六醇、十八醇、单硬脂酸甘油酯、硬脂酸、蜂蜡等。

（2）增溶剂：增溶剂能增加药物的溶解度，也可增加乳化剂在水中的溶解度。增溶剂还可调节两相的密度和黏度，任何溶于外相的溶剂均可视作增溶剂，尤其是应用混合乳化剂时。

（3）保护胶：乳剂中加入保护胶后，胶体不仅可增加体系的黏度，改变乳剂的流变学性质，而且胶体能包围在液滴周围，防止液滴聚结合并，常用的保护胶有纤维素及其衍生物、胆固醇、卵磷脂和蛋白质等。

（4）防腐剂：多数乳剂易受微生物污染，结果导致产品变色、变味或恶臭。微生物污染还可能引起乳化剂或其他稳定剂降解，最终导致产品不稳定。常用于乳剂的防腐剂有苯甲酸及苯甲酸钠（0.1%~0.2%）；山梨酸（0.2%）；乙醇（5%~10%）；硝酸苯汞（1：25000~1：1000）；苯酚、甲酚或三氯叔丁醇（均为 0.5%）；尼泊金类等。

（5）抗氧剂：乳剂中的抗氧剂不仅保护药物，还可保护乳剂中的其他成分如不饱和油脂。不饱和油脂含有不饱和烯键，烯键易断裂产生醛、酸、醇及多种自由基，大大加速了氧化还原反应。油脂中可选用卵磷脂、羟基甲苯丁酸酯、次没食子酸丙酯和维生素 E 等作抗氧剂。水相中可选择亚硫酸氢钠和焦亚硫酸钠等常用的抗氧剂。

2. 乳化剂的选择 选择乳化剂时应综合考虑用药目的、乳剂类型、药物本身性质、处方组成和制备方法等。

（1）根据乳剂的类型选择：在设计乳剂的处方时，首先应确定乳剂的类型，如 O/W 或 W/O，根据乳剂类型分别选择所需的 O/W 型乳化剂或 W/O 型乳化剂。乳化剂的 HLB 值为这种选择提供了重要的依据。

（2）根据给药途径选择：外用乳剂可选择对局部无刺激性，长期使用无毒性的乳化剂如阴离子型表面活性剂类乳化剂。口服乳剂通常选择无毒、无刺激性的亲水性高分子乳化剂如阿拉伯胶、西黄蓍胶等。使用吐温等非离子型表面活性剂时应尽量避免其副作用。肌内注射的乳剂可选用非离子型表面活性剂如聚山梨酯 80，供静脉注射用的乳剂应选择精制卵磷脂、豆磷脂和泊洛沙姆 188 等乳化剂。

（3）根据乳化剂的性能选择：乳化剂的种类很多，其性能各不相同，应选择乳化能力强，性质稳定，不易受胃肠生理因素及外界因素如酸、碱、盐、pH 等影响，无毒、无刺激性的乳化剂。

（4）混合乳化剂的选择：乳化剂混合使用有许多特点：①可改变 HLB 值，以改变乳化剂的亲油亲水性，使乳化剂的适应性更广。如磷脂与胆固醇的混合比例为 10：1 时可形成 O/W 型乳剂，比例为 6：1 时则形成 W/O 型乳剂。②可增加乳化膜的牢固性，如油酸钠为 O/W 型乳化剂，与鲸蜡醇、胆固醇等亲油性乳化剂混合使用，可形成络合物，增强乳化膜的牢固性并增加乳剂的黏度和稳定性。③非离子型乳化剂可与离子型乳化剂混合使用，但由于阴离子型乳化剂与阳离子型乳化剂混合后通常能形成溶解度很小的化合物沉淀析出而不能混合使用。乳化剂混合使用时，必须符合各种油相对HLB值的要求，表4-4列出了乳化各种油相所需HLB值，若油相所需的HLB值未知，可通过实验加以测定。

表4-4　乳化各种油相所需HLB值

名称	所需HLB值		名称	所需HLB值	
	W/O型	O/W型		W/O型	O/W型
液体石蜡（轻）	4	10.5	鲸蜡醇	–	15
液体石蜡（重）	4	10~12	硬脂醇	–	14
棉籽油	5	10	硬脂酸	–	15
植物油	–	7~12	精制羊毛脂	8	16
挥发油	–	9~16	蜂蜡	5	10~16

（四）乳剂的稳定性

1. 常见的乳剂不稳定现象　乳剂属于热力学不稳定的非均相分散体系，其不稳定性主要表现在沉降分层、絮凝、转相、破乳、酸败等（图4-26）。

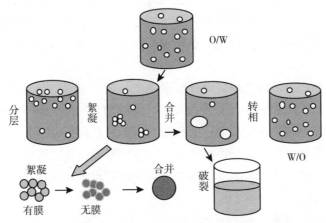

图4-26　乳剂不稳定现象示意图

（1）分层（delamination）：乳剂的分层系指乳剂在放置过程中，由于分散相和连续相的密度不同，出现的分散相小液滴上浮或下沉现象，又称乳析。任何乳剂都会出现分层。由于油的密度一般小于水，所以O/W型乳剂会出现分散相上浮，而W/O型乳剂会出现分散相下沉。发生分层的乳剂浓度在上层和下层变得不均匀，如O/W型乳剂在分层时，上层的油滴浓度要比下层高得多。分层的乳剂并未真正破坏，经振摇后仍然可恢复均匀，但药品不应出现这种现象，必须保证质量为始终如一的制剂。而且，分层使微粒更接近，可能促进更严重的聚结，优良的乳剂其分层应非常缓慢，以致不易觉察。

（2）絮凝（flocculation）：系指乳剂中分散相的乳滴发生可逆的聚集现象。但由于乳滴荷电以及乳化膜的存在，阻止了絮凝时乳滴的合并。发生絮凝的条件是，乳滴的电荷减少，使电位降低，乳滴产生聚集而絮凝。絮凝状态仍保持各乳滴及乳化膜的完整性。乳剂中的电解质和离子型乳化剂的存在是产生絮凝的主要原因，同时絮凝与乳剂的黏度、相容积比以及流变性有密切关系。由于乳剂的絮凝作用，限制了乳滴的移动并产生网状结构，可使乳剂处于高黏度状态，有利于乳剂的稳定。但絮凝状态进一步发展也会引起乳滴的合并。

（3）转相（phase inversion）：系指由于某些条件的变化而改变乳剂的类型，即由O/W型转变成W/O型或由W/O型转变成O/W型。转相主要是由于乳化剂的性质改变而引起的，例如，硬脂酸钠是O/W乳化剂，加入氯化钙后生成硬脂酸钙，变成了W/O乳化剂，乳剂则由O/W型转变成W/O型。向乳剂中加入相反类型的乳化剂也可使乳剂转相，特别是两种乳化剂的量接近相等时，更容易转相。转相时两种乳化剂的量比称为转相临界点（phase inversion critical point），当所生成或外加性质相反的乳化剂量在临界点以下时，乳剂不会发生转相，当在临界点时乳剂被破坏，不属于任何类型，只有在临界点以上时乳剂才会发生转相。加入外加物质、改变相体积比和温度也可能导致乳剂转相。当外加物质为电解质时，也有可能由于乳剂液滴表面电荷被中和而使分散相小液滴发生絮凝，从而促使转相。对于相体积比来说，W/O型乳剂，Φ值在50%以上时容易发生转相，而O/W型乳剂则需达到90%才容易发生转相。升高温度可引起乳化膜的改变而导致转相，这种作用常在40℃以上变得更为明显。

（4）合并（coalescence）与破裂（demulsification）：乳剂的分散相小液滴的乳化膜破坏，导致液滴变大称为合并。合并进一步发展，最后与连续相分离形成不相混溶的油、水两相称为破裂。乳剂的稳定性与乳滴的大小密切相关，乳滴越小乳剂稳定性越好。乳剂中乳滴大小是不均匀的，小乳滴通常填充于大乳滴之间，使乳滴的聚集性增加，容易引起乳滴的合并。所以为了保证乳剂的稳定性，制备乳剂时应尽可能保持乳滴的均匀性。此外，分散介质的黏度增加，可使乳滴合并的速度降低。尽管乳剂分层是不良现象，但并不会直接导致乳剂破裂，因为其分散液滴还独立存在，而且剧烈振摇后能重新分散。而破裂后的乳剂，虽经剧烈振摇也不能恢复原有乳剂的状态。破裂可与分层同时发生，也可发生在分层以后，延缓分层对于阻止乳剂破裂也有一定作用。

（5）酸败（rancidify）：系指乳剂受外界因素（光、热、空气等）及微生物的影响，使体系中的油相或乳化剂等发生变化而引起变质的现象。含植物油的乳剂由于暴露空气和光线过久而容易氧化酸败，温度升高将加快此反应。氧化酸败后的乳剂对人体有害，不能继续使用。通常可加入抗氧剂以防止氧化变质。引起酸败的另一个原因是微生物的污染，应用天然来源乳化剂时就应特别注意。微生物的代谢产物往往能加速乳化剂的水解和氧化。故乳剂特别是O/W型乳剂应加入防腐剂以利保存。

2. 影响乳剂稳定性的因素

（1）乳化剂：乳化剂的种类、浓度和HLB值均会影响乳剂界面膜的性质，从而影响乳剂的稳定性。如果产品不稳定，可能需要加入更多的乳化剂或调整HLB值，或使用不同性质的乳化剂。

（2）分散介质的黏度：增加黏度可减慢液滴的扩散速度，减少液滴的碰撞机会，从而减慢分层的速度和聚结的可能性。连续相的黏度不仅与相体积分数有关，而且与分散相液滴的大小和多少有关，分散液滴多，连续相的黏度大，扩散速度慢。因此，往往体积分数大的乳剂比相体积分数小的乳剂更稳定，增加乳剂的黏度还可通过加入一些辅料特别是亲水胶得以实现。加入亲水胶不仅可增加乳剂的黏度，而且常可发挥保护胶的作用，进一步增加乳剂的稳定性。

（3）相体积分数：油、水两相的容积比简称相容积比（phase volume ratio）。从几何学角度分析，具有相同粒径的球体最紧密填充时，球体所占的最大体积是74%，如果球体之间再填充不同粒径的小球体，球体所占的总体积更高。理论上相容积比在小于74%的前提下，因此时乳滴的运动空间小，相容积比越大越稳定。但实际上相容积比达50%时能显著降低分层速度，因此相容积比一般在40%~60%比较稳定。相容积比小于25%时乳滴易分层，分散相体积超过60%时，乳滴之间距离很近，容易发生合并或引起转相。

（4）电解质和离子强度：分散相液滴周围的扩散双电层因乳剂的离子强度改变而改变，因此，乳剂中是否加入电解质或者离子型表面活性剂可影响其稳定性。乳剂的流变学性质也受分散介质离子强度的影响。在低剪切速度下，加入电解质可使扩散双电层相互作用的斥力增强的同时，增加了黏度，这就是所谓的"电黏效应"（electroviscous effect）。

（5）温度：温度对乳剂的影响是多方面的。一般认为适宜的乳化温度为50~70℃。

（6）水质：制备乳剂应采用蒸馏水或其他纯净的水如去离子水、反渗透水等，而不能使用硬水，因为硬水中的钙离子、镁离子对乳剂的稳定性会产生不良的影响，当用脂肪酸皂作乳化剂时尤其如此。

（7）微生物的污染等。

（五）乳剂的制备

乳剂的制备通常需借助外界强大的机械能将分散相以小液滴的状态分散在分散介质中，其制备工艺流程见图4-27。

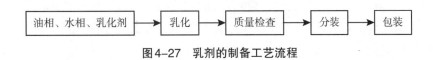

图4-27 乳剂的制备工艺流程

1. 乳剂的制备方法

（1）油中乳化剂法（emulsifier in oil method）：又称干胶法，系指先将乳化剂（胶）分散于油相中研匀后加水相制成初乳，然后再稀释至全量，混匀的制备方法。在初乳中油、水、胶的比例，乳化植物油时一般为4：2：1，乳化挥发油时为2：2：1；乳化液状石蜡时为3：2：1。本法适用于阿拉伯胶或阿拉伯胶与西黄蓍胶的混合胶作为乳化剂的乳剂制备。

（2）水中乳化剂法（emulsifier in water method）：又称湿胶法，系指先将乳化剂（胶）分散于水相中研匀，再将油相加入，用力研磨使成初乳，再加水稀释至全量，混匀的制备方法。初乳中油、水、胶的比例与干胶法相同。

（3）新生皂法（nascent soap method）：系指经搅拌或振摇，使油水两相界面生成新生皂类作为乳化剂，制成乳剂的方法。植物油中含有硬脂酸、油酸等有机酸，加入氢氧化钠、氢氧化钙、三乙醇胺等，在高温下（70℃以上）生成的新生皂为乳化剂，经搅拌即形成乳剂。生成的一价皂为O/W型乳化剂，二价皂则为W/O型乳化剂。例如石灰水与花生油组成的石灰搽剂的制备。

（4）两相交替加入法（alternate addition method）：系指向乳化剂中每次少量交替加入油或水，边加边搅拌，制成乳剂的方法。天然胶类、固体微粒乳化剂等可用本法制备乳剂，当乳化剂用量较多时，更适合采用本方法。

（5）机械法（mechanical method）：系指将油相、水相、乳化剂混合后，采用乳匀机、胶体磨、超声波乳化装置等乳化机械制备乳剂的方法。用机械法制备乳剂时，一般可不考虑混合次序，借助于机械提供的强大能量，很容易制成乳剂。

（6）纳米乳的制备：纳米乳中除了油相、水相和乳化剂外，通常还含有助乳化剂，但由于纳米乳属于热力学不稳定体系，制备时也需要借助外界强大的机械能量。很多油，如薄荷油、丁香油等，还有维生素A、D、E等均可制成纳米乳。纳米乳的乳化剂，主要为表面活性剂，其HLB值为15~18，乳化剂和辅助成分应占乳剂的12%~25%。通常选用聚山梨酯60和聚山梨酯80等。制备时取1份油，加5份乳化剂混合均匀，然后加入水中，如不能形成澄明乳剂，可增加乳化剂的用量。如能很容易形成澄明乳剂，可减少乳化剂的用量。

（7）复乳的制备：复乳通常采用二步乳化法制备，第一步先将水相、油相、乳化剂制成一级乳（W/O 或 O/W 型）。第二步，将所制的一级乳作为分散相与含有乳化剂的水相或油相再乳化成二级乳（W/O/W 或 O/W/O 型）。影响 W/O/W 型复乳稳定性的因素有：①内水相液滴大小，一级乳乳滴较小，复乳较稳定。②内、外水相之间存在渗透压，水分子可透过油膜，油相的渗透性可影响复乳的稳定性。③油膜的性质与厚度，也可影响复乳的稳定性。④内、外水相中加入高分子稳定剂，可提高复乳的稳定性。

2. 乳剂的制备设备 由于使用的油相、乳化剂、相体积比不同，以及产品的理化性质要求不同，有多种制备乳剂的设备可供选择。乳钵可用于小量乳剂的制备，但通常其产品粒径明显大于用机械设备制成的乳剂。目前制备乳剂的主要设备有以下几种。

（1）机械搅拌乳化装置：乳剂可以用多种机械搅拌乳化设备来制备（图4-28a）。如浆式混合器由一个电动机驱动浆叶，使用方便，可用于搅拌和乳化，适用于低黏度乳剂的制备。涡旋混合器有许多直的或弯的叶片，能产生更大的切变，适用于相当黏度的或具有中等黏度的乳剂的制备。通常，搅拌制成的乳剂，需要进一步通过乳匀机或胶体磨以制备小而均匀的液滴。

（2）乳匀机（homogenizer）：系将用其他方法制成的粗分散乳剂进一步降低粒径，以获得更均一、稳定产品的设备。其原理是将粗分散乳剂在高压下高速通过匀浆阀，借助强大的剪切力而达到乳匀的目的。

（3）胶体磨（colloid mill）：系利用高速旋转的转子和定子之间的缝隙产生强大的剪切力使液体乳化成均一粒径的乳剂，对要求不高的乳剂可用本法。

（4）超声波乳化机（ultrasonic homogenizer）：系利用高频振动（100~500kHz）来制备乳剂。本法乳化时间短，液滴细小且均匀，但可能引起某些药物分解。但黏度大的乳剂不宜用本法制备。

（5）高压均质机：以高压往复泵为动力传递及物料输送机构，将物料输送到工作阀（一级均质阀及二级均质阀）。物料高速通过工作阀细孔的过程中，在高压下产生强烈的剪切、撞击和空穴作用，使液态物质或以液体为载体的固体颗粒得到细化，如图4-28b所示。高压均质机不适于黏度很高的物料。与胶体磨、真空乳化机等相比，具有细化作用更强烈、物料发热量较小、可定量输送物料等优点。

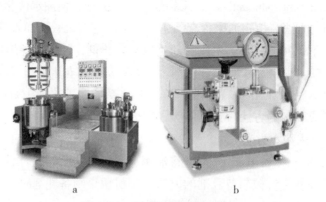

图4-28　乳剂制备的常用设备

a-乳化机；b-高压均质机

3. 乳剂中药物的加入方法 乳剂是药物的良好载体，可加入各种药物使其发挥治疗作用。处方中的药物可根据其溶解性质分别加入水相或油相，然后制成乳剂；需要加热溶解的药物，可取少量水或油先行溶解，再与大量水相和油相混合，但在混合过程中可能重新析出；若药物在两相中均不溶解，可加入亲和性大的液相中研磨混合后，再制成乳剂；也可将药物研成细粉，在全部乳剂完成前与乳剂研匀混合，使药物分散均匀。挥发性药物或热不稳定药物一般在临乳化前加入。

制备符合质量要求的乳剂，要根据制备量的多少、乳剂的类型及给药途径等多方面加以考虑，黏度大的乳剂制备时可适当提高温度，另外，足够的乳化时间也是保证乳剂质量的重要条件。

（六）乳剂举例

例1：鱼肝油乳剂

【处方】鱼肝油500ml、阿拉伯胶细粉125g、西黄蓍胶细粉7g、杏仁油1ml、糖精钠0.1g、羟苯乙酯0.5g，纯化水加至1000ml。

【制法】将阿拉伯胶与鱼肝油研匀，一次加入250ml纯化水，用力沿一个方向研磨制成初乳，加糖精钠水溶液、杏仁油、羟苯乙酯醇溶液，再缓缓加入西黄蓍胶胶浆，加纯化水至全量，搅匀，即得。

【注释】①处方中鱼肝油为药物、油相，阿拉伯胶为乳化剂，西黄蓍胶为稳定剂（增加连续相黏度），杏仁油和糖精钠为矫味剂，羟苯乙酯为防腐剂，纯化水为水相。②本处方采用干胶法制备乳剂，应先制成初乳后方可加水稀释。

例2：石灰搽剂

【处方】花生油10ml、氢氧化钙饱和水溶液10ml。

【制法】取氢氧化钙加50ml纯化水，在水浴上加热溶解，先制成饱和水溶液。分别量取氢氧化钙饱和水溶液的上清液和花生油各10ml，同置具塞量筒中，加盖用力振摇至乳剂生成。

【注释】本处方采用新生皂法制备乳剂，其中的乳化剂为氢氧化钙与花生油中的脂肪酸生成的脂肪酸钙皂。

（七）乳剂的质量评价

除了药物含量，检查装量、微生物限度应符合规定外，乳剂还应进行以下质量评价。

1. 乳滴粒径大小的测定　乳滴的粒径大小是衡量乳剂质量的重要指标，不同用途的乳剂对粒径大小要求不同，如静脉注射用乳剂要求粒径小于0.5μm。常用显微镜法、库尔特计数器法、激光散射法和透射电镜法等进行测定。

2. 分层现象的观察　乳剂经长时间放置，粒径变大，进而产生分层现象。乳剂的分层快慢是衡量乳剂稳定性的重要指标，为了在短时间内观察乳剂的分层，通常采用离心法进行测定。将乳剂以4000r/min离心15分钟，若不分层则表示乳剂质量较稳定。此法可用于比较各种乳剂的分层情况，以考察其稳定性。将乳剂置离心管中以3750r/min速度离心5小时，相当于放置一年的自然分层效果。

3. 乳滴合并速度的测定　乳剂的合并速度符合一级动力学规律：

$$\lg N = \lg N_0 - Kt/2.303 \tag{4-8}$$

式中，N为t时间的乳滴数，N_0为t_0时间的乳滴数，K为合并速度常数，K值越大，乳剂越不稳定。

4. 稳定常数的测定　乳剂离心前后吸光度变化的百分率称为稳定常数，以K_e表示。

$$K_e = (A_0 - A)/A \times 100\% \tag{4-9}$$

式中，A_0为离心前乳剂稀释液的吸光度，A为离心后乳剂稀释液的吸光度。

测定时，取乳剂适量于离心管中，以一定速度离心一定时间，从离心管底部取出少量乳剂，稀释一定倍数，以蒸馏水为对照，用比色法在可见光波长下测定吸光度 A，同法测定原乳剂稀释液的吸光度 A_0，代入公式计算 K_e。K_e 越小，乳剂越稳定。本法是研究乳剂稳定性的定量方法。

六、不同给药途径用的液体制剂

1. 合剂（mixture） 合剂是指将药材用水或其他溶剂，采用适宜的方法提取、纯化、浓缩制成的内服液体制剂。单剂量包装者又称"口服液"。合剂中的药物可以是化学药物，也可是中药提取物。合剂中的溶剂主要是水，有时为了溶解药物可加少量的乙醇。合剂中可加入矫味剂、着色剂等。以水为溶剂的合剂需加入防腐剂，必要时也可加入稳定剂。例如小儿退热合剂。

2. 含漱剂（gargles） 含漱剂是含在嘴里的或漱口的，用来治疗口腔和喉部疾患的液体制剂。本品多为水溶液，使用时宜注意。①含漱剂中的成分多为消毒防腐药，含漱时不宜咽下或吞下。②对婴幼儿、恶心、呕吐者暂时不宜含漱。③若为浓溶液，需按说明书的要求稀释浓溶液，如3%过氧化氢溶液一般稀释1倍、复方硼酸钠溶液一般稀释10倍。含漱后宜保持口腔内药物浓度20分钟，不宜马上饮水和进食。含漱剂要求微碱性，有利于除去口腔内的微酸性分泌物、溶解黏液蛋白。

3. 滴耳剂（ear drops） 滴耳剂系指由药物与适宜辅料制成的水溶液，或由甘油或其他适宜溶剂和分散介质制成的澄明溶液、混悬液或乳状液，供滴入外耳道用的液体制剂。常以水、乙醇、甘油为溶剂，也可用丙二醇、聚乙二醇等。主要用于消毒、消炎、止痒、收敛及起润滑等作用。

例：氯霉素滴耳剂

【处方】氯霉素20g、乙醇160ml、甘油加至1000ml。

【制法】称取氯霉素，溶于乙醇中，必要时过滤；加甘油至1000ml，混合均匀，分装于灭菌、干燥的容器中，即得。

4. 洗耳剂（ear lotions） 洗耳剂系指由药物与适宜辅料制成澄明水溶液，用于清洁外耳道的耳用液体制剂。通常是符合生理pH范围的水溶液，以水、乙醇、甘油为溶剂，用于伤口或手术前使用者应无菌。

5. 滴鼻剂（nasal drops） 滴鼻剂系指由药物与适宜辅料制成的澄明溶液、混悬液或乳状液，供滴入鼻腔用的液体制剂。主要供局部消毒、消炎、收缩血管和麻醉，也可通过鼻黏膜吸收起全身作用。滴鼻剂pH应为5.5~7.5，应与鼻黏液等渗，不改变鼻黏液的正常黏度，不影响纤毛运动和分泌液离子组成。

例：色甘酸钠滴鼻液

【处方】色甘酸钠30g、焦亚硫酸钠4.0g、甘油5.0g、硼酸缓冲液适量，加水至1000ml。

【制法】取处方量焦亚硫酸钠溶于700ml蒸馏水中，再加入色甘酸钠搅拌溶解，然后加入甘油混匀，用硼酸缓冲液调pH为6.3，最后加蒸馏水至1000ml，充分混匀，过滤，分装，密封，灭菌，即得。

6. 洗鼻剂（nasal lotions） 洗鼻剂系指由药物制成符合生理pH范围的等渗水溶液，用于清洗鼻腔的鼻用液体制剂。用于伤口或手术前使用者应无菌。

7. 滴牙剂（drop dentifrices） 滴牙剂系指用于局部牙孔的液体制剂。其特点是药物浓度大，往往不用溶剂或用少量溶剂稀释。因其刺激性大、毒性很大，应用时不能直接接触黏膜。滴牙剂由医护人员直接用于患者的牙病治疗。

例：牙痛水

【处方】樟脑150g、水合氯醛100g、丁香油15g、乙醇加至1000ml。

【制法】取樟脑、水合氯醛和丁香油溶于适量的乙醇中，再加适量乙醇至全量，混匀，即得。

8. 灌肠剂（enemas）　灌肠剂系指由肛门灌注入直肠用的水性、油性溶液或者混悬液，以治疗、诊断或营养为目的的液体制剂。根据使用目的不同可分为泻下灌肠剂、含药灌肠剂和营养灌肠剂等，大量灌肠剂使用前应将药液加热至体温。

（1）泻下灌肠剂，如生理盐水、5%软皂溶液、1%碳酸氢钠溶液、50%甘油溶液等。

（2）含药灌肠剂，如0.1%醋酸、0.1%~0.5%鞣酸、10%水合氯醛、25%~33%硫酸镁等。

（3）营养灌肠剂，如5%葡萄糖溶液等。

9. 洗剂（lotions）　洗剂系指含药物的溶液、乳浊液及混悬液，供清洗或涂抹于无破损皮肤的外用液体制剂。一般轻轻涂于皮肤或用纱布蘸取敷于皮肤上使用。洗剂的分散介质多为水和乙醇。具有清洁、消毒、消炎、止痒、收敛和保护等局部作用，混悬型洗剂中的水分或乙醇在皮肤上蒸发，有冷却和收缩血管的作用，能减轻急性炎症。例如，复方硫黄洗剂。

10. 搽剂（liniments）　搽剂系指药物用乙醇、油或适宜的溶剂制成的溶液、乳浊液及混悬液，供无破损皮肤揉搽用的液体制剂。具有镇痛、收敛、保护、消炎、杀菌作用等。例如，松节油搽剂、樟脑搽剂等。

11. 涂剂（paints）　涂剂系指含药物的水性或油性溶液、乳状液、混悬液，供临用前用消毒纱布或棉球等蘸取或涂于皮肤或口腔与喉部黏膜的液体制剂。大多数为消炎、消毒药物的甘油溶液，也可用乙醇、植物油等作溶剂。例如，复方碘涂剂。

12. 涂膜剂（paint films）　涂膜剂系指将高分子成膜材料及药物在挥发性有机溶剂中制成的可涂布成膜的外用液体制剂。成膜材料主要是聚乙烯醇、聚乙烯吡咯烷酮、聚乙烯缩甲乙醛、聚乙烯缩丁醛、火棉胶等；增塑剂有甘油、丙二醇、邻苯二甲酸二丁酯等；溶剂为乙醇、丙酮、二甲亚砜等。涂膜剂一般用于无渗出液的损害性皮肤病等。用时涂于患处，溶剂挥发后即形成薄膜，对患处有保护作用，所含药物缓慢释放而起治疗作用。

例：冻疮涂膜剂

【处方】樟脑80g、烟酸乙酯20g、辣椒提取液150g、颠茄流浸膏20g、邻苯二甲酸二丁酯40g、聚乙烯缩甲乙醛150g、乙醇–丙酮（1∶3）混合液加至1000g。

思考题

1. 液体制剂有哪些特点？可分为哪几类？

2. 简述溶液剂、高分子溶液剂、溶胶剂、混悬剂和乳剂的定义。

3. 制备溶液剂重点应考虑哪些因素？可采取哪些措施增加药物的溶解度？

4. 液体制剂常用的矫味剂有哪几类？常用的防腐剂有哪些，各有何特点？

5. 高分子溶液剂与溶胶剂有什么异同点？各有何性质？

6. 影响混悬剂稳定性的因素有哪些？简述常用的混悬剂稳定剂及其作用。

7. 可用哪些措施延缓混悬微粒的沉降速率？混悬剂常用的制备方法有哪些？

8. 乳剂由哪几部分组成？可分为哪几类？决定乳剂类型的主要因素是什么？

9. 乳剂常用的制备方法有哪些？试简述乳剂存在的不稳定现象。

（吴琼珠）

第五章 固体制剂及其技术

本章要点

1. 掌握固体制剂的各种剂型的定义、分类、特点以及各种剂型常用的制备方法、工艺和质量要求。

2. 熟悉制备各种固体制剂常用的处方辅料、设备、操作流程及关键技术指标，可对生产中存在的问题进行分析。

3. 了解各种固体制剂的典型处方及组分功能。

第一节 概 述

固体制剂（solid preparations）是以固体状态存在的剂型总称。常见的固体制剂有散剂、颗粒剂、胶囊剂、片剂、丸剂、滴丸剂、膜剂等。这些固体制剂与液体制剂相比具有：物理、化学稳定性好；生产成本低，包装运输方便；服用与携带方便等特点。固体制剂以它独特的优势，成为新药开发或患者使用中的首选剂型，在药物制剂中占有率高达70%以上。具体固体制剂剂型的选择主要根据临床用药要求、药物理化性质和生物学特性、患者顺应性、现有生产设备、市场因素等进行判断。

本章主要介绍散剂、颗粒剂、胶囊剂、片剂、丸剂、滴丸剂、微丸、膜剂及栓剂，包括剂型特点、制备方法、制备所需的辅料与设备、制剂质量控制等。

一、固体制剂的制备工艺

固体制剂的制备过程实际是粉体的处理过程。通常，首先将药物进行粉碎与过筛处理，获得粒径小而粒度分布均匀的药物粉末，然后进行混合、制粒、干燥、压片等单元操作。把粉状物料混合后直接分装，即得散剂；把粉状混合物料进行制粒后分装，可得颗粒剂；把制备的颗粒装入胶囊，即得胶囊剂；把制备的颗粒压片，即得片剂；将片剂包衣后可得包衣片剂。此外，在各工艺模块利用新技术、新辅料可以进一步制备得到速释、缓释、控释型颗粒剂、片剂、胶囊等。固体制剂制备工艺的主要单元操作如图5-1所示。

其他的固体制剂还包括丸剂、滴丸剂、微丸、膜剂及栓剂等。滴丸剂系指固体或液体药物与适当物质加热融化混匀后，滴入不相混溶的冷凝液中，收缩冷凝而制成的小丸状制剂，主要供口服使用。膜剂系指药物溶解或均匀分散于成膜材料中加工成的薄膜制剂。膜剂工艺简单，生产中没有粉末飞扬，体积小，质量轻，便于携带及运输。栓剂系指药物与适宜的基质制成的具有一定形状的供腔道给药的固体型外用制剂。

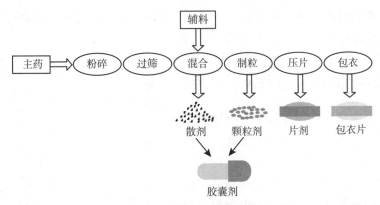

图5-1　几种固体制剂制备工艺流程图

二、固体制剂的吸收过程

固体制剂的主要给药方式是口服，因此具有共同的吸收途径。固体制剂口服给药后，药物必须溶出、溶解，才能经胃肠道上皮细胞吸收进入血液循环发挥其治疗作用。特别是对一些难溶性药物来说，药物的溶出过程将成为其吸收的限速过程。若溶出速度小、吸收慢，则血药浓度就难以达到治疗的有效浓度。不同剂型的制剂在口服吸收前经历的过程不同，具体如图5-2所示。

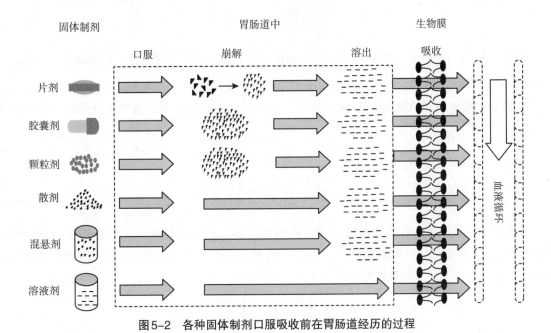

图5-2　各种固体制剂口服吸收前在胃肠道经历的过程

影响药物吸收的因素有很多，包括生理因素、药物因素和剂型因素。其中生理因素主要包括消化系统因素、循环系统因素以及机体的生理、病理情况等。药物因素主要包括药物的解离度、脂溶性、药物溶出特性以及药物在胃肠道中的稳定性等。

剂型对药物的吸收有很大影响，因为药物的剂型、给药部位及吸收途径各异，药物被吸收的速度与量亦不同。一般对于口服制剂而言，其药物吸收的快慢顺序是：溶液剂>混悬剂>散剂>颗粒剂>胶囊剂>片剂>丸剂。片剂和胶囊剂首先崩解成细颗粒状，药物分子从细小颗粒中溶出，而后通过胃肠黏膜吸收进入血液循环中。散剂口服后没有崩解过程，迅速分散后具有较大的比表面积，因此药物的溶出、吸收乃至起效较快。混悬剂的颗粒通常较普通散剂更小，因此药物的溶出与吸收过程更快；而溶液口服后因没有崩解和溶出过程，药物可直接被吸收进入血液循环，所以药物的起效时间最短。

三、Noyes–Whitney 方程及其应用

药物的溶出发生在药物固体颗粒与液体溶媒接触的界面上，当药物与溶剂间的吸引力大于固体药物粒子间的内聚力时，溶出就会发生。药物溶出的速率取决于药物在溶剂中的溶解度和药物从溶出界面进入总体溶液中的速率。因此，溶出过程由固液界面上药物溶解、扩散的速率控制。

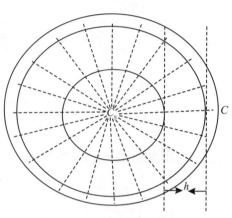

药物粒子与胃肠液或溶出介质接触后，药物溶解于介质，并在固-液界面之间形成溶解层，称之为扩散层或静流层，如图5-3所示。药物在扩散层中饱和浓度 C_s 与总体介质浓度 C 形成浓度差。只要浓度差（C_s-C）> 0，溶解的药物就会不断向总体介质中扩散，其溶出速率可用 Noyes–Whitney 方程描述：

图5-3　固体药物扩散层示意图

$$\frac{dC}{dt} = \frac{D}{h}S(C_s - C) \tag{5-1}$$

式中，$\frac{dC}{dt}$ 为药物的溶出速率；D 为药物的扩散系数；S 为药物固体粒子的表面积；h 为扩散层厚度；C_s 为药物在液体介质中的饱和溶解度；C 为 t 时间药物在液体介质中的浓度。

由于某一特定药物在固定的溶出条件下，其 D 和 h 为一固定值，可用该药的特定溶出速率常数 k 来表达，即：$k = \frac{D}{h}$。

则式（5-1）可简化为：

$$\frac{dC}{dt} = kS(C_s - C) \tag{5-2}$$

式中，（C_s-C）为扩散层与总体液体介质的浓度差。通常固体制剂在胃肠道中溶出的药物会不断地透膜吸收入血形成漏槽状态，因此与 C_s 相比，C 值很小，即 $C_s \gg C$，因此 C 值可忽略不计，式（5-2）则进一步简化为：

$$\frac{dC}{dt} = kSC_s \tag{5-3}$$

从式（5-3）可知，溶出速度（$\frac{dC}{dt}$）与药物的溶出速率常数 k、固体药物颗粒的表面积 S 和药物溶解度 C_s 成正比。

由上述 Noyes–Whitney 方程可知，影响药物溶出速率的因素主要包括：①药物的粒径：同一质量的固体药物，粒径小，表面积大，溶出速率快；同样表面积的固体药物，空隙率越高，溶出速率越快；因此，粉碎工艺减小粒径、改善崩解等手段可增加药物的溶出面积，从而提高药物溶出速率。对于颗粒状或粉末状药物，如在溶出介质中结块，可加入润湿剂改善。②药物的溶出速率常数：增加搅拌、降低黏度、升高温度等，有利于药物扩散，加快药物的溶出速率。③药物的溶解度：溶解度越大，溶出速率越快，如提高温度、改变晶型、制成固体分散体等。④溶出介质的体积：介质的体积越大，溶液中药物浓度越小，溶出速率越快。⑤扩散层的厚度：

扩散层的厚度越大，溶出速率越慢。增加搅拌可减小扩散层厚度，增加溶出速率。⑥扩散系数：扩散系数越大，溶出越快。在温度一定的条件下，扩散系数的大小受溶出介质的黏度和药物分子的大小影响。⑦温度：温度越高，药物溶解度越大，扩散增强，黏度降低，溶出速率加快。

在特定情况下，k 和 C_s 均为常数。根据该方程，药物的溶出速率与溶出表面积成正比，提高溶出速率的最为有效的措施便是减小粒径。常用的方法有制成固体分散体、研磨使粒子直径减小等。近几年来，为改善难溶性药物的溶出速率，进而提高其生物利用度，发展了纳米结晶技术（Nanocrystal®），现主要采用机械研磨的办法将药物粒子的直径减小到小于1μm，以大幅度促进溶出。有研究表明，当药物粒子直径处于纳米范畴时，其固有溶解度即 C_s 也会大大提高。目前采用该技术研发并成功上市的制剂包括 Rapamune®（sirolimus，西罗莫司）、Emend®（aprepitant，阿瑞匹坦）、Tricor®（非诺贝特）、Focalin®（盐酸右哌甲酯）等。

四、溶出度

溶出度（dissolution）系指药物从片剂或胶囊剂等固体制剂在规定溶剂中溶出的速度和程度。

（一）溶出度检查的意义

根据《中国药典》的有关规定，溶出度检查用于片剂、胶囊或颗粒剂等普通制剂，而释放度检查适用于缓释制剂、控释制剂、肠溶制剂以及透皮制剂等。必须指出，只有在体内吸收与体外溶出存在相关的或平行的关系时，溶出度或释放度的检查结果才能真实地反映药物在体内的吸收情况，达到控制固体制剂质量的目的。如果尚未进行体内试验（例如新研制的片剂）或者体内外试验不相关，那么溶出度试验只能提供一种具有"否定"意义的信息，不能推出"肯定"的结论。如果经实验证明该固体制剂的体外溶出或释放与体内吸收具有相关性，那么溶出度或释放度的测定将具有十分重要的意义，并且完全可以作为制剂生产和检验中的一种常规的检查方法，控制固体制剂质量。

（二）试验方法设计

1. 测定方法　《中国药典》规定溶出度的测定方法有第一法（篮法）、第二法（桨法）、第三法（小杯法）。具体测定方法及结果判断见《中国药典》溶出度和释放度测定法部分。

2. 溶出介质　《中国药典》规定溶出介质应使用新鲜配制并脱气的溶出介质。常用的有：新鲜蒸馏水、不同浓度的盐酸或不同pH的缓冲液等，有时还需要加入适量的表面活性剂、有机溶剂等。另外，溶出介质的体积必须要符合漏槽条件才能保证试验结果的准确性。

3. 操作条件　第一法和第二法操作容器为1000ml杯状容器，第三法采用250ml杯状容器，转速的大小应该控制一致。另外，转篮或搅拌桨必须垂直平衡转动，使溶出试验时搅拌条件一致，不得变形或倾斜。

（三）溶出曲线相似性

比较溶出曲线相似性的方法和模型有很多，Moore 和 Flanner 提出一种非模型依赖数学方法，即用变异因子（difference factor，）与相似因子（similarity factor，）定量评价溶出曲线之间的差别，应用广泛。其中相似因子 f_2 被 FDA 推荐为比较两条溶出曲线的首选方法。

$$f_1 = \left\{ \frac{\sum_{i=1}^{n} |\overline{R}_t - \overline{T}_t|}{\sum_{i=1}^{n} \overline{R}_t} \right\} \times 100 \qquad (5-4)$$

$$f_2 = 50 \log_{10}\left\{\left[1 + \frac{1}{n}\sum_{i=1}^{n}(\overline{R_t} - \overline{T_t})^2\right]^{-0.5} \times 100\right\} \tag{5-5}$$

式（5-4）、式（5-5）中，n 为取样点数目，$\overline{R_t}$ 和 $\overline{T_t}$ 分别是在 t 时间点的参比制剂和待测制剂平均累积溶出百分率，式（5-4）中用绝对值是为了保证在这些时间点的溶出度之和的正负变异不能被抵消。当各个时间点的 $\overline{R_t}$ 和 $\overline{T_t}$ 差值的总和等于0时，f_1 的值为0，当 $\overline{R_t}$ 和 $\overline{T_t}$ 差值增大时，f_1 的值也成比例的增大。如果 f_1 落在0~15之间，且 $\overline{R_t}$ 和 $\overline{T_t}$ 在任何时间点溶出度的平均误差不超过15%，表明两种制剂的溶出度相似或相同。

相似因子 f_2 与两条溶出曲线任一时间点平均溶出度的方差成反比，注意具有较大溶出度差值的时间点。由于 f_2 对评价两条溶出曲线中较大差异值的时间点具有更高的灵敏性，有助于确保产品特性的相似性。因此，f_2 方法已经被美国FDA和我国CFDA采用，用于评价制剂条件变更前后溶出或释放特性的相似性。

用相似因子法判断溶出曲线相似性的标准为 f_2 在50~100之间。此外，进行溶出试验及数据处理时还应满足以下条件：①每条溶出曲线至少采用12个剂量单位（如片剂12片，胶囊12粒）进行测定；②除0时外，第1个时间点的变异系数不得超过20%，从第2个时间点到最后1个时间点溶出结果的变异系数应小于10%，方可采用溶出度的均值；③两个产品（如受试制剂与参比制剂、变更前后、两种压力等）应在同样的条件下进行试验，两条曲线的时间点应设置一致，至少应有3个点；④保证药物溶出90%以上或达到溶出平台；⑤计算 f_2 时只能有一个时间点药物溶出达到85%以上。如果制剂15分钟内药物溶出达到85%以上，则不必进行溶出曲线比较。

相似因子 f_2 已经被美国FDA药品评审中心推荐使用，并于2004年1月推出了"固体制剂溶出曲线数据库"，规定采用相似因子 f_2 对溶出曲线一致性进行评估；日本官方也推荐采用该法用于评价四种不同pH溶出介质的溶出曲线相似性；在我国，国家食品药品监督管理局在2008年4月发布的《已上市化学药品变更研究的技术指导原则（一）》中也推荐使用相似因子 f_2 比较工艺变更前后溶出行为的相似性。另外，国内采用相似因子进行溶出曲线相似性评价的文献也有很多。

五、固体制剂发展趋势

（一）口服固体速释制剂

已批准上市的固体制剂的统计分析报告结果表明，口服固体速释制剂为固体制剂发展的主要趋势之一。与普通制剂相比，口服固体速释制剂经人体服用后能快速溶解或崩解，尤其是其中难溶性药物主成分能被快速吸收、显著提高其生物利用度。近年来口服固体速释制剂和剂型不断增加，主要包括分散片、口崩片、滴丸（固体分散制剂）、速溶片、泡腾片、舌下片、固体自乳化/自微乳化制剂等。特别是，基于冷冻干燥技术成型的口腔崩解片以及采用3D打印技术制备的制剂产品成为了口服固体速释制剂研发的新常态。口腔崩解冻干片属于一类新型口服固体制剂，其密度小、孔隙率大，在口腔内以微量唾液在数秒内即可快速崩解释放药物，相比于用压片法制备的口崩片崩解速度快10倍以上。此外，冻干技术的使用可以避免药品因高热变质，含水量低、微生物不易生产繁殖，易于保存。英国惠氏公司最先以冷冻干燥技术开发两个品种：治疗焦虑症的奥沙西泮与治疗失眠和癫痫的劳拉西泮。而目前运用冷冻干燥法制备口崩片的专利技术包括Zydis、Quieksolv、Lyoe和NanoCrystal^{TM}技术，已经制备出60多种药品。3D打印技术能使药物粉末堆积固化成型，由于其中药粉不经压缩，因此制剂孔隙率较高，有利于制剂崩解。美国Aprecia公司采用ZipDose技术制备了左乙拉西坦速溶片（商品名：Spritam R），其只需少量水即可在11秒内崩解，迅速起效以治疗癫痫、肌阵挛发作等疾病。

总而言之，口服固体速释制剂以提高普通固体制剂的药物溶出度和生物利用度为目的，促进需要快速起效的药物以及难溶性药物的高效制剂的快速发展。

（二）口服缓控释制剂

缓控释制剂，尤其是复方缓控释制剂是口服固体制剂的发展重点。口服固体缓控释制剂系指能让药物在体内缓慢地恒速或非恒速释放以控制药物吸收速度的一大类高端制剂。该制剂不仅使血药浓度在较长时间内维持在有效浓度范围，减少用药次数，而且可避免峰谷现象，有利于降低药物的毒副作用。随着药物制剂关键技术和药物新剂型研究的发展，口服固体缓控释制剂不仅能做到控制药物释放的速度，而且形成了定速、定时、定位释药等分支。根据缓控释技术和功能分类，一般可分为骨架型制剂、薄膜包衣型制剂、渗透泵片、胃内滞留片、结肠定位控释制剂等。口服固体缓控释制剂是发展较早的一类新剂型，至今已有40余年的研发历史，其中以片剂应用最为广泛，片剂中又以缓控释骨架片居多。除片剂以外，口服固体缓控释制剂也涵盖上述胶囊剂、滴丸剂、微球等多种剂型。目前国内市售口服固体缓控释制剂产品有数十种之多，例如达非那新缓释片、复方布洛芬伪麻黄缓释片等。然而，该类制剂的进一步发展与优化受限于药物制剂关键技术和制药新辅料、新设备、新工艺的发展。鉴于目前我国不少制药企业在技术水平上仍处于仿制、改进及组合阶段，尚未达到创新或是超越世界同类产品的水准。在加快科技发展以及增强学科交叉融合的大背景下，科研机构和生产企业需不断提高研发及生产水平，以期打造属于固体口服缓控释制剂的"医药工业4.0"。

（三）其他口服固体制剂新技术

1. 纳米结晶技术　纳米结晶（NanoCrystal），也被称为纳米混悬液，是以表面活性剂或聚合物为稳定剂，将纳米尺度的药物微粒分散于水中形成的稳定的胶态分散体系。以纳米结晶作为中间体，利用冷冻干燥技术或流化床技术制成纳米结晶粉末，可进一步研制成口服固体制剂。纳米结晶技术因颗粒的微尺寸能够提高药物饱和溶解度和溶出率，延长药物体内滞留时间，从而提高难溶性药物口服生物利用度。纳米结晶技术被视为目前最为成功的一种纳米技术，1994年首次被研发，2000年惠氏公司就推出首个市售产品Rapamune®（西罗莫司片）。随后其他纳米结晶制剂相继面市，如默克制药公司的化疗止吐药阿瑞匹坦胶囊剂（Emend®）、Abbott公司的非诺贝特纳米结晶制剂Tricor®等。随着时代发展，基于纳米结晶的口服固体制剂的质量标准会不断提高，效率高、污染少、可控性高的设备亟待开发。纳米结晶技术正朝着制备粒径更小、物理稳定性更佳、同时能大规模工业化生产的方向快速发展。

2. 连续化制造模式　口服固体制剂除了基于剂型和制剂技术的创新和发展，其生产模式也在初步优化，正从传统的分批式向连续制造转变。连续制造（continuous manufacturing，CM）是指通过计算机控制系统将各个单元操作过程进行高集成度的整合，将传统断续的单元操作连贯起来组成连续生产线的一种新型生产方式，增加物料在生产过程中的连续流动，也就是从原辅料投入到制剂产出，中间不停顿，原辅料和成品以相同速率输入和输出。在产品质量保证方面，分批式生产的中间、最终产品都要经离线检测来保证质量；而连续制造药品的关键质量属性（critical quality attributes，CQA）则可通过在线实时监测得到控制，其中过程分析技术（process analysis technology，PAT）的应用是关键，PAT的发展将为连续制造技术投入药品工业化生产提供有力支撑。

口服固体制剂连续制造主要有4个研究方面：①研究生产过程工艺参数对中间体或最终产品质量的影响。②PAT在生产过程中如何实施。③整个生产过程中如何控制物料连续流动。④探索新的计算方法来评估或模拟这些新的制造技术。

2015年11月，葛兰素史克（GSK）、基伊埃（GEA）和辉瑞（Pfizer）联合设计了一个小型、连续、微缩、模块化的固体制剂工厂。该工厂可用卡车运往世界上任何地方，快速组装，能在几分钟内生产出裸片，而传统的批式生产则需要几天至几周。由此可见固体制剂的连续制造具有以下特点。

（1）连续制药可大幅度提高生产效率，最大可降低50%的生产成本。连续制造适用于单一品种大批量、长期的连续生产；可在最小的车间中实现高效生产，大幅减少能耗，没有中间体转运，少占空间；节省物料。

（2）无需工艺放大。连续制造模式下，研究样品、试验样品、临床样品和商业产品均是在相同设备上生产。

（3）生产迅速。连续制药可大大减少生产用时、减少物流周转、缩短生产周期。尤其是当临床急需时，能迅速满足临床需求，更易应对药品短缺和疫情爆发的状况，同时也为企业缩短了新产品的上市时间。

（4）连续制药基于质量源于设计（QbD）理念及PAT。PAT通过实行QbD理念来确保生产过程结束时的产品质量，在提高效率的同时减少质量降低的风险。在线测量与控制系统能缩短生产周期、防止次品和废料产生、提高操作人员的安全性和整体生产效率。

（5）连续制造产品的质量可追溯，确保了产品的高品质。连续生产过程大量减少了操作人员，大幅降低了人为因素所带来的环境污染、操作失误等风险。连续制造过程实行质量全过程控制，生产中间体和最终产品基于过程数据得到控制和保障。该过程能在线追溯产品质量，按照FDA和ICH指导原则，最终产品一生产出来即可上市。连续制造避免了造假、修改数据、改变SOP操作等影响质量的随意变更，有利于监管部门监管，减少飞行检查次数。

（6）连续制药给企业和监管部门带来了一系列挑战。连续制药生产方式不适用于量小的生产规模；工艺过程配置灵活性差；需要设计和安装高成本的设备和过程控制系统；无明显批次定义；监管法规还不够完善；对于上市产品采用连续制造需要重新注册和许可，获得政府批准是阻碍其发展的主要原因之一。

3. 液固压缩技术 液固压缩技术（liquisolid technique）是将载体材料加入液体药物、药物混悬液或者药物溶液，利用涂层材料吸附后得到一种不包含挥发性溶剂的、不粘连的、流动性好的、具有可压性的固体粉末，进而开发成胶囊剂或者片剂的一种技术。

液固压缩释药系统的处方组成主要包括三部分：一是液体部分，此部分可以是脂溶性的液体药物，也可以是难溶于水的固体药物，利用适当的非挥发性溶剂将其制成药物溶液或者混悬液；二是载体材料，主要是指多孔材料，以便可以提供充足的吸附特性，如纤维素类、淀粉、乳糖等均可作为载体；三是固体吸附材料，必须是具备细而高吸附能力的颗粒，它的作用就是将湿载体颗粒转变成流动性好，具有可压性的粉末。

固体涂层材料一般多为多微孔的无机化合物，或者是具有很大表面积的胶质无机吸收剂、交联聚合物、纳米颗粒吸收剂等，如二氧化硅、硅酸盐、三硅酸镁、氢氧化镁、滑石、交联聚维酮、交联羧甲基纤维素钠、交联聚甲基丙烯酸甲酯。交联聚合物可以为药物提供一个良好的溶出环境，同时减少药物的再沉淀。纳米颗粒吸附剂可包括多孔二氧化硅、碳纳米管、木炭纤维和竹碳纤维等。

液固压缩后的粉末要得到良好的流动性和可压性，就必须具有较大的表面积和很小的粒径，这也保证了被承载在液固压缩释药系统中的药物可以表现出良好的溶出速率和生物利用度。

液固压缩技术对于水溶性差的药物，尤其对于这类药物制成的控释制剂来说，是一个相对比较好的方法。例如，Khaled等利用液固压缩技术提高氢氯噻嗪的溶解度，液体溶剂为PEG200，涂层材料是微粉硅胶，载体是微晶纤维素（Avicel PH 101，Avicel PH 102）和碱式碳酸镁，制成粉末过筛后压片，通过动物体内实验，显示生物利用度有很大的提高。Javadzadeha等利用液固压缩技术制成盐酸普萘洛尔缓释片，聚山梨酯80为液体溶剂，Eudragit RL或Eudragit RS作为载体，二氧化硅作为吸附材料。在pH 1.2和pH 6.8的2种溶出介质中考察此缓释片的溶出曲线，结果发现液固压缩技术制备的缓释片的溶出速度与普通缓释片相比明显减慢，同时也证明聚山梨酯80在半固体片中起到了重要的缓释作用。

液固压缩技术具有多方面的优势，主要包括：①微溶于水的、极微溶于水的或者不溶于水的药物都可以采用液固压缩技术制成制剂；②即使最终的剂型为胶囊或者片剂，但是药物仍然是以溶解状态存在，所以可以增加药物的引湿性，从而改善药物的溶出；③难溶于水的药物制成的速溶的液固压缩片或者胶囊，其释放速率都有明显增加；④难溶于水的药物制成的缓控释液固压缩片或者胶囊可表现出恒定的溶出速率；⑤液固压缩系统在生产成本上低于软胶囊，产业化相对容易，所用到的仪器相对简单。

液固压缩技术的不足：①不能用于高载药量的难溶性药物剂型的开发；②如果在处方中为了得到流动性较好的粉末，加入了较大量的载体，就会增加片剂的片重，如果片重超过1g，将不容易被吞服；③由于在压片过程中，液体药物有可能被挤出，所以得到较为满意的硬度不太容易；④在工业化放大过程中，要使大量的载体材料与很小量的具有一定黏度的液体溶液混合均匀，存在一定困难。

但总而言之，液固压缩技术对于增加难溶性药物的溶出速率以及改善其吸收特性来说，是一种可供选择的、很有发展前途的技术。

第二节　固体制剂的单元操作技术

在固体剂型的制备过程中，首先将药物进行粉碎与过筛后才能加工成各种剂型，其制备过程的前处理经历相同的单元操作，以保证药物的均匀混合与剂量准确。

一、粉碎

粉碎（crushing）是指借助机械力将大块固体物料破碎成适宜程度的碎块或细粉的操作过程。

粉碎操作的主要目的是减小物料粒径，增加比表面积，为制剂提供所需粒径的物料。通常把粉碎前的粒度D_1与粉碎后的粒度D_2之比称为粉碎度或粉碎比，即$n = D_1/D_2$。

粉碎的药剂学意义在于：①改善物料的流动性，利于固体各成分混合均匀；②加速药物中有效成分的提取；③增加药物的比表面积，促进药物的溶出，提高药物的吸收和生物利用度；④提高固体药物在液体、半固体、气体中的分散度；⑤便于调剂和服用。

需注意粉碎也可能对药品带来一些不良作用，如晶型转变、热分解、黏附与团聚、堆密度减小、改变粉体的润湿性以及产生粉尘污染，甚至粉尘爆炸等。

（一）粉碎原理

物质的形成依赖于分子间的内聚力，物质因内聚力的不同而显示出不同的硬度和性能。粉碎过程主要是利用外加机械力破坏物质分子间的内聚力来实现的。被粉碎的物料受到外力的作用后在局部产生很大应力或形变。开始表现为弹性形变，当施加应力超过物质的屈服应力时物料发生塑性形变，当应力超过物料本身的分子间力时即可产生裂隙并发展成为裂缝，最后则破碎或开裂。

粉碎过程常用的外加力有：冲击力（impact force）、压缩力（compression force）、剪切力（cutting force）、弯曲力（bending force）、研磨力（rubbing force）等。被处理物料的性质、粉碎程度不同，所需施加的外力也有所不同。冲击、压碎和研磨作用对脆性物质有效，剪切作用对纤维状物料更有效；粗碎以冲击力和压缩力为主，细碎以剪切力、研磨力为主；要求粉碎产物能产生自由流动时，用研磨法较好。实际上多数粉碎过程是上述的几种力综合作用的结果（图5-4）。

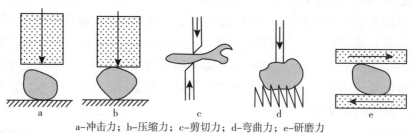

a-冲击力；b-压缩力；c-剪切力；d-弯曲力；e-研磨力

图5-4　粉碎用外加力

（二）粉碎方法

根据药物的性质、粉碎设备的性能以及产量和产品力度的要求，可以选用不同的方法。较常用的粉碎方法有闭塞粉碎与自由粉碎、开路粉碎与循环粉碎、干法粉碎与湿法粉碎、单独粉碎与混合粉碎、低温粉碎等。

1. 闭塞粉碎与自由粉碎　闭塞粉碎（packed cushing）是指一批物料经粉碎后，达到粒度要求的粉末不能及时排出，而继续与粗颗粒一起重复粉碎，最终一起出料的粉碎方式。粉碎时细粉成为粉碎过程的缓冲物，耗能大、粉碎效率低，常用于小规模的间歇操作。

自由粉碎（free cushing）是指物料经粉碎时，达到粒度要求的粉末能及时排出的粉碎方式。这种粉碎方法效率高，常用于连续操作。

2. 开路粉碎与循环粉碎　开路粉碎（open circuit crushing）是指物料连续供给粉碎设备的同时，被粉碎的物料不断地从设备中取出的粉碎方式。这种方法工艺流程简单，仅将物料粉碎一次，粒度分布宽，适合于粗粉碎或粒度要求不高的物料粉碎。

循环粉碎（闭路粉碎，closed-circuit crushing）是指物料粉碎后经过筛分，将粗颗粒重新送回粉碎设备再粉碎的粉碎方式。这种方法耗能小，粒子粒度分布均匀，适合于粒度要求高的物料粉碎。

3. 干法粉碎与湿法粉碎　干法粉碎（dry crushing）是指将物料经过适当的干燥处理使物料中的含水量降至一定限度（一般低于5%）后再进行粉碎的粉碎方式。根据药物的性质可选择适宜的干燥方法，通常干燥温度不宜超过80℃，具有挥发性及遇热易起变化的药物用干燥器进行干燥。大多数药物均采用干法粉碎。

湿法粉碎（wet crushing）是指在物料中加入适量液体进行研磨粉碎的粉碎方式。通常所选的液体以药物遇湿不膨胀、两者不起变化、不影响药效为原则。由于液体能降低物料颗粒之间的集结，且对物料有一定的渗透力和劈裂作用而利于提高粉碎效率，降低能耗。对某些难溶于水的药物可采用"水飞法"，即药物与水共置于研钵中（量大一般使用球磨机）一起研磨，使细粉末漂浮于液面或混悬于水中，然后将此混悬液倾出，余下的粗粒加水反复操作直至所有药物研磨完毕。最后所得的混悬液合并，沉降，倾去上清液，湿粉经干燥可得极细粉末。湿法粉碎还可以减少粉尘飞扬和刺激性，有毒药物粉碎多用此法。

4. 单独粉碎与混合粉碎　单独粉碎（separate crushing）是指一种物料单独进行粉碎的粉碎方式。氧化性药物和还原性药物必须分开单独粉碎以免引起爆炸；贵重药物为减少消耗，须单独粉碎；刺激性药物单独粉碎便于劳动防护；含毒性成分药物为用药安全，应单独粉碎；需要特殊处理的药物亦须单独粉碎。

混合粉碎（mixed crushing）是指将两种或两种以上的物料一起进行粉碎的粉碎方式。这种方法可以避免黏性物料或热塑性物料在单独粉碎时出现黏壁与物料聚结等现象，还可将粉碎与混合操作同时进行，提高生产效率。

5. 低温粉碎　低温粉碎（low-temperature crushing）是指利用物料在低温状态下脆性增加、韧性与延伸性降低的特点进行粉碎的方法。对于常温下难粉碎的，具有热塑性、热敏性、挥发性及熔点低的药物，均可采用低温粉碎。

（三）粉碎器械

1. 球磨机　球磨粉碎机是较古老的研磨设备之一，目前仍被广泛使用。球磨机（ball mill）是由回转筒体和筒内的研磨介质构成（图5-5a）。回转筒体主体是不锈钢、生铁或陶瓷制成的圆柱筒，研磨介质是一定数量和大小的钢球或瓷球。使用时将物料装入圆筒内密闭后，用电动机转动，研磨介质随筒体一起旋转，升至一定高度时在重力作用下抛落下来，对物料产生撞击作用，同时研磨介质在筒体旋转过程中的滑动和滚动对物料起研磨作用。物料在上述诸力的共同作用下被粉碎。

影响球磨机粉碎效果的因素有：圆筒的转速、球的大小和重量、球与物料的装量以及粉碎方式等。

（1）转速：球磨机筒体的转速对粉碎效果的影响很大。若转速过低（图5-5b），研磨介质随筒壁上升至较低高度后即沿筒壁下滑，这时物料的粉碎主要靠研磨作用，效果较差。若转速适宜（图5-5c），除一小部分球下落外大部分球随筒体上升至一定高度，并在重力与惯性力作用下沿抛物线抛落，此时物料的粉碎主要靠冲击和研磨的联合作用，粉碎效果最好。若转速过高（图5-5d），研磨介质与物料受到的离心力起主导作用，随筒体同步旋转，失去物料与球体的相对运动，物料的粉碎作用将停止。

一般圆筒采用的适宜转速为临界转速的0.5~0.8倍。实际生产应用中，球磨机转速一般采用临界速度的75%。临界转速（critical velocity，V_c）是指使球体在离心力的作用下随圆筒做旋转运动的最小速度。可用式（5-6）表示。

$$V_c = \sqrt{gr} \qquad (5-6)$$

式中，r为离心半径；g为重力加速度。

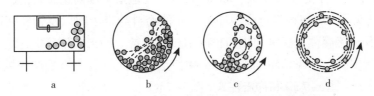

图5-5　球磨机与球的运动状况

a-球磨机结构；b-过慢转速度；c-适宜转速度；d-过快转速度

（2）研磨球体的大小和重量：根据物料的粉碎程度选择适宜大小的球体，被粉碎物料的直径以不大于球体直径的1/9~1/4为宜。球体的重量以下落时能击碎药物中最大的药块为准。

（3）物料装量：一般球和粉碎物料的总装量为罐体总容积的50%~60%。球在筒内应占圆柱筒容积的30%~35%。

（4）粉碎方式：干法粉碎时，物料的含湿量不超过2%，可得细粉末。湿法粉碎时，一般固体物料占30%~60%，水占40%~70%，可得到能通过200目筛的细粉末。

球磨机粉碎程度高，应用范围广，适应性强。其结构简单，密闭性好，无粉尘飞扬，常用于剧毒或贵重药物以及吸湿性或刺激性强的药物；对于结晶性药物、硬而脆的药物进行细粉碎的效果更好；对于易氧化药物，可在惰性气体条件下密闭粉碎。

2. 流能磨　流能磨（fluid-energy mills）是利用高速弹性气流或过热蒸汽的能量使物料颗粒间及颗粒与器壁间发生强烈撞击、冲击、研磨而得到粉碎物料的设备，亦称气流粉碎机（图5-6）。气流式粉碎机的形式很多，包括扁平式、循环管式、对喷式等。

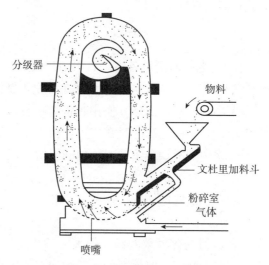

图5-6　气流粉碎机示意图

高压气流通过喷嘴以超音速喷入粉碎室，物料由加料斗送入机体内，经高压气流引射入粉碎室。压缩空气夹带的细粉由出料口进入旋风分离器或袋滤器进行分离，较大颗粒由于离心力的作用沿器壁外侧重新带入粉碎室，重复粉碎过程。粉碎程度与喷嘴的个数和角度、粉碎室的几何形状、气流的压缩压力以及进料量等有关。一般进料量越多，所获得粉碎物的粒度越大。

气流粉碎机的粉碎有以下特点：①可进行粒度要求为3~20μm超微粉碎，因而具有"微粉机"之称；②由于高压空气从喷嘴喷出时产生焦耳-汤姆逊冷却效应，故适用于热敏性物料和低熔点物料的粉碎；③设备简单、易于对机器及压缩空气进行无菌处理，可用于无菌粉末的粉碎；④与其他粉碎机相比粉碎费用高，但粉碎粒度要求较高时值得被应用。

3. 冲击式粉碎机　冲击式粉碎机（impact crusher）是指采用高速旋转的转子上的冲击元件（如棒、叶片、锤头等）对物料进行强烈冲击，并使物料与定子间以及物料间产生高频强力撞击、剪切、摩擦及气流震颤等多种作用而粉碎物料的设备。冲击式粉碎机适用于脆性、韧性物料以及对物料进行中碎、细碎、超细碎等，应用广泛，因此具有"万能粉碎机"之称。其典型的粉碎结构有锤击式（图5-7 a）和冲击柱式（图5-7 b）。

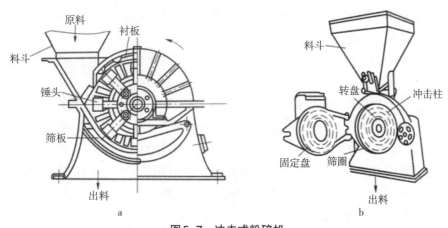

图5-7　冲击式粉碎机

a–锤击式粉碎机；b–冲击式粉碎机

锤击式粉碎机的结构有高速旋转的旋转轴，轴上安装有数个锤头，机壳上装有衬板，下部装有筛板。当物料从加料斗进入到粉碎室时，由高速旋转的锤头的冲击和剪切作用以及被抛向衬板的撞击等作用而被粉碎，细粒通过筛板出料，粗粒继续在机内被粉碎。粉碎粒度可由锤头的形状、大小、转速以及筛网的目数来调节。

冲击柱式粉碎机（也叫转盘式粉碎机），在高速旋转的转盘上固定有若干圈冲击柱，另一与转盘相对应的固定盖上也固定有若干圈冲击柱。物料由加料斗加入，由固定板中心轴向进入粉碎机，由于离心作用从中心部位被甩向外壁的过程中受到冲击柱的冲击，而且冲击力越来越大（因为转盘外圈线速大于内圈线速），最后物料达到转盘外壁环状空间，细粒由底部的筛孔出料，粗粒在机内重复粉碎。粉碎程度与盘上固定的冲击柱的排列方式有关。

4. 胶体磨　胶体磨（colloid mill）的基本原理是流体或半流体物料通过高速转动的圆盘（与外壳间仅有极小的空隙，可以调节至0.005mm左右），物料在空隙间受到极大的预处理物料剪切及摩擦作用，同时在高频震动、高速旋涡等作用下，物料有效地分散、浮化、粉碎和均质，从而获得极小的粒径。胶体磨一般分为立式、卧式两种规格，主机部分由壳体、定子（或称定磨片）、转子（或称动磨片）、调节机构、冷却定子机构、电机等组成（图5-8）。根据被处理物料的性质不同，磨片的齿形有所区别。

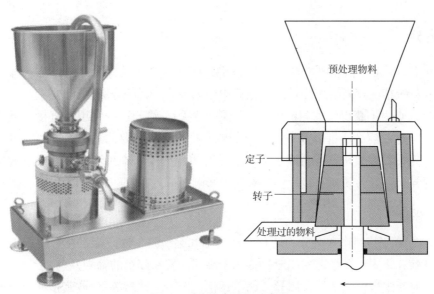

图5-8　胶体磨结构示意图

操作有干法和湿法两种，一般应用湿法，这时转子所处理的物料不是固体而是悬浮液，动力消耗较大，往往须将悬浮液中的固体颗粒预磨到0.2mm左右。湿法胶体磨不仅适用于细粉的磨碎，还可用于各种悬浮液的制备和混合，在药剂生产上常用湿法胶体磨制备混悬液剂等。

5. 高压均质机 高压均质机（high pressure homogenizer）的工作原理是：高压均质机以高压往复泵为动力，将物料高压低速输送至工作阀部分，工作阀的阀芯和阀座之间在初始位置时是紧密贴合的，只是在工作时被料液强制挤出一条狭缝，料液挤出后，压力急剧降低，压力能转变为动能，在巨大动能作用下，物料颗粒通过阀件的窄小间隙产生强烈剪切效应，巨大的动能还将物料流速提高到300~500m/s，物料以高速射向撞击环而产生强大的撞击效应；同时由于压力迅速下降至饱和蒸汽压力下，物料中形成气泡，出现空穴现象，在一个巨大幅度的压力下跌作用下，物料失压、膨胀、爆炸。在上述各种综合因素作用下，实现颗粒的超微细化。

高压均质机的关键部件是高压泵和工作阀，高压泵通常采用柱塞（容积式）往复泵，从理论上说，均质压力可以无限地提高，而压力越高，细化效果就越好。工作阀安装在柱塞泵的排出管路上，一般由阀杆、阀座和冲击环构成。由于在物料粉碎过程中放出大量的热，液体温度迅速升高。为保护设备，同时避免热敏性药物失去活性，高压均质机内均设计有冷却夹套，通入冷却剂以移除热量，维持高压均质机在一个稳定的温度下工作（图5-9）。

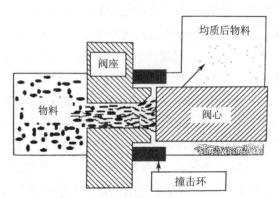

图5-9 高压均质机工作原理示意图

二、筛分

筛分（sieving）是指借助筛网孔径大小将不同粒度的物料进行分离的方法。筛分法操作简单、经济而且分级精度较高，因此是医药工业中应用最为广泛的分级操作之一。

筛分的目的是为了获得较均匀的粒子群或除去异物，筛分过程可用于直接制备成品，也可用于中间工序。这对药品质量以及制剂生产的顺利进行都有重要的意义。如颗粒剂、散剂等制剂都有药典规定的粒度要求；在混合、制粒、压片等单元操作中对混合度、粒子的流动性、充填性、片重差异、片剂的硬度、裂片等具有显著影响。

（一）筛分设备

筛分用的药筛按其制作方法分为两种，冲眼筛和编织筛。冲眼筛系在金属板上冲出圆形的筛孔而成。其筛孔坚固，孔径不易变形，多用于高速旋转粉碎机的筛板及药丸等粗颗粒的筛分。编织筛是由具有一定机械强度的金属丝（如不锈钢、铜丝、铁丝等），或其他非金属丝（如尼龙丝、绢丝等）编织而成。编织筛的优点是单位面积上的筛孔多、筛分效率高，可用于细粉的筛选。用非金属制成的筛网具有一定弹性，耐用。尼龙丝对一般药物较稳定，在制剂生产中应用较多，但编织筛筛线易产生位移致使筛孔变形，分离效率下降，因此常将金属筛线交叉处压扁固定。

我国工业用标准药筛用"目"数表示筛孔大小，"目"是指每一英寸（25.4mm）长度上筛孔的数目。孔径大小常用微米（μm）表示。《中国药典》规定药筛为国家标准的R40/3系列（表5-1）。为便于区分固体粒子大小，《中国药典》规定把固体粉末分为六级（表5-2）。

表5-1　《中国药典》规定的标准筛规格

筛号	筛孔平均内径（μm）	目号
一号筛	2000 ± 70	10
二号筛	850 ± 29	24
三号筛	355 ± 13	50
四号筛	250 ± 9.9	65
五号筛	180 ± 7.6	80
六号筛	150 ± 6.6	100
七号筛	125 ± 5.8	120
八号筛	90 ± 4.6	150
九号筛	75 ± 4.1	200

表5-2　粉末的分等

粉末细度	规定
最粗粉	指能全部通过一号筛，但混有能通过三号筛不超过20%的粉末
粗粉	指能全部通过二号筛，但混有能通过四号筛不超过40%的粉末
中粉	指能全部通过四号筛，但混有能通过五号筛不超过60%的粉末
细粉	指能全部通过五号筛，并含能通过六号筛不少于95%的粉末
最细粉	指能全部通过六号筛，并含能通过七号筛不少于95%的粉末
极细粉	指能全部通过八号筛，并含能通过九号筛不少于95%的粉末

医药工业中常用筛分设备的操作要点是将欲分离的物料放在筛网面上，采用几种方法使粒子运动，并与筛网面接触，小于筛孔的粒子漏到筛下。可根据运动方式分为旋动筛（图5-10a）、振荡筛（图5-10b）、气流筛等。

1. 旋动筛（rotary sieve）　按孔径由大到小从上到下排列，最上为筛盖，最下为接收器。把物料放入最上部的筛上，盖上盖，固定在摇动台进行摇动和振荡数分钟，即可完成对物料的分级。此种筛可用马达带动，水平旋转的同时定时地在上部锤子的敲打下进行上下振荡运动。处理量少时可用手摇动。常用于测定粒度分布或少量剧毒药、刺激性药物的筛分。

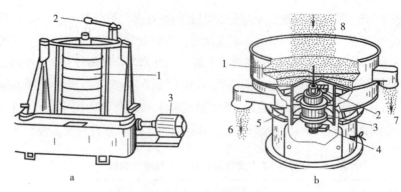

图5-10 筛分设备示意图

a.旋动筛：1-药筛；2-锤子；3-电机

b.振荡筛：1-筛网；2-上部重锤；3-电机；4-下部重锤；5-弹簧；6-细料排出；7-粗料排出；8-进料

2. 振荡筛（oscillating sieve） 在振荡筛电机的上轴及下轴各装有不平衡重锤，上轴穿过筛网与其相连，筛框以弹簧支撑于底座上，上部重锤使筛网产生水平圆周运动，下部重锤使筛网发生垂直方向运动，故筛网的振荡方向有三维性，物料加在筛网中心部位，筛网上的粗料由上部排出口排出，筛分的细料由下部的排出口排出。振荡筛具有分离效率高，单位筛面处理能力大，维修费用低，占地面积小，重量轻等优点，被广泛应用。

3. 气流筛（airflow sieve） 亦称为气旋筛，由电机、机座、圆筒形筛箱、风轮和气固分离除尘装置等组成。它是在密闭状态下利用高速气流作载体，使充分扩散的粉料以足够大的动能向筛网喷射，达到快速分级的目的，微细物料进入进料口，立即扩散，并与空气混合成雾状，通过旋转风轮叶片施加足够的离心力，使物料呈旋风状喷射过网，通过筛网的细粉经振动输送进入或直接落入负压循环风道，在引风机的作用下，气体与细粉全部进入沉降室，成品细粉沉降后排出，带有少量粉尘的气体大部分进入除尘布袋，经净化后排出袋外。

气流筛的筛分效率高、产量大，细度精确、无超径混级现象，适应细度范围一般为50~800目。因为是全封闭结构，因此无粉尘溢散现象，同时噪声小、能耗低。

此外，还有其他筛分设备，如滚筒筛（roller sieve）、多用振动筛（multi-use vibration sieve）等。

（二）影响筛分的因素

能通过筛孔的最大物料颗粒直径可由式（5-7）计算：

$$d = D_{\cos\alpha} - E_{\sin\alpha} \tag{5-7}$$

式中，d 为通过筛孔的最大颗粒直径；D 为筛孔直径；E 为筛网网丝直径；α 为筛面倾角。

从式（5-7）中可以看出，筛孔直径、网丝直径、筛面倾角均影响颗粒能通过筛孔的最大粒径。但该公式只能决定临界粒径（即筛孔直径），一个小于临界粒径的颗粒能否通过筛孔，还取决于其他条件。

1. 颗粒与筛孔形状 式（5-7）的计算以球形粒和圆形筛孔为基础，如果筛分原料为柱形或不规则形状的颗粒，物料颗粒接触筛孔时的状态对颗粒能否通过影响很大。因此，颗粒通过与否具有一定的偶然性，只能通过统计的手段加以研究。一般对圆柱形颗粒，矩形筛孔通过性能较好；而对于各方向尺寸差别不大的不规则颗粒，圆孔的通过性能较好。

2. 筛面开孔率 筛面开孔率越大，通过性能越好，在保证筛面强度的情况下，编织筛比冲孔筛具有较高的开孔率，因此前者的通过性能优于后者。

3. **物料层厚度**　使用平面筛时，如通过筛面的物料层过厚，料层上部小颗粒通过筛孔困难，会引起误筛率上升；料层过薄则筛分产量太低，也不可取，合适的料层厚度应通过试验确定。

4. **筛体运动状态**　筛分过程进行的必要条件之一是筛分的物料与筛面之间存在适宜的相对运动，产生这种相对运动的方法可以是筛面作水平往复直线运动（回转）、垂直往复直线运动（振动）或两者的组合，筛体仅有单一运动时，筛分效果均不理想。实践表明，将两种运动结合起来的回转振动效果较好。

5. **物料性质**　物料的粒度、含水率、摩擦特性、流动性等均与筛分过程有关。物料颗粒粒径存在差异是筛分的前提，这种差异越大，筛分过程越容易进行。物料含水率越高、内外摩擦角越大、流动性越差，其颗粒通过筛孔的性能就越差。因此，实际使用中，要获得良好的筛分效果，应根据物料的具体情况选用不同的工艺参数，此外，药物性质、粉末表面结构以及带电性等因素也与筛分效率相关。

三、混合

混合（mixing）是指将两种或两种以上组分的物质均匀混合的操作。混合操作以含量的均匀一致为目的，是保证制剂产品质量的重要措施之一。固体的混合不同于互溶液体（或气体）的混合，是以固体粒子作为分散单元，因此在实际混合过程中完全混合几乎办不到。为了满足混合样品中各成分含量的均匀分布，尽量减小各成分的粒度，常以微细粉体作为混合的主要对象。

（一）混合机理

混合机内粒子经随机的相对运动完成混合，混合机理概括起来有 Lacey 提出的三种运动方式。

1. **对流混合（convective mixing）**　固体粒子群在机械转动的作用下，产生较大距离位移的总体混合。其混合效率取决于所用混合器的种类和固体粉末的量。

2. **剪切混合（shear mixing）**　不同组成的粒子群间发生剪切作用而产生滑动面，促使不同粒子群界面相互稀释，是通过破坏粒子群的团聚状态而进行的局部混合。

3. **扩散混合（diffusive mixing）**　由于粒子的无规则运动，在相邻粒子间发生相互交换位置而进行的局部混合。

上述的三种混合方式在实际操作过程中并不是独立进行，而是相互联系的。只不过所表现的程度因混合器的类型、粉体性质、操作条件等不同而存在差异。一般来说，在混合开始阶段以对流与剪切混合作用为主导，随后扩散的混合作用逐渐增加，达到一定混合度后，混合与分离过程呈动态平衡。必须注意，混合不同粒径的、自由流动的粉体时常伴随分离而影响混合程度。

（二）混合度的表示方法

混合度（degree of mixing）是表示物料混合均匀程度的指标。固体间的混合只能达到宏观的均匀性，因此常常以统计分析的混合限度作为完全混合状态的基准比较表示实际的混合程度。

1. **标准偏差或方差**　多种固体粒子经混合后处于一种随机排列状态，从混合物中抽取若干样品进行测定，分析其中某一组分在各样品中所占的比率（重量百分率或数量百分率），从而计算出该组分在这些样品中所占的比率的均方差 σ 或方差 σ^2。计算结果，σ 或 σ^2 值越小，说明混合越均匀；σ 或 σ^2 为 0 时，此混合物达到完全混合。在 σ、σ^2 的计算过程中，受取样次数、取样位置、加入分率等的影响，具有随机误差。

$$\sigma = \left[\frac{1}{n-1} \sum_{i=1}^{n} (X_i - \overline{X})^2 \right]^{\frac{1}{2}} \tag{5-8}$$

$$\sigma^2 = \frac{1}{n-1}\sum_{i=1}^{n}(X_i - \overline{X})^2 \tag{5-9}$$

$$\overline{X} = \frac{1}{n}\sum_{i=1}^{n}X_i \tag{5-10}$$

式中，n 为抽样次数，X_i 为某一组分在第 i 次抽样中的比率（重量或数量），$\overline{X}$ 为样品中某一组分的平均分率（重量或个数），以表示某一组分的理论分率。

2. 混合度 混合度能有效地反映混合物的均匀程度，常以统计学方法考虑的完全混合状态为基准求得。由于从一混合物中取样，只能取得有限数目的粒子，样品中的比率有可能与实际混合物中的比率相差较大，所以由 σ 或 σ^2 得到的结果随机误差较大。因此，常用混合度 M 表示混合状态。一般混合状态下，混合度 M 介于 0~1 之间。

$$M = \frac{\sigma_0^2 - \sigma_t^2}{\sigma_0^2 - \sigma_\infty^2} \tag{5-11}$$

完全分离状态时：

$$M_0 = \frac{\sigma_0^2 - \sigma_t^2}{\sigma_0^2 - \sigma_\infty^2} = \frac{\sigma_0^2 - \sigma_0^2}{\sigma_0^2 - \sigma_\infty^2} = 0 \tag{5-12}$$

完全混合均匀时：

$$M_\infty = \frac{\sigma_0^2 - \sigma_t^2}{\sigma_0^2 - \sigma_\infty^2} = \frac{\sigma_0^2 - \sigma_\infty^2}{\sigma_0^2 - \sigma_\infty^2} = 1 \tag{5-13}$$

式中，M 为混合度；σ_0^2 为两组分完全分离状态下的方差，即 $\sigma_0^2 = \overline{X}(1-\overline{X})$；$\sigma_\infty^2$ 为两组分完全均匀混合状态下的方差，即 $\sigma_\infty^2 = \overline{X}(1-\overline{X})/n$，$n$ 为样品中固体粒子的总数；σ_t^2 为混合时间为 t 时的方差，$\sigma_t^2 = \sum_{i=1}^{N}(X_i - \overline{X})^2/N$，$N$ 为样品数。

在混合过程中，可以随时测定混合度，找出混合度随时间的变化关系，从而把握和研究各种混合操作的控制机理及混合速度等。

（三）混合方法与设备

常用的混合方法有搅拌混合、研磨混合、过筛混合。搅拌混合简便但不易混匀，多用于初步混合；在大批量生产时多采用混合机搅拌或容器旋转方式，以产生物料的整体和局部的移动而达到均匀混合的目的；研磨混合适用于小量结晶性药物的混合，但不适于具有吸湿性及爆炸性成分的混合；在过筛混合过程中，由于较细较重的粉末先通过，故在过筛后仍需加以适当搅拌才能混合均匀。固体的混合设备大致分为两大类，即容器旋转型和容器固定型。

1. 容器旋转型混合机 容器旋转型（图5-11）是靠容器本身的旋转作用带动物料上下运动而使物料混合的设备。其形式多样，如水平圆筒型、倾斜圆筒型、V型、双锥型、立方型等。

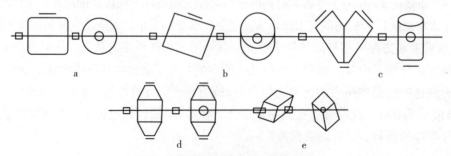

图5-11 容器旋转型混合机示意图

a-水平圆筒型；b-倾斜圆筒型；c-V型；d-双锥型；e-立方型

（1）水平圆筒型混合机（horizontal cylinder mixer）：系筒体在轴向旋转时带动物料向上运动，并在重力作用下物料往下滑落的反复运动中进行混合。总体混合以对流、剪切混合为主，而轴向混合以扩散混合为主。该混合机的混合度较低，但结构简单、成本低。操作中最适宜转速为临界转速的70%~90%；最适宜充填量或容积比（物料体积/混合机全容积）约为30%。

（2）V型混合机（V shaped mixer）：由两个圆筒成V型交叉结合而成。交叉角为80°~81°，直径与长度之比为0.8~0.9。物料在圆筒内旋转时，被分成两部分，再使这两部分物料重新汇合在一起，这样反复循环，在较短时间内即能混合均匀。本混合机以对流混合为主，混合速度快，在旋转混合机中效果最好，应用非常广泛。操作中最适宜转速可取临界转速的30%~40%；最适宜充填量为30%（图5-12）。

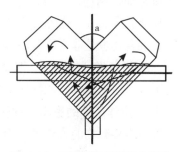

图5-12 V型混合机及其内部物料运动轨迹

（3）双锥型混合机（double cone mixer）：系在短圆筒两端各与一个锥型圆筒结合而成，旋转轴与容器中心线垂直。混合机内的物料的运动状态与混合效果类似于V型混合机。

2. 容器固定型混合机　容器固定型是物料在容器内靠叶片、螺带或气流的搅拌作用进行混合的设备。常用混合机介绍如下。

（1）搅拌槽型混合机（stir tank type mixer）：由断面为U型的固定混合槽和内装螺旋状二重带式搅拌桨组成，混合槽可以绕水平轴转动以便于卸料。物料在搅拌桨的作用下不停地上下、左右、内外的各个方向运动，从而达到均匀混合。混合时以剪切混合为主，混合时间较长，混合度与V型混合机类似。这种混合机亦可适用于造粒前的捏合（制软材）操作（图5-13）。

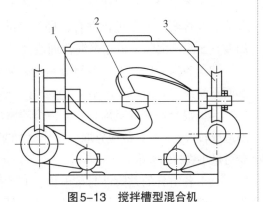

图5-13 搅拌槽型混合机

1-混合槽；2-搅拌桨；3-蜗轮减速器

（2）锥形垂直螺旋混合机（vertical spiral cone mixer）：由锥形容器和内装的一个至两个螺旋推进器组成。螺旋推进器的轴线与容器锥体的母线平行，螺旋推进器在容器内既有自转又有公转，自转的速度约为60r/min，公转速度约为2r/min。在混合过程中物料在推进器的作用下自底部上升，又在公转的作用下在全容器内产生涡旋和上下循环运动。此种混合机的特点是混合速度快，混合度高，效率高，动力消耗较其他混合机少，装载量大（容量比为60%~70%）（图5-14）。

（四）影响混合的因素

在混合机内多种固体物料进行混合时往往伴随着离析现象，离析是与粒子混合相反的过程，妨碍物料的有效混合，降低混合程度。在实际的混合操作中影响混合速度及混合度的因素很多，归纳起来有物料因素、设备因素、操作因素等。

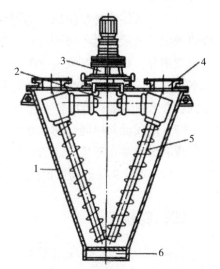

图5-14 锥形垂直螺旋混合机

1-锥形筒体；2-传送装置；3-减速器；
4-加料口；5-螺旋杆；6-出料口

1. 物料粉体性质的影响 物料的粉体性质，如粒度分布、粒子形态及表面状态、粒子密度及堆密度、含水量、流动性（休止角、内部摩擦系数等）、黏附性、团聚性等都会影响混合过程。特别是粒径、粒子形态、密度等在各个成分间存在显著差异时，混合过程中或混合后容易发生离析现象而无法混合均匀。一般情况下，小粒径、大密度的颗粒易于在大颗粒的缝隙中往下流动而影响均匀混合；球形颗粒容易流动而易产生离析；当混合物料中含有少量水分时可有效地防止离析。一般来说，粒径的影响最大，密度的影响在流态化操作中比粒径更显著。各成分的混合比也是非常重要的因素，混合比越大，混合度越小。

2. 设备类型的影响 混合机的形状及尺寸，内部插入物（挡板、强制搅拌等），材质及表面情况等。应根据物料的性质选择适宜的混合器。

3. 操作条件的影响 物料的充填容积比、装料方式、混合比、混合机的转动速度及混合时间等也直接影响混合效果。为了达到均匀的混合效果，以下因素必须给予充分考虑。

（1）混合时间：通常混合时间越长越均匀，但实际上混合的时间由混合物料的性质、混合的量及使用设备的性能决定。小量混合时，时间应不少于5分钟。混合设备性能好，混合所需时间短；反之则用时较长。

（2）各组分的混合比例：组分比例相差过大时，难以混合均匀，此时应该采用等量递加混合法（又称配研法）进行混合，即量小的药物研细后，加入等体积其他细粉混匀，如此倍量增加混合至全部混匀，再过筛混合即成。

（3）各组分的密度：各组分密度差异较大时，应避免密度小者浮于上面、密度大者沉于底部而不易混匀。但当粒径小于30μm时粒子的密度大小将不会成为导致分离的因素。

（4）混合器械的吸附性：若混合器械表面较粗糙，将量小的物料先置于其中时，可被器壁吸附造成较大的损失，故应先取少部分量大的物料于混合器械内先行研磨，以饱和器壁的表面能，减少对量小物料的吸附。

（5）各组分的黏附性与带电性：有的药物粉末对混合器械具有黏附性，影响混合也造成损失，一般应将量大或不易吸附的药粉或辅料垫底，量少或易吸附者后加入。混合时摩擦起电的粉末不易混匀，通常加少量表面活性剂或润滑剂加以克服，如硬脂酸镁、十二烷基硫酸钠等具有抗静电作用。

（6）含液体或易吸湿成分的混合：如处方中含有液体组分时，可用处方中其他固体组分或吸收剂吸收该液体至不湿润为止。常用的吸收剂有磷酸钙、白陶土、蔗糖和葡萄糖等。若含有易吸湿组分，则应针对吸湿原因加以解决。如结晶水在研磨时释放而引起湿润，则可用等摩尔无水物代替；若某组分的吸湿性很强（如胃蛋白酶等），则可在低于其临界相对湿度条件下，迅速混合并密封防潮；若混合引起吸湿性增强，则不应混合，可分别包装。

（7）形成低共熔混合物：有些药物按一定比例混合时，可形成低共熔混合物而在室温条件下出现润湿或液化现象。药剂调配中可发生低共熔现象的常见药物有水合氯醛、樟脑、麝香草酚等，以一定比例混合研磨时极易润湿、液化，此时应尽量避免形成低共熔物的混合比。

四、制粒

制粒（granulation）是指将粉末、块状、熔融液、水溶液等状态的物料中加入适宜的湿润剂或黏合剂，经加工制成具有一定形状与大小颗粒状物体的操作。

制粒的目的是减少粉尘、毒性药物的暴露；防止药物和辅料混合时组分分离与混合后聚集；提高主药含量的均匀度和物料的流动性；改善颗粒的可压性和胶囊生产的可填性。制粒方法包括湿法制粒（制备过程中使用溶液）、干法制粒（制备过程中不使用溶液）及其他方法制粒（如喷雾制粒、熔融微丸化等）。选择制粒方式都需要深入了解主药的理化性质，赋形剂种类，所需颗粒的流动性和释放特性等。理想的颗粒特性有：圆整度高（提高颗粒流动性），粒径分布窄（提高含量均匀度），适宜的孔隙率（提高颗粒可压性），适宜的水分和硬度（防止压片过程中片剂断裂和粉尘飞扬）。

颗粒形成的主要方法有：固体桥法、烧结法、化学反应法、结晶法、胶体颗粒沉积法。此外，黏合法也可以通过利用高黏性黏合剂的黏合作用和内聚力制粒。由粉末形成颗粒的一系列机制包括：湿润、成核、合并或增长、固化、磨损或破裂。

（一）湿法制粒

湿法制粒（wet granulation）是将药物和辅料的粉末混合均匀后加入液体黏合剂，使粉末依赖黏合剂的架桥或黏结作用聚结在一起，并在机械力的作用下分离成具有一定大小和颗粒的方法。湿法制粒工艺包括挤压制粒、高速搅拌制粒、流化床制粒、喷雾制粒、转动制粒等。湿法制粒具有外形美观、流动性好、耐磨性较强、压缩成形性好等优点，至今仍被普遍应用。但本法不适用于热敏性、湿敏性及易溶性等物料的制粒。

1. 挤压制粒 挤压制粒（squeezing granulation）是先将药物粉末与处方中的辅料混合均匀后加入适当黏合剂制软材，然后将软材用强制挤压的方式通过具有一定大小的筛孔而制粒的方法。具体操作程序为：原、辅料混合→制软材（捏合）→挤压制粒→湿颗粒。这类制粒设备有螺旋挤压制粒机、蓝式叶片挤压制粒机、环模式辊压挤压制粒机、摇摆挤压制粒机等（图5-15）。

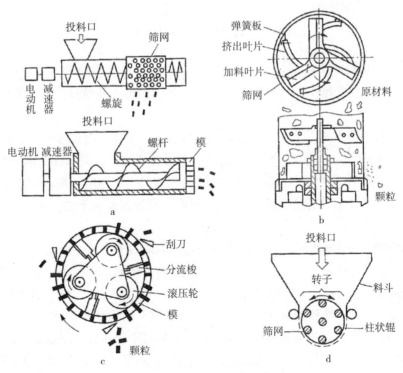

图5-15 挤压式制粒机示意图

a-螺旋挤压制粒机；b-蓝式叶片挤压制粒机；c-环模式辊压挤压制粒机；d-摇摆式挤压制粒机

挤压式制粒机的特点有：①颗粒的大小由筛网的孔径大小调节，可制得粒径为0.3~30mm，粒度分布较窄，粒子形状多为圆柱状、角柱状；②颗粒的松软程度可用不同黏合剂及其加入量调节，以适应压片的需要；③制粒程序多、劳动强度大，不适合大批量、连续生产；④制备小粒径颗粒时筛网的寿命短等。

在挤压制粒过程中，制软材（捏合）是关键步骤，黏合剂用量过多时软材被挤压成条状，并重新黏合在一起；黏合剂用量过少时不能制成完整的颗粒，而成粉状。因此，在制软材的过程中选择适宜黏合剂及适宜用量是非常重要。然而，软材质量往往靠熟练技术人员或熟练工人的经验来控制，即以"轻握成团，轻压即散"为准，可靠性与重现性较差，但这种制粒方法简单，使用历史悠久。

2. 高速搅拌制粒 高速搅拌制粒（high speed mixing granulation）是先将药物粉末和辅料加入于高速搅拌制粒机的容器内，搅拌混匀后加入黏合剂高速搅拌制粒的方法。虽然搅拌器的形状多种多样，但其结构大多主要由容器、搅拌桨、切割刀所组成。

搅拌制粒的机理是：在搅拌桨的作用下使物料混合、翻动、分散甩向器壁后向上运动，形成较大颗粒；在切割刀的作用下将大块颗粒绞碎、切割，并和搅拌桨的搅拌作用相呼应，使颗粒得到强大的挤压、滚动而形成致密且均匀的颗粒。粒度的大小由外部破坏力与颗粒内部团聚力所平衡的结果而定（图5-16）。

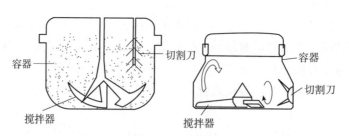

图5-16 高速搅拌制粒机结构示意图

搅拌制粒时影响粒径大小与致密性的主要因素有：①黏合剂的种类、加入量、加入方式；②原料粉末的粒度（粒度越小，越有利于制粒）；③搅拌速度；④搅拌器的形状与角度、切割刀的位置等。

高速搅拌制粒的特点是：①在一个容器内进行混合、捏合、制粒过程；②和传统的挤压制粒相比，具有省工序、操作简单、快速等优点；③可制备致密、高强度的适于胶囊剂的颗粒，也可制备松软的适合压片的颗粒；④与流化沸腾法制粒相比，本法所制颗粒密度稍大且没有粉尘飞扬的缺点，也不存在细粉回收的问题。因此，高速搅拌制粒法在制药工业中的应用非常广泛。

3. 流化床制粒 流化床制粒（fluidized bed granulation）是使物料粉末在容器内自下而上的气流作用下保持悬浮的流化状态，液体黏合剂向流化层喷入使粉末聚结成颗粒的方法。由于在一台设备内可完成混合、制粒、干燥过程等，所以又称"一步制粒法"。流化床制粒机主要结构由容器、气体分布装置（如筛板等）、喷嘴、气固分离装置（如袋滤器）、空气进口和出口、物料排出口等组成。操作时，把药物粉末与各种辅料装入容器中，从床层下部通过筛板吹入适宜温度的气流，使物料在流化状态下混合均匀，然后开始均匀喷入液体黏合剂，粉末开始聚结成粒，经过反复的喷雾和干燥，当颗粒的大小符合要求时停止喷雾，形成的颗粒继续在床层内送热风干燥，出料送至下一步工序（图5-17）。

流化床制粒的特点是：①在一台设备内进行混合、制粒、干燥，甚至是包衣等操作，简化工艺、节约时间、劳动强度低；②制得的颗粒为多孔性柔软颗粒，密度小、强度小，且颗粒的粒度分布均匀，流动性、压缩成形性好。

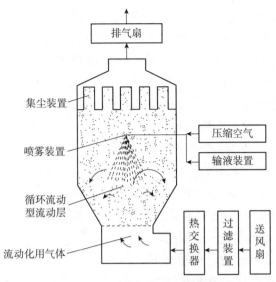

图 5-17　流化床制粒机结构示意图

　　流化床制粒的影响因素较多，除了黏合剂的选择、原料粒度的影响外，操作条件的影响较大。如空气的进口速度影响物料的流态化状态、粉粒的分散性、干燥的快慢；空气温度影响物料表面的润湿与干燥；黏合剂的喷雾量影响粒径的大小（喷雾量增加粒径变大）；喷雾速度影响粉体粒子间的结合速度及粒径的均匀性；喷嘴的高度影响喷雾面积和润湿均匀性等。

　　4. 喷雾制粒　喷雾制粒（spray granulation）是将药物溶液或混悬液喷雾于干燥室内，在热气流的作用下使雾滴中的水分迅速蒸发以直接获得球状干燥细颗粒的方法。该法在数秒钟内即完成药液的浓缩与干燥，原料液含水量可达 70%~80% 及以上。如以干燥为目的时称喷雾干燥；以制粒为目的时称喷雾制粒。

　　喷雾制粒的流程（图 5-18）：原料液由贮槽 7 进入雾化器 1 喷成液滴分散于热气流中，空气经蒸气加热器 5 及电加热器 6 加热后沿切线方向进入干燥室 2 与液滴接触，液滴中的水分迅速蒸发，液滴经干燥后形成固体粉末落于器底，干品可连续或间歇出料，废气由干燥室下方的出口流入旋风分离器 3，进一步分离固体粉末，然后经风机 4 和袋滤器后放空。

　　原料液的喷雾是靠雾化器来完成，因此雾化器是喷雾干燥制粒机的关键零件。常用雾化器有三种形式，即压力式雾化器、气流式雾化器、离心式雾化器。

　　热气流与雾滴流向的安排主要根据物料的热敏性、所要求的粒度、粒密度等来考虑。常用的流向安排有并流型、逆流型、混合流型。

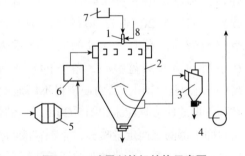

图 5-18　喷雾制粒机结构示意图

1-雾化器；2-干燥室；3-旋风分离器；4-风机；5-加热器；6-电加热器；7-料液贮槽；

8-压缩空气

　　喷雾制粒法的特点是：①由液体直接得到粉状固体颗粒；②热风温度高，但雾滴比表面积大，干燥速度非常快（通常只需数秒至数十秒），物料的受热时间极短，干燥物料的温度相对低，适合于热敏性物料的处理；③粒度范围在三十至数百微米，堆密度在 200~600kg/m³ 的中空球状粒子较多，具有良好的溶解性、分散性和流动性；④适合连续化大生产。缺点是设备高大、汽化大量液体，因此设备费用高、能量消耗大、操作费用高；黏性较大的料液易黏壁使其使用受到限制，需用特殊喷雾干燥设备。

喷雾干燥制粒法在制药工业中得到广泛的应用与发展，如抗菌素粉针的生产、微型胶囊的制备、固体分散体的研究以及中药提取液的干燥等都利用了喷雾干燥制粒技术。

近年来开发出喷雾干燥与流化制粒结合在一体的新型制粒机。由顶部喷入的药液在干燥室经干燥后落到流态化制粒机上制粒，整个操作过程非常紧凑。

5. 转动制粒 转动制粒（rotational granulation）是在药物粉末中加入一定量的黏合剂，在转动、摇动、搅拌等作用下使粉末聚结成具有一定强度的球形粒子的方法。图5-19表示经典的容器转动制粒机，即圆筒旋转制粒机、倾斜锅等。

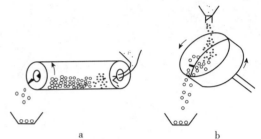

图5-19 转动制粒机结构示意图

a-圆筒旋转制粒机；b-倾斜锅

此转动制粒机多用于药丸的生产，可制备2~3mm及以上大小的药丸，但由于粒度分布较宽，在使用中受到一定限制，操作多凭经验控制。

转动制粒过程经历母核形成、母核成长、压实三个阶段。①母核形成阶段：在粉末中喷入少量液体使其润湿，在滚动和搓动作用下使粉末聚集在一起形成大量母核，在中药生产中叫起模；②母核成长阶段：母核在滚动时进一步压实，并在转动过程中向母核表面将一定量的黏合剂和药粉均匀喷撒，使药粉层积于母核表面，如此反复多次，可得一定大小的药丸，在中药生产中称此为泛制；③压实阶段：在此阶段停止加入液体和药粉，在继续转动过程中多余的液体被挤出表面或渗入未被润湿的层积粉末层中，从而颗粒被压实形成具有一定机械强度的微丸。

近年来，出现的离心转动制粒机，亦称离心制粒机，如图5-20（a）。在固定容器内，物料在高速旋转的圆盘作用下受到离心作用而向器壁靠拢并旋转，如图5-20（b），物料被从圆盘周边吹出的空气流带动，在向上运动的同时在重力的作用下往下滑动落入圆盘中心，落下的粒子重新受到圆盘的离心旋转作用，从而使物料不停地做旋转运动，有利于形成球形颗粒，如图5-20（c）。黏合剂向物料层斜面上部的表面定量喷雾，靠颗粒的激烈运动使颗粒表面均匀润湿，并使散布的药粉或辅料均匀附着在颗粒表面层层包裹，如此反复操作可得所需大小的球形颗粒。调整在圆盘周边上升的气流温度可对颗粒进行干燥。

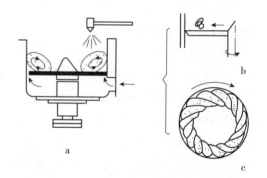

图5-20 转动圆盘型制粒机（离心制粒机）

a-转动圆盘型制粒机；b-粒子的滚圆；c-整体物料的运动流线

6. 复合型制粒 复合型制粒（composite granulation）以流化床为母体的多种制粒方法的组合，如搅拌和流化床组合的搅拌流化床型，转盘和流化床组合的转动流化床型，搅拌、转动和流化床组合在一起的搅拌转动流化床型等。此法综合了各种设备的机能特点，取长补短，功能多，占地面积小，自动化程度高。

复合型制粒机是搅拌制粒、转动制粒、流化床制粒法等各种制粒技能结合在一起，使混合、捏合、制粒、干燥、包衣等多个单元操作在一个机器内进行的新型设备，图5-21表示复合型制粒机的典型结构。

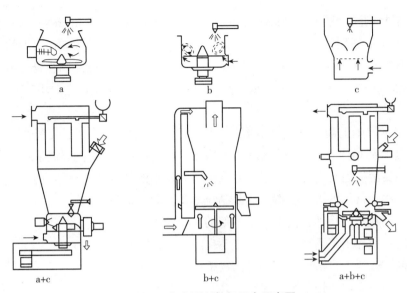

图5-21 复合型制粒机组合示意图

a-搅拌制粒机；b-转动制粒机；c-流化床制粒机

　　搅拌转动流化制粒机含有多种制粒功能，容器的下部设有部分开孔的皿状旋转盘，其上部装有能独立旋转的搅拌桨和切割刀，上升气流由旋转盘上的通气孔和盘外周边的间隙进入容器内使床层流化，喷枪安装于流化层上部或侧面，容器顶部设有高压逆洗式圆筒状袋滤器。该装置综合了搅拌、转动、流化制粒的特征，具有在制粒过程中不易出现结块、喷雾效率高、制粒速度快等优点，可用于颗粒的制备、颗粒的包衣、颗粒的修饰、球形化颗粒的制备等。图5-22表示搅拌转动流化制粒机的四种不同功能的典型的示意图。a. 离心转动：转盘的离心旋转运动可以获得高密度的球形制粒物；b. 悬浮运动：从转盘的气孔和周边缝隙上升的气流使物料悬浮，使颗粒松软、堆密度小；c. 旋转运动：由搅拌桨的转动使物料产生旋转运动，并在转盘的离心力和空气流的悬浮等混合作用下使物料产生高浓度的均匀的流动状态，可进行精密制粒、包衣、干燥等过程；d. 整粒作用：对吸湿性较强的粉体进行制粒时易出现结块。器壁上安装的切割刀的破碎、分散作用和搅拌的旋转流动的综合作用使颗粒产生较大密度和不定的形状。欲制备致密的球形颗粒时，以搅拌制粒、转动制粒为主体，靠机械作用产生粒子的自转、公转等运动；欲制备轻质的不规则颗粒时，以流化床制粒为主体，靠流动空气产生物料的悬浮运动。

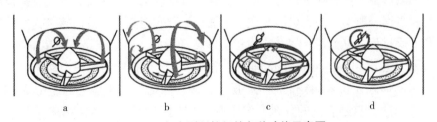

图5-22 复合型制粒机的各种功能示意图

a-离心转动；b-悬浮运动；c-旋转运动；d-整粒作用

　　流化床旋转颗粒化经常导致颗粒聚集，而颗粒聚集的频繁发生导致旋转颗粒化过程困难。因此，制药工业迫切需要开发能够提供尺寸适宜且具有窄颗粒分布的造粒工艺。近年来，研究人员使用"Granurex®（GX）"转子处理器，成功制造了具有窄尺寸分布的细小球状颗粒的流化造粒机。

7. 液相中晶析制粒 液相中晶析制粒（crystalline granulation in liquid phase）是使药物在液相中析出结晶的同时借液体架桥剂和搅拌作用聚结成球形颗粒的方法。因为颗粒的形状为球状，所以也叫球形晶析制粒（spherical crystal granulation），简称球晶制粒。球晶制粒物是纯药物结晶聚结在一起形成的球形颗粒，其流动性、充填性、压缩成形性好，因此可少用辅料或不用辅料进行直接压片。

球晶制粒技术原则上需要三种基本溶剂，即使药物溶解的良溶剂、使药物析出结晶且与良溶剂互溶的不良溶剂和使药物结晶聚结的液体架桥剂。液体架桥剂在溶剂系统中以游离状态存在，即不溶于不良溶剂但与良溶剂互溶，并优先润湿析出的结晶使之聚结成粒。

（1）制备方法：常用的方法有湿式球晶制粒法和乳化溶剂扩散法。

①湿式球晶制粒法：将药物溶解于良溶剂的混合液中制备药物溶液，然后在搅拌下将药物溶液注入于不良溶剂中，药物溶液中的良溶剂扩散于不良溶剂中的同时药物析出结晶，药物结晶在液体架桥剂的润湿作用下聚结成粒，并在搅拌的剪切作用下形成球状颗粒（图5-23）。液体架桥剂的加入方法也可根据需要或加至不良溶剂中或析出结晶后再加入。

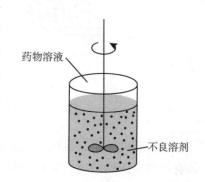

②乳化溶剂扩散法：将药物溶解于液体架桥剂与良溶剂的混合液中制备药物溶液，然后在搅拌下将药物溶液注入于不良溶剂中，先形成亚稳态乳滴，乳滴中的良溶剂逐渐扩散到不良溶剂中，药物在乳滴中析出结晶，并在液体桥架剂的作用下结晶聚集成球形晶粒。

图5-23 湿式球晶制粒示意图

（2）球晶制粒的特点：①在一个过程中同时进行结晶、聚结、球形化过程；②结晶（第一粒子）与球形颗粒（第二粒子）的大小可通过溶剂系统、搅拌速度及温度等条件来控制；③制备的球形颗粒具有很好的流动性，接近于自由流动的粉体性质；④利用药物与高分子的共沉淀法，可制备功能性球形颗粒，方便、重现性好。

随着球晶制粒技术的发展，如能在合成的重结晶过程中直接利用该技术制备颗粒，不仅省工、省料、省能等，而且大大改善颗粒的各种粉体性质。另一方面功能性颗粒的研制也有广阔的发展前景。

8. 熔融制粒 熔融制粒（melt granulation）或热塑制粒（thermo plastic granulation）是利用低熔点的黏合剂在较低温度下（50~90℃）熔化或软化，促使粉末颗粒团聚，冷却后黏合剂凝固完成制粒。熔融制粒过程一般不需要有机溶剂或水溶剂，可有效提高对水分敏感药物的稳定性，并且免去了润湿和干燥过程，从而减少了整个过程的能耗和时间。其缺点是不适用于热敏性药物。

9. 蒸汽制粒 蒸汽制粒（steam granulation）是以水蒸汽代替液态水作为黏合剂进行制粒。蒸汽凝结后，以水的形式在粉末颗粒上形成一层热薄膜，只需要少量额外的能量就能除去，而且更易蒸发。该工艺的优点是蒸汽的分布均匀性高、在干燥过程中扩散速率高、干燥过程中热平衡更好，制备出的球形颗粒比表面积更大，且加工时间更短，生产过程不需要有机溶剂。但是这种方法需要高能量的输入以产生蒸汽，而且不适用于热敏性药物。

此外，热黏附制粒（thermal adhesion granulation）、冷冻制粒（freezing granulation）、泡沫制粒（foam granulation）、逆向湿制粒（reverse wet granulation）等各种湿法制粒技术也在不断开发中。无论何种制粒技术都有自己的优点和局限性。因此，在选择制粒技术和工艺类型时，除了制粒技术和工艺本身外，也需要深入了解药物的理化性质、赋形剂种类、所需颗粒的流动性和释放特性等。

（二）干法制粒

干法制粒（dry granulation）是将药物和辅料的粉末混合均匀、压缩成大片状或板状后，粉碎成所需大小颗粒的方法。该法靠机械压缩力、分子间作用及表面液膜作用使粒子间产生结合力，也可加入干黏合剂以增加粒子间结合力，保证片剂的硬度或脆碎度，从而使物料细粉从小的粒子增长成大的药物颗粒。

干法制粒的制备方法有压片法和滚压法。压片法（slugging method）是利用重型压片机将物料粉末压制成直径20~25mm的胚片，然后破碎成一定大小颗粒的方法。滚压法（roller compaction method）是利用转速相同的两个滚动圆筒之间的缝隙，将药物粉末压成板状物，然后破碎成一定大小颗粒的方法。片状物的形状由压轮表面的凹槽花纹决定，如光滑表面或瓦楞状沟槽等。

干法制粒压片法常用于热敏性物料、遇水易分解的药物，如阿司匹林、克拉霉素等，同时避免了溶剂制粒的防爆问题，方法简单、省工省时。其缺点是压制颗粒的溶出速率较慢，不适于水不溶性或难溶性药物。采用干法制粒时，应注意由于高压引起的晶型转变及活性降低等问题。

与湿法制粒技术的不断进步相比，目前干法制粒除了一项新开发的气动干法制粒技术之外，没有显著的发展。气动干法制粒利用滚压法和气体分离法制备具有良好流动性和可压性的颗粒。该技术首先采用滚压机的温和压紧力滚压细颗粒粉末和颗粒混合物产生压实颗粒，在粉碎室中，细粉或更小的颗粒被气流从目标尺寸的颗粒中分离出来，而目标尺寸的颗粒通过粉碎室后被压缩成片剂。分离出的细粉和小颗粒被回收且重新进行制粒。气动干法制粒技术可将任何处方的原辅料混合粉末制成流动性良好的颗粒，相比普通滚压法，其在较低的滚压力下（或低物料量时）仍能制备出流动性良好的颗粒，当载药量高达70%~100%时也可以应用该技术造粒。

当前制粒机的发展与计算机紧密结合，实现机电一体化控制，将自动化操作程序、自动检验系统、数据收集系统等用于制粒机，最大程度减少人员介入，确保产品重现性良好，保障产品机械柔性化，提高生产效率，同时降低成本。例如2012年瑞士Gerteis公司的辊压式制粒机，在降低成本和提高效率的同时响应了FDA提倡的"连续制造"要求，将原料药和辅料采用连续混合的进料方式，运用电脑操作宏观调控制粒、压粒的过程，生产工序简化，提高了产品质量。

五、干燥

干燥（drying）是利用热能使湿物料中的湿分（水分或其他溶剂）汽化，并利用气流或真空带走汽化了的湿分，从而获得干燥固体产品的操作。物料中的湿分多数为水，带走湿分的气流一般为空气。在制剂生产中需要干燥的物料多数为湿法制粒物和中药浸膏等。干燥的温度应根据药物的性质而定，一般为40~60℃，个别对热稳定的药物可适当放宽到70~80℃，甚至可以提高到80~100℃。干燥程度根据药物的稳定性质不同有不同要求，一般为1%~3%，但阿司匹林片的干颗粒含水量应低于0.3%~0.6%，否则药物易水解，而四环素片则要求水分控制在10%~14%，对氨基水杨酸钠的水分应在15%左右，否则影响压片或片剂崩解。

（一）干燥原理

1. 干燥的基本原理　物料的干燥是由传热与传质同时进行的过程，见图5-24。物料表面温度为T_w；湿物料表面的水蒸气分压为P_w（物料充分润湿时P_w为T_w时的饱和蒸气压）；紧贴在物料表面有一层气膜，其厚度为δ；气膜以外是热空气主体，其温度为T，水蒸气分压为P。因为热空气温度T高于物料表面温度T_w，热能从空气传递到物料表面，其传热推动力是温差（$T-T_w$）。

而物料表面产生的水蒸气压 P_w 大于空气中的水蒸气分压 P，因此水蒸气从物料表面向空气扩散，其扩散推动力为（P_w-P）。这样热空气不断地把热能传递给湿物料，湿物料中的水分不断地汽化到空气中，直至物料中所含水分量达到该空气的平衡水分为止。

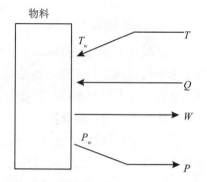

干燥过程得以进行的必要条件是被干物料表面所产生的水蒸气分压大于干燥介质中的水蒸气分压，即 $P_w-P>0$；如果 $P_w-P=0$，表明干燥介质与物料处于平衡状态，干燥即行停止；如果 $P_w-P<0$，物料反而吸潮。

图5-24 热空气与物料间的传热与传质

2. 物料中水分的性质

（1）平衡水分与自由水分：根据物料中所含水分能否干燥可划分为平衡水分与自由水分。平衡水分（equilibrium water）系指在一定空气条件下，物料表面产生的水蒸气压等于该空气中水蒸气分压，此时物料中所含水分为平衡水分，是不能干燥的水分。平衡水分与物料的种类、空气状态有关，根据干燥要求选择适宜空气条件。自由水分（free water）系指物料中所含的水分中多于平衡水分的部分称为自由水分，或称游离水分，是能干燥除去的水分。

（2）结合水分与非结合水分：根据干燥的难易程度可划分为结合水分与非结合水分。结合水分（bound water）系指以物理化学方式结合的水分，这种水分与物料的结合力较强，干燥速度缓慢，如动植物细胞壁内的水分、物料内毛细管中的水分、可溶性固体溶液中的水分等。非结合水分（non-bound water）系指以机械方式结合的水分，与物料的结合力很弱，干燥速度较快。

3. 干燥速率 干燥速率是指在单位时间、单位干燥面积上被干燥物料中所汽化的水分量，其单位为 kg/（m²·s）。根据定义：

$$U = \frac{\mathrm{d}W}{A\mathrm{d}t} = -\frac{G\mathrm{d}x}{A\mathrm{d}t} \tag{5-14}$$

式中，U 为干燥速率，kg/（m²·s）；$\mathrm{d}W$ 为在 $\mathrm{d}t$ 干燥时间（s）内水分的蒸发量，kg；A 为被干燥物料的干燥面积，m²；G 为湿物料中所含绝干物料的质量，kg；$\mathrm{d}x$ 为物料的干基含水量的变化，kg水分/kg绝干料。

物料的干燥速率曲线（图5-25），AB段为物料短时间的预热段；BC段含水量由 X' 降至 X 的过程中，物料干燥速率不随含水量的变化而变化，称为恒速干燥阶段，此时干燥速率主要受物料外部条件（如空气湿度、温度和流速等）影响；CD段含水量由 X_c 降至平衡水分 X^m，干燥速率随含水量的减少而降低，称为降速干燥阶段，此时干燥速率主要由物料本身的结构、性质、形状大小等决定。恒速干燥阶段与降速干燥阶段的分界点C称为临界点，临界点所对应的含水量 X_c 称为临界含水量。

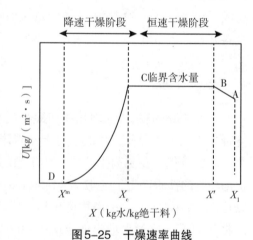

图5-25 干燥速率曲线

（二）干燥方法与设备

干燥方法的分类方式有多种。①按操作方式分为间歇式干燥（intermittent drying）、连续式干燥（continuous drying）。②按操作压力分为常压干燥和减压干燥。常压干燥（atmospheric pressure drying）一般指在一个大气压条件下进行干燥的方法；减压干燥（decompression drying）

是在密闭容器中抽真空后进行干燥的方法。③按加热方式分为传导干燥、对流干燥、辐射干燥和介电干燥等。传导干燥（conduction drying）是指热量通过器壁（通常是金属壁），以热传导方式传给湿物料的干燥方法。对流干燥（convective drying）是指在湿物料干燥过程中，利用热气体作为热源去除湿物料所产生蒸气的干燥方法。辐射干燥（radiation drying）是指一类以红外线等电磁波为热源，通过辐射方式将热量传递给待干物料进行干燥的方法。介电干燥（dielectric drying）是指将湿物料置于高频电场内，利用高频电场的交变作用将湿物料加热，水分汽化，物料被干燥的方法。制药中常用干燥设备一般有以下几种。

1. 箱式干燥器 箱式干燥器（chamber drier）是传统的干燥设备，又称盘架式干燥器（tray compartment dryer），包括平行流式箱式干燥器、穿流式箱式干燥器、真空箱式干燥器、热风循环烘箱等。

箱式干燥器厢内设置多层支架，在支架上放入物料盘，空气经风机吹入过滤加热后与物料接触，物料中的水分或溶剂被热空气蒸发带走，达到规定干燥时间后取出物料。为了使干燥均匀，干燥盘内的物料层不能太厚，必要时在干燥盘上开孔，或使用网状干燥盘以使空气透过物料层。

箱式干燥器为间歇式干燥器，其设备简单，适应性强，适用于小规模、多品种、要求干燥条件变动大及干燥时间长等物料的干燥。缺点是劳动强度大、热量消耗大且产品质量不均匀等。适用于作为实验室或中试的干燥设备。

2. 流化床干燥器 流化床干燥器（fluidized bed dryer）是热空气以一定速度自下而上穿过松散的物料层，使物料形成悬浮流化状态的同时进行干燥的操作设备。物料的流化态类似液体沸腾，因此生产上也称沸腾干燥器（ebullated dryer）。流化床干燥器有单层流化床、多层流化床、卧式多室流化床、塞流式流化床、振动流化床、机械搅拌流化床等多种类型。

将湿物料由加料器送入干燥器内多孔气体分布板（筛板）之上，空气经预热器加热后吹入干燥器底部的气体分布板，当气体穿过物料层时物料呈悬浮状做上下翻动的过程中得到干燥，干燥后的产品由卸料口排出，废气由干燥器的顶部排出，经袋滤器或旋风分离器回收其中夹带的粉尘后排空。

流化床干燥器结构简单，操作方便，操作时颗粒与气流间的相对运动激烈，接触面积大，强化了传热、传质，提高了干燥速率；物料的停留时间可任意调节，适用于热敏物料的干燥。流化床干燥器不适宜于含水量高，易黏结成团的物料，要求粒度适宜。流化床干燥器在片剂颗粒的干燥中得到广泛的应用。

3. 喷雾干燥器 喷雾干燥器（spray dryer）是使液态物料经过喷嘴雾化成微细的雾状液滴，在干燥塔内与热介质接触，被干燥成为粉料的干燥设备。喷雾干燥蒸发面积大、干燥时间非常短（数秒至数十秒），在干燥过程中雾滴的温度大致等于空气的湿球温度，一般为50℃左右，适合于热敏物料及无菌操作的干燥。干燥制品多为松脆的空心颗粒，溶解性好。如在喷雾干燥器内送入灭菌料液及除菌热空气可获得无菌干品，如抗菌素粉针的制备、奶粉的制备都可利用这种干燥方法。

4. 红外干燥器 红外干燥器（infrared drier）是利用红外辐射元件所发射的红外线对物料直接照射而加热干燥的设备。红外线是介于可见光和微波之间的一种电磁波，其波长范围在0.72~1000μm的区域，波长在0.72~5.6μm区域的叫近红外，5.6~1000μm区域的称远红外。

红外线干燥时，由于物料表面和内部的分子同时吸收红外线，故受热均匀、干燥快、质量好。缺点是电能消耗大。

5. 微波干燥器 微波干燥器（microwave dryer）是在干燥器内设置一种高频交变电场，使湿物料中的水分子迅速获得热量而汽化，从而进行干燥的介电加热干燥器。使用的频率为915MHz

或245MHz。

微波干燥原理是湿物料处于振荡周期极短的微波高频电场内，其内部的水分子会发生极化并沿着微波电场的方向整齐排列，而后迅速随高频交变电场方向的交互变化而转动，并产生剧烈的碰撞和摩擦（每秒钟可达上亿次），导致一部分微波能转化为分子运动能，并以热量的形式表现出来，使水的温度升高而离开物料，从而使物料得到干燥。也就是说，微波进入物料并被吸收后，其能量在物料电介质内部转换成热能。因此，微波干燥是利用电磁波作为加热源、被干燥物料本身为发热体的一种干燥方式。

微波干燥器加热迅速、均匀、干燥速度快、热效率高，对含水物料的干燥特别有利；微波操作控制灵敏、操作方便。缺点是成本高，对有些物料的稳定性有影响。因此常用于避免物料表面温度过高或防止主药在干燥过程中迁移等情况。

6. 冷冻干燥器　冷冻干燥器（freeze-dryer）是利用固体冰升华去除水分的干燥设备。冷冻干燥是利用冰晶升华的原理，在高度真空的环境下，将已冻结了的物料的水分不经过冰的融化直接从冰固体升华为蒸汽。与传统干燥方式相比，冷冻干燥整个干燥过程是在低温、真空的条件下进行，因此能够最大限度的保存制品中的药物活性，干燥后制品轻巧便于运输，能够长期稳定保存。

第三节　固体制剂各论

一、散剂

散剂作为最古老的传统剂型之一，临床应用已有千年的历史，古代《伤寒论》《黄帝内经》和《神农本草经》中均对其进行了大量的记载。目前，散剂在中药药品中仍有广泛的应用，在现行版《中国药典》一部中已收载如七厘散、石榴健胃散、八味清新沉香散等50余种中药散剂。在现代医疗中，由于片剂、胶囊剂等现代固体剂型的发展，散剂在化学药品中的应用已不常见，《中国药典》二部仅收载了牛磺酸散、磷霉素氨丁三醇散等少数几个品种。散剂除了可直接作为剂型用于患者外，同时也是其他剂型（颗粒剂、胶囊剂、片剂、混悬剂等）制备过程中的中间体。因此，散剂的制备技术与要求具有普遍意义。

（一）散剂的定义

散剂（powder）系指原料药物或与适宜的辅料经粉碎、筛分、均匀混合制成的干燥粉末状制剂，可供内服和外用。

（二）散剂的特点

散剂是固体剂型中的分散程度最大的制剂，其特点有：①粉碎程度大，粒径小，比表面积较大，易分散、奏效快；②覆盖面大，对创伤可起保护和收敛作用，同时具有吸收分泌物促进凝血和愈合的作用；③制法简便，剂量易于控制，可随症增减，便于小儿服用；④贮存、运输、携带比较方便。但由于药物粉碎后比表面较大，因此其臭味、刺激性、吸湿性及化学活性等也随之增加，使部分药物易发生变质；因此，一些刺激性、腐蚀性强，易吸潮变质，易风化，挥发性成分较多以及不稳定的药物不宜配成散剂。

（三）散剂的分类

散剂的分类方法很多，一般按其用途、组成、性质及剂量分类。

1. 按医疗用途分类　可分为内服散剂、外用散剂和煮散剂。内服散剂包括口服用散剂及吸入散剂等，口服散剂可用水、白汤、茶、米汤或酒直接冲服，如川芎茶调散、七厘散、阿奇霉素散剂等。外用散剂又包括撒布散剂、吹入散剂、牙用散剂及杀虫散剂等。撒布散剂一般将药物研成极细末，撒于患处，或用酒、醋、蜜等调敷于患处，如创伤用的拔毒生肌散、金黄散、达克宁散剂等。吹入散剂是将药物研成粉末，吹入鼻、耳、喉等体内腔道中发挥疗效，如吹耳散、双料喉风散。牙用散剂（也称牙粉）一般用于清洁牙齿或治疗牙疾，如牙痛散。杀虫散剂用于杀灭跳蚤、虱子、臭虫等。煮散剂系指将药物粉碎成粒径较大的颗粒，以布包上散剂后煎服。

2. 按药物组成分类　可分为单散剂与复方散剂。单散剂系由一种药物组成，如蔻仁散、川贝散等。复方散剂系由两种或两种以上药物组成，如婴儿健脾散、活血止痛散等。

3. 按药物性质分类　可分为含剧毒药散剂，如九分散、丸一散等；含液体药物散剂，如蛇胆川贝散、紫雪散等；含共熔组分散剂，如白避瘟散、痱子粉等。

4. 按剂量分类　可分为单剂量散剂与多剂量散剂，前者系将散剂分成单独剂量由患者按包服用，如多数的内服散剂；后者系以总剂量形式发出，由患者按医嘱自己分取剂量，如多数的外用散剂。一般剧毒药散剂必须分剂量。

（四）散剂的组成

散剂中常需加入稀释剂以填充散剂的重量或体积。常用的稀释剂有乳糖、糖粉、淀粉、糊精、蔗糖、葡萄糖、甘露醇，以及无机物沉降碳酸钙、磷酸钙、硫酸钙、白陶土、氧化镁等惰性物质。此外，散剂制备过程中粉末相互摩擦易产生静电，而不利于辅料混匀，常需加入少量具有抗静电作用的辅料，如表面活性剂十二烷基硫酸钠，或润滑剂如硬脂酸镁、滑石粉、微粉硅胶等。

（五）散剂的制备

1. 散剂的制备工艺流程　散剂的制备工艺一般按如下流程（图5-26）进行。

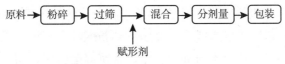

图5-26　散剂的制备工艺流程

2. 散剂的单元操作　通常，固体物料在粉碎前，均应该进行相应的前处理。物料的前处理是指将物料加工成符合粉碎所要求的粒度和干燥程度等。此外，散剂制备方法中的粉碎、过筛、混合等单元操作也适合其他固体制剂的制备过程，在此仅就散剂要求的有关内容做一简要说明。

（1）粉碎与过筛：药物在制备成散剂之前一般均需进行适当粉碎，其目的是：增加药物有效面积、提高生物利用度；调节粉末流动性，改善不同药物粉末混合均匀性，降低药物刺激性等。

筛分是指借助筛网将粉碎后物料的粗粉和细粉进行分离的操作。其目的主要是：除去杂质，将粉碎后的物料按粒度大小进行分等便于粒径均一的粉末，不同种物料一起过筛达到混合的目的。一般来说，散剂的用途不同，其要求粉碎所达到的粒径也有所不同，普通散剂能通过6号筛（100目，150μm）的细粉含量不少于95%；难溶性药物、收敛剂、吸附剂、儿科或外用散剂能通过7号筛（120目，125μm）的细粉含量不少于95%；眼用散剂应全部通过9号筛（200目，75μm）等。对肺、鼻吸入型粉末，应根据人体生理特征、给药部位、药物特性（如密度）选择合适的粒度，过细粉末易随气流丢失，过粗粉末达不到病变部位，易产生刺激性，甚至阻塞给药通道（如肺支气管等）。

（2）混合：混合是指将两种及两种以上组分的物料相互交叉分散均匀的操作，是散剂制备的关键工艺。混合是制剂工艺中的基本工序之一，也是制备复方散剂（两种或两种以上药物）或稀释散剂（药物+赋形剂）的重要过程。混合具有保证药物含量均匀准确、制剂外观色泽一致的目的，尤其对于含有毒、剧毒或贵重药物的散剂来说，混合的意义更为重要。

粉体的混合与互溶液体的混合不同，粉体是以固体粒子作为分散单元，因此在实际混合过程中几乎达不到完全混合。为了满足混合样品中各成分含量的均匀分布，可尽量减小各成分的粒度，因此通常采用微细粉体作为混合的主要对象。

混合方法通常包括研磨混合法、搅拌混合法和过筛混合法。小量制备常采用先研磨再过筛的方式混合；大量制备则多采用搅拌、过筛及先搅拌再过筛的方式混合。散剂中常用混合方法及操作要点如下。

①各组分的混合比例：比例相差过大时，难以混合均匀，此时应该采用等量递加混合法（又称配研法）进行混合，即量小药物研细后，加入等体积其他细粉混匀，如此倍量增加混合至全部混匀，再过筛混合即成。

"倍散"系指在小剂量的剧毒药中添加一定量的填充剂制成的稀释散。稀释倍数由药物的剂量而定：剂量0.01~0.1g可配成10倍散（即9份稀释剂与1份药物混合），0.001~0.01g配成100倍散，0.001g以下应配成1000倍散。配制倍散时应采用等量递加法。为便于观察混合是否均匀以及与未稀释原药区别开，可加入少量色素标记，借助颜色深浅进行确认。

②各组分的密度：各组分密度差异较大时，应先装密度小的物料，再装密度大的物料，从而避免密度小者浮于上面、密度大者沉于底部而不易混匀。但当粒径小于30μm时，粒子的密度大小将不会成为导致分离的主要因素。

③各组分的颜色：药物色泽相差较大时，常采用打底套色法，即先加颜色深的物料，再加颜色浅的物料。

④各组分的黏附性与带电性：有的药物粉末对混合器械具有黏附性，不仅影响混合效果，且常易造成成分损失。一般应将量大或不易吸附的药粉或辅料先进行混合，然后加量少或易吸附的物料。混合时摩擦起电的粉末不易混匀，可加入抗静电物质，如十二烷基硫酸钠、硬脂酸镁、滑石粉、微粉硅胶等。

⑤含液体或易吸湿成分的混合：如处方中含有液体组分时，可用处方中其他固体组分或吸收剂吸收该液体至不湿润为止。常用的吸收剂有磷酸钙、白陶土、蔗糖和葡萄糖等。若含有易吸湿组分，则应针对吸湿原因加以解决。如结晶水在研磨时释放而引起湿润，则可用等摩尔无水物代替；若某组分的吸湿性很强（如胃蛋白酶等），则可在低于其临界相对湿度条件下，迅速混合并密封防潮；若混合引起吸湿性增强，则不应混合，可分别包装。

⑥形成低共熔混合物：有些药物按一定比例混合时，可形成低共熔混合物而在室温条件下出现润湿或液化现象。药剂调配中可发生低共熔现象的常见药物有水合氯醛、樟脑、麝香草酚等，以一定比例混合研磨时极易湿润、液化，此时应通过实验减少剂量，尽量避免形成低共熔物的混合比。

⑦混合的时间：混合的时间要适中，过短则不易混匀，过长则影响效率。

（3）分剂量：分剂量是指将混匀的散剂按需要分成相等份数的过程或操作。常用的方法有以下几种。

①目测法：亦称估分法，称取总量的散剂，以目测分成若干等分的方法。此法操作简便，但准确性差，适于药房临时调配少量普通药物散剂，不适应于毒性药或贵重细料药的散剂。

②重量法：按规定剂量用手秤或天平逐包称量的方法。此法剂量准确，但操作麻烦、效率低、难以机械化。含毒性药及贵重细料药的散剂常用此法。

③容量法：系目前应用最多的分剂量法，系指用固定容量的容器进行分剂量的方法。常用的散剂分量器是以木质、牛角、金属或塑料制成的一种容量药匙。有的在匙内装有活动楔子，用以调节所需剂量。大量生产时用散剂自动分量机及散剂定量包装机。容量法适用于一般散剂分剂量，方便，效率高，且误差较小。容量法分剂量应注意粉末特性并保持铲粉条件一致，以减少误差。

（4）包装与贮存环境：散剂包装与贮存重点在于防潮，由于散剂的比表面积较大，其吸湿性与风化性都比较显著，若由于包装与贮存不当而吸湿，则极易出现潮解、结块、变色、分解、霉变等一系列不稳定现象，严重影响散剂的质量以及用药的安全性。因此，散剂的吸湿特性及防止吸湿措施成为控制散剂质量的重要内容。在包装和贮存中应解决好防潮问题。

①散剂的吸湿性：临界相对湿度（critical relative humidity，CRH）是水溶性药物的特征参数（表5-3），空气的相对湿度高于物料的临界相对湿度时极易吸潮。

表5-3　某些水溶性药物的临界相对湿度（37℃）

药物名称	CRH值（%）	药物名称	CRH值（%）
果糖	53.5	枸橼酸钠	84
溴化钠（二分子结晶水）	53.7	蔗糖	84.5
盐酸毛果芸香碱	59	米格来宁	86
重酒石酸胆碱	63	咖啡因	86.3
硫代硫酸钠	65	硫酸镁	86.6
尿素	69	安乃近	87
枸橼酸	70	苯甲酸钠	88
苯甲酸钠咖啡因	71	对氨基水杨酸钠	88
维生素C	71	维生素B$_1$	88
枸橼酸	74	氨茶碱	92
溴化六烃季铵	75	烟酸胺	92.8
氯化钠	75.1	氯化钾	82.3
盐酸苯海拉明	77	葡醛内酯	95
水杨酸钠	78	半乳糖	95.5
乌洛托品	78	抗坏血酸	96
葡萄糖	82	烟酸	99.5

CRH是评价药物吸湿性强弱的主要指标，其测定方法是：称取一定量样品，在一定温度

下，分别置于一系列不同湿度容器中，待样品达到吸湿平衡后，取出样品称重，求出样品在不同湿度中的吸水量，以相对湿度对吸水量做吸湿平衡曲线，若相对湿度增加到一定值，样品吸湿重量骤增，此时相对湿度为样品的CRH，即药品开始显著吸湿的相对湿度。

测定CRH有如下意义：CRH值可作为药物吸湿性指标，一般CRH愈大，愈不易吸湿；为生产、贮藏的环境提供参考，应将生产及贮藏环境的相对湿度控制在药物的CRH值以下，以防止吸湿；为选择防湿性辅料提供参考，一般应选择CRH值大的物料作辅料。

在药物制剂的处方中多数为两种或两种以上的药物或辅料的混合物。水溶性物质的混合物吸湿性更强，根据Elder假说，混合物的CRH约等于各组分CRH的乘积，即$CRH_{AB} \approx CRH_A \times CRH_B$，而与各组分的比例无关。式中，$CRH_{AB}$为A与B物质混合后的临界相对湿度；$CRH_A$和$CRH_B$分别表示A物质和B物质的临界相对湿度。根据上述公式可知，水溶性药物混合物的CRH值比其中任何一种药物的CRH值低，更易于吸湿。例如，葡萄糖和水杨酸钠的CRH值分别为82%和78%，按上述计算，两者混合物的CRH值为64.0%，此值提示：混合与保存必须在低于混合物CRH（64.0%）的环境下进行才能有效地防止吸潮。

非水溶性药物无特定的CRH值，仅是表面吸附水蒸气，混合时，混合物料吸湿量具有加和性。

②散剂的包装

包装材料：除另有规定外，散剂应采用不透性包装材料。常用的包装的材料种类繁多，包括包药纸（如光纸、玻璃纸、蜡纸等）、塑料袋、玻璃管等。不同的包装材料具有不同的透湿系数（P）（表5-4），P值越小，防湿性能好。例如，包药纸中的有光纸适用于性质较稳定的普通药物，不适用于吸湿性的散剂；玻璃纸适用于含挥发性成分和油脂类的散剂，不适用于引湿性、易风化或易被二氧化碳等气体分解的散剂；蜡纸适用于包装易引湿、风化及二氧化碳作用下易变质的散剂，不适用于包装含冰片、樟脑、薄荷脑、麝香草酚等挥发性成分的散剂。塑料袋的透气性、透湿性较为严重，极大限制了其使用范围。玻璃管或玻璃瓶密闭性好，本身性质稳定，适用于包装各种散剂。

表5-4　一些包装材料的透湿系数P

名称	P值	名称	P值
蜡纸A	3	滤纸	1230
蜡纸B	12	聚乙烯	2
蜡纸C	22	聚苯乙烯	6
亚麻仁油纸	160	聚乙烯丁醛	30
桐油纸	190	硝酸纤维素	35
玻璃纸	222	醋酸乙烯	50
硫酸纸	534	聚乙烯醇	270

包装方法：分剂量散剂可用各式包药纸包成五角包、四角包及长方包等，也可用纸袋或塑料袋包装。非分剂量的散剂可用塑料袋、纸盒、玻璃管或瓶包装。玻璃管或瓶装时可加盖软木塞用蜡封固，或加盖塑料内盖。用塑料袋包装，应热封严密。有时在大包装中亦可装入硅胶等干燥剂。复方散剂用盒或瓶装时，应将药物填满、压紧，否则在运输过程中往往由于组分密度不同而分层，以致破坏了散剂的均匀性。

③散剂的贮存环境：为保证散剂不吸湿，散剂应密闭贮存，含挥发性或易吸湿性药物的散

剂，应密封贮存。除防潮、防挥发外，温度、微生物及光照等对散剂的质量均有一定影响，应予以重视。

（六）散剂举例

例1：多索茶碱散剂

【处方】多索茶碱2.0g、蔗糖37.5g、甜菊素0.4g、薄荷脑0.1g。

【制法】取多索茶碱、蔗糖、甜菊素和薄荷脑分别粉碎过120目筛备用，称取处方量的多索茶碱、蔗糖、甜菊素和薄荷脑充分混合均匀，测定中间体质量，合格后分装入铝箔袋中，即得。

【注释】多索茶碱为一新型甲基黄嘌呤衍生物，临床主要用于慢性支气管炎和支气管哮喘。其作用特点是抑制中枢及外周的磷酸二酯酶，使cAMP增加，发挥其抗支气管痉挛作用。多索茶碱味极苦，其中只有甜菊素和蔗糖搭配能起到很好的矫味效果，并能提高患者服药的顺应性。本品制成散剂用于儿科，克服了该品制成液体制剂必须加防腐剂才能长期保存的困难，避免了液体制剂因加入防腐剂带来的安全隐患，因此值得推广。本制剂制备处方简单，工艺稳定，有关物质和含量测定方法简便，结果准确。

例2：复方明矾散

【处方】白矾250g、薄荷素油30g、液化苯酚60g，硼酸加至1000g。

【制法】取硼酸、白矾粉碎，过筛，混合。加薄荷油、液化苯酚混合均匀，过筛，即得。

【注释】本品具有清洁、杀菌、消炎作用，临床上适用于念珠菌感染、细菌性阴道炎。

例3：复方呋喃唑酮散

【处方】呋喃唑酮50g、甘草锌30g、维生素C 2.5g、泼尼松0.1g、盐酸地卡因0.5g。

【制法】将呋喃唑酮、维生素C、泼尼松分别置乳钵研成细粉过筛，加其余诸药，研磨过筛混匀，置密闭小瓶内保存。

【注释】此配方中的呋喃唑酮是硝基杂环类抗菌药物，对葡萄球菌、大肠埃希菌、幽门弯曲菌、沙门杆菌等细菌有明显的抗菌作用。甘草锌能促进局部溃疡愈合。维生素C能促进胶原纤维及黏多糖的合成，而且能抑制透明质酸和纤维蛋白酶，以保持细胞间质的完整，促进伤口愈合；盐酸地卡因的局部麻醉作用，可减轻疼痛，尤其适用于小儿。此散剂副作用小，仅有2例病人使用后出现恶心、呕吐等胃肠道症状，停药后症状消失。

例4：小儿惊风散

【处方】全蝎130g、炒僵蚕224g、雄黄40g、朱砂60g、甘草60g。

【制法】以上五味，雄黄、朱砂分别采用水飞法制成极细粉；其余全蝎等三味粉碎成细粉，与上述粉末配研，过筛，混匀，即得。

【注释】本品为口服散剂，性状为橘黄色或棕黄色的粉末；气特异，味甜、咸。用于小儿惊风，抽搐神昏。

例5：复方珍珠散

【处方】煅石决明750g、龙骨（煅）150g、煅白石脂90g、煅石膏60g、珍珠7.5g、人工麝香7.5g、冰片30g。

【制法】以上七味，除人工麝香、冰片外，珍珠水飞或粉碎成极细粉；其余煅石决明等四味粉碎成细粉；人工麝香、冰片分别研细，与上述粉末配研，过筛，混匀，即得。

【注释】本品为外用散剂，取药粉适量，敷患处。性状为白色至淡灰色的粉末，气微香。具有收湿敛疮，生肌长肉的作用。用于热毒蕴结所致的溃疡，症见疮面鲜活、脓腐将尽。

（七）散剂的质量评价

《中国药典》中散剂的质量检查项目，主要有以下几项。

【粒度】除另有规定外，化学药局部用散剂和用于烧伤或严重创伤的中药局部用散剂及儿科用散剂，照下述方法检查，应符合规定。

检查法：除另有规定外，取供试品10g，精密称定，照通则中粒度和粒度分布测定法测定。化学药散剂通过七号筛（中药通过六号筛）的粉末重量，不得少于95%。

【外观均匀度】取供试品适量，置光滑纸上，平铺约5cm²，将其表面压平，在明亮处观察，应色泽均匀，无花纹与色斑。

【水分】中药散剂照通则中水分测定法测定，除另有规定外，不得超过9.0%。

【干燥失重】化学药和生物制品散剂，除另有规定外，取供试品，照通则中干燥失重测定法测定，在105℃干燥至恒重，减失重量不得过2.0%。

【装量差异】单剂量包装的散剂，照下述方法检查，应符合规定。

检查法：除另有规定外，取供试品10袋（瓶），分别精密称定每袋（瓶）内容物的重量，求出内容物的装量与平均装量。每袋（瓶）装量与平均装量相比较〔凡有标示装量的散剂，每袋（瓶）装量应与标示装量相比较〕，按表5-5中的规定，超出装量差异限度的散剂不得多于2袋（瓶），并不得有1袋（瓶）超出装量差异限度的1倍。

表5-5　散剂装量差异限度要求

平均装量或标示装量	装量差异限度（中药、化学药）	装量差异限度（生物制药）
0.1g或0.1g以下	±15%	±15%
0.1g以上至0.5g	±10%	±10%
0.5g以上至1.5g	±8%	±7.5%
1.5g以上至6.0g	±7%	±5%
6.0g以上	±5%	±3%

凡规定检查含量均匀度的化学药和生物制品散剂，一般不再进行装量差异的检查。

【装量】除另有规定外，多剂量包装的散剂，照通则中最低装量检查法检查，应符合规定。

【无菌】除另有规定外，用于烧伤（除程度较轻的烧伤Ⅰ°或浅Ⅱ°外）、严重创伤或临床必需无菌的局部用散剂，照通则中无菌检查法检查，应符合规定。

【微生物限度】除另有规定外，照通则中非无菌产品微生物限度检查：微生物计数法和控制菌检查法及非无菌药品微生物限度标准检查，应符合规定。凡规定进行杂菌检查的生物制品散剂，可不进行微生物限度检查。

二、颗粒剂

颗粒剂是在溶液剂、汤剂、糖浆剂基础上发展起来的剂型，能有效解决前者携带不便、贮存困难、稳定性差等缺陷。颗粒剂也可作为中间剂型，进一步制得常规以及缓控释胶囊剂和片剂。我国药典收载的颗粒剂以中药颗粒剂为主体，在1977年首次被《中国药典》收载，起初以"冲剂"命名。随着粒度、硬度、水分等质量标准的逐步完善，提取、纯化、浓缩、成型工艺的快速提升，制粒新设备的引入，以及辅料应用、掩味技术研究等的不断深入，中药颗粒剂向着多剂型（包衣型、泡腾型、吞服型、无糖型等）、高质量快速发展，呈现口服方便、计量准确、方便保管、易于吸收、安全性高的优势。

（一）颗粒剂的定义

颗粒剂（granules）系指原料药物与适宜的辅料混合制成具有一定粒度的干燥颗粒状制剂。《中国药典》规定的粒度范围是不能通过1号筛（200μm）的粗粒和通过4号筛（250μm）的细粒的总和不能超过8.0%。《日本药典》还收载细粒剂（fine granules），其粒度范围是105~500μm。

（二）颗粒剂的特点

颗粒剂与散剂相比具有以下特点：①飞散性、附着性、团聚性、吸湿性等均较少；②多种成分混合后用黏合剂制成颗粒，防止产生离析现象；③必要时对颗粒进行包衣，根据包衣材料的性质可使颗粒具有防潮性、缓释性或肠溶性等；④贮存、运输方便。

（三）颗粒剂的分类

颗粒剂既可直接吞服，又可冲入水中饮服。根据颗粒剂在水中的溶解情况可分类为可溶颗粒剂、混悬颗粒剂及泡腾颗粒剂。近年来，还增加了肠溶颗粒剂、缓释颗粒剂和控释颗粒剂。

1. **混悬颗粒剂** 混悬颗粒剂（suspended granules）系指难溶性原料药物与适宜辅料混合制成的颗粒剂。临用前加水或其他适宜的液体振摇即可分散成混悬液。除另有规定外，混悬颗粒剂应进行溶出度检查。由于对物理稳定性无特殊要求，一般不需加入助悬剂、絮凝剂及反絮凝剂等辅料。

2. **泡腾颗粒剂** 泡腾颗粒剂（effervescent granules）系指含有碳酸氢钠和有机酸，遇水可放出大量二氧化碳气体而呈泡腾状的颗粒剂。泡腾颗粒剂在服用前在水中发生酸碱反应，崩解迅速，有利于提高生物利用度，且非常适用于儿童、老人和吞咽困难的患者。有机酸一般用枸橼酸、酒石酸等。

3. **肠溶颗粒剂** 肠溶颗粒剂（gastro-resistant granules）系指采用肠溶材料包裹颗粒或其他适宜方法制成的颗粒剂。肠溶颗粒剂耐胃酸而在肠液中释放活性成分或控制药物在肠道内定位释放，可防止药物在胃内分解失效，或避免对胃的刺激。

4. **缓释颗粒剂** 缓释颗粒剂（sustained-release granules）系指在规定的释放介质中缓慢地非恒速释放药物的颗粒剂。缓释颗粒剂应符合缓释制剂的有关要求，并应进行释放度检查。

5. **控释颗粒剂** 控释颗粒剂（controlled-release granules）系指在规定的释放介质中缓慢地恒速释放药物的颗粒剂。控释颗粒剂应符合控释制剂的有关要求，并应进行释放度检查。

（四）颗粒剂的制备

颗粒剂主要由药物与适当的稀释剂（如淀粉、蔗糖、乳糖、糊精等）、崩解剂（如淀粉、纤维素衍生物等）以及黏合剂组成。由于淀粉和纤维素衍生物兼具黏合和崩解两种作用，所以常用做颗粒剂的辅料。

1. **制备工艺流程** 颗粒剂的制备工艺流程如图5-27所示，包括：粉碎、过筛、混合、制粒、干燥等。干燥颗粒进一步经过整粒、质量检查和分剂量等即得到颗粒剂。

2. **整粒与分级** 对干燥后的颗粒通过筛分法进行整理和分级，一方面使结块、粘连的颗粒散开，另一方面获得具有一定粒度的均匀颗粒。

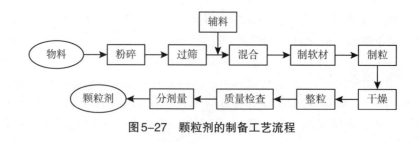

图5-27　颗粒剂的制备工艺流程

3. 质量检查与分剂量　将制得的颗粒进行含量检查与粒度测定等，按剂量装入适宜袋中。颗粒剂的贮存与注意事项基本与散剂相同，主要是做好防潮工作，同时应注意均匀性，防止多组分颗粒的分层。

（五）颗粒剂举例

例1：感冒颗粒剂

【处方】金银花33.4kg、大青叶80kg、桔梗43kg、连翘33.4kg、苏叶16.7kg、甘草12.5kg、板蓝根80kg、芦根33.4kg、防风25kg，制10000袋。

【制法】①连翘、苏叶加4倍水，提取挥发油备用；②其余7种药材与第①项残渣残液混合在一起，并凑足6倍量水，浸泡30分钟，加热煎煮2小时；第2次加4倍量水，煎煮1.5小时；第3次加2倍量水，煎煮45分钟；合并3次煎煮液，静置12小时，上清液过200目筛，滤液待用；③滤液减压蒸发浓缩至稠膏状，停止加热，向稠膏中加入2倍量75%乙醇液，搅匀，静置过夜，上清液过滤，滤液待用；④滤液减压回收乙醇，并浓缩至稠膏状，加入5倍量的糖粉，混合均匀，加入70%乙醇少许，制成软材，过14目尼龙筛制粒，湿颗粒于60℃干燥，干颗粒过14目筛整粒，再过4号筛（65目）筛去细粉，在缓慢的搅拌下，将第①项挥发油和乙醇混合液（约200分钟）喷入干颗粒中，并密闭30分钟，然后分装、密封、包装即得。

【注释】本品为抗感冒药。用于治疗感冒、发烧、咳嗽、咽喉炎、急性扁桃体炎等症。

例2：复方丹参颗粒

【处方】丹参1350g、三七423g、冰片24g，共制1000g。

【制法】取以上三味：①丹参加乙醇加热回流1.5小时，提取液滤过，滤液回收乙醇并浓缩至适量，备用；药渣加50%乙醇加热回流1.5小时，提取液滤过，滤液回收乙醇并浓缩至适量，备用；药渣加水煎煮2小时，煎液滤过，滤液滤过，滤液浓缩至适量，与上述各浓缩液合并，喷雾干燥制成干膏粉。②三七粉碎成细粉，加入上述干膏粉和适量的糊精，混匀，制成颗粒，干燥。③冰片研细，用无水乙醇溶解，均匀地喷于颗粒上，包薄膜衣，制成1000g，即得。

【注释】活血化瘀，理气止痛。用于气滞血瘀所致的胸痹，症见胸闷，心前区刺痛；冠心病心绞痛见上述症候者。

例3：小儿氨酚黄那敏颗粒

【处方】对乙酰氨基酚125.0g、人工牛黄5.0g、马来酸氯苯那敏0.5g、蔗糖4869.5g、蒸馏水适量、枸橼酸适量、香精适量，共制1000袋。

【制法】先将药物和辅料采用万能粉碎机分别进行粉碎，过100目筛。将对乙酰氨基酚和人工牛黄直接加入糖粉混匀后，再将马来酸氯苯那敏与枸橼酸溶于适量的蒸馏水中以溶液形式加入到混合后的物料中。将混合好的物料放入槽型搅拌设备中，并在搅拌同时再加入300ml蒸馏水作为黏合剂，搅拌5分钟后制成软材。将制好的软材采用摇摆制粒机进行制粒，湿颗粒60℃

干燥5小时后，再使用摇摆制粒机进行整粒，最后将香精和其他辅料等与干颗粒采用V型混合设备进行总混5分钟后，分装小袋，即得小儿氨酚黄那敏颗粒。

【注释】本品适用于缓解儿童普通感冒及流行性感冒引起的发热、头痛、四肢酸痛、打喷嚏、流鼻涕、鼻塞、咽痛等症状。在生产中，由于马来酸氯苯那敏的处方含量较小，仅有万分之一，不易混匀，其含量均匀度较差，给生产工艺带来一定的困难。

（六）颗粒剂的质量评价

颗粒剂的质量检查，除主要含量、外观外，《中国药典》还规定了粒度、水分、干燥失重、溶化性以及装量差异等检查项目。

【粒度】除另有规定外，照粒度和粒度分布测定法测定，不能通过一号筛（2000μm）和能通过五号筛（180μm）的总和不得过15%。

【水分】中药颗粒剂照水分测定法测定，除另有规定外，水分不得超过8.0%。

【干燥失重】除另有规定外，化学药品和生物制品颗粒剂照干燥失重测定法测定，于105℃干燥（含糖颗粒应在80℃减压干燥）至恒重，减失重量不得超过2.0%。

【溶化性】除另有规定外，颗粒剂照下述方法检查，溶化性应符合规定。

可溶颗粒剂检查法　取供试品10g（中药单剂量包装取一袋），加热水200ml，搅拌5分钟，立即观察，可溶颗粒剂应全部溶化或轻微浑浊。

泡腾颗粒剂检查法　取供试品3袋，将内容物分别转移至盛有200ml水的烧杯中，水温为15~25℃，应迅速产生气体而呈泡腾状，5分钟内颗粒均应完全分散或溶解在水中。

颗粒剂按上述方法检查，均不得有异物，中药颗粒剂还不得有焦屑。

混悬颗粒剂以及已规定检查溶出度或释放度的颗粒剂，可不进行溶化性检查。

【装量差异】单剂量包装的颗粒剂，其装量差异限度应符合表5-6的规定。检查方法参考《中国药典》有关规定。

表5-6　颗粒剂装量差异限度要求

平均装量或标示装量（g）	装量差异限度（%）
1.0及1.0以下	±10.0
1.0以上至1.5	±8.0
1.5以上至6.0	±7.0
6.0以上	±5.0

凡规定检查含量均匀度的颗粒剂，一般不再进行装量差异检查。

【装量】多剂量包装的颗粒剂，照最低装量检查法检查，应符合规定。

【微生物限度】以动物、植物、矿物质来源的非单体成分制成的颗粒剂，生物制品颗粒剂，照非无菌产品微生物限度检查应符合规定。规定检查杂菌的生物制品颗粒剂，可不进行微生物限度检查。

三、胶囊剂

硬胶囊剂原型最早始于公元前1500年的埃及。至1846年两节式硬胶囊制造技术在法国获得专利，出现药用空心胶囊，随即很多关于药用空心胶囊的发明专利在此基础上不断改进以适应工业化生产需求。1872年法国首先研发了胶囊制造充填机，并于1874年在底特律开始硬胶囊的工业化制造。至1931年，Parke–Davis公司首次成功设计并制造了自动空心胶囊生产线。目前的空心胶囊生产线也是在Parke–Davis公司的设计基础上持续改进的，并在不断提高产品质量和生产效率。空心胶囊是现代药品、保健品最常用的装填材料之一。此外，硬胶囊剂也是中药制剂研发中应用较广的一种剂型。20世纪70年代后，中药单味或复方硬胶囊剂的品种逐渐增加，如毛冬青胶囊、复方满山红胶囊。

软胶囊剂于1935年问世，我国自20世纪80年代后随着旋转式软胶囊机的引入，软胶囊剂的生产能力、技术水平、产品质量、产品品种均得到发展与提高，且生产模式逐步向机械自动化方向发展。我国自主研发的月见草油胶丸、复方丹参软胶囊、环孢素软胶囊等都获得较高的认可。

自20世纪80年代起，肠溶胶囊剂、缓控释胶囊剂的研发备受重视。但胶囊剂的发展主要受限于设备的更新以及新型囊材的发展。其中，由于软胶囊剂与硬胶囊剂均使用药用明胶为主囊材，而药物明胶的使用又被其较差的稳定性（受温度和湿度的影响大）、宗教信仰、动物源性的疾病（如疯牛病）等限制，因此非明胶型空心胶囊的研发生产成为热点。如植物空心胶囊（包括羟丙基淀粉空心胶囊、羟丙基甲基纤维素空心胶囊、普鲁兰多糖空心胶囊等）具备较强的惰性、不易受水分和温度影响、无防腐剂残留、低含量重金属等优势，其将逐步替代药用明胶进入胶囊剂生产线。

（一）胶囊剂的定义

胶囊剂（capsules）系指原料药物或与适宜辅料充填于空心胶囊或密封于软质囊材中制成的固体制剂。

（二）胶囊剂的分类

根据胶囊剂的硬度与溶解和释放特性，胶囊剂可分为硬胶囊剂、软胶囊剂、缓释胶囊剂、控释胶囊剂和肠溶胶囊剂等，主要供口服用。此外尚有供其他给药途径应用的胶囊剂，例如植入胶囊剂、干粉吸入胶囊剂、直肠和阴道胶囊剂等，但这些胶囊剂的使用不如口服用胶囊剂广泛。

1. **硬胶囊剂（hard capsules）** 通称为胶囊，系指采用适宜的制剂技术，将原料药物或加适宜辅料制成的均匀粉末、颗粒、小片、小丸、半固体或液体等，充填于空心胶囊中制成的胶囊剂。

2. **软胶囊剂（soft capsules）** 亦称胶丸，系指将一定量的液体原料药物直接包封，或将固体原料药物溶解或分散在适宜的辅料中制备成溶液、混悬液、乳状液或半固体，密封于软质囊材中的胶囊剂。

3. **肠溶胶囊剂（gastro–resistant capsules）** 系指将硬胶囊剂或软胶囊剂的囊壳以适宜的肠溶材料制备，或将肠溶材料包衣处理后的颗粒或小丸等填充进胶囊而制成的胶囊剂。肠溶胶囊剂不溶于胃液，但能在肠液中崩解而释放活性成分。

4. **控释胶囊剂（controlled release capsules）** 系指在规定的释放介质中缓慢地恒速或接近恒速释放药物的胶囊剂。控释胶囊剂应符合控释制剂的有关要求并进行释放度检查。

5. **缓释胶囊剂（sustained release capsules）** 系指在规定的释放介质中缓慢地非恒速释放药物的胶囊剂。缓释胶囊剂应符合缓释制剂的有关要求并应进行释放度检查。

（三）胶囊剂的特点

1. **能掩盖药物的不良臭味、提高药物稳定性** 因药物装在胶囊壳中与外界隔离，避开了水分、空气、光线的影响，对具不良臭味、不稳定的药物有一定程度上的遮蔽、保护与稳定作用。

2. 药物在体内起效快、生物利用度高 胶囊剂中的药物是以粉末或颗粒状态直接填装于囊壳中，不受压力等因素的影响，所以在胃肠道中迅速分散、溶出和吸收，一般情况下其起效速度和生物利用度高于丸剂、片剂等剂型。

3. 可弥补其他固体剂型的不足 含油量高的药物或液态药物难以制成丸剂、片剂等，但可制成软胶囊剂，液体药物固态化，将液态药物以个数计量，方便服药、携带和分剂量。

4. 可延缓或定位释药 可将药物按需要制成缓释颗粒装入胶囊中，以达到缓释延效作用，康泰克胶囊即属此种类型；制成肠溶胶囊剂即可将药物定位释放于小肠；亦可制成直肠给药或阴道给药的胶囊剂，使定位在这些腔道释药；对在结肠段吸收较好的蛋白类、多肽类药物，可制成结肠靶向胶囊剂。

5. 可在囊壳上印字，便以识别 需要注意的是，特殊群体如婴幼儿和老人等口服用药有一定的困难，此外有些药物本身不适合制备成胶囊剂。由于胶囊壳的主要囊材是水溶性明胶，所以填充的药物不能是水溶液或稀乙醇溶液，以防囊壁溶化；胶囊壳在体内溶化后，局部药量很大，因此易溶性和刺激性较强的药物不宜制成胶囊剂；若填充易风干的药物，可使囊壁软化；若填充易潮解的药物，可使囊壁脆裂，加入少量惰性油与吸湿性药物混合，可延缓胶囊壳变脆；液体药物含有挥发性、小分子有机物能使囊材软化或溶解；O/W 型乳剂与囊壁接触会使其软化。因此，具有这些性质的药物一般不宜制成胶囊剂。

（四）胶囊剂囊壳的组成

胶囊剂由胶囊壳与填充物料组成。硬质胶囊壳或软质胶囊壳的材料都由明胶、甘油、水以及其他的药用材料组成，但各成分的比例不尽相同，制备方法也不同。

1. 硬胶囊剂

（1）囊材料：明胶是空胶囊的最常用的主要成囊材料，是由骨、皮水解而制得的，主要分为 A、B 两种型号。由酸水解制得的明胶称为 A 型明胶，等电点 pH7~9；由碱水解制得的明胶称为 B 型明胶，等电点 pH4.7~5.2。以骨骼为原料制得的骨明胶，质地坚硬，性脆且透明度差；以猪皮为原料制得的猪皮明胶，富有可塑性，透明度好。为兼顾囊壳的强度和塑性，采用骨、皮混合胶较为理想。明胶越纯，分子量越大，含水解产物越少，其冻力强度越高，所制成的空胶囊有较坚固的拉力与弹性。此外，明胶分子量越大，黏度越大，其黏度一般需控制在 4.3~4.7mPa/s 之间，若黏度过大，制备得到的空胶囊厚薄不均，表面不光滑；若黏度过低，干燥时间长且壳薄易破损。明胶质量稳定性低，易受外界环境的影响，目前有淀粉胶囊、甲基纤维素胶囊、羟丙基甲基纤维素等其他更为稳定的囊壳材料被开发，但未广泛使用。

为增加囊壳的韧性与可塑性，一般加入增塑剂，如甘油、山梨醇、羧甲基纤维素钠、羟丙基纤维素、油酸酰胺磺酸钠等；为减小流动性、增加胶冻力，可加入增稠剂琼脂等；对光敏感药物，可加遮光剂二氧化钛（2%~3%）、硫酸钡或沉降碳酸钙等；为美观和便于识别，加食用色素等着色剂；为防止霉变，可加防腐剂尼泊金等。以上组分并不是任一种空胶囊都必须具备，而应根据具体情况加以选择。

（2）填充物料：若纯药物粉碎至适宜粒度就能满足硬胶囊剂的填充要求，即可直接填充，但多数药物由于流动性差等方面的原因，需加一定的稀释剂、润滑剂等辅料才能满足填充或临床用药的要求。一般可加入蔗糖、乳糖、微晶纤维素、改性淀粉、二氧化硅、硬脂酸镁、滑石粉、羟丙纤维素等改善物料的流动性或避免分层。也可将药物加入辅料制成颗粒或小丸后进行填充。

2. 软胶囊剂

（1）囊材料：软胶囊剂的囊壳由明胶、增塑剂、水三者所构成，其重量比例通常是：干明胶:干增塑剂:水 =1∶（0.4~0.6）∶1。增塑剂所占比例比硬胶囊剂高。若增塑剂用量过低或过高，则囊壁会过硬或过软；由于在软胶囊剂的制备中以及在放置过程中仅仅是水分的损失，因此，明胶与增塑剂的比例对软胶囊剂的制备及质量有十分重要的影响。常用的增塑剂有甘油、山梨醇或二者的混合物。

（2）填充物料：由于软质囊材以明胶为主，因此对蛋白质性质无影响的药物和附加剂才能填充，而且填充物多为液体，如各种油类和液体药物、药物溶液、混悬液，少数为固体物。当填充物为粉末时，需将其制备成混悬液，常用的分散介质为植物油或者PEG400。其中PEG400能与水混溶，尤其适用于中药软胶囊剂和速效软胶囊剂的制备。除了分散介质，混悬液中还应加入助悬剂，以保障药物的分散均匀性和剂量准确性。在油状介质中通常加入油蜡混合物（轻化植物油1份、蜂蜡1份、熔点为33~38℃的短链植物油4份）作为助悬剂。在PEG400等非油性的介质中，可用1%~15% PEG4000等作为助悬剂。

（五）胶囊剂的制备

根据胶囊剂的囊壳的材料和特性不同，其制备工艺亦有不同。

1. 硬胶囊剂的制备 硬胶囊剂的生产工艺流程一般包括空胶囊的制备、内容物的制备、填充与套合囊胶帽等，如图5-28所示。

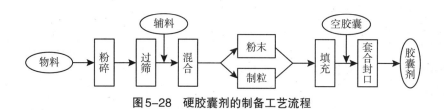

图5-28　硬胶囊剂的制备工艺流程

（1）空胶囊的制备

①空胶囊制备工艺：空胶囊系由囊体和囊帽组成，其主要制备流程如下：溶胶→蘸胶制坯→干燥→拔壳→切割→整理。一般由自动化生产线完成，生产环境洁净度应达C级，生产环境温度10~25℃，相对湿度35%~45%。为便于识别，空胶囊壳上还可用食用油墨印字。空胶囊可用10%环氧乙烷与90%卤烃的混合气体进行灭菌处理。

②空胶囊的规格与质量：空胶囊的质量与规格均有明确规定，我国药用明胶空胶囊共有8种规格，常用的为0~5号，随着号数由小到大，容积由大到小（表5-7）。胶囊填充药物多用体积来控制其剂量，而药物的密度、结晶、粒度不同，所占的体积也不同，因此应按药物剂量所占的体积来选用适宜大小的空胶囊。

表5-7　空胶囊的号数与容积

空胶囊号数	0	1	2	3	4	5
容积（ml）	0.75	0.55	0.40	0.30	0.25	0.15

空胶囊在使用前应做外观、干燥失重、脆碎度、崩解时限、炽灼残渣和微生物限度等项目的检查。空胶囊套合后，宜置于密封容器中，在阴凉、干燥、避光处保存。

（2）物料的填充与封口

①内容物的制备：可根据下列制剂技术制备不同形式内容物充填于空心胶囊中。一是将药物加适宜辅料，如稀释剂、助流剂、崩解剂等制成均匀粉末、颗粒或小片，也可直接将药物粉

末填充胶囊。二是将普通小丸、速释小丸、缓控释小丸或肠溶小丸单独或混合后填充，必要时加入适量空白小丸作填充剂。三是将药物制成包合物、固体分散体、微囊或微球等。

②填充与套合胶囊帽：胶囊剂填充方式可分为手工填充和机械填充两种。其中手工填充物料时，应将药物粉末铺成一层并且轻轻压紧，使其厚度为囊体高度的1/4~1/3。然后持囊体，开口向下插入粉末内，使粉末嵌入胶囊中。如此压装数次直至胶囊被填满，称重，若重量合适，将囊帽套合。填装过程所施压力应均匀，并随时校准。手工装填胶囊时应注意清洁卫生，操作前必须洗手并戴上手套，填充时也可使用胶囊分装器加快操作。手工填充生产效率低，只适合小剂量药品和贵重药物等的填充，不利于大规模生产。机械填充法可归为四种类型，见图5-29，a型是自由流入物料；b型是用柱塞上下往复压进物料；c型是由螺旋钻压进物料；d型是在填充管内，先将药物压成单位量药粉块，再填充于胶囊中。从填充原理看，b、c型填充机对物料要求不高，只要物料不易分层即可；a型填充机要求物料具有良好的流动性，常需制粒才能达到；d型适于流动性差但混合均匀的物料，如针状结晶药物、易吸湿药物等。

应根据药物的填充量选择空胶囊的规格，首先按药物的规定剂量所占容积来选择最小空胶囊，可根据经验试装后决定，但常用的方法是先测定待填充物料的堆密度，然后根据应装剂量计算该物料容积，以决定应选胶囊的号数。

将药物填充于囊体后，即可套合胶囊帽。目前多使用锁口式胶囊，密闭性良好，不必封口；使用非锁口式胶囊（平口套合）时需封口，封口材料常用不同浓度的明胶液，如明胶20%、水40%、乙醇40%的混悬液等，也可用聚维酮（PVP40000）2.5份、聚乙烯聚丙二醇共聚物0.1份、乙醇97.4份的混合液。封口时在囊体和囊帽套合处封上明胶液，烘干即可。也可采用点封、黏封等方式。

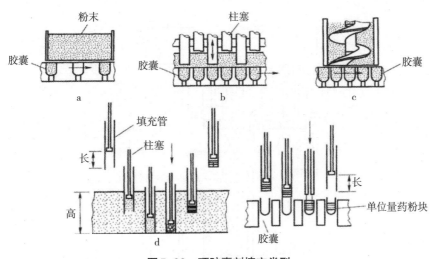

图5-29　硬胶囊剂填充类型

（3）硬胶囊剂制备过程中容易出现的质量问题

①装量差异超限：导致装量差异超限的原因主要有囊壳因素、药物因素、填充设备因素等。可以通过加入适宜辅料或者制颗粒等方法改善药物的流动性，使填充准确，同时对填充设备要及时维修保养，确保正常运转。

②吸潮：胶囊剂的吸潮问题是较普遍的问题。可以通过改进制备工艺（如制粒、防潮包衣）利用玻璃瓶、双铝箔包装、铝塑包装等方法解决。

2. 软胶囊剂的制备

（1）软胶囊剂的制备方法：软胶囊剂的制备方法常用滴制法和压制法。生产时，胶囊成型与药物填充同时进行，如图5-30所示。

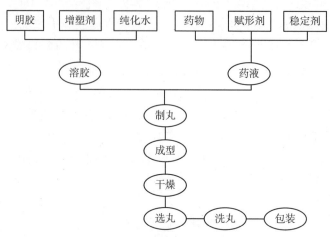

图5-30 软胶囊剂的制备工艺流程

①滴制法：用滴制法制成的软胶囊称为无缝软胶囊。滴制法由具双层滴头的滴丸机完成，其结构主要由贮液槽、定量控制器、滴头、冷却器等主要部分组成（图5-31）。以明胶为主的软质囊材（一般称为胶液）与药液，分别在双层滴头的外层与内层以不同速度流出，使定量的胶液将定量的药液包裹后，滴入与胶液不相混溶的冷却液中，由于表面张力作用使之形成球形，并逐渐冷却、凝固成软胶囊。滴制中，胶液、药液的温度、滴头的大小、滴制速度、冷却液的温度等因素均会影响软胶囊的质量，应通过实验考查筛选适宜的工艺条件。

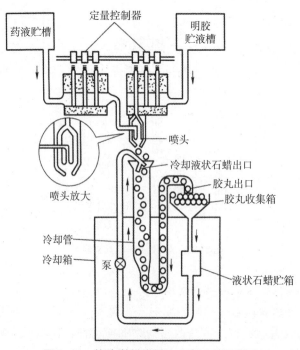

图5-31 软胶囊剂滴制法生产过程示意图

②压制法：用压制法制成的软胶囊称为有缝软胶囊。压制法是将明胶、甘油和水等溶解后的胶液制成厚薄均匀的胶片，再将药液置于两个胶片之间，用钢板模或旋转模压制软胶囊剂的

一种方法。连续生产软胶囊剂时多采用旋转冲模轧丸机进行压制（图5-32）。

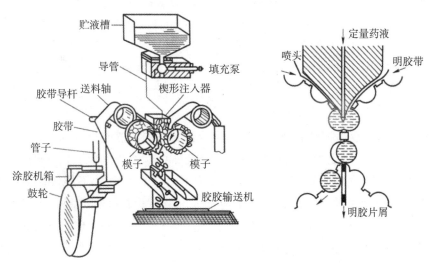

图5-32 模压法制备软胶囊剂工作示意图

（2）软胶囊剂制备过程中容易出现的质量问题

①软胶囊中的物质迁移：迁移包括囊壳成分（如水分）向内容物的迁移，以及内容物向囊壳的迁移。该迁移过程常取决于囊壳内物质扩散通道的性质、内容物分散介质的性质以及药物本身的性质。需要针对各项因素分别进行改进。

②崩解迟缓：以明胶为主要成分的软胶囊，囊壳在高温、高湿、紫外辐射等物理条件或遇到醛类、酮类等化学物质时都有可能发生交联老化而产生崩解迟缓现象。减少交联的方法包括：在内容物中加入含少量醛基的辅料；在制备胶囊壳时使用含有大量氨基的添加剂（如甘氨酸、赖氨酸）等。

③胶囊与包装容器粘连现象：囊壳中含有较多的甘油，存放时间过长或存放温度过高或湿度过大，这些原因均可使囊壳变软或粘连，可用蜡处理胶囊表面，以防止粘连现象。

3. 新型胶囊剂的制备

（1）肠溶胶囊剂：肠溶胶囊剂一般用于对胃刺激性强的药物、遇胃液变质的药物、需要在肠道保持较久时间以延长治疗的药物以及作用于肠道的药物。其制备方法可分为以下几种。

①以肠溶材料制成空心胶囊：把溶解好的肠溶性高分子材料加到明胶液中，然后加工成肠溶性空胶囊，如醋酸纤维素酞酸酯（邻苯二甲酸醋酸纤维素，CAP）、虫胶等作为肠溶材料制备成肠溶软胶丸，具有较好的肠溶性能。

②用肠溶材料作外层包衣：先用明胶制成空胶囊，然后在明胶壳表面包裹肠溶材料，如以PVP为底衣层，用CAP、蜂蜡等作外包衣层，可使包衣后的胶囊具有稳定的肠溶性。常用肠溶包衣材料有醋酸纤维素酞酸酯（CAP）、羟丙甲纤维素酞酸酯（HPMCP）、聚乙烯醇酞酸酯（PVAP）、丙烯酸树脂Ⅰ、Ⅱ、Ⅲ号等。

本法与片剂的薄膜包衣基本相同，但因硬胶囊剂粗细不一，囊帽直径大于囊体，在工艺上不容易掌握，且包衣后胶囊剂表面的光洁度变差，有待进一步工艺改进。

③甲醛浸流法：明胶经甲醛处理可发生缩醛反应，使其分子相互交联形成甲醛明胶只能在肠液中溶解。此种处理法受甲醛浓度、处理时间、贮存时间等因素影响较大，肠溶性极不稳定。因此，产品应经常作崩解时限检查，现阶段应用较少。

④内容物为肠溶剂型：可将颗粒、小片或微丸等通过肠溶材料包衣等手段先制备成肠溶剂型，再将其填充到胶囊壳中最终获得具有肠溶效果的胶囊剂。该种方法制备的肠溶胶囊剂受胶囊壳的影响较小，还可通过调整内容物性质来控制药物的释放速度，应用较为广泛。

（2）骨架胶囊剂：骨架胶囊剂的制备是先将明胶、蛋白、琼脂、多糖类及其他高分子材料制成骨架载体用于吸附主药的水溶液（30%~50%），然后再将含药骨架与明胶制成的胶片一起压制而成，载体应在30~49℃熔化，水分可控制在5%~20%，胶囊剂与骨架间能自行平衡水分。

（3）泡腾胶囊剂：泡腾胶囊剂是指一种用明胶作囊材的阴道或直肠用泡腾胶囊剂，泡腾过程中，体积显著增加，能充分弥漫整个给药部位，克服了其他剂型释药慢、药物易流失等缺点，从而提高药物的生物利用度，具有替代阴道或肛门栓给药的潜质。不能快速溶解或刺激性很强的药物，不宜制成此类胶囊剂。在胶囊中应加入泡腾赋形剂如枸橼酸、富马酸、酒石酸等酸源；碳酸氢钠和碳酸钠的混合物（1∶9）为二氧化碳源；水、醇、PEG、微粉硅胶及适宜的润滑剂等辅料。制备时可将主药与所筛选的赋形剂直接填充到合适空胶囊中，也可将其混合制粒后再填充。

（4）软心硬胶囊剂：软心硬胶囊剂的外观类似普通硬胶囊剂，但其内容物为含药凝胶，具有触变性或温变性。内容物在搅动条件下或一定温度下为液态，易于流动和灌装，而在静止状态或冷却后即凝成固态，便于贮存。该胶囊剂服用进入胃肠道后由于压力或体温的改变可变为液态，易于药物吸收。该制剂具有硬胶囊剂和软胶囊剂的一般优点，如可掩盖药物的不良臭味、减少刺激性、生物利用度高等。在制备工艺方面，该胶囊剂可避免软胶囊剂制备时产生的油性废胶及难于清洗的问题，可降低生产成本。

（5）脉冲胶囊剂：脉冲胶囊剂也称柱塞型定时释药系统，主要由以下几部分组成：水不溶性胶囊壳体、药物贮库、定时塞、水溶性胶囊帽（图5-33）。胶囊壳体是由不溶性膜层构成的，药物贮藏在膜构成的贮药器中；胶囊帽是水溶性的，其中可填充首剂药物；在胶囊体与帽之间是一种定时塞，可分为膨胀型、溶蚀型、酶可降解型等类型。以膨胀型定时塞为例，定时塞与胶囊的口径相吻合，是定时释药的关键部位。胶囊服用后胶囊帽首先溶解，使首剂药物溶解释放，间隔一段时间后，胶塞在胃肠液中膨胀直至排出胶囊（可根据材料、直径、厚度限定所需时间），这样贮药器中的药物也被释放出来。如需延长释药时间，可增大胶塞的体积或改变胶塞的填充位置。设计脉冲胶囊剂可定时传递固体或流体药物剂型，适用于哮喘、心血管、糖尿病等患者的给药。

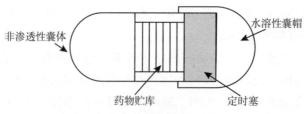

图5-33 脉冲胶囊剂结构

（6）液体胶囊剂：液体胶囊剂是将含药液体填充进入空胶囊中而制成的，具有提高稳定性、填充能力大、生物利用度可控、患者认可度好、消除生产粉尘等优点。硬胶囊剂灌装液体的技术始于1978年，最初，在硬胶囊剂内充填的是脂溶性液体。随着实践经验和技术的不断发展，许多液状或固状的活性物质都可以与脂溶性基质配方形成液体（亦包括悬浮液）灌装于硬胶囊剂内，液体胶囊剂的生产工艺包括基质材料的液化（一般为热熔或摇溶）加入活性剂、泵入胶囊体和成品固化。

液体胶囊剂的制备工艺具有如下要求：①胶囊壳：胶囊壳应较稳定，常用标准明胶胶囊壳，也可采用甲基纤维素制备的胶囊壳。②赋形剂：赋形剂应具备相应的性质，适应摇溶或热熔的需要。由于液体材料与囊壳的接触面积较大，潜在的反应性也较大，因此还需要考虑赋形剂与壳的相容性。常用的赋形剂包括聚乙烯乙二醇（聚乙二醇，PEG）、半合成甘油酯生物等。③药物稳定性：在制备过程中应该注意药物的稳定性。对药物配方进行热稳定性实验是至关重要的。可使用摇溶工艺、充氮气或缩短加温时间以改善药物稳定性。④密封：药品注入胶囊后仍保持液状者需要密封，以防止泄漏，经密封处理后的胶囊还可以防止氧气进入以提高药物稳定性。

（7）渗透泵胶囊剂：渗透泵胶囊剂是将胶囊剂与渗透泵制剂相结合而产生的新型渗透泵控释制剂，它以零级释放动力学为释药特征，能在较长时间内维持恒速释药，并且释药行为一般不受胃肠道等生理因素的影响，制备工艺简单，操作简化，加工成本低，药物选择灵活，为一些不适合制成渗透泵片剂的药物制备成渗透泵制剂提供了新的方法，是比较理想的口服控释制剂，具有很好的应用前景和临床意义。但目前制备工艺尚未形成完整体系，难实现大批量工业化生产。

渗透泵胶囊剂包括普通渗透泵胶囊剂、微孔型渗透泵胶囊剂、不对称膜（AM）型渗透泵胶囊剂、胃滞留型渗透泵胶囊剂和择时型渗透泵胶囊剂等。普通渗透泵胶囊剂按制备工艺主要分为包衣型、灌注型和蘸胶型三种。渗透泵胶囊剂一般是由半透性囊壳和囊芯物组成，其中囊壳材料主要包括成膜材料（醋酸纤维素、乙基纤维素、丙酸纤维素、聚氯乙烯、聚碳酸酯等）、致孔剂（聚乙二醇、丙三醇、山梨醇、聚乙烯醇、尿素等）及增塑剂（邻苯二甲酸酯、甘油酯、柠檬酸酯、苯甲酸酯、酒石酸酯、聚乙二醇等），囊芯物主要包括活性药物、渗透活性物质（氯化钠、乳糖、葡萄糖、甘露醇等）、促渗聚合物（聚氧乙烯、聚乙烯基吡咯烷酮、羟丙基甲基纤维素、交联羧甲基纤维素钠等）和其他填充材料。

（六）胶囊剂举例

例1：复方呋塞米螺内酯胶囊

【处方】呋塞米20.0g、螺内酯50.0g、羧甲基淀粉钠30.0g、微晶纤维素60.0g、乳糖122.0g、滑石粉15.0g、硬脂酸镁3.0g，共制1000粒。

【制法】称取处方量的羧甲基淀粉钠作为崩解剂，微晶纤维素、乳糖作为填充剂，与呋塞米、螺内酯原料药用等量递加法将其混合均匀，缓慢将水加入到混合物中制软材，用24目筛制粒，40℃烘干后过24目筛整粒。加入滑石粉、硬脂酸镁作为润滑剂混合均匀后装入0号胶囊壳中，即得。

【注释】呋塞米为强效利尿药，临床上用于心脏性水肿、肾性水肿、肝硬化腹水等，长期或大剂量应用，可引起低钾血症、低钠血症和代谢性酸中毒，严重时因血容量降低，导致休克甚至死亡。螺内酯为人工合成的类固醇类药物，单独应用效力较弱，与呋塞米等合用，方可取得显著利尿作用，并可抵消相互引起的低钾血症。两种药物的联合应用可减少单独使用所引起的不良反应，增强利尿作用，改善患者的顺应性。药物晶型不同，导致晶格能不同，药物的熔点、溶解速度、溶解度等也不同，对药物溶出度有一定影响。本处方中呋塞米原料药有晶型，当把呋塞米原料药粉碎过100目筛后呋塞米可完全溶出。

例2：利巴韦林软胶囊

【处方】利巴韦林100g、PVP（K90）10g、PEG400 7.2L、丙二醇0.8L，制成1000粒软胶囊。

【制法】将利巴韦林原料药与PVP（K90）过20目筛，置于容器中，然后按照处方量向其中加入PEG400与丙二醇，不断搅拌研磨至形成均匀混悬液，然后将混悬液置于软胶囊机上进行压囊，干燥，包装，即得。

【注释】利巴韦林是一种疗效显著的广谱抗病毒药，临床应用广泛，主要用于治疗病毒性疾病和肿瘤等病症，对呼吸道合胞病毒、流感病毒、甲型肝炎病毒等多种病毒的生长具有抑制作用。处方中的主药利巴韦林在PEG 400中的溶解度不好，使软胶囊内容物呈混悬状态，因此选用适宜量的助悬剂PVP（K90），使混悬液具有良好的物理稳定性。

例3：盐酸二甲双胍肠溶胶囊

【处方】微丸处方：盐酸二甲双胍250g、微晶纤维素（空白丸核）30g、滑石粉30g、3%羟丙基甲基纤维素水溶液适量。

包衣处方：Eudragit L30D-55 300g、枸橼酸三乙酯20g、滑石粉50g、水300ml，共制成胶囊1000粒。

【制法】①含药丸芯的制备：取微晶纤维素空白丸核（40-60）500g，置离心包衣造粒机内，将盐酸二甲双胍（过120目）加入加料斗内，以3%羟丙甲纤维素水溶液为黏合剂，操作离心包衣造粒机，至药粉供完，抛光并取出烘干，即得含药丸芯；②含药丸芯的修饰：称取含药丸芯500g，置包衣机内，另将50g滑石粉加入加料斗内，以3%羟丙甲纤维素水溶液为黏合剂，开动离心包衣造粒机，至滑石粉供完为止，取出烘干，即得；③包衣工艺：称取以滑石粉修饰过的含药丸芯500g，置包衣机内，另取包衣液适量，以包衣锅进行包衣，至包衣液喷完时停止，取出热处理24小时即可；④装胶囊：将上述含药包衣微丸测定含量后填充明胶硬胶囊壳即得。

【注释】①盐酸二甲双胍肠溶胶囊的制备主要是为了克服普通制剂口服后进入上消化道后溶解而产生的刺激性，并实现药品在小肠上部的良好吸收；②影响离心造粒法制备微丸的工艺因素主要有：主机转速、喷枪喷雾条件、喷浆速度、供粉速度和抛光时间等，应注意进行控制；③使用3%羟丙基甲基纤维素水溶液做黏合剂时，操作过程中粉末层积较为顺利，制得的含药微丸表面光滑，圆整度较好，同时机械强度亦较高。

例4：硝酸舍他康唑泡腾胶囊

【处方】硝酸舍他康唑50.8g、薄荷脑3.4g、酒石酸98.8g、硼酸47.0g、碳酸氢钠94.6g、十二烷基硫酸钠6.0g，共制1000粒。

【制法】取适量过80目筛的碳酸氢钠，于55~60℃干燥0.5小时；适量酒石酸过80目筛，于100~105℃干燥0.5小时。其他药品均研细，过80目筛（薄荷脑除外），按处方量，精密称取药品，混合均匀，填装1号胶囊，即得。

【注释】硝酸舍他康唑是一种新型广谱外用抗真菌药，适用于治疗阴道念珠菌病。处方中十二烷基硫酸钠作为润滑剂和起泡剂，为增加发泡量加入薄荷脑，酒石酸作为泡腾酸源，碳酸氢钠作为泡腾碱源，硼酸作为pH调节剂。此外，硼酸还有消炎作用，薄荷脑还能发挥局部止痛、止痒、清凉的作用，可减轻不适与疼痛，促进皮肤渗透。

例5：含姜黄素自微乳结肠靶向脉冲胶囊

【处方】自微乳处方：油酸乙酯30%、二乙二醇单乙基醚17.5%、氢化蓖麻油52.5%。

片剂处方：甘露醇16.2%、柠檬酸16.2%、微晶纤维素32.3%、CUR-SMEDDS 18.1%、羧甲基淀粉钠16.2%、硬脂酸镁1%。

【制法】①非渗透性囊体的制备：将乙酸乙酯、二氯甲烷和乙醇按4∶0.8∶0.2的比例混合，加入乙基纤维素（EC）制成120g/L的EC溶液，注入固定在自制泡沫板上的无盖0号明胶胶囊中，在4℃下冷藏24小时挥发溶剂，然后放入水中溶解明胶模型。②溶蚀塞片的制备：果胶和乳糖通过180μm筛，研钵中混匀10分钟，加入1%滑石粉作为外润滑剂，防止片剂黏在冲头上，搅拌5分钟，用单冲压片机直接压片得直径6mm的塞片，片重100mg，硬度50N。③含药片的制备：以油酸乙酯为油相、二乙二醇单乙基醚为助表面活性剂、氢化蓖麻油为表面活性剂制得空白自微乳递药系统（SMEDDS），120mg姜黄素（CUR）和1g空白SMEDDS在室温下搅拌制备CUR-SMEDDS。以甘露醇、柠檬酸和微晶纤维素为原料，通过180μm的筛，在研钵中混合15分钟。将液体CUR-SMEDDS缓慢加入到粉末混合物中，混匀10分钟。缓慢加水至混合物中以制备湿颗粒。将所得颗粒均匀地撒在盘上，在50℃下干燥1小时，加入硬脂酸镁后，混合5分钟。共混物通过1.25mm筛，用6.0mm浅凹冲头单冲压片机制得200mg片剂。④脉冲胶囊的组装：将含药片装入非渗透胶囊体，然后将溶蚀塞置于胶囊口，肠溶囊帽套合，用8%EC溶液密封。

【注释】姜黄素是从姜黄中提取的一种天然多酚，具有治疗癌症、心脏病和老年痴呆症的作用，能干扰多种类型的结肠癌增殖。果胶能在结肠中选择性降解，因此基于果胶的递药系统可以将药物有效递送至结肠。药物释放的时间主要取决于塞片的溶蚀特性，保持溶蚀塞片与快速崩解片之间的距离非常重要，否则将影响滞后时间的重现性。

（七）胶囊剂的质量检查

根据《中国药典》通则，除另有规定外，胶囊剂应进行以下相应检查。

【外观】胶囊剂应整洁，不得有黏结、变形、渗漏或囊壳破裂等现象，并应无异臭。

【水分】中药硬胶囊剂应进行水分检查。按照水分测定法，除另有规定外，不得过9.0%。硬胶囊剂内容物为液体或半固体者不检查水分。

【装量差异】除另有规定外，取供试品20粒（中药取10粒），分别精密称定重量，倾出内容物（不得损失囊壳），硬胶囊剂囊壳用小刷或其他适宜的用具拭净；软胶囊剂或内容物为半固体或液体的硬胶囊剂囊壳用乙醚等易挥发性溶剂洗净，置通风处使溶剂挥尽，再分别精密称定囊壳重量，求出每粒内容物的装量与平均装量。每粒装量与平均装量相比较（有标示装量的胶囊剂，每粒装量应与标示装量比较），超出装量差异限度的不得多于2粒，并不得有1粒超出限度1倍。平均装量为0.30g以下，装量差异限度为±10.0%；0.30g或0.30g以上，装量差异限度为±7.5%（中药±10%）。

凡规定检查含量均匀度的胶囊剂，一般不再进行装量差异的检查。

【崩解时限】除另有规定外，照崩解时限检查法检查，均应符合规定。凡规定检查溶出度或释放度的胶囊剂，一般不再进行崩解时限的检查。

【微生物限度】以动物、植物、矿物质来源的非单体成分制成的胶囊剂，生物制品胶囊剂，照非无菌产品微生物限度检查，应符合规定。规定检查杂菌的生物制品胶囊剂，可不进行微生物限度检查。

【溶出度、释放度、含量均匀度】根据原料药物和制剂的特性，除来源于动、植物多组分且难以建立测定方法的胶囊剂外，溶出度、释放度、含量均匀度等应符合要求。必要时，内容物包衣的胶囊剂应检查残留溶剂。

四、片剂

片剂最早形态为模印片，由英国人Brockedon于1843年创制。到1876年Remington等发明了压片机，由此出现了压制片（compressed tablets）。19世纪末随着新型压片机械的出现与不断改进，压制片的生产和应用得到了迅速发展。片剂发展至今已有一百多年的历史，其产量大、使用方便，且品种多样，在各国药典所收载的制剂中均占1/3以上。

近年来片剂生产技术与设备的发展，如沸腾制粒、全粉末直接压片、半薄膜包衣、3D打印技术、干粉旋转式压片机、符合GMP认证的ZP系列旋转式压片机、生产联动化、智能化等；以及优质黏合剂、崩解剂、多用途辅料、复合辅料、包衣辅料等的开发均在不断推动片剂品种向速释、缓控释、择时、定位制剂等进行更新和促进其成品质量的提高。

（一）片剂的定义

片剂（tablets）系指药物与适宜的辅料混匀压制而成的圆片状或异形片状的固体制剂。由原料药、填充剂、稀释剂、吸附剂、黏合剂、润滑剂、崩解剂、香料、色素等组成。

（二）片剂的特点

1. 片剂优点

（1）能适应临床用药的多种要求：如速效（分散片）、长效（缓释片）、口腔疾病（口含片）、阴道疾病（阴道片）、肠道疾病（肠溶片）等。

（2）以片数为剂量单位，剂量准确，服用方便。

（3）体积小，携带、运输、贮存方便。

（4）生产的机械化、自动化程度高，成本较低。

（5）化学稳定性较好，受外界因素的影响较小。

2. 片剂缺点

（1）幼儿和昏迷患者服用困难。

（2）处方和工艺设计不妥容易出现溶出和吸收等方面的问题。

（3）含挥发性成分的片剂，不宜长期保存。

（三）片剂的质量要求

根据《中国药典》，片剂的质量要求如下：硬度适中；色泽均匀，外观光洁；符合重量差异的要求，含量准确；符合崩解度或溶出度的要求；小剂量的药物或作用比较剧烈的药物，应符合含量均匀度的要求；符合有关卫生学的要求。

（四）片剂的分类

1. 按给药部位、释药特点及用途分类 以口服普通片为主，另有含片、舌下片、口腔贴片、咀嚼片、分散片、可溶片、泡腾片、阴道片、阴道泡腾片、缓释、控释片与肠溶片等。

（1）口服片剂：口服片剂系指供口服的片剂，其中的药物主要是经胃肠道吸收而发挥作用，亦可在胃肠道局部发挥作用。主要包括以下几种。

①普通压制片（compressed tablets）：系指药物与辅料混合而压制成的片剂，又称为普通片（conventional tablets）或素片，其片重一般为0.1~0.5g。一般应用水吞服，应用最为广泛。某些情况下，片重过大时可压制成异形片，以解决用药时的吞咽困难。

②包衣片（coated tablets）：系指在普通压制片外包上一层衣膜的片剂。根据包衣材料的不同可分为以下3种。①糖衣片（sugar coated tablets）：主要包衣材料为蔗糖，对药物起保护作用或掩盖不良气味，如小檗碱糖衣片；②薄膜衣片（film coated tablets）：包衣材料为高分子材料，如羟丙甲纤维素；③肠溶衣片（enteric coated tablets）：包衣材料为肠溶性高分子材料，此种片

剂在胃液中不溶，肠液中溶解，如阿司匹林肠溶片。

③多层片（multilayer tables）：系指由两层或多层组成的片剂，如胃仙 –U 多层片、马来酸曲美布汀多层片。制成多层片的目的是避免各层药物的接触，减少配伍变化，或调节各层药物的释放速率，亦有改善外观的作用。

④咀嚼片（chewable tablets）：系指在口腔中咀嚼后咽下的片剂，如维生素 C 咀嚼片。咀嚼片一般应选择甘露醇、山梨醇、蔗糖等水溶性辅料作填充剂和黏合剂，常加入糖类及适宜的香料以改善口感。咀嚼片的硬度应适宜。

⑤泡腾片（effervescent tablets）：系指含有碳酸氢钠和有机酸的片剂，二者遇水反应产生二氧化碳气体，使片剂快速崩解，如维生素 C 泡腾片。泡腾片中的药物应是易溶性的，加水产生气泡后应能溶解。有机酸一般用枸橼酸、酒石酸、富马酸等。

⑥分散片（dispersible tablets）：系指遇水可迅速崩解，均匀分散的片剂，可直接吞服或加水分散后服用，如罗红霉素分散片。分散片中的药物应是难溶性的。分散片应进行溶出度和分散均匀性检查。

⑦口腔速崩片（orally disintegrating tablets）：系指在口腔中能迅速崩解或溶解的片剂，又称口腔速溶片（orally dissolving tablets），如盐酸多奈哌齐口崩片、昂丹司琼口崩片等。一般吞咽后发挥全身作用。

⑧微囊片（microcapsule tablets）：系指固体或液体药物利用微囊化工艺制成干燥的粉粒，经压制而成的片剂，如牡荆油微囊片等。

⑨溶液片（solution tablets）：系指临用前加适量水或缓冲液即可溶解，制成一定浓度的溶液的片剂，此种片剂既有口服者，又有供其他用途者，口服者可达速效目的，如阿司匹林溶液片；其他特殊用途者，如供滴眼用的白内停片、供漱口用的复方硼砂漱口片和呋喃西林漱口片、供消毒用的升汞片等。外用溶液片的组成成分必须均为可溶物。若口服有毒，应加鲜明的标记，注明不得入口，如季铵类杀菌用药物的片剂。

（2）口腔用片剂

①口含片（troches）：系指含在口腔内，药物缓缓溶解而产生持久局部或全身作用的片剂，又称含片，如复方草珊瑚含片。含片中的药物应是易溶性的，主要起局部消炎、杀菌、收敛、止痛或局部麻醉作用。含片的溶化性照《中国药典》崩解时限检查法检查，除另有规定外，10 分钟内不应全部崩解或溶化。

②舌下片（sublingual tablets）：系指置于舌下，能迅速溶化的片剂。药物通过舌下黏膜快速吸收而显现速效作用，避免肝脏的首过效应，主要用于急症的治疗。目前国内外舌下片的品种有盐酸阿朴吗啡舌下片、尼古丁舌下片、盐酸丁丙诺啡舌下片等。对油水分配系数大者以及 pH 小于 5 时口腔黏膜吸收较好的药物宜制成舌下片。舌下片照《中国药典》崩解时限检查法检查，除另有规定外，应在 5 分钟内全部溶化。

③口腔贴片（buccal tablets）：系指黏贴于口腔内，经黏膜吸收后起局部或全身作用的片剂，如甲硝唑口腔贴片。口腔贴片应进行溶出度或释放度检查。

（3）其他途径应用的片剂

①阴道用片（vaginal tablets）：系指置于阴道内应用的片剂，多用于阴道的局部疾患，如鱼腥草素阴道用片。常用的有阴道普通片和阴道泡腾片，其形状应易置于阴道内，可借助器具将阴道片送入阴道。在阴道内应易溶化、溶散或融化、崩解并释放药物，主要起局部消炎杀菌作用，也可给予性激素类药物。具有局部刺激性的药物，不得制成阴道片。阴道普通片照《中国药典》融变时限检查法检查，应符合规定。阴道泡腾片照《中国药典》发泡量检查法检查，应

符合规定。

②植入片（implant tablets）：系指植入（埋入）体内慢慢溶解并吸收，产生持久疗效的片剂。药片埋植到皮下后缓慢溶解吸收，需灭菌、持续时间长，维持疗效几周、几个月直至几年。需长期且频繁使用的药物宜制备为此类制剂，如避孕植入片。一般采用缓释材料与药物制成相应缓释制剂植入人体内，从而达到长效目的。常用载体材料有聚乳酸羟基乙酸共聚物〔poly（lactic-co-glycolic acid），PLGA〕等。

2. 按释药速度分类　片剂可分为普通片、速释片和缓（控）释片。

（1）普通片（conventional tablets）：将药物按普通方法制成的片剂，即为普通片，通常称片剂。它保持了原有药物的作用、时间、性质。如氨茶碱片要求每日服药3次。

（2）速释片（immediate-release tablets）：系将药物与适当的速释材料混合制成的片剂，服用后遇到体液可迅速崩解释放出药物而作用，如硝酸甘油片含于舌下迅速作用而缓解心绞痛。

（3）缓释片（sustained release tablets）：系指在水中或规定的释放介质中缓慢地非恒速释放药物的片剂，如盐酸吗啡缓释片等。与相应普通制剂相比具有服药次数少、作用时间长的优点。如茶碱缓释或控释片可每日给药2次或1次就达到普通片每日给药3次的同样效果。

（4）控释片（controlled release tablets）：系指在水中或规定的释放介质中缓慢地恒速或接近恒速释放药物的片剂。与相应的缓释片相比，血药浓度更加平稳，如硝苯地平控释片等。

缓释片和控释片已经愈来愈受到医药界的高度重视，其主要技术关键是在实际工业化生产中，采用性能稳定、优良的药用辅料以及先进的制药设备。

（五）片剂的常用辅料

片剂是由发挥治疗作用的药物（即主药）和没有生理活性的某些物质构成的，在药剂学中，通常将这些成分总称为辅料（excipients 或 adjuvants）。根据它们所起作用的不同，常将辅料分成如下四大类：填充剂（fillers）或稀释剂（diluents）、黏合剂（adhesives）、崩解剂（disintegrants）和润滑剂（lubricants）。

1. 稀释剂　稀释剂（diluents）又称填充剂（fillers），系指用于增加片剂的重量与体积、改善药物压缩成形性、增加含量均匀度的辅料。片剂的直径一般不小于6mm，片重多在100mg以上，因此当药物剂量太小不能满足压片要求时，需使用稀释剂或填充剂。稀释剂的作用不仅是增加片剂的重量（或体积），更重要的是改善药物的压缩成型性，提高含量均匀度。理想的稀释剂应具有化学和生理学惰性，且不影响药物有效成分的生物利用度。另外，最好是价廉且易压制成型。常用的稀释剂有以下几种。

（1）淀粉（starch）：本品是葡萄糖的高聚体，相对分子量为50000~160000，为白色细微的粉末，由直链淀粉和支链淀粉组成，无臭无味，在空气中很稳定，与大多数药物不起作用，含水量一般为12%~15%。不溶于水和乙醇，但在水中加热至62~72℃可糊化成胶体溶液，但在非水介质中或干燥淀粉在高温时也不会膨胀、糊化。淀粉遇水膨胀，遇酸或碱在潮湿或加热情况下可逐渐水解而失去膨胀作用。其水解产物为还原糖，用还原法测定主药含量时对测定结果有干扰作用。最常用为玉米淀粉，白色细微粉末，无臭无味、不溶于冷水和乙醇，能与大多数药物配伍，外观色泽好，价格便宜，是固体制剂最常用的辅料。但其具有黏附性，流动性和可压性差，生产中常与适量糖粉或糊精等合用。

（2）蔗糖（sucrose）：本品是由葡萄糖和果糖通过异构体羟基缩合而形成的非还原性二糖，白色粉末、无色结晶或白色结晶性松散粉末，无臭、味甜。在温度110~145℃时，或在酸性条件下可产生糖转化（葡萄糖和果糖），在室温和中等条件下稳定。本品黏合力强，可增加片剂的硬度，并使片剂外观光洁，但吸湿性强，一般不单独应用，常与淀粉、糊精配合使用。

（3）糊精（dextrin）：本品为淀粉水解中间产物的总称，为白色或类白色的无定形粉末，不溶于醇，微溶于冷水，易溶于热水成黏胶状溶液，并呈弱酸性。糊精用量过多会使颗粒过硬而造成片剂的麻点、水印等现象，并能影响崩解速度。糊精有特殊不适味，故对无芳香药物的含片宜少用。很少单独应用，常与淀粉、蔗糖配合使用。

（4）乳糖（lactose）：本品是由D-半乳糖和D-葡萄糖通过β（1-4）糖苷键联接而成，为白色结晶或粉末，无吸湿性，可压性好，性质稳定，是一种优良的片剂填充剂，但价格较贵，在国内应用不多。由喷雾干燥法制得的乳糖流动性、可压性良好，可供粉末直接压片用。目前已经上市的乳糖型号有DCL-11、DCL-21、M-200、Flowlac-100、Tablettose 70、Tablettose 80、Tablettose 100等，其中DCL-21成形性较好，Flowlac-100压缩性较好，Tablettose 70、Tablettose 80、Tablettose 100的黏合性较好。

（5）预胶化淀粉（pregelatinized starch）：本品属于改性淀粉，系用化学法或机械法将淀粉颗粒部分或全部破裂而得，亦称可压性淀粉。目前上市的是部分胶化淀粉（PPS），为白色干燥粉末，不溶于有机溶剂，无臭无味，性质稳定，为多功能辅料，可用作填充剂，具有良好的流动性、可压性、自身润滑性和干黏合性，并有较好的崩解作用，可用于粉末直接压片。国内产品与国外Colorcon公司的Starch RX 1500相当。

（6）微晶纤维素（microcrystalline cellulose，MCC）：本品系由纤维素经部分酸水解制得的聚合度较小的结晶性纤维素，为白色或类白色细微结晶性粉末，无臭无味，对药物有较大的容纳量，具有良好的流动性和可压性，有较强的结合力，亦有"干黏合剂"之称，可用于粉末直接压片。另外，片剂中含有20%以上的微晶纤维素时崩解较好。

（7）无机盐类：主要是一些无机钙盐，如硫酸钙、磷酸氢钙、药用碳酸钙等。其中二水硫酸钙最为常用，其性质稳定，无臭无味，微溶于水，可与多种药物配伍。可作为中草药浸出物、油类及膏剂的良好吸收剂，但不能用于弱有机碱的强酸盐类。

（8）糖醇类：甘露醇（mannitol）和山梨醇（sorbitol）互为同分异构体。本品为白色、无臭、具有甜味的结晶性粉末或颗粒。作为片剂填充剂，甘露醇干燥快，化学稳定性好，可用于大部分片剂。因溶解时吸热，甜味对口腔有舒服感，故广泛用于咀嚼片的制造，其颗粒型可用作直接压片的赋形剂。近年来开发的赤藓糖（erythrose），其甜度为蔗糖的80%，溶解速度快，在口腔内pH不下降（有利于保护牙齿），是制备口腔速溶片的最佳辅料，但价格比较昂贵。

2. 润湿剂与黏合剂 润湿剂（liquid binders）和黏合剂（binders）是在制粒过程中添加的辅料。

（1）润湿剂：某些药物粉末本身没有黏性，通过加入适当的液体诱发物料黏性，此时加入的液体叫作润湿剂。常用的润湿剂有蒸馏水和乙醇。

①蒸馏水（distilled water）：价格低廉，来源丰富，是首选的润湿剂，但不适于对水敏感的药物。由于易产生润湿不均匀的现象，可用低浓度的淀粉浆或乙醇代替。

②乙醇（ethanol）：可用于遇水易分解的药物或遇水黏性太大的药物。乙醇浓度越大，黏性越低，因此醇的浓度要视原辅料的性质而定，常用浓度为30%~70%。

（2）黏合剂：某些药物粉末本身不具黏性或黏性较小，需加入具有黏性的物质才能将其黏合起来，此时加入的黏性物质叫作黏合剂。常用黏合剂如下。

①淀粉浆（starch slurry）：片剂中最常用的黏合剂，常用8%~15%的浓度，并以10%淀粉浆最为常用；若物料可压性较差，可再适当提高淀粉浆的浓度到20%。淀粉浆的制法主要有煮浆和冲浆两种方法：①煮浆法：将淀粉混合于全量水中，边加热边搅拌，直至糊化；②冲浆法：

将淀粉混悬于少量水中，然后按浓度要求冲入一定量的沸水，不断搅拌糊化而制得。

②纤维素衍生物

甲基纤维素（methylcellulose，MC）：本品为纤维素的甲基醚化物，含甲氧基26.0%~33.0%，具有良好的水溶性，可作为黏合剂使用。

乙基纤维素（ethylcellulose，EC）：本品为纤维素的乙基醚化物，含乙氧基44.0%~51.0%。乙基纤维素不溶于水，在乙醇等有机溶媒中的溶解度较大，并根据其浓度不同产生不同强度的黏性，可用其乙醇溶液作为对水敏感药物的结合剂，但应注意本品的黏性较强且在胃肠液中不溶解，会对片剂的崩解及药物的释放产生阻滞作用。目前，常利用乙基纤维素的这一特性，将其用于缓（控）释制剂中（骨架型或膜控释型）。

羟丙基纤维素（hydoxypropylcellulose，HPC）：本品为2-羟丙基醚纤维素，商品名为hyprolose，分为低取代（L-HPC）和高取代（H-HPC）两种，相对分子量在4万~91万之间，分子量增大，其黏度也依次增大。L-HPC为白色或类白色粉末，无臭无味，在冷水中溶解成透明溶液，加热至50℃形成凝胶状，是优良的黏合剂，也可作为片剂崩解剂以及粉末直接压片的干黏合剂使用。H-HPC主要用于制备凝胶骨架的缓释片剂。

羟丙甲基纤维素（hydroxypropylmethyl cellulose，HPMC）：本品为部分O-甲基化，部分O-（2-羟丙基化）纤维素，为白色或类白色纤维状或颗粒状粉末，无臭无味，可溶于水及部分极性有机溶剂。HPMC根据分子量和黏度不同分为多种型号，美国Dow公司的型号有K4MP、Kl5MP、K100MP等，日本信越公司的型号有SH60、SH65、SH90等。本品不仅用作制粒的黏合剂，而且在凝胶骨架片缓释制剂中得到广泛的应用。

羧甲基纤维素纳（carboxymethylcellulose sodium，CMC-Na）：本品是纤维素的羧甲基醚化物，不溶于乙醇、三氯甲烷等有机溶媒，在水中先溶胀再溶解。用作黏合剂的浓度一般为1%~2%，其黏性较强，常用于可压性较差的药物，但应注意是否造成片剂硬度过大或崩解超限。

③聚乙烯吡咯烷酮（polyvinyl pyrrolidone，PVP）：即聚维酮，为1-乙烯基-2-吡咯烷酮均聚物，性质稳定，可溶于水和乙醇，低浓度溶液（10%以下）黏度仅略高于水，可用作润湿剂，高浓度形成黏稠胶状液体，为良好黏合剂。PVP因分子量不同而分为不同规格，如K30、K60、K90等，其中常用的是K30（相对分子量3.8万）的乙醇溶液（3%~15%），适用于对水和热敏感的药物，常用于泡腾片及咀嚼片的制粒中。

④明胶（gelatin）：明胶系动物胶原蛋白的水解产物。根据制备时水解的方法不同分为酸法明胶（A型）和碱法明胶（B型），A型明胶等电点为7~9，B型明胶等电点为4.7~5，可根据药物对酸碱度的要求选用A型或B型。本品浸在水中时会膨胀变软，能吸收其自身质量5~10倍的水。在热水中溶解，在冷水中形成胶冻或凝胶，故制粒时明胶溶液应保持较高温度。适用于在水中不需崩解或延长作用时间的口含片等。

⑤聚乙二醇（polyethylene glycol，PEG）：本品为环氧乙烷和水缩聚而成的混合物。根据分子量不同有多种规格，常用的黏合剂型号为PEG4000、PEG6000。制得的颗粒压缩成形性好，片剂不变硬，适用于水溶性与水不溶性药物的制粒。

⑥其他黏合剂：50%~70%的蔗糖溶液、海藻酸钠溶液等。

3. 崩解剂　崩解剂（disintegrants）是使片剂在胃肠液中迅速裂碎成细小颗粒的物质，除了缓、控释片以及某些特殊用途的片剂（如口含片）外，一般片剂中都应加入崩解剂。特别是难溶性药物，其溶出是药物在体内吸收的限速阶段，其片剂的快速崩解更具有实际意义。

优化崩解剂在处方中的含量是十分必要的，必须考虑一些矛盾的因素，并加以调和。例如，应尽量降低崩解剂的粒径，从而增大表面积，以增加水吸收率。但崩解剂为吸湿材料，会吸收大气中的水分，这可能会对水不稳定性药物产生不利影响。在片剂中使用过量的崩解剂，如果包装的保护不足，在储存时就会从大气中吸收到足以使片剂崩解的水分。而且大量加入崩解剂会使片剂的硬度降低，处方的流动性下降。包括淀粉在内的许多崩解剂，它们的可压性是不够理想的。崩解剂的效果也会受到疏水性润滑剂的影响，因此需要注意优化处方的工艺过程。

（1）崩解剂的作用机制

①毛细管作用：这类崩解剂能保持片剂的孔隙结构，形成易于润湿的毛细管道，并有一定的吸水性。当片剂置于水中时，水能迅速地随毛细管进入片剂内部，使整个片剂润湿而促使崩解。如淀粉和纤维素衍生物类。

②膨胀作用：崩解剂吸水后体积膨胀，使片剂的结合力被瓦解，从而发生崩解。如羧甲基淀粉钠，在冷水中能膨胀，体积可增加300倍，膨胀作用十分显著，片剂可迅速崩解。膨胀率是表示崩解剂的体积膨胀能力大小的重要指标，膨胀率越大，崩解效果越好。

③复原形变作用：指崩解剂粒子的形态在片剂压制过程中被扭转。在潮湿的环境中，变形粒子有恢复压制前形态的趋势，故引起片剂破裂。

在高压制片时，崩解作用与片剂成型有关，因为崩解剂粒子在片剂压制时扭转储存了能量。研究测定了Emdex®、硬脂酸镁和含5%崩解剂制备的片剂的崩解时限，结果发现无论使用哪种崩解剂（包括羧甲基淀粉钠、微晶纤维素、乙醇酸淀粉钠和淀粉），崩解时限均会随着压力的增大而增大。

④排斥作用理论：粒子间排斥理论用来解释如淀粉等不明显发生膨胀的崩解剂是如何使片剂崩解的。该理论认为，水通过亲水性孔道渗入片剂内，然后在连续的淀粉网状通道中流向它处，产生明显的液压。由于淀粉粒的亲和性，水可在淀粉粒子间铺展从而破坏氢键等片剂中粒子间的黏合力，最终使片剂崩解。

⑤润湿热：物料在水中产生溶解热时，使片剂内部残存的空气膨胀，促使片剂崩解。

（2）常用崩解剂

①干淀粉（drying starch）：一种最为经典的崩解剂，其含水量在8%以下，吸水性较强且有一定的膨胀性，较适用于水不溶性或微溶性药物的片剂，但对易溶性药物的崩解作用较差，这是因为易溶性药物遇水溶解产生浓度差，使片剂外面的水不易通过溶液层面透入到片剂的内部，阻碍了片剂内部淀粉的吸水膨胀。

②预胶化淀粉（pregelatinized starch）：本品中部分支链淀粉具有较强的亲水性，可快速吸水膨胀，部分尚未改变的淀粉可变形复原，因此可用于全粉末压片和湿法制粒压片，崩解、溶出效果均比较好。

③羧甲基淀粉钠（sodium carboxymethyl starch，CMS-Na）：本品是变性淀粉的一种，属醚类淀粉，一种水溶性阴离子高分子型化合物，为白色无定形粉末，吸水性极强，吸水膨胀作用非常显著，体积可膨胀为原来的300倍，是一种性质优良的崩解剂。适用于湿法制粒和粉末直接压片用，常用量为片剂重量的1%~6%。

④低取代羟丙基纤维素（Low-sustituted hydroxypropylcellulose，L-HPC）：本品为低取代羟丙基纤维素醚，是一种多用途的非离子型纤维素衍生物，为白色或类白色结晶性粉末，在水中不易溶解，但有很好的吸水性，这种性质大大增加了它的膨胀度。另外，其颗粒表面具有毛糙结构，可增强药粉和颗粒间的镶嵌作用，使黏性强度增加，可提高片剂的硬度和光洁度。L-HPC具有崩解与黏结双重作用，用量一般为25%，对崩解差的丸剂、片剂，可加速其崩解，并可增

加崩解后粉粒的细度;对不易成型的药物,可促进其成型,提高药片的硬度。

⑤交联羧甲基纤维素钠(croscarmellose sodium, CCMC-Na):本品是一种内部交联的羧甲基纤维素钠,不溶于水,在水中能吸收数倍量的水膨胀而不溶化,膨胀体积为原体积的4~8倍,具有较好的崩解性和可压性,与羧甲基纤维素钠合用崩解效果更好,但与干淀粉合用崩解作用会降低。常用量为片剂重量的0.5%。

⑥交联聚乙烯吡咯烷酮(cross-linked polyvinyl pyrrolidone, PVPP):即交联聚维酮,为白色、流动性良好的粉末,在水、有机溶媒及强酸、强碱溶液中均不溶解,但在水中迅速表现出毛细血管活性和优异的水化能力,最大吸水量60%,能迅速溶胀,体积增加至115倍并且不会出现高黏度的凝胶层,因而其崩解性能十分优越,已被英、美等国的药典所收载。

⑦其他:海藻酸钠(sodium alginate)或海藻酸的其他盐;黏土类,如皂土(bentonite)、胶体硅酸镁铝;阳离子交换树脂等。糖凝胶与Xanthan SM®是具有强力崩解作用的两种新型崩解剂。糖凝胶是一类线性四糖的阴离子多糖。在布洛芬片中加入4%的糖凝胶,它的崩解时限为4分钟,比加入干淀粉、Avicel pH102®、Explotab®、AcDiSol®和Kollidon CL®(4~7分钟)等崩解剂所产生的崩解作用强。Xanthan SM®是黄胶原的衍生物,具有更高亲水性和更低的凝胶性。

(3)崩解剂的加入方法:崩解剂的加入方法不同,崩解效果不同。外加法将崩解剂加在颗粒外,因而片剂崩解较快,崩解形成的粒子较大;内加法将崩解剂加在颗粒内,因而片剂崩解较慢,崩解形成的粒子较小;内外加法将25%~50%的崩解剂加在颗粒外,50%~75%的崩解剂加在颗粒内,因而片剂崩解较快,崩解形成的粒子较小。在相同用量的崩解剂时,崩解速度是外加法>内外加法>内加法;溶出速度是内外加法>内加法>外加法。

4. 润滑剂　按其作用不同,润滑剂可分成三类。①助流剂(glidants):增加颗粒流动性,改善颗粒的填充状态的物质;②抗黏剂(antiadherents):防止原辅料黏着于冲头表面的物质;③狭义的润滑剂(lubricants):降低颗粒之间以及颗粒或药片与冲模孔壁之间摩擦力的物质。理想的润滑剂应同时具有助流、抗黏和润滑作用,但目前尚没有这种理想状态的润滑剂。一般将具有上述任何一种作用的辅料都称为润滑剂。

润滑剂的作用机制至今尚不清楚,一般认为润滑剂的作用是改善颗粒的表面特性,包括以下几方面的作用:①改善粒子表面的静电分布;②改善粒子表面的粗糙度,减小摩擦力;③改善气体的选择性吸附,减弱粒子间的范德华力等。常用的润滑剂有以下几种。

(1)硬脂酸镁(magnesium stearate):本品为疏水性润滑剂,有良好的附着性,与颗粒混合后分布均匀而不易分离。少量即有较好润滑作用,为广泛应用的润滑剂。用量一般为0.3%~1%,用量过大时,片剂不易崩解或会产生裂片。

(2)微粉硅胶(silica gel):即胶态二氧化硅(colloidal silicon dioxide),为轻质的白色粉末,比表面积大,有良好的流动性。用作助流剂,可用于粉末直接压片,常用量为0.1%~0.3%。

(3)滑石粉(talc):本品主要成分为含水硅酸镁,白色结晶粉末,有较好的滑动性,抗黏性明显,且能增加颗粒的润滑性和流动性。用后可减少压片物料附于冲头表面的倾向。本品不溶于水,但有亲水性,对片剂的崩解作用影响不大。常用量一般为0.1%~3%,最多不要超过5%,过量时反而流动性差。滑石粉对胃肠道有一定刺激性,用量不宜太大。由于滑石粉在颗粒中往往分布不均,片剂的色泽和含量容易出现较大差异,故现已较少单独使用,但它有亲水的优点,国内经常将滑石粉与硬脂酸镁配合应用,滑石粉能减轻硬脂酸镁疏水性的不良影响,但也能削弱硬脂酸镁的润滑作用。

(4)氢化植物油(hydrogenated vegetable oil):本品系由氢化植物油经过精制、漂白、脱色及除臭后,以喷雾干燥制得的粉末。国外商品名为Sterotex、Lubritab、Hydrocote等。将本品溶于热轻质液状石蜡或己烷中，然后喷于颗粒上，以利于分布均匀，己烷可在减压条件下除去。本品润滑性能好，为良好的润滑剂。凡不宜用碱性润滑剂的品种，都可用本品取代。

（5）聚乙二醇（PEG）：PEG4000及PEG6000的相对分子量分别为3000~3700、6000~7500，熔点分别为53~56℃、60~63℃。本品为水溶性，溶解后可得到澄清溶液，与其他润滑剂相比粉粒较小，50μm以下的颗粒压片时可达到良好的润滑效果。当可溶性片剂中不溶性残渣发生溶解困难时，为提高其水溶性往往也使用此类高分子聚合物。

（6）十二烷基硫酸钠（sodium lauryl sulfate）：本品为水溶性阴离子型表面活性剂，具有良好润滑作用。能增强片剂的机械强度并能促进片剂的崩解和药物的溶出。

5. 其他辅料

（1）着色剂：药品着色剂是一类在片剂制备时加入，使之着色，赋予片剂特定颜色的药用辅料，在片剂（片芯或包衣层）中应用的着色剂要求可食用、对人体无害、物理化学稳定性好、温度耐受性适宜、耐酸碱pH2~9、耐旋光性、有抗氧化还原作用、能与其他着色剂配合使用、溶解性好、色泽强度达标、无致癌性。色素必须是药用级，最大用量不超过0.05%，要注意色素与药物的反应及干燥中颜色的迁移，如氧化铁黄、氧化铁红、食用黄色素、食用绿色素等。

（2）芳香剂和甜味剂：主要用于口含片和咀嚼片。常用的芳香剂为芳香油；甜味剂一般不需另加，可在选择稀释剂时一并考虑。

（3）预混辅料：预混辅料是将多种单一辅料按一定比例，以一定的生产工艺预先均匀混合在一起，成为一种具有特定功能且表现均一的新辅料。预混辅料粒度分布均匀，比普通辅料有更好的流动性、黏合性和压缩成形性，可用于粉末直接压片。预混辅料最早出现在20世纪80年代，第一个是微晶纤维素和碳酸钙的预混辅料，1990年出现了纤维素和乳糖的预混辅料Cellactose。

目前市场上已有几十种预混辅料，可分为两大类：第一类是用于包衣的预混剂；第二类是适于固体制剂生产的预混辅料，如Cellactose、StarLac、SMCC等，表5-8为部分已上市的产品，表5-9为部分已获得国内注册证的产品。

表5-8　已上市的几种预混辅料

产品名称	优点
乳糖PVP K30	吸附性好，流动性好，片剂硬度与压片速度无关
乳糖纤维	可压性好，口感好，成本低
碳酸钙山梨	粒度分布窄
微晶纤维素乳	载药量高，可用于流动性差的药物
阿斯巴甜	优秀的甜味剂，蔗糖的替代品，适于口含及糖尿病患者服用药物，是蔗糖甜度的200~250倍
EUDRAGITAL100	肠溶包衣，包衣能抵抗湿热环境，可制作锭剂
苏丽丝（SURELEASE）	一种使用乙基纤维素作为控释材料，含成膜剂、增塑剂和稳定剂的水性分散体，为简单易用的全水包衣系统，药物释放不受pH影响，可以应用于颗粒和小丸包衣、丸包衣，也可作为有效的湿法制粒的黏合剂，把制成的颗粒进一步压制成缓释片

表 5-9　部分已获得国内注册的预混辅料

商品名	混合辅料成分	优点	生产商
Ludipress	乳糖+3.2%PVP K30+交联PVP	吸水性好，流动性好	BASF，Ludwigshafen，Germany
DiPac	蔗糖+3%糊精	直接压片	Domino Sugar
Prosolv	微晶纤维素+二氧化硅	流动性更好，降低了湿法制粒的敏感性，片剂的硬度更好，降低了脆碎度	Penwest Pharmaceuticals Company
Avicel CE-15	微晶纤维素+瓜尔胶	减少了砂砾状物质，减少塞牙现象，提高了整体的味觉感受	FMC Corporation
Microcelac	微晶纤维素+乳糖	能使流动性很差的活性药物制得高剂量但体积小的片剂	Meggie
Pharmatose DCIAO	95% β-乳糖+5%乳糖醇	很好的可压性，对润滑剂敏感度低	DMV Veghel
StarLac	85% α-乳糖+15%玉米淀粉	流动性好	Roquette
Cellactose	75% α-乳糖+25%粉末纤维素	优异的可压缩性使可压性差的主药能被压制成片，流动性好，口感好	Meggie
ForMaxx	碳酸钙+山梨醇	控制了粒径分布	Merck

6. 辅料的选用原则　辅料选择的主要依据是药物性质和用药目的，选择时必须注意以下几点。

（1）注意各类辅料的相互影响：辅料虽然按照它在片剂中的不同作用而分为四类，但实质上它们是相互联系、相互影响的整体，如黏合剂选用不当会影响崩解剂的作用，又如糖粉作为稀释剂，也有黏合作用，故在选用黏合剂时就不要选择黏性太强的，可考虑减少黏合剂的用量，甚至改用润湿剂。又如淀粉为稀释剂也有崩解作用，处方中就不需另加崩解剂等。

（2）辅料本身应具备的条件：①化学性质稳定不与主药发生化学作用，不影响药效；②对人体无害，不影响主药的含量测定；③生产操作简单易行。

（六）片剂的制备方法

　　片剂的制备方法有压制法和3D打印法。压制法是片剂的一种非常成熟的产业化制备方法，压制片的物理特性已普遍被接受，有圆形、椭圆形或者其他独特的形状。3D打印制药技术作为一种新型的制剂技术，片剂是其主要应用的剂型。左乙拉西坦速溶片是第一个使用3D打印技术制备的商品化药品，通过3D打印设备，将活性和非活性成分一层一层地打印堆置，使片剂内部呈多孔状，具有较大的内表面积，能够在10秒钟左右快速分散。同时，该片剂有高达1000mg的剂量。但目前3D打印设备还不够完备，相关工程技术难题还有待突破，传统的辅料在理化性质上也制约着3D打印药物制剂的发展，因此3D打印药物制剂技术的大规模产业化应用尚需时日。

1. 压制法　压制法是一种将粉状或颗粒状物料压制而成片状固体制剂的工艺。制粒是改善物料的流动性、压缩成形性的有效方法之一，因而制粒压片法是传统而基本的片剂制备方法。近年来，优良辅料和先进压片机的出现，粉末直接压片法（不需制粒）得到了越来越多的关注。

　　根据制备工艺特点，片剂压制法可分为制粒压片法和直接压片法。制粒压片法又可分为湿制颗粒压片法和干制颗粒压片法，目前以湿制颗粒压片法更为普遍。压制法的各种工艺流程如图5-34所示。

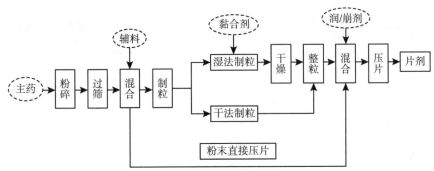

图5-34　片剂压制法工艺流程

（1）湿法制粒压片：湿法制粒压片是在原辅料中加入润湿剂或黏合剂，再制粒压片的方法。湿法制粒（wet granulation）得到的颗粒经过表面润湿，表面性质好，外形美观，流动性、可压性好，是应用最为广泛的一种制粒压片方法。

湿法制粒有以下优点：①表面改性好（表面黏附黏合剂），使颗粒具有良好的压缩成形性；②粒度均匀、流动性好；③耐磨性较强等。最大的缺点是不适宜于热敏性、湿敏性、极易溶性物料的制粒。

（2）干法制粒压片：热敏性物料、遇水不稳定的药物及压缩易成形的药物可采用干法制粒，然后压成片剂。干法制粒（dry granulation）是把药物粉末直接压缩成较大片剂或片状物后，再粉碎成所需大小颗粒的方法。干法制粒有重压法和滚压法。重压法系将团体粉末先在重型压片机上压成直径为20~25mm的胚片，再破碎成所需大小的颗粒。滚压法系利用滚压机将药物粉末滚压成片状物，通过颗粒机破碎成一定大小的颗粒。

（3）粉末直接压片：粉末直接压片（direct compression method）是不经过制粒过程直接把药物和所有辅料混合均匀后进行压片的方法。该法避开制粒过程，将药粉直接压成片剂，可省时节能、工艺简便、工序减少、适用于湿热条件下不稳定的药物。近二十年来，随着科学的发展，可用于粉末直接压片的优良药用辅料与高速旋转压片机的研制成功，促进了粉末直接压片的发展。目前直接压片品种不断上升，有些国家高达60%以上的片剂生产采用粉末直接压片法。

可用于粉末直接压片的辅料有：各种型号的微晶纤维素、可压性淀粉、喷雾干燥乳糖、碳酸氢钙二水复合物、微粉硅胶等，常用的崩解剂有L-HPC、PVPP、CCMC-Na等高效崩解剂，以及部分预混辅料等。

2. 3D打印制备法　3D打印技术（3D printing technology）制备法是将药物原料和药物辅料，通过3D打印设备打印出需要的三维结构的剂型。通过结合不同类型和性质的辅料，调整打印过程的工艺参数和系统参数，制备出各种几何形状和功能的三维片剂。3D打印片剂主要有以下三种打印技术：粉液打印技术（图5-35 a1、a2）、半固体挤压打印技术（图5-35 b）和融熔沉积成型技术（图5-35 c）。

（1）粉液打印技术：粉液打印系统是由打印头、铺粉器、操作台等组成。其工作原理如下：铺粉器先将粉末铺撒在操作台上，根据计算机辅助设计药物截面层轮廓信息，打印头在X方向和Y方向按照计算机设计的路线和速度以及滴速滴加黏合剂和药物，形成药物的第一层截面轮廓，然后操作台在Z方向下降一定距离，再铺粉、滴加液体，如此反复，制备所需要的产品。通过调整粉层厚度、打印头移动速度、液滴直径、液滴流速、行间距、打印层数等参数，可以获得不同硬度、脆碎度和崩解时间的制剂。该技术精度高，产品空隙率大，但是仅用于粉末原料，而且产品机械性能较低。

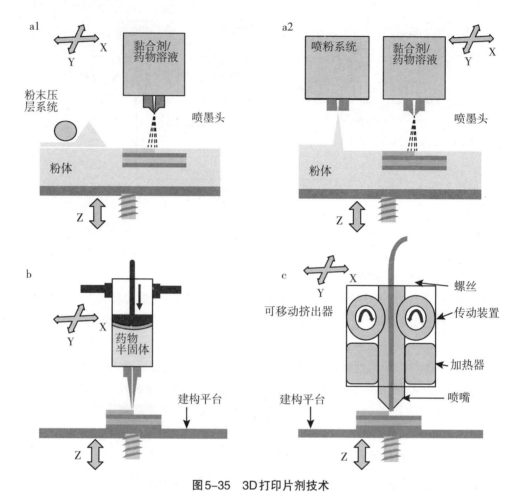

图5-35　3D打印片剂技术

a1、a2-粉液打印技术；b-半固体挤压打印技术；c-融熔沉积成型技术

（2）半固体挤压打印技术：将液态的黏结剂和药物混合物形成小液滴，然后通过打印喷头按照计算机设计的处方量和路径沉淀到基质上，最后经过干燥获得所需产品。半固体挤压打印技术的关键在于打印头精确控制液滴的喷射速度、位置和尺寸，保证制剂的形态和质量。由于制备条件温和快速，该技术不仅用于制备常规的药物制剂，还用于制备携带活体细胞的生物高分子材料。

（3）融熔沉积成型技术：通过将载药聚合物加热至临界状态，使其呈半流动状态，然后加热头根据计算机设计的模型参数从成型设备的尖端挤出沉积到平台上，材料瞬时凝固，形成所需的三维产品。该技术操作简单，产品机械性能较好；缺点是操作温度较高，不适用于热不稳定的药物。

2015年8月4日，Aprecia制药公司宣布，FDA批准了其首款采用3D打印技术制备的SPRITAM®（左乙拉西坦，levetiracetam）速溶片上市。SPRITAM®采用Aprecia公司自主知识产权的ZipDose® 3D（图5-36）打印技术生产，这种以3D打印技术制备的新型制剂内部成多孔状，因内表面积高可在短时间内被很少量的水融化。

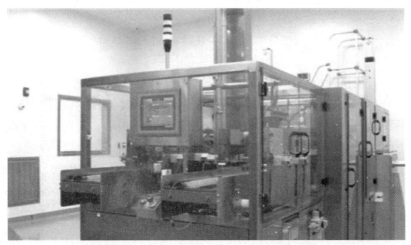

图5-36　Aprecia公司的ZipDose®技术平台

ZipDose® 3D打印技术平台是基于粉液打印技术原理开发而来，是20世纪80年代末由麻省理工学院开发的一种快速成型技术，这种技术采用水溶性液体把多层的粉状物黏合在一起形成三维结构。Aprecia收购了麻省理工学院3D打印技术在药物中的应用，进而开发了ZipDose®技术平台，不再使用传统的压片技术而是采用一层一层的打印来制备药物制剂。目前Aprecia拥有超过50项与3D打印药物相关的专利。其3D打印工艺使用含水流体将多层粉状药剂结合在一起，从而制造出多孔的水溶性药剂。ZipDose®技术尤其对那些高剂量的药物有很大优势。比如如果一个药物的有效成分（API）大于1g，按照传统制剂技术很难做成一个药片或胶囊，如果水溶性低则更难。而很多中枢神经的药物剂量都很大，若这些药片过大或量过多都会给患者或家属造成不便，新型的ZipDose®技术速溶片则可以解决上述问题。

三迭纪医药科技有限公司是国内首家研究3D打印药物的高科技国际化公司，致力于搭建全新的融熔沉积成型（fused deposition modeling，FDM）3D打印药物制剂开发和生产技术平台，技术覆盖药物剂型设计、药物生产设备、药物产品生产工艺等多方面。目前该公司开发了全球第一台高通量融熔沉积成型药物专用3D打印机。

3D打印药物制剂技术是一个全新的药物制剂技术，其工业化的应用和发展还在起步阶段，因此工业化的药物3D打印机数量很少，工业应用上也存在诸多技术难题，但是随着人民对医疗水平需求的不断提升、工程工业技术的不断进步，药物的3D打印技术会迎来蓬勃发展。

（七）片剂的压片

压片的过程包括：饲料、压片、出片。压片机工作过程的控制要点包括药物片剂的片重、硬度以及片剂的形状。片剂重量的控制通过片重调节器来实现；片剂的硬度控制则通过压力调节器的调节作用实现；片剂形状的选择是通过选取不同的模具来实现。

1. 计算片重　片重包括药物和所有辅料的总量。计算方法包括以下两种。

（1）按主药含量计算片重：药物制成干颗粒时，由于经过了一系列的操作过程，原料药必将有所损失，所以应对颗粒中主药的实际含量进行测定，然后按照公式（5-15）计算片重。

$$片重 = \frac{每片主药含量（标示量）}{颗粒中主药含量（实测值）} \qquad (5-15)$$

（2）按干颗粒总质量计算片重：在药厂中，已考虑到原料的损耗，因而增加了投料量，则片重的计算可按公式（5-16）计算（成分复杂、没有含量测定方法的中草药片剂只能按此公式

计算):

$$片重 = \frac{干颗粒重 + 压片前加入辅料量}{预定压片数} \qquad (5-16)$$

2. 压片机 压片用压片机有单冲压片机和多冲旋转式压片机两大类。

（1）单冲压片机（single punch tabletting machine）：是一种常用的压片机产品类型，只有一付冲模，所以称单冲压片机，具有使用方便、易于维修、体积小、重量轻等优点，可广泛适用于制药厂、化工厂、医院、科研单位、实验室试制和小批量生产。

单冲压片机结构：主要由转动轮、冲模冲头及其调节装置、饲粉器三个部分组成，如图5-37所示。

单冲压片机原理：单冲压片机下冲的冲头由中模空下端进入中模孔，封住中模孔底，利用加料器向中模孔中填充药物，上冲的冲头从中模孔上端进入中模孔，并下行一定距离，将药粉压制成片；随后上冲上升出孔，下冲上升将药片顶出中模孔，完成一次压片过程；下冲下降到原位，准备再一次充填。物料的充填深度，压片厚度均可调节。

单冲压片机的工作过程：①下冲的冲头部位（其工作位置朝上）由中模孔下端伸入中模孔中，封住中模孔底；②利用加料器向中模孔中填充药物；③上冲的冲头部位（其工作位置朝下）自中模孔上端落入中模孔，并下行一定行程，将药粉压制成片；④上冲提升出孔：下冲上升将药片顶出中模孔，完成一次压片过程；⑤下冲降到原位，准备下一次填充，如图5-38所示。

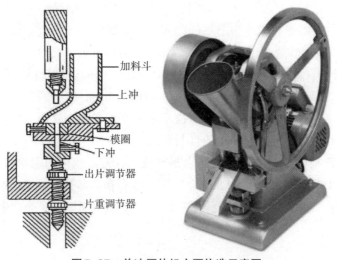

图5-37 单冲压片机主要构造示意图

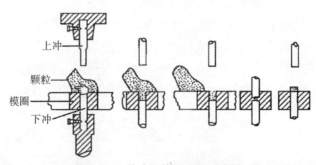

图5-38 单冲压片机工作示意图

（2）多冲旋转式压片机（rotating tabletting machine）：在生产中应用，有16冲、19冲、33冲、55冲等，生产效率较高，压力分布均匀（上、下冲同时加压），饲粉方式合理，机械噪音很小。

多冲旋转式压片机由三大部分构成，即机座和机台（转盘）、压制机构、加料部分及其调节装置，如图5-39所示。①机座和机台（转盘）：机座位于压片机的下部，内部装有动力及传动机构。压片时，下冲上升，同时，上冲下降落入模孔内，从而实现上、下冲的同时加压，得到质量较好的片剂。②压制机构：包括圆环形的上冲轨道、下冲轨道和上压轮、下压轮以及推片调节器、压力调节器。另外，上压轮连有一杠杆，杠杆下端被一个弹簧压住，当上压轮受力过大时，此装置可使上、下压轮间的距离增大，从而保证机器和冲模的安全，这一装置称为压力缓冲装置，单冲压片机没有这一装置。③加料部分及其调节装置：饲粉器在多冲旋转式压片机上是固定不动的，当中盘转动时，饲粉器中的颗粒源源不断地流入中盘的各个模孔内，将它们填装满，然后下冲向前运动，当到达片重调节器上方凸起的半月形滑道时，多余的颗粒由下冲推出到中盘的台面上并由刮板刮去，至此，颗粒的填充与片重的调节完成。显然，片重调节器决定了模孔内颗粒的实际体积，因而决定了片重。在上述过程之后，下冲沿轨道下降3~5mm，以防压片时上冲将模孔内的颗粒"溅散"出来，从而进一步保证了片重的准确性。

多冲旋转式压片机工作原理：动力由电机输出，通过无极调整轮输送到三角皮带轮，再通过传动轴附离合器中的摩擦轮带动蜗杆轴，经蜗杆传给转盘下方的蜗轮，从而带动转盘转动。副冲杆一方面随转盘一起作圆周运动，另一方面沿固定的上下导轨作升降运动，经过加料装置、填充装置、压片装置等机构完成加料、填充、压片、出片等连续的工艺过程。

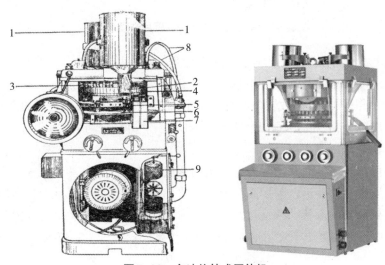

图5-39　多冲旋转式压片机

1-加料斗；2-饲料管；3-上冲；4-上冲转盘；5-模型转盘；

6-下罩盖（下罩内有下冲转盘）；7-出片处；8-吸尘管；9-集尘袋

旋转式压片机的压片过程：①加料：当下冲在加料斗下面时，药粉填入模孔中。②填充：当下冲运行至片重调节器的上面时略有上升，被刮粉器的最后一格刮平，再把多余的药粉推出。③压片：当下冲运行到下压轮的上面时，同时，上冲运行到上压轮的下面，两者距离最小，这时模孔内药粉受压成型。④出片：压成片后，上、下冲分别沿轨道上升，当下冲运行到出片调节器的上方时，则将片推出模孔，经刮片器推开，导入盛装器中，如此反复进行，如图5-40所示。

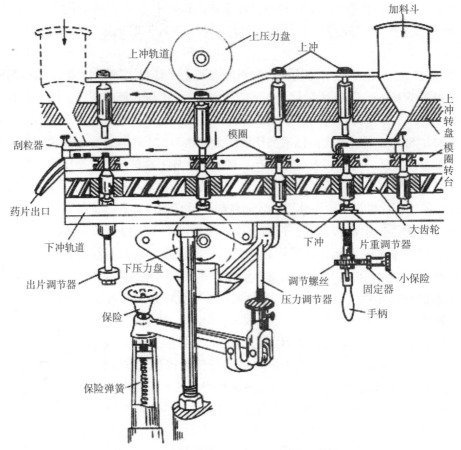

图5-40　多冲旋转式压片机压片过程示意图

　　目前国内生产中使用较多的33冲压片机为双流程，它有两套压轮，每冲旋转一圈可压成两个药片，产量较高，每分钟可生产1000~1600片，又由于两套压轮交替加压，减少了机器的振动和噪音。双流程旋转式压片机的冲数皆为奇数。51冲、55冲压片机是效率更高的高速压片机，目前已在国内部分药厂应用，压片速度可以高达到50000片/分，并能自动剔除片重过大或过小的药片。

　　3. 片剂成形的影响因素

　　（1）药物的可压性：任何物质都兼有一定的塑性和弹性，若其塑性较大，则称其为可压性好，压缩时主要发生塑性变形，易于固结成型；若弹性较强，则可压性差，即压片时所产生的形变趋向于恢复到原来的形状，致使片剂的结合力减弱或瓦解，发生裂片和松片等现象。这种弹性复原现象可以用弹性复原率定量地加以测定，计算公式见式（5-17）。

$$弹性复原率 = \frac{H_t - H_0}{H_0} \times 100\% \qquad (5-17)$$

　　式中，H_t为片剂推出模孔后的高度，可用卡尺方便地量出；H_0为片剂被加压成形时的高度，可用位移传感器与应变仪联合应用而测得。

　　（2）药物的熔点及结晶形态：药物的熔点较低有利于"固体桥"的形成，但熔点过低，压片时容易黏冲；立方晶系的结晶对称性好、表面积大，压缩时易于成形；鳞片状或针状结晶容易形成层状排列，所以压缩后的药片容易分层裂片，不能直接压片；树枝状结晶易发生变形而且相互嵌接，可压性较好，易于成型，但缺点是流动性极差。

　　（3）黏合剂和润滑剂：一般而言，黏合剂的用量越大，片剂越易成型，但应注意避免硬度过大而造成崩解、溶出的困难；润滑剂在其常用的浓度范围以内，对片剂的成型影响不大，但由于润滑剂往往具有一定的疏水性，当其用量继续增大时，会过多地覆盖于颗粒的表面，使颗粒间的结合力减弱，造成片剂的硬度降低。

（4）水分：颗粒中含有适量的水分或结晶水，有利于片剂的成型。这是因为干燥的物料往往弹性较大，不利于成型，而适量的水分在压缩时被挤到颗粒的表面形成薄膜，起到一种润滑作用。另外，这些被挤压到颗粒表面的水分，可使颗粒表面的可溶性成分溶解，当压成的药片失水后，发生重结晶现象而在相邻颗粒间架起了"固体桥"，从而使片剂的硬度增大。当然，颗粒的含水量也不能太多，否则会造成黏冲现象。

（5）压力：一般情况下，压力愈大，颗粒间的距离愈近，结合力愈强，压成的片剂硬度也愈大，但当压力超过一定范围后，压力对片剂硬度的影响减小。加压时间延长有利于片剂成型，并使之硬度增大。单冲压片机属于撞击式压片，加压时间很短，所以极易出现裂片（顶裂）现象；旋转式压片机的加压时间较长，因而不易裂片；近年来发展的"多次压片机"，可使加压时间由 0.05 秒延长到 0.22 秒，因而极少出现裂片。

（八）片剂的包装

片剂的包装与贮存应当做到密封防潮以及使用方便等。

（1）多剂量包装：几十片甚至几百片包装在一个容器中为多剂量包装，容器多为玻璃瓶和塑料瓶，也有用软性薄膜、纸塑复合膜、金属箔复合膜等制成的药袋。

①玻璃瓶：应用最多的包装容器，其密封性好，不透水汽和空气，化学惰性，不易变质，价格低廉，有色玻璃瓶有一定的避光作用。缺点是质量较大、易于破损等。

②塑料瓶：优点是质地轻，不易破碎，容易制成各种形状，外观精美等。缺点是密封隔离性能不如玻璃制品，在过高的温度及湿度下可能会发生变形等。

（2）单剂量包装：单剂量包装主要分为泡罩式（亦称水泡眼）包装和窄条式包装两种形式，均将片剂单个包装，使每个药片均处于密封状态，提高了对产品的保护作用，也可杜绝交叉污染。另外，亦使患者用起来更为方便，外观装潢亦显得贵重、美观。

泡罩式包装的底层材料（背衬材料）为无毒铝箔与聚氯乙烯（polyvinyl chloride，PVC）的复合薄膜，形成水泡眼的材料为硬质 PVC；硬质 PVC 经红外加热器加热后在成型滚筒上形成水泡眼，片剂进入水泡眼后，即可热封成泡罩式的包装。

窄条式包装是由两层膜片（铝塑复合膜、双纸塑料复合膜）经黏合或热压而形成的带状包装，与泡罩式包装比较，成本较低、工序简便。

（九）片剂举例

根据片剂实例，可以更清楚地了解片剂的制备过程，并可通过处方分析更深刻地认识各种辅料在片剂中的作用，从而提升处方设计与片剂制备的能力。

1. 含液体药物的片剂

例：维生素 E 片（生育酚片）

【处方】维生素 E 醋酸酯 5g，淀粉 38.5g，95% 乙醇 4g，糊精 10g，碳酸钙 30g，淀粉浆（15%）35g，磷酸氢钙 41g，硬脂酸镁 1g，制成 1000 片（每片含维生素 E 5mg）。

【制法】将维生素 E 醋酸酯溶于 95% 乙醇中，然后加入辅料，混合均匀，制粒，压片即得。

【注释】处方中维生素 E 醋酸酯为主药，因其为黏稠状液体，故先将其溶解在乙醇中，再与干性辅料混合、制粒、压片。该处方中淀粉和糊精作为填充剂，部分淀粉兼有内加崩解剂的作用；干淀粉为外加崩解剂；淀粉浆为黏合剂；硬脂酸镁为润滑剂。

2. 小剂量药物的片剂

例：维生素 B_2 片

【处方】维生素 B_2 5g，淀粉 26g，糊精 42g，硬脂酸镁 0.7g，50% 乙醇适量（qs），制成 1000

片（每片含维生素 B_2 5mg）。

【制法】淀粉与糊精混合均匀，维生素 B_2 按等量递加法加入上述辅料中，加入50% 乙醇制软材，挤压过筛制颗粒，干燥，压片即得。

【注释】处方中维生素 B_2 为主药，淀粉一部分作为填充剂一部分作为崩解剂，糊精一部分作为填充剂一部分作为黏合剂，50% 乙醇为润湿剂，硬脂酸镁为润滑剂。因为是小剂量片剂，其混合的均匀程度直接关系到药物的含量均匀度。采用等量递加法将药物与辅料混合是小剂量片剂常用的混合方法，通过该方法能使药物与辅料均匀混合，从而保证每片中药物含量较为均匀，保证用药安全性和有效性。

3. 中药片剂

例：牛黄解毒片

【处方】牛黄5g，雄黄5g，石膏200g，大黄200g，黄芩150g，桔梗100g，冰片25g，甘草50g。

【制法】雄黄水飞或粉碎成极细粉；大黄粉碎成细粉；牛黄、冰片研细，其余黄芩等四味加水煎煮两次，每次2小时，合并煎液，滤过，滤液浓缩成稠膏加入大黄、雄黄细粉，制成颗粒，干燥，再加入牛黄、冰片细粉，混匀，压成1000片（大片）或1500片（小片），或包衣，即得。

【注释】处方中黄芩、石膏、桔梗、甘草采用共同水煎，药液浓缩成膏，其有效成分黄芩苷、桔梗皂苷、甘草皂苷皆能被提出。石膏药理研究证明其水煎液具有解热作用，四味药合煎既保证其清热解毒的功效，又缩小了体积；大黄以原药材粉于制粒前加入，可保留其泻下成分——结合状态的醌，以保证其泻热通便的作用；冰片、牛黄为贵重药，用量少，冰片具有挥发性，故以细粉加于干颗粒中，混匀压片，这样可以保证此二味药在片剂中的含量，有利于发挥疗效。

4. 分散片

例：阿奇霉素分散片

【处方】阿奇霉素250g，羧甲基淀粉钠50g，乳糖100g，微晶纤维素100g，甜蜜素5g，2%HPMC水溶液适量，滑石粉25g，硬脂酸镁2.5g，制成1000片。

【制法】取处方量阿奇霉素和羧甲基淀粉钠（通常为一半）混匀过筛，加入甜蜜素、乳糖和微晶纤维素，混匀过筛，以2%HPMC水溶液为黏合剂制软材，制粒，干燥，整粒，加剩余羧甲基淀粉钠、滑石粉和硬脂酸镁，混匀，压片，即得。

【注释】处方中羧甲基淀粉钠为崩解剂，内外加法；乳糖和微晶纤维素为填充剂；甜蜜素为矫味剂；2%HPMC水溶液为黏合剂；滑石粉和硬脂酸镁为润滑剂。该分散片遇水迅速崩解，均匀分散为混悬状，适合大剂量难溶性药物的剂型设计。

5. 特殊用途的片剂

例：维生素C泡腾片

【处方】维生素C 500g，酒石酸250g，碳酸氢钠60g，蔗糖1000g，乳糖100g，色素适量，5% PVP醇溶液适量，香精适量，水溶性润滑剂适量，制成1000片。

【制法】取维生素C、酒石酸分别过100目筛，混匀，以5%PVP醇溶液（适量色素）制软材，过14目尼龙筛网制湿粒，于50℃左右干燥，备用。另取碳酸氢钠、蔗糖粉和5%PVP醇溶液（含少量色素）制软材，过12目筛制湿粒，于50℃左右干燥，然后与上述干粒混合，整粒，加适量香精醇溶液，烘片刻，加适量水溶性润滑剂过100目筛，混匀，压片。

【注释】用碳酸氢钠为二氧化碳源制备泡腾片有很多优点，如泡腾片在水中迅速溶解，能产生较多的二氧化碳，且泡腾溶液的pH较低。但碳酸氢钠与钠的比值高（1:1），一个代表性的泡腾片约含有20mmol的钠，若一天服用多次，会给某些不宜多食钠的患者带来不良后果。因此，泡腾片处方设计中应考虑少用碳酸氢钠，并用碳酸氢钾、碳酸钙等不含钠或含钠低的二氧化碳源代替。

6. 特殊制法的片剂　以全粉末片为例。

例：罗通定片

【处方】罗通定 30g，滑石粉 10g，微晶纤维素 25g，微粉硅胶 1g，淀粉 23g，硬脂酸镁 1g，制成 1000 片。

【制法】取处方量罗通定和辅料粉末，混匀过筛，全粉末直接压片，即得。

【注释】处方中微晶纤维素为填充剂和干黏合剂；淀粉为填充剂和崩解剂；滑石粉和硬脂酸镁为润滑剂；微粉硅胶作为助流剂。

（十）片剂的质量检查

【外观性状】片剂的外观性状应完整光洁，色泽均匀，无杂斑，无异物，并在规定的有效期内保持不变。

【片重差异】片重差异应符合现行版《中国药典》对片重差异限度的要求，具体检查方法参考《中国药典》片剂的片重差异检查法。

糖衣片、薄膜衣片（包括肠衣片）应在包衣前检查片芯的重量差异，符合规定后方可包衣；包衣后不再检查片重差异。另外，凡已规定检查含量均匀度的片剂，不必进行片重差异检查。

【硬度】硬度（hardness）系指片剂的径向破碎力，常用孟山都硬度计（图 5-41a）或硬度测定仪来测定（图 5-41b）。在生产中常用的经验方法是：将片剂置中指与食指之间，以拇指轻压，根据片剂的抗压能力，判断其硬度。药典中尚未规定片剂硬度检查的具体方法，但一般认为普通片剂的硬度在 50N 以上为好。

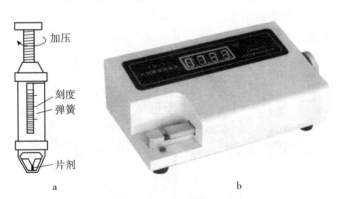

图 5-41　片剂硬度测定仪

【脆碎度】脆碎度（breakage）反映片剂的抗磨损和抗振动能力，常用 Roche 脆度测定仪测定（图 5-42）。脆碎度小于 1% 为合格片剂，具体测定方法参考《中国药典》片剂脆碎度检查法。

【崩解度】除药典规定进行"溶出度或释放度"检查的片剂以及某些特殊的片剂（如口含片、咀嚼片等）以外，一般的口服片剂需做崩解度检查。《中国药典》规定普通片的崩解时限是 15 分钟；分散片、可溶片为 3 分钟；舌下片、泡腾片为 5 分钟；薄膜衣片为 30 分钟；糖衣片为 60 分钟；含片不应在 10 分钟内全部崩解或溶化；肠溶衣片则要求在盐酸溶液中 2 小时内不得有裂缝、

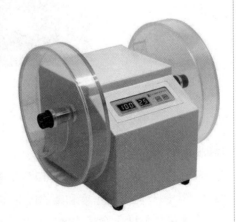

图 5-42　脆碎度测定仪

崩解或软化现象，在磷酸盐缓冲液（pH 6.8）1 小时内全部溶解并通过筛网；结肠定位肠溶衣片

在盐酸溶液及磷酸盐缓冲液（pH 6.8）中不释放或不崩解，在pH7.5~8.0磷酸盐缓冲液中1小时内完全释放或崩解。

崩解度检查采用"吊篮法"：采用升降式崩解仪（图5-43），主要结构为一能升降的金属支架与下端镶有筛网的吊篮，并附有挡板。升降的金属支架上下移动距离为55mm±2mm，使6根底部镶有筛网（网孔直径2mm）的玻璃管，上下往复通过37℃±1℃的水，往返频率为30~32次/分，每个玻璃管中的每个药片应在药典规定的时间内全部通过筛网。

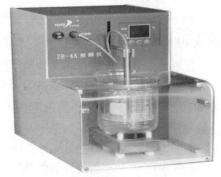

图5-43 片剂崩解仪

检查法：将吊篮通过上段的不锈钢轴悬挂于金属支架上，浸入1000ml烧杯中，并调节吊篮位置使其下降时筛网距烧杯底部25mm，烧杯内盛有温度37℃±1℃的水，调节水位高度使吊篮上升时筛网在水面下15mm。

【溶出度或释放度】溶出度或释放度根据《中国药典》的有关规定，溶出度检查用于一般的片剂，而释放度检查适用于缓（控）释制剂。测定方法有第一法（转篮法）、第二法（桨法）、第三法（小杯法）。

溶出度系指药物从片剂或胶囊剂等固体制剂在规定溶剂中溶出的速度和程度。凡检查溶出度的制剂，不再进行崩解时限的检查。

释放度系指口服药物从缓释制剂、控释制剂或肠溶制剂在规定溶剂中释放的速度和程度。第一法用于缓释制剂或控释制剂；第二法用于肠溶制剂。

溶出度仪系用于测定溶出度、释放度的一种由微机控制的机电一体化试验设备，主要由电动机、恒温装置、篮体、搅拌桨、溶出杯及杯盖等组成（图5-44）。

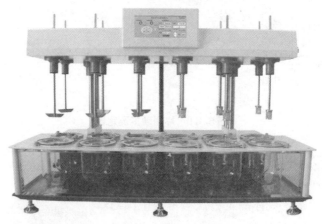

图5-44 溶出度仪

缓（控）释制剂释放度的检查，除另有规定外至少取3个时间点：①开始0.5~2小时的取样时间点，用于考察药物是否有突释；②中间取样时间点（释放约50%），用于确定释药特性；③最后取样时间点，用于考察释药是否完全。此3点用来表征片剂在体外的释放度。具体要求参考《中国药典》溶出度和释放度测定法。

【含量均匀度】含量均匀度是指小剂量药物在每个片剂中的含量是否偏离标示量以及偏离的程度。

在《中国药典》中含量均匀度检查法：用于检查单剂量的固体、半固体和非均相液体制剂含量符合标示量的程度。

除另有规定外，片剂、硬胶囊剂、颗粒剂或散剂等，每一个单剂标示量小于25mg或主药含量小于每一个单剂重量25%者；药物间或药物与辅料间采用混粉工艺制成的注射用无菌粉末；内充非均相溶液的软胶囊；单剂量包装的口服混悬液、透皮贴剂和栓剂等品种项下规定含量均匀度应符合要求的制剂，均应检查含量均匀度。复方制剂仅检查符合上述条件的组分，多种维生素或微量元素一般不检查含量均匀度。

凡检查含量均匀度的制剂，一般不再检查重（装）量差异；当全部主成分均进行含量均匀度检查时，复方制剂一般亦不再检查重（装）量差异。

（十一）片剂生产中存在的问题及分析

1. 裂片　片剂发生裂开的现象叫作裂片，如果裂开的位置发生在药片的顶部（或底部），习惯上称为顶裂，在片中间发生，称为腰裂。

压力分布不均匀以及由此带来的弹性复原率的不同，是造成裂片的主要原因。产生裂片的处方因素有：①物料中细粉太多，压缩时空气不能及时排出而结合力弱；②物料塑性差，结合力弱；③黏合剂黏性较弱或用量不足。产生裂片的工艺因素有：①单冲压片机比旋转压片机易出现裂片（压力分布不均匀）；②快速压片比慢速压片更易裂片（塑性变形不充分）；③凸面片剂比平面片剂更易裂片（应力集中）；④一次压缩比二次压缩易出现裂片（塑性变形不充分）。⑤颗粒过干、片剂过厚以及加压过快也可造成裂片。

防止出现裂片的措施：①选用弹性小、塑性好的辅料；②选用适宜的制粒方法：③选用适宜的压片机和操作参数。

2. 松片　一是片剂成型后不结实，稍加外力片剂便松散了；二是基本上不成型。主要原因有黏性力差、压缩力不足等。

3. 黏冲　片剂的表面被冲头黏去一薄层或一小部分，造成片面粗糙不平或有凹痕的现象，一般即为黏冲；若片剂的边缘粗糙或有缺痕，则可相应地称为黏壁。造成黏冲或黏壁的主要原因有：颗粒不够干燥或物料易于吸湿、润滑剂选用不当或用量不足以及冲头表面锈蚀或刻字粗糙不光等，应根据实际情况，确定原因并加以解决。

4. 片重差异超限　片重差异超限即片剂的质量超出药典规定的片重差异允许范围。产生原因及解决办法：①颗粒流动性不好，流入模孔的颗粒量时多时少，引起片重差异过大，应重新制粒或加入较好的助流剂如微粉硅胶等，改善颗粒流动性。②颗粒内的细粉太多或颗粒的大小相差悬殊，致使流入模孔内的物料时重时轻，应除去过多的细粉或重新制粒。③加料斗内的颗粒时多时少，造成加料的质量波动，也会引起片重差异超限，所以应保持加料斗内始终有1/3量以上的颗粒。④冲头与模孔吻合性不好，例如下冲外周与模孔壁之间漏下较多药粉，致使下冲发生"涩冲"现象，必然造成物料填充不足，对此应更换冲头、模圈。

5. 崩解迟缓　片剂超过了药典规定的崩解时限，即称崩解迟缓或崩解超限。水分渗入到片剂内部是片剂崩解的首要条件，而水分渗入的快慢与片剂内部的空隙状态和物料的润湿性有关。影响崩解的主要原因是：①原辅料的可压性，可压性强的原辅料被压缩时易发生塑性变形，片剂崩解较慢。②颗粒的硬度，硬度较小时，易因受压而破碎，片剂的崩解较慢。③压片力，压片力应适中，否则片剂过硬，难以崩解。④表面活性剂，加入表面活性剂可改善润湿性，但对于易被水润湿的药物如果加入表面活性剂，不必要地降低了液体的表面张力，不利于水分透入，不易崩解。⑤润滑剂，片剂中常用的疏水性润滑剂，可能严重影响片剂的润湿性，造成崩解迟缓。在实际应用中，应对润滑剂的品种、用量、混合强度、混合时间严格控制。⑥黏合剂，黏合力越大，崩解时间越长。⑦崩解剂，品种、用量、加入方法等不同，崩解效果不同。⑧可溶性成分溶解，堵住毛细孔，影响水分渗入。⑨片剂的贮存条件，贮存后，崩解时间延长。

6. 溶出超限　片剂在规定的时间内未能溶解出规定药量时，药物溶出度不合格。影响药物溶出度的主要原因是：①片剂不崩解；②颗粒过硬；③药物的溶解度差等。

7. 含量不均匀　影响因素有：①所有造成片重差异超限的因素都可造成片剂中药物含量不均；②药物混合不均匀；③可溶性成分在颗粒之间的迁移也是造成小剂量药物含量均匀度不合格的重要原因。

（十二）包衣

包衣是现代制药最重要，也是最前沿的工艺之一。在固体制剂中，有很多药品通过包衣改变药物释放特性，如缓（控）释、肠溶、结肠定位、脉冲释放等，或者达到掩味、防潮、提高稳定性、改善外观等目的。

1. 包衣定义　包衣（coating）系指在特定的设备中按特定的工艺将糖料或其他能成膜的材料涂覆在药物固体制剂的外表面，使其干燥后成为紧密黏附在表面的一层或数层不同厚薄、不同弹性的多功能保护层的操作。多用于片剂包衣，有时也用于颗粒或微丸的包衣。

2. 包衣目的　对制剂进行包衣的主要目的如下：

（1）控制药物在胃肠道的释放部位。例如，在胃酸、胃酶中不稳定的药物（或对胃有强烈刺激性的药物），可以制成肠溶衣片，使其在小肠才释放出来，避免了胃酸、胃酶对药物的破坏。

（2）控制药物在胃肠道中的释放速度。半衰期较短的药物，制成片芯后，以适当的材料包衣，通过调整包衣膜的厚度和通透性，即可控制药物释放速度，达到缓释、控释、长效的目的。

（3）掩盖苦味或不良气味。例如，将黄连素包成糖衣片后，即可掩盖其苦味，方便服用。

（4）防潮、避光、隔离空气以增加药物稳定性。例如，降糖药培利格列扎易受酸碱催化降解，采用包衣法制备成含药片剂后，其稳定性得到显著改善。

（5）防止药物的配伍变化。例如，可以将两种药物分别制粒、包衣后，再进行压片，从而避免两者的直接接触。

（6）改善片剂的外观和光洁度。例如，有些药物制成片剂后，外观不好（尤其是中草药的片剂），包衣后可使片剂的外观显著改善。

3. 包衣类型　按包衣材料和工艺的不同，包衣有糖包衣、薄膜包衣和压制包衣等类型。实际生产中，前两种最为常用。其中薄膜包衣又分为胃溶型、肠溶型和水不溶型三种。

无论包制何种衣膜，都要求片芯具有适当的硬度，以免在包衣过程中破碎或缺损；同时也要求片芯具有适宜的厚度与弧度，以免片剂互相粘连或衣层在边缘部断裂。

4. 包衣工艺

（1）糖衣包衣：糖衣包衣是指用蔗糖为主要包衣材料的传统包衣工艺。虽然具有操作时间长、所需辅料多等缺点，但由于用料便宜、易得且操作设备简单，糖衣包衣工艺是目前国内外应用仍然较为广泛的一种包衣方法，尤其是中药片剂的包衣。工艺流程如图5-45所示。

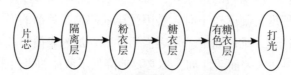

图5-45　糖衣包衣法操作工艺流程

在各个操作步骤中所采用的材料也有所不同，具体如下。

①隔离层：隔离层是在片芯外起隔离作用的衣层，可防止包衣溶液中的水分透入片芯。常用材料有玉米朊乙醇溶液、邻苯二甲酸醋酸纤维素乙醇溶液以及明胶浆等。隔离层一般包3~5层，每层需要干燥约30分钟。

②粉衣层：粉衣层主要是通过润湿黏合剂和撒粉将片芯边缘的棱角包圆的衣层。润湿黏合剂常用明胶、阿拉伯胶或蔗糖的水溶液，撒粉则常用滑石粉、蔗糖粉。一般要包15~18层，直至片剂的棱角消失。

③糖衣层：包粉衣层后片面比较粗糙、疏松，在粉衣层外包上一层蔗糖衣，使其表面光滑、细腻。糖衣层用料主要是适宜浓度的蔗糖水溶液。包完粉衣层的片芯，加入稍稀的糖浆，逐次减少用量，在40℃下缓缓吹风干燥，一般要包10~15层。

④有色糖衣层：为增加美观或遮光，或便于识别，可在糖衣层外再包有色糖衣。和包糖衣层的工序完全相同，应先加浅色糖浆，再逐层加深，以防出现色斑。为防止可溶性成分在干燥过程中的迁移，目前多用色淀。一般需包制8~15层。

⑤打光：在糖衣最外层涂上一层极薄的蜡层，以增加光泽，并兼有防潮作用。国内一般用川蜡；用前需要精制，即加热至80~100℃熔化后过100目筛，并掺入2%硅油混匀，冷却，粉碎，取过80目的细粉待用。

（2）薄膜包衣：薄膜包衣是指在片剂、颗粒或其他粒子等固体剂型上包裹高分子聚合物薄膜，膜的厚度通常为20~100μm。与糖衣包衣工艺相比，薄膜包衣具有以下优势：包衣后片重增加小；包衣所用时间短；操作相对简便；包衣后对崩解及药物溶出影响小；片面上可以印字等。

具体操作过程如下：在包衣锅内装入适当形状的挡板，以利于片芯的转动与翻动；将片芯放入锅内，喷入一定量的薄膜包衣材料溶液，使片芯表面均匀润湿。吹入缓和的热风（温度40℃左右），使溶剂蒸发。干燥过程不能过快，以免衣膜产生"皱皮"或"起泡"现象；也不能干燥过慢，否则会出现"粘连"或"剥落"现象。包衣与干燥过程要重复若干次，直至达到一定的厚度为止。在室温或略高的温度下自然放置6~8小时，使之固化完全。为完全除尽残余的有机溶剂，要在50℃条件下干燥12~24小时。

①薄膜包衣的材料：薄膜包衣材料通常由高分子包衣材料、增塑剂、释放调节剂、增光剂、固体物料、色素和溶剂等组成。

高分子包衣材料：按衣层的作用可将高分子成膜材料分为普通型、缓释型和肠溶型三大类。①普通型：主要用于防潮和防止粉尘污染等。主要包括一些纤维素衍生物，如羟丙基甲基纤维素（HPMC）、羟丙基纤维素（HPC）等。HPMC较为常用，其易在胃液中溶解，对药物崩解和溶出影响小，成膜性好，形成的薄膜强度适宜。②缓释型：主要用于调节药物的释放速度，这类材料常为在水中或在整个生理pH范围内不溶的高分子材料。常用材料包括丙烯酸树脂（Eudragit RS，Eudragit RL系列）、乙基纤维素（EC）、醋酸纤维素（CA）等。其中乙基纤维素应用较为广泛，且显示出良好的缓释效果。乙基纤维素与醋酸纤维素常与HPMC或PEG混合使用，以产生致孔作用，使药物溶液易于扩散。③肠溶型：肠溶聚合物有耐酸性，只能在肠液中溶解，可实现药物的肠定位释放。常用的肠溶性材料有醋酸纤维素酞酸酯（CAP）、聚乙烯醇酞酸酯（PVAP）、羟丙基甲基纤维素酞酸酯（HPMCP）、丙烯酸树脂（Eudragit S100、Eudragit L100）及醋酸羟丙甲纤维素琥珀酸酯（HPMCAS）等。邻苯二甲酸醋酸纤维素或称醋酸纤维素酞酸酯（CAP），是目前应用最广的肠溶型包衣材料。而HPMCP和HPMCAS均为近年来发展的新材料，稳定性较CAP好。

增塑剂（plasticizer）：是指能改变高分子薄膜物理机械性质，从而增加其可塑性的材料。增塑剂因与成膜材料具有一定的化学相似性，可依靠较强的亲和力插入聚合物分子链间，削弱链间的相互作用力，增加链的可动性，从而增加链的柔韧性。纤维素材质常用的增塑剂有甘油、丙二醇、PEG等，一般带有羟基；脂肪族非极性聚合物的增塑剂有甘油单醋酸酯、甘油三醋酸酯、蓖麻油、液状石蜡等。

释放调节剂：也称致孔剂（pore-forming agent）。在水不溶性薄膜衣中加有水溶性物质后，遇水可溶解形成多孔膜，从而来控制药物的释放速度。常见的水溶性致孔剂有蔗糖、氧化钠、表面活性剂和PEG等。选用的薄膜材料不同，使用的致孔剂也不同。如聚山梨酯、司盘、HPMC可作为乙基纤维素薄膜衣的致孔剂；黄原胶可作为甲基丙烯酸酯薄膜衣的致孔剂。

固体物料：在包衣过程中有些聚合物的黏性过大，需适当加入固体粉末以防止颗粒或片剂的粘连，如滑石粉、硬脂酸镁、微粉硅胶等。

色素（pigment）：色素加入的主要目的有：便于鉴别；满足包衣后产品美观要求；也有遮光等特殊作用。但是加入色素后可能降低薄膜的拉伸强度，使薄膜弹性模量增加并会减弱薄膜的柔性。因此需慎重添加。

溶剂：溶剂的作用是使成膜材料均匀分布到片剂的表面，溶剂挥发，成膜材料在片剂表面成膜。溶剂应有良好的溶解性，形成的溶液有适宜的黏度，有适宜的蒸发速度等。常用的溶剂有乙醇、异丙醇、甲醇等，水溶性成膜材料可用水做溶剂。

②聚合物水分散体：聚合物水分散体是将水不溶性聚合物材料以10nm~1μm的粒子形式分散在水介质中形成的胶体分散系，亦称为水分散体乳胶液。水分散体除避免使用有机溶剂外，还具有含量高、黏度低的优点，对包衣的产业化具有重要的意义。

聚合物水分散体的成膜机制：水分散体包衣是将水分散体材料配制成一定浓度的包衣液后，再喷洒到片剂的表面。在初期，聚合物粒子黏附于片剂表面，首先形成一个不连续的膜。经热处理时，水分开始蒸发，这些粒子会紧密接触、变形、凝聚、融化，使缝隙消失（临界包衣水平）。最后形成聚合物粒子彼此相连的连续膜。上述过程需要经历四个阶段：①片剂表面形成的乳胶膜失水；②聚合物粒子由水膜分开，形成致密的粒子排列，粒子周围水膜的毛细管作用极大加速了这个过程；③粒子变形；④聚合物粒子扩散形成薄膜。

为方便包衣过程，可通过调整包衣聚合物材料单体的种类，添加辅助成分和控制聚合反应的条件，制备新型聚合物水分散体。常见新型聚合物水分散体有：①Kollicoat® SR 30D：分散体是由聚乙酸乙烯酯（27%）、聚乙烯吡咯烷酮（2.5%）和十二烷基硫酸钠（SDS，0.3%）乳化聚合而成。由于含有SDS，分散体的黏度较低而稳定性较高。该分散体的最低成膜温度为18℃，包衣时无需再加塑化剂，也不需要进行老化处理。②Eudragit® FS 30D：分散体是由丙烯酸甲酯、甲基丙烯酸甲酯和异丁烯酸以7:3:1（W/W）聚合而成的阴离子水分散体，同时含有SDS（0.3%）和聚山梨酯80（1.2%）。该水分散体形成的衣膜可在碱性介质中溶解，适于结肠定位释药制剂的包衣。③硅酮弹性体水分散体：水分散体是由羟基端封闭的聚二甲基硅氧烷（PDMS）聚合胶粒组成，固含量为53%（W/W）。该水分散体在使用时无需加增塑剂，但需加入PEG等致孔剂调节药物释放。硅酮弹性体水分散体可用以控释制剂的包衣，致孔剂和二氧化硅等的加入量可显著影响包衣后制剂的释药特性。

5. 包衣设备与方法

（1）膜包衣装置：膜包衣装置大体可分为三大类：锅包衣装置、转动包衣装置、流化床包衣装置。锅包衣装置主要用于片剂的包衣；转动包衣装置也可用于小丸的制备与包衣；流化床包衣装置适于微丸的包衣。

①锅包衣装置：此包衣过程是在包衣锅内完成的，故也称为锅包衣法。它是一种最经典而

又最常用的包衣方法，包括普通锅包衣法（普通滚转包衣法）、埋管包衣锅法及高效包衣锅法。

倾斜包衣锅：普通锅包衣法常用倾斜包衣锅。倾斜包衣锅为传统的锅转动型包衣机（图5-46）。其主要构造包括：莲蓬形或荸荠形的包衣锅、动力部分和加热鼓风及吸粉装置等三大部分。将片剂置于锅内，片剂在包衣锅口附近形成旋涡状的运动，将包衣液均匀地涂在每个片剂的表面。最后经反复喷洒和干燥获得包衣片。在实际操作中，要在加入包衣材料后加以搅动，否则可能使包衣衣层的重量和厚薄不一致。在生产实践中也常常采用加挡板的方法来改善药片的运动状态，以达到最佳的包衣效果，比如，Pellegrin包衣锅采用了渐进式挡板（integral buffle），显著地改善了包衣锅内的翻动效果。

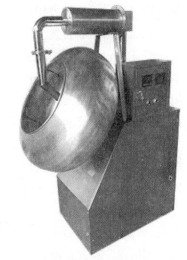

图5-46　倾斜包衣锅

埋管包衣锅：由于倾斜包衣锅内空气流通较差，干燥慢，工业上采用的改良方法是在物料层内插进喷头和空气入口。改良后的装置又称为埋管包衣锅（图5-47）。改良后的包衣锅底部装有输送包衣溶液、压缩空气和热空气的埋管。包衣溶液在压缩空气的带动下，由下向上喷至锅内的片剂表面，并由下部上来的热空气干燥。改良后的包衣方法不仅能防止喷液的飞扬，而且加快了物料的干燥速度，提高了劳动生产率。

高效包衣锅：高效水平包衣锅是为进一步改善传统倾斜包衣锅干燥能力差的缺点而开发出的新型包衣锅。按照包衣机的锅型不同，高效包衣机可分为网孔式、间隙网孔式和无孔式三类，可用于糖衣包衣和薄膜包衣。

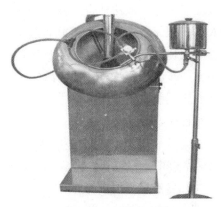

图5-47　埋管包衣锅

由于干燥速度快、包衣效果好，高效包衣锅已成为包衣装置的主流。

在高效包衣锅锅壁上装有带动片剂向上运动的挡板。包衣锅工作时，锅内的片剂将进行复杂的运动。在片剂运动过程中，安装在锅壁斜面上部的喷雾器将向片剂表面喷洒包衣液。而干燥空气则从转锅前面的空气入口进入，穿过片剂层从锅底的多孔板进入夹层而排出。

由于结构、原理与普通包衣锅不同，高效包衣锅具有以下特点：粒子运动不依赖空气流的运动，因此适合于片剂和较大的颗粒包衣；运行过程中可随意停止空气送入；粒子运动比较稳定，适合易磨损的脆弱粒子的包衣；装置可密闭，卫生、安全、可靠；缺点是干燥能力相对较低，小粒子的包衣易粘连，应注意。

②转动包衣装置：转动包衣装置是在转动制粒机的基础上发展起来的，主要用于微丸的包衣。包衣装置的容器盘旋转时，加到容器盘上的粒子层在旋转过程中将形成麻绳样旋涡状环流。喷雾装置安装于颗粒层斜面上部，将包衣液或黏合剂向粒子层表面定量喷雾，并由自动粉末撒布器撒布主药粉末或辅料。包衣液的喷雾和干燥交替反复进行，在粒子表面形成多层包衣，直至符合包衣要求。

转动包衣装置的特点：粒子运动主要依靠圆盘的机械运动，不需强的空气流，可减少粉末飞扬；由于粒子间剪切运动激烈（类麻花状），可减少粒子间的粘连，可用于微丸的包衣；在操作中可开启装置上盖直接观察粒子运动和包衣情况；粒子运动激烈，易磨损颗粒，不适合脆弱粒子的包衣；干燥能力相对较低，包衣时间较长。

③流化床包衣装置：常用的流化床包衣装置有三种形式：流化型、喷流型和流化转动型。

流化型包衣装置：流化型是流化床包衣装置的基本型，其构造以及操作与流化制粒设备基本相同。其特点是：粒子的运动主要依靠气流运动，因此干燥能力强，包衣时间短；装置为密闭容器，包衣卫生安全可靠。但是由于粒子运动较缓慢，大颗粒运动较难，小颗粒包衣易产生粘连。此外包衣液的喷雾装置设在流化层的上部，喷雾位置较高，包衣效果较差。

喷流型包衣装置：喷流型包衣装置的喷雾装置设在底部，并配有圆筒，可形成高强度的喷雾区。其特点是：喷雾区域的粒子浓度低，速度大，不易粘连，适合小粒子的包衣；可制成均匀、圆滑的包衣膜。缺点是容积效率低，大型机的放大制备有困难。

流化转动型包衣装置：流化转动型包衣装置的底部设有转动盘，包衣液由底部以切线方向喷入。其特点是：粒子运动激烈，不易粘连；干燥能力强，包衣时间短，适合比表面积大的小颗粒的包衣。缺点是设备结构复杂，价格高；粒子运动过于激烈，易磨损脆弱粒子。

（2）压制包衣设备：压制包衣法也称为干法包衣，是用包衣材料将片芯包裹后在压片机直接压制成型。该法适合于湿热敏感药物的包衣，也适于长效多层片的制备或配伍禁忌药物的包衣。一般采用两台压片机联合起来实施压制包衣，两台压片机以特制的传动器连接配套使用。为克服传统包衣机成本较高及片芯传递系统易造成无芯、双芯、移位等缺点，现在又进一步研制出一步干法压片机，从而简化了制备步骤，提高了包衣片的质量，节省了制备时间，具有良好的应用前景。使用本方法进行包衣的优点在于：可以避免水分、高温对药物的不良影响，生产流程短、自动化程度高、劳动条件好，但对压片机械的精度要求较高，目前国内尚未广泛使用。近年来，干法包衣工艺发展较为迅猛，除了压制包衣外，静电干粉包衣、增塑剂干法包衣、增塑剂静电干粉包衣、热熔包衣等技术也被研究应用于药学领域。

6. 包衣质量要求与影响因素

（1）包衣质量要求：包衣片主要由片芯（素片）与包衣层组成，其质量要求如下。

①片芯：除符合一般片剂质量要求外，片芯应为片面呈弧形且棱角小的双凸片，以便包衣严密。此外，还要求片芯的硬度较大、脆性较小，保证滚动时不破碎。包衣前应筛去碎片及片粉。

②包衣层：要求衣层均匀牢固，不与片芯药物发生作用；在有效期内应保持光亮美观，颜色一致；无裂片、脱壳现象；不影响药物的崩解、溶出和吸收。

（2）影响包衣的因素：包衣过程中要掌握锅温、喷量、粒子运动速度三者之间的关系，包衣操作过程中常出现如下问题。

①黏片：主要是由于喷量太快，破坏了溶剂蒸发平衡而使片剂相互粘连。可适当降低包衣液喷量，提高热风温度，加快锅的转速等。

②起皱：干燥不当或包衣液喷雾压力低会使喷出的液滴受热浓缩程度不均，从而造成衣膜出现波纹。应合理控制蒸发干燥速率，提高喷雾压力或更换衣料。

③起泡或架桥：架桥是指片上的刻字被衣膜掩盖，造成标志模糊。解决的办法是改进包衣液，放慢包衣喷速，降低干燥温度。

④出现色斑或喷霜：主要是由于配包衣液时搅拌不均匀、固体状物质细度不够、雾化效果差而引起的。可更改包衣液，配包衣液时应充分搅拌均匀，适当降低温度，缩短喷程，提高雾化效果。

⑤药片边缘磨损：若是由包衣液固含量选择不当、包衣机转速过快、喷量太小引起的，则应选择适当的包衣液固含量，适当调节转速及喷量的大小；若是因为片芯硬度太差所引起，则应改进片芯的配方及工艺。

⑥糖衣片黏锅：含糖量应恒定，一次用量不宜过多，锅温不宜过低。

五、滴丸剂

滴丸的发展史可追溯到1933年丹麦药厂率先使用滴制法制备的维生素A、维生素D丸，相继报道了维生素AD、维生素ADB_1、维生素ADB_1C，以及苯巴比妥、酒石酸锑钾等滴丸。此后由于制备工艺、制造理论尚不成熟，不能解决生产中的问题，无法保证产品质量，因此这个剂型销声匿迹了。20世纪60年代末，我国药学工作者受到灰黄霉素制成滴丸的启示，做了大量的研究工作后，使滴丸剂的理论、应用范围和生产设备等有了很大的进展，并具备了工业化生产的条件。1971年我国上市了芸香油滴丸，并在1977年版《中国药典》首次收载了滴丸剂，使《中国药典》成为国际上第一个收载滴丸剂的药典。近年来，合成、半合成基质及固体分散技术的应用使滴丸剂有了迅速的发展，目前已上市滴丸剂如复方丹参滴丸、清开灵滴丸、度米芬滴丸等多达70余种。

（一）滴丸剂的定义

滴丸剂（dripping pills）指固体或液体药物与适宜基质加热熔融后溶解、乳化或混悬于基质中，再滴入不相溶、互不作用的冷凝液中，由于表面张力作用使液滴收缩成球状而制成的制剂，主要供口服用。

（二）滴丸剂的特点

滴丸剂具有以下特点：①设备简单、操作方便、利于劳动保护，工艺周期短、生产效率高；②工艺条件易于控制，质量稳定，剂量准确，受热时间短，易氧化及具挥发性的药物溶于基质后，可增加其稳定性，如复方麝香草脑滴丸中丁香油为易挥发药物，制成滴丸后丁香油很好地包埋于高分子固体载体中，增强了药物的稳定性；③基质容纳液态药物的量大，故可使液态药物固化，如芸香油滴丸含油可达83.5%；④用固体分散技术制备的滴丸具有溶出快、吸收迅速、生物利用度高的特点，如灰黄霉素滴丸有效剂量是细粉（粒径254μm以下）的1/4、微粉（粒径5μm以下）的1/2；⑤发展了耳、眼科用药的新剂型，五官科制剂多为液态或半固态剂型，作用时间不持久，做成滴丸剂可起到延效作用，如氯霉素眼丸可持续释放药物10天。

（三）滴丸剂的分类

1. **速效高效滴丸**　利用固体分散体的技术进行制备。当基质溶解时，体内药物以微细结晶、无定形微粒或分子形式释出，所以溶解快、吸收快、作用快、生物利用度高，如速效心痛滴丸。

2. **缓释、控释滴丸**　缓释是使滴丸中的药物在较长时间内缓慢溶出，而达长效；控释是使药物在滴丸中以恒定速度溶出，其作用可达数日以上，如氯霉素控释眼丸。

3. **溶液滴丸**　滴丸可用水溶性基质来配制，在水中可崩解为澄明溶液，如洗必泰滴丸可用于饮水消毒。

4. **栓剂滴丸**　滴丸同水溶性栓剂一样可用聚乙二醇等水溶性基质，用于腔道时由体液溶解产生作用。如氟哌酸耳用滴丸、甲硝唑牙用滴丸等。滴丸可同样用于直肠，也可由直肠吸收而直接作用于全身，具有生物利用度高、作用快的特点。

5. **硬胶囊滴丸**　硬胶囊中可装入不同溶出度的滴丸，以组成所需溶出度的缓释小丸胶囊，如联苯双酯的硬胶囊滴丸。

6. **包衣滴丸**　同片剂、丸剂一样需包糖衣、薄膜衣等，如联苯双酯滴丸。

7. **脂质体滴丸**　脂质体为混悬液体，用聚乙二醇可制成固体剂型，是将脂质体在不断搅拌下加入熔融的聚乙二醇4000中形成混悬液，倾倒于模型中冷凝成型，如苦参碱脂质体滴丸。

8. 肠溶衣滴丸 采用在胃中不溶解的基质制备而成，如酒石酸锑钾滴丸是用明胶溶液作基质成丸后，用甲醛处理，使明胶的氨基在胃液中不溶解，在肠中溶解。

9. 干压包衣滴丸 以滴丸为中心，压上其他药物组成的衣层，融合了两种剂型的优点，如镇咳祛痰的咳必清氯化钾干压包衣片。前者为滴丸，后者为衣层。

（四）滴丸剂的组成

1. 基质 滴丸中主药以外的附加剂称为基质，作为滴丸基质应具备以下条件：①与主药不发生任何化学反应，不影响主药的疗效与检测；②熔点较低，加一定量的热水（60℃以上）能熔化成液体，遇骤冷又能凝结成固体，在室温下保持固体状态，且与主药混合后仍能保持上述性质。

基质主要有水溶性基质和非水溶性基质两大类：①水溶性基质，常用的有聚乙二醇类（如PEG6000、PEG4000等）、聚氧乙烯单硬脂酸酯、硬脂酸钠、泊洛沙姆、甘油明胶等。②非水溶性基质，常用的有硬脂酸、单硬脂酸甘油酯、氢化植物油、虫蜡等。

2. 冷凝液 用于冷凝滴出的液滴，使之冷凝成固体丸剂的液体。滴丸的冷凝液必须符合以下基本要求：①冷凝液必须安全无害，不溶解主药和基质，也不与主药和基质发生化学反应；②适宜的相对密度，冷凝液密度与液滴密度相近，不能相等，使滴丸在冷凝液中缓慢下沉或上浮，充分凝液，丸形圆整；③适当的黏度，使冷凝液与液滴间的黏附力小于液滴的内聚力而能收缩凝固成丸。

根据基质的性质选择冷凝液，相应的可分为两类：①水溶性基质的冷凝介质，常用的有液状石蜡、二甲基硅油、植物油等；②非水溶性基质的冷凝介质，可以选用水、一定浓度的乙醇等。

（五）滴丸剂的制备方法

1. 工艺流程 滴制法是指将药物均匀分散在熔融的基质中，再滴入不相混溶的冷凝介质中，冷凝固化成丸的方法。具体工艺流程如下：将药物溶解或混悬在熔融的基质中，保持恒定的温度（80~100℃），经过滴头，匀速滴入冷凝介质中，在表面张力作用下，液滴成球状，冷却收缩成丸，在重力作用下下沉或上浮，取出，除去冷凝介质，干燥，即得滴丸（图5-48）。

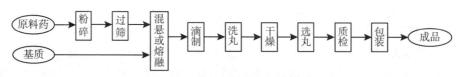

图5-48 滴丸剂的制备工艺流程

2. 设备 根据滴丸与冷凝介质相对密度差异，选用不同的滴制设备，如图5-49所示。

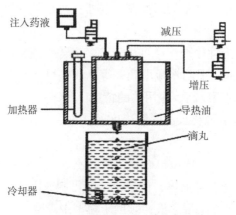

图5-49 滴丸剂的制备设备示意图

3．注意事项　在制备过程中保证滴丸圆整成型，丸重差异合格的关键是：选择适宜基质，确定合适的滴管内外口径，控制适当的滴距与滴速，滴制过程中保持药液恒温，滴制液静液压恒定，及时冷凝等。

（六）滴丸剂举例

例1：灰黄霉素滴丸

【处方】灰黄霉素1份、PEG6000 9份。

【制法】取PEG6000在油浴上加热至约135℃，加入灰黄霉素细粉，不断搅拌使全部熔融，趁热过滤，置贮液瓶中，135℃下保温，用管口内、外径分别为9.0mm、9.8mm的滴管滴制，滴速80滴/分，滴入含43%煤油的液状石蜡（外层为冰水浴）冷却液中，冷凝成丸，以液体石蜡洗丸，至无煤油味，用毛边纸吸去黏附的液体石蜡，即得。

【注释】①灰黄霉素极微溶于水，对热稳定；熔点为218~224℃；PEG6000的熔点为60℃左右，以1:9比例混合，在135℃时可以成为两者的固态溶液。因此，在135℃下保温、滴制、骤冷，可形成简单的低共熔混合物，使95%灰黄霉素均为粒径2μm以下的微晶分散，因而有较高的生物利用度，其剂量仅为微粉的1/2。②灰黄霉素系口服抗真菌药，对头癣等疗效明显，但不良反应较多，制成滴丸可以提高其生物利用度，降低剂量，从而减弱其不良反应、提高疗效。

例2：联苯双酯滴丸

【处方】联苯双酯15g、PEG6000 120g、聚山梨酯80 5g、液状石蜡适量，共制成10000粒。

【制法】取处方量的PEG6000和聚山梨酯80加热至85℃熔融；将联苯双酯过120目筛，加入到上述基质中，搅拌溶解至澄清，得到药液；将药液置滴丸装置中，调节活塞使滴速为80滴/分，滴头直径为1.3mm，液状石蜡温度控制在20~30℃；将药液恒速滴入液状石蜡中，滴完后，冷却，收集滴丸；用纸吸去滴丸表面的冷凝液，干燥即得。

【注释】该处方中加入聚山梨酯80和PEG6000的目的是与难溶性药物联苯双酯形成固体分散体，从而增加药物溶出度，提高生物利用度；液状石蜡为冷凝液。

例3：三十烷醇滴丸

【处方】三十烷醇1份、PEG4000 2份、PEG6000 8份、玉米油适量。

【制法】取处方量的PEG4000和PEG6000加热至85℃熔融，将处方量的三十烷醇粉末加入到上述基质中，搅拌溶解，得到药液；将药液置滴丸装置中，调节活塞滴速为30滴/分，滴距3cm，玉米油冷凝温度为10~15℃；将药液恒速滴入玉米油冷凝液中，滴完后，冷却，收集滴丸；用纸吸去滴丸上附着的植物油，干燥即得。

例4：番茄提取物滴丸

【处方】番茄提取物30g、PEG6000 245g、聚氧乙烯蓖麻油10g、聚山梨酯80 15g、二甲基聚硅氧烷适量。

【制法】取处方量的PEG6000 85℃水浴熔融，将处方量的番茄提取物、聚氧乙烯蓖麻油和聚山梨酯80加入到上述基质中，搅拌溶解，得到药液；将药液转置滴丸装置中，持续搅拌，维持药液温度在85℃；将药液恒速滴入二甲基聚硅氧烷中，冷凝温度为10℃，冷却，收集滴丸；用纸吸取滴丸表面冷凝液，干燥即得。

（七）滴丸剂的质量控制

1．滴丸剂在生产与贮藏期间均应符合下列有关规定。

（1）除另有规定外，供制滴丸用的药粉应为细粉或最细粉。

（2）滴丸冷凝介质必须安全无害，且与原料药物不发生作用。

（3）滴丸表面应无冷凝介质黏附。

（4）根据原料药物的性质与使用、贮藏的要求，供口服的滴丸可包糖衣或薄膜衣。

（5）除另有规定外，滴丸外观应圆整，大小、色泽应均匀，无粘连现象。

（6）除另有规定外，滴丸剂应密封贮存，防止受潮、发霉、虫蛀、变质。

2. 除另有规定外，滴丸剂应进行重量差异与溶散时限检查。

【重量差异】除另有规定外，滴丸剂照下述方法检查，应符合规定。具体检查方法参考《中国药典》"通则"的规定：取供试品20丸，精密称定总重量，求得平均丸重后，再分别精密称定每丸的重量。每丸重量与标示丸重相比较（无标示丸重的，与平均丸重比较），按表5-10中的规定，超出重量差异限度的不得多于2丸，并不得有1丸超出限度1倍。

表5-10　滴丸剂的重量差异限度

标示丸重或平均丸重	重量差异限度
0.03g 及 0.03g 以下	±15%
0.03g 以上至 0.1g	±12%
0.1g 以上至 0.3g	±10%
0.3g 以上	±7.5%

包糖衣滴丸应在包衣前检查丸芯的重量差异，符合规定后方可包衣，包糖衣后不再检查重量差异，包薄膜衣滴丸应在包薄膜衣后检查重量差异并符合规定。

【溶散时限】除另有规定外，取供试品6丸，选择适当孔径筛网的吊篮（滴丸剂直径在2.5mm以下的用孔径约0.42mm的筛网；在2.5~3.5mm的用孔径约1.0mm的筛网；在3.5mm以上的用孔径约2.0mm的筛网），照崩解时限检查法（通则0921）片剂项下的方法进行检查。滴丸剂不加挡板检查，应在30分钟内全部溶散，包衣滴丸应在1小时内全部溶散。上述检查，应在规定时间内全部通过筛网。如有细小颗粒状物未通过筛网，但已软化且无硬心者可按符合规定论。

六、微丸

微丸剂在我国有悠久的应用历史，传统中药如"六神丸""保济丸""人丹"等都是中药微丸制剂的典型代表。1949年Smith Kline和French等认识了微丸在缓控释制剂方面的潜力，将微丸装入胶囊或压制成片而制成适合临床的缓控释制剂，如康泰克、洛赛克等，使得微丸制剂得到了较大发展。

微丸最早的制备方法是手工泛丸，但该操作不但繁琐，而且对成品质量，如含量、崩解、微生物均不能有效控制。随着微丸在制剂中优势得到认可，微丸在制剂中应用的加大，其制备技术也在迅速发展，各种制丸方法不断产生，生产工艺从最早的手工制作发展到半机械化，目前已进入智能化、全自动化的制备阶段。

（一）微丸的定义

微丸（小丸，pellets）是指直径约为1mm，一般不超过2.5mm的球形或类球形口服剂型。采用不同辅料及工艺，可将药物制成速释、缓释或控释的微丸。

目前研究的重点是缓释微丸，缓释微丸制剂的最终剂型有两种，一种是直接灌装于胶囊壳中制成胶囊剂，如布洛芬缓释胶囊（芬必得）、伪麻黄碱/氯苯那敏胶囊（康泰克）；另一种是与适宜辅料混合后压制成片剂，如洛赛克（奥美拉唑肠溶衣微丸片）、琥珀酸美托洛尔缓释片（倍他乐克）、埃索美拉唑镁缓释片（耐信）。目前基于微丸的制剂产品以胶囊剂居多，微丸压制片剂因工艺难度较大，产品较少。

（二）微丸的特点

微丸是一种剂量分散型剂型，一个剂量往往由分散的多个单元组成，通常一个剂量由几十乃至一百多个微丸组成，这种剂型被称为多单元微丸系统（multiple unit pellet system，MUPS），与单剂量由一个单元组成的剂型，如片剂相比，具有如下特点。

1. 局部刺激性小 微丸服用后可广泛分布在胃肠道内，由于剂量倾出分散化，使药物生物利用度提高的同时避免了药物局部浓度过大，降低了药物的刺激性。

2. 生物利用度高 微丸在胃肠道内的转运不受食物输送节律的影响，直径小于2mm的微丸，即使当幽门括约肌闭合时，仍能通过幽门，因此微丸在胃肠道的吸收一般不受胃排空的影响。

3. 释药稳定 当微丸粒径一定时，具有较固定的表面积，且球体具有较好的抗压效果，在胃肠道蠕动挤压中不易破碎，释药面积较颗粒、片剂恒定；同时缓释或控释微丸的释药行为是组成一个剂量的各个微丸释药行为的总和，个别微丸在制备上的失误或缺陷不致对整体制剂的释药行为产生严重影响，因此在释药规律的重现性、一致性方面优于缓释片剂。

4. 易制成缓释、控择制剂 几种不同释药速度的微丸按需要比例制成胶囊，可方便的调节药物的理想释药速度。服后既可使血药浓度迅速达到治疗效果，又能维持较长作用时间，血药浓度曲线平稳，可避免一般缓释、控释制剂体内吸收时滞问题；由不同微丸组成的复方胶囊，可增加药物的稳定性，提高疗效，降低不良反应，而且生产时便于控制质量。

5. 含药量大 微丸在制备过程中，由于外力作用，使其内部较为坚实，在填装胶囊时比粉末或颗粒有较大的装量；此外，微丸载药范围很宽，单个胶囊的最大剂量可达600mg。

6. 工艺学上的优点 例如外形美观，有较好的流动性、不易碎、无需加入助流剂，比粉末、颗粒填装胶囊的重量差异小，可避免复方制剂在制备过程中的相互作用。

（三）微丸的分类

微丸按释放速度分，主要有速释微丸和缓释或控释微丸。

1. 速释微丸 是药物与一般辅料（如微晶纤维素、淀粉和蔗糖等）制成的具有较快释药速度的微丸，一般情况下，30分钟溶出度不得少于70%，微丸处方中常加入一定量的崩解剂或表面活性剂，以保证微丸的快速崩解和药物溶出。

2. 缓释或控释微丸 因处方组成、结构及释药机制的不同，一般分为以下三种类型。

（1）膜控型微丸：膜控型微丸常通过包衣方式达到控制药物释放的目的（图5-50），其包衣物料主要由成膜材料、增塑剂以及溶剂组成，必要时须添加制孔剂、着色剂、抗黏剂、消泡剂、避光剂等物料。

根据释药机制不同，膜控型微丸又可分为以下三种。

①普通膜控型微丸：以水不溶性聚合物，如聚丙烯酸树脂、乙基纤维素等为包衣材料制成的微丸，内服后水分渗入衣膜，药物溶解成饱和溶液，通过扩散和渗透释药。以亲水性聚合物，如羟丙基甲基纤维素（HPMC）、低取代羟丙基纤维素（L-HPC）

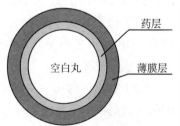

图5-50 膜控型微丸

（图中标注：药层、空白丸、薄膜层）

等为包衣材料制成的微丸，口服后因亲水聚合物吸水溶胀形成凝胶屏障而控制药物的释放。

② 通道膜控型微丸：微丸的水不溶性薄膜衣层中加入制孔剂，口服后制孔剂遇水溶解或脱落，在微丸的衣膜上形成许多微孔，从而控制药物的释放。

③ 脉冲膜控型微丸：在微丸丸芯外包几层性质不同的包衣材料可以达到脉冲式控制药物释放的目的。

（2）骨架型微丸：骨架型微丸是由药物、骨架材料和致孔剂组成（图5-51）。骨架材料可分为亲水凝胶、水不溶性高分子聚合物以及蜡质脂肪类。致孔剂是增加微丸内部的孔隙率以调节药物的释放速度，多为一些水溶性的物质，如羟丙甲纤维素（HPMC）、聚乙二醇等。此类微丸一般采用挤出滚圆法和热熔挤压法制备。

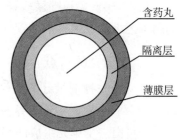

含药丸
隔离层
薄膜层

图5-51　骨架型微丸

（3）膜控、骨架复合型微丸：膜控、骨架复合型微丸是指用骨架和膜控法相结合制成的微丸，再进一步选择适宜的包衣材料制成复合控制药物释放的微丸。

（四）微丸的组成

丸芯处方包含：填充剂，如蔗糖（糖粉）、糊精、淀粉及微晶纤维素等。黏合剂，如PVP、HPMC的醇水溶液等。包衣材料，如羟丙基甲基纤维素（HPMC）、羟丙基纤维素（HPC）、乙基纤维素（EC）、Eudragit RL或RS和醋酸纤维素等。增塑剂，如蓖麻油、邻苯二甲酸二乙酯、柠檬酸三乙酯、丙二醇和PEG等。致孔剂，如HPMC、HPC、PEG、SLS和MC等水溶性辅料。

（五）微丸的制备方法

微丸的制备方法主要有包衣锅滚制法、挤出滚圆法、离心造粒法（流化床制粒法）、热熔挤出法、喷雾冻凝法和喷雾干燥法等。

1. 包衣锅滚制法　采用包衣锅进行。主要方法有以下几种。

（1）空白丸芯成丸法：采用无棱角的空白丸芯，如30~40目的蔗糖细粒或糖粉与淀粉用合适黏合剂滚制而成的细粒为种子，置包衣锅内，喷入适量黏合剂溶液，使丸芯表面湿润并撒入药物粉末或药物与辅料的混合粉末，也可将药物溶解或混悬在溶液中喷包在芯核上成丸。

（2）滚动泛丸法：将药物和辅料粉末置包衣锅内，喷洒水或稀醇等，使滚动成球。

（3）湿颗粒滚动成丸法：将药物和辅料细粉与合适黏合剂混合，制成小粒，置包衣锅中滚转，依次喷入黏合剂，撒入药粉或药粉与辅料的混合粉，吹干，如上反复操作。

包衣锅滚制法设备简单，价格低廉，但容易发生批件差异大的情况，且粉尘多，收率低，制得的微丸硬度差。

2. 挤出滚圆法　目前，挤出滚圆法是应用最广泛的微丸制备技术之一。挤出滚圆法常用的填充剂有微晶纤维素、乳糖和二水合磷酸氢钙等。该法不适用于对湿热敏感的药物。由挤出滚圆法制得的微丸大小均匀，形状圆整，能够改善生物利用度，减少药物突释。制备过程分四步完成。

（1）湿料制备（造粒）：将药物与辅料如微晶纤维素、乳糖等混合均匀，加入水或PVP、HPC、HPMC等的溶液作为黏合剂，将粉料制成具有一定可塑性的湿润均匀的物料，或将湿料经造粒机制成湿颗粒。

（2）挤出：将第一步制成的塑性湿料或湿粒置挤出机内，经螺旋推进或辗滚等挤压方式将湿料通过具一定直径的孔或筛，压挤成圆柱形条状挤出物。

（3）滚圆成丸：将上述挤出物推卸在滚圆机的自转摩擦板上，挤出物则被分散成长短相当于其直径的更小的圆柱体，由于摩擦力的作用，这些塑性圆柱形物料在板上不停地滚动，逐渐滚成圆球形。

（4）微丸干燥，置烘箱内干燥或采用流化床干燥。

3. 离心造粒法　在密闭的系统内完成混合、起母、成丸、干燥和包衣全过程，又可直接投入空白母核进行粉末上药和包衣。该法原辅料损失小，自动化程度高。

制丸时可将部分药物与辅料的混合细粉投入离心机流化床内并鼓风，粉料在离心力及摩擦力的作用下，形成涡旋回转运动的粒子流，使粒子得以翻滚和搅拌均匀，通过喷枪喷射入适量的雾化浆液，粉料凝结成粒可获得圆整度很高的小丸。小丸经干燥后，喷入雾化的包衣液，即得膜控小丸。

4. 热熔挤出法　热熔挤出主要包括热熔软化、成型和固化三个步骤。其具体操作如下：首先将所需物料加入逐段控温的机筒中，物料在螺杆的推进下不断前移，在一定的区段熔融或软化后，物料在剪切元件和混合元件的作用下均匀混合，最后以一定的压力、速度和形状从机头口模挤出。在这一过程中，多组分物料粒径不断减小，同时彼此发生空间位置的对称交换和渗透，最终达到分子水平的混合，由入口处的多相状态转变为出口处的单相状态。将挤出物料置于滚圆机，在加热状态进行滚圆，即得微丸。

该法操作步骤简单，工艺便捷，节省空间，总成本低；所制得的微丸硬度高、稳定性好、不易受pH和环境水分等因素的影响。

5. 其他成丸方法　喷雾冻凝法，此法是将药物与熔化的脂肪类或蜡类混合从顶部喷进冷却塔中，由于熔融液滴受冷硬化而形成小丸。喷雾干燥法，此法是将药物溶液或混悬液喷雾干燥，由于液相的蒸发而形成小丸。

（六）微丸举例

例1：微晶纤维素空白微丸

【处方】微晶纤维素400g，水470ml。

【制法】将微晶纤维素投入BJZ-360M型离心包衣制粒机中，控制喷浆泵转速25r/min，主机转速330r/min，以水为黏合剂，用量为470ml，即得空白微丸。

【注释】本品采用离心造粒法制丸。影响成丸质量的因素主要有黏合剂用量、主机转速、喷浆泵转速和滚圆时间等。

例2：三七总皂苷肠溶微丸

【处方】三七总皂苷（PNS）9g，羟丙基甲基纤维素（HPMC）0.45g，低取代羟丙基纤维素（L-HPC）0.45g，空白丸芯，乙醇。

【制法】按处方量分别取PNS、HPMC、L-HPC，分别过100目筛混匀，溶于60%乙醇，用磁力搅拌器搅拌至澄清溶液，置于恒流泵中，并开启桨叶不断搅拌。将微晶纤维素（MCC）空白丸芯置包衣机中滚动预热，喷浆液上药，至长大成丸。完成上药后再滚转30分钟，取出，40℃干燥6小时，筛选18~24目之间的微丸，即得含药微丸。上药结束后采用雅克宜®肠溶包衣材料对微丸进行包衣，包衣增重15%，包衣锅温度40℃，供液流速6ml/min，包衣锅转速20r/min。

【注释】本品采用空白丸芯成丸法制丸。影响空白丸芯成丸法制备微丸的因素有供液流速、包衣锅转速、温度等。

例3：法莫替丁微丸

【处方】法莫替丁650g，微晶纤维素350g，水适量。

【制法】将药粉与微晶纤维素过筛混匀，加水1:1制成软材，经挤压机筛板（孔径0.9mm，挤压转速 300r/min）挤成细条状，置 ZDR-6B 型滚圆机内，调节转速（1000r/min）及滚圆时间（4分钟），使颗粒完全滚圆，取出微丸于 50℃ 干燥 3~4 小时，筛取 18~24 目的微丸，即得。

【注释】本品采用挤压滚圆法制丸。影响挤压滚圆法制备微丸的主要因素有挤出转速、滚圆转速、滚圆时间等。此外，制得的微丸质量与作为黏合剂的水分的比例有很大关系。水分过多或过少都不利于滚制成丸。

例4：盐酸苯丙醇胺（PPA）微丸

【处方】空白丸芯 800g，PPA420g，微晶纤维素 170g，微粉硅胶 10g，2% HPMC 溶液适量。

【制法】采用 NQS25 型气流粉碎机将药物微粉化，并与微晶纤维素和微粉硅胶混合均匀，取空白丸芯置切线喷雾装置的物料槽内，调节底盘转速和流化风量，使丸芯呈螺旋式流化运动状态。喷入黏合剂至丸芯表面湿润，即开启供粉槽加入物料粉末，调节黏合剂喷液速度和供粉速度，保持上药操作顺利进行，避免微丸过湿或过干现象。上药结束后采用 HPMC（6mPa·s）水溶液对微丸进行隔离层包衣，包衣液浓度 6%，以 PEG4000 为增塑剂，包衣增重 2%。

【注释】本品采用流化床法制丸。影响流化床造粒制备微丸的主要因素有粉料的流化状态、润湿剂或黏合剂的雾化状态以及腔体内温度等，尤其要注意协调供粉速度和黏合剂喷液速度，避免微丸过湿而黏结，或供粉过快而导致物料槽内药粉过多，造成上药率和微丸脆碎度不理想。工艺研究时应注意考察底盘的转速、流化风量与温度、黏合剂喷雾的速度与用量等主要工艺参数。

例5：硫酸锌微丸

【处方】硫酸锌 900g，滑石粉 400g，乳糖 400g。

【制法】以上粉末置快速搅拌制粒机中，混合均匀后，连续地喷入黏合剂丙烯酸树脂Ⅱ（5g 加乙醇至 100ml）制粒，形成微丸，选取 16~24 目的硫酸锌微丸。

【注释】本品采用快速搅拌制丸，将混合、制粒、滚圆成丸等操作一体化完成。

（七）微丸的质量检查

【水分】取供试品照现行版《中国药典》水分测定法项下测定。除另有规定外，微丸按其所属丸剂类型的规定判定。

【重量差异】按丸服用的丸剂照第一法检查，按重量服用的丸剂照第二法检查。检查方法参见现行版《中国药典》丸剂项下有关规定测定。

【装量差异】按一次（或一日）服用剂量分装的丸剂应按现行版《中国药典》丸剂项下有关规定测定。

【溶散时限】除另有规定外，取丸剂 6 丸，按现行版《中国药典》丸剂项下有关规定进行。要求小蜜丸、水蜜丸和水丸应在 1 小时内全部溶散；浓缩丸和糊丸应在 2 小时内全部溶散，微丸的溶散时限按所属丸剂类型的规定判定。

【卫生学检查】按卫生部《药品卫生检查方法》检查，应符合规定。

七、膜剂

膜剂是在 20 世纪 60 年代开始研究并应用的一种新型制剂；70 年代国内对膜剂的研究应用已有较大发展，并投入生产。近年来 FDA 批准的膜剂主要有口腔溶膜、颊黏膜黏附膜和舌下膜。现行版《中国药典》亦收录了壬苯醇醚膜、克霉唑口腔药膜、克霉唑药膜和哈西奈德涂膜等品种。

（一）膜剂的定义

膜剂（films）系指原料药物与适宜的成膜材料经加工制成的膜状固体制剂。膜剂的给药途径较多，可以口服、口含以及舌下给药，也可用于妇科疾病的阴道给药、口腔和鼻腔黏膜用药、皮肤外伤或溃疡的敷料以及眼科疾病等。

口腔膜剂（oral films）系一种供口腔黏膜给药的固体膜状制剂，其具有使用方便，口腔内溶解、释药迅速，分剂量准确，适用人群广；药物以口腔黏膜吸收入血，能有效避免首过效应等优势，尤其适用于吞咽困难的患者和首过效应较严重的药物。2010年美国FDA首次批准第一例舌溶膜剂处方药——Zuplenz® 昂丹司琼舌溶膜。目前口腔膜剂在全身用药方面正被快速推广，比如适用于治疗哮喘、止吐、胃肠道功能紊乱，以及助眠等。但口腔膜剂一般较柔软、强度低，为了便于运输、贮存和使用，需加强包装强度和厚度，还需有效隔绝空气和水蒸气，加强密封性，以保障药物稳定性。作为新型的固体制剂，口腔膜剂的发展和应用已对制备技术、工艺、辅料、设备都提出了很高的要求；并且其研发方向已经从单一的以提高药物溶出速度、方便给药为目标，发展为促进难吸收的药物（尤其是生物大分子活性成分等）的透膜吸收，显著提高其生物利用度。

（二）膜剂的特点

同传统固体制剂相比，膜剂具有以下优点：工艺简单，生产中没有粉末飞扬；成膜材料用量少，体积小，质量轻，便于携带；含药量均匀，稳定性好，起效快；可隔离复方制剂中的配伍禁忌药物；给药方便，患者顺应性高；可解决老人及儿童用药困难的问题。但膜剂也存在一定的局限性，例如载药量小，仅适合剂量小的药物；质地轻薄，易吸潮；对包装材料的要求较高；有苦味药物的口腔膜剂需进行掩味或矫味处理等。

（三）膜剂的分类

膜剂的分类方法有很多种。根据其结构可分为单层膜、多层膜（复合膜）和夹心膜等。单层膜是药物分散在成膜材料中形成的膜剂，临床应用较多，厚度通常不超过1mm，可根据需要调节膜的大小。多层膜又称复合膜，由多层含药膜组成，可设计成缓释膜或者控释膜。夹心膜是在两层不溶性的高分子材料膜中间夹着药膜，药物可以零级速度释放。根据膜材不同可分为速释（崩）膜剂和缓释膜剂；根据给药途径不同又可分为口腔速溶膜（orodispersible film, ODF）、颊黏膜黏附膜（mucoadhesive buccal film, MBF）、舌下膜、外用敷料膜等；根据使用方法不同，可以分为喷膜剂、涂膜剂和贴膜剂等。常用膜剂的厚度为0.05~0.2mm，形状大小有1.5cm × 2.0cm或2.2cm × 3.3cm等。可根据用药部位特点和含药量设计膜剂的形状、大小和厚度。

（四）膜剂的组成

1. 膜剂的一般组成　膜剂的处方组成一般包括主药（0~70%）、成膜材料（30%~100%）、增塑剂（0~20%）、表面活性剂（1%~2%）、赋形剂（0~20%）、崩解剂、脱模剂、溶剂等。表面活性剂能够增加难溶药物的溶解度，使药物更容易分散，常用的表面活性剂有聚山梨酯80、十二烷基硫酸钠等。对于一些具有苦味的药物还需要加入矫味剂、甜味剂或采用离子交换树脂技术，掩盖药物的苦味，改善药物口感，增加患者顺应性。有时还需要加入一些色素和香料，以使膜剂更加美观。

2. 成膜材料　成膜材料是膜剂组分中除主药以外最为重要的成分，其性能、质量对膜剂的质量及药效产生重要影响。

理想的成膜材料应满足以下条件：生理惰性，无毒、无刺激；性能稳定，不降低主药药效，不干扰含量测定，无不适臭味；成膜、脱膜性能好，成膜后有足够的强度和柔韧性；用于口服、腔道、眼用膜剂的成膜材料应能逐渐降解、吸收或排泄；外用膜剂应能迅速、完全释放药物；来源丰富、价格便宜。

常用的成膜材料根据其来源，主要分为天然高分子材料和合成高分子材料。

（1）天然高分子材料：天然高分子材料有明胶、虫胶、阿拉伯胶、琼脂、淀粉、糊精、玉米朊、壳聚糖、海藻酸钠、白芨胶等。此类成膜材料多为水溶性，可降解，具有良好的生物相容性，但是有些材料单独使用成膜性较差，需要与其他膜材联合使用。

（2）合成高分子材料：合成高分子材料是膜剂的常用材料。主要为纤维素类高分子材料，如羟丙基纤维素（HPC）、羟丙甲纤维素（HPMC）、乙基纤维素（EC），聚乙烯醇（polyvinyl alcohol，PVA），乙烯-醋酸乙烯共聚物（EVA），聚乙烯醇缩醛，甲基丙烯酸酯-甲基丙烯酸共聚物，聚乙烯吡咯烷酮（PVP）等。以上膜材又分为水溶性和水不溶性。

聚乙烯醇（PVA）是一种水溶性高分子化合物，由于其成膜性、柔软性和吸湿性均良好，所以是膜剂中应用最广泛的成膜材料。PVA由聚醋酸乙烯酯经醇解而成，为白色或黄白色粉末状结晶颗粒，聚醋酸乙烯酯醇解百分率称为醇解度，药用聚乙烯醇的醇解度为85%~89%，相对分子量为30000~200000，平均聚合度为500~5000。国内采用的PVA有05-88和17-88等规格，其中聚合度分别为500和1700，醇解度均为88%，上下浮动2%。PVA05-88聚合度小，故水溶性大，柔韧性差；PVA17-88聚合度大，故水溶性小，柔韧性好。两者以适当比例（如1∶3）混合使用则能制得很好的膜剂。经验证明成膜材料中在成膜性能、膜的抗拉强度、柔韧性、吸湿性和水溶性等方面，均以PVA为最好。PVA对眼黏膜和皮肤无毒、无刺激，是一种安全的外用辅料。口服后在消化道中很少吸收，80%的PVA在48小时内随大便排出。PVA在载体内不分解亦无生理活性。实际生产设计中，常常加入一些天然高分子材料，以增加膜材的适用性。

乙烯-醋酸乙烯共聚物（EVA）是乙烯和醋酸乙烯的共聚物，水不溶性、透明、无色粉末或颗粒。EVA的性能与其分子量及醋酸乙烯含量有很大关系。随分子量增加，共聚物的玻璃化温度和机械强度均增加。在分子量相同时，则醋酸乙烯比例越大，材料溶解性、柔韧性和透明度越大。EVA无毒，无臭，无刺激性，对人体组织有良好的相容性，不溶于水，能溶于二氯甲烷、三氯甲烷等有机溶剂。本品成膜性能良好，膜柔软，强度大，常用于制备控释膜剂。

聚乙烯吡咯烷酮（PVP）是一种非晶态线性聚合物，易溶于极性溶剂。低浓度的PVP水溶液黏度低，略高于水，随着浓度的增大和分子量的升高，溶液黏度显著增大。其成膜性好，无毒，无刺激，可与PVA合用。

（五）膜剂的制备方法

1. 匀浆制膜法　匀浆制膜法也可叫作流延法、溶剂浇铸法等，即将成膜材料溶解在适宜的溶剂中，同时加入主药，充分溶解搅拌均匀，制备成浆液，经过超声等脱泡处理之后，过滤涂布干燥成膜，再根据主药含量计算单剂量膜的面积，剪切成单剂量的膜剂。对于不溶或者难溶于水的药物可先将其制备成微晶或粉碎成细粉，用搅拌或研磨等方法均匀分散于浆液中，脱去气泡。小量制备可将浆液涂布于玻璃板上，大量生产时则可用涂膜机（图5-52）涂膜。此法适用于可溶性膜材和不易水解的药物。浆液制备过程中会产生很多气泡，可采用超声、静置、加热或者真空搅拌等方法除去气泡，但要保证浆液的稳定性，防止因操作造成的分层和沉淀。目前国内上市的膜剂基本都是用此法制备。

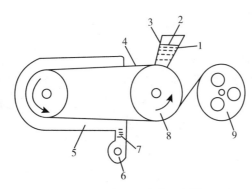

图5-52　流延机涂膜示意图

1–含药浆；2–流液嘴；3–控制板；4–不锈钢循环带；5–干燥箱；6–鼓风机；7–电热丝；8–转鼓；9–卷膜盘

2. 热塑制膜法　热塑制膜法也可叫热熔挤出法，即将药物和成膜材料混合均匀，采用加热装置将膜材熔融，通过挤压机挤出置于一定规格的模具中，冷却成膜；或者先将膜材加热熔融，再加入药物，混合均匀后挤出制膜。此方法适合热稳定性较高、易水解的药物以及水不溶性膜材，使用的辅料较少，成本低，易于大规模生产。

3. 复合制膜法　以不溶性的热塑性成膜材料（如EVA）为外膜，分别制成具有凹穴的底外膜带和上外膜带，另将水溶性的成膜材料（如PVA或海藻酸钠）用匀浆制膜法制成含药的内膜带，剪切后置于底外膜带的凹穴中。也可用易挥发性溶剂制成含药匀浆，以间隙定量注入的方法注入底外膜带的凹穴中。经吹风干燥后，盖上上外膜带，热封即成。这种方法一般用机械设备制作。此法一般用于缓释膜的制备，如眼用毛果芸香碱膜剂（缓释一周）在国外即用此法制成。与单用匀浆制膜法制得的毛果芸香碱眼用膜剂相比具有更好的控释作用。复合膜的简便制备方法是先将PVA制成空白覆盖膜后，将覆盖膜与药膜用50%乙醇粘贴，加压，60℃ ± 2℃烘干即可。

4. 其他方法　国外还报道了3D打印技术和静电纺丝技术等制备膜剂。其中3D打印技术主要包括喷墨打印和柔性打印；静电纺丝技术是在高压静电场的作用下，将聚合物溶液喷射至接收装置形成纳米纤维膜。Janßen EM等使用柔性打印将他达拉非混悬液沉积至HPMC空白膜上，将难溶性药物制备成了口腔速溶膜。Vuddanda等使用静电纺丝技术，以PVA为成膜材料制备了盐酸昂丹司琼纳米纤维膜。以上技术具有载药量准确、稳定性好、美观等优势，国外已经在研究，但是在国内还没有相关报道，有待进一步开发。

（六）膜剂举例

例1：伏格列波糖口溶膜剂

【处方】伏格列波糖1%，聚氧乙烯 N_{10}（PEO N_{10}）92%，甘油5%，钛白粉2%。

【制法】将处方量伏格列波糖、聚氧乙烯 N_{10}、甘油和钛白粉等成分充分研磨、混匀后，加入热熔压膜机中，80℃热熔挤压成膜，冷却。再切割成一定尺寸，密封包装即得。

例2：他达拉非口腔膜剂

【处方】他达拉非0.45%，羟丙甲纤维素 E_5 2.5%，聚乙二醇400 1.2%，甘油1.2%，甘露醇0.3%，薄荷油0.045%，加纯水至100g。

【制法】将少量处方内纯水加热至80℃，缓慢加入处方量羟丙甲纤维素 E_5、聚乙二醇400、甘油、甘露醇，搅拌均匀。向上述基质中加入处方量他达拉非，搅拌20分钟，加入薄荷油，铺膜，40℃减压干燥，切膜。

（七）膜剂的质量评价

按照《中国药典》"制剂通则"项下规定：①膜剂外观应完整光洁、厚度一致、色泽均匀、无明显气泡；②多剂量的膜剂，分格压痕应均匀清晰，并能按压痕撕开；③膜剂所用的包装材料应无毒性、能够防止污染、方便使用，并不能与原料药物或成膜材料发生理化作用；④除另有规定外，膜剂应密封贮存，防止受潮、发霉和变质。除此之外，重量差异及微生物限度也应该严格符合现行版《中国药典》要求，其中凡进行含量均匀度检查的膜剂，一般不再进行重量差异检查。

八、栓剂

栓剂为古老剂型之一，在公元前1550年的埃及《伊伯氏草本》中就有记载。我国使用栓剂也有悠久的历史，汉代已有类似栓剂的早期记载。近年来栓剂生产的品种和数量显著增加，美国FDA已经批准上市的栓剂品种有1600余种，现行版《中国药典》亦收录了近20种栓剂。

（一）栓剂的定义

栓剂（suppositories）系指将药物和适宜的基质制成的具有一定形状供腔道给药的固体状制剂。栓剂在常温下是固体，塞入腔道后在体温环境下逐渐融化或溶解降解于分泌的体液中，释放药物发挥局部或全身作用。目前，常用的栓剂有直肠栓和阴道栓。直肠栓有鱼雷形、圆锥形和圆柱形等，成人使用的栓剂一般约2g，长度为3~4cm，儿童用栓剂约为1g，不同的年龄段应使用相应长度的栓剂，随年龄减小而减短。阴道栓形状主要有球形、卵形或鸭嘴形等，每颗栓重2~5g，直径1.5~2.5cm。尿道栓一般为棒状。

（二）栓剂的特点

栓剂作为一种传统剂型，能够被长久使用，其优势是：①药物经过腔道给药，可以不受或少受胃肠道pH或酶的破坏；②避免药物对胃黏膜的刺激性；③由中下直肠静脉吸收可避免肝脏首过作用；④适宜于不能或不愿口服给药的患者；⑤可在腔道起润滑、抗菌、杀虫、收敛、止痛、止痒等局部作用；⑥适宜于不宜口服的药物；⑦便于某些特定部位疾病的治疗。

（三）栓剂的分类

1.按使用腔道分类　栓剂因使用腔道的不同，大致可分为肛门栓、阴道栓、尿道栓、喉道栓、耳用栓和鼻用栓等。

2.按栓剂发挥作用的特点分类　可以分为全身作用栓剂和局部作用栓剂。

（1）全身作用栓剂：是经过腔道给药后，药物被吸收进入血液循环发挥全身作用。全身作用的栓剂一般要求迅速释放药物，特别是解热镇痛类药物宜迅速释放、吸收。为加速药物的释放和吸收，全身作用栓剂一般应选择与药物溶解性相反的基质，即若药物为脂溶性，就应该选择水溶性基质；若药物为水溶性，则应选择脂溶性基质。药物与基质的性质相反可以减少药物与基质的亲和力，使药物更容易从基质中溶出，加速吸收。为了提高药物在基质中的均匀性，可用适当的溶剂将药物溶解或者将药物粉碎成细粉后再与基质混合。

以直肠栓剂为例，直肠黏膜上皮细胞主要通过三条途径吸收药物，分别为：①通过直肠上静脉进入肝脏，进行代谢后再由肝脏进入血液循环；②通过直肠下静脉和肛门静脉，经髂内静脉绕过肝脏进入下腔大静脉，再进入血液循环；③经直肠淋巴系统吸收，该途径可能是大分子药物吸收的主要途径。为避免肝脏的首过效应，使药物主要经第二条途径吸收，应注意用药部位，栓剂塞入部位应距肛门口2cm为宜，这样可使给药总量的50%~75%的药物不经过肝。同时为防止塞入的栓剂逐渐自动进入深部，可以设计延长在直肠下部停留时间的双层栓剂。双层栓的前端由溶解性高的基质组成，后端由能迅速吸收水分膨润形成凝胶塞的基质组成，这样即可抑制栓剂向上移动，达到避免肝首过效应的目的。

在设计全身作用栓剂的时候，应该全面了解药物的性质。相比于完全解离的药物，有一定溶解度和脂溶性的非离子型药物更易吸收；pK_a值在4以上的酸性药物和pK_a值低于8.5的碱性药物更易吸收；用缓冲剂改变直肠部位的pH，可以增加非解离药物的浓度从而提高其生物利用度。除此之外，药物的溶解度、粒度、吸收促进剂、用药部位等都会对药物的吸收有一定的影响。

（2）局部作用栓剂：一般是在腔道内发挥作用，不需要被吸收，治疗某些特定部位的疾病，例如痔疮、溃疡性结肠炎等。为了使药物缓慢释放，通常需要熔化速率较慢的基质，保证药物在用药部位持续发挥药效。局部作用通常在半小时内开始，要持续约4小时。但液化时间不宜过长，否则使患者感到不适，而且可能不会将药物全部释出，甚至大部分排出体外。

3. 按栓剂的结构分类　可以分为以下几种。

（1）普通栓剂（suppository）：即将药物与适宜的基质混合均匀制备成的简单栓剂。此种栓剂的制备方法简单，操作容易，作用比较单一，适用范围较广。

（2）中空栓剂（hollow type suppository）：其外壳为空白或含药基质，中空可以填充液体、混悬液、固体等分散体，可以通过调节开口部位达到控制释药的目的。若中空部分填充的是液体，那么当外部基质熔化破裂后，药物可迅速释放出来，被机体吸收，发挥速效作用；若中空部分填充的是固体分散体或者环糊精包合物，则可以有效增加药物的溶出速度和溶解度，配合外壳基质，控制药物释放。Kim JY等用聚山梨酯80和油酸乙酯制备了吲哚美辛自微乳，填入明胶中空栓外壳中，制备了吲哚美辛中空栓。相比于普通栓剂，中空栓剂释药可控，生物利用度高。

（3）凝胶栓剂（gel suppository）：采用具有亲水性、生物黏附性和生物相容性高分子材料作为基质制备的栓剂。凝胶材料在体液的作用下，吸水膨胀，质地柔软且弹性较好，避免了异物感。凝胶对生物黏附膜具有特殊的黏附性，能够延长药物的滞留时间，增加药物吸收，并且使药物释放缓慢，达到缓释的目的。

（4）微囊栓剂（microcapule suppository）：将药物预先制备成微囊，然后与适宜的基质混合均匀制备而成。这类栓剂具有微囊和栓剂的双重性质，既能提高栓剂对难溶性药物的载药量，又能发挥栓剂固体化的作用。这类栓剂的释药行为取决于微囊的囊材和制备方法。能够显著提高药物的生物利用度，减少用药次数，提高药物的稳定性。

（5）缓释栓剂（sustained release suppository）：将药物包合于可塑性不溶性高分子材料中制成的栓剂。高分子材料起阻滞药物释放的作用，药物必须先要从不溶性基质中扩散出来，才能被吸收，达到缓慢释放的目的。

（6）双层栓剂（tow-layer suppository）：分为上下两层和内外两层。其中上下两层栓分为两种，一种是下部为水溶性基质使用时可迅速释药，上半部用脂溶性基质能起到缓释作用，可较长时间使血药浓度保持平稳；另一种是上部为空白基质，下部才是含药层，空白基质层可以阻止药物向上扩散，减少药物因上静脉吸收产生的首过效应。内外两层栓是将两种不同的药物装在内外两层，通过药量的不同或者释放速度的不同达到特定的治疗目的。

（7）渗透泵栓剂（osmotic pump suppository）：其原理和渗透泵片的原理相同，都是通过最外层的不溶性微孔膜慢慢释放药物，达到控释、延长疗效的作用。

（8）海绵栓剂（vagina suppositories）：一般作为阴道用栓剂。常用基质为明胶，明胶在体内可以被酶解吸收，使用方便。该种栓剂可以持久分散于腔道黏膜表面，避免因基质融化而流失，延长药效作用时间。

（四）栓剂的组成

1. 药物 药物是处方的核心成分，首先应该了解药物的理化性质，然后根据其药理作用和用药目的，选择合适的栓剂类型。若普通栓剂不能满足药物的药效要求，则可以考虑复杂的类型，以达到速释、缓释或者控释等目的。

栓剂中的药物可以溶于基质中，也可以混悬于基质中。供制栓剂用的固体药物，除另有规定外，应预先用适宜方法制成细粉，并全部通过六号筛。根据施用腔道和使用目的的不同，制成各种适宜的形状。

2. 基质 基质是影响栓剂性能、疗效等的重要因素，优良的栓剂基质应具备以下特点：①室温时具有适宜的硬度，当塞入腔道时不变形，不破碎。在体温下易软化、融化或溶解，能与体液混合溶于体液；②与主药混合后，不与主药发生相互作用，亦不影响主药的作用和含量测定；③对黏膜和腔道组织无刺激性、毒性和过敏性；④具有润湿或乳化能力，水值较高，能混入较多的水；⑤性质稳定，在贮存过程中理化性质不发生改变，也不易霉变；⑥基质的熔点与凝固点的间距不宜过大，油脂性基质的酸价在 0.2 以下，皂化值应在 200~245，碘价低于 7；⑦可应用于冷压法及热熔法制备栓剂，且易于脱模。

基质的选择应和栓剂的用途相对应，如全身作用型栓剂要求迅速释放药物，应选择与药物溶解性相反的基质；局部作用型栓剂需要药物缓慢释放，延长作用时间，则应该选择溶解性与药物相近或者在体温下熔化缓慢的基质。不同类型的栓剂和不同性质的药物选用的基质不同，常用的栓剂基质有油脂性基质和水溶性基质。

（1）油脂性基质

①可可豆脂：可可豆脂（cocoa butter）是梧桐科（Sleruliacence）植物可可树（theobromacacao）种仁中得到的一种固体脂肪。主要是含硬脂酸、棕榈酸、油酸、亚油酸和月桂酸的甘油酯，其中可可碱含量可高达 2%。熔点为 29~34℃，在人体温下可快速熔化，无刺激性。外观为白色或淡黄色、脆性蜡状固体，有 α、β、β′、γ 四种晶型，其中以 β 型最稳定。其与药物的水溶液不能直接混合，可以加入适量乳化剂制备成乳剂基质。

②半合成或全合成脂肪酸甘油酯：是由脂肪酸和甘油酯化而成的一类基质。这类基质化学性质稳定，成形性能良好，具有保湿性和适宜的熔点，不易酸败，为目前取代天然油脂的较理想的栓剂基质。生产中使用量达到 80%~90%。国内已投产的有半合成椰子油酯、半合成山苍子油酯、半合成棕榈油酯、半合成脂肪酸酯和混合脂肪酸甘油酯、硬脂酸丙二醇酯等。

③其他油脂性基质：氢化植物油类基质是一种人工油脂，是普通植物油在一定的温度和压力下加入氢催化而成的白色固体脂肪，如氢化花生油、氢化棉籽油、氢化椰子油等。经过氢化处理的植物油硬度增加，可以保持很好的固体形状，也表现出很好的可塑性、融合性，性质稳定，无毒无刺激。但是此类基质的释药性能较差，比较适合缓释或者局部作用栓剂的制备。若要增加释药速度，可加入适宜的表面活性剂。

（2）水溶性基质

①甘油明胶（gelatin glycerin）：系用明胶、甘油、水按一定比例加热融化，蒸去大部分水，放冷凝固制得。本品具有很好的弹性，不易折断，在体温下能软化并缓慢溶于分泌液中，释药缓慢，可延长药物疗效。其溶解速度与明胶、甘油及水三者比例有关，甘油与水的含量越高则

越容易溶解，且甘油能防止栓剂干燥变硬。通常比例为水:明胶:甘油 = 10:20:70。水分含量一般不超过10%，水分过多成品变软，同时也应防止该基质栓剂的失水和霉变，应加防腐剂或抑菌剂。

本品多用于阴道栓剂基质，明胶是胶原的水解产物，凡与蛋白质能产生配伍变化的药物，如鞣酸、重金属盐等均不能用甘油明胶作基质。

②聚乙二醇（polyethylene glycol, PEG）：为乙二醇的高分子聚合物总称，根据分子量分为多种型号，一般相对分子质量在300~6000的均可药用。其为水溶性，熔点较低，为难溶性药物的常用载体。可根据需要将两种或两种以上不同分子量的聚乙二醇合用得到理想稠度和性质的基质。可在体温条件下缓慢溶于体液释放药物。PEG基质不需要冷藏，贮存方便。但吸湿性较强，易变形，对黏膜有一定刺激性，加入约20%的水，则可减轻刺激性，也可在纳入腔道前先用水润湿或在栓剂表面涂一层蜡醇或硬脂醇薄膜。

本品不宜与银盐、鞣酸、奎宁、水杨酸、乙酰水杨酸、苯佐卡因、氯碘喹啉、磺胺类等药物配伍。

③聚氧乙烯（40）单硬脂酸酯类（polyoxyl 40stearate）：系聚乙二醇的单硬脂酸酯和二硬脂酸酯的混合物，呈白色或微黄色的蜡状固体。既是水溶性，又具有部分脂溶性质，但不可溶于液体石蜡中。商品名Myri52，商品代号为S-40，S-40可以与PEG混合使用，可制得崩解、释放性能较好的稳定的栓剂。是目前应用较多的一类水溶性基质。

④泊洛沙姆（poloxamer 188）：本品为乙烯氧化物和丙烯氧化物的嵌段聚合物（聚醚）。易溶于水，能与许多药物形成空隙固溶体，多用于制备液体栓剂。本品型号有多种，随聚合度增大，物态从液体、半固体至蜡状固体。随着聚氧乙烯含量的增加，水中溶解度也增加。较常用的型号为188型和407型，其中poloxamer 188商品名为pluronic F68，熔点为52℃。本品能促进药物的吸收并起到缓释与延效的作用。

⑤聚山梨酯-61（polysorbate 61，Tween 61）：系聚氧乙烯脱水山梨醇单硬脂酸酯，为淡琥珀色可塑性固体，有润滑性。可与水溶液形成稳定的水包油乳剂基质，可与多种药物配伍，无毒、无刺激，可在水中自乳化，不易变质。

⑥壳聚糖衍生物：壳聚糖是一种天然聚合物，不溶于水，经过改性后可得到水溶性壳聚糖。其本身具有止血、抗菌、消炎的作用，无毒性和刺激性，有良好的生物相溶性和柔韧性。

3. 附加剂 有些栓剂的基质不能满足使用和贮存的要求，往往需要添加一些合适的附加剂，改善基质的性能，得到更加完善的栓剂。

（1）增稠剂：当选择的基质因稠度或者制备过程中的因素而不能满足栓剂要求时，可根据需要选择合适的增稠剂，酌情添加。常用的增稠剂有氢化蓖麻油、单硬脂酸甘油酯、硬脂酸铝等。

（2）硬度调节剂：加入硬度调节剂可显著增加栓剂的硬度，防止在贮存过程中因吸水或温度因素而变软。常用的硬度调节剂有白蜡、鲸蜡醇、硬脂酸、巴西棕榈蜡等，但效果有限。

（3）吸收促进剂：对于一些需要快速起效的全身作用型栓剂来说，需要药物快速被腔道黏膜吸收，进入血液循环。可在基质中加入非离子表面活性剂、脂肪酸、脂肪醇、环糊精衍生物、月桂氮䓬酮类、或者发泡剂等促进药物吸收。

（4）吸收阻滞剂：和全身作用型栓剂相反，对于需要在腔道局部起作用的栓剂来说，药物应该缓慢释放吸收，以延长在作用部位的作用时间，维持疗效。在基质中加入可抑制药物吸收的材料，起到缓释作用，例如硬脂酸、蜂蜡、卵磷脂、海藻酸、羟丙甲纤维素、卡波姆等。

（5）抗氧剂：对于易氧化的药物，抗氧剂是制备过程中的重要附加剂，常用抗氧剂，如叔丁基羟基茴香醚（BHA）、叔丁基对甲酚（BHT）、没食子酸酯类等。

（6）防腐剂：以水溶性材料为基质的栓剂在贮存过程中容易发霉变质，加入少量的防腐剂或抑菌剂可有效延长此类栓剂的保存时间。防腐剂不宜使用过多，在加入之前应验证其溶解度、有效剂量、配伍禁忌以及直肠对它的耐受性。

（五）栓剂的制备

1. 制备方法　栓剂常用的制备方法有冷压法和热熔法。一般用油脂性基质制备栓剂，两种方法均可，但是水溶性基质制备栓剂多采用热熔法。

（1）冷压法（cold compression method）：此法多采用制栓机制备栓剂。首先将药物置于适宜的容器中，加入部分基质研磨混合均匀，再加入剩余的基质混合均匀后，置于制栓机的圆筒内，通过机器模具压制成栓，适用于大量制备。对于实验室的少量制备也可以将混合均匀的基质与药物手捏成所需形状或者按压至备好的模具中，手工制备。用模具和机器制备的栓剂外形光滑美观。

（2）热熔法（fusion method）：此法是应用最为广泛的栓剂制备方法。将计算好的基质置于水浴加热熔化，温度不宜过高，一般在基质熔融到2/3的时候就可停止加热，适当搅拌至全熔。然后将药物加入搅拌混合均匀，使药物均匀分散于基质中。然后将其倾入冷却并涂有润滑剂（脱模剂）的模型中，以稍溢出模口为度。放冷，待完全凝固后，削去溢出部分，开模取出。熔融混合物注入模具的过程中应该一次性完成，防止发生液层凝固。

小剂量制备可用不同规格和形状的模具完成，大量生产则有相应的自动化生产机器。常用的小剂量制备模具见图5-53。

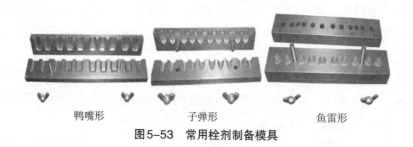

鸭嘴形　　　　子弹形　　　　鱼雷形

图5-53　常用栓剂制备模具

栓孔内涂的润滑剂通常有两类：①脂肪性基质的栓剂，常用软肥皂、甘油各一份与95%乙醇五份混合所得；②水溶性或亲水性基质的栓剂，则用油性润滑剂，如液状石蜡或植物油等。有的基质不黏模，如可可豆脂或聚乙二醇类，可不用润滑剂。

2. 栓剂的置换价　通常情况下栓剂模型的容量一般是固定的，但它会因基质或药物的密度不同而导致重量不同。对于不溶于基质的药物，加入模具中会占据原有基质的体积，导致基质用量减少。所以为确定不同药物所需的基质量，就产生了置换价（displacement value，DV）这个概念。置换价是药物的重量与同体积基质重量的比值。根据其定义，建立了置换价的计算公式，见公式（5-18）。

$$DV = \frac{W}{G - (M - W)} \qquad （5-18）$$

式中，G 为纯基质平均栓重；M 为含药栓的平均重量；W 为每个栓剂的平均含药重量。$G-(M-W)$ 为纯基质栓与含药栓中基质的重量差，即可得到和药物同容积的基质的重量。

根据式（5-18）可以方便地计算出制备这种含药栓需要基质的重量x：

$$x = \left(G - \frac{y}{DV}\right) \cdot n \qquad （5-19）$$

式中，y 为处方中药物的剂量；n 为拟制备栓剂的枚数。

（六）栓剂举例

例1：复方退热栓

【处方】浸膏粉（含异欧前胡素30.85mg）25g，混合脂肪酸甘油酯36型40g，混合脂肪酸甘油酯38型40g，羊毛脂5.3g，聚山梨酯80 1.7g，共制10枚。

【制法】取处方量混合脂肪酸甘油酯36型、混合脂肪酸甘油酯38型于50℃水浴熔化，羊毛脂单独同方法熔化；将处方量浸膏粉加少许水超声溶解，加入聚山梨酯80；将熔化的羊毛脂倒入混合脂肪酸甘油酯中，搅拌均匀，趁热灌模，冷却，凝固，刮平，脱模即可。

例2：小儿用布洛芬中空栓

【处方】布洛芬500mg，PEG400 25g，PEG1000 75g，共制10枚。

【制法】称取处方量PEG400、PEG1000于70~80℃水浴熔化，倒入涂有润滑剂的模具中；稍冷却，插入直径3mm的圆柱形塑料工件，距栓尾1.8cm和2.3cm，冷却拔出得中空栓外壳。取处方量布洛芬粉末于中空外壳内，熔融态的基质融封尾部，冷却，凝固，刮平，脱模即可。

（七）栓剂的质量评价

栓剂中的原料药物与基质应混合均匀，其外形应完整光滑，放入腔道后应无刺激性，应能融化、软化或溶化，并与分泌液混合，逐渐释放出药物，产生局部或全身作用；并应有适宜的硬度，以免在包装或贮存时变形。根据《中国药典》规定，栓剂除了需要具备以上条件外，对重量差异、融变时限、微生物限度也进行了规定。在实际生产中，还应注意其他项目的检查，以保证产品的质量。

1. 重量差异　取栓剂10粒，精密称定总重量，求得平均粒重后，再分别精密称定每粒的重量。每粒重量与平均粒重相比较（有标示粒重的中药栓剂，每粒重量应与标示粒重比较），超出重量差异限度的不得多于1粒，并不得超出限度1倍。栓剂重量差异限度见表5-11。

表5-11　栓剂重量差异限度

平均重量（g）	重量差异限度（%）
1.0以下至1.0	±10
1.0以上至3.0	±7.5
3.0以上	±5

2. 融变时限　取栓剂3粒，在室温放置1小时后，按《中国药典》规定方法进行测定。结果判定除另有规定外，脂肪性基质的栓剂3粒均应在30分钟内全部融化、软化或触压时无硬心；水溶性基质的栓剂3粒均应在60分钟内全部溶解。如有1粒不符合规定，应另取3粒复试，均应符合规定。

3. 药物的溶出度　目前没有标准的检测方法考察栓剂的药物溶出速度和吸收，可采用药典记载的转篮法，或者将待测栓剂放入透析管或微孔滤膜中，浸入溶出设备中，于37℃每隔一定时间取样测定，每次取样后需补充同体积的溶出介质，根据测定数据计算药物累计释放百分率。

4. 稳定性　将栓剂置于室温（25℃ ± 2℃）或6℃下贮存，定期于0个月、3个月、6个月、1年、1.5年、2年检查外观变化和融变时限、主药的含量及有关物质。

❓ 思考题

1. 简述固体制剂的制备工艺流程，并通过 Noye–Whitney 方程简述影响药物溶出速度的因素。

2. 简述溶出度的测定方法和溶出度的相似性。

3. 简述连续制造和液固压缩技术。

4. 简述粉碎的方法和常用设备，并说明气流式粉碎机的特点。

5. 简述筛分的目的和筛分的影响因素。

6. 混合的机制和影响混合的因素有哪些？

7. 简述湿法制粒的操作过程及高速搅拌制粒和流化制粒机制。

8. 干燥的方法有哪些？空气性质及物料含水性质对干燥有哪些影响？

9. 简述散剂的定义、分类、特点及其质量要求。

10. 简述混合方法及操作要点。

11. 简述 CRH 的意义。

12. 简述颗粒剂的定义、特点、分类及质量要求？

13. 简述颗粒剂的制备工艺。

14. 胶囊剂有哪些特点，有哪些药物不适合制备成软、硬胶囊剂？

15. 硬、软胶囊剂在处方组成及制备方面有哪些区别？

16. 空胶囊的质量要求有哪些，生产和制备的环境条件如何？

17. 硬胶囊剂与软胶囊剂在制备、贮存过程中易出现哪些质量问题，如何解决？

18. 简述片剂的制备方法、工艺流程、设备及优缺点。

19. 片剂制备过程中经常出现哪些问题？如何防止？

20. 片剂常用的辅料分为哪些类型？试举例说明。

21. 糖衣包衣的工艺包括哪些流程，各个流程的制备条件是怎样控制的？

22. 使用薄膜包衣法进行包衣常用的材料有哪些，如何加以筛选？

23. 包衣有怎样的质量要求，在生产过程中如何解决包衣过程中较常出现的问题？

24. 简述微丸的定义、特点和分类。

25. 简述微丸的基本处方、制备方法及质量要求

26. 简述微丸的基本定义、特点和分类。

27. 简述微丸制备方法及质量要求。

28. 简述膜剂的基本定义、特点和分类。

29. 简述膜剂的基本处方、制备方法及质量要求。

30. 全身作用栓剂的特点是什么？

31. 栓剂基质分为哪几类？每类试举几例。

32. 影响栓剂吸收的因素有哪些？

33. 栓剂的常用附加剂包括哪几类，对栓剂的制备有什么影响？

（霍美蓉　殷婷婕）

第六章 半固体制剂及其技术

本章要点

1. 掌握软膏剂与乳膏剂的概念、特点、制备方法与质量评价；重点关注二者的常用基质种类与性质。

2. 熟悉眼膏剂与凝胶剂的概念、特点、常用基质、制备方法与质量要求。

第一节 概 述

一、半固体制剂的定义

半固体制剂（semi-solid preparations）是采用适宜的基质与药物制成，在轻度的外力作用或体温下易于流动和变形，便于挤出并均匀涂布的一类专供外用的制剂，常用于皮肤、创面、眼部及腔道黏膜，可以作为外用药基质、皮肤润滑剂、创面保护剂或作闭塞性敷料。

二、半固体制剂的分类

半固体制剂，根据基质与药物含量的不同，可以分为软膏剂、乳膏剂、糊剂和凝胶剂等。2000年版之前的《中国药典》将乳膏剂和糊剂包含于软膏剂中，而2005年版之后将乳膏剂和糊剂从软膏剂中分别开来，软膏剂（ointments）为药物与油溶性或水溶性基质混合制成的均匀的半固体外用制剂；乳膏剂（creams）则是指药物溶解或分散于乳剂型基质中形成的均匀的半固体外用制剂；糊剂（paste）系指大量的固体粉末（一般25%以上）均匀的分散在适宜的基质中形成的半固体外用制剂。凝胶剂（gels）则是指原料药物与能形成凝胶的辅料制成的具凝胶特性的稠厚液体或半固体制剂。其中，乳状液型凝胶剂又称为乳胶剂，而由高分子基质如西黄蓍胶等制成的凝胶剂也可称为胶浆剂。

按药物分散状态的不同可分为溶液型、混悬型和乳剂型三类。按基质的不同则可分为油膏剂、乳膏剂和凝胶剂。根据使用部位的不同还可分为皮肤用和黏膜或腔道用半固体制剂（眼用、鼻腔、直肠和阴道）。按药物作用的深度和广度也可分为仅在皮肤表面发挥防护、消毒等作用的制剂，如硼酸软膏、氧化锌软膏；药物透过角质层进入皮肤深部发挥抗菌、消炎、止痛或麻醉等作用的制剂，如硝酸咪康唑乳膏；药物透过皮肤进入血液循环，发挥全身作用的制剂，如硝酸甘油软膏剂和右旋布洛芬乳膏等。半固体制剂一般以局部外用为主，作用于全身的较少。发挥全身作用的制剂目前多采用透皮贴剂的形式。

三、半固体制剂的基质

基质是半固体制剂的主要组成部分，其种类和性质的不同直接影响制剂的外观、使用的肤感以及药效的发挥等，因此基质的选择对半固体制剂而言尤为重要。一般基质可分为油脂性基质、乳剂型基质和水溶性基质三大类。

（一）油脂性基质

油脂性基质包括动植物油脂、类脂类、烃类和硅油等疏水性物质，这些物质涂于皮肤能形成封闭性油膜，减少水分蒸发，从而促进皮肤水合作用。单独使用时主要用于遇水不稳定的药物，如某些易水解的抗生素软膏剂制备，一般与其他材料或基质合用以改善其油腻感和不易涂布等缺点。

1. 动植物油脂 动植物油脂系指从动植物中提取得到的高级脂肪酸甘油酯及其混合物，常用的有动物油、植物油和氢化植物油等。

（1）动物油（animal oil）：包括豚脂（猪油）、羊脂（羊油）等，为猪和羊的脂肪油。这些动物油的熔点较高，豚脂为32~42℃，羊脂为42~48℃，常温下一般为白色或浅黄色固体，主要由饱和高级脂肪酸甘油酯与不饱和高级脂肪酸甘油酯组成，其中饱和高级脂肪酸甘油酯含量更高。虽然动物油熔点较为合适，但稳定性较差，易酸败，储存时可加入1%~2%的苯甲酸或0.1%的没食子酸丙酯。

（2）植物油（vegetable oil）：常用的有大豆油、花生油、麻油等，其熔点较低，常温下多为液态，在半固体制剂中一般与较高熔点的蜡类基质合用，也可单独作为乳液的基质使用。由于植物油均含有一定量或大量的不饱和脂肪酸，稳定性差，储存时也需加入维生素E以及其他抗氧剂。

（3）氢化植物油（hydrogenated vegetable oil）：为植物油与氢在一定的温度和压力下反应生成的高级脂肪酸甘油酯及其混合物，是一种人工油脂（食品中的奶精、植脂末、人造奶油、代可可脂等均属此类物质）。不完全氢化的植物油呈半固体状，较植物油稳定，但仍能被氧化；完全氢化的植物油则呈蜡状，稳定性增强而不易酸败。

2. 类脂类 类脂系指除含脂肪酸和醇外，尚有其他称为非脂成分的复合酯类，是高级脂肪酸与高级脂肪醇化合而成的酯及其混合物，有类似脂肪的物理性质，但化学性质较脂肪稳定。常用于半固体制剂中的类脂主要有羊毛脂、蜂蜡、鲸蜡等，这些材料还具有一定的表面活性作用，使其吸水性能增加，常与油脂类基质合用，作为辅助乳化剂而增强软膏制剂的稳定性。

（1）羊毛脂（lanolin）：一般是指无水羊毛脂，为淡黄色或棕黄色微具特臭的黏稠膏状物，是羊毛上的脂肪性物质的混合物，由羊的皮脂腺分泌，主要成分是甾醇类、脂肪醇类和三萜烯醇类与脂肪酸生成的酯，含有少量的游离胆固醇和羟基胆固醇，熔程为36~42℃，在三氯甲烷或乙醚中易溶，在热乙醇中溶解，在乙醇中极微溶解，具有良好的吸水性，为取用方便常吸收30%的水分以改善黏稠度，称为含水羊毛脂。由于本品黏性太大而很少单用作基质，常与凡士林合用，以改善凡士林的吸水性与药物的渗透性。由于其吸水性好，对皮肤、头发等具有良好的软化、滋润和营养的作用，而常用于护肤、护发等美容化妆品和医药半固体制剂中。

（2）蜡类（wax）：半固体制剂中常用植物性蜡类材料，如巴西棕榈蜡（carnauba wax）、小烛树蜡（candelilla wax）等；动物蜡，如蜂蜡（beeswax）、鲸蜡（spermaceti）等。蜂蜡的主要成分为棕榈酸蜂蜡醇酯，蜂蜡的熔程为62~67℃；鲸蜡主要成分为棕榈酸鲸蜡醇酯，熔程为41~49℃，两者均含有少量游离高级脂肪醇，较稳定不易酸败，且具有一定的表面活性作用，可以作为辅助乳化剂使用。

3. 烃类 烃类化合物是碳氢化合物的统称，用于半固体制剂的烃类基质一般系指从石油中得到的各种烃的混合物，其中大部分属于饱和烃。

（1）凡士林：凡士林（vaseline）是从石油馏分中得到的多种分子量烃类组成的半固体状物，熔程为45~60℃。有黄、白两种，半固体制剂中多用白凡士林，其化学性质稳定，无刺激性，特别适用于遇水不稳定的药物。凡士林仅能吸收约5%的水，故不适用于渗出液较多的皮肤患处。吸水性能可用水值来表示，水值是指常温下每100g基质所能吸收水的克数，可供估算以凡士林为基质配制软膏时吸收药物水溶液的量。凡士林中加入适量羊毛脂、胆固醇或某些高级醇类可提高其吸水性能。水溶性药物与凡士林合用时，还可加适量表面活性剂如聚山梨酯类于基质中以增加其吸水性。

（2）石蜡：石蜡（paraffin）是从石油等矿物油的某些馏出物中提取出来的一种烃类混合物，主要成分是饱和烃混合物，固体状，熔程为50~65℃，无臭无味，为白色或淡黄色半透明固体。石蜡虽然是非晶体，但具有明显的晶体结构，化学性质稳定，在通常的条件下不与酸（除硝酸外）和碱性溶液发生作用。

（3）液状石蜡：石蜡为重质石蜡，液状石蜡（liquid paraffin）则为轻质石蜡，两者常合用，调节软膏的稠度。供皮肤外用时，具有低致敏性和封闭性，可以阻隔皮肤的水分蒸发，同时其在人体肠道不被吸收或消化，能妨碍水分的吸收，临床上将其制备为乳剂作为润滑性泻药使用，治疗老年人或儿童的便秘。但长期摄入可导致消化道障碍，影响脂溶性维生素A、维生素D、维生素K和钙、磷等的吸收。

4. 高级脂肪酸与高级脂肪醇类

（1）高级脂肪酸：高级脂肪酸（higher fatty acids）通常指C_6~C_{26}的一元直链羧酸，主要从动植物油脂中提取，现代也可以采用天然油脂或石蜡为主要原料，通过合成法生产。常用于半固体制剂的为C_{18}的硬脂酸（stearic acid），是组成油脂的几种主要长链脂肪酸之一，以甘油酯的形式存在于动物脂肪、油以及一些植物油中，这些油经水解即得硬脂酸。硬脂酸是自然界广泛存在的一种脂肪酸，具有一般羧酸的化学性质，几乎所有油脂中都有含量不等的硬脂酸，在动物脂肪中的含量较高，如牛油中含量可达24%，植物油中含量较少，茶油为0.8%，棕榈油为6%，但可可脂中的含量高达34%。在半固体制剂中多作为油相或与碱反应生成肥皂类乳化剂使用。

（2）高级脂肪醇：又称高级醇（higher aliphatic alcohol）是指含有六个碳原子以上一元醇的混合物。半固体制剂中常用的有十六醇和十八醇，常作为油相基质使用。十六醇和十八醇均具有一定的乳化性能，十八醇的增稠性能比十六醇强，且香气纯正，用于软膏中可减少香精用量。

5. 合成材料

硅油（silicones）：又称为硅酮、二甲基硅油（dimethicone）、聚二甲硅氧烷（polydimethylsiloxane），不属于矿物油，是一种有机合成类材料，无色或淡黄色的透明油状液体，疏水性极强，无臭，无味，黏度随分子量的增加而增大。其最大的特点是在应用温度范围内（-40~150℃）黏度变化极小。对大多数化合物稳定，但在强酸、强碱中降解。在非极性溶剂中易溶，随黏度增大，溶解度逐渐下降。硅油优良的疏水性和较小的表面张力使之具有很好的润滑作用且易于涂布。对皮肤无刺激性，常用于乳膏剂中作润滑剂，最大用量可达10%~30%，也常与其他油脂性原料合用制成防护性软膏，对皮肤和黏膜几乎无刺激性，但对眼有刺激作用。

（二）乳剂型基质

乳剂型基质系用油相与水相借助乳化剂的作用而制成的乳状半固体基质。由水相、油相及乳化剂三种组分组成。有水包油（O/W）型与油包水（W/O）型两类，常用的油相多数为固体状的硬脂酸、石蜡、蜂蜡、高级醇等，为调节稠度也会加入凡士林、液状石蜡和植物油。O/W型基质能与大量水混和，含水量较高而易于涂布。同时，乳剂型基质特别是O/W型基质软膏中药物的释放和透皮吸收较快，但O/W型基质外相含多量水，在贮存过程中可能霉变，常须加入防腐剂。同时，水分也易蒸发散失而使软膏变硬，故常需加入甘油、丙二醇、山梨醇等作保湿剂。乳剂型基质不阻止皮肤表面分泌物的分泌和水分蒸发，对皮肤的正常功能影响较小，但需注意的是 O/W 型基质制成的软膏用于分泌物较多的皮肤病，如湿疹时，其吸收的分泌物可重新渗透入皮肤（反向吸收）而使炎症恶化，故需正确选择适应证。

乳化剂的选择对所形成乳剂型基质的类型起主要作用。乳剂型基质中的乳化剂多为表面活性剂，如肥皂类、脂肪醇硫酸（酯）钠类、高级脂肪酸醇酯、脂肪酸山梨坦类、聚山梨酯类和聚氧乙烯醚衍生物类等。

1. 肥皂类（soaps） 主要有一价皂、二价皂、三价皂等。

（1）一价皂：主要是金属离子钠、钾、铵的氢氧化物、硼酸盐或三乙醇胺、三异丙胺等有机碱与脂肪酸（如硬脂酸或油酸）反应生成的新生皂。HLB 值一般在 15~18，降低水相表面张力强于降低油相的表面张力，因此作为 O/W 型的乳化剂使用。一价皂的乳化能力随脂肪酸中碳原子数 12 到 18 而递增，18 以上则又降低，碳原子数为 18 的硬脂酸为最常用的脂肪酸，其用量常为基质总量的 10%~25%，一部分作为油相成分，一部分与碱反应形成新生皂。新生皂反应的碱性物质的选择，对乳剂型基质的影响较大，钠皂为乳化剂制成的乳剂型基质较硬；钾皂有软肥皂之称，以钾皂为乳化剂制成的成品也较软；有机铵皂为乳化剂制成的基质较为细腻、光亮美观。因此后者常与前二者合用或单用。新生皂作乳化剂形成的基质应避免用于酸、碱类药物制备软膏，特别是忌与含钙、镁离子类药物合用。

（2）多价皂：系由二、三价的金属（钙、镁、锌、铝）氧化物与脂肪酸作用形成。由于此类多价皂在水中解离度小，而亲油基为双链或三链碳氢化物，亲油性强于亲水性，一般 HLB 值 <6，因此作为 W/O 型乳化剂使用。

2. 脂肪醇硫酸（酯）钠类 常用的有十二烷基硫酸钠（sodium lauryl sulfate），为阴离子型表面活性剂，常与其他 W/O 型乳化剂合用调整 HLB 值，如 W/O 型辅助乳化剂十六醇或十八醇、硬脂酸甘油酯、脂肪酸山梨坦类等。常用量为 0.5%~2%。十二烷基硫酸钠与阳离子型表面活性剂作用形成沉淀并失效，加入 1.5%~2% 氯化钠可使之丧失乳化作用。同时还应注意半固体制剂的 pH，最适宜的 pH 为 6~7，小于 4 或大于 8 均会使其乳化性能降低。

3. 高级脂肪酸及多元醇酯类 系指含三个或更多羟基的醇类（如甘油、聚甘油、山梨醇、失水山梨醇等）和蔗糖等物质与脂肪酸生成的酯类的总称，最常用的有硬脂酸甘油酯和失水山梨醇酯。

（1）硬脂酸甘油酯（glyceryl monostearate）：为单、双硬脂酸甘油酯的混合物，不溶于水，溶于热乙醇及乳剂型基质的油相中。由于其分子的甘油基上有羟基存在，有一定的亲水性，但十八碳链的亲油性强于羟基的亲水性，因此是一种较弱的 W/O 型乳化剂，与较强的 O/W 型乳化剂合用时，制得的乳剂型基质稳定，且产品细腻润滑，用量为 15% 左右。

（2）失（脱）水山梨醇脂肪酸酯（sorbitan fatty acid ester）：即脂肪酸山梨坦，商品名为司盘（Span），是多元醇的部分脂肪酸酯，属于非离子型表面活性剂，多作为 W/O 型乳化剂使用。Span 有不同系列的产品，型号不同其 HLB 值也不同：失水山梨醇单月桂酸酯（Span–20，HLB = 8.6）；失水山梨醇单棕榈酸酯（Span–40，HLB = 6.7）；失水山梨醇单硬脂酸酯（Span–60，HLB = 4.7）；失水山梨醇三硬脂酸酯（Span–65，HLB = 2.1）；失水山梨醇单油酸酯（Span–80，HLB = 4.3）；失水山梨醇三油酸酯（Span–85，HLB = 1.8）。

（3）聚山梨酯类（Polysorbate）：即聚氧乙烯失（脱）水山梨醇脂肪酸酯，商品名为吐温（Tween），是一系列聚氧乙烯失水山梨醇的部分脂肪酸酯，属于非离子型表面活性剂，因聚山梨酯分子中有较多的亲水性基团聚氧乙烯基，故亲水性强，常作为 O/W 型乳化剂使用，其型号不同，HLB 值也不同，如吐温 20（Tween–20，HLB = 16.7）、吐温 40（Tween–40，HLB = 15.6）、吐温60（Tween-60，HLB = 14.9）、吐温80（Tween-80，HLB = 15.0）、吐温85（Tween-85，HLB = 11.0）等。

聚山梨酯类与司盘类非离子型表面活性剂对皮肤与黏膜的刺激性比离子型乳化剂小，并能与酸性盐、电解质配伍，但与碱类、重金属盐、酚类及鞣质均有配伍变化。聚山梨酯类能严重抑制一些消毒剂、防腐剂的效能，如与羟苯酯类、季铵盐类、苯甲酸等络合而使之部分失活，但可适当增加防腐剂用量予以克服。

4. 聚氧乙烯醚的衍生物类

（1）平平加O（peregol O）：系以十八（烯）醇聚乙二醇800醚为主要成分的混合物，属于非离子型表面活性剂，HLB值为15.9，常作为O/W型乳化剂与其他乳化剂配合使用。

（2）乳化剂OP（OP emulsifier）：系以聚氧乙烯（20）月桂醚为主的烷基聚氧乙烯醚混合物，亦属于非离子型表面活性剂，HLB值为14.5。可溶于水，1%水溶液的pH为5.7，对皮肤无刺激性。本品耐酸、碱、还原剂及氧化剂，性质稳定，用量一般为油相重量的5%~10%。常与其他乳化剂合用，但不宜与酚羟基类化合物，如苯酚、间苯二酚、麝香草酚、水杨酸等配伍，以免形成络合物，破坏乳剂型基质。

（3）泊洛沙姆（Poloxamer）：商品名普兰尼克（Pluronic），系聚氧乙烯聚氧丙烯醚嵌段共聚物，为典型的非离子型表面活性剂，对酸碱水溶液和金属离子稳定。HLB介于0.5~30.5之间，Poloxamer-401，HLB = 0.5；Poloxamer-188，HLB = 29；Poloxamer-108，HLB = 30.5。泊洛沙姆在水或乙醇中易溶，在无水乙醇、乙酸乙酯、三氯甲烷中溶解，在乙醚或石油醚中几乎不溶，具有一定的起泡性。2.5%水溶液的pH为5.0~7.5。水溶液在空气中较稳定，遇光则使pH下降。泊洛沙姆188和407还可以作为凝胶剂的基质使用。

（三）水溶性基质

水溶性基质是由天然或合成的水溶性高分子物质所组成，溶解后形成水凝胶，常作为凝胶剂基质使用，也可作为软膏剂、乳膏剂或栓剂的水性基质使用。水溶性基质主要有天然高分子材料、半合成与合成高分子材料三大类，常用的如聚乙二醇、卡波姆、纤维素衍生物等。

1. 聚乙二醇（polyethyleneglycol，PEG） 是用环氧乙烷与水或乙二醇逐步加成而得到的水溶性聚醚。制剂中常用的平均分子量一般为300~20000，PEG 700以下均是液体，PEG 1000、1500及1540是半固体，PEG 2000以上为固体。固体PEG与液体PEG以适当比例混合可得半固体的软膏基质。此类基质易溶于水，能与渗出液混合且易洗除，能耐高温不易霉败。但由于其较强的吸水性，用于皮肤常有刺激感，且久用可引起皮肤脱水干燥。遇水不稳定的药物不适宜用其作为基质，同时对季铵盐类、山梨酸及羟苯酯类等防腐剂有配伍变化，同时使用时需调整用量。

2. 卡波姆（Carbomer） 商品名为卡波普（Carbopol），又称卡波沫，系丙烯酸与丙烯基蔗糖交联的高分子聚合物，型号不同，黏度不同。卡波姆引湿性强，可溶于水、乙醇和甘油。由于分子中存在大量的羧酸基团，水溶液呈酸性，1%水分散液的pH为2.5~3.0，黏性较低。当加碱中和时，黏度也逐渐上升，在低浓度时形成澄明溶液，在浓度较大时形成半透明状的凝胶，在pH6~11有最大的黏度和稠度。中和使用的碱以及卡波姆的浓度不同，其溶液的黏度变化也有区别。一般情况下，中和1g卡波姆约消耗1.35g三乙醇胺或400mg氢氧化钠。与聚丙烯酸相似，盐类电解质可使卡波姆凝胶的黏性下降，碱土金属离子以及阳离子聚合物等均可与之结合成不溶性盐，强酸也可使卡波姆失去黏性，在配伍时应注意这些性质。卡波姆制成的凝胶基质易涂展、无油腻性、有生物黏附性，对皮肤和黏膜无刺激性、不污染衣物，且能吸收组织渗出液，有利于分泌物的排除，特别适宜于治疗脂溢性皮肤病。除作为软膏剂水溶性基质和凝胶基质外，卡波姆在制剂中还可用作增稠剂、助悬剂、生物黏附材料、缓控释制剂的骨架材料等。

3. 纤维素衍生物 纤维素经衍生化后生成在水中可溶胀或溶解的胶性物。调节适宜的稠度可形成水溶性软膏基质或凝胶基质。此类基质的黏度，随着材料的分子量、取代度和使用介质的变化而改变。凝胶剂中常用的纤维素衍生物主要有甲基纤维素（methylcellulose，MC）、羟乙基纤维素（hydroxyethyl cellulose，HEC）、羧甲基纤维素钠（sodium carboxymethylcellulose，CMC-Na）和羟丙甲基纤维素（hydroxypropyl methylcellulose，HPMC）等。常用的浓度为1%~5%，MC、HPMC和HEC均能溶于冷水，在大多数有机溶剂中不溶，在pH 2~12时均稳定，前两者不溶于热水，但能迅速分散、溶胀，降温后迅速溶解，HEC可溶于热水中。CMC-Na在任何温度下均可溶解，而在低于pH5或高于pH10时黏度显著降低。MC、HPMC和HEC为非离子型纤维素衍生物，与大多数药物均能配伍，CMC-Na则带负电荷，与阳离子材料、强酸及重金属离子能生成不溶物，使用时应注意其配伍禁忌。

4. 环境敏感型凝胶材料 环境敏感型水凝胶是指在外部环境改变时，如物理（温度、光、压力）变化或化学（pH、离子、溶剂）变化，由原来的水溶液状态转变为胶凝状态。最为常见的有pH敏感、温度敏感和离子敏感水凝胶。pH敏感水凝胶材料一般分子中具有可解离成离子的基团（如羧基、磺酸基或氨基），如聚丙烯酸类、壳聚糖及其衍生物、海藻酸及其衍生物和某些纤维素衍生物等，在环境pH改变时，溶解度发生改变而发生胶凝。温度敏感水凝胶材料其分子链中一般含有亲水性酰胺基团和疏水性基团如甲基、乙基、异丙基等，存在临界相转变温度。此类水凝胶材料可分两种类型：热胀性和热缩性温敏凝胶，前者是在常温下为凝胶收缩状态，当温度升高到一定程度时处于溶胀状态；后者在常温下为液体，高于某个温度时呈收缩状态而成为凝胶，特别适合用于皮肤和腔道黏膜给药，如德国BASF的Pluronic407和英国Pechiney的Tetronics等。

5. 其他 其他常用的还有天然高分子材料，如明胶或淀粉与甘油的混合物，以1%~3%明胶、10%~30%甘油制成的甘油明胶；以10%淀粉与70%甘油与水加热制成甘油淀粉凝胶基质等。2%~10%海藻酸钠、0.3%~5%果胶也可单独或与其他凝胶材料、赋形剂合用制备软膏或凝胶基质。果胶可分为高酯与低酯两类，在可溶性固体物如糖、酸性或二价离子存在下形成凝胶。

四、半固体制剂的质量要求

一般半固体制剂应达到下列质量要求。

（1）肤感要求：制剂质地应均匀、细腻，并应具有适当的黏稠性、易涂布于皮肤或黏膜上。除另有规定外，混悬型软膏剂或凝胶剂、含饮片细粉的软膏剂等（糊剂除外）应照《中国药典》进行粒度检查，不得检出大于180μm的粒子。

（2）稳定性要求：包括物理（外观）、化学（含量或效价）和微生物（无菌或微生物限量）稳定性，制剂应无酸败、异臭、变色、变硬和油水分离等变质现象。

（3）无菌或微生物限度要求：用于烧伤（除程度较轻的烧伤Ⅰ°或浅Ⅱ°外），或严重创伤的半固体制剂，需在无菌条件下生产，照《中国药典》无菌检查法检查，应符合规定。普通外用非无菌半固体制剂，应照《中国药典》进行微生物限度检查（微生物计数法、控制菌检查法和非无菌药品微生物限度标准），应符合各制剂规定，如一般非无菌化学药物制剂中的皮肤给药制剂，要求1g、1ml或10cm²制剂中检出需氧菌总数不得超过100个，霉菌和酵母菌总数不得超过10个，并且不得检出金黄色葡萄球菌和铜绿假单胞菌。

（4）装量：按照《中国药典》最低装量检查法检查，应符合规定，≤20g（ml），不少于标示装量的93%；20~50g（ml），不少于标示装量的95%；≥50g（ml），不少于标示装量的97%。

（5）其他：外用半固体制剂还应无刺激性、过敏性及其他不良反应。

第二节　半固体制剂的单元操作技术

一、基质的选择

基质（base）是半固体制剂的重要组成部分，不同的基质可以影响半固体制剂的成形、药效、外观以及肤感等。一般软膏剂的基质要求：①稠度适宜，易于涂布；②性质稳定，不与主药发生配伍变化；③不妨碍皮肤的正常功能，具有良好释药性能，且对作用部位无刺激性或造成过敏等不良反应；④具有吸水性，能吸收伤口分泌物；⑤易洗除，不污染衣服。选用基质时可根据剂型特点、原料药的性质和制剂的临床用途或作用途径进行选择，也可由不同类型基质混合组成，如软膏剂或乳膏剂中加入高分子凝胶材料，改善其肤感或增强制剂稳定性。常用的基质主要有油脂性基质、乳剂型基质和水溶性基质。

二、药物加入的一般方法

制备软膏剂的基本要求是必须使药物在基质中分布均匀，以保证药物剂量与药效，这与加入药物方法以及制备方法的选择关系密切。

（1）药物不溶于基质或基质的任何组分中时，必须将药物粉碎至细粉（眼膏中药粉细度为75μm以下）。若用研磨法，配制时取药粉先与适量液体组分，如液状石蜡、植物油、甘油等研匀成糊状，再与其余基质混匀。

（2）药物可溶于基质某组分中时，一般油溶性药物溶于油相或少量有机溶剂，水溶性药物溶于水或水相，再吸收混合或乳化混合。

（3）药物可直接溶于基质中时，则油溶性药物溶于少量液体油中，再与油脂性基质混匀成油脂性溶液型软膏。水溶性药物溶于少量水后，与水溶性基质混匀成水溶性溶液型软膏。

（4）具有特殊性质的药物，如半固体黏稠性药物（如鱼石脂或煤焦油），可直接与基质混合，必要时先与少量羊毛脂或聚山梨酯类混合，再与凡士林等油性基质混合。若药物有共熔性组分（如樟脑、薄荷脑）时，可先共熔再与基质混合。

（5）中药浸出物为液体（如煎剂、流浸膏）时，可先浓缩至稠膏状再加入基质中。固体浸膏可加少量水或稀醇等研成糊状，再与基质混合。

三、制备方法

不同类型的半固体制剂，根据其基质以及所采用材料的性质不同，可以采用不同的制备方法，主要包括研磨法、熔融法和乳化法等。油脂性软膏剂的制备方法主要有研磨法和熔融法，乳膏剂的制备一般采用乳化法。

1. 研磨法（grinding method）　软膏剂的基质为油脂性半固体时，可直接采用研磨法。在常温下将药物与基质等量递加混合均匀。此法一般仅限于小量制剂的制备，用软膏刀在软膏板上或容器内直接操作仅限调制，也可采用小型乳匀机、胶体磨或研磨机进行操作。

2. 熔融法（melting method） 大量制备油脂性软膏剂时，为使药物能均匀溶解或分散于基质中，常采用熔融法。该法特别适用于在70~80℃热稳定的药物，先加热熔化高熔点基质后，再加入其他低熔成分熔合成均匀基质；加入药物，搅拌均匀冷却至半固体状即可。药物如果不溶于基质，可以将药物预先研成细粉，筛入熔化或软化的基质中，搅拌混合均匀。若不够细腻，还可通过研磨机等进一步研匀，使无颗粒感。

3. 乳化法（emulsion method） 乳化法一般先将处方中的油脂性和油溶性成分置于容器内，加热至80℃制成油相；水溶性成分溶于水后，亦加热至80℃左右制成水相，两相混合并搅拌直至冷凝。不溶性组分如果热稳定，可以分散在油相或水相中；而热不稳定成分，如维生素E，和易挥发组分，如香精等，可以在搅拌下温度冷却至40~50℃时再加入，最后搅拌均匀，即得。大量生产时由于油相温度不易控制均匀冷却，或二相混合时搅拌不匀，常导致形成的基质不够细腻。在温度降至30~40℃时可以再通过胶体磨等使其更加细腻均匀，也可使用旋转型热交换器的连续式乳膏机。

4. 混合溶解法（mixing method） 水凝胶制剂制备时，其基质一般均为可以溶于水的高分子材料，可以直接采用各组分混合溶解的方法进行。但要注意的是，高分子材料在溶解之前一般需要较长的溶胀过程，可以根据高分子材料的不同性质，采用不同的方法，以加快制剂的生产过程。如处方中含有甘油、丙二醇之类的组分时，可以先将高分子材料与之搅拌混合，再加入水相分散，可以加快其溶解速度。

四、质量检查

半固体制剂的质量检查除了需要进行药物含量、性状、刺激性、稳定性、无菌或细菌限量检查等以外，还要评价药物从基质中的释放情况，以及皮肤对药物的吸收等。

【含量测定】可以采用适宜的溶剂将药物从基质中溶解或提取，再进行含量测定，测定方法必须考虑和排除基质对提取物含量测定的干扰和影响，测定方法的回收率要符合要求。

【物理性质的检测】

（1）熔程：一般软膏剂或乳膏剂的熔程以接近凡士林为宜。按照《中国药典》方法测定或用显微熔点仪测定，由于熔点的测定不易观察清楚，需多次测量取其平均值来评定。

（2）流变性测定：流变性是软膏基质的最基本的物理性质，流变性主要是考察半固体制剂的物理性质如黏度，黏度直接影响半固体制剂的灌装和使用，以及涂抹时对皮肤的涂展性、附着性等。考察这些性质的目的：①可进行质量检控，包括处方设计和制备过程（如混合、研磨、泵料、搅拌、挤压成形、灌注、灭菌等）对质量的影响；②了解影响制剂质量的因素，如温度、贮藏时间等对产品结构及稳定性的影响；③包装容器中取用方便而不溢出，了解制剂在皮肤上的涂展性、附着性等；④测定基质的稠度与药物从制剂中的释放速度的关系等。黏度可以采用流变仪和黏度计进行测量，常用的有旋转黏度计、落球黏度计等。

【刺激性】软膏剂涂于皮肤或黏膜时，不得引起疼痛、红肿或产生斑疹等不良反应。药物和基质引起过敏反应者不宜使用。若软膏的酸碱度不适而引起刺激时，应在基质的精制过程中进行酸碱度处理，使软膏的酸碱度近似中性。《中国药典》规定应检查酸碱度，参见药典规定的测定方法。

【稳定性】根据《中国药典》有关稳定性的规定，软膏剂应进行性状（酸败、异臭、变色、分层、涂展性）、鉴别、含量测定、卫生学检查、皮肤刺激性试验等方面的检查，在一定的贮存期内应符合规定要求。

【药物释放度及吸收的测定】释放度检查方法很多，这里介绍的是表玻片法（watch glass method）。在表玻片（直径50mm）与不锈钢网（8目）之间装有一个铝塑质的软膏池，半固体的制剂装入其中，这三层可用三个夹子固定在一起。有效释药面积为46cm^2，采用药典中的桨法测定。国外文献介绍的释放度测定方法有渗析池法（dialysis cell method）、圆盘法（disk assemble method）等。虽然这些方法不能完全反映制剂中药物吸收的情况，但用于药厂控制内部质量标准有一定的实用意义。

（1）体外试验法：有离体皮肤法、凝胶扩散法、半透膜扩散法和微生物法等，其中以离体皮肤法较接近应用的实际情况。离体皮肤法：在扩散池（常用Franz扩散池）中将人或动物皮肤固定，测定在不同时间由供给池穿透皮肤到接受池中的药物量，计算药物对皮肤的渗透率。

（2）体内试验法：将软膏涂于人体或动物的皮肤上，经一定时间后进行测定。测定方法与指标有：体液与组织器官中药物含量的分析法、生理反应法、放射性示踪原子法等。

第三节　半固体制剂各论

一、软膏剂

（一）软膏剂的定义

软膏剂（ointments）是指将药物与油溶性或水溶性基质混合制成均匀的半固体外用制剂。

（二）软膏剂的特点

软膏剂具有热敏性和触变性，热敏性是指遇热熔化而流动，触变性是指软膏静止时黏度升高，不容易流动而有利于储存，施加外力时黏度降低而有利于涂布与使用。

（三）软膏剂的组成与分类

软膏剂主要由药物和基质组成，其中基质是形成软膏的重要组成部分，也是分类的主要依据，即可分为油溶性基质软膏和水溶性基质软膏。药物可以溶解或混悬分散其中，除此以外，处方中一般可以加入抗氧剂、防腐剂、香精等成分，以防止药物及基质的变质以及增加使用时的舒适感。

（四）软膏剂的制备

软膏剂的制备方法主要有研合法、熔融法和直接加入法等，最为常用的为熔融法；此外软膏剂应符合《中国药典》中软膏剂项下的质量要求。

（五）油溶性基质软膏举例

例1：清凉油

【处方】樟脑160g、薄荷脑160g、薄荷油100g、樟脑油30g、桉油100g、丁香油12g、桂皮油12g、石蜡175g、蜂蜡（或地蜡）10g、凡士林235g、氨溶液（10%）6.0ml，共制成1000g（100盒）。

【制法】先将樟脑、薄荷脑混合研磨使其共熔，然后与薄荷油、桉油、樟脑油、丁香油、桂皮油混合均匀，另将石蜡、蜂蜡和凡士林加热至110~120℃（除去水分），必要时滤过，放冷至70℃，加入芳香油等混合物，搅拌混合1小时后加入氨溶液，混和30分钟，降温保持至

45~60℃，检测合格后灌装即得。

【注释】樟脑、薄荷脑、薄荷油、桉油、丁香油、桂皮油为主药，用于止痛止痒；氨水也是主药，可以用于止痒；石蜡、蜂蜡（或地蜡）、凡士林为油相基质。本品可清凉散热、醒脑提神、止痒止痛。用于感冒头痛、中暑、晕车、蚊虫叮咬。

【注意事项】①本品较一般油性软膏稠度大些，近于固态，熔程在46~49℃，处方中石蜡、蜂蜡、凡士林三者用量配比应随原料的熔点不同加以调整；②石蜡、蜂蜡和凡士林加热时温度不能过高，控制在110~120℃，温度过高颜色加深；③灌装时温度在55℃左右较易灌装。

例2：红霉素软膏

【处方】红霉素 1kg（约 10^9 单位，1000 单位/mg）、液状石蜡 3000g、羊毛脂 500g、凡士林加至 100kg，共制成 10000 支。

【制法】将红霉素加入到1kg液状石蜡中，置于胶体磨中研磨至粒度合格，剩余液状石蜡冲洗胶体磨两遍，冲洗液加入研磨好的红霉素中待用；羊毛脂、凡士林加热至150℃，保温90分钟，趁热过滤，搅拌降温至55℃，加入红霉素液状石蜡混悬液，搅拌降温至38℃，检测合格后灌装即得。

【注释】红霉素为主药，液状石蜡、羊毛脂、凡士林为软膏基质。本品用于脓疱等化脓性皮肤、小面积烧伤、溃疡面的感染和寻常痤疮。

【注意事项】①红霉素效价为1000单位/mg，软膏剂中红霉素含量为10mg/g；②本品应进行粒度检测，应≤180μm。

（六）水溶性基质软膏举例

例：复方十一烯酸锌软膏

【处方】十一烯酸10.8kg、氧化锌1.8kg、甘油15.0kg、羧甲基纤维素钠1.2kg、蒸馏水21.0kg。

【制法】将氧化锌加入到12kg热水（40℃）中混悬，称取8.4kg十一烯酸及甘油置于容器内，加热至40℃，不断搅拌下加入氧化锌混悬液，继续加热待氧化锌完全反应生成十一烯酸锌（107~110℃），将温度降至104℃，在搅拌下缓慢加入剩余的十一烯酸和热水（90℃），搅拌冷却至50~60℃，检测合格后灌装即得。

【注释】反应生成的十一烯酸锌和过量的十一烯酸为主药，甘油为保湿剂，羧甲基纤维素钠为软膏基质，蒸馏水为水相。本品用于手癣、足癣、体癣及股癣。

【注意事项】①本品主要成分为反应生成的十一烯酸锌和过量的十一烯酸（5%）；②反应温度控制在107~110℃，温度过高，十一烯酸易挥发，过低则十一烯酸锌易成块；③反应完毕加热水时，速度宜慢，并应不断搅拌，否则易析出块状十一烯酸锌。

二、乳膏剂

（一）乳膏剂的定义

乳膏剂（creams）是指药物溶解或分散于乳剂型基质中形成的均匀的半固体外用制剂。根据定义，软膏剂中的药物可以溶解于基质中，也可以分散于基质中。

（二）乳膏剂的分类

根据乳剂型基质类型可分为水包油型乳膏剂和油包水型乳膏剂。O/W型基质能与大量水混合，含水量较高，色白如雪，习称雪花膏，无油腻性，易洗除；同时O/W型乳膏剂中的药物释放穿透较快，能吸收创面渗出液，较油脂性基质易涂布、清洗，对皮肤有保护作用，但其不适用于在水中不稳定的药物。此外其在贮存过程中可能霉变，易干燥而使软膏变硬。常需加入防腐剂和甘油、丙二醇或山梨醇等保湿剂。W/O型基质内相的水能吸收部分水分，水分从皮肤表面蒸发时有缓和冷却的作用，习称冷霜，因外相为油，不易洗除，不能与水混合，在软膏剂中用的较少。

（三）乳膏剂的特点

乳膏剂由于乳化剂的表面活性作用，对油、水均有一定亲和力，不影响皮肤表面分泌物的分泌和水分蒸发，对皮肤的正常功能影响较小。适用于亚急性、慢性、无渗出液的皮损和皮肤瘙痒症。忌用于糜烂、溃疡、水疱及脓疱症。

（四）乳膏剂举例

1. O/W型乳膏剂

例1：水杨酸乳膏

【处方】水杨酸50g、硬脂酸甘油酯70g、硬脂酸100g、白凡士林120g、液状石蜡100g、甘油120g、十二烷基硫酸钠10g、羟苯乙酯1g、蒸馏水480ml。

【制法】将水杨酸研细后通过60目筛，备用。取硬脂酸甘油酯、硬脂酸、白凡士林及液状石蜡加热熔化为油相，90℃保温。另将甘油及蒸馏水加热至90℃，并加入十二烷基硫酸钠及羟苯乙酯溶解为水相。将水相缓缓倒入油相中，边加边搅，直至冷凝；将过筛的水杨酸加入上述基质中，搅拌均匀，检测合格后灌装即得。

【注释】水杨酸为主药；硬脂酸、白凡士林、液状石蜡为油相，硬脂酸甘油酯也是油相，具有辅助乳化作用；十二烷基硫酸钠为乳化剂，羟苯乙酯为防腐剂，甘油为保湿剂，蒸馏水为水相。本品用于治疗手足癣及体股癣，忌用于糜烂或继发性感染部位。

【注意事项】①本品为O/W型乳膏剂，采用十二烷基硫酸钠及单硬脂酸甘油酯（1:7）为混合乳化剂，其HLB值为11，接近本处方中油相所需的HLB值12.7。制得的乳膏剂稳定性较好；②在O/W型乳膏剂中加入凡士林可以克服应用上述基质时皮肤干燥的缺点，有利于角质层的水合而有润滑作用；③加入水杨酸时，基质温度宜低，以免水杨酸挥发损失。还应避免与铁或其他重金属器具接触，以防水杨酸变色。

例2：醋酸地塞米松乳膏（皮炎平）

【处方】醋酸地塞米松0.25g、二甲亚砜15ml、白凡士林20g、十六醇十八醇混合物120g、液状石蜡60g、十二烷基硫酸钠10g、甘油50ml、对羟基苯甲酸乙酯1g、蒸馏水加至1000ml。

【制法】油相（液状石蜡、十六醇、十八醇、白凡士林）和水相（甘油、十二烷基硫酸钠、对羟基苯甲酸乙酯、蒸馏水）分别在水浴加热至约80℃，将油相缓慢加入水相，边加边搅拌，待温度降至40℃后，加入醋酸地塞米松二甲基亚砜溶液，继续搅拌至乳膏形成，检测合格后灌装即得。

【注释】醋酸地塞米松为主药，二甲亚砜为溶剂，用于溶解醋酸地塞米松；白凡士林、十六醇十八醇混合物、液体石蜡为油相；十二烷基硫酸钠为乳化剂，对羟基苯甲酸乙酯为防腐剂，甘油为保湿剂，蒸馏水为水相。本品主要用于过敏性和自身免疫性炎症性疾病，如局限性瘙痒症、神经性皮炎、接触性皮炎、脂溢性皮炎、慢性湿疹等。

【注意事项】①醋酸地塞米松难溶于水，且为小剂量药物，加入二甲亚砜有利于溶解分散并可以促进药物的释放和渗透；②在较低温度下加入主药，有利于保证药物稳定性。

2. W/O型乳膏剂

例：鞣酸软膏

【处方】鞣酸200g、乙醇50g、甘油150g、脱水山梨醇硬脂酸酯（司盘-60）10g、白凡士林550g，制成1000g。

【制法】将鞣酸在搅拌状态下分次加入到甘油和乙醇的混合液中，加热搅拌溶解，保持温度在90℃；另取司盘-60溶入加热熔化的白凡士林中（90℃保温），在搅拌状态下加入到鞣酸甘油混合物中，搅拌冷凝至膏状。

【注释】鞣酸为主药，白凡士林为油相，甘油为水相，乙醇为溶媒，溶解主药，脱水山梨醇硬脂酸酯为乳化剂。本品用于压疮、湿疹、痔疮及新生儿尿布疹（臀红）等。

【注意事项】①鞣酸能沉淀蛋白质，具有收敛作用，能使皮肤变硬，从而保护黏膜、制止过分分泌及止血；且其能减少局部疼痛，减少受伤处的血浆渗出，并有防止细菌感染的作用。②鞣酸易溶于水，虽然能溶于甘油，但在甘油中的润湿性较差，加入乙醇可以加快其溶解速度，防止结块。③鞣酸软膏大面积应用时，可由创面吸收而发生中毒，对肝脏有剧烈的毒性，严重时造成肝坏死，并加深创面，延缓愈合，故不宜大面积或长期使用。④鞣酸与重金属及蛋白质有配伍禁忌，故忌与铁器接触。

（五）乳膏剂的质量检查

乳膏剂的质量检查与评价项目基本与软膏剂相同。其不同于软膏剂的项目如下。

1. 乳膏剂基质的pH　要求W/O型pH不大于8.5，O/W型pH不大于8.3。

2. 乳膏剂的稳定性评价　乳膏剂易受温度影响导致油水分离，需做耐热、耐寒试验。试验方法：将装好的乳膏分别恒温放置于55℃6小时与-15℃24小时，观察有无油水分离现象。也可以采用离心法测定，将乳膏10g置于离心管中，以2500r/min离心30分钟，不应有分层现象。

三、凝胶剂

（一）凝胶剂的定义

凝胶剂（gels）是指原料药物与能形成凝胶的辅料制成的具凝胶特性的稠厚液体或半固体制剂，乳状液型凝胶剂又称为乳胶剂，而由高分子基质如西黄蓍胶等制成的凝胶剂也可称为胶浆剂。凝胶剂主要用于局部皮肤及鼻腔、眼、肛门与阴道黏膜给药，水凝胶在皮下埋植制剂中也有应用。

（二）凝胶剂的分类

凝胶剂根据分散系统可分为单相凝胶与两相凝胶，单相凝胶又可分为水性凝胶与油性凝胶。水性凝胶的基质一般由天然的明胶、西黄蓍胶、淀粉、阿拉伯胶、海藻酸盐等，半合成的羧甲基纤维素、甲基纤维素等，或合成的卡波姆等加水、甘油或丙二醇等制成；油性凝胶的基质常由液状石蜡与聚氧乙烯或脂肪油与胶体硅或铝皂、锌皂制成。两相凝胶是指小分子无机药物胶体小粒以网状结构存在于液体中，具有触变性，如氢氧化铝凝胶。在临床上应用较多的是以水性凝胶为基质的凝胶剂。

凝胶剂根据形态不同还可分为：①乳胶剂，即乳状液型凝胶剂；②胶浆剂，为高分子基质如西黄蓍胶制成的凝胶剂；③混悬型凝胶剂，系小分子无机药物（如氢氧化铝）的胶体粒子以网状结构分散于液体中形成，属两相凝胶，有触变性，静止时形成半固体，而搅拌或振摇时转变为液体。

近年来随着制剂新技术的发展，出现了多种复合性凝胶剂，如微乳凝胶剂、脂质体凝胶剂、凝胶贴剂等，这些凝胶制剂不仅提高了药物稳定性，增加缓释性和靶向性，而且具有更强的皮肤渗透能力。①脂质体凝胶：脂质体具有良好的细胞相容性和皮肤滞留作用，以脂质体与凝胶基质混合制备的脂质体凝胶，为目前经皮给药凝胶剂研究较多的新剂型之一。②纳米乳凝胶：纳米乳是粒径小于0.1μm的乳剂，纳米乳凝胶则是将纳米乳与凝胶基质混合制成的凝胶系统。与普通水凝胶和普通纳米乳相比，能显著增强药物的经皮渗透能力。③包合物凝胶：将制成的药物包合物与水凝胶基质混合制备包合物凝胶。与普通凝胶相比，包合物凝胶可以显著增加药物稳定性与溶解度，提高疗效。

（三）凝胶剂的特点

水性凝胶的优点是无油腻感，易涂展，易洗除，不妨碍皮肤正常功能，能吸收组织渗出液，可增强药物吸收与疗效，制备简单，质量稳定，附着力强，不污染衣物。由于其黏度小，有利于药物尤其是水溶性药物的释放，有的水凝胶剂具有环境敏感性，能响应环境温度、pH等而发生形态变化，有利于给药及药物在给药部位的滞留与释放。

水性凝胶的缺点是润滑作用较差，易失水和霉变，需添加保湿剂和防腐剂，且用量较大。

（四）凝胶剂的制备

水性凝胶剂的制备一般分两种情况：①药物溶于水者，先将药物用一定量的水或甘油进行溶解，有需要时可加热，然后将处方中其余成分按基质配制要求制成水凝胶基质，再将两者混合加水调至所需量即可；②药物不溶于水者，可先将药物用少量的水或甘油研匀，再混入水凝胶基质中搅匀即得。

在进行凝胶剂的处方筛选和制备时，应注意：①凝胶剂基质不应与药物发生理化作用，比如醋酸氯己定荷正电，采用带负电的卡波姆做凝胶基质时可以发生相互作用，产生沉淀；②混悬型凝胶剂中药物应分散均匀，不应下沉结块，同时还需检查粒度，应小于180μm；③凝胶剂应均匀、细腻，在常温时保持胶状，不干涸或液化；④可根据需要加入保湿剂、防腐剂、抗氧剂、乳化剂、增稠剂和透皮促进剂。

（五）凝胶剂举例

例1：吲哚美辛软膏

【处方】吲哚美辛10.0g、交联型聚丙烯酸钠（SDB-L-400）10.0g、PEG-4000 80.0g、甘油100.0g、苯扎溴铵10.0ml，蒸馏水加至1000g。

【制法】称取PEG-4000，甘油置烧杯中微热至完全溶解，加入吲哚美辛混匀，SDB-L-400加入800ml水（60℃）于研钵中研匀后，将基质与PEG-4000、甘油、吲哚美辛混匀，加水至1000g，搅拌均匀，检测合格后灌装即得。

【注释】吲哚美辛为主药；交联型聚丙烯酸钠为凝胶剂基质；甘油为保湿剂，苯扎溴铵为防腐剂，蒸馏水为水相。本品具有消炎止痛作用，用于风湿性关节炎、类风湿关节炎、痛风等。

【注意事项】①SDB-L-400是一种高吸水性树脂材料，如表观密度0.6~0.8g/cm^3，粒径38~200μm的SDB-L-400在90秒内吸水量为自重的200~300倍，膨胀成胶状半固体。其具有保湿、增稠、皮肤浸润等作用，用量一般为14%；②PEG作透皮吸收促进剂，其经皮渗透作用可提高2.5倍。

例2：林可霉素利多卡因凝胶（绿药膏）

【处方】林可霉素5g、利多卡因4g、依沙吖啶0.2g、甘油100g、羟苯乙酯1g、卡波姆5g、三乙醇胺 6.75g、苹果绿 适量，蒸馏水 加至 1000g。

【制法】将卡波姆与 500ml 蒸馏水混合溶胀呈半透明溶液，边搅拌边滴加处方量的三乙醇胺，再将羟苯乙酯溶于甘油后逐渐加入搅拌；采用适量的水溶解林可霉素、利多卡因、依沙吖啶后，加入上述凝胶基质中，加蒸馏水至全量，搅拌均匀，检测合格后灌装即得。

【注释】林可霉素、利多卡因、依沙吖啶为主药；卡波姆为凝胶基质，三乙醇胺为 pH 调节剂，与卡波姆配伍形成凝胶；甘油为保湿剂，羟苯乙酯为防腐剂，苹果绿为色素，调节颜色。本品用于烧伤及蚊虫叮咬后引起的各种皮肤感染。

【用法用量】外用。搽于患处，一日 2~3 次。

四、眼膏剂

（一）眼膏剂的定义

眼膏剂（eye ointments）系指药物与适宜基质均匀混合制成溶液型或混悬型膏状的无菌眼用半固体制剂。

（二）眼膏剂的特点

眼膏剂较一般滴眼剂的疗效持久且能减轻对眼球的摩擦，其黏度大，药物在眼角膜滞留时间长，如果眼膏基质不影响药物的释放，则药物在眼部的吸收及生物利用度比滴眼剂高。但由于眼膏油性基质的作用，药物从基质中释放速度一般较为缓慢，眼部容易产生异物感，且透明度较差，从而影响用药的依从性。因而目前很多产品采用水性凝胶作为眼膏基质，使之不影响药物的释放，药物的生物利用度较高且患者依从性好。

眼睛为人体重要器官和敏感器官，用于眼膏剂中的药物必须极细，基质必须均匀、细腻，易涂布于眼部，保证无刺激和无菌。

（三）眼膏剂的分类与组成

眼膏剂较为常用的有油脂性眼膏剂、乳膏剂和眼用凝胶剂。剂量较小且不稳定的抗生素等药物常采用凡士林与羊毛脂等混合油性基质，而稳定性好的药物则可以采用水凝胶型的眼膏基质。油脂性眼膏剂基质常采用黄凡士林、液状石蜡、羊毛脂（8∶1∶1）混合制成。根据气温可适当增减液状石蜡的用量。基质中羊毛脂有表面活性作用、具有较强的吸水性和黏附性，使眼膏易与泪液混合，并易附着于眼黏膜上，基质中药物容易穿透眼膜。制备用于眼部手术或创伤的眼膏剂时应灭菌或无菌操作，且不添加抑菌剂或抗氧剂，一般采用单剂量给药。眼用凝胶剂或乳膏剂的基质类型同相应凝胶剂与乳膏剂，需注意选择对眼黏膜无刺激性的基质组分。眼膏剂的制备方法与以上半固体制剂大致相同，但对洁净度的要求较其他半固体制剂高。

（四）眼膏剂的制备

眼膏剂的制备与一般软膏剂制法基本相同，但其为灭菌制剂，应在无菌条件下制备，一般可在净化操作室或净化操作台中配制。所用基质、药物、器械与包装容器等均应严格灭菌，以避免微生物污染而导致眼部感染。

眼膏剂基质加热熔合后采用不锈钢滤网滤过，于 150℃干热灭菌 1~2 小时，备用，其他各组分也可分别熔化、过滤和灭菌后备用。配制用具经 70% 乙醇擦洗，或用水洗净后再用干热灭菌法灭菌。包装用软膏管，洗净后用 70% 乙醇或 12% 苯酚溶液浸泡，应用时用蒸馏水冲洗干净，烘干即可。也可用紫外线灯照射进行灭菌。

眼膏剂制备工艺流程与一般软膏剂基本相同，对药物的处理应注意以下两点。

（1）在水、液状石蜡或其他溶媒中溶解并稳定的药物，可先配成少量水溶液，用适量基质研匀吸尽水后，再逐渐递加其余基质制成眼膏剂，灌装于灭菌容器中，严封。

（2）不溶性药物应先粉碎成极细粉，用少量液状石蜡或眼膏基质研成糊状，再分次加入基质研匀。

（五）眼膏剂举例

例1：红霉素眼膏

【处方】乳糖酸红霉素 7g（5000000单位，672单位/mg）、黄凡士林800g、液状石蜡100g、无水羊毛脂100g，共制成1000支。

【制法】将红霉素7g加入到适量液状石蜡中，置于胶体磨中研磨至粒度合格待用；无水羊毛脂、黄凡士林和液状石蜡加热至150℃（也可分别加热、过滤、灭菌再混合），保温90分钟，趁热过滤，搅拌降温至55℃，加入红霉素液状石蜡混悬液，搅拌降温至38℃，检测合格后灌装即得。

【注释】红霉素为主药，黄凡士林、液状石蜡、无水羊毛脂（8:1:1）为眼膏基质。本品用于沙眼、结膜炎、睑缘炎及眼外部感染。

【注意事项】①乳糖酸红霉素效价为672单位/mg，软膏剂中红霉素含量0.5%；②混悬型眼膏剂中的药物粉末应为极细粉（极细粉指能全部通过8号筛，并含能通过9号筛不少于95%的粉末，通过8号筛的颗粒粒径为90μm ± 4.6μm，即150目；通过9号筛的颗粒粒径为75μm ± 4μm，即200目）。

例2：左氧氟沙星眼用凝胶

【处方】左氧氟沙星0.3g、醋酸2.5ml、羟苯乙酯 0.5g、卡波姆940 8.0g、氢氧化钠适量，注射用水加至1000g。

【制法】卡波姆均匀撒于800ml注射用水表面，完全溶胀后加入羟苯乙酯搅拌30分钟，121℃灭菌；取左氧氟沙星溶于醋酸中并加适量注射用水溶解，采用滤膜无菌过滤，滤液加入卡波姆溶液中；氢氧化钠溶于适量注射用水后，无菌过滤，搅拌下加入到上述卡波姆含药溶液中，调节pH为5.5~6.5，加注射用水至全量，检测合格后，无菌分装即得。

【注释】左氧氟沙星为主药，醋酸和氢氧化钠为pH调节剂，卡波姆为凝胶基质。本品适用于细菌性结膜炎、角膜炎、角膜溃疡、泪囊炎、术后感染等外眼感染。

（六）眼膏剂的质量检查

【性状】除应符合其相应剂型（即软膏剂、凝胶剂与乳膏剂）通则项下有关规定外，还应均匀、细腻、对眼部无刺激性，易涂布于眼部，便于药物的分散与吸收。眼用基质应滤过并灭菌，不溶性药物应制成极细粉。

【含量均匀度】除另有规定外，每个容器的装量应不超过5g。含量均匀度应符合要求。

【粒度】除另有规定外，混悬型眼用制剂照下述方法检查，粒度应符合规定。混悬型眼用半固体制剂检查法：取供试品10个，将内容物全部挤于合适的容器中，搅拌均匀，取适量（相当于主药10μg）置于载玻片上，涂成薄层，薄层面积相当于盖玻片面积，共涂3片，照《中国药典》粒度和粒度分布测定法检查，每个涂片中大于50μm的粒子不得超过2个，且不得检出大于90μm的粒子。

【金属性异物】除另有规定外，眼用半固体制剂照下述方法检查，金属性异物应符合规定。

金属性异物检查法：取供试品10个，分别将全部内容物置于底部平整光滑、无可见异物和气泡、直径为6cm的平底培养皿中，加盖，除另有规定外，在85℃保温2小时，使供试品摊布均匀，室温放冷至凝固后，倒置于适宜的显微镜台上，用聚光灯从上方以45°的入射光照射皿底，放大30倍，检视不小于50μm且具有光泽的金属性异物数。10个中每个内含金属性异物超过8粒者，不得超过1个，且其总数不得超过50粒；如不符合上述规定，应另取20个复试；初试、复试结果合并计算，30个中每个内含金属性异物超过8粒者，不得超过3个，且其总数不得超过150粒。

【装量差异】眼用半固体，照《中国药典》最低装量检查法检查，应符合规定。

【无菌】照《中国药典》无菌检查法检查，应符合规定。

思考题

1.简述软膏剂、乳膏剂、眼膏剂与凝胶剂的定义。

2.简述软膏剂与乳膏剂的制备方法。

3.简述软膏剂生产中存在的问题与分析。

4.简述软膏剂、乳膏剂、眼膏剂与凝胶剂基质的类型、各类特性。

5.简述O/W型和W/O型基质的区别。常用的乳化剂有哪些类型？

（吕慧侠）

第七章 雾化制剂及其技术

本章要点

1.掌握吸入制剂和非吸入气雾剂、粉雾剂、喷雾剂概念、特点、类型及药物递送的原理和方法。

2.熟悉常用吸入制剂的辅料及影响经口吸入给药疗效的因素；典型气雾剂、粉雾剂、喷雾剂的处方和制备工艺及质量评价要求。

3.了解经口吸入制剂的最新进展。

第一节 概 述

近年来，雾化制剂的研究越来越活跃，雾化药品已不局限于治疗呼吸道疾病的药物（如胆碱能受体拮抗剂、皮质激素、肾上腺素受体拮抗剂等），多肽和蛋白类药物的呼吸道释药系统均有吸入给药的研究，期望达到局部或全身治疗作用，而疫苗及其他生物技术产品的喷雾给药系统亦有研究。2014年FDA批准MannKind公司的速效吸入型胰岛素干粉制剂Afrezza®用于1型及2型糖尿病的治疗，克服了吸入装置体积过大的缺陷，然而对于1型糖尿病患者必须与长效胰岛素联用。因此，如何开发使用便捷、疗效更高的雾化制剂，仍然有待探究。此外，雾化制剂研究过程中还涉及新给药装置的应用以及较多的理论技术，如粉体工程学、表面化学、流体力学、空气动力学及微粉化工艺、增溶和混悬技术等。

一、气雾剂、粉雾剂和喷雾剂的概念

气雾剂、粉雾剂和喷雾剂系指药物以特殊装置给药，经呼吸道深部、腔道、黏膜或皮肤等发挥全身或局部治疗作用的制剂。该类制剂按给药途径可分为吸入型、非吸入型和外用型，应对皮肤、呼吸道与腔道黏膜和纤毛无刺激性、无毒性。吸入气雾剂、吸入粉雾剂和雾化吸入溶液可以单剂量或多剂量给药。

二、吸入制剂和非吸入制剂的区别

吸入制剂仅指通过特定的装置将药物以粉状或雾状形式经口腔传输至呼吸道和（或）肺部以发挥局部或全身作用的制剂。与普通口服制剂相比，吸入药物可直接到达吸收部位，膜通透性高，吸收快，可避免肝脏首过效应、生物利用度高；而与注射制剂相比，也具有携带和使用方便而提高患者依从性等优点，同时可减轻或避免部分药物不良反应。因而在近年越来越为药物研发者所关注。吸入制剂在制剂处方、容器、包装系统、制剂工艺、质量研究、稳定性研究等方面均有其特殊关注点，可对吸入制剂的质量可控性以及安全有效性产生至关重要的影响，因此质量控制研究部分是吸入制剂的临床前乃至临床研究的重点之一。

第二节　雾化制剂的单元操作技术

雾化制剂生产过程中最常见的单元操作，同时也是影响到制剂性质的重要技术之一，即药物的微粉化。微粉化技术具有降低药物毒性、延长药效、改变给药途径、提高药物稳定性、改善药物在制剂中的分散性和均匀性、提高生物利用度等优点。对于吸入型雾化制剂，根据呼吸道生理结构，为使药物有效分布或沉积在治疗部位，药物粒度一般控制在2~5μm，粒度过大（大于10μm）的粒子容易沉积在口咽部或上呼吸道分支处，粒度过小（小于0.5μm）的粒子不易在肺泡沉积，反而随呼气被排出体外。对于非吸入型雾化制剂，较小的粒度也可减少药物对于给药部位的刺激性。常用的微粉化工艺有研磨法、喷雾干燥法、超临界流体技术以及结晶法等。

一、研磨法

研磨法是最常见的微粉化方法，包括球磨、胶体磨、流能磨等，属于机械粉碎法。其优点是机械化程度高，能获得较小粒度的粒子；缺点是能耗大，对药物的粒径分布、粒子形态和表面性能不易控制，粉体流动性差。

二、喷雾干燥法

喷雾干燥法是指在干燥室内把需要干燥的物料通过雾化器雾化成微小液滴，并使干燥介质（热气体）与其直接接触、混合来蒸发水分，再通过气固分离收集而后获得粉末或颗粒状产品的方法，可直接将含有一定浓度药物和辅料的液态物料制成成分均匀的粉状产品，装置如图7-1所示。喷雾干燥法具有以下优点：①干燥过程迅速，对热敏性物料影响小；②产品均匀度、分散性及溶解性好；③生产效率高，易于实现自动化；④属密闭式生产，既保证产品纯度，又可减少环境污染；⑤可以在较大范围内改变操作条件以控制产品的质量指标。喷雾干燥产品粒径受到物料浓度、进料速率、雾化压力、温度、雾化器出口直径等的影响。对于热不稳定性的药物，可以采用喷雾冷冻干燥法制备可吸入干粉。

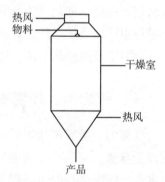

图7-1　喷雾干燥装置示意图

三、超临界流体技术

超临界流体系指处于临界温度和临界压力以上的流体，其密度和溶剂化能力接近于液体，而黏度和扩散系数接近于气体，兼具良好的溶解特性和传质特性。超临界流体的黏度、密度、扩散系数等性质随温度和压力变化很大，因此对选择性分离非常敏感。利用超临界流体快速膨胀法可制备较好的吸入粒子，通常是将药物与超临界流体共同溶解形成溶液后，通过喷嘴喷出，进行快速减压膨胀，由于超临界条件的破坏，药物微粒析出并沉积。通过控制压力、温度和容积可以控制粒子的大小和形成过程。超临界二氧化碳具有无毒无臭、无腐蚀性、不易燃、临界压力及临界温度适中、价格低廉等优点，因而得到了广泛应用。

四、结晶法

结晶法的原理是将药物溶解于良溶剂中形成溶液，再向其中加入药物的不良溶剂，使得药物从混合溶液中结晶析出。通过控制结晶过程条件，可以得到一定粒度的粒子。影响粒度的主要因素有两种溶剂的体积比、操作温度、溶液浓度、加料速度等。此外，利用超声波的"空化效应（cavitation）"可使过饱和溶液中的溶质产生平缓沉降，促进晶体成长，而有助于得到均匀完整的晶体，供吸入用的氯化钠粉末可采用该法制备。

第三节　雾化制剂各论

雾化制剂按给药途径分为吸入型、非吸入型和外用型，本章主要以吸入制剂为例进行介绍。吸入制剂系指一种或几种活性药物，溶解或分散于合适介质中，以蒸气或气溶胶形式递送至肺部发挥局部或全身作用的液体（吸入气雾剂和雾化吸入溶液）或固体制剂（吸入粉雾剂）。根据制剂类型，处方中可能含有抛射剂、潜溶剂、稀释剂、防腐剂、助溶剂和稳定剂等，所用辅料应尽可能减少对呼吸道黏膜或纤毛的功能的影响。

吸入制剂是一种特殊的制剂，药物通过给药装置直接进入肺部，作为哮喘急性发作的必用药和急救药，世界各国均极为重视该剂型的药典规定和品种标准规定。吸入制剂的安全性和有效性同样重要，质量低劣的吸入制剂不仅可能无效还可直接导致患者的死亡，因此美国FDA将其与注射剂共同列为高风险的制剂。

一、气雾剂

（一）气雾剂的定义

气雾剂（aerosol）系指含药溶液、乳状液或混悬液与适宜的抛射剂共同装封于具有特制阀门系统的耐压容器中，使用时借助抛射剂的压力将内容物呈雾状喷出，用于肺部吸入或直接喷至腔道黏膜、皮肤给药和空间消毒的制剂。其中吸入气雾剂主要是指通过肺部吸入给药的气雾剂。

（二）气雾剂的分类

1. 按分散系统分类　气雾剂可分为溶液型气雾剂、混悬型气雾剂和乳剂型气雾剂。

（1）溶液型气雾剂：药物（固体或液体）溶解在抛射剂中，形成均相分散体系。药物溶液以极细的雾滴形态喷出，抛射剂迅速汽化，使药物雾化用于吸入治疗。在溶液型气雾剂中常加入潜溶剂乙醇、丙二醇、聚乙二醇等，以增加药物在抛射剂中的溶解度。

（2）混悬型气雾剂：将不溶于抛射剂的药物以微粒状态分散于抛射剂中形成的非均相分散体系。药物在混悬型气雾剂中通常具有较好的化学稳定性，可传递更大的剂量。喷出后抛射剂挥发，药物以固体微粒状态达到作用部位。

在混悬型气雾剂中，混悬微粒在抛射剂中常存在相分离、絮凝和凝聚等物理稳定性问题，常需加入表面活性剂作为润湿剂、分散剂和助悬剂，以便分散均匀并稳定。同时调节抛射剂和（或）混悬固体的密度，尽量使两者密度相等。

（3）乳剂型气雾剂：由药物、水相、油相（抛射剂）与乳化剂等组成的非均相分散体系。药物主要溶解在水相中，形成 O/W 型或 W/O 型。如外相为药物水溶液、内相为抛射剂，则可形成 O/W 型乳剂；如内相为药物水溶液、外相为抛射剂，则形成 W/O 型乳剂。乳化剂是乳剂型气雾剂必需的组成部分，其选择原则是在振摇时应完全乳化成很细的乳滴，外观白色，较稠厚，至少在1~2分钟内不分离，并能保证抛射剂与药液同时喷出。O/W 型乳剂以泡沫状态喷出，因此又称为泡沫气雾剂。W/O 型乳剂，喷出时形成液流。

2. 按给药途径分类 气雾剂可分为吸入气雾剂、非吸入气雾剂及外用气雾剂。

（1）吸入气雾剂：系指使用时将内容物呈雾状喷出并吸入肺部的气雾剂，可发挥局部或全身治疗作用。

（2）非吸入气雾剂：系指使用时直接喷到腔道黏膜（口腔、鼻腔、阴道等）的气雾剂。阴道黏膜用气雾剂，常用 O/W 型泡沫气雾剂，主要用于治疗微生物、寄生虫等引起的阴道炎，也可用于节制生育；鼻黏膜用气雾剂主要适用于鼻部疾病的局部用药和多肽类药物的系统给药。

（3）外用气雾剂：系指用于皮肤和空间消毒的气雾剂。

3. 按处方组成分类 气雾剂可分为二相气雾剂和三相气雾剂。

（1）二相气雾剂：一般指溶液型气雾剂，由气-液两相组成。气相是由抛射剂所产生的蒸气；液相为药物与抛射剂所形成的均相溶液。

（2）三相气雾剂：一般指混悬型和乳剂型气雾剂，由气-液-固，气-液-液三相组成。在气-液-固中，气相是抛射剂所产生的蒸气，液相主要是抛射剂，固相是不溶性主药；在气-液-液中两种不溶性液体形成两相：即 O/W 型或 W/O 型。

4. 按给药定量与否分类 气雾剂还可分为定量气雾剂（metered dose inhaler，MDI）和非定量气雾剂。定量气雾剂可通过使用定量阀门准确控制药物剂量；而非定量气雾剂阀门则使用连续阀。

（三）气雾剂的特点

1. 气雾剂的优点 简洁、便携、耐用、方便、多剂量；比雾化器容易准备，治疗时间短；良好的剂量均一性；可避免胃肠道对药物的破坏及首过效应；批量生产价廉；高压下的内容物可防止病原体侵入。

2. 气雾剂的缺点 许多患者无法正确使用，从而造成肺部剂量较低和（或）不均一；通常不是呼吸触动，即使吸入技术良好，肺部沉积量通常较低；阀门系统对药物剂量有所限制，无法递送大剂量药物；存在制冷效应。

（四）气雾剂的组成

气雾剂的组成：气雾剂由抛射剂、药物与其他辅料、耐压容器和阀门系统组成。

1. 抛射剂 抛射剂（propellants）是喷射药物的动力，有时兼有药物的溶剂和稀释作用。抛射剂一般可分为氯氟烷烃、氢氟烷烃、碳氢化合物及压缩气体四大类。抛射剂多为液化气体。在常压下沸点低于室温。因此，需装入耐压容器内，由阀门系统控制。在阀门开启时，借抛射剂的压力将容器内药液以雾状喷出达到用药部位。抛射剂的喷射能力大小直接受其种类和用量影响，同时也要根据气雾剂用药的要求加以合理的选择。

对抛射剂的要求是：在常温下的蒸气压力大于大气压；无毒、无致敏反应和刺激性；惰性，不与药物发生反应；不易燃、不易爆；无色、无臭、无味；价廉易得。但一个抛射剂不可能同时满足以上各个要求，应根据用药目的适当选择。

抛射剂一般可分为氯氟烷烃类、氢氟烷烃类、碳氢化合物及压缩气体四类。

（1）氯氟烷烃类（chlorofluorocarbons，CFC，又名氟利昂）：在CFC后标以化合物代码，可以代表不同的氯氟烃，如CFC-12代表二氯二氟甲烷，CFC-113代表1，1，2-三氯-1，2，2-三氟乙烷等。由于氯氟烷烃对大气臭氧层的破坏，国际卫生组织已经要求停用。CFDA规定，2007年7月1日药品生产企业在生产外用气雾剂时已停止使用氯氟烷烃类物质作为药用辅料。

（2）氢氟烷烃类（hydrofluoroalkanes，HFA）：是目前最有应用前景的一类氯氟烷烃的替代品，主要为HFA 134a（四氟乙烷）和HFA 227（七氟丙烷）。1995年欧盟批准了这两种HFA替代CFC，用于药用气雾剂的开发，1996年，FDA也批准了HFA 134a应用于吸入制剂。目前全球大部分市售的吸入气雾剂的抛射剂均为氢氟烷烃。

（3）碳氢化合物：主要品种有丙烷、正丁烷和异丁烷。此类抛射剂虽然稳定，毒性不大，密度低，沸点较低，但易燃、易爆，不宜单独应用，常与氯氟烷烃类抛射剂合用。

（4）压缩气体：主要有二氧化碳、氮气、一氧化氮等。其化学性质稳定，不与药物发生反应，不燃烧。但液化后的沸点较上述两类低得多，常温时蒸汽压过高，对容器耐压性能的要求高（需小钢球包装）。若在常温下充入它们非液化压缩气体，则压力容易迅速降低，达不到持久喷射效果。

2. 药物与其他辅料 根据临床需求，气雾剂开发往往需要添加能与抛射剂混溶的潜溶剂、增加药物稳定性的抗氧剂以及乳化所需的表面活性剂等辅料，须视情况定。

（1）药物：液体、固体药物均可制备气雾剂，目前应用较多的药物有呼吸系统用药、心血管系统用药、解痉药及烧伤药等，近年来多肽类药物的气雾剂给药系统研究越来越多。

（2）其他辅料：药物通常在HFA抛射剂中不能达到治疗剂量所需的溶解度，为制备质量稳定的溶液型、混悬型或乳剂型气雾剂，应加入附加剂，如潜溶剂、润湿剂、乳化剂、稳定剂，必要时还需添加矫味剂、防腐剂等。对于溶液型气雾剂，当药物不能很好地溶解于抛射剂时，潜溶剂的加入是得到均相溶液的关键。潜溶剂既可与抛射剂互溶，又能增加药物溶解度，常用的潜溶剂有乙醇、聚乙二醇、丙二醇、甘油等，在选择时要注意安全性、刺激性问题及潜溶剂对药物性质的影响。

3. 耐压容器 气雾剂容器各组成部件均不得与药物或附加剂发生理化作用，其尺寸精度与溶胀性必须符合要求，并应耐压（有一定的耐压安全系数）、轻便、廉价等。耐压容器有金属容器和玻璃容器。玻璃容器化学性质稳定，但耐压和耐撞击性差。因此，在玻璃容器外裹一层塑料防护层，以弥补这种缺点。金属容器包括铝、不锈钢等容器，耐压性强，但对某些不稳定的药液，需内涂聚乙烯或环氧树脂等。

4. 阀门系统 气雾剂阀门系统，是控制药物和抛射剂从容器喷出的主要部件，其中设有供吸入的定量阀门，或供腔道或皮肤等外用的特殊阀门系统。阀门系统坚固、耐用和结构稳定与否，直接影响制剂的质量。气雾剂阀门应满足国家标准《GB/T 17447-2012气雾阀》的有关规定，主要涉及外观、尺寸、通畅性、密封性、相容性、引液管拉脱力等性能指标。阀门系统一般由推动钮、阀门杆、橡胶封圈、弹簧、定量室和浸入管组成，具体结构见图7-2。阀门关闭时，定量室与容器相通，药液经引液槽进入并灌满定量室。当揿下推动钮时，定量室与药液不再相通，阀门内孔进入定量室，内容物迅速由定量室进入膨胀室，药液随抛射剂的骤然汽化经喷嘴喷出。如此往复，保证了每喷仅喷出定量室内的药液。

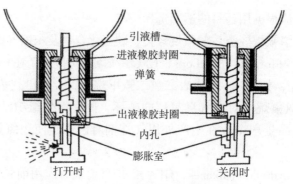

图7-2　气雾剂定量阀门系统示意图

（五）气雾剂的制备

1.气雾剂的生产设备　药用定量气雾剂的生产设备较为复杂，要求较高，尤其是用于灌装HFA的生产设备国内生产的较少，主要由瑞士Pamasol、美国KP-Aerofill、意大利Coster生产，均为全自动生产线，集洗罐、整理、轧盖、灌装于一体，工业化程度较高，日产可高达5万罐。经典生产线的配置如图7-3所示。

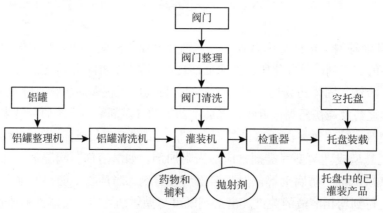

图7-3　MDI工业化生产流水线

2.气雾剂的制备工艺　气雾剂根据主药在制剂中的物理状态可分为溶液型、混悬型及乳剂型，由主药、抛射剂、潜溶剂和表面活性剂组成；如果处方或装置许可，处方中可不含有表面活性剂或潜溶剂。溶液型气雾剂要求主药溶解度达到用药剂量要求，该类气雾剂处方具有良好的物理稳定性，但化学稳定性可能会降低，喷雾微粒大小主要决定于处方蒸气压和驱动器的喷孔大小；当主药溶解度达不到用药剂量要求时，常选择制备成混悬型气雾剂，其处方化学稳定性优于溶液型气雾剂，但处方物理稳定性较低，因奥斯特瓦尔德熟化（Ostwald ripening）引起的药物小微晶溶解大微晶生长，体系中微粒易聚集。微粒大小取决于主药固体颗粒大小及其在处方中的浓度。

MDI产品由溶解或混悬于抛射剂中的具有治疗活性的成分、抛射剂复合物或抛射剂与溶剂的混合物，以及（或）密闭高压气雾剂容器中的其他辅料所组成（图7-4）。一个MDI产品可进行高达数百次的定量给药，每揿的喷射体积为25~100μl，可从微克级到毫克级。尽管MDI与其他药物品种有很多相似之处，但它在处方筛选、容器和包装系统的选择、生产制造过程及最终的质量控制和稳定性研究方面均与常规制剂有很大不同。在研发过程中需要考虑这些区别，否则将会影响到产品在整个使用过程中保持稳定的剂量和药效。

（1）吸入气雾剂的制备过程：容器阀门系统的处理与装配，药物的配制、分装和充填抛射剂三部分，最后经质量检查合格后成为气雾剂产品。抛射剂的填充有冷灌法和压力灌装法（简称压灌法），压力灌装法又分为一步法和两步法，在工业化生产中主要采用冷灌法和一步压力灌装法。气雾剂的生产环境、用具和整个操作过程，应避免微生物的污染。溶液型气雾剂应制成澄清溶液；混悬型气雾剂应将药物微粉化，并严格控制水分的带入。

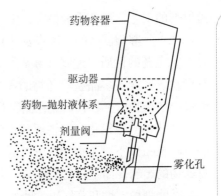

图7-4　压力定量吸入气雾剂示意图

①药物的配制：按处方组成及所要求的气雾剂类型进行配制。溶液型气雾剂应制成澄清药液；混悬型气雾剂应将药物微粉化并保持干燥状态；乳剂型气雾剂应制成稳定的乳剂。将上述配制好的合格药物分散系统，定量分装在已准备好的容器内，安装阀门，轧紧封帽。

②药液的分装

冷灌法：在室温或低温下先将药物和除抛射剂以外的辅料配制成浓配液，再在−55℃以下，常压下加入抛射剂，搅拌均匀后，在持续循环的情况下定量灌装入罐中，安装阀门后轧盖即得（图7-5）。

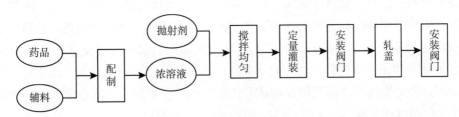

图7-5　MDI冷灌法配制流程图

冷灌法速度快，对阀门无影响，成品压力较稳定。但需制冷设备和低温操作，抛射剂损失较多。工业化程度达到一定规模后，冷灌法的成本可低于压力灌装法。

压灌法：压灌法分为一步压灌法和两步压灌法。一步压灌法系先将阀门安装在罐上，轧紧，再将药液和抛射剂在常温高压下配制成溶液或混悬液，通过阀门压入密闭容器中（图7-6）。采用该法灌装药液前需驱除容器中空气，避免药物在贮存期的氧化降解。两步压灌法采用的设备较为简单，对药液的要求亦较高，在抛射剂为氯氟烷烃（CFC）时较为常用。当CFC替换为氢氟烷烃（HFA）后，工业上以一步法较为常用。

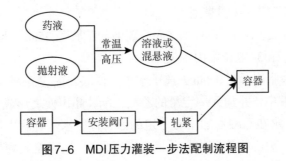

图7-6　MDI压力灌装一步法配制流程图

压灌法的设备简单，不需要低温操作，抛射剂损耗较少，目前我国多用此法生产。但生产速度较慢，且使用过程中压力变化幅度较大。目前，我国气雾剂的生产主要采用高速旋转压装抛射剂的工艺，产品质量稳定，生产效率大为提高。

（2）气雾剂制备的关键点及注意事项

①主药的性质：配制气雾剂，尤其是混悬型气雾剂时应注意主药的溶解度、微晶颗粒大小及形状、密度、多晶型等药物的固态物性；在不影响生理活性的前提下，选用在抛射剂中溶解度最小的药物衍生物，以免在储存过程中药物微晶粒变大。

②药物的微粉化：制备混悬型气雾剂时，必须事先对药物进行微粉化处理，要求药物的粒径应在5μm以下，不得超过10μm，并提供d_{10}、d_{50}、d_{90}的粒度分布数据，同时注意微粉化工艺对药物的影响，如主药高温降解、多晶型转化、粉末特性等。

③物理稳定性和蒸气压：处方筛选中混悬型MDI需着重研究药物的聚集；通过复配抛射剂，或加入短链醇（如乙醇）等潜溶剂的方法以获得适宜蒸气压；结合质量和临床研究结果，分析剂量损失的原因。

④表面活性剂：表面活性剂有助于混悬和润滑阀门，保证剂量的准确。但在葛兰素公司（GSK）上市的沙丁胺醇气雾剂中，采用了GSK的特有专利技术，制剂中不含有表面活性剂和潜溶剂，但使用了特殊的阀门，并对压力罐内壁进行了特殊的涂层以避免药物的吸附。

⑤水分和环境湿度的控制：HFA抛射剂具亲水性，易将水分带入成品中。而处方中的水分含量较高可能对气雾剂性能（如化学稳定性、物理稳定性、可吸入性等）有潜在影响。产品中水分的来源主要有：原料和辅料中带入，生产环境引入，容器和生产用具带入。所以，处方筛选过程中应严格控制原料药和辅料的水分，也要避免生产环境以及生产用具、容器中水分的带进，以最大限度地避免水分的影响。例如，混悬型气雾剂的水分含量要低，应在0.03%以下，通常控制在0.005%以下，以免药物微粒遇水聚结。

⑥在配制过程中要注意主药及附加剂成分的添加顺序、主药含量的稳定性、停产间歇时间的优化、车间的温度和湿度。

（六）气雾剂举例

例1：盐酸异丙肾上腺素气雾剂（溶液型）

【处方】盐酸异丙肾上腺素 2.5g、维生素C 1.0g、乙醇 296.5g、HFA-134a 适量，制成1000g。

【制法】将盐酸异丙肾上腺素与维生素C溶于乙醇中，分装于耐压容器中，安装阀门后压入HFA-134a，密封即得。

【注释】盐酸异丙肾上腺素在抛射剂中溶解性差，故加入乙醇作为潜溶剂，维生素C起抗氧化作用。一般吸入气雾剂中抛射剂大于局部外用气雾剂，因为前者需要更高的分散度，且药物的剂量更小。

例2：硫酸沙丁胺醇气雾剂（混悬型）

【处方】PEG300 200mg、HFA-134a 12.5ml、硫酸沙丁胺醇 25mg、卵磷脂 16mg、去离子水适量、乙酸乙酯150ml、2，3-氢全氟丙烷 适量。

【制法】将16mg卵磷脂溶解于0.8ml去离子水中，再取25mg硫酸沙丁胺醇和200mg PEG300溶解于以上卵磷脂水溶液中，并加入一定量的乙酸乙酯，超声使之形成初乳，再将该初乳转入150ml乙酸乙酯中，由于水在乙酸乙酯中有一定的溶解性，水从乳滴中扩散到大量的乙酸乙酯中，形成药物的小颗粒，离心收集药物粒子。再用适量2，3-氢全氟丙烷分两次将残留的卵磷脂洗去，室温下干燥得药物颗粒。分剂量灌装，封接剂量阀门系统，在每25mg药物粒子中分别压入12.5ml HFA-134a，该组分在180W功率、室温下超声处理10分钟，即得。

【注释】PEG是FDA批准的可用于喷雾的辅料，PEG300可包裹药物颗粒，提高药物颗粒分散性和在抛射剂中的稳定剂。本处方中PEG300的应用避免了表面活性剂的使用，降低了该制剂的毒性。

例3：咖啡因乳剂型气雾剂

【处方】HFA-227 150ml、$F_8H_{11}DMP$ 1.5g、PFOB 95ml、咖啡因－水合物46.9mg、NaCl（0.9%）5ml。

【制法】取1.5g $F_8H_{11}DMP$在缓慢搅拌下溶解于95ml PFOB中得油相，将46.9mg咖啡因－水合物溶于5ml 0.9% NaCl溶液中，将该溶液加到油相后，依次用低压和高压进行均匀化加工处理，温度保持在40℃，得W/O型乳剂。分剂量灌装，封接剂量阀门系统，每100ml药物乳剂分别压入150ml HFA-227，即得咖啡因乳剂型气雾剂。

【注释】①PFOB：全氟辛基溴（$C_8F_{17}Br$，perfluorooctyl bromide，PFOB）作为该喷雾剂的外油相；②由于HFA-227抛射剂的水溶性不好，故若要使形成的乳剂均匀稳定，必须制备成W/O型乳剂，外层的PFOB油相可与HFA-227抛射剂互溶；③$F_8H_{11}DMP$，即11-（perfluorooctyl）undecyl dimorpholinophosphate（CAS：134051-92-6），是氟化的表面活性剂，为乳剂型气雾剂的稳定剂、乳化剂。

（七）气雾剂的质量评价

气雾剂的质量评价，首先对气雾剂的内在质量进行检测评定以确定其是否符合规定要求。《中国药典》规定，二相气雾剂应为澄清、均匀的溶液；三相气雾剂应将微粉化（或乳化）原料药物和附加剂充分混合制得混悬液或乳状液。吸入气雾剂的雾滴（粒）大小应控制在10μm以下，其中大多数应为5μm以下。然后，对气雾剂的包装容器和喷射情况，在半成品时进行检查，具体检查方法参见《中国药典》。

【递送剂量均一性】采用如图7-7所示的取样装置收集产品说明中的临床最小推荐剂量测定，分别测定表示撤次前（初始3个剂量）、中（$n/2+1$吸起4个剂量，n为标示总撤次）、后（最后3个剂量），共10个剂量。符合下述条件之一者，可判为符合规定：①10个测定结果中，若至少9个在平均值的75%~125%，且全部在平均值的65%~135%；②10个测定结果中，若2~3个测定值超出75%~125%，另取2罐（瓶）供试品测定。若30个测定结果中，超出75%~125%的测定值不多于3个，且全部在平均值的65~135%。

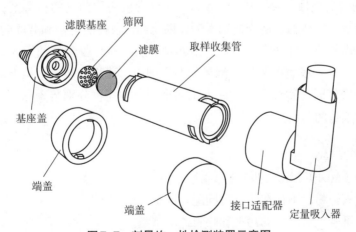

图7-7 剂量均一性检测装置示意图

【微细粒子剂量】照吸入制剂微细粒子空气动力学特性测定法检查，照各品种项下规定的装置与方法，依法测定，计算微细粒子剂量，应符合各品种项下规定。除另有规定外，微细药物粒子百分比应不少于每吸主药含量标示量的15%。

【喷射速率检查】取供试品4瓶，依法操作，重复操作3次。计算每瓶平均喷射速率（g/s），均应符合各品种项下的规定。

【喷出总量检查】喷出总量的检查：取供试品4瓶，依法操作，每瓶喷出量均不得少于其标示量的85%。

【每揿喷量】取供试品4瓶，依法检测每瓶10个喷量的平均值，应符合规定。凡进行每揿递送剂量均一性检查的气雾剂，不再进行每揿喷量检查。

【每瓶总揿次】取样4瓶，分别依法操作，每瓶揿次均不得少于其标示揿次。

【每揿主药含量检查】取样1瓶，依法操作，每揿主药含量应为标示量的80%~120%。

【粒度】取样1瓶，依法操作，检查25个视野，多数药物粒子应在5μm左右，大于10μm的粒子不得超过10粒。

【微生物及无菌检查】对于吸入气雾剂，均需进行微生物限度检查或无菌检查，结果需符合相关管理规定。

二、粉雾剂

（一）粉雾剂的定义

粉雾剂系指微粉化药物，经特殊的给药装置给药后以干粉形式进入呼吸道，发挥全身或局部作用的一种给药系统。

（二）粉雾剂的分类

按用途分类：可分为吸入粉雾剂（dry powder inhalation，DPI）、非吸入粉雾剂和外用粉雾剂。

吸入粉雾剂系指微粉化药物或与载体以胶囊、泡囊或多剂量贮库形式，采用特制的干粉吸入装置，由患者主动吸入雾化药物至肺部的制剂。本章主要介绍经肺部吸入的粉雾剂，即DPI。非吸入粉雾剂系指药物或与载体以胶囊或泡囊形式，采用特制的干粉给药装置，将雾化药物喷至腔道黏膜的制剂。外用粉雾剂系指药物或与适宜的附加剂灌装于特制的干粉给药器具中，使用时借助外力将药物喷至皮肤或黏膜的制剂。

根据药物与辅料的组成分类，DPI可分为：①仅含微粉化药物的粉雾剂；②一定比例的药物和载体均匀混合体；③药物、适当的润滑剂、助流剂以及抗静电剂和载体的均匀混合体。

按DPI给药形式分类：可分为胶囊型、泡囊型和贮库型。胶囊型使用时以针刺破胶囊，吸气时药物从孔中或分开的胶囊中释出。泡囊型粉雾剂中，药物分装于铝箔上的水泡眼中，使用时以针刺破铝箔，吸气时药物释出。贮库型指多个剂量的药物分别装入同一装置中，使用时旋转装置即可释出单剂量的药物。

（三）粉雾剂的特点

与定量气雾剂（MDI）相比，吸入粉雾剂（DPI）有以下特点。

1. 患者主动吸入药粉，不存在给药协同配合困难。

2. 无抛射剂，可避免对环境的污染和呼吸道的刺激。

3. 药物可以胶囊或囊泡形式给药，计量准确，无超剂量给药危险。

4. 不含防腐剂及酒精等溶剂，对病变黏膜无刺激性。

5. 给药剂量大，尤其是用于多肽和蛋白质类药物的给药，避免了胃肠道降解作用及首过效应。

（四）影响粉雾剂吸入效果的因素

粉末的吸入效果在很大程度上受药物（或药物与载体）粒子的粒径大小、外观形态、荷电性、吸湿性等性质的影响。

吸入粉末常采用空气动力学直径（aerodynamic diameter，d_a）来表示。一般认为供肺部给药合适的 d_a 为 1~5μm，细小的粒子易于向肺泡分布，d_a 小于 2μm 的粒子易于包埋在肺泡中。由于许多颗粒的形态不规则，主要采用动态形式因子和静态形式因子等对其形态不规则度进行分析，见式（7-1）。

$$d_a = d_e \left(\frac{\rho_p}{\rho_0} \cdot X \right)^{1/2} \tag{7-1}$$

式中，d_e 为球形等效粒径（diameter of an equivalent sphere）；ρ_p 为颗粒聚集密度，$\rho_0 = 1g/cm^3$；X 为动态形态因子（球形时为1）。

理论上，粒径足够小的微粉化药物可以进入肺部，而较大的载体粒子则沉积于上呼吸道。实际上，药物和载体的分离并不完全，某些药物微粒会不可避免地附着在载体表面，也沉积于上呼吸道。

（五）粉雾剂的组成

粉雾剂由粉末吸入（或喷入）装置和供吸入（或喷入）用的干粉组成。自1971年英国的 Bell 研制的第 1 个干粉吸入装置 Spinhaler® 问世以来，粉末吸入装置已由第 1 代被动吸入、单剂量的胶囊型（如 Aerolizer®），第 2 代的多剂量型（如 Turbuhaler®，Diskus®），发展至第 3 代利用压缩气体或使用电能和机械能来分散处方中的药物的主动型（如 Exubera®）。常见粉末吸入装置如图所示，其中 Aerolizer® 属胶囊型，Turbuhaler® 属贮库型，Diskus® 属泡囊型。

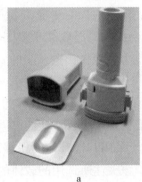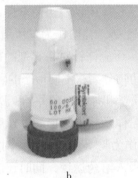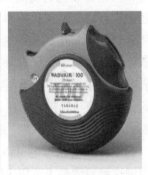

a   b   c

图 7-8　常见粉末吸入装置

a-Aerolizer®；b-Turbuhaler®；c-Diskus®

（六）粉雾剂的制备

1. 粉雾剂的生产设备　DPI 生产中主要的生产设备包括：微粉化处理设备、常规制粒混合设备、粉末灌装设备、装配及包装设备。其中，与其他剂型相比，粉末灌装设备，尤其是应用于泡囊或贮库型的灌装机较为特殊。大多数上市的新型 DPI，均由德国 HH 公司（Harro Hofliger）为其特别设计和制造灌装设备，如 Pfizer 的 Exubera、GSK 的 Advair。因灌装技术不同，可分为直接称重法和容积法两种。这两种方法均可采用连续式或间歇式灌装。直接称重法剂量最精确，但速度慢，故不适用于工业化生产，而容积法速度较快，常用于工业化大生产中，并可添加辅助设备在灌装过程中对剂量加以在线监控。

2. 粉雾剂的制备工艺　粉雾剂的制备工艺流程如图 7-9 所示。

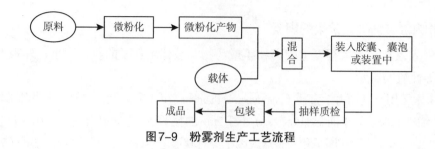

图7-9 粉雾剂生产工艺流程

药物经微粉化后，具有较高的表面自由能，粉粒容易发生聚集，粉末的电性和吸湿性也对分散性造成影响。因此为了得到流动性和分散性较好的粉末，使吸入制剂的剂量更加准确，常将药物附着在乳糖、木糖醇等载体上。载体物质的加入可以提高机械填充时剂量的准确度，当药物剂量较小时，载体还可以充当稀释剂。有时也可加入少量的润滑剂如硬脂酸镁和胶体二氧化硅等，增加粉末的流动性，有利于粉末的"雾化"。大多数DPI均含有载体，与一般的制剂不同，粉雾剂的载体及其在制备过程中均有一定的特殊性。

（1）主药的微粉化处理：在通过微粉化工艺获得微粉化产物后，由于药物的微粉化粉末之间、粉末与辅料以及与容器系统之间复杂的相互作用可能直接关系到产品的质量甚至安全性和有效性，故需对微粉化处理后药物的粉体学特性进行研究测定。粉体学参数一般包括：①粉体的粒径以及分布测定，常用的粒度分析手段有激光粒度测定仪和显微镜法。不同的测定方法各有优缺点，必要时应进行对比分析测定。②充填粉体临界相对湿度的测定。药物在进行微粉化处理后，由于比表面积的增大，吸湿性可能明显发生变化，而水分又是粉雾剂严格控制的检查项目，所以应该测定微粉化药物的临界相对湿度（critical relative humidity，CRH）。此外，如有试验条件，还应进行堆密度和孔隙率、粉体流动性、荷电性、比表面积的测定。

（2）载体：粉雾剂常用的载体为乳糖，乳糖作为口服级药用辅料已收载于多国药典，但作为粉雾剂的载体，除符合药典标准外，还应该针对粉雾剂的剂型特点做出进一步的要求。例如，表面光滑的乳糖可能在气道中较易与药物分离；不同形态的乳糖和无定形态的乳糖，对微粉的吸附力可能不同，就可能导致粉雾剂在质量和疗效上的差异；所以作为粉雾剂的载体的乳糖除需要满足药典的要求外，还需要对乳糖的粉体学特点如形态、粒度、堆密度、流动性等进行研究。

甘露醇、氨基酸和磷脂等也可以作为粉雾剂的载体。对于采用其他载体的粉雾剂，在处方筛选前需要明确这种载体是否可用于吸入给药途径，同时还应该关注所选用的载体的安全性。

粉雾剂除了加入一定量的载体外，有时为了改善粉末的粉体学特性、改善载体的表面性质以及抗静电性能，以便得到流动性更好、粒度分布更均匀的粉末，常在处方中加入一定量的润滑剂、助流剂以及抗静电剂等，但需通过试验或文献确认其可用于吸入给药途径。对于国内外均未见在吸入制剂使用的辅料，需要提供相应的安全性数据。

（3）载体和辅料的粉碎：改善粉末流动性最常用的方法就是加入一些粒径较大的颗粒作为载体或辅料。不同粒度的载体对微粉化药物的吸附力不同，太细的载体或辅料与微粉化的药物吸附力过强，并且可能进入肺部，导致安全性隐患，所以载体和辅料的粉碎粒度需要进行筛选，以满足粉末流动性和给药剂量均匀性的要求。

（4）药物与载体的比例：对于在处方中加入载体的粉雾剂，需要在处方工艺筛选中考察药物与载体的不同比例对有效部位沉积量的影响。

（5）药物与载体的混合方式：不同的混合方式对粉雾剂有效部位沉积率有影响。所以在处方工艺筛选中应注意混合方式和混合时间对产品质量的影响。

（6）水分和环境湿度的控制：水分对粉雾剂的质量具有较大的影响，水分含量较高直接导致粉体的流动性降低，粒度增大，影响产品的质量。所以在处方筛选过程中，应保证原料药的水分保持一定，对微粉化的药物及辅料的水分进行检查。同时在混合和灌装过程中，应控制生产环境的相对湿度，使环境湿度低于药物和辅料的临界相对湿度。对于易吸湿的成分，应采用一定的措施保持其干燥。

（七）粉雾剂举例

例：硫酸沙丁胺醇粉雾剂

【处方】硫酸沙丁胺醇 20mg、乳糖 250mg，共制 100 粒胶囊。

【制法】药物与载体经微粉化后混合均匀填充至胶囊中。

【注释】使用时取 1 粒胶囊放入吸入器刺孔槽内，用手指揿压侧按钮，胶囊被细针刺孔，然后将口吸器放入口腔深部，用力吸气，胶囊随着气流产生快速旋转，胶囊中的药粉即喷出，并随气流进入呼吸道。

（八）粉雾剂的质量评价

粉雾剂部分研究项目与气雾剂相似，可以参照气雾剂相关内容进行研究。但由于粉雾剂与气雾剂在制剂特性、辅料组成、包装容器等方面存在差异，研究项目的选择还需考虑结合制剂特点进行。粉雾剂内容物的特性研究包括粉体性状、鉴别、检查和含量测定等，质量研究的特殊项目包括以下几项。

【递送剂量均一性】取供试品依法进行检测，胶囊或泡囊型粉雾剂测定 10 个剂量。贮库型粉雾剂分别测定标示揿次前（初始 3 个剂量）、中（$n/2$ 吸起 4 个剂量，n 为标示总揿次）、后（最后 3 个剂量），共 10 个递送剂量。对于含多个活性成分的吸入剂，各活性成分均应进行递送剂量均一性检测。结果判定同气雾剂要求。

【微细粒子剂量】依法测定，计算微细粒子剂量，应符合规定。除另有规定外，微细药物粒子百分比应不少于每吸主药含量标示量的 10%。

【多剂量吸入粉雾剂总吸次】在设定的气流下，将吸入剂揿空，记录揿次，不得低于标示的总揿次。

【微生物限度】依法检查，应符合规定。

三、喷雾剂

（一）喷雾剂的定义

喷雾剂（sprays）系指原料药物或与适宜辅料填充于特制的装置中，使用时借助手动泵的压力、高压气体、超声振动或其他方法将内容物呈雾状物释出，用于肺部吸入或直接喷至腔道黏膜及皮肤等的制剂。其中，用于肺部给药的喷雾剂仅指采用雾化吸入进行给药的制剂，制剂内容物以无菌溶液的形式存在，其质量要求和配制与注射液相同，使用时经雾化装置（nebulizer）将液体药物变成细小的雾粒，然后通过面具或吸入器供患者吸入，故称之为雾化吸入溶液（inhalation solution）。

（二）喷雾剂的分类

1. **按给药量定量与否分类**　分为定量喷雾剂和非定量喷雾剂。
2. **按用药途径分类**　分为吸入喷雾剂、鼻用喷雾剂及用于皮肤和黏膜的非吸入喷雾剂。

3. 按处方组成分类 分为溶液型喷雾剂、乳剂型喷雾剂和混悬型喷雾剂。

（三）喷雾剂的特点

喷雾剂的特点：不含抛射剂，避免对大气的污染；生产设备简单，生产成本低，生产安全性高。但随着使用次数的增加，内容物的减少，容器压力也随之下降，喷出的雾滴大小及喷射量不能维持恒定。

（四）喷雾剂的组成

喷雾剂的处方组成与气雾剂相比，除没有抛射剂外，其他组成基本一致，一般由药物、溶剂、助溶剂、表面活性剂及防腐剂组成。喷雾剂常用压缩气体有 CO_2、N_2 和 N_2O 等。内服喷雾剂大多采用 N_2 或 CO_2 等压缩气体作为抛射药液的动力。其中 N_2 溶解度小，化学性质稳定，无异臭。CO_2 溶解度较高，并能改变药液的 pH，使用时应根据实际需要进行选择。

（五）喷雾剂的装置

喷雾剂的给药装置通常由两部分构成，一部分是起喷射药物作用的喷射装置，另一部分为承装药物溶液的容器。

常用的喷雾剂是利用机械泵进行喷雾给药的。手动泵主要由泵杆、支持体、密封垫、固定杯、弹簧、活塞、泵体、弹簧冒、活动垫或舌状垫及浸入管等基本元件组成。手动泵产生的压力取决于手揿压力或与之平衡的泵体内弹簧的压力，远远小于气雾剂中抛射剂所产生的压力。在一定压力下，雾滴的大小与液体所受压力、喷雾孔径、液体黏度等有关。手动泵采用的材料多为聚丙烯、聚乙烯、不锈钢弹簧及钢珠。

常见的喷雾剂非定量阀门系统如图7-10所示，其阀门系统与气雾剂相似，但阀杆内孔一般有三个，且孔径较大，便于物质流动。该装置具有以下优点：使用方便；无需预压，仅需很小的触动力即可达到喷雾所需压力；适用范围广等。

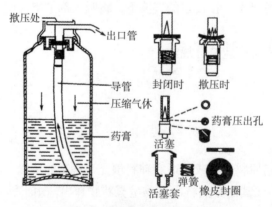

图7-10 喷雾剂阀门系统示意图

喷雾剂常用的容器有塑料瓶和玻璃瓶两种，前者一般由不透明的白色塑料制成，质轻、强度较高、便于携带；后者一般由不透明的棕色玻璃制成，强度差些。对于不稳定的药物溶液，还可以封装在一种特制的安瓿中，在使用前打开安瓿，装上一种安瓿泵，即可进行喷雾给药。

使供吸入的溶液、混悬液和乳液雾化形成气溶胶的装置称为雾化器。根据不同的工作原理，雾化器可被大致分为三种类型：①喷射雾化器，大多数雾化器为此类型，利用压缩气体来雾化药物溶液或混悬液；②超声雾化器，利用超声波晶片把电能转化为超声波能量，超声波能量在常温下能把水溶性药物雾化成1~5μm的微小雾粒，以水为介质，利用超声定向压强将水溶性药液喷成雾状；③振动筛雾化器，利用超声对带有锥形微孔筛网的液体进行振动，使液体被挤出，从而产生大量雾滴。

　　和其他类型吸入装置一样，雾化器也有优缺点。优点：患者可以潮式呼吸，顺应性好，可以用于任何年龄的患者或任何严重程度的疾病；可以递送几乎任何药物和任何剂量；可以按需递送混合药物；无需抛射剂；通常为固定辅料的水性配方。缺点：大多是体积较大，需要外部电源，非"便携式吸入器"，相对容易污染；递送剂量单一；比pMDI或DPI治疗时间长；完整的雾化器系统昂贵，不易装配，治疗准备繁琐。因此，近年来，雾化装置正朝着设计简单、携带方便、药物雾化效果提高，雾滴颗粒显著减小的方向发展，如Omron电动携带型喷雾器、Aeroneb微动泵喷雾器、OnQ™气溶胶及气雾发生器和AERx雾化溶液给药系统等。

　　1. 喷射雾化器　喷射雾化器利用压缩气体来雾化药物溶液或混悬液，达到喷射雾滴直径小于10μm的雾化效果，其基本工作原理为贝努利（Bernoulli）原理，即流体（液体和气体）的流速越大的位置其压强越小，流速越小的位置压强越大。喷射雾化器一般可分为三种类型：定速释放型、呼吸增强型和呼吸驱动型。已上市的雾化吸入剂产品大多采用喷射雾化器。喷射雾化器的不足在于残留体积较大，由于部分液体与内壁黏附也无法将雾化器中所有的药物全部递送出来，即使全部雾化直至不再有气溶胶喷出但还有残留。为达到良好的治疗效果，通常药液的体积不应小于2ml，有些药物需要的体积量更大。然而，药液体积过大时，将延长雾化时间，造成患者治疗的顺应性降低。此外，喷射雾化器需采用压缩机产生的压缩空气，因而临床应用较为不便，而压缩机类型也与雾化效果密切相关，为此有些国家的监管部门要求某些药物的产品标签上需同时标明雾化器与压缩机的类型。

　　（1）定速释放雾化器：早期大多数雾化器都是定速释放型的。压缩空气不断送到文氏管中（图7-11），这意味着在吸气和呼气期间恒速地产生气溶胶。由于吸气过程不到呼吸周期的一半，呼气产生的气溶胶从雾化器中排出，无法利用。经改良后，采用收集袋暂存呼出气体，如威尔德（WestMed）公司生产的Circulaire，将呼吸时产生的气溶胶可暂存在储液罐或收集袋中。

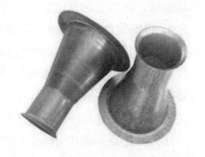

图7-11　文氏管

　　文氏管，即文丘里（Venturi）管的简称，其工作原理是当气流吹过阻挡物时，在阻挡物背风面上方端口的附近气压相对而言较低，从而产生吸附作用并引导空气的流动。它是把气流由粗变细均匀分布以加快气体流速，使气体在文氏管出口的后侧形成一个"真空"区，能用气流实现粉料的输送。

　　（2）呼吸增强雾化器：例如飞利浦伟康公司生产的Ventstream雾化器，在定速释放雾化器的基础上增加一个单向阀，只在呼吸时打开，使空气进入这个装置，产生气溶胶并输出。在呼气时，单向阀关闭，产生的气溶胶从呼气阀排出。

　　（3）呼吸驱动雾化器：例如特鲁德普（Trudell）公司生产的AeroEclipse雾化器，仅在患者吸气时才产生气溶胶。当患者停止吸气或者呼气时，驱动/挡板部件远离喷雾嘴，停止产生气溶胶。直到患者吸气时，驱动/挡板部件接近喷雾嘴，液体在贝努利原理下进入饲料管，才会产生气溶胶。

　　2. 超声雾化器　超声雾化器通过高频交变电场（一般为1~3MHz）中的压电换能器进行工作，将电信号转换成周期性的机械振动，并通过偶合液传递到药物溶液，引起药液分子振动，最终导致液体界面破裂并产生气溶胶雾滴。

　　（1）与喷射雾化器相比，超声雾化器的优点有：①更安静、体积更小；②释放量更大，从而缩短了雾化时间。

（2）超声雾化器的缺点有：①药液温度趋于上升，可能会导致蛋白质变性和热敏感化合物的破坏；②成本较高；③难以使黏性溶液和含有微粉化药物的混悬液形成气溶胶，悬浮微粒倾向于残留雾化杯中。由于这些局限性，超声雾化器不如喷射雾化器普及。

3. 振动筛雾化器　由于喷射雾化器和超声雾化器都有技术上的局限性，即残留体积占雾化器装量的很大一部分，且治疗使用时间过长；喷射和超声雾化器通常比较大且不方便。这些局限性推动了振动筛原理的新型雾化器的开发。

很早之前，人们就知道用带有锥形小孔的薄膜在液体表面进行超声振动，会产生大量的雾滴。在振动筛雾化器中，无数喷嘴组合在一起形成网状物或薄膜，产生的气溶胶可达到在治疗上足够起作用的浓度。虽然振动筛雾化器也利用超声产生气溶胶，但其操作原理与传统超声雾化器完全不同。

与喷射雾化器和超声雾化器不同，筛状网产生的初始雾滴大小适合药物吸入，因而不需要挡板来消除较大雾滴。一些装置，如百瑞公司的eFlow®，还可根据需要定制，递送脂质体和供儿童使用，并且雾化体积范围可扩大至0.5~5ml，最大给药量可达1000mg。

振动筛雾化器无需挡板，残留量低，雾化时间短并且便于携带。由于药液仅需雾化一次，因而更为节能，有些可用常见的电池驱动。与喷射雾化器相比，振动筛雾化器的这些优势却因技术的复杂性和更高的价位而削弱。同时筛孔须仔细清洗，以防止堵塞。与喷射雾化器和超声雾化器相比，有实验比较后发现振动筛雾化器可减少药物浪费，使得气溶胶的递送更加方便。此外，欧姆龙公司的MicroAir™体积小、重量轻（包括两节AA电池才只有140g）、静音且便携，这扭转了雾化器笨重和使用不便的传统形象。基于上述优点和新装置，振动筛雾化器有较好的市场前景，该类型的其他装置也有待被开发。

4. 特殊用途的雾化器　雾化器的装置可大可小。大容量喷射雾化器能多达几百毫升的液体，连续雾化数小时，这种雾化器可用于抗病毒药利巴韦林的吸入给药。与之相反，有雾化器整合了导管顶端，这些导管可以插入到导管插管内，能将相对较大的雾滴直接递送到肺部。大雾滴携带相对较多的药物，但如果按传统方法递送，这些大雾滴将在上呼吸道沉积。但需注意，这类装置并不适合非卧床患者日常使用。

还有雾化器（如Respirgard II™）在雾化器和接口器之间放置一个单向阀，作为附加挡板过滤掉直径大于4μm的雾滴。

在发展中国家大规模接种疫苗时，可采用雾化器吸入方式，这就要求患者使用一次性接口，例如将雾化器通过螺纹管连接一个简单的一次性面罩使用。

（三）喷雾剂的制备

喷雾剂生产设备主要包括理瓶机、除尘清洗机、灌液机、理阀盖机、上盖旋盖机、喷码机、打包台等。制备喷雾剂时，要施加较液化气体高的压力，内压一般在61.8~686.5kPa（表压），以保证内容物能全部用完。容器的牢固性也要求较高，必须能抵抗1029.75kPa（表压）的压力。喷雾剂生产过程较气雾剂简单，药液配置后，定量分装在容器内，装上手动泵即可。使用压缩气体的喷雾剂则安装阀门，轧紧封帽，充入压缩气体，即得。

（四）喷雾剂举例

例：鲑降钙素鼻用喷雾剂

【处方】鲑降钙素 0.275mg、氯化钠 1.5mg、枸橼酸钠 20.0mg、苯扎氯铵 0.2mg、PVP-K30

20.0mg、枸橼酸20.0mg、Tween80 60.0mg、注射用水2.0ml。

【制法】精确称取处方量的鲑降钙素及其他辅料，分别溶于适量的注射用水中，将两部分溶液混合均匀，加注射用水至所需量，调节pH至3.7~4.1，经0.22μm滤膜过滤，灌装，充氮气，加泵阀。

【注释】鲑降钙素鼻用喷雾剂规格为2ml（0.25mg），多肽类药物易吸附在容器表面，因此在制备时需多投入标示量10%的鲑降钙素。温度和光照对本品稳定性影响较大，使用前应避光，2~8℃保存。

（五）喷雾剂的质量评价

喷雾剂在生产贮藏期间应符合《中国药典》通则中有关规定。检查项目与气雾剂类似，应检查每瓶总喷次、每喷喷量、每喷主药含量、递送剂量均一性、细微粒子剂量、装量差异、无菌与微生物限度。其中，凡规定测定递送剂量均一性的喷雾剂，一般不再进行每喷主药含量的测定。

思考题

1.试述雾化制剂的分类和特点，并重点比较各类吸入制剂的优缺点。

2.试比较吸入气雾剂的制备方法，并阐述各个方法的优缺点。

3.设计溶液型、混悬型和乳剂型气雾剂处方时应考虑哪些问题？

4.试述吸入粉雾剂的分类及其评价指标。

5.试述非吸入气雾剂和外用气雾剂常见的种类，并举一例，介绍其给药途径和制备过程中的注意事项。

（丁　杨）

第八章 无菌制剂及其技术

本章要点

1. 掌握无菌制剂的定义、分类及质量要求；常用的灭菌技术方法；热原的基本性质、污染途径及除去方法；等渗调节的计算方法；注射剂的定义、特点、质量要求及存在的主要问题；眼用制剂的定义及质量要求。

2. 熟悉无菌操作法，F_0值的含义、计算方法及测定意义；空气洁净度的标准与洁净室的设计；注射用溶剂与附加剂的应用；注射用无菌粉末的特点、制备方法及存在的主要问题。

3. 了解空气净化方法与滤过技术；其他无菌制剂。

第一节 概 述

在临床治疗中，有的药物制剂直接注入、植入人体，如注射剂和植入剂；有的药物制剂直接用于特定的器官，如眼用制剂；有的药物制剂直接用于开放性的伤口或腔体，如冲洗剂；有的药物制剂直接用于烧伤或严重创伤的体表创面，如无菌软膏剂、无菌气雾剂、无菌散剂、无菌涂剂与涂膜剂及无菌凝胶剂等创面制剂；有的药物制剂用于手术或创伤的黏膜用制剂，如无菌耳用制剂和无菌鼻用制剂；这些制剂必须经过无菌检查法检查并符合规定，以保证药物的安全性和有效性。

一、无菌制剂的定义

无菌制剂（sterile preparation）系指法定药品标准中列有无菌检查项目的制剂，包括大容量与小容量注射剂、眼用制剂，及其他无菌制剂如植入剂、冲洗剂、无菌软膏剂与乳膏剂、吸入液体制剂、无菌气雾剂、无菌散剂、无菌耳用制剂、无菌鼻用制剂、无菌涂剂与涂膜剂、无菌凝胶剂等。

二、无菌制剂的分类

1. 根据给药方式、给药部位及临床应用的不同，无菌制剂可分为以下7大类。

（1）注射剂：系指原料药物或与适宜辅料制成的供注入体内的无菌制剂。注射剂可分为注射液、注射用无菌粉末与注射用浓溶液等。

（2）眼用制剂：系指直接用于眼部发挥治疗作用的无菌制剂。眼用制剂可分为眼用液体制剂（滴眼剂、洗眼剂、眼内注射溶液）、眼用半固体制剂（眼膏剂、眼用乳膏剂、眼用凝胶剂）、眼用固体制剂（眼膜剂、眼丸剂、眼内插入剂）等。眼用液体制剂也可以固态形式包装，另备溶剂，在临用前配成溶液或混悬液。

（3）植入剂：系指由原料药物与辅料制成的供植入人体内的无菌固体制剂。植入剂一般采用特制的注射器植入，也可以手术切开植入。植入剂在体内持续释放药物，并应维持较长的时间。

（4）冲洗剂：系指用于冲洗开放性伤口或腔体的无菌溶液。

（5）创面用制剂：如用于烧伤、创伤或溃疡的气雾剂、喷雾剂；用于烧伤或严重创伤的涂剂、涂膜剂、凝胶剂、软膏剂、乳膏剂及局部散剂等。

（6）手术用制剂：手术时使用的制剂，如用于手术的耳用制剂、鼻用制剂、止血海绵剂和骨蜡等。

（7）供雾化器用的液体制剂：系指通过连续或定量雾化器产生供吸入用气溶胶的溶液、混悬液和乳液。

2. 根据生产工艺的不同，无菌制剂可分为最终灭菌产品和非最终灭菌产品。

（1）最终灭菌产品：系指采用最终灭菌工艺的无菌制剂。

（2）非最终灭菌产品：系指部分或全部工序采用无菌生产工艺的无菌制剂。

三、无菌制剂的质量要求

无菌制剂应无菌，所有无菌制剂都必须经过《中国药典》规定的无菌检查法检查，应符合规定。此外，不同类型的无菌制剂基于剂型的特点亦有不同的质量要求。例如：注射剂还要求进行细菌内毒素或热原、可见异物、不溶性微粒、安全性、渗透压摩尔浓度、稳定性等检查；中药注射剂还需检查重金属及有害元素残留量及中药注射剂有关物质等，均应符合规定。

第二节 无菌制剂的单元操作技术

一、空气净化技术

（一）概述

空气净化系指以创造洁净空气为目的的空气调节措施。根据不同行业的要求和洁净标准，可分为工业净化和生物净化。工业净化系指除去空气中悬浮的尘埃粒子的环境，如电子工业环境等。另外，在某些特殊环境中，可能还有除臭、增加空气负离子等要求。生物净化系指不仅除去空气中悬浮的尘埃粒子，而且要求除去微生物等以创造洁净空气的环境，如制药工业、生物学实验室、医院手术室等均需要生物洁净。

（二）洁净室的净化标准

目前，GMP在世界大多数国家和组织得到了广泛的实施，但其洁净度标准尚未统一。根据我国现行GMP规定，洁净区的设计必须符合相应的洁净度要求，包括达到"静态"和"动态"的标准。无菌药品生产所需的洁净区可分为A、B、C、D共4个级别。

A级：高风险操作区，如灌装区、放置胶塞桶和与无菌制剂直接接触的敞口包装容器的区域及无菌装配或连接操作的区域，应用单向流操作台（罩）来维持该区的环境状态。单向流系统在其工作区域必须均匀送风，风速为0.36~0.54m/s（指导值）。应有数据证明单向流的状态并须验证。在密闭的隔离操作器或手套箱内，可使用较低的风速。

B级：指无菌配制和灌装等高风险操作A级区所处的背景区域。

C级和D级：指生产无菌药品过程中重要程度较低的洁净操作区。

以上各级别空气悬浮粒子的标准规定，如表8-1所示。

表8-1 洁净室各级别空气悬浮粒子的标准规定

洁净度级别	悬浮粒子最大允许数/立方米			
	静态		动态^c	
	≥0.5 μm	≥5 μm^b	≥0.5 μm	≥5 μm
A级^a	3520	20	3520	20
B级	3520	29	352 000	2900
C级	352 000	2900	3 520 000	29 000
D级	3 520 000	29000	不作规定	不作规定

注：a为确认A级洁净区的级别，每个采样点的采样量不得少于1立方米。A级洁净区空气悬浮粒子的级别为ISO 4.8，以≥5.0μm的悬浮粒子为限度标准。B级洁净区（静态）的空气悬浮粒子的级别为ISO 5，同时包括表中两种粒径的悬浮粒子。对于C级洁净区（静态和动态）而言，空气悬浮粒子的级别分别为ISO 7和ISO 8。对于D级洁净区（静态）空气悬浮粒子的级别为ISO 8。测试方法可参照ISO14644-1。

b为在确认级别时，应当使用采样管较短的便携式尘埃粒子计数器，避免≥5.0μm悬浮粒子在远程采样系统的长采样管中沉降。在单向流系统中，应当采用等动力学的取样头。

c为动态测试可在常规操作、培养基模拟灌装过程中进行，证明达到动态的洁净度级别，但培养基模拟灌装试验要求在"最差状况"下进行动态测试。

除了符合上述各级洁净区定义中的空气悬浮粒子标准以外，还应当按以下要求对洁净区的悬浮粒子进行动态监测。

（1）根据洁净度级别和空气净化系统确认的结果及风险评估，确定取样点的位置并进行日常动态监控。

（2）在关键操作的全过程中，包括设备组装操作，应当对A级洁净区进行悬浮粒子监测。生产过程中的污染（如活生物、放射危害）可能损坏尘埃粒子计数器时，应当在设备调试操作和模拟操作期间进行测试。A级洁净区监测的频率及取样量，应能及时发现所有人为干预、偶发事件及任何系统的损坏。灌装或分装时，由于产品本身产生粒子或液滴，允许灌装点≥5.0μm的悬浮粒子出现不符合标准的情况。

（3）在B级洁净区可采用与A级洁净区相似的监测系统。可根据B级洁净区对相邻A级洁净区的影响程度，调整采样频率和采样量。

（4）悬浮粒子的监测系统应当考虑采样管的长度和弯管的半径对测试结果的影响。

（5）日常监测的采样量可与洁净度级别和空气净化系统确认时的空气采样量不同。

（6）在A级洁净区和B级洁净区，连续或有规律地出现少量≥5.0μm的悬浮粒子时，应当进行调查。

（7）生产操作全部结束、操作人员撤出生产现场并经15~20分钟（指导值）自净后，洁净区的悬浮粒子应当达到规定的"静态"标准。

（8）应当按照质量风险管理的原则对C级洁净区和D级洁净区（必要时）进行动态监测。监控要求以及警戒限度和纠偏限度可根据操作的性质确定，但自净时间应当达到规定要求。

（9）应当根据产品及操作的性质制定温度、相对湿度等参数，这些参数不应对规定的洁净度造成不良影响。

除了悬浮粒子以外，还应当对微生物进行动态监测，评估无菌生产的微生物状况。监测方法有沉降菌法、定量空气浮游菌采样法和表面取样法（如棉签擦拭法和接触碟法）等。动态取样应当避免对洁净区造成不良影响。成品批记录的审核应当包括环境监测的结果。对表面和操作人员的监测，应当在关键操作完成后进行。在正常的生产操作监测外，可在系统验证、清洁或消毒等操作完成后增加微生物监测。表8-2为现行GMP规定洁净度各级别的微生物监测动态标准。

表8-2　现行GMP规定洁净度各级别的微生物监测动态标准

洁净度级别	浮游菌 cfu/m³	沉降菌（Φ90mm） cfu/4h	表面微生物	
			接触碟（Φ55mm）cfu/碟	5指手套 cfu/手套
A级	＜1	＜1	＜1	＜1
B级	10	5	5	5
C级	100	50	25	–
D级	200	100	50	–

注：表中各数据均为平均值；单个沉降碟的暴露时间可少于4小时，同一位置可使用多个沉降碟连续进行监测并累积数。

除了上述对于悬浮粒子和微生物浓度的规定以外，达到理想的净化标准还应遵循以下规定：①洁净室（区）的温度和相对湿度应与药品生产工艺相适应，无特殊要求时，温度应控制在18~26℃，相对湿度控制在45%~65%。②洁净区与非洁净区之间、不同级别洁净区之间的压差应当不低于10Pa（帕斯卡）。必要时，相同洁净度级别的不同功能区域（操作间）之间也应当保持适当的压差梯度。③空气洁净度的测试要求在静态条件下检测。④主要工作室的照度宜为300lx，有特殊要求的生产部位可设置局部照明。⑤洁净区的内表面（墙壁、地面、天棚）应当平整光滑、无裂缝、接口严密、无颗粒物脱落，避免积尘，便于有效清洁，必要时应当进行消毒。

（三）浮尘浓度测定方法

含尘浓度系指单位体积空气中含粉尘的个数（计数浓度）或毫克量（重量浓度）。常用测定方法有光散射式粒子计数法、滤膜显微镜计数法和光电比色计数法。

1. 光散射式粒子计数法　当含尘气流以细流束通过强光照射的测量区时，空气中的每个尘粒均能发生光散射，形成光脉冲信号，进而通过光电转化为相应的电脉冲信号。根据散射光的强度与尘粒表面积成正比的原理可得尘粒尺寸，根据脉冲信号次数与尘粒个数相对应可得尘粒个数，最后由数码管显示粒径和粒子数目。

2. 滤膜显微镜计数法　采用微孔滤膜真空过滤含尘空气，捕集尘粒于微孔滤膜表面，用丙酮蒸气熏蒸至滤膜呈透明状，置显微镜下计数。根据空气采样量和粒子数计算即得含尘量。

3. 光电比色计数法　采用滤纸真空过滤含尘空气，捕集尘粒于滤纸表面，测定过滤前后的透光度。根据透光度与积尘量成反比，计算含尘量。中、高效过滤器的渗漏常用本法。

（四）空气过滤技术

洁净室的空气净化技术一般采用空气过滤法，当含尘空气通过具有多孔过滤介质时，粉尘被微孔截留或孔壁吸附，达到与空气分离的目的。该方法是空气净化中经济有效的关键措施之一。

1. 过滤方式　空气过滤属于介质过滤，可分为表面过滤和深层过滤。

（1）表面过滤：系指大于过滤介质微孔的粒子被截留在介质表面，使其与空气分离。常用的介质材料有由醋酸纤维素或硝酸纤维素制成的微孔滤膜。主要用于无尘、无菌洁净室等高标准空气的末端过滤。

（2）深层过滤：系指小于过滤介质微孔的粒子吸附在介质内部，使其与空气分离。常用的介质材料有玻璃纤维、天然纤维、合成纤维、粒状活性炭、发泡性滤材等。

2. 空气过滤机制及影响因素

（1）空气过滤机制：制药工业所采用的空气净化滤材有玻璃纤维、泡沫塑料、无纺布等，其过滤机制有以下几种。

①惯性作用：含尘气体通过纤维时，气体流线发生绕流，但尘粒由于惯性作用径直前进与纤维碰撞而附着。此作用随气速和粒径的增大而增大。

②扩散作用：由于气体分子热运动对微粒的碰撞而使粒子产生布朗运动，借助扩散作用与纤维接触而被附着。尘径越小、气速越低，扩散作用越明显。

③拦截作用：含尘气流通过纤维层时，当尘粒的粒径小于密集的纤维间隙时，或尘粒与纤维发生接触时，尘粒即被纤维阻留。

④静电作用：含尘气流通过纤维时，由于摩擦作用，尘粒和纤维都可能带上电荷，在静电作用下，尘粒可能沉积在纤维上。

⑤其他重力作用，分子间力等。

（2）影响空气过滤的主要因素

①粒径：尘粒的粒径越大，产生的拦截、惯性、重力沉降作用越大，越易除去；反之，越难除去。过滤器捕集粉尘的量与未过滤空气中的粉尘量之比为"过滤效率"。小于0.1μm的粒子主要发生扩散运动，粒子越小，效率越高；大于0.5μm的粒子主要作惯性运动，粒子越大，效率越高。在0.1μm与0.5μm之间，效率有一处最低点。

②过滤风速：在一定范围内，风速越大，粒子惯性作用越大，吸附作用增强，扩散作用降低，但过强的风速易将附着于纤维的细小尘埃吹出，造成二次污染，因此风速应适宜；风速小，扩散作用强，小粒子越易与纤维接触而吸附，常用极小风速捕集微小尘粒。

③介质纤维直径和密实性：纤维越细、越密实，所能发挥的拦截和惯性作用越强，但阻力增加，扩散作用减弱。

④附尘：随着过滤的进行，纤维表面沉积的尘粒增加，拦截作用提高，但阻力增加，当达到一定程度时，尘粒在风速的作用下，可能再次飞散进入空气中，因此过滤器应定期清洗，以保证空气质量。

3. 空气过滤器

（1）空气过滤器的组成和分类：空气过滤器常以单元形式制成，即将滤材装入金属或木质框架内组成一个单元过滤器，再将一个或多个单元过滤器安装到通风管道或空气过滤箱内，组成空气过滤系统。单元过滤器一般可分为：板式、楔式、袋式和折叠式空气过滤器（图8-1）。

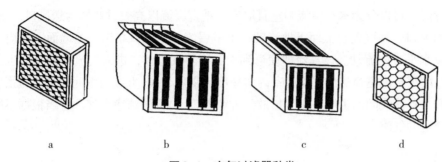

图8-1　空气过滤器种类

a-折叠式过滤器；b-袋式过滤器；c-楔式滤器；d-板式过滤器

①折叠式过滤器：用于高效过滤，主要滤除小于1μm的浮尘，对粒径0.3μm的尘粒的过滤效率在99.97%以上，一般装于通风系统的末端，必须在中效过滤器保护下使用。

②楔式和袋式过滤器：用于中效过滤，主要用于滤除大于1μm的浮尘，常置于高效过滤器之前。

③板式过滤器：是最常用的初效过滤器，通常置于上风侧的新风过滤，主要滤除粒径大于5μm的浮尘，且有延长中、高效过滤器寿命的作用。

（2）空气过滤器的特性参数

①过滤效率是空气过滤器基本参数之一，用来评价过滤器的除尘能力，过滤效率越高，除尘能力越大。

②穿透率和净化系数穿透率系指滤器过滤后和过滤前的含尘浓度比，表明过滤器没有滤除的含尘量，穿透率越大，过滤效率越差，反之亦然。净化系数系指过滤后空气中含尘浓度降低的程度。以穿透率的倒数表示，数值越大，净化效率越高。

③容尘量系指过滤器允许积尘的最大量。一般容尘量定为阻力增大到最初阻力的两倍或过滤效率降至初值的85%以下的积尘量。超过容尘量，阻力明显增加，捕尘能力显著下降，并且容易发生附尘的再飞扬。

（五）洁净室的设计

制药企业应按照药品生产种类、剂型、生产工艺和要求等，将生产厂区合理划分区域。通常可分为一般生产区、控制区、洁净区和无菌区。洁净区一般由洁净室、风淋、缓冲室、更衣室、洗澡室和厕所等区域构成。洁净区的设计必须符合相应的洁净度要求的净化标准，包括达到"静态"和"动态"的标准。无菌药品生产所需的洁净区可分为A、B、C、D共4个级别。

1. 洁净室设计的基本原则　洁净室面积应合理，室内设备布局尽量紧凑，尽量减少面积；同级别洁净室尽可能相邻；不同级别的洁净室由低级向高级安排，彼此相连的房间之间应设隔离门，门应向洁净度高的方向开启，空气洁净级别不同的相邻房间之间的静压差应大于5Pa，洁净室与室外的静压差应大于10Pa；洁净室内一般不设窗户，若需窗户，应以封闭式外走廊隔离窗户和洁净室；洁净室门应密闭，人、物进出口处装有气阀（air lock）；光照度应大于300lx；无菌区紫外灯一般安装在无菌工作区上方或入口处。

2. 洁净室的气流要求　由高效过滤器送出的洁净空气进入洁净室后，其流向的安排直接影响室内洁净度。因此对于洁净室的气流应当严格控制，在符合生产工艺的前提下，明确人流、物流和空气流的流向（洁净度从高→低），确保洁净室内的洁净度符合要求。

气流形式有层流和乱流。层流是指空气流线呈同向平行状态，各流线间的尘埃不易相互扩散,亦称平行流,可以分为水平层流和垂直层流。垂直层流以高效过滤器为送风口,布满顶棚,地板全部为回风口,使气流自上而下地流动;水平层流的送风口布满一侧墙面,对应墙面为回风口,气流以水平方向流动。该气流即使遇到人、物等发尘体,进入气流中的尘埃也很少扩散到全室,而是随平行流迅速流出,保持室内洁净度,常用于A、B级洁净区。乱流是指空气流线呈不规则状态,各流线间的尘埃易相互扩散。可获得C、D级的洁净空气。应当根据不同的洁净区要求选择合适的气流。

二、注射用水的制备技术

(一)蒸馏法

蒸馏法制备注射用水是在纯化水的基础上进行的。该法可以除去水中微小物质(大于1μm的所有不挥发性物质,如悬浮物、胶体、细菌、病毒、热原等杂质)和大部分0.09~1μm的可溶性小分子无机盐、有机盐、可溶性高分子材料等,是最经典、最可靠的制备注射用水的方法。其基本流程为:常水→蒸汽→单蒸馏水→蒸汽→双蒸馏水。

蒸馏水的质量受蒸馏水器的结构、性能、金属材料、操作方法及水源等因素影响。蒸馏法制备注射用水的蒸馏设备,主要有下列几种。

1. 塔式蒸馏水器 主要由蒸发锅、隔沫器(也称挡板)和冷凝器3部分组成,其中隔沫器是防止热原污染的装置。塔式蒸馏水器的生产能力大,并有多种不同规格,其生产能力为50~200L/h,可根据需要选用,但因其热能利用率较低且消耗冷却水较多,设备体积大,已不适用于大生产。

2. 多效蒸馏水器 多效蒸馏水器的最大特点是节能效果显著,热效率高,能耗仅为单蒸馏水器的1/3,并且出水快、纯度高、水质稳定,配有自动控制系统,成为目前药品生产企业制备注射用水的重要设备。多效蒸馏水器通常有三效、四效、五效。多效蒸馏水器的性能取决于加热蒸汽的压力和效数,压力越大,产量越大,效数越多,热的利用效率也越高。多效蒸馏水器的选用,应根据实际生产需要,结合出水质量、能源消耗、占地面积、维修能力等因素的综合考虑,一般以四效以上较为合理。

3. 气压式蒸馏水器 此设备能够利用外加能量(电能、机械能等)对二次蒸汽进行压缩,将低温热能转化为高温热能,使二次蒸汽循环蒸发,以制备注射用水。其主要由自动进水器、热交换器、加热室、蒸发室、冷凝器及蒸气压缩机等组成,目前国内已有生产。该设备具有多效蒸馏器的优点,利用离心泵将蒸汽加压,提高了蒸汽利用率,而且不需要冷却水,但使用过程中电能消耗较大。

(二)反渗透-超滤法

目前,《日本药典》已允许使用反渗透法与超滤法联用以制备注射用水,要求所制水在80℃以上循环以防止微生物生长,并使用膜模组件过滤以去除相对分子量大于6000的物质。

(三)离子交换法与蒸馏法联用

该法是将一次蒸馏水经732氢型离子交换树脂处理后再进行二次蒸馏,出水温度控制在80℃以上,且12小时内使用。此法生产的注射用水的比电阻值在1500~2000kΩ·cm的范围内,几乎无菌、无热原。

三、热原的去除技术

（一）热原的定义

热原（pyrogen）是指能引起恒温动物体温异常升高的致热物质。它包括细菌性热原、内源性高分子与低分子热原及化学热原等。大多数细菌都能产生热原，甚至霉菌与病毒也能产生热原，其中致热能力最强的是革兰阴性杆菌。

（二）热原的组成

微生物代谢产物中内毒素是产生热原反应的最主要致热物质。内毒素是由磷脂、脂多糖和蛋白质所组成的复合物，存在于细菌的细胞膜和固体膜（也是指细胞壁）之间，其中脂多糖是内毒素的主要成分，具有特别强的致热活性。不同的菌种脂多糖的化学组成也有差异，一般脂多糖的分子量越大其致热作用越强。

含有热原的注射剂，特别是输液剂注入人体后，经过30~90分钟的潜伏期，就会出现发冷、寒战、体温升高、身痛、发汗、恶心呕吐等不良反应，有时体温可升至40℃左右，严重时还会导致患者昏迷、虚脱，甚至危及生命，临床上称上述现象为"热原反应"。除另有规定外，静脉用注射剂按各品种项下的规定，照《中国药典》细菌内毒素检查法或热原检查法检查，应符合规定。冲洗剂按相同方法进行检查每1ml中含细菌内毒素的量应小于0.50EU内毒素；不能进行细菌内毒素检查的冲洗剂应符合热原检查法的规定。

（三）热原的基本性质

热原主要有以下基本性质。

1. 水溶性　热原能溶于水，其浓缩的水溶液往往带有乳光。

2. 不挥发性　热原本身不挥发，但在蒸馏时，可随水蒸气中的雾滴进入蒸馏水中，故蒸馏水器均应有完好的隔沫装置，以防止热原污染。

3. 耐热性　热原的耐热性较强，一般经60℃加热1小时不受影响，100℃也不会发生热解，但在120℃干热4小时条件下能被破坏98%左右，在180~200℃干热180分钟、250℃干热30分钟、350℃干热5分钟、650℃干热1分钟条件下则可被彻底破坏。因此，必须注意，在通常采用的注射剂灭菌条件下，热原不能被破坏。

4. 滤过性　热原体积较小，在1~5nm之间，可通过一般滤器，不能截留去除。

5. 可吸附性　热原能被活性炭、白陶土、硅藻土等吸附，但这个吸附过程为非特异性吸附，同时会吸附药物而造成损失。

6. 其他性质　热原能被强酸、强碱、强氧化剂（如高锰酸钾、过氧化氢）及超声波破坏。热原在水溶液中带有电荷，也可被某些离子交换树脂所吸附。

（四）热原的污染途径

热原是微生物的代谢产物，污染热原的途径与微生物的污染直接相关。

1. 溶剂　注射用水是热原污染的主要原因。即使原有的注射用水或注射用油不带有热原，但如果贮存时间较长或存放不当，也有可能由于微生物污染而产生热原。因此，注射剂的配制应使用新鲜制备的溶剂。

2. 原辅料　原辅料尤其是采用生物方法制造的物料（如葡萄糖、乳糖、右旋糖苷等）易滋生微生物，或者贮存时间过长或包装不符合要求甚至破损，均易受到微生物污染而产生热原。

3. 容器或用具　制备无菌制剂时所用的用具、管道、装置、灌装容器，如果未按GMP规定的操作规程进行清洁或灭菌处理，则易使药液污染而导致热原产生。

4. 制备过程　制备过程中洁净度不符合无菌制剂的要求，操作时间过长，产品灭菌不及时或不合格，工作人员未严格执行操作规程，这些因素都会增加微生物的污染机会从而增加热原污染的风险。

5. 输液器或输液过程　输液剂在临床使用时所用的相关器具（如输液器），必须无菌、无热原，这是防止热原污染所不能忽视的环节。另外，输液与其他药物配伍时，若药物已污染热原，或加药时操作室洁净度不达标，消毒及操作不严密；或加药后放置时间过长，均易导致污染而产生热原。

（五）除去热原的方法

1. 高温法　对于耐高温的容器或用具，如注射用针筒及其他玻璃器皿，在洗涤干燥后，经250℃加热30分钟或180℃加热2小时，可以破坏热原。

2. 酸碱法　对于耐酸碱的玻璃容器、陶瓷等用具，用强酸强碱溶液处理，可有效破坏热原。常用的酸碱液为重铬酸钾硫酸洗液、稀氢氧化钠溶液等，但碱液处理玻璃器具时处理时间不宜过长，以免影响其透明度。

3. 吸附法　活性炭是常用的吸附剂，用量一般为溶液体积的0.1%~0.5%。使用时，将一定量的针用活性炭加入溶液中，煮沸，搅拌15分钟即能除去液体中大部分热原。活性炭的吸附作用强，除了吸附热原外，还有脱色、助滤作用；还可用活性炭与白陶土或硅藻土合用去除热原。

4. 离子交换法　热原分子上含有磷酸根与羧酸根，带有负电荷，因而可以被碱性阴离子交换树脂吸附。

5. 凝胶滤过法　也称分子筛滤过法，是利用凝胶物质作为滤过介质，当溶液通过凝胶柱时，分子量较小的成分渗入到凝胶颗粒内部而被阻滞，分子量较大的成分则沿凝胶颗粒间隙随溶剂流出。如可用于制备无热原的注射用水。

6. 超滤法　利用高分子薄膜的选择性与渗透性，在常温条件下，依靠一定的压力和流速，除去溶液中热原。如采用1万道尔顿或3万道尔顿的密理博公司超滤膜可使常水的热原达到注射用水的要求。

7. 反渗透法　通过三醋酸纤维素膜或聚酰胺膜除去热原，效果好，具有较高的实用价值。

8. 其他方法　如Raney Ni在加热条件下可催化破坏热原；微波也可破坏热原。

（六）热原与细菌内毒素的检查方法

照《中国药典》中相关规定的热原检查法或细菌内毒素检查法检查。

1. 热原检查法　本法系将一定剂量的供试品，静脉注入家兔体内，在规定的时间内，观察家兔体温升高的情况，以判断供试品中所含热原限度是否符合规定。具体实验方法和结果判断标准见《中国药典》热原检查法。

为确保实验结果正确，避免其他因素的影响或干扰，对供试验用家兔的筛选、实验操作室的环境条件以及试验操作方法均应有严格要求。试验所用的注射器具和与供试品溶液接触的器皿，应在250℃加热30分钟，也可采用其他适宜的方法除去热原。

为了提高家兔热原测定法的精确度和效率，测量家兔体温应使用精密度为±0.1℃的测温装置。国产RY型热原测试仪，采用直肠热电偶代替直肠温度计，同时测量16只动物，在实验中将热电偶固定于家兔肛门内，其温度可在仪表中显示，具有分辨率高、数据准确的特点，可提高检测效率。

2. 细菌内毒素检查法 本法系利用鲎试剂来检测或量化由革兰阴性菌产生的细菌内毒素，以判断供试品中热原的限度是否符合规定的一种方法。

细菌内毒素是药物所含热原的主要来源，鲎试剂为鲎科动物东方鲎的血液变形细胞溶解物的无菌冷冻干燥品。鲎试剂中含有能被微量细菌内毒素激活的凝固酶原和凝固蛋白质。凝固酶原经内毒素激活转化成具有活性的凝固酶，进一步促使凝固蛋白原转变为凝固蛋白而形成凝胶。

细菌内毒素检查包括两种方法，即凝胶法和光度测定法，前者利用鲎试剂与细菌内毒素产生凝集反应的原理来检测或半定量内毒素，后者包括浊度法和显色基质法，系分别利用鲎试剂与内毒素反应过程中的浊度变化及产生的凝固酶使特定底物释放出呈色团的多少来测定内毒素。供试品检测时可使用其中任何一种方法进行试验。当测定结果有争议时，除另有规定外，以凝胶法结果为准。具体实验方法和结果判断见《中国药典》细菌内毒素检查法。

细菌内毒素检查法灵敏度高，操作简单，试验费用少，尤其适用于生产过程中热原的检测控制，可迅速获得结果。但容易出现"假阳性"的结果，且对革兰阴性菌以外的细菌内毒素的检测不够灵敏，故不能取代家兔的热原试验法。

四、渗透压调节技术

（一）等渗与等张的定义

1. 等渗溶液（isoosmotic solution） 系指与血浆渗透压相等的溶液，属于物理化学概念。

2. 等张溶液（isotonic solution） 系指渗透压与红细胞膜张力相等的溶液，属于生物学概念。

（二）渗透压的调节方法

生物膜，例如人体的细胞膜或毛细血管壁，一般具有半透膜的性质，溶剂通过半透膜由低浓度向高浓度溶液扩散的现象称为渗透，阻止渗透所需要施加的压力，称为渗透压。在涉及溶质的扩散或通过生物膜的液体转运各种生物过程中，渗透压都起着极其重要的作用。正常人体血液的渗透压摩尔浓度范围为285~310毫渗透压摩尔浓度（mOsmol/kg），0.9%的氯化钠溶液或5%的葡萄糖溶液的渗透压摩尔浓度与人体血液相当。高于或低于血浆渗透压的溶液分别称为高渗溶液或低渗溶液。无论是高渗溶液还是低渗溶液注入人体时，均会对机体产生影响。肌内注射时人体可耐受的渗透压范围相当于0.45%~2.7%氯化钠溶液所产生的渗透压，即相当于0.5~3个等渗浓度。当大量低渗溶液注入血液后，水分子穿过细胞膜进入红细胞内，使红细胞胀破，造成溶血现象，这将使人感到头胀、胸闷，严重的可发生麻木、寒战、高热、尿中出现血红蛋白。一般正常人的红细胞在0.45%氯化钠溶液中就会发生溶血，在0.35%氯化钠溶液中可完全溶血。而当静脉注入高渗溶液时，红细胞内水分因渗出而发生细胞萎缩，尽管注射速度缓慢，机体血液可自行调节使渗透压恢复正常，但在一定时间内也会影响正常的红细胞功能。因此，静脉注射剂必须注意渗透压的调节。对于脊椎腔内注射，由于脊椎液量少，循环缓慢，渗透压的紊乱很快就会引起头痛、呕吐等不良反应，所以必须使用等渗溶液。在制备注射剂、眼用液体制剂等制剂时，必须关注其渗透压。处方中添加了渗透压调节剂的制剂，均应控制其渗透压摩尔浓度。

渗透压摩尔浓度的计算：临床上采用渗量（Osm）或毫渗量（mOsm）作为体液渗透压的单

位。1mmol分子（非电解质）或离子（电解质）可产生1mOsm的渗透压。《中国药典》规定渗透压摩尔浓度的单位，通常以每千克溶剂中溶质的毫渗透压摩尔来表示，可按式（8–1）计算毫渗透压摩尔浓度（mOsmol/kg）：

$$毫渗透压摩尔浓度（mOsmol/kg）= \frac{每千克溶剂中溶解的溶质克数}{分子量} \times n \times 1000 \qquad（8–1）$$

式中，n 为一个溶质分子溶解或解离时形成的粒子数。在理想溶液中，例如葡萄糖 $n=1$，氯化钠或硫酸镁 $n=2$，氯化钙 $n=3$，枸橼酸钠 $n=4$。

在生理范围及很稀的溶液中，其渗透压摩尔浓度与理想状态下的计算值偏差较小；随着溶液浓度增加，与计算值比较，实际渗透压摩尔浓度下降。例如0.9%氯化钠注射液，按上式计算，毫渗透压摩尔浓度是 $2 \times 1000 \times 9/58.4=308$ mOsmol/kg，而实际上在此浓度时氯化钠溶液的 n 稍小于2，其实际测得值是286mOsmol/kg；这是由于在此浓度条件下，一个氯化钠分子解离所形成的两个离子会发生某种程度的缔合，使有效离子数减少的缘故。复杂混合物（如水解蛋白注射液）的理论渗透压摩尔浓度不容易计算，因此通常采用实际测定值表示。

常用的渗透压调节剂有氯化钠、葡萄糖等。渗透压调节方法有冰点降低数据法和氯化钠等渗当量法。

1.冰点降低数据法　冰点降低与渗透压同属于溶液的依数性，都与溶液的浓度有关。若某溶液的冰点降低值与体液相等，则可认为此溶液中溶质的数量和体液是一致的，因此渗透压也一致。一般情况下，血浆冰点值为–0.52℃。根据物理化学原理，任何溶液冰点降低到–0.52℃时，其渗透压将与血浆等渗。等渗调节剂的用量可用式（8–2）计算。

$$W = \frac{0.52 - a}{b} \qquad（8–2）$$

式中，W 为配制等渗溶液需加入的等渗调节剂的量（%，g/ml）；a 为1%药物溶液的冰点下降度；b 为用以调节的等渗剂1%溶液的冰点下降度。

例1　1%氯化钠的冰点下降度为0.58℃，血浆的冰点下降度为0.52℃，求等渗氯化钠溶液的浓度。

已知 $b=0.58$，纯水 $a=0$，代入式（8–2）得：

$$W = \frac{0.52 - a}{b} = \frac{0.52 - 0}{0.58} = 0.9（g/100ml）$$

即：配制100ml氯化钠等渗溶液需用0.9g氯化钠，换句话说，0.9%氯化钠溶液为等渗溶液。

例2　配制2%盐酸普鲁卡因溶液100ml，若配成等渗溶液，需加多少克氯化钠？

从表8–3查得，本例 $a=0.12 \times 2=0.24$（℃），$b=0.58$℃

代入式（8–2）得：$W=（0.52-0.24）/0.58=0.48$（g/100ml）

即2%的盐酸普鲁卡因溶液100ml需要添加0.48g氯化钠使之成为等渗溶液。

表8–3　一些药物水溶液的冰点降低数据与氯化钠等渗当量

名称	1%水溶液（kg/L）冰点降低值（℃）	1g药物氯化钠等渗当量（E）	等渗浓度溶液的溶血情况		
			浓度（%）	溶血（%）	pH
硼酸	0.28	0.47	1.9	100	4.6
盐酸乙基吗啡	0.19	0.15	6.18	38	4.7
硫酸阿托品	0.08	0.13	8.85	0	5.0

续表

名称	1%水溶液（kg/L）冰点降低值（℃）	1g药物氯化钠等渗当量（E）	等渗浓度溶液的溶血情况		
			浓度（%）	溶血（%）	pH
盐酸可卡因	0.09	0.14	6.33	47	4.4
氯霉素	0.06				
依地酸钙钠	0.12	0.21	4.50	0	6.1
盐酸麻黄碱	0.16	0.28	3.2	96	5.9
无水葡萄糖	0.10	0.18	5.05	0	6.0
葡萄糖（含H_2O）	0.091	0.16	5.51	0	5.9
氢溴酸后马托品	0.097	0.17	5.67	92	5.0
盐酸吗啡	0.086	0.15			
碳酸氢钠	0.381	0.65	1.39	0	8.3
氯化钠	0.58		0.9	0	6.7
青霉素G钾		0.16	5.48	0	6.2
硝酸毛果芸香碱	0.133	0.22			
聚山梨酯80	0.01	0.02			
盐酸普鲁卡因	0.12	0.18	5.05	91	5.6
盐酸地卡因	0.109	0.18			

2. 氯化钠等渗当量法　氯化钠等渗当量系指与1g药物呈等渗效应的氯化钠的质量。用E表示，其计算公式为：

$$X=0.009V-EW \qquad (8-3)$$

式中，X为配成V ml等渗溶液需要加入的氯化钠的量；V为配制溶液的体积（ml）；E为1g药物的氯化钠等渗当量；W为药物的克数。一些药物的E值见表8-3。

例1　配制2%盐酸麻黄碱溶液200ml，欲使其等渗，需加入多少克氯化钠？

由表8-3可知，1g盐酸麻黄碱的氯化钠等渗当量为0.28，根据公式（8-3），得：

$$X=0.009V-EW$$
$$=0.009\times200-0.28\times（200\times2\%）$$
$$=1.8-1.12$$
$$=0.68（g）$$

例2　取硫酸阿托品2.0g和盐酸吗啡4.0g，配制成注射液200ml，要使之成为等渗溶液，需加多少克氯化钠？

从表8-3查知，硫酸阿托品的E值为0.13，盐酸吗啡的E值为0.15，根据公式（8-3），得：

$$X=0.009V-EW$$
$$=0.009\times200-（0.13\times2+0.15\times4.0）$$
$$=1.8-0.86=0.94（g）$$

例3 欲配制以下处方的溶液1000ml，分别采用冰点降低法和氯化钠等渗当量法计算所需氯化钠的量。

处方		1%溶液冰点下降值	氯化钠等渗当量
硼酸	0.67g	0.28	0.47
氯化钾	0.33g	0.44	0.78
氯化钠	q.s		
注射用水	ad100ml		

冰点降低数据法：

$$W = \frac{0.52 - (0.28 \times 0.67 + 0.44 \times 0.33)}{0.58} \times \frac{1000}{100} = 3.23(g)$$

氯化钠等渗当量法：

$$W = 0.009 \times 1000 - (0.47 \times 0.67 \times \frac{1000}{100} + 0.78 \times 0.33 \times \frac{1000}{100})$$
$$= 9 - 3.149 - 2.574 = 3.28(g)$$

五、灭菌与无菌技术

药剂学中灭菌与无菌技术的主要目的是杀灭或除去所有微生物繁殖体和芽孢，以确保药物制剂安全、稳定、有效。因此，选择有效、适当的灭菌方法，对保证制剂质量具有重要意义。

1. **灭菌（sterilization）** 系指用物理或化学等方法杀灭或除去所有微生物繁殖体和芽孢的手段。

2. **灭菌法（sterilizing technique）** 系指用适当的物理或化学手段将物品中活的微生物杀灭或除去，从而使物品残存活微生物的概率下降至预期的无菌保证水平的方法。

3. **无菌（sterility）** 系指在任一指定物体、介质或环境中，不得存在任何活的微生物。

4. **无菌操作法（aseptic technique）** 系指在整个操作过程中利用或控制一定条件，使产品避免被微生物污染的一种操作方法或技术。

5. **防腐（antisepsis）** 系指用物理或化学方法抑制微生物生长与繁殖的手段，也称抑菌。对微生物的生长与繁殖具有抑制作用的物质称抑菌剂或防腐剂。

6. **消毒（disinfection）** 系指用物理或化学方法杀灭或除去病原微生物的手段。对病原微生物具有杀灭或除去作用的物质称消毒剂。

7. **无菌保证水平（sterility assurance level，SAL）** 对于任何一批灭菌产品而言，绝对无菌既无法保证也无法用试验来证实。SAL系指待灭菌产品暴露于适合的灭菌过程后活微生物残存的概率，用10^{-n}表示；SAL越小，产品中残存微生物的概率越小。

8. **过度杀灭法（overkill sterilization）** 系指为确保达到一定的无菌保证水平，而不考虑被灭菌产品初始菌的数量及其耐热性的灭菌方法，$SAL \leq 10^{-6}$。适用于热稳定性很好，能经受苛刻灭菌条件的产品。该法要求$F_0 \geq 12$，大容量注射剂一般要求采用过度杀灭法灭菌。

9. **残存概率法（bioburden based sterilization）** 系指积累灭菌产品生产开始阶段及常规生产阶段的信息、指示菌（对灭菌程序呈现强耐热性的试验菌）以及生物负荷的信息，制定比过度杀灭法F_0值低的热力灭菌程序，同时产品的无菌保证水平不会降低的方法，$SAL \leq 10^{-6}$。该法要求$8 \leq F_0 < 12$；适用于生产过程中很少检出芽孢，热稳定性不是很好、只能适度灭菌的产品。

在药剂学中灭菌法可分为三大类：即物理灭菌法、化学灭菌法和无菌操作法。相应的技术有：物理灭菌技术、化学灭菌技术和无菌操作技术。

（一）物理灭菌法

物理灭菌法系指利用蛋白质与核酸具有遇热、射线不稳定的特性，采用加热、射线和过滤的方法，杀灭或除去微生物的方法。

1. 干热灭菌法　干热灭菌法系指在干燥环境中加热灭菌的技术。特点：灭菌温度高、效果差、成本高、适应性差。

（1）火焰灭菌法：系指用火焰直接灼烧微生物而达到灭菌的方法。特点：灭菌迅速、可靠、简便。适用范围：耐火焰的物品与用具，不适用于药品的灭菌。

（2）干热空气灭菌法：系指在高温干热空气中灭菌的方法。特点：干热空气穿透力弱，各处温度均匀性较差，干燥状态下微生物耐热性强，故本法温度高，时间长。适用范围：耐高温的物品、油脂、部分药品等。灭菌条件：135~145℃灭菌需3~5小时；160~170℃灭菌需2~4小时；180~200℃灭菌需0.5~1小时。

2. 湿热灭菌法　湿热灭菌法系指采用饱和蒸汽、沸水或流通蒸汽进行灭菌的方法。特点：由于蒸汽潜热大，穿透力强，易使蛋白变性，比干热空气灭菌法效率高，是制剂生产过程中最常用的方法。

（1）热压灭菌法：系指用高压饱和水蒸气加热杀死微生物的方法。特点：灭菌效果强，能杀灭所有的细菌繁殖体和芽孢，效果可靠。适用范围：耐高压蒸汽的药物制剂、玻璃、金属、瓷器、橡胶制品、膜滤器等。灭菌条件：116℃，40分钟；121℃，30分钟；126℃，15分钟。

热压灭菌设备种类较多，如卧式、立式和手提式热压灭菌器等。卧式热压灭菌柜最常用，见图8-2。

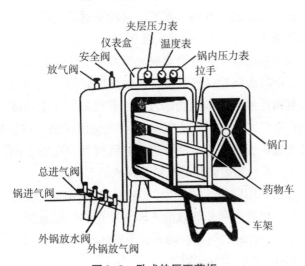

图8-2　卧式热压灭菌柜

操作方法：①准备阶段：灭菌柜的清洗、夹套用蒸汽加热，使夹套中的蒸气压力上升至所需标准；②灭菌阶段：在柜内放置待灭菌物品，关闭柜门，旋紧；通入热蒸汽灭菌；③后处理阶段：灭菌结束后，先将蒸汽关闭，排气，当蒸汽压力降至"0"，开启柜门，冷却后，取样。

注意事项：①必须使用饱和蒸汽；②必须将灭菌器内的空气排除；③灭菌时间必须从全部药液温度真正达到所要求的温度时算起；④灭菌完后停止加热，必须使压力逐渐降到0，才能稍稍打开灭菌锅，待10~15分钟，再全部打开，以避免人员安全问题，防止物品冲出等。

影响湿热灭菌的因素有：①微生物的种类和数量：微生物的耐热能力依次为芽孢>繁殖体>

衰老体。微生物数量越少，所需灭菌时间越短。②蒸汽的性质：饱和蒸汽热含量较高，热穿透力较强，灭菌效率高；湿饱和蒸汽因含有水分，热含量较低，热穿透力较差，灭菌效率较低；过热蒸汽温度高于饱和蒸汽，但穿透力差，灭菌效率低，且易引起药品不稳定。因此，热压灭菌应采用饱和蒸汽。③药物性质与灭菌条件：一般而言，灭菌温度越高，灭菌时间越长，药品被破坏的可能性越大。因此，在设计灭菌温度和灭菌时间时必须考虑药品的稳定性，即在达到有效灭菌的前提下，尽可能降低灭菌温度和缩短灭菌时间。④其他：药液 pH 对微生物的生长和活力具有较大影响。一般情况下，在中性环境微生物的耐热性最强，碱性环境次之，而酸性环境则不利于微生物的生长。药液中若含糖类、蛋白质等营养成分，微生物的抗热性更强，应适当提高灭菌温度和延长灭菌时间。

（2）流通蒸汽灭菌法：在常压下，采用100℃流通蒸汽加热杀灭微生物的方法。特点：不能保证杀灭所有的芽孢。适用范围：多用于消毒与不耐高热的药物制剂等。灭菌条件：100℃，30~60分钟。

（3）煮沸灭菌法：把待灭菌物品放入沸水中加热灭菌的方法。特点：不能确保杀灭所有的芽孢。适用范围：常用于不耐高热的药物制剂和注射器等的消毒等。灭菌条件：煮沸30~60分钟，必要时加入抑菌剂，如酚类和三氯叔丁醇等，可杀死芽孢。

（4）低温间歇灭菌法：将待灭菌的物品置于60~80℃的水或流通蒸汽中加热60分钟，杀灭微生物繁殖体后，在室温条件下放置24小时，让待灭菌物中的芽孢发育成为繁殖体，再次加热灭菌、放置使芽孢发育、再次灭菌，如此反复多次，直至杀灭所有的芽孢。

目前，后三种湿热灭菌方法工业上已经不推荐使用。

3. 过滤灭菌法　过滤灭菌法系利用细菌不能通过致密具孔材料的原理以除去气体或液体中微生物的方法。机制：细菌繁殖体很少小于1μm，芽孢一般在0.5μm左右，故可通过过筛滤除。适用范围：对热不稳定的药物溶液、气体、水等。常用滤过器的孔径：微孔薄膜滤器，0.22μm或0.3μm；G6号垂熔玻璃漏斗，2μm以下；白陶土滤柱，1.3μm以下。

4. 射线灭菌法　射线灭菌法系采用电离辐射、微波和紫外线杀灭微生物的方法。

（1）辐射灭菌法：系指将灭菌物品置于适宜放射源辐射的 γ 射线或适宜的电子加速器发生的电子束中进行电离辐射而达到杀灭微生物的方法。其机制在于电离辐射引起生物大分子结构变化，从而诱导微生物的死亡。最常用的是^{60}Co-γ 射线辐射灭菌，该法穿透力较强，可用于带包装药品的灭菌。不足之处：费用高、可能促进药物降解和存在安全问题。主要适用于医疗器械、容器、生产辅助用品、不受辐射破坏的原料药及成品等的灭菌。

（2）微波灭菌法：系指采用微波（频率为300MHz~300kMHz）照射产生的热能杀灭微生物的方法；其机制是由微波的热效应和非热效应（即干扰正常代谢或蛋白质分子变性）协同作用的结果。特点：低温、常压、省时、高效、均匀、不破坏药物成分、保质期长、节能、不污染、操作简单、易维护等。适用范围：水性注射液。

（3）紫外线灭菌法：系指用紫外线（能量）照射杀灭微生物的方法。其机制为紫外线照射可以使胸腺嘧啶光化学转变，使细胞DNA链上相邻的胸腺嘧啶键结合形成二聚体，阻碍DNA链正常的复制，导致细胞死亡。特点：紫外线是直线传播，可被表面反射，穿透力弱，较易穿透空气及水。灭菌力最强的波长是254nm。注意事项：一般在人员进入前开启1~2小时，人员进入时关闭。适用范围：照射物表面、空气及蒸馏水。

（二）化学灭菌法

化学灭菌法指用化学药品直接作用于微生物而将其杀灭的方法。杀菌剂系指对微生物具有杀灭作用的化学药品。

1. 气体灭菌法 利用化学消毒剂形成的气体杀灭微生物的方法。常用气体：环氧乙烷、臭氧（O_3）、甲醛、气态过氧乙酸等；适用范围：注射用固体粉末、不耐热的医用器具、设备，以及无菌室等设施；注意事项：灭菌后残留气体的处理。常用环氧乙烷（ethylene oxide），一般与80%~90%的惰性气体混合，在充有灭菌气体的高压腔室内进行。

2. 药液灭菌法 采用杀菌剂溶液进行灭菌的方法。常用的药液：苯扎溴铵、酚或煤酚皂、75%乙醇溶液等。应用范围：手、无菌设备和其他器具的消毒等。

（三）无菌操作法

无菌操作法系指在无菌控制条件下生产无菌制剂的方法。

1. 无菌操作室的灭菌 无菌操作室的灭菌往往需要几种灭菌法同时应用。用空气灭菌法对无菌室进行灭菌。常用甲醛溶液加热熏蒸法等。定期用药液法在室内进行喷洒或擦拭用具、地面与墙壁等；每天工作前用紫外线灭菌法灭菌1小时，中午休息时再灭菌0.5~1小时，紫外线灭菌时人员不得进入。

2. 无菌操作 操作人员进入操作室之前要严格按照操作规程，进行净化处理；无菌室内所有用具尽量用热压灭菌法或干热灭菌法进行灭菌；物料在无菌状态下送入室内；人流、物流严格分离。制备注射剂时，多需加入抑菌剂。小量制备，可采用层流洁净工作台或无菌操作柜。柜内用紫外灯或使用药液喷雾灭菌。

（四）灭菌参数

在一般灭菌条件下，产品中可能还存有极微量微生物，而现行的无菌检验方法往往难以检出被检品中的极微量微生物。为了保证产品的无菌，有必要对灭菌方法的可靠性进行验证，F 与 F_0 值即可作为验证灭菌可靠性的参数。

1. D 值

D 值系指在一定温度下，杀灭90%微生物（或残存率为10%）所需的灭菌时间。杀灭微生物符合一级动力学过程。

即：
$$dN/dt = -kt \qquad (8-4)$$

或
$$\lg N_0 - \lg N_t = kt/2.303 \qquad (8-5)$$

式中，N_t 为灭菌时间为 t 时残存的微生物数；N_0 为原有微生物数；k 为灭菌常数。

$$D = 2.303/k \ (\lg_{100} - \lg_{10}) = 2.305/k \qquad (8-6)$$

式中，D 值即为降低被灭菌物品中微生物数至原来的1/10所需的时间。在一定灭菌条件下，不同微生物具有不同的 D 值；即使是同一微生物，在不同灭菌条件下，D 值亦不相同。因此，D 值随微生物的种类、环境和灭菌温度变化而异。

2. Z 值 Z 值系指降低一个 $\lg D$ 值所需升高的温度，即灭菌时间减少到原来的1/10所需升高的温度或在相同灭菌时间内，杀灭99%的微生物所需提高的温度。

$$Z = (T_2 - T_1) / (\lg D_1 - \lg D_2) \qquad (8-7)$$

3. F 值 F 值系指在一定灭菌温度（T）下给定的 Z 值所产生的灭菌效果与在参比温度（T_0）

下给定的 Z 值所产生的灭菌效果相同时所相当的时间（equivalent time）。F 值常用于干热灭菌，以分钟为单位，其数学表达式为：

$$F= \Delta t \sum 10^{(T-T_0)/Z} \qquad (8-8)$$

4. F_0 值　F_0 值系指在一定灭菌温度（T）、Z 值为 10℃ 所产生的灭菌效果与 121℃、Z 值为 10℃ 所产生的灭菌效果相同时所相当的时间。F_0 值目前仅限于热压灭菌，以分钟为单位。

物理 F_0 值的数学表达式为：

$$F_0= \Delta t \sum 10^{(T-121)/Z} \qquad (8-9)$$

生物 F_0 值的数学表达式为：

$$F_0 = D_{121} \times (\lg N_0 - \lg N_t) \qquad (8-10)$$

式中，N_t 为灭菌后预计达到的微生物残存数，即染菌度概率（probability of nonsterility），当 N_t 达到 10^{-6} 时（原有菌数的百万分之一），可认为灭菌效果较可靠。因此，生物 F_0 值可认为是以相当于 121℃ 热压灭菌时，杀灭容器中全部微生物所需要的时间。

影响 F_0 值的因素主要有：①容器大小、形状及热穿透性等；②灭菌产品溶液性质、充填量等；③容器在灭菌器内的数量及分布等。

测定 F_0 值时应注意的问题：①选择灵敏、重现性好的热电偶，并对其进行校验；②灭菌时应将热电偶的探针置于被测样品的内部，并在柜外温度记录仪上显示；③对灭菌工艺和灭菌器进行验证，要求灭菌器内热分布均匀，重现性好。

（五）无菌检查法

无菌检查法系用于检查药典要求无菌的药品、生物制品、医疗器具、原料、辅料及其他品种是否无菌的一种方法。若供试品符合无菌检查法的规定，仅表明了供试品在该检验条件下未发现微生物污染。《中国药典》规定的无菌检查法有"直接接种法"和"薄膜过滤法"。

1. **直接接种法**　将供试品溶液接种于培养基上，培养数日后观察培养基上是否出现混浊或沉淀，与阳性和阴性对照品比较或直接用显微镜观察。

2. **薄膜过滤法**　取规定量供试品经薄膜过滤器过滤后，取出滤膜在培养基上培养数日，观察结果，并进行阴性和阳性对照试验。该方法可过滤较大量的样品，检测灵敏度高，结果较"直接接种法"可靠，不易出现"假阴性"结果。应严格控制操作过程中的无菌条件，防止环境微生物污染，从而影响检测结果。

第三节　无菌制剂各论

一、注射剂

目前，注射给药仍是不可替代的一种给药途径，不断研究和开发将各种药物制成注射剂的制剂技术将是注射剂研发中的重点。而水不溶性或难溶性药物的可注射给药系统的研究及靶向给药仍是现今研究的热点。

（一）注射剂的定义

注射剂（injection）系指原料药物或与适宜的辅料制成的供注入体内的无菌制剂，包括注射液、注射用无菌粉末与注射用浓溶液等。注射剂可经皮内、皮下、肌内、静脉、脊椎腔及穴位等途径给药，给药剂量准确、疗效确切、定位准、起效快，在临床尤其是危重急症疾病的治疗中应用广泛。

近年来，无针注射剂、长效注射剂和纳米注射剂等新型注射剂蓬勃发展起来，如脂质体注射剂、长效微球注射剂、储库型控释注射剂等。新型注射剂除具有传统注射剂的优点外，还采用新型药物递释技术，获得更突出的疗效和顺应性。目前国内外已上市的新型注射剂主要有以下几种。

1. 脂质体注射剂　目前已上市的品种有顺铂注射液（商品名：铂龙）、重组人白介素-2注射液（商品名：德路生、悦康仙、远策欣、博捷速等）、类胰岛素生长因子注射液、前列腺素 E_1 注射液（商品名：凯时、前列地尔）、长春新碱注射液（商品名：Marqibo）、羟基喜树碱脂质体注射剂（商品名：菲尔比）、利巴韦林脂质体（商品名：病毒唑）和硝酸异康唑脂质体等。

2. 长效微球注射剂　目前已上市的品种有注射用醋酸亮丙瑞林微球（商品名：抑那通）、注射用醋酸奥曲肽微球（商品名：善龙）、注射用利培酮微球（商品名：恒德）等。

3. 纳米粒注射剂　目前已上市的品种有注射用紫杉醇（白蛋白结合型）（商品名：费森尤斯，在美国等上市）；紫杉醇聚合物胶束注射剂（商品名：Genexol-PM，已在韩国上市）。

4. 即型凝胶注射剂　目前已上市的品种有甲硝唑原位凝胶（Elyzol）、注射用醋酸亮丙瑞林悬浮液（Eligard）、紫杉醇原位凝胶（OncoGel）。

5. 储库型控释注射剂　2004年，美国FDA批准了硫酸吗啡储库型长效注射剂上市，商品名DepoDur，用于治疗大手术后的疼痛。

6. IDD（insoluble drug delivery）技术　IDD技术亦称为微粒或微滴技术，是目前处于研究中的新型注射剂制剂技术，结合了乳化液和混悬剂的特点，将超微型固体或液体药物颗粒包裹在磷脂单层中形成的分散体系。采用IDD技术研究的药物注射剂有：丹曲林、地塞米松、吲哚美辛、伊曲康唑、吡罗昔康、白消安、氟比洛芬、甲氧氟烷等。

（二）注射剂的特点

1. 药效迅速、作用可靠。注射剂可直接注入人体组织或血管，尤其是静脉注射给药，不经过吸收过程直接进入血液循环，剂量准确，尤适用于抢救危重病患者。同时，注射给药不受胃肠道消化液、食物等复杂环境的影响，药效作用更可靠。

2. 可适用于不宜口服给药的患者。对于临床上无法自主服药的患者，如昏迷、抽搐呕吐、吞咽功能丧失或者障碍的患者，注射给药作为一种有效的给药途径用于临床治疗或营养补充。

3. 适用于不宜口服的药物。一些药物在胃肠道不稳定、吸收差或对胃肠道有刺激性，可制成注射剂克服上述问题。如青霉素或胰岛素等。

4. 可使药物发挥定位、定向的局部作用。如牙科局麻、关节腔注射给药等。

5. 制造过程复杂，对生产的环境及设备要求高，生产费用较大，价格较高。

6. 顺应性差，风险高。注射给药不方便，注射时易引起疼痛；易发生交叉污染、安全性差。

（三）注射剂的分类与给药途径

1. 注射剂的分类

（1）注射液：系指原料药物或与适宜的辅料制成的供注入体内的无菌液体制剂，包括溶液型、乳状液型或混悬型注射液。可用于皮下注射、皮内注射、肌内注射、静脉注射、静脉滴注、鞘内注射、椎管内注射等。其中，供静脉滴注用的大容量注射液（除另有规定外，一般不小于100ml，生物制品一般不小于50ml）也可称为输液。

溶液型注射液：在水中或油中溶解且稳定的药物可制成溶液型注射液，体系应澄明。如硫酸镁注射液、黄体酮注射液。

混悬型注射液：除另有规定外，混悬型注射液中药物粒度应控制在15μm以下，含15~20μm（间有个别20~50μm）者，不应超过10%，若有可见沉淀，振摇时应容易分散均匀。中药注射剂一般不宜制成混悬型注射液；混悬型注射液不得用于静脉注射或椎管注射。如醋酸可的松注射液。

乳状液型注射液：应稳定，不得有相分离现象，不得用于椎管注射。静脉用乳状液型注射液中乳滴的粒度90%应在1μm以下，不得有大于5μm的乳滴。除另有规定外，静脉输液应尽可能与血液等渗。如静脉注射脂肪乳等。

（2）注射用无菌粉末：系指药物制成的供临用前用适宜的无菌溶液配制成澄清溶液或均匀混悬液的无菌粉末或无菌块状物。一般采用无菌分装或冷冻干燥法制得。可用适宜的注射用溶剂配制后注射，也可用静脉输液配制后静脉滴注。以冷冻干燥法制备的生物制品注射用无菌粉末，也可称为注射用冻干制剂。如青霉素钠粉针剂。

（3）注射用浓溶液：系指原料药物与适宜辅料制成的供临用前稀释后静脉滴注用的无菌浓溶液。如左乙拉西坦注射用浓溶液。

2. 注射剂的给药途径　根据临床治疗的需要，注射剂的给药途径可分为皮内、皮下、肌内、静脉、椎管内、鞘内等。

（1）皮内注射（intracutaneous，ic）：注射于表皮与真皮之间，一般注射部位在前臂。一次注射剂量在0.2ml以下，常用于过敏性试验或临床疾病诊断，如青霉素皮试液、白喉诊断毒素等。

（2）皮下注射（subcutaneous，sc）：注射于真皮与肌肉之间的松软组织内，注射部位多在上臂外侧，一般用量为1~2ml。皮下注射剂主要是水溶液，但药物吸收速度稍慢。具有刺激性的药物或混悬液，一般不宜皮下注射。

（3）肌内注射（intramuscular，im）：注射于肌肉组织中，注射部位大都在臀肌或上臂三角肌。肌内注射较皮下注射刺激小，注射剂量一般为1~5ml。肌内注射除水溶液外，尚可注射油溶液、混悬液及乳状液。油溶液在肌肉中吸收缓慢而均匀，可起延效作用；乳状液有一定的淋巴靶向性。

（4）静脉注射（intravascular，iv）：注入静脉内，起效最快，包括静脉推注、静脉滴注和输注。多为水溶液和乳滴平均直径小于1μm的乳状液；而油溶液和混悬液或粗乳状液会引起毛细血管栓塞，故不经静脉注射。凡能导致红细胞溶解或使蛋白质沉淀的药液，均不宜静脉给药。用于静脉注射的制剂不得加入抑菌剂。

（5）脊椎腔注射（vertebra caval route）：注入脊椎四周蛛网膜下腔内。由于神经组织比较敏感，且脊椎液缓冲容量小、循环较慢，故一次注入剂量不得超过10ml，药液pH一般为5.0~8.0，渗透压应与脊椎液等渗，不得添加抑菌剂。

（6）动脉内注射（intra – arterial route）：注入靶区动脉末端，如诊断用动脉造影剂、肝动脉栓塞剂等。

（7）其他注射：如心内注射（intracardiac injection）、关节内注射（intra–articular injection）、滑膜腔内注射（synovial cavity injection）、穴位注射（acupoint injection）以及鞘内注射（intrathecal injection）等。

（四）注射剂的处方组成

注射剂的处方主要由主药、溶剂和附加剂（pH调节剂、抗氧剂、络合剂等）组成。由于注射剂的特殊要求，处方中所有组分，包括原料药都应采用注射级规格，应符合药典或相应的国家药品质量标准的要求。

1. 注射用原料的要求 与口服制剂的原料相比，注射用原料的质量标准更高，必须符合药典或相应的国家药品质量标准的要求。一般除了对杂质和重金属的限量更严格外，还应根据工艺提出的相关物质等化学指标及根据剂型要求提出的微生物、内毒素等相关指标，对原料进行精制并制定高于法定标准的内控标准，使其达到注射级的质量标准，并经批准后使用。药品生产中，原料的来源应稳定可靠，在运输贮藏过程中要防止污染。

2. 常用注射用溶剂

（1）注射用水（water for injection）：为纯化水经蒸馏所得的水，应符合细菌内毒素试验要求。《中国药典》规定：注射用水必须在防止细菌内毒素产生的设计条件下生产、贮藏及分装。其质量应符合注射用水项下的规定。

（2）灭菌注射用水（sterilized water for injection）：为注射用水按照注射剂生产工艺制备所得，不含任何添加剂。主要用于注射用灭菌粉末的溶剂或注射剂的稀释剂。药典规定其质量符合灭菌注射用水项下的规定。

（3）注射用油（oil for injection）：常用的有大豆油、麻油、茶油等植物油。其他的植物油，如花生油、玉米油、橄榄油等经过精制后也可供注射用。

碘值、皂化值、酸值是评价注射用油质量的重要指标。碘值系指脂肪、脂肪油或其他类似物质100g，当充分卤化时所需的碘量（g）。皂化值系指中和并皂化脂肪、脂肪油或其他类似物质1g中含有的游离酸类和酯类所需氢氧化钾的重量（mg）。酸值系指中和脂肪、脂肪油或其他类似物质1g中含有的游离脂肪酸所需氢氧化钾的重量（mg）。《中国药典》对注射用大豆油的质量要求规定：淡黄色的澄明液体；无异臭，无酸败味；碘值为126~140；皂化值为188~195；酸值不得大于0.1。

（4）其他非水注射用溶剂：其他还有乙醇、丙二醇、聚乙二醇等溶剂。供注射用的非水性溶剂，应严格限制其用量，并应在品种项下进行相应的检查。常用的非水注射用溶剂有以下几种。

①乙醇（ethanol）：无色澄清液体，易挥发，易燃烧。与水、甘油、三氯甲烷或乙醚能任意混溶，可供静脉或肌内注射。小鼠静脉注射的LD_{50}为1.97g/kg，皮下注射为8.28g/kg。采用乙醇为注射溶剂浓度可达50%。但乙醇浓度超过10%时可能会有溶血作用或疼痛感。如氢化可的松注射液、乙酰毛花苷C注射液中均含有一定量的乙醇。

②丙二醇（propylene glycol，PG）：无色澄清的黏稠液体。与水、乙醇、三氯甲烷可混溶，能溶解多种挥发油，小鼠静脉注射的LD_{50}为5~8g/kg，腹腔注射为9.7g/kg，皮下注射为18.5g/kg。复合注用溶剂中常用的含量为10%~60%，用作皮下或肌内注射时有局部刺激性。其对药物的溶解范围广，已广泛用于注射剂溶剂，供静脉注射或肌内注射。如苯妥英钠注射液中含40%丙二醇。

③聚乙二醇（polyethylene glycol，PEG）：本品与水、乙醇相混溶，化学性质稳定，PEG300、PEG400均可用作注射用溶剂。有报道PEG300的降解产物可能会导致肾病变，因此PEG400更常用，其对小鼠的LD_{50}腹腔注射为4.2g/kg，皮下注射为10g/kg。如塞替派注射液以PEG400为注射

溶剂。

④甘油（glycerin）：本品与水或醇可任意混溶，在丙酮中微溶，在三氯甲烷或乙醚中均不溶。小鼠皮下注射的LD_{50}为10ml/kg，肌内注射为6ml/kg。由于黏度和刺激性较大，不单独作注射剂溶剂用。常用浓度为1%~50%，但大剂量注射会导致惊厥、麻痹、溶血。常与乙醇、丙二醇、水等组成复合溶剂，如普鲁卡因注射液的溶剂为95%乙醇（20%）、甘油（20%）与注射用水（60%）。

3. 注射剂的主要附加剂 《中国药典》规定，配制注射剂时，可根据需要加入适宜的附加剂（additives for injection）。如渗透压调节剂、pH调节剂、增溶剂、助溶剂、抗氧剂、抑菌剂、乳化剂、助悬剂等。注意：①所用附加剂应不影响药物疗效，避免对检验产生干扰，使用浓度不得引起毒性或明显的刺激性。②静脉输液与脑池内、硬膜外、椎管内用的注射液，均不得加抑菌剂。除另有规定外，一次注射量超过15ml的注射液，不得加抑菌剂。③在GB 2760中，二氧化硫、焦亚硫酸钾、焦亚硫酸钠、亚硫酸钠、亚硫酸氢钠、低亚硫酸钠归在同一类，属于过敏原物料。④由于依地酸二钠可与钙离子结合成可溶的络合物引起钙的减少，静脉制剂中使用依地酸二钠会导致血钙下降，因此，需密切关注和严格控制静脉给药制剂中依地酸二钠的用量；另一方面，依地酸钠钙由于不会螯合钙离子，不致产生低钙情况，因此静脉给药制剂，尤其是输液产品中如使用金属离子螯合剂，建议首选依地酸钠钙。常用的附加剂见表8-4。

表8-4　注射剂常用的附加剂

附加剂种类	附加剂名称	使用浓度（溶液总量%）
增溶剂、润湿剂或乳化剂	聚山梨酯20（吐温20）	0.01~0.5
	聚山梨酯40（吐温40）	0.05
	聚山梨酯80（吐温80）	0.05~0.25
	聚维酮	0.2~1.0
	聚乙二醇-40-蓖麻油	7.0~11.5
	卵磷脂	0.5~2.3
	脱氧胆酸钠	0.21
	普朗尼克F-68	0.1~10
助悬剂	羧甲基纤维素	2.0
	明胶	2.0
	果胶	0.2
金属螯合剂	EDTA·2Na	0.01~0.05
缓冲剂	醋酸盐	1~2
	枸橼酸盐	1~5
	乳酸	0.1
	酒石酸，酒石酸钠	0.65，1.2
	磷酸氢二钠，磷酸二氢钠	1.7，0.71

续表

附加剂种类	附加剂名称	使用浓度（溶液总量%）
抗氧剂	碳酸氢钠，碳酸钠	0.005，0.06
	焦亚硫酸钠	0.1~0.2
	亚硫酸氢钠	0.1~0.2
	焦亚硫酸钠	0.1~0.2
	硫代硫酸钠	0.1
抑菌剂	苯酚	0.5
	甲酚	0.3
	氯甲酚	0.05~0.2
	苯甲醇	1~2
	三氯叔丁醇	0.5
	硝柳汞	0.01
	尼泊金类	0.01~0.25
局麻剂（止痛剂）	盐酸普鲁卡因	0.5~2
	利多卡因	0.5~1.0
等渗调节剂	氯化钠	0.5~0.9
	葡萄糖	4~5
	甘油	2.25
稳定剂	肌酐	0.5~0.8
	甘氨酸	1.5~2.25
	烟酰胺	1.25~2.5
	辛酸钠	0.4
填充剂	乳糖	1~8
	甘露醇	1~10
	甘氨酸	1~2
保护剂	乳糖	2~5
	蔗糖	2~5
	麦芽糖	2~5
	人血红蛋白	0.1~1

（五）注射剂的制备

　　注射剂的生产过程包括原辅料的准备与处理、配制、灌封、灭菌、质量检查和包装等步骤。制备不同类型的注射剂，其具体操作方法和生产条件有区别，注射剂的制备工艺流程如图8-3所示。

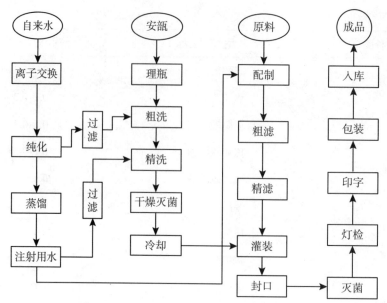

图8-3 注射剂的制备工艺流程图

注射剂的制备，要设计合理的工艺流程，也要具备与各生产工序相适应的环境和设施，这是提高注射剂产品质量的基本保证。注射剂生产厂房设计时，应根据实际生产流程，对生产车间布局、上下工序衔接、设备及材料性能进行综合考虑，总体设计要符合国家药品监督管理局制定的《药品生产质量管理规范》的规定。

1. 注射用水制备 注射用水为纯化水经蒸馏所得的水。应符合细菌内毒素试验要求。现行版《中国药典》规定：除硝酸盐、亚硝酸盐、电导率、总有机碳、不挥发物与重金属按纯化水检查应符合规定外，还要求pH应为5.0~7.0，氨含量不超过0.00002%，细菌内毒素与微生物限度检查，均应符合规定。

2. 容器处理 注射剂常用容器有玻璃安瓿、玻璃瓶、塑料安瓿、塑料瓶（袋）、预装式注射器等。容器的密封性，需用适宜的方法确证。除另有规定外，容器应符合有关注射用玻璃容器和塑料容器的国家标准规定。容器用胶塞特别是多剂量包装注射液用的胶塞要有足够的弹性和稳定性，其质量应符合有关国家标准规定。除另有规定外，容器应足够透明，以便内容物的检视。

（1）安瓿（ampule）：安瓿的式样包括曲颈安瓿和粉末安瓿两种，其中曲颈易折安瓿使用方便，可避免折断后玻璃屑和微粒对药液的污染，故国家药品监督管理局已强制推行使用此种安瓿。曲颈易折安瓿有点刻痕易折安瓿和色环易折安瓿两种。粉末安瓿用于分装注射用固体粉末或结晶性药物。安瓿的颜色一般无色透明，因无色透明有利于药液澄明度检查。目前制造安瓿的玻璃主要有中性玻璃、含钡玻璃和含锆玻璃。中性玻璃化学稳定性好，适用于近中性或弱酸性注射剂；含钡玻璃耐碱性好，适用于碱性较强的注射剂；含锆玻璃耐酸碱性能好，不易受药液侵蚀，适用于酸碱性强的药液和钠盐类的注射液等。

（2）西林瓶（vial）：包括管制瓶和模制瓶两种。管制瓶的瓶壁较薄，厚薄比较均匀，而模制瓶正好相反。常见容积为10ml和20ml，应用时都需配有橡胶塞，外面有铝盖压紧，有时铝盖上再外加一个塑料盖。主要用于分装注射用无菌粉末。

（3）注射剂容器的质量要求：注射剂的容器不仅要盛装各种不同性质的注射剂，而且还要经受高温灭菌和在各种不同环境条件下的长期贮存。常用的注射剂玻璃容器应符合下列要求：

①安瓿玻璃应无色透明，以便于检查注射剂的澄明度、杂质以及变质情况；②应具有低的膨胀系数和优良的耐热性，能耐受洗涤和灭菌过程中产生的冲击，在生产过程中不易冷爆破裂；③要有足够的物理强度，能耐受热压灭菌时所产生的压力差，生产、运输、贮藏过程中不易破损；④应具有较高的化学稳定性，不易被药液侵蚀，也不改变溶液的pH；⑤熔点较低，易于熔封；⑥不得有气泡、麻点与砂粒。

塑料容器的主要成分是热塑性聚合物，附加成分含量较低，但有些仍含有不等量的增塑剂、填充剂、抗静电剂、抗氧化剂等。因此，选择塑料容器时，有必要进行相应的稳定性试验，依据试验结果才能决定能否应用。

（4）安瓿的质量检查：为了保证注射剂的质量，安瓿使用前要经过一系列的检查，检查项目与方法均可按《中国药典》规定，生产过程中还可根据实际需要确定具体内容，但一般必须通过物理检查（包括尺寸、色泽、表面质量、清洁度及耐热耐压性能等）和化学检查（包括安瓿的耐酸性能、耐碱性能及中性检查等）。低硼硅、中硼硅玻璃安瓿可分别按国标YYB00302002、YYB00292005进行检验。

（5）安瓿的洗涤：安瓿一般使用离子交换水灌瓶蒸煮，质量较差的安瓿须用0.5%的醋酸水溶液，灌瓶蒸煮（100℃、30分钟）热处理。蒸瓶的目的是使得瓶内的灰尘、沙砾等杂质经加热浸泡后落入水中，容易洗涤干净，同时也是一种化学处理，让玻璃表面的硅酸盐水解、微量的游离碱和金属盐溶解，使安瓿的化学稳定性提高。安瓿洗涤的质量对注射剂成品的合格率有较大影响。目前国内药厂使用的安瓿洗涤设备有三种。

①喷淋式安瓿洗涤机组：该机组由喷淋机、甩水机、蒸煮箱、水过滤器及水泵等机件组成。喷淋机主要由传送带、淋水板及水循环系统组成。这种生产方式的生产效率高、设备简单，曾被广泛采用。但这种方式存在占地面积大、耗水量多，而且洗涤效果欠佳等缺点。

②气水喷射式安瓿洗瓶机组：该组设备由供水系统、压缩空气及其过滤系统、洗瓶机等三大部分组成，适用于大规格安瓿和曲颈安瓿的洗涤，是目前水针剂生产上常用的洗涤方法。其工作原理是利用洁净的洗涤水及经过过滤的压缩空气，通过喷嘴交替喷射安瓿内外部，将安瓿洗净。整个机组的关键设备是洗瓶机，而关键技术是洗涤水和空气的过滤，以保证洗瓶符合要求。

③超声波安瓿洗瓶机：超声波安瓿洗瓶机组的工作原理是浸没在清洗液中的安瓿在超声波发生器的作用下，使安瓿与液体接触的界面处于剧烈的超声振动状态时所产生的一种"空化"作用，将安瓿内外表面的污垢冲击剥落，从而达到安瓿清洗的目的。其洗瓶效率和效果均比较好，是洗涤安瓿的最佳设备。在整个超声波洗瓶过程中，应注意不断将污水排出并补充新鲜洁净的纯化水，严格执行操作规范。

（6）安瓿的干燥与灭菌：安瓿经淋洗只能除去稍大的菌体、尘埃及杂质粒子，去除生物粒子的活性还需通过干燥的方式，以达到杀灭细菌和除去热原的目的，同时也使安瓿进行干燥。安瓿一般可在烘箱中120~140℃干燥2小时以上。供无菌操作药物或低温灭菌药物的安瓿，则需150~170℃干热灭菌2小时。

工业生产中，现在多采用隧道式烘箱、电热红外线隧道式自动干燥灭菌机等进行安瓿的干燥。其中隧道式烘箱主要由红外线发射装置与安瓿自动传递装置两部分组成，隧道内平均温度在300℃左右，一般小容量的安瓿约10分钟即可烘干和完成灭菌（设备确认FH值大于1365即可达到干热灭菌目的），可连续化生产；而电热红外线隧道式自动干燥灭菌机附有局部层流装置，安瓿在连续的层流洁净空气保护下，经过350℃的高温，很快达到干热灭菌的目的，洁净程度高。经灭菌处理的空安瓿应妥善保管，存放在一定洁净级别的空间，通常存放时间不应超过24小时。

根据中华人民共和国制药机械行业标准JB/T20093-2007《抗生素瓶表冷式隧道灭菌干燥机》，干燥灭菌的杀菌热力强度FH（分钟）系参照基准温度T_0=170℃下的标准干燥灭菌时间得出，合格标准为FH ≥ 1365。

计算公式：
$$FH= \sum \Delta t10（T_1-T_0）/Z \tag{8-11}$$

在式（8-11）中，T_1为实测温度；T_0为灭菌保证温度170℃；Z为温度变化升高的灭菌率，去热原为54，灭菌为20；Δt为灭菌时间，如每半分钟取一个数据，5分钟中计算FH值为10个数据，则Δt为0.5。将FH值累加起来就是该通道5分钟的FH值（如每半分钟取一个数据，5分钟的FH为10个数据相加）。

3. 药液的配制和滤过

（1）注射液的配制

①配液用具的选择与处理：配液用具必须采用化学稳定性好的材料制成，如玻璃、搪瓷、不锈钢、耐酸耐碱陶瓷及无毒聚氯乙烯、聚乙烯塑料等。一般塑料材质不耐热，高温易变形软化，铝质容器则稳定性差，均不宜使用。小量配制注射液时，一般可在中性硬质玻璃容器或搪瓷桶中进行。大量生产时，常以带有蒸汽夹层装置的配液罐为容器配制注射液。

配液用具在使用前要用洗涤剂或清洁液处理，洗净并沥干。临用时，再用新鲜注射用水荡涤或灭菌后备用。每次用具使用后，均应及时清洗，玻璃容器中也可加入少量硫酸清洁液或75%乙醇放置，以免长菌，临用前再按规定方法洗净。

②配液方法：配液方式包括稀配法和浓配法，前者适用于原料质量好、小剂量注射剂的配制；后者可滤除溶解度小的杂质，适用于大剂量注射剂的配制。若处方中几种原料的性质不同，溶解要求有差异，配液时也可分别溶解后再混合，最后加溶剂至规定量。

有些注射液由于色泽或澄明度的原因，配制时需加活性炭处理，活性炭有较好的吸附、脱色、助滤及除杂质作用，能提高药液澄明度和改善色泽，但有可能吸附药物导致药物含量的损失，或者影响注射剂杂质控制，需慎重使用。针用活性炭一般用量为0.1%~1%，使用前应在150℃干燥3~4小时，进行活化处理。现行法规对于商业化生产的注射剂，不建议使用活性炭，为了有效去除热原（细菌内毒素），需加强对原辅包、生产设备等的控制。

配液所用注射用水，贮存时间不得超过12小时。配液所用注射用油，应在使用前经150~160℃灭菌1~2小时，冷却至适宜温度（一般在主药熔点以下20~30℃）趁热配制、过滤（一般在60℃以下）。温度不宜过低，否则黏度过大，不宜过滤。待冷却后立即进行配制。

药液配制后，应进行半成品质量检查，检查项目主要包括pH、相关成分含量等，检验合格后才能进一步滤过和灌封。

（2）注射液的过滤：在注射液的工业生产中，一般采用二级过滤，即预滤与精滤。预滤可用陶质砂滤棒、垂熔玻璃滤器、板框式压滤机或微孔钛滤棒等；而精滤可采用微孔滤膜作为过滤材料，且多采用加压过滤法来进行过滤。

4. 灌装和封口

注射剂的灌封包括药液的灌装与容器的封口，这两部分操作应在同一室内进行，操作室的环境要严格控制，达到尽可能高的洁净度。注射剂生产时，需要在B级背景下A级洁净区生产。

注射液过滤后，经检查合格应立即灌装和封口，以避免污染。

（1）注射液的灌装：药液的灌装，力求做到剂量准确，药液不沾瓶颈口，不受污染。灌装标示装量为不大于50ml的注射剂，应按表8-5适当增加装量。除另有规定外，多剂量包装的注射剂，每一容器的装量不得超过10次注射量，增加装量应能保证每次注射用量。

表 8-5 《中国药典》规定的注射剂的灌装增加量

标示量（ml）	增加量（ml）	
	易流动的液体	黏稠的液体
0.5	0.10	0.12
1	0.10	0.15
2	0.15	0.25
5	0.30	0.50
10	0.50	0.70
20	0.60	0.90
50	1.0	1.5

为使药液灌装量准确，每次灌装前，必须用精确的量筒校正灌注器的容量，并试灌若干次，然后照《中国药典》注射液装量检查法检查，符合装量规定后再正式灌装。灌注时应注意调整灌装针头安装位置、控制药液灌装的速度等，以免药液沾壁，导致安瓿封口时出现焦头。另外，若药液稳定性差，尤其易氧化的药液，在灌装与封口过程中，应通入惰性气体（如氮气和二氧化碳）以置换安瓿中的空气，措施得当可有效的将药液的含氧量控制在 2ppm 以下。通常高纯度的氮气可不经处理直接应用，纯度差的氮气以及二氧化碳必须经过处理后才能应用。

（2）注射液的封口：工业化生产多采用自动灌封机进行药液的灌装，灌装与封口由机械联动完成。封口方法分为拉封和顶封。拉封封口比较严密，是目前常用的封口方法。

自动安瓿灌封机工作原理如图 8-4 所示。工作时，空安瓿置于落瓶斗 5 中，由拨轮 6 将其分支取出并放置于齿板输送机构 4 上。齿板输送机构倾斜安装在工作台上，由双曲柄机构带动，将安瓿一步步地自右向左输送。当空瓶输送到药液针架 3 的下方时，针架被凸轮机构带动下移，针头伸入瓶内进行灌装。灌封完毕针架向上返回，安瓿经封口火焰 2 封口后，送入出瓶斗 1 中。瓶内药液由定量灌注器 9 控制装量，凸轮 7 控制定量灌注器的活塞杆上下移动，完成吸、排药液的任务，调整杠杆 8 可以调节灌注药液的量。

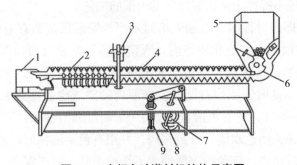

图 8-4 安瓿自动灌封机结构示意图

1-出瓶斗；2-封口火焰；3-药液针架；4-齿板输送机构；

5-落瓶斗；6-拨轮；7-凸轮；8-调整杠杆；9-定量注射器

为了进一步提高注射剂生产的质量与效率，我国已设计制成多种规格的洗、灌、封联动机和割、洗、灌、封联动机，该机器将多个生产工序在一台机器上联动完成。常见的洗灌封联动机的结构如图8-5所示。

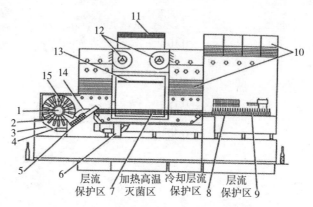

图8-5 洗灌封联动机的结构示意图

1-转鼓；2-超声波清洗槽；3-电热；4-超声波发生器；5-进瓶斗；6-排风机；7-输送网带；8-充气灌封；9-拉丝封口；10-高效过滤器；11-中效过滤器；12-风机；13-加热原件；14-出瓶口；15-水气喷头

该联动线的工艺流程是：安瓿上料→喷淋水→超声波洗涤→第一次冲循环水→第二次冲循环水→压缩空气吹干→冲注射用水→三次吹压缩空气→预热→高温灭菌→冷却→螺杆分离进瓶→前充气→灌药→后充气→预热→拉丝封口→计数→出成品。

清洗机主要完成安瓿超声波清洗和水气清洗，杀菌干燥机多采用远红外高温灭菌，灌封机完成安瓿的充氮灌药和拉丝封口。灭菌干燥和灌封都在A级层流区域内进行。

洗灌封联动机实现了水针剂从洗瓶、烘干、灌液到封口多道工序生产的联动，缩短了工艺过程，减少了安瓿间的交叉污染，明显地提高了水针剂的生产质量和生产效率，且其结构紧凑，自动化程度高，占地面积小。

5.注射剂的灭菌与检漏 灌封后的注射剂应及时灭菌。生产过程中，注射剂从配制到灭菌，应根据保持时间（含化学和微生物）验证的结果，一般不超过12小时。灭菌方法和条件主要根据药物的性质选择确定，能满足终端灭菌条件的注射剂，需采用过度杀灭法，可采用121℃、15分钟灭菌，保证F_0值应大于12；对于热稳定性略弱的药物，可采用115℃，30分钟的灭菌方法，尽量保证其F_0值大于8；而对热不稳定的药物，经过详细的灭菌工艺验证后，可采用无菌灌装生产工艺。现行法规不推荐无菌灌装加辅助灭菌的工艺。

注射剂灭菌后应立即进行检漏，以剔除熔封不严、安瓿顶端留有毛细孔或裂缝的注射剂，避免药液流出或污染注射剂。工业化生产时，灭菌设备通常是含有检漏功能的灭菌检漏两用器，即在灭菌过程完成后，从进水管放进冷水淋洗安瓿使温度降低，然后密闭锅门并抽气使灭菌器内压力逐渐降低。此时安瓿如有漏气，安瓿内的空气也会随之被抽出，当真空度达到85.12~90.44kPa时，停止抽气，将有色溶液（如0.05%曙红或酸性大红G溶液）吸入灭菌器内，待有色溶液浸没安瓿后，关闭色水阀，开放气阀，并把有色溶液抽回贮液器中，开启锅门，将锅内注射剂取出，淋洗后检查，带色的安瓿即为不合格产品。对于深色注射液，可将安瓿倒置或横放于灭菌器内，利用升温灭菌过程中安瓿内部空气受热膨胀形成正压，同时灭菌器腔内抽真空，压差作用下，将药液从漏气安瓿顶端的毛细孔或裂缝中压出，则封口不严的安瓿在灭菌结束后药液减少或变成空安瓿，即可检出剔除，该方法操作简便，是目前规模化生产的首选。

6.灯检 注射剂灭菌完成后，需要进行灯检，在光照为1000~1500lx范围下，目视距离

（20~25cm），分别在黑色和白色背景下，用夹子夹取注射剂，手持夹子使药液轻轻翻转，目检，检出不合格品（空瓶、坏瓶、焦头、泡头、黑点、异物等）。

生产上，也可采用自动灯检设备，采用图像采集和分析，利用高速图像处理系统，比对检出并剔除不合格品，提高了检测的可靠性、连续性和可重复性，降低了人工检测的不确定性风险。自动灯检设备能提供较高的光强度，还具备对深色注射剂的检测能力。

7.注射剂的印字与包装　注射剂经质量检验合格后方可进行印字包装。每支注射剂上应标明品名、规格、批号等。印字多用印字机，用印字机可使印刷质量提高，也加快了印字速度。目前，药厂大批量生产时，广泛采用印字、装盒、贴签及包装等联成一体的印包联动机，大大提高了印包工序效率。包装对保证注射剂在贮存器的质量稳定具有重要作用，既要避光又要防止损坏，一般用纸盒，内衬聚氯乙烯（PVC）托，对光敏感的药物，PVC托外加套一层黑色塑料袋或铝袋。

注射剂包装盒外应贴标签，注明药品通用名称、成分、性状、适应证或者功能主治、规格、用法用量、不良反应、禁忌、注意事项、贮藏、生产日期、产品批号、有效期、批准文号、生产企业等内容。适应证或者功能主治、用法用量、不良反应、禁忌、注意事项不能全部注明的，应当标出主要内容并注明"详见说明书"字样。包装盒内应放注射剂详细使用说明书，说明药物的含量或处方、应用范围、用法用量、禁忌、贮藏、有效期及药厂名称等，此外还应列出所用的全部辅料名称，另外加有抑菌剂的注射剂，应标明所加抑菌剂的浓度。

（六）注射剂的质量评价

注射剂的制备工艺比较复杂，为确保注射剂的成品质量，注射剂必须按照其质量要求进行质量检查，每种注射剂均有具体规定，包括含量、pH以及特定的检查项目。除此之外，尚需符合《中国药典》注射剂项下的各项规定，包括装量、可见异物、细菌内毒素或热原检查及无菌检查等。

【渗透压摩尔浓度】除另有规定外，静脉输液及椎管注射用注射液按各品种项下的规定，照《中国药典》渗透压摩尔浓度测定法检查，应符合规定。

【可见异物检查】照《中国药典》可见异物检查法检查，应符合规定。

【不溶性微粒】除另有规定外，用于静脉注射、静脉滴注、鞘内注射、椎管内注射的溶液型的注射液、注射用无菌粉末及注射用浓溶液照《中国药典》不溶性微粒检查法检查，应符合规定。

【细菌内毒素或热原检查】除另有规定外，静脉用注射剂按各品种项下的规定，照《中国药典》细菌内毒素检查法或热原检查法检查，应符合规定。

【无菌检查】照《中国药典》无菌检查法检查，应符合规定。

【pH测定】药液的pH使用酸度计测定。水溶液的pH通常以玻璃电极为指示电极、饱和甘汞电极或银–氯化银电极为参比电极进行测定。一般允许pH范围在4.0~9.0，具体品种按其质量要求检查。

【装量检查】标示装量为50ml以上的注射液及注射用浓溶液，照《中国药典》最低装量检查法检查，应符合规定。

【其他检查】根据品种不同，有的尚需要进行有关物质、降压物质、异常毒性、刺激性、过敏性等试验。

（七）注射剂举例

例1：2%盐酸普鲁卡因注射液

本品为盐酸普鲁卡因的灭菌水溶液，含盐酸普鲁卡因应为标示量的95.0%~105.0%。

【处方】盐酸普鲁卡因 20.0g、氯化钠 4.0g、0.1mol/L 盐酸适量，注射用水加至 1000ml。

【制法】取注射用水约 80%，加入氯化钠，搅拌溶解，再加盐酸普鲁卡因使之溶解，加入 0.1mol/L 的盐酸调节 pH 4.0~4.5，再加水至足量，搅匀，滤过分装于中性玻璃容器中，封口。最后用 100℃流通蒸汽灭菌 15 分钟即得。

【性状】本品为无色的澄明液体。

【功能与主治】本品为局部麻醉药，用于封闭疗法、浸润麻醉和传导麻醉。

【用法与用量】浸润麻醉：0.25%~0.5% 水溶液，每小时不得超过 1.5g。阻滞麻醉：1%~2% 水溶液，每小时不得超过 1.0g。硬膜外麻醉：2% 水溶液，每小时不得超过 0.75g。

【规格】2ml ：40mg。

【贮藏】遮光，密闭保存。

【注释】①本品为酯类药物，易水解。保证本品稳定性的关键是调节 pH，本品 pH 应控制在 4.0~4.5；灭菌温度不宜过高，时间也不宜过长。②氯化钠用于调节渗透压，实验表明还有稳定本品的作用。未加氯化钠的处方，一个月分解 1.23%，加 0.85% 氯化钠的仅分解 0.4%。③光、空气及铜、铁等金属离子均能加速本品分解。④极少数患者对本品有过敏反应，故用药前需询问患者过敏史或做皮内实验（0.25% 普鲁卡因溶液 0.1ml）。

例2：维生素C注射液（抗坏血酸注射液）

本品为维生素 C 的灭菌水溶液，含维生素 C 应为标示量的 93.0%~107.0%。

【处方】维生素 104g、碳酸氢钠 49g、亚硫酸氢钠 2g、依地酸二钠 0.05g，注射用水加至 1000ml。

【制法】在配制容器中，加配制量 80% 的注射用水，通入二氧化碳饱和，加维生素 C 溶解后，分次缓缓加入碳酸氢钠，搅拌使完全溶解，加入预先配制好的依地酸二钠溶液和亚硫酸氢钠溶液，搅拌均匀，调节溶液 pH 至 6.0~6.2，添加二氧化碳饱和注射用水足量，用垂熔玻璃漏斗与薄膜滤器滤过，溶液中通二氧化碳，并在二氧化碳或氮气流下灌装，封口，最后用 100℃流通蒸汽灭菌 15 分钟即得。

【性状】本品为无色至微黄色的澄明液体。

【作用与用途】本品参与体内氧化还原及糖代谢过程，增加毛细血管致密性，减少通透性和脆性，加速血液凝固，刺激造血功能；促进铁在肠内的吸收；增强机体对感染的抵抗力，并有解毒等作用。用于防治坏血病，各种急慢性传染病、紫癜、高铁血红蛋白症、肝胆疾病及各种过敏性疾患。亦可用于冠心病的预防等。

【用法与用量】静脉注射或肌内注射，成人每次 0.5~1.0g。

【规格】1ml ：100mg。

【贮藏】遮光，密闭保存。制剂色泽变黄后不可应用。

【注释】维生素 C 分子中有烯二醇结构，显强酸性，注射时刺激性大，产生疼痛，故加入碳酸氢钠，使维生素 C 部分合成钠盐，以避免疼痛。同时碳酸氢钠也有调节 pH 的作用，能提高本品的稳定性。

维生素 C 在水溶液中极易氧化、水解生成 2，3-二酮-L-古罗糖酸而失去治疗作用。若氧化水解成 5-羟甲基糖醛（或从原料中带入），继而在空气中能形成黄色聚合物。故本品质量好坏与原辅料的质量密切相关。同时本品的稳定性还与空气中的氧、溶液的 pH 等因素有关，在生产中采取调节药液 pH、充惰性气体、加抗氧剂及金属络合剂等综合措施，以防止维生素 C 的氧化。

实验研究还表明，本品的稳定性还与温度有关，100℃灭菌 30 分钟，含量减少 3%，而

100℃灭菌15分钟，含量减少2%，故一般采用流通蒸汽100℃灭菌15分钟，但操作过程应尽量在避菌条件下进行，以免污染。

例3：醋酸可的松注射液

本品为醋酸可的松的灭菌水溶液，含醋酸可的松应为标示量为90.0%~110.0%。

【处方】醋酸可的松微晶25g、硫柳汞0.01g、氯化钠3g、聚山梨酯80 1.5g、羧甲基纤维素钠（30~60cPa·s）5g，注射用水加至1000ml。

【制法】①硫柳汞加于50%量的注射用水中，加羧甲基纤维素钠，搅匀，过夜溶解后，用200目尼龙布过滤，密闭备用；②氯化钠溶于适量注射用水中，经G4垂熔漏斗滤过；③将①项溶液置水浴中加热，加②项溶液及聚山梨酯80搅匀，使水浴沸腾，加醋酸可的松，搅匀，继续加热30分钟。取出冷至室温，加注射用水调至总体积，用200目尼龙布过筛两次，于搅拌下分装于瓶内，扎口密封，灭菌，即可。

【性状】本品为细微颗粒的混悬液，静置后细微颗粒下沉，振摇后呈均匀的乳白色混悬液。

【功能与主治】用于治疗原发性或继发性肾上腺皮质功能减退症，合成糖皮质激素所需酶系缺陷所致的各型先天性肾上腺增生症，以及利用其药理作用治疗多种疾病，包括：①自身免疫性疾病，如系统性红斑狼疮、血管炎、多肌炎、皮肌炎、Still病、Graves眼病、自身免疫性溶血、血小板减少性紫癜、重症肌无力；②过敏性疾病，如严重支气管哮喘、过敏性休克、血清病、特异反应性皮炎；③器官移植排异反应，如肾、肝、心等组织移植；④炎症性疾患，如节段性回肠炎、溃疡性结肠炎、非感染性炎性眼病；⑤血液病，如急性白血病、淋巴瘤；⑥其他结节病、甲状腺危象、亚急性非化脓性甲状腺炎、败血性休克、脑水肿、肾病综合征、高钙血症。

【用法与用量】主要用于肾上腺皮质功能减退。而不能口服糖皮质激素者，在应激状况下，肌内注射50~300mg/d。

【规格】5ml ：125mg。

【贮藏】密封，遮光。

【注释】①对某些感染性疾病应慎用，必要使用时应同时用抗感染药，如感染不易控制应停药；②甲状腺功能低下、肝硬化、脂肪肝、糖尿病、重症肌无力患者慎用；③停药时应逐渐减量或同时使用促肾上腺皮质激素类药物。

例4：维生素B_2注射液

本品为维生素的灭菌水溶液，含维生素B_2应为标示量的90.0%~115.0%。

【处方】维生素B_2 2.575g、烟酰胺 77.25g、乌拉坦 38.625g、苯甲醇 7.5g，注射用水加至1000ml。

【制法】将维生素B_2先用少量注射用水调匀，再将烟酰胺、乌拉坦溶于适量注射用水中，加入活性炭0.1g，搅拌均匀后放置15分钟，粗滤脱炭，加注射用水至约900ml，水浴上加热至室温。加入苯甲醇，用0.1mol/L的HCl调节pH至5.5~6.0，调整体积至1000ml，然后在10℃下放置8小时，过滤至澄明、灌封，100℃流通蒸汽灭菌15分钟，即可。

【性状】本品为橙黄色的澄明液体；遇光易变质。

【功能与主治】本品用于预防和治疗口角炎、舌炎、结膜炎、脂溢性皮炎等维生素B_2缺乏症。

【用法与用量】成人每日的需要量为2~3mg。治疗口角炎、舌炎、阴囊炎时，皮下注射或肌内注射一次5~10mg，每日1次，连用数周。

【规格】每支2ml ：1mg；2ml ：5mg；2ml ：10mg。

【贮藏】遮光，密闭保存。

【注释】①维生素B_2在水中溶解度小，0.5%的浓度已为过饱和溶液，所以必须加入大量的烟酰胺作为助溶剂。此外，还可用水杨酸钠、苯甲酸钠、硼酸等作为助溶剂。还有10%的PEG600以及10%的甘露醇也能增加维生素B_2的溶解度。②维生素B_2水溶液对光极不稳定，在酸性或碱性溶液中都易变成酸性或碱性感光黄素。所以在制造本品时，应严格避光操作，产品也需避光保存。③本品还可制成长效混悬注射剂，如加2%的单硬脂酸铝制成的维生素B_2混悬注射剂，一次注射150mg，能维持疗效45天，而注射同剂量的水性注射剂只能维持药效4~5天。

二、输液剂

（一）输液剂的定义

输液剂（infusions）是指供静脉滴注用的大体积（除另有规定外，一般不小于100ml，生物制品一般不小于50ml）注射液，也称静脉输液。输液剂是注射液的一种形式，通常包装于玻璃或塑料的输液瓶或袋中，不得加抑菌剂。

（二）输液剂的特点

输液剂在临床上适用范围广，主要用于纠正体内水和电解质的紊乱，调节体液的酸碱平衡，补充必要的营养、热能和水分，维持血容量等；亦可用于输送治疗药物或者作为小剂量注射剂的载体。其使用剂量大，通过静脉滴注直接进入血液循环，起效快，是临床救治危重和急症患者的主要用药方式。

输液剂和小体积注射液都属于注射剂，但质量要求、处方设计等方面存在区别，见表8-6。

表8-6　输液剂和小体积注射液的区别

类别	小体积注射液	输液剂
剂量	<100ml	≥100ml（生物制品≥50ml）
给药途径	皮下注射、皮内注射、肌内注射、静脉注射、静脉滴注、鞘内注射、椎管内注射等	静脉滴注
工艺要求	从配制到灭菌，一般应控制在12小时内完成	从配制到灭菌应控制在4小时内完成
附加剂	可加入适宜抑菌剂（静脉给药与脑池内、硬膜外、椎管内用的注射液均不得加抑菌剂）	不得加入任何抑菌剂
不溶性微粒	除另有规定外，每个供试品容器（份）中含$10\mu m$以上的微粒不得过3000粒，含$25\mu m$以上的微粒不得过300粒	除另有规定外，每1ml中含$10\mu m$以上的微粒不得过12粒，含$25\mu m$以上的微粒不得过2粒
渗透压	等渗	除另有规定外，输液应尽可能与血液等渗

（三）输液剂的分类

目前临床上常用的输液剂可分为以下几种。

1. 电解质输液（electrolyte infusions）　用于补充体内水分、电解质，纠正体内酸碱平衡等。如氯化钠注射液、复方氯化钠注射液、乳酸钠注射液等。

2. 营养输液（nutrition infusions） 用于补充供给体内热量、蛋白质和人体必需的脂肪酸和水分等。如葡萄糖注射液、复方氨基酸注射液等。

3. 胶体输液（colloid infusions） 用于扩充血容量、维持血压等，是一类与血液等渗的胶体溶液，包括多糖类、明胶类、淀粉类等。如右旋糖酐、羟乙基淀粉、聚维酮等。

4. 含药输液（drug-containing infusions） 用于临床疾病的治疗，常见用于抗生素类药物、抗肿瘤药物、抗病毒药物等。如氧氟沙星氯化钠注射液、己酮可可碱葡萄糖注射液等。其中很多是即配型输液，以保持药物的长期稳定性。

（四）输液剂的制备

1. 输液剂制备的工艺流程 输液剂有玻璃容器与塑料容器两种包装。玻璃瓶装输液剂的生产工艺流程如图 8-6 所示；塑料瓶装输液剂的生产工艺流程如图 8-7 所示；塑料袋装输液剂的生产工艺流程如图 8-8 所示；吹灌封一体化（BFS）输液剂生产工艺流程如图 8-9 所示。

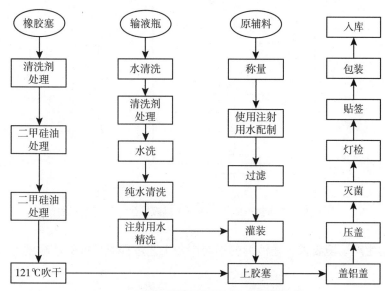

图 8-6 玻璃瓶装输液剂生产工艺流程图

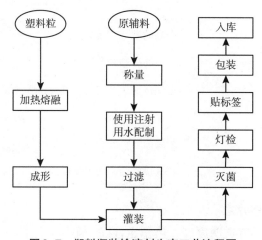

图 8-7 塑料瓶装输液剂生产工艺流程图

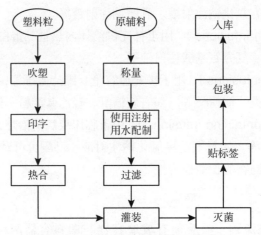

图8-8　塑料袋装输液剂生产工艺流程图

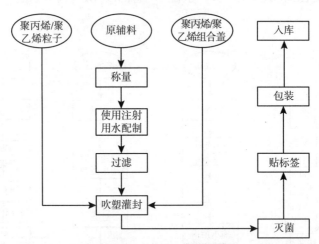

图8-9　吹灌封一体化（BFS）输液剂生产工艺流程图

2. 输液剂的生产环境要求　输液剂的不同制备工艺过程对环境的洁净度有不同的要求，详见表8-7所示。

表8-7　输液的制备工艺过程对环境的洁净度的要求

洁净度级别	生产操作
C级背景下的局部A级	产品的灌装（或灌封）
C级	产品的配制和过滤
	直接接触药品的包装材料和器具最终清洗后的处理
	轧盖
D级	灌装前物料的准备
	直接接触药品的包装材料和器具的最终清洗

3. 输液剂的容器和处理方法

（1）玻璃瓶：玻璃瓶具有透明度高、热稳定性好、耐压、瓶体不易变形等优点，但存在口部密封性差、胶塞与药液直接接触引起的潜在污染、质重易碎不利于运输等缺点。

清洗玻璃瓶一般用硫酸重铬酸钾清洁液洗涤效果较好。该法既有强力的消灭微生物及热原的作用，还能对瓶壁游离碱起中和作用。碱洗法是用2%氢氧化钠溶液（50~60℃）或1%~3%碳酸钠溶液冲洗，由于碱对玻璃有腐蚀作用，故碱液与玻璃接触时间不宜过长（数秒钟内）。

（2）塑料瓶：医用聚丙烯塑料瓶，亦称PP瓶，现已广泛使用。塑料瓶具有质轻、稳定性和耐热性好（可以热压灭菌）、机械强度高、口部密封性好、生产过程中污染概率低、可阻隔气体、使用方便、一次性使用等优点。

目前，新型输液生产设备已将制瓶、灌装、密封三位一体化，在无菌条件下完成大输液自动化生产，精简了输液的生产环节，有利于对产品质量的控制。

（3）塑料袋：软塑料袋吹塑成型后可立即灌装药液，不仅减少污染，而且提高工效。具有重量轻、运输方便、不易破损、耐压等优点。最早使用的是PVC输液软袋，但因其单体和增塑剂会逐渐迁移进入输液，对人体产生毒害，现已禁用。

目前上市的非PVC新型输液软塑料袋是当今输液体系中较理想的输液包装形式，代表国际最新发展趋势。由于制膜工艺和设备较复杂，到目前为止国内尚未有技术成熟的企业可以生产，主要依赖进口，生产成本较高。

（4）橡胶塞：输液瓶所用橡胶塞对输液的质量来说至关重要，因此对橡胶塞有着严格的质量要求：①富有弹性及柔软性；②针头穿刺后能保持闭合，经受多次穿刺后而无落屑；③橡胶塞中的物质不会溶解在药液中；④良好的热稳定性，可耐受高温灭菌；⑤化学稳定性良好，不与药液发生反应；⑥对药液无吸附作用；⑦无毒性，无溶血作用。但目前使用的橡胶塞还不能达到上述要求，加之橡胶塞组成成分复杂，必须加强对橡胶塞的处理，以保证输液的质量。

橡胶塞的处理：橡胶塞先用清洗剂清洗，之后用注射用水漂洗，再用二甲硅油处理表面，使用不高于121℃的热空气吹干。我国规定使用合成橡胶塞，如丁基橡胶塞，与天然橡胶塞相比其具备诸多优异的物理和化学性能，符合橡胶塞的质量要求。目前，橡胶塞与药品屡屡发生不相容现象，其中部分头孢菌素类、治疗性大输液类产品和中药注射液类制剂的相容问题比较突出，因此国内多在此类药物的输液中使用覆膜胶塞。其特点是：对电解质无通透性，理化性能稳定，用稀盐酸（0.001mol/L的HCl）或水煮均无溶解物脱落，耐热性好（软化点230℃以上）并有一定的机械强度，灭菌后不易破碎。

药用丁基胶塞在使用时应注意：采用注射用水进行清洗，清洗次数不宜超过两遍，最好采用超声波清洗，清洗过程中切忌搅拌。干燥灭菌最好采用湿热灭菌法，121℃ 30分钟即可。如果条件不允许湿热灭菌，只能干热灭菌，则时间最好不要超过2小时。在胶塞的处理过程中，应尽量设法减少胶塞间的摩擦以避免因摩擦而产生微粒，污染药液。

4. 输液剂的配制 输液剂的配制过程与一般注射剂的配制过程基本相同，可依据原料的质量情况，采用浓配法或稀配法。另外，一般注射剂药液配制过程中常使用活性炭去除热原或助滤，但使用活性炭往往导致更多问题，例如造成药物含量损失、投料时可污染洁净环境等，而且市售针用炭标准中杂质检查项目不全（如无符合无菌制剂原辅料要求的生物学指标），监管困难。因此，大容量的输液配液过程中不建议应用活性炭来吸附杂质。

但是不使用活性炭的配液对原辅料质量要求较高，原辅料需无热原，澄明度符合要求，成分单一。应用高质量的原辅料时，可不用活性炭，使用一步配液法配制输液；但在生产过程中要能够避免热原的污染。如果原辅料的质量无法达到此要求，还需去除热原，也可用活性炭吸附但活性炭需选择符合标准的的针用活性炭，或是使用超滤法滤过。

5. 输液剂的过滤 输液剂的过滤是除去药液中的杂质，保证输液质量的重要操作步骤之一，必须选择适当的器材与方法。

输液的过滤方法、过滤装置与一般注射剂相同，分为预滤与精滤。用陶质砂滤棒、垂熔玻璃滤器、板框式压滤机或微孔钛滤棒等作为过滤材料进行预滤，若是原辅料质量不能达到无热原与澄明度的要求，可在滤棒上先吸附一层针用活性炭滤至液体澄清。精滤多采用微孔滤膜作为过滤材料，常用滤膜的孔径为0.65μm或0.8μm，也可采用双层微孔滤膜，上层为3μm微孔膜，下层为0.8μm微孔膜。经精滤处理后的药液，即可进行灌装。目前，输液剂生产时也有将预滤与精滤同步进行的，采用加压三级过滤装置，即：板框式过滤器→垂熔玻璃滤球→微孔滤膜的顺序完成粗滤、精滤与终端过滤。三级过滤装置通过密闭管道连接，既提高了过滤效率，也保证了滤液的质量。目前多用加压过滤，可提高过滤速率，又可以防止过滤过程中产生的杂质与碎屑污染滤液。对于高黏度滤液可采用较高温度过滤。

6. 输液剂的灌封 灌封室的洁净度应为C级背景下的局部A级。玻璃瓶输液剂的灌封由药液灌注、加丁基胶塞、轧铝盖组成。过滤和灌装均应在持续保温（50℃）条件下进行，以防止细菌粉尘的污染。灌封要按照操作规程连续完成，即药液灌装至符合装量要求后，立即对准瓶口塞入丁基胶塞，轧紧铝盖。

灌封要求装量准确，铝盖封紧。目前药厂多采用回转式自动灌封机、自动放塞机、自动落盖轧口机等完成联动化、机械化生产，提高了工作效率和产品质量。灌封完成后，应进行检查，剔除扎口不严的输液剂。

目前，出现了吹灌封一体化（blow fill seal，BFS）技术所制备的塑料瓶和软袋输液。BFS输液技术是指输液容器吹塑成型、药液灌装、封口在同一设备的同一工位完成的输液生产技术，其把容器的成型、溶液的灌装、容器的封口在同一台设备上完成。容器从成型到封口不间断工作，可尽量避免生产过程中微生物、可见异物、不溶性微粒等污染可能，保证药品质量。

7. 输液剂的灭菌 输液剂灌封后，应立即进行灭菌处理，从配制到灭菌完成不应超过4小时。灭菌时，采用热压灭菌法，即115℃ 68.7kPa（0.7kg/cm^2）维持30分钟。也可根据输液剂的不同，选择合适的灭菌条件，以保证灭菌质量。对于塑料袋装输液剂的灭菌条件通常为109℃，45分钟或111℃，30分钟热压灭菌。常用F_0值验证灭菌效果，采用F_0值验证灭菌效果时应大于8分钟，常用12分钟。水浴灭菌柜是灭菌的核心设备，目前国内输液厂家普遍使用的是间歇式过热水浴灭菌柜。国外的前沿技术为水封式连续灭菌柜，该设备实现了连续式灭菌生产，灭菌效果好而且质量稳定，自动化程度高。

（五）输液剂的质量控制

输液剂的质量要求基本与注射剂是一致的。但由于输液剂的注射量大，直接注入静脉，因而质量要求更严格。无菌、无热原或细菌内毒素、不溶性微粒等项目，必须符合规定；pH尽可能与血液相近；渗透压应为等渗；不得添加任何抑菌剂，并在储存过程中质量稳定；使用安全，不引起血象的任何变化，不引起过敏反应，不损害肝肾。

按《中国药典》大体积注射液项下质量要求，逐项检查。主要有：可见异物、不溶性微粒检查、渗透压摩尔浓度检查、热原或细菌内毒素检查、无菌检查、含量测定、pH测定及检漏等。检查方法应按《中国药典》或有关规定执行。

【可见异物与不溶性微粒检查】可见异物按《中国药典》中方法检查，应符合规定，若发现有崩盖、歪盖、松盖、漏气、隔离薄膜脱落的成品，也应及时挑出剔除。

由于肉眼只能检出50μm以上的粒子，药典还规定在可见异物检查符合规定后，还应对用于静脉注射、静脉滴注、鞘内注射、椎管内注射的溶液型的注射液、注射用无菌粉末及注射用浓溶液进行不溶性微粒检查，照《中国药典》不溶性微粒检查法检查，应符合规定。

【热原或细菌内毒素与无菌检查】对于输液，热原和无菌检查都非常重要。必须按《中国药典》规定方法进行检查，应符合规定。

【有效成分的含量、药液的pH及渗透压检查】根据品种按《中国药典》该项下的各项规定进行。

（六）输液剂主要存在的问题及解决方法

输液剂的质量要求高，目前质量方面存在的主要问题是染菌、热原和澄明度问题，应引起充分的注意。

（1）染菌问题：输液剂多为营养物质且以水为溶媒本身就容易滋生细菌，再由于输液剂生产过程中受到严重污染、以及灭菌不彻底（有些芽孢需要120℃灭菌30~40分钟，有些放射菌需140℃灭菌15~20分钟才能杀死）、瓶塞松动、漏气等原因，致使输液剂染菌出现浑浊、霉团、云雾状、产气等现象，除此之外也有一些染菌输液的外观并无太大变化。如果使用这些染菌的输液，会引起脓毒症、败血病、热原反应，甚至死亡。因此要在生产过程中进行严格的把关，减少污染，并且灭菌要做彻底，灭菌后密封完全。

（2）热原问题：在临床上使用输液时，热原反应时有发生。但是在使用过程中输液器等的污染是引起热原反应的主要因素。因此，一方面要加强生产过程中的质量控制，另一方面也要重视使用过程中的污染。国内现已规定使用一次性全套输液器，包括插管、导管、调速、加药装置、末端滤过、排除气泡及针头等，并在输液器出厂前进行灭菌，同时避免在使用过程中污染热原。

（3）可见异物与不溶性微粒的问题：输液中可见异物与微粒的来源有许多，但是其中最主要的来源是原辅料。微粒包括碳黑、碳酸钙、氧化锌、纤维素、纸屑、黏土、玻璃屑、细菌、真菌、真菌芽孢和结晶体等。这些输液中存在的微粒、异物，其对人体的危害是潜在的、长期的，可引起过敏反应、热原样反应等。较大的微粒，可造成局部循环障碍，引起血管栓塞；微粒过多，会造成局部堵塞和供血不足，组织缺氧，产生水肿和静脉炎；异物侵入组织，由于巨噬细胞的包围和增殖而引起肉芽肿。

微粒产生的来源有以下几方面。

①原料与附加剂：原料与附加剂质量对澄明度影响较显著，原辅料中存在的杂质，可使输液剂产生乳光、小白点、浑浊。活性炭杂质含量多，不仅影响输液剂的可见异物检查指标，而且还影响药液的稳定性。因此，原辅料的质量必须严格控制。

②胶塞与输液剂容器：胶塞与输液剂容器质量不好，在储存中有杂质（如增塑剂）脱落而污染药液；丁基胶塞的硅油污染问题；或是橡胶塞相互摩擦产生的橡胶微粒。针对该问题应选择符合质量标准的胶塞与容器，并在储存过程中避免引入微粒。

③工艺操作：如生产车间空气洁净度达不到要求，输液瓶、丁基胶塞等容器和附件洗涤不净，滤材质量不合格，滤器选择不当，过滤方法不合适，灌封操作不合要求，工序安排不合理等。应该对工艺条件进行研究，使其符合GMP要求。

④临床使用过程：无菌操作不符合规定；静脉滴注装置引入杂质；或不恰当的输液配伍都可导致微粒的产生。在临床使用中应该对输液的使用进行严格的规定，并且对输液的使用装置的质量及储存进行严格把关。

（七）输液剂举例

例1：15%葡萄糖注射液

【处方】注射用葡萄糖50g、1%盐酸适量，注射用水加至1000ml。

【制法】取处方量葡萄糖，加入煮沸的注射用水中，使成50%~70%浓溶液，加盐酸适量调节pH至3.8~4.0，加活性炭0.1%~0.2%（g/ml）混匀，煮沸20~30分钟，趁热滤除活性炭，滤液中加入注射用水至1000ml，测定pH、含量，合格后，经预滤及精滤处理，灌装，封口，115℃ 68.7kPa热压灭菌30分钟，即得。

【性状】本品为无色的澄明液体。

【作用与用途】具有补充体液、营养、强心、利尿、解毒作用。用于大量失水、血糖过低等。

【用法与用量】静脉注射，每日500~1000ml，或遵医嘱。

【规格】5%×250ml。

【贮藏】密闭保存。

【注释】①葡萄糖注射液有时会产生絮凝状沉淀或小白点，一般是由于原料不纯或过滤时漏炭等原因所致。通常采用浓配法，并加入适量盐酸，中和蛋白质、脂肪等胶粒上的电荷，使之凝聚后滤除。同时在酸性条件下加热煮沸，可使糊精水解、蛋白质凝集，通过加适量活性炭吸附除去。上述措施可提高成品的澄明度。②葡萄糖注射液不稳定的主要表现为溶液颜色变黄和pH下降。成品的灭菌温度愈高、时间愈长，变色的可能性愈大，尤其在pH不适合的条件下，加热灭菌可引起显著变色。葡萄糖溶液的变色原因，一般认为是葡萄糖在弱碱性溶液中能脱水形成5-羟甲基呋喃甲醛（5-hydroxymethyl-2-furfural，5-HMF），5-HMF再分解为乙酰丙酸和甲酸。同时形成一种有色物质。颜色的深浅与5-HMF产生的量成正比。pH为3.0时葡萄糖分解最少，故配液时用盐酸调节pH至3.8~4.0，同时严格控制灭菌温度和受热时间，使成品稳定。

例2：0.9%氯化钠注射液

【处方】注射用氯化钠9g，注射用水加至1000ml。

【制法】取处方量氯化钠，加注射用水至1000ml，搅匀，过滤，灌装，封口，115℃ 68.7kPa热压灭菌30分钟，即得。如氯化钠质量差，可先配成20%~30%的浓溶液，加适量活性炭，煮沸20~30分钟，粗滤除去活性炭，加注射用水至全量，精滤、灌装、灭菌，即可。

【性状】本品为无色的澄明液体。

【作用与用途】为电解质补充剂。用于治疗因大量出汗、剧泻、呕吐等所致的脱水，或用于大量出血与手术后补充体液。

【用法与用量】静脉滴注，常用量为500~1000ml。

【规格】①100ml ： 0.9g；②250ml ： 2.25g。

【贮藏】密闭保存。

【注释】①本品pH应为4.5~7.5。②本品久贮后对玻璃有侵蚀作用，产生具有闪光的硅酸盐脱片或其他不溶性的偏硅酸盐沉淀。一旦出现则不能使用。③对水肿与心力衰竭患者慎用本品。

例3：复方氨基酸输液

【处方】L-赖氨酸盐酸盐19.2g、L-缬氨酸6.4g、L-精氨酸盐酸盐10.9g、L-苯丙氨酸8.6g、L-组氨酸盐酸盐4.7g、L-苏氨酸7.0g、L-半胱氨酸盐酸盐1.0g、L-色氨酸3.0g、L-异亮氨酸6.6g、L-蛋氨酸6.8g、L-亮氨酸10.0g、甘氨酸6.0g、亚硫酸氢钠（抗氧剂）0.5g，注射用水加至1000ml。

【制法】取约800ml热注射用水，按处方量投入各种氨基酸，搅拌使全溶，加抗氧剂，并用10%氢氧化钠调pH至6.0左右，加注射用水适量，再加0.15%的活性炭脱色，过滤至澄明，灌封于200ml输液瓶内，充氮气，加塞，轧盖，于100℃灭菌30分钟即可。

【性状】本品为无色的澄明液体。

【作用与用途】用于大型手术前改善患者的营养，补充创伤、烧伤等蛋白质严重损失的患者所需的氨基酸；纠正肝硬化和肝病所致的蛋白紊乱，治疗肝性脑病；提供慢性、消耗性疾病、急性传染病、恶性肿瘤患者的静脉营养。

【用法与用量】静脉滴注，用适量5%~12%葡萄糖注射液混合后缓慢滴注。滴速不宜超过30滴/分钟，一次250~500ml。

【规格】输液用玻璃瓶，每瓶250ml；每瓶500ml。

【贮藏】密闭保存。

【注释】①应严格控制滴注速度。②本品系盐酸盐，大量输入可能导致酸碱失衡。大量应用或并用电解质输液时，应注意电解质与酸碱平衡。③用前必须详细检查药液，如发现瓶身有破裂、漏气、变色、发霉、沉淀、变质等异常现象时绝对不应使用。④遇冷可能出现结晶，可将药液加热到60℃，缓慢摇动使结晶完全溶解后再用。⑤开瓶药液一次用完，剩余药液不宜贮存再用。

例4：静脉注射用脂肪乳

【处方】精制大豆油（油相）150g、精制大豆磷脂（乳化剂）15g、注射用甘油（等渗调节剂）25g，注射用水加至1000ml。

【制法】称取豆磷脂15g，高速组织捣碎机内捣碎后，加甘油25g及注射用水400ml，在氮气流下搅拌至形成半透明状的磷脂分散体系；放入二步高压匀化机，加入精制豆油与注射用水，在氮气流下匀化多次后经出口流入乳剂收集器内；乳剂冷却后，于氮气流下经垂熔滤器过滤，分装于玻璃瓶内，充氮气，瓶口中加盖涤纶薄膜、橡胶塞密封后，加轧铝盖；水浴预热90℃左右，于121℃灭菌15分钟，浸入热水中，缓慢冲入冷水，逐渐冷却，置于4~10℃下贮存。

【性状】本品为白色乳状液体。

【作用与用途】静脉注射脂肪乳是一种浓缩的高能量肠外营养液，可供静脉注射，能完全被机体吸收，它具有体积小、能量高、对静脉无刺激等优点。因此本品可供不能口服食物和严重缺乏营养的（如外科手术后或大面积烧伤或肿瘤等患者）患者的使用。

【用法与用量】静脉滴注，第1日脂肪量每千克体重不应超过1g，以后剂量可酌增，但脂肪量每千克体重不得超过2.5g。静脉滴注速度最初10分钟为20滴/分钟，如无不良反应出现，以后可逐渐增加，30分钟后维持在40~60滴/分钟，控制输注速度。

【规格】10% 250ml；10% 500ml；20% 250ml。

【贮藏】密闭保存。

【注释】①长期使用，应注意脂肪排泄量及肝功能，每周应作血象、血凝、血沉等检查。若血浆有乳光或乳色出现，应推迟或停止应用。②严重急性肝损害及严重代谢紊乱，特别是脂肪代谢紊乱脂质肾病，严重高脂血症患者禁用。③使用本品时，不可将电解质溶液直接加入脂肪乳剂，以防乳剂破坏，而使凝聚脂肪进入血液。④使用前，应先检查是否有变色或沉淀；启封后应1次用完。

例5：地西泮静脉注射用亚微乳

【处方】地西泮5g、poloxamer188 40g、精制豆磷脂3g、精制豆油150g、注射用甘油25g，注射用水加至1000g。

【制法】将精制豆磷脂、地西泮溶入精制豆油中作油相，将poloxamer 188和注射用甘油溶入注射用水中作水相。油相与水相加热至60℃，倾入组织捣碎机中捣9分钟得粗乳，将粗乳转入高压乳匀机中循环3次，过滤，分装，灭菌，即得。

【注释】地西泮为有效成分。poloxamer 188和精制豆磷脂为乳化剂，精制豆油为油相，注射用甘油为等渗调节剂，注射用水为水相。

地西泮为苯二氮䓬类抗焦虑药。在乙醇中溶解，在水中几乎不溶。制备成亚微乳可以克服市售地西泮注射液因含有机溶剂（40%丙二醇和10%乙醇，其中还含有苯甲醇和苯甲酸）带来的毒性和血栓性静脉炎等副作用。

例6：右旋糖酐输液

【处方】右旋糖酐60g、氯化钠9g，注射用水加至1000ml。

【制法】取右旋糖酐配成15%的浓溶液，加1.5%活性炭，煮沸约30分钟，用砂滤棒压滤脱炭，加注射用水至1000ml，加入氯化钠溶解，调整pH4.4~4.9，再加0.05%活性炭搅拌，加热至70~80℃，用活性炭打底的砂滤棒过滤至澄明，按不同规格分装，用112℃热压灭菌30分钟，即得。

【作用与用途】本品为血管扩张药。能提高血浆胶体渗透压，增加血浆容量，维持血压。常用于治疗外科性休克、大出血、烫伤及手术休克等，用以代替血浆。

【用法与用量】本品专供静脉注射，注入人体后，血容量增加的程度超过注射同体积的血浆。每次注射用量不超过1500ml，一般是500ml，注入速度20~40ml/min，在15~30分钟注完全量。

【规格】①100ml：6g右旋糖酐与0.9g氯化钠；②250ml：15g右旋糖酐与2.25g氯化钠；③500l：30g右旋糖酐20与4.5g氯化钠。

【贮藏】在25℃以下保存。

【注释】①右旋糖酐是蔗糖发酵后生成的葡萄糖聚合物，其通式为（$C_6H_{10}O_5$）$_n$，按分子量不同分为高分子量（10万~20万）、中分子量（4.5万~7万）、低分子量（2.5万~4.5万）和小分子量（1万~2.5万）4种。分子量愈大，体内排泄愈慢。目前，临床上主要用中分子量和低分子量的。②右旋糖酐经生物合成法制得，易夹带热原，故制备时活性炭的用量较大。③本品溶液黏度高，需在较高温度时加压滤过。④本品灭菌一次，其分子量下降3000~5000，灭菌后应尽早移出灭菌锅，以免色泽变黄，应严格控制灭菌温度和灭菌时间。⑤本品在贮存过程中，易析出片状结晶，主要与贮存温度和分子量有关，在同一温度条件下，分子量越低越容易析出结晶。

三、注射用无菌粉末

（一）注射用无菌粉末的定义

注射用无菌粉末（sterile powder for injection）系指原料药物或与适宜辅料制成的供临用前用无菌溶液配制成注射液的无菌粉末或无菌块状物，一般采用无菌分装或冷冻干燥法制得。可用适宜的注射用溶剂配制后注射，也可用静脉输液配制后静脉滴注。以冷冻干燥法制备的生物制品注射用无菌粉末，也可称为注射用冻干制剂。

（二）注射用无菌粉末的特点

注射用无菌粉末的生产应按无菌操作制备，其对无菌操作有较严格的要求，例如对灌封这类关键工艺，应当特别注意设备的设计和确认、在线清洁和在线灭菌的验证及结果的重现性、设备所处的洁净区环境、操作人员的培训和着装，以及设备关键区域内的操作，包括灌装开始前设备的无菌装配。通常需制成注射用无菌粉末的药物稳定性较差，例如某些抗生素、酶、维生素等，由于其发挥生物活性所必需的结构的特殊性及不稳定性，使其无法耐受终端灭菌，故注射用无菌粉末的制备中一般没有灭菌的过程。

（三）注射用无菌粉末的质量要求

注射用无菌粉末的质量要求与溶液型注射剂基本一致，其质量检查应符合《中国药典》的各项检查。

除应符合《中国药典》对注射用原料药物的各项规定外，还应符合下列要求：①粉末无异物，配成溶液后可见异物检查合格；②粉末无不溶性微粒，配成溶液后不溶性微粒检查合格；③粉末细度或结晶度应适宜，便于分装；④无菌、无热原或细菌内毒素；⑤应标明配制溶液所用的溶剂种类，必要时还应标注溶剂量；⑥装量差异或含量均匀度合格，凡规定检查含量均匀度的注射用无菌粉末，一般不再进行装量差异检查。

（四）注射用无菌粉末的分类

依据不同的生产工艺，注射用无菌粉末可分为注射用无菌分装制品和注射用冷冻干燥制品，分别通过无菌粉末直接分装法和无菌水溶液冷冻干燥法制备。前者常见于抗生素类，如注射用青霉素钠、注射用头孢西丁钠、注射用对乙酰水杨酸钠等；后者常见于生物制品或者水中不稳定的其他药物，例如注射用异环磷酰胺、注射用盐酸万古霉素、注射用缩宫素、注射用抑肽酶等。

（五）注射用无菌粉末的分装工艺

1. 生产工艺　无菌分装生产工艺是一种将采用经验证的灭菌/除菌工艺过程处理后的原料药或者原料药和辅料，用无菌生产的方法分装到采用经验证的灭菌工艺处理的容器中，再进行密封的操作过程。

（1）物料的准备：采用无菌分装生产工艺的制剂所涉及的各种物料（包括原料药、辅料、内包装材料等），都必须采用适当的灭菌/除菌工艺处理后方可使用。

无菌原料制备方法包括溶媒结晶法、喷雾干燥法和冷冻干燥法，必要时还应对原料进行粉碎和过筛后再进行分装，选择适宜的分装工艺应当充分把握直接分装原料的理化性质，包括热稳定性、临界相对湿度、粉末晶形及松密度。分装完成后进行包装，包装所用的安瓿或小瓶、丁基胶塞处理及相应的质量要求同注射剂和输液剂，各种分装容器洗净后，需经干热灭菌或红外线灭菌后方可使用。已灭菌好的空瓶应存放在有净化空气保护的贮存柜中，存放时间不超过24小时。

（2）无菌分装：分装步骤是影响产品质量和无菌保证水平的关键生产步骤，应结合生产设备和产品特点进行工艺参数的研究，包括分装速度和分装时间等。无菌分装生产工艺能否达到设定的无菌保证水平，与整个生产过程的控制密切相关，应按照GMP要求及产品具体生产工艺情况进行生产环境和生产过程的控制。

在实际生产过程中，对生产过程和工艺参数的控制均不能超过无菌生产工艺验证过的控制范围。

2. 无菌分装工艺中存在的问题及解决方法

（1）装量差异：物料流动性差是产生装量差异的主要原因。就物料本身而言，其理化性质对于流动性的影响显著，例如颗粒的粒径及其分布、晶态、摩擦系数、静电电压、空隙率、压缩性、吸湿性以及含水量等；生产条件方面，环境温度、空气湿度以及机械设备性能等均会影响流动性。流动性差影响分装时的均一性控制，以致产生装量差异，应根据具体情况分别采取应对措施。例如，以乙醇为有机溶剂制备的青霉烷砜酸结晶，其晶态类似不规则的圆锥或扇形类的黏合体，可有效改善其注射剂无菌分装工艺中粉体的流动性及混粉均一性，装量差异的问题得到较好解决。

（2）可见异物问题：由于药物粉末经过一系列处理，污染机会增加，生产环境不合格也会导致可见异物不合要求。有研究显示，当粒径超过 $0.5\mu m$ 的尘埃粒子数大于 286902 个/m³ 情况下，西林瓶中可见异物的检测结果不合格。因此，应严格控制原料质量及其处理方法和环境，防止污染。

（3）无菌度问题：由于采用无菌操作工艺制备，故无菌分装产品在各个环节均有可能受到污染，而且微生物在固体粉末中的繁殖慢，短期内的危险性不易被察觉，但潜在危险无法估量。其无菌度的保证主要依赖于无菌生产线的基本条件以及对生产工艺各环节严格的质量控制。严格执行GMP的有关要求，是无菌粉针剂生产的重要质量保证。为解决此问题，必须严格按照规定开展培养基灌装验证试验对工艺进行验证，根据制药企业的行业标准，一般都在A级洁净区条件下分装。

（4）吸潮变质：一般认为是由于胶塞透气性和铝盖松动，导致水分渗入所致。目前，大部分厂家多采用气密性好、耐高温等的丁基胶塞。此外，要进行橡胶塞密封性检测，而且铝盖压紧后瓶口应烫蜡，以防止水气透入。

（六）注射用冻干无菌粉末的制备工艺

1.冷冻干燥技术　冷冻干燥（freeze drying，lyophilization）是将需要干燥的药物溶液预先冻结成固体，然后在低温低压下，水分从冻结状态直接升华除去的一种干燥方法。尤适用于对热敏感或在水中不稳定的药物。冷冻干燥过程采用无菌操作，封闭条件下的洁净度高，有效规避了灭菌过程对产品质量的影响且杂菌和微粒的污染机会减少；在低温、低压、缺氧的条件下进行干燥，且以固体形式贮存、含水量低有助于维持产品的生物活性、稳定性良好；另外，其外观良好、质地疏松、易于复溶以及剂量准确的特点使其在临床应用以及连续化生产中均具有良好的竞争力。因此，冷冻干燥技术的应用在药品质量控制方面具有十分重要的意义。

（1）冷冻干燥原理　冷冻干燥的原理可用三相图加以说明（图8-10）。图中OA是冰-水平衡曲线，OB为水-蒸汽平衡曲线，OC为冰-蒸汽平衡曲线，O点为冰、水、气的三相平衡点，该点温度为0.01℃，压力为4.6mmHg，从图中可以看出当压力小于4.6mmHg时，不管温度如何变化，水只能以固态和气态两相存在。固态（冰）吸热后不经液相直接转变为气态，而气态放热后直接转变为固态，如冰的饱和蒸气压在-40℃时为0.1mmHg，若将-40℃的冰压力降低到0.01mmHg，则固态的冰直接变为蒸汽。同理，将-40℃的冰在0.1mmHg时加热到-20℃，甚至加热到20℃，固态的冰也直接变为蒸汽，即发生升华现象。升高温度或降低压力都可打破气、固两相的平衡，使整个系统朝着冰转化为气的方向进行。

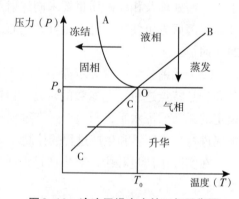

图8-10　冷冻干燥中水的三相平衡图

冷冻干燥的特点是：①冷冻干燥在低温、低压、缺氧条件下进行，尤其适用于热敏性、易氧化的药物（如抗生素、蛋白质等生物药）；②在冷冻干燥过程中，微生物的生长被有效抑制，而有效成分的活性得以维持，因此能保持药物的有效性；③复溶性好，由于制品在冻结成稳定固体骨架的状态下进行干燥，因此干燥后的制品疏松多孔，呈海绵状，加水后溶解迅速而完全，通常立即恢复药液原有特性；④产品含水量低，冷冻干燥过程可除去95%~99%的水分，产品更稳定，有利于产品的运输与贮存。冷冻干燥的不足之处是：溶剂不能随意选择，某些产品复溶时可能出现混浊现象。此外，本法需要特殊设备，设备的投资和运转耗资较大，成本较高。

（2）相关参数

①低共熔点（eutectic point）：又称共晶点，指药物的水溶液在冷却过程中药物与冰按一定比例同时析出时的温度。

一般药液的低共熔点在−10~−20℃之间。预冻温度应严格控制在低共熔点以下10~20℃，并保持2小时以上，使药品冻实后再升温。在冻干过程中，温度应控制在低共熔点以下，以保证水分从固体状态直接升华除去。

②玻璃化转变温度（glass transition temperature）：某些溶质（糖类或聚合物等）在冷冻过程中不能形成共熔体系，而是形成一种冰晶和冷冻浓缩液的混合体系，此时，随着温度降低，水不断析出冰晶，冷冻浓缩液的黏度不断增大，体系变得越来越黏稠，直到水全部形成冰晶，体系不再析出晶体，此时的温度就是玻璃化转变温度（T_g）。T_g是无定形系统的重要特性，在T_g以下，整个体系呈硬的玻璃状态；而在T_g以上，整个体系为黏稠的液体。

③崩塌温度（collapse temperature）：指整个冻干体系宏观上出现坍塌时（表现为发黏、颜色加深等）的临界温度。当干燥温度高于崩塌温度时，冻结体系发生部分熔化，甚至产生发泡现象，从而破坏了冷冻建立起来的微细结构，宏观上表现为各种形式的坍塌，包括轻微皱缩和塌陷等，最终导致冻干失败。此外，T_g和最低共熔点均与崩塌温度有密切关系。

2. 冻干无菌粉末的处方组成 除原料药外，制备冻干无菌粉末还需添加必要的辅料主要包括冻干前溶液所用的溶媒以及各类附加剂，例如抗氧剂、抑菌剂、局部止痛剂、pH调节剂、等渗调节剂、增溶剂、填充剂、冻干保护剂等。

（1）冻干保护剂：用于在冻结和干燥过程中保护药物的药效，是防止活性组分发生变性的重要辅料，包括甘露醇、甘氨酸、海藻糖、蔗糖等。

（2）填充剂：在冷冻干燥过程中能够防止有效组分随水蒸气一起升华逃逸，并使得有效组分成形的物质，例如乳糖、明胶等。

（3）抗氧化剂：用于防止产品在冷冻干燥以及贮藏过程中发生氧化变质，尤其是生物制品，例如维生素D、硫代硫酸钠等。

3. 冻干无菌粉末的制备工艺

（1）制备工艺流程：见图8-11。分装时药液的厚度在1cm左右比较适当，若药液过厚，可能导致水分难以升华，甚至出现分层现象；整个冻干过程要严格按无菌操作法进行。

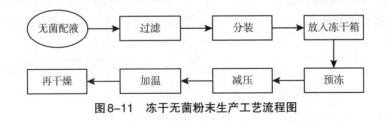

图8-11 冻干无菌粉末生产工艺流程图

（2）冻干工艺

①预冻过程（恒压降温）：预冻过程的冻结温度、时间和速率是主要的控制参数。预冻温度应取决于产品的低共熔点，一般低于产品低共熔点10~20℃，以保证冷冻完全。为了克服箱内存在的温度梯度等问题，预冻时间一般控制在2~4小时，有些品种需要更长的时间。冻结有速冻法和慢冻法两种，冻结速度快慢直接关系物料中冰晶颗粒的大小，进而影响固体物料的结构及升华速率。速冻法形成的冰晶细，产品质地疏松，更易复溶，但不利于升华干燥；此外，速冻法引起蛋白质变性的概率很小，更利于生物制品如酶类或活菌、活病毒的保存。而慢冻法形

成的结晶粗，但有利于提高冻干效率。

此外，在进行升华干燥之前，常引入退火工艺，即把预冻产品的温度升高至低共熔点以下的某一温度并维持一段时间，然后再重新降温到冻结温度的过程。退火的操作能够提高干燥效率和产品均一性，使产品品质更佳。

②升华干燥（先恒温减压再恒压升温）：升华的两个基本条件：保证冰不融化（即冻实）和冰周围的水蒸气必须低于物料低共熔点的饱和蒸汽压。为有效移除升华的水蒸气和加快干燥速度，需要对水蒸气压和供热温度进行最优化控制，以保证升华干燥能快速、低耗能完成。升华干燥过程可除去约90%的水分。

升华干燥法分为以下两种：

一次升华法（较常用）：适用于低共熔点 −10~−20℃ 的制品，要求溶液浓度和黏度不大，装量厚度在 10~15mm。制品完全冻结后，启动真空泵，当干燥箱内真空度达 13.33Pa（0.1mmHg）以下时，关闭冷冻机，开始加热进行升华干燥。

反复冷冻升华法：该法的预冻过程须在低共熔点与低共熔点以下20℃之间反复升降温度预冻，而不是一次降温完成。通过反复升温降温处理，制品晶体的结构由致密变为疏松，有利于水分的升华。适用于熔点较低、结构比较复杂、难以冻干、黏稠的产品，如蜂蜜和蜂王浆等。

③解析干燥（真空干燥）：当升华干燥阶段完成后，物理吸附或者结合在晶体表面的水分无法冻结，故未能除去。通常是将制品温度缓慢升到0℃或0℃以上（根据物料的稳定性确定），然后维持一段时间，一般在0.5~5小时，以除去升华的水蒸气和残存的水分。解析干燥可控制冻干制品含水量<1%，并防止回潮。

冻干结束后，需要在真空条件下进行箱内压塞；样品出箱后进行压盖。冻干周期一般在25~30小时之间，样品量越大，冻干时间越长。在整个冻干过程中，预冻温度和时间、最适干燥温度和干燥时间、真空度等均影响制品的稳定性和产品外观。

（3）冷冻干燥曲线　在冷冻干燥过程中，制品温度与板温随时间的变化所绘制的曲线称为冷冻干燥曲线，如图8-12所示。先将冻干箱空箱降温到 −40~−50℃，然后将产品放入冻干箱内进行预冻（降温阶段），制品的升华是在高真空下进行的。冷冻干燥时可分为升华阶段和再干燥阶段，升华阶段进行第一步加热，使冰大量升华，此时制品温度不宜超过共熔点。再干燥阶段进行第二步加热，以提高干燥程度，此时板温一般控制在30℃左右，直到制品温度与板温重合即达终点。不同产品应采用不同干燥曲线，同一产品采用不同曲线时，产品质量也不同。冻干曲线还与冻干设备的性能有关。因此产品、冻干设备不同时，冻干曲线亦不相同。

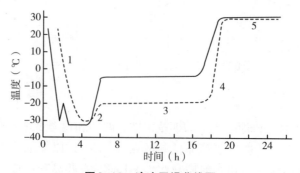

图8-12　冷冻干燥曲线图

制备注射用冻干制剂时，分装后应及时冷冻干燥。冻干后残留水分应符合相关品种的要求。生物制品的分装和冻干，还应符合"生物制品分装和冻干规程"的要求。

（4）冷冻干燥设备：冷冻真空干燥机，简称冻干机。冻干机按系统分，由制冷系统、真空系统、加热系统和控制系统四个主要部分组成；按结构分，由冻干箱、冷凝器、冷冻机、真空泵和阀门、电器控制元件组成。除了冻干机这一核心设备，具有良好传热性能且密封性优良的冻干容器也很重要。

4. 质量控制 注射剂的质量控制项目通常包括：pH/酸碱度、渗透压、澄清度与颜色、有关物质、细菌内毒素/热原、无菌、重金属、不溶性微粒、含量测定等。若处方中加有抗氧剂、抑菌剂、稳定剂和增溶剂等可能影响产品安全性和有效性的辅料时，应视具体情况进行定量检查。除应符合《中国药典》注射剂项下有关的各项规定以外，注射用冻干无菌粉末还应检查干燥失重或水分等。

5. 冷冻干燥过程中常出现的异常现象及处理方法

（1）含水量偏高：冻干粉针剂质量标准中要求含水量在 1%～4% 之间，含水量过高不仅影响产品的外观，还影响产品的安全性。

含水量过高的原因，主要是装入的液层过厚、干燥时加热系统供热强度不足或供热时间过短、真空系统提供的真空度不够、制冷系统中冷凝器的温度偏高、吸潮等。

（2）喷瓶：喷瓶现象在实际的生产实践中常有发生，主要表现为部分产品熔化成液体，在高真空条件下从体系中其他的已干燥固体界面下喷出。其原因在于：产品未完全冻实；升温速率过快导致受热不均产生局部过热等。

为防止喷瓶，必须控制预冻温度在共熔点以下 10~20℃，预冻时间确保使产品冻结实；同时在加热升华的过程中，最高温度不宜超过共熔点，且升温过程应该均匀、缓慢地进行。

（3）产品外观不饱满或萎缩：冻干过程中物料的表面首先与外界环境接触产生响应，率先形成的干燥外壳结构致密，使水蒸气难以穿过而升华出去，并使部分药品逐渐潮解，引起体积收缩和外观不饱满。一般黏度较大的样品较易出现这类情况。

解决的办法包括改进处方和冻干工艺两个方面。在处方中适量加入甘露醇或氯化钠等填充剂，可改善结晶状态和制品的通气性，制品比较疏松，有利于水蒸气的升华；在制备上采用反复预冷-升华法，可防止形成干燥致密的外壳，也有利于水蒸气的顺利逸出，使产品外观得到改善。

（七）注射用无菌粉末举例

例：注射用辅酶A（coenzyme A）的无菌冻干制剂

【处方】辅酶A 56.1单位、水解明胶（填充剂）5mg、甘露醇（填充剂）10mg、葡萄糖酸钙（填充剂）1mg、半胱氨酸（稳定剂）0.5mg。

【制法】将上述各成分用适量注射水溶解后，无菌过滤，分装于安瓿中，每支0.5ml，冷冻干燥后封口，漏气检查，即得。

【功能与主治】本品为体内乙酰化反应的辅酶，有利于糖、脂肪以及蛋白质的代谢。用于白细胞减少症、原发性血小板减少性紫癜及功能性低热。

【注释】①本品为静脉滴注，一次50单位，一日50~100单位，临用前用5%葡萄糖注射液500ml溶解后滴注。肌内注射，一次50单位，一日50~100单位，临用前用生理盐水2ml溶解后注射。②辅酶A为白色或微黄色粉末，有吸湿性，易溶于水，不溶于丙酮、乙醚、乙醇，易被空气、过氧化氢、碘、高锰酸盐等氧化成无活性二硫化物，故在制剂中加入半胱氨酸等，用甘露醇、水解明胶等作为赋形剂。③辅酶A在冻干工艺中易丢失效价，故投料量应酌情增加。

四、眼用液体制剂

（一）眼用液体制剂的定义

眼用液体制剂（ophthalmic preparations）系指供滴眼、洗眼或眼内注射用以治疗或诊断眼部疾病的液体制剂。眼用液体制剂也可以固态形式包装，另备溶剂，在临用前配成溶液或混悬液。

正常人的泪液中含有溶菌酶，有杀菌作用，同时角膜、巩膜等也能阻止细菌侵入眼球。普通滴眼剂是多剂量剂型，可加抑菌剂，以保证下次应用时维持无菌。但对眼部损伤或眼手术后用、眼内注射或急救用的眼用制剂，则要求绝对无菌，成品要经过严格的灭菌，且不得加入抑菌剂，应采用一次性使用包装。

（二）眼用液体制剂的分类

1. 滴眼剂（eye drop） 系指由原料药物与适宜辅料制成的供滴入眼内的无菌液体制剂。可分为溶液、混悬液或乳状液。

2. 洗眼剂（eye lotions） 系指由原料药物制成的无菌澄明水溶液，供冲洗眼部异物或分泌液、中和外来化学物质的眼用液体制剂。

3. 眼内注射溶液（intraocular solution） 系指由原料药物与适宜辅料制成的无菌液体，供眼周围组织（包括球结膜下、筋膜下及球后）或眼内注射（包括前房注射、前房冲洗、玻璃体内注射、玻璃体内灌注等）的无菌眼用液体制剂。

常规眼用制剂作用时间短，现已有许多新型的眼用制剂，如眼膜剂、眼用凝胶、眼内插入剂等，以延长在眼部的作用时间、避免药物流失、减少给药次数、降低药物的不良反应、提高生物利用度等。其中眼膜剂是一种常见的眼内插入剂，供插入结膜囊内缓慢释药，如毛果芸香碱眼内插入剂。1992年上市的Ocufit SR是一种与眼结膜穹窿形状一致的缓释眼用硅胶棒，有适用于新生儿和儿童使用的产品规格。此外，《中国药典》还收载了眼膏剂、眼用乳膏剂、眼丸剂等眼用制剂。

眼用液体制剂在生产和贮藏期间应符合下列规定：

（1）滴眼剂中可加入调节渗透压、pH、黏度以及增加原料药物溶解度和制剂稳定性的辅料，所用辅料不应降低药效或产生局部刺激。

（2）除另有规定外，滴眼剂应与泪液等渗。混悬型滴眼剂的沉降物不应结块或聚集，经振摇应易再分散，并应检查沉降体积比。除另有规定外，每个容器的装量应不超过10ml。

（3）洗眼剂属用量较大的眼用制剂，应尽可能与泪液等渗并具有相近的pH。除另有规定外，每个容器的装量应不超过200ml。

（4）多剂量眼用制剂一般应加适当抑菌剂，尽量选用安全风险小的抑菌剂，产品标签应标明抑菌剂种类和标示量。除另有规定外，在确定制剂处方时，该处方的抑菌效力应符合抑菌效力检查法的规定。

（5）眼内注射溶液、眼内插入剂、供外科手术用和急救用的眼用制剂，均不得加抑菌剂或抗氧剂或不适当的附加剂，且应采用一次性使用包装。

（6）包装容器应无菌、不易破裂，其透明度应不影响可见异物检查。

（7）除另有规定外，眼用制剂应遮光密封贮存，启用后最多可使用4周。

（三）药物经眼吸收途径

1. 吸收途径 眼的药物吸收主要有经角膜渗透和不经角膜渗透（又称结膜渗透）两条途径，即药物溶液滴入结膜囊内通过角膜和结膜吸收。由于角膜表面积较大，一般认为经角膜渗透是药物眼部吸收的主要途径，滴入眼中药物首先进入角膜内，药物透过角膜至前房，进而到达虹膜和睫状肌，发挥局部作用；结膜渗透则是药物经眼进入体循环的主要途径，即药物经结膜吸收通过巩膜，到达眼球后部。

2. 影响药物眼部吸收的因素

（1）药物从眼睑缝隙的流失：人正常泪液的容量约为7μl，若不眨眼最多容纳药液30μl，若眨眼则药液的损失将达90%左右。一般滴眼剂每滴体积为50~70μl，滴入后大部分药液沿面颊淌下，部分药液经鼻泪导管进入鼻腔或口腔中，然后进入胃肠道，只有小部分药物能透过角膜进入眼内部。滴眼剂应用时，若增加每次药液的用量，将使药液有更多的流失；同时由于泪液每分钟能补充总体的16%，角膜或结膜囊内存在的泪液和药液的体积越小，泪液对药液稀释的比例就越大。因此，若减少每次滴入体积，适当增加药物浓度或增加滴药的次数，则有利于提高主药的利用率。

（2）药物经外周血管消除：滴眼剂中药物进入眼睑和结膜囊的同时，也通过外周血管迅速从眼组织消除。结膜含有许多血管和淋巴管，当由外来物引起刺激时，血管处于扩张状态，透入结膜的药物有很大比例经结膜血管网进入体循环中。

（3）药物的脂溶性与解离度：药物的脂溶性与解离度往往影响药物透过角膜和结膜的吸收。角膜的外层为脂性上皮层，中间为水性基质层，最内为脂性内皮层，故脂溶性物质（分子型药物）较易渗入角膜的上皮层和内皮层，而水溶性物质（或离子型药物）则比较容易渗入基质层。因此经角膜途径吸收的药物，往往需要在油水两相中均具有一定的溶解性，其理想的正辛醇/缓冲液（pH7.4）分配系数范围是100~1000。另外，完全解离或完全不解离的药物不易透过完整的角膜；而相比于脂溶性药物，水溶性药物更易透过巩膜。

（4）刺激性：滴眼剂的刺激性较大时，会使结膜的血管和淋巴管扩张，增加药物从外周血管的消除；同时由于泪液分泌增多，导致药物的稀释和流失，从而降低药效。药液的pH和渗透压是影响刺激性的两大因素。

（5）表面张力：滴眼剂的表面张力对其泪液的混合及对角膜的透过均有较大影响。表面张力愈小，愈有利于泪液与滴眼剂的混合，也有利于药物与角膜上皮层的接触，促进药物渗入。

（6）黏度：增加黏度可延长滴眼剂中药物与角膜的接触时间，例如0.5%甲基纤维素溶液对角膜接触时间可延长约3倍，从而有利于药物的透过吸收，能减少药物的刺激。

（四）眼用液体制剂的附加剂

为了保证眼用溶液剂的安全、有效、稳定，满足临床用药的需要，除了主药以外，还可加入适当的附加剂。主要有以下几种。

1. pH调节剂 眼用液体制剂的pH应控制在适当范围，以兼顾药物的溶解度、稳定性、刺激性及其吸收与药效发挥等因素，常选用适当的缓冲液作溶剂。常用的缓冲液有磷酸盐缓冲液（pH5.9~8.0）、硼酸缓冲液（pH为5）和硼酸盐缓冲液（pH6.7~9.1），其中1.9%（g/ml）硼酸缓冲液可直接作眼用溶液剂的溶剂。

2. 渗透压调节剂 眼用溶液剂的渗透压通常控制在相当于0.8%~1.2%氯化钠浓度的范围。滴眼剂通常为等渗溶液，亦可根据治疗需要调整，而洗眼剂则应等渗。调整渗透压的附加剂常用的有氯化钠、硼酸、葡萄糖、硼砂等，渗透压调节的计算方法与注射剂相同，即用冰点降低数据法或氯化钠等渗当量法。

3.**抑菌剂** 眼用液体制剂属多剂量剂型，要保证在使用过程中始终保持无菌，必须添加适当的抑菌剂。常用的抑菌剂见表8-8。

表8-8 常用抑菌剂及其使用浓度

抑菌剂	浓度	抑菌剂	浓度
氯化苯甲羟胺	0.01%~0.02%	三氯叔丁醇	0.35%~0.5%
硝酸苯汞	0.002%~0.004%	对羟基苯甲酸甲酯与丙酯混合物	甲酯0.03%~0.1% 丙酯0.01%
硫柳汞	0.005%~0.01%	苯乙醇	0.5%

单一的抑菌剂不能达到理想效果，可采用复合抑菌剂以增强抑菌效果，如少量的依地酸钠能使其他抑菌剂对铜绿假单胞菌的抑制作用增强，对眼用液体制剂较为适宜。

4.**调整黏度的附加剂** 适当增加滴眼剂的黏度，既可延长药物与作用部位的接触时间，又能降低药物对眼的刺激性，有利于发挥药物的作用。常用的有甲基纤维素、聚乙烯醇、聚维酮、聚乙二醇等。

5.**其他附加剂** 根据眼用溶液剂中主药的性质，也可酌情加入增溶剂、助溶剂、抗氧剂等，其用法用量参见有关章节。

（五）眼用液体制剂的制备

1.**制备工艺流程图** 眼用液体制剂的制备工艺流程，如图8-13所示。

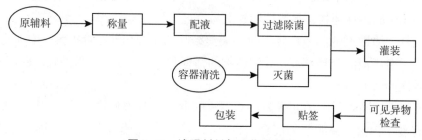

图8-13 滴眼剂制备工艺流程图

滴眼剂的无菌生产工艺如无特殊要求，一般要求工艺流程由原辅料称量、药液配制、除菌过滤、灌装、可见异物检查、贴签、包装、检验、入库等工序组成。滴眼剂瓶材质多为低密度聚乙烯、聚丙烯、聚酯类等塑料类包装材料，故一般不能采用最终灭菌工艺，而需应用非最终灭菌的无菌生产工艺进行生产。工业生产中，滴眼剂可采用无菌滴眼剂瓶进行无菌灌装，其中滴眼剂瓶可以直接购买无菌制品或者生产前进行"清洗-烘干-灭菌"处理；还可采用进口的吹灌封一体机进行生产。

用于手术、伤口、角膜穿通伤的滴眼剂及眼用注射溶液应按注射剂生产工艺制备，制成单剂量剂型，不加抑菌剂。洗眼剂用输液瓶包装，其清洁方法按输液包装容器处理。主药不稳定者，全部以严格的无菌生产工艺操作制备。若药物稳定，可在分装前大瓶装后灭菌，然后再在无菌操作条件下分装。

2.制备工艺

（1）滴眼剂容器的处理：滴眼剂的容器有玻璃瓶与塑料瓶两种。中性玻璃对药液的影响小，配有滴管并封以铝盖的小瓶，可使滴眼剂保存较长时间，遇光不稳定药物可选用棕色瓶。玻璃滴眼瓶清洗处理与注射剂容器相同，经干热灭菌或热压灭菌备用。橡胶帽、塞的洗涤方法与输液瓶的橡胶塞处理方法相同，但由于无隔离膜，应注意药物吸附问题。塑料滴眼瓶由聚烯烃吹塑制成，即时封口，不易污染且价廉、质轻、不易碎裂、方便运输，较常用；但塑料瓶可能影响药液，如吸附药物和附加剂（如抑菌剂）而引起组分损失、塑料中的增塑剂等成分溶入药液而造成产品污染等；此外，塑料瓶不适用于对氧敏感的药液。塑料滴眼瓶的清洗处理与注射剂容器相同，采用气体灭菌如环氧乙烷灭菌。

（2）药液的配制与过滤：滴眼剂所用器具于洗净后干热灭菌，或用杀菌剂（用75%乙醇配制的0.5%度米芬溶液）浸泡灭菌，用前再用纯化水及新鲜的注射用水洗净。

药物、附加剂用适量溶剂溶解，经滤棒、垂熔玻璃滤球和微孔滤膜滤至澄明，加溶剂至全量，灭菌后半成品检查。滴眼剂种类多，药液基质的物理性质不同，得到无菌药液的工艺也不一样，水溶性基质可以用过滤法除菌，胶体状基质采用热压灭菌法。眼用混悬剂配制，可将药物微粉化后灭菌，然后按一般混悬剂制备工艺配制即可。中药眼用溶液剂，先将中药按注射剂的提取和纯化方法处理，制得浓缩液后再进行配液。

（3）药液的灌装：眼用液体制剂配成药液后，应抽样进行定性鉴别和含量测定，符合要求方可分装于无菌容器中。普通滴眼剂每支分装5~10ml即可，供手术用的眼用液体制剂可装于1~2ml的小瓶中，再用适当的灭菌方法灭菌。工业化生产常用减压真空灌装法分装。

（六）眼用液体制剂举例

例1：醋酸可的松滴眼液（混悬液）

【处方】醋酸可的松（微晶）（主药）5.0g、聚山梨酯80（表面活性剂）0.8g、硝酸苯汞（抑菌剂）0.02g、硼酸（渗透压调节剂）20.0g、羧甲基纤维素钠（助悬剂）2.0g，蒸馏水（分散介质）加至1000ml。

【制法】取硝酸苯汞溶于处方量50%的蒸馏水中，加热至40~50℃，加入硼酸、聚山梨酯80使溶解，3号垂熔漏斗过滤待用；另将羧甲基纤维素钠溶于处方量30%的蒸馏水中，用垫有200目尼龙布的布氏漏斗过滤，加热至80~90℃，加醋酸可的松微晶搅匀，保温30分钟，冷至40~50℃，再与硝酸苯汞等溶液合并，加蒸馏水至足量，200目尼龙筛过滤两次，分装，封口，100℃流通蒸汽灭菌30分钟。

【性状】微细颗粒的混悬液，静置后微细颗粒下沉，振摇后成均匀的乳白色混悬液。

【功能与主治】本品用于治疗急性和亚急性虹膜炎、交感性眼炎、小泡性角膜炎及角膜炎等。

【用法与用量】滴眼：一日3~4次，用前摇匀。

【规格】3ml：15mg。

【贮藏】遮光，密闭保存。

【注释】①醋酸可的松微晶的粒径应在5~20μm之间，过粗易产生刺激性，降低疗效，甚至会损伤角膜。②羧甲基纤维素钠为助悬剂，配液前需精制。本滴眼液中不能加入阳离子型表面活性剂，因与羧甲基纤维素钠有配伍禁忌。③为防止结块，灭菌过程中应振摇，或采用旋转无菌设备，灭菌前后均应检查有无结块。④硼酸为pH和等渗调节剂，因氯化钠能使羧甲基纤维素钠黏度显著下降，促使结块沉降，改用2%的硼酸后，不仅改善降低黏度的缺点，且能减轻药液对眼黏膜的刺激性。本品pH为4.5~7.0。

例2：氯霉素滴眼液

【处方】氯霉素（主药)0.25g、氯化钠（渗透压调节剂)0.9g、尼泊金甲酯（抑菌剂)0.023g、尼泊金丙酯（抑菌剂）0.011g，蒸馏水（分散介质）加至100ml。

【制法】取尼泊金甲酯、丙酯，加沸蒸馏水溶解，于60℃时溶入氯霉素和氯化钠，过滤，加蒸馏水至足量，灌装，100℃ 30分钟灭菌。

【适应证】本品用于治疗沙眼，急、慢性结膜炎，眼睑缘炎，角膜溃烂，睑腺炎，角膜炎等。

【注释】①氯霉素对热稳定，配液时加热以加速溶解，用100℃流通蒸汽灭菌；②处方中可加硼砂、硼酸作缓冲剂，亦可调节渗透压，同时还可增加氯霉素的溶解度，但此处不如用生理盐水时稳定且刺激性小。

（七）眼用制剂的质量控制

眼用液体制剂的质量要求类似于注射剂，在pH、渗透压、无菌、澄明度等方面都有相应的要求。

【pH】正常眼可耐受的pH为5.0~9.0，pH为6.0~8.0时无不舒适的感觉。

【黏度】滴眼剂合适的黏度在4.0~5.0mPa·S之间。适当增大黏度，可延长药物在眼内的停留时间，有利于增加疗效和减少潜在刺激作用。

【渗透压摩尔浓度】除另有规定外，水溶液型滴眼剂、洗眼剂和眼内注射溶液按各品种项下的规定，照《中国药典》渗透压摩尔浓度测定法测定，应符合规定。除另有规定外，应与泪液等渗，所以低渗溶液应该用合适的调节剂调节成等渗。

【无菌】除另有规定外，照《中国药典》无菌检查法检查，应符合规定。

【可见异物】除另有规定外，滴眼剂照《中国药典》可见异物检查法中滴眼剂项下的方法检查，应符合规定。眼内注射溶液照《中国药典》可见异物检查法中注射液项下的方法检查，应符合规定。

【粒度】除另有规定外，混悬型眼用制剂照下述方法检查，粒度应符合规定。

取供试品强烈振摇，立即量取适量（或相当于主药10μg）置于载玻片上，共涂3片，照《中国药典》粒度和粒度分布测定法测定，每个涂片中大于50μm的粒子不得过2个，且不得检出大于90μm的粒子。

【沉降体积比】混悬型滴眼剂照下述方法检查，沉降体积比应不低于0.90。

除另有规定外，用具塞量筒量取供试品50ml，密塞，用力振摇1分钟，记下混悬物的开始高度H_0，静置3小时，记下混悬物的最终高度H，按下式计算：沉降体积比=H/H_0。

【装量与包装】除另有规定外，单剂量包装的眼用液体制剂照下述方法检查，应符合规定。

取供试品10个，将内容物分别倒入经标化的量入式量筒（或适宜容器）内，检视，每个装量与标示装量相比较，均不得少于其标示量。除另有规定外，滴眼剂每个容器的装量应不超过10ml；洗眼剂每个容器的装量应不超过200ml。包装容器应无菌、不易破裂，其透明度应不影响可见异物检查。

五、其他无菌制剂

（一）体内植入制剂

植入给药系统（implantable drug delivery systems，IDDS）系指由原料药物与辅料制成的供植入人体内的无菌固体制剂。植入剂一般采用特制的注射器植入，也可以手术切开植入。植入剂在体内持续释放药物，并应维持较长时间。具有恒速释药、长效等突出优势，能够数月甚至数年的持续释药，提高患者用药的顺应性，一般适合于小剂量药物。植入剂所用的辅料必须是生物相容的，可以用生物不降解材料如硅橡胶，也可用生物降解材料。前者在达到预定时间后，应将材料取出。例如：避孕植入剂Nexplanon、眼部植入剂Ocusert®Pilo等。

（二）创面用制剂

1. **溃疡、烧伤及外伤用溶液剂、软膏剂**　用于溃疡、烧伤部位的溶液剂和软膏剂属于无菌制剂，如3%硼酸溶液。成品中不得检出金黄色葡萄球菌和铜绿假单胞菌。对于外伤、眼部手术用的溶液、软膏剂的无菌检查，按照《中国药典》的无菌检查法，应符合规定。

2. **溃疡、烧伤及外伤用气雾剂、粉雾剂**　粉雾剂、气雾剂可起创面保护、清洁消毒、局部麻醉和止血等局部作用。非吸入气雾剂中所有附加剂均应对皮肤或黏膜没有刺激性。例如利多卡因氯己定气雾剂（成膜型），可在受损皮肤或组织表面形成薄膜从而发挥保护隔离作用。

（三）手术用制剂

1. **止血海绵（hemostatic sponge）**　海绵剂（spongc）系指由亲水性胶体溶液，经冷冻干燥或其他干燥方法制得的海绵状固体灭菌制剂。其具有质轻、疏松、坚韧、强吸湿性等特点，主要用于创面或外科手术辅助止血。海绵剂的原料包括糖类和蛋白质，如淀粉、明胶、纤维、蛋白等。

2. **骨蜡（bone wax）**　骨蜡为脑外科和骨外科手术常用骨科止血剂，其止血机制是骨蜡填塞压迫止血。骨蜡是用蜂蜡、凡士林等材料制成的蜡状固体无菌制剂。

💡 思考题

1. 简述无菌制剂的定义、特点和质量要求。
2. 简述空气洁净度的标准与洁净室的设计。
3. 在药剂学中，常用的灭菌法有哪些？
4. 灭菌参数F_0值的含义与意义是什么？如何计算？
5. 注射剂的一般质量要求有哪些？
6. 简述热原的含义、组成、性质、污染途径及除去方法。
7. 注射剂常用的溶剂和附加剂有哪些？各起什么作用？
8. 注射剂的等渗调节剂的用量是如何计算的？有多少种计算方法？
9. 输液剂与小体积注射剂的质量要求有什么不同？
10. 简述输液剂的制备过程及常易出现的质量问题。
11. 注射用无菌粉末的制备方法有哪些？
12. 影响眼用液体制剂眼部吸收的因素有哪些？
13. 简述眼用液体制剂的质量要求。

（姚　静）

第九章　药物传递系统及其技术

本章要点

1. 掌握药物传递系统的分类、组成和特点及药物传递系统的质量评价方法。
2. 熟悉药物传递系统的常用制备方法及药物传递系统的基本技术、工艺流程。
3. 了解药物传递系统的设计思路。

第一节　概　述

药物传递系统（drug delivery system，DDS）指的是以适宜的剂型和给药方式，以最小的剂量达到最佳的治疗效果的给药体系。设计DDS目的在于实现药物的减毒增效，开发出具有"三效"或"三定"特征的新剂型或新制剂。"三效"是指高效、速效和长效；"三定"是指"定时"，即控制药物释放的速度；"定量"，即提高药物的吸收量；"定位"，即靶向给药。

DDS的研究依据和研究内容如下：①基于平稳血药浓度、减少给药次数等为目的口服缓控释技术，是国内外开发研究的热点，已经有较多的产品上市，主要集中在心血管疾病治疗领域。②临床应用的药物中，有50%为难溶性药物，解决这些药物的溶解问题是药剂学领域的难题之一。常用增溶技术主要包括固体分散、环糊精包合、微粉化、磷脂复合物技术等。③提高药物在病灶的靶向性，减少药物在非靶部位的蓄积，进而提高药物的治疗作用。基于微粒技术的靶向传递系统由于其天然的靶向性，能有效增加药物在病灶的蓄积，实现靶向治疗，是DDS研究的热点领域。这些技术主要包括脂质体、立方晶、微囊、微球、乳剂、纳米囊（球）、聚合物胶束等。④生物大分子药物如基因、多肽、蛋白等具有活性强、剂量小等优点，能高效地治疗一些重大疾病，但其具有分子量大、难透膜、稳定性差、在胃肠道环境中容易降解等缺点，因此该类药物的递送极富挑战性。这类药物主要以非消化道给药为主，如静脉注射给药与皮下给药等。⑤透皮给药有安全、使用方便、无肝脏首过效应等优点，但透皮药物传递系统载药量低、药物皮肤透过量低，需要选择合适的促渗剂，提高药物的吸收。目前主要采用的促渗技术包括传统的贴剂技术、离子导入技术、电穿孔技术以及微针技术等。⑥黏膜给药除局部治疗外，也能实现全身治疗，主要包括口腔黏膜、鼻黏膜以及眼部给药方式等。优点主要包括避免肝肠首过效应、减少全身毒副作用、可随时终止给药等。

第二节　药物传递系统相关技术

一、固体分散技术

Sekiguchi等在20世纪60年代首先提出了固体分散物的概念，以尿素为载体，用熔融法制备了磺胺噻唑固体分散物。口服这种固体分散物，药物吸收、排泄量均比口服单纯磺胺噻唑明显增加。80年代以来，也有应用一些水不溶性高分子或难溶性材料作为药物的载体，阻止药物的释放，以达到缓释或控释的目的。

（一）固体分散体的定义

固体分散技术（solid dispersion technique）是将药物高度分散在另一种载体中的技术。固体分散体，也称为固体分散物，是指固体药物以分子、胶态、微晶或无定形状态分散于另一种水溶性、难溶性、或肠溶性固体载体中形成的体系。固体分散体是中间体，根据需要可进一步制成胶囊剂、片剂、微丸剂、软膏剂、栓剂等。

（二）固体分散体的特点

固体分散体的主要特点是利用不同性质的载体使药物处在高度分散状态下，达到不同用药的目的：①利用水溶性载体增加难溶性药物的溶解度和溶出速度，提高生物利用度；②通过难溶性载体延缓或控制药物释放；③采用肠溶性载体控制药物在小肠释放；④利用载体的包裹作用，延缓药物的水解和氧化；⑤掩盖药物的不良气味和刺激性；⑥使液体药物固体化等。

药物的溶出速度（dC/dt）可用Noyes–Whitney方程描述：$\dfrac{dC}{dt} = KS(C_s - C)$，其中 $K = \dfrac{D}{V\delta}$

式中，K 为溶出速度常数，D 为药物的扩散系数，δ 为扩散边界层厚度，V 为溶出介质的量，S 为溶出界面面积。在漏槽条件（释放溶剂的体积应符合漏槽条件，一般要求不低于形成药物饱和溶液量的3倍）下，$C \to 0$：$\dfrac{dC}{dt} = KSC_s$。

Noyes–Whitney方程揭示了影响药物溶出速度的诸因素，表明药物从固体制剂中的溶出速度与溶出速度常数 K、药物粒子的表面积、药物的溶解度 C_s 成正比。故可采取以下措施来改善药物的溶出速度：①增大药物的溶出面积：通过粉碎减小粒径、崩解等措施；②增大溶解速度常数：通过加强搅拌以减少药物扩散边界层厚度或提高药物的扩散系数；③提高药物的溶解度：通过提高温度、改变晶型、制成固体分散体等。

（三）固体分散体的分类

1. 按释药特征分类 速释型、缓释型、肠溶型。

（1）速释原理：①药物的高分散状态加快了药物的释放，药物呈极细的胶体、微晶或超细微粒，甚至以分子状态存在，不仅大大提高了药物的表面积，也提高了药物的溶解度；②载体材料对药物的溶出有促进作用，水溶性载体提高了药物的可润湿性，保证了药物的高度分散性，对药物有抑晶作用。

（2）缓释原理：在难溶性载体材料所构成的网状骨架结构中，药物以分子或微晶状态分散于骨架内，药物的溶出必须首先通过疏水性的网状骨架扩散，故而延缓了药物的扩散速率，释放缓慢。

2. 按分散状态分类 低共熔混合物、固态溶液、共沉淀物（也称共蒸发物）。

（1）低共熔混合物：药物与载体共熔成完全混溶的液体，搅拌均匀，迅速冷却固化而成为分散体，药物以微晶形式分散于载体中成为物理混合物。

（2）固态溶液：药物以分子状态溶解在固体载体中形成均相体系。

（3）共沉淀物：固体药物与载体以适当比例形成的非结晶性无定形物，常用的载体为多羟基化合物。

（四）固体分散体的常用载体材料

载体的性质对固体分散体的性质影响显著。载体材料应无毒、无致癌性、不与药物发生化学变化、不影响主药的化学稳定性、不影响药物的药效和含量测定、能使药物保持最佳的分散状态、价廉易得等。

常用载体材料可分为三类：①水溶性载体材料，如聚乙二醇（PEG4000、PEG6000等）、聚维酮（PVP-K15、PVP-K30、PVP-K90等）、表面活性剂（Poloxamer 188、聚氧乙烯PEO、聚羧乙烯PC等）、纤维素衍生物（HPC、HPMC等）、有机酸（枸橼酸、富马酸、酒石酸、琥珀酸、胆酸及脱氧胆酸等）、糖类（壳聚糖、右旋糖酐、半乳糖、蔗糖）与醇类（山梨醇、甘露醇、木糖醇等）等；②水不溶性载体，如EC、Eudragit RL、Eudragit RS、脂质类（胆固醇、β-谷甾醇、棕榈酸甘油脂、胆固醇硬脂酸酯、蜂蜡、巴西棕榈蜡及氢化蓖麻油、蓖麻油蜡等胆固醇、棕榈酸甘油酯等）等；③肠溶性载体材料，如CAP、HPMCP、HPMCAS、Eudragit L、Eudragit S等。这些材料可单独使用亦可联合使用，以达到要求的速释、缓释或肠溶效果。

（五）固体分散体的制备方法

固体分散体的常用制备方法有：熔融法、溶剂法、溶剂-熔融法、研磨法、液相中乳化溶剂扩散法等。

1. 熔融法（fusion method） 将药物与载体混匀，加热至熔融，然后使熔融物在剧烈搅拌下迅速冷却固化，本法适用于对热稳定的药物。如用熔融法制备的阿司匹林-PEG、乳糖-萘普生固体分散物。

（1）热熔挤出技术（hot-melt extrusion technique，HME）：又称熔融挤出技术（melt extrusion technique）是指将药物、增塑剂和聚合物等辅料在熔融状态下混合，以一定的压力、速度和形状挤出形成产品的技术。该技术能将结晶药物以无定形或分子态分散在载体材料中，提高难溶性药物的溶解度、溶出速度以及口服生物利用度。

（2）滴制法（dropping method）：系将药物与基质加热熔化混匀后，滴入不相溶的冷凝液中，冷凝收缩可制成固体分散体滴丸。

2. 溶剂法（solvent method） 溶剂法，又称共沉淀法或共蒸发法，将药物与载体共同溶于有机溶剂中，最后蒸去溶剂。本法适用于对热不稳定或易挥发的药物，如用溶剂法制备盐酸维拉帕米固体分散体。若采用喷雾或冷冻干燥法除去溶剂，又称溶剂-喷雾（冷冻）干燥法。

3. 溶剂-熔融法（solvent-fusion method） 先将药物用少量（5%~10%）有机溶剂溶解，再与熔融的载体混合均匀，蒸去溶剂并冷却固化。本法适用于热稳定性差的药物，也适用于液体药物如鱼肝油，维生素A、D、E等，但仅限于小剂量药物，一般剂量在50mg以下。用此法制备的安体舒通-PEG的固体分散体片具有较高的溶出速度。

4. 研磨法（milling method） 将药物与较大比例的载体材料混合后，强力研磨一定时间，不需加溶剂而借助机械力降低药物粒度，或使药物与载体以氢键相结合形成固体分散体。研磨时间的长短因药物而异。常用载体材料有微晶纤维素、乳糖、PVP类、PEG类等。

5. 液相中乳化溶剂扩散法（emulsifying solvent diffusion method in liquid phase） 该方法是球晶造粒技术的一种，主要用于制备固体分散体型速释或缓释微丸。操作如下：将药物与肠溶性高分子如HPMCP或Eudragit L100或Eudragit Sl00、阻滞剂如EC或Eudragit RS100或Eudragit RL100，加入于良溶剂和液体架桥剂的混合液中溶解，药物与高分子完全溶解后再加入微粉硅胶均匀混悬。在搅拌条件下倾入水性不良溶剂中，形成以药物-高分子-微粉硅胶-良溶剂-架桥剂为内相、不良溶剂为外相的亚稳态乳剂；随着乳滴中的良溶剂的扩散，乳滴中析出的药物与高分子一并沉积在微粉硅胶的内外表面，且在架桥剂的作用下，使药物、高分子与微粉硅胶聚结，形成球形颗粒。在制备过程中高分子固化较快时，可在高分子药物溶液中加入适量增塑剂，待球形粒子固化完毕后，过滤，收集球形颗粒，50℃鼓风干燥12小时即可。

（六）固体分散体的物相鉴别

固体分散体常采用以下几种方法进行物相鉴别，应综合多种鉴别方法的结果进行鉴别。

1. 溶解度及溶出速度测定 将药物制成固体分散体后，溶解度和溶出速度会被明显改变，由此可初步判断固体分散体的形成。

2. 热分析法 主要包括两种方法。

（1）差示热分析法（differential thermal analysis，DTA）：又称差热分析。以固体分散体为测试物，测试是否存在药物晶体的吸热峰，或通过测量吸热峰面积的大小，考察药物分散程度。

（2）差示扫描量热法（differential scanning calorimetery，DSC）：又称差动分析。DSC曲线中出现的热量变化峰，或基线突变的温度与测试样品的转变温度相对应。固体分散体中若有药物晶体存在，则DSC曲线中会出现吸热峰，药物晶体与吸热峰面积一般为正相关。

3. X-射线衍射法 每一种药物在不同的衍射波段有晶体的特征衍射峰。可以用X-射线衍射技术了解固体分散体的分散性质。固体分散体中若有药物晶体存在，则会出现衍射特征峰；若药物以无定形状态存在，则衍射峰消失；若药物以低共熔物状态存在，则会出现晶体衍射特征峰，但峰强度可能减小。

4. 红外光谱法 红外光谱法主要用于确定固体分散体中复合物的形成或相互作用。药物与高分子载体间发生某种反应后可使药物吸收峰发生位移或强度改变，以及吸收峰的产生或消失等。

5. 扫描电镜法 以扫描电镜直接观察药物与载体材料在制备固体分散体前后各自晶体状态的变化。

6. 核磁共振谱法 通过观察共振峰的位移或消失等变化，确定药物与载体是否存在分子间或分子内的相互作用。

（六）固体分散体举例

例：尼群地平（nitrendipine）固体分散体

【处方】尼群地平10g、聚维酮（PVP）-K30 30g。

【制法】加适量无水乙醇溶解尼群地平和PVP-K30，混匀，于60℃水浴挥去溶剂，60℃干燥24小时，粉碎过80目筛，即得。

【注释】采用溶剂法制备尼群地平固体分散体；尼群地平为主药，用于抗高血压；PVP-K30为水溶性载体材料，用以提高主药的溶解度。

二、包合技术

自从1886年Mylius发现苯二酚与一些挥发性化合物的包合现象后，尿素包合物、去氧胆酸和脂肪酸包合物、硫脲包合物等被陆续发现。将包合技术应用于药学领域始于20世纪50年代。

（一）包合物及包含技术的定义

包合技术（inclusion technique）系指一种分子被包嵌于另一种分子的空穴结构内，形成包合物（inclusion compound）的技术。包合物由主分子（host molecule）和客分子（guest molecule）

组成。主分子具有较大的空穴结构，足以容纳客分子，形成分子胶囊（molecule capsule）。

（二）包合物的特点

药物作为客分子经包合后，溶解度增大，稳定性提高，液态药物可固态化，可减少挥发性成分挥发，掩盖药物的不良气味或味道，调节释放速度，提高药物的生物利用度，降低药物的刺激性与毒副作用等。

（三）包合物的分类

包合物的分类方法常见的有两种，即按主分子形成空穴的几何形状分类和按包合物的结构及性质分类。

1. 按主分子形成空穴的几何形状分类

①笼状包合物系由客分子进入几个主分子构成的笼状晶格中而成。如对苯二酚（氢醌）包合物，三分子对苯二酚通过 O-H···O 型氢键形成环状结构，两个环状结构交叉结合形成笼状结构，其空穴径为 4.2Å，能够容纳一个客分子，如图 9-1a。

②管状包合物系由一种分子构成管形或筒形空洞骨架，另一种分子填充其中而成。尿素、硫脲、环糊精、去氧胆酸等均能与客分子形成管状包合物，如图 9-1b。

③层状包合物：如胶岭石黏土、石墨等组成的层状空间，可包封客分子成为层状包合物。药物与某些表面活性剂能形成胶团，某些胶团的结构也属于层状包合物。如月桂酸钾增溶乙苯时，乙苯存在于表面活性剂亲油基的层间，形成层状包合物，如图 9-1c。

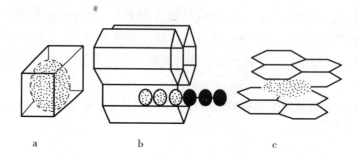

a   b   c

图 9-1 主分子形成的不同几何形状的空穴

a- 笼状；b- 管状；c- 层状

2. 按包合物的结构及性质分类

（1）单分子包合物：单分子包合物由单一的主分子和单一的客分子形成包合物。常用主分子辅料为具有管状空穴的环糊精等。

（2）多分子包合物：多分子包合物是若干主分子由氢键连结，按一定方向松散地排列形成晶格空穴，客分子嵌入空穴中而成。这类包合辅料有：硫脲、尿素、去氧胆酸、对苯二酚、苯酚等。

（3）大分子包合物：大分子化合物可形成多孔的结构，容纳一定大小的分子后即形成大分子包合物。常见的大分子化合物有葡聚糖凝胶、沸石、糊精、硅胶等。

（四）包合材料

包合材料有环糊精、胆酸、淀粉、纤维素、蛋白质、核酸等。制剂中常用环糊精及其衍生物。

环糊精（Cyclodextrin，简称 CYD 或 CD）是淀粉经酶水解环合后形成的产物。为水溶性、非还原性的白色结晶性粉末，常见的有 α、β、γ 三种，分别由 6、7、8 个葡萄糖分子构成。其中 β-CYD 在水中溶解度最小，最易从水中析出结晶，故最为常用。

β–CYD呈筒状结构，如图9-2，其两端与外部为亲水性，而筒的内部为疏水性，由范德华力将一些大小和形状合适的药物分子（如卤素、挥发油等）包含于环状结构中，形成超微囊状结构。

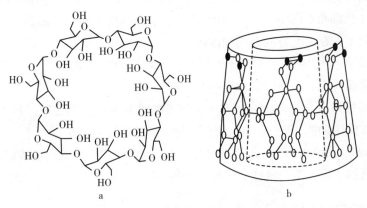

图9-2　β–CYD的环状构型与立体结构

a–环状构型；b–立体结构

为了进一步改善环糊精的性质以有利于更好地容纳客分子，研究者制备了一系列环糊精衍生物供研究使用。其中以β–CYD衍生物为主。

1. 水溶性环糊精衍生物　常见的有糖基衍生物、甲基衍生物和羟丙基衍生物等。例如采用葡糖基环糊精作为包合材料，包合后可提高难溶性药物的溶解度，促进药物的吸收，降低溶血活性，还可作为注射用的包合材料。

2. 疏水性环糊精衍生物　疏水性环糊精衍生物主要作为水溶性药物的包合材料，以降低水溶性药物的溶解度，延缓释放。例如，乙基–β–CYD微溶于水，吸湿性较β–CYD小，在酸性条件下比β–CYD更稳定。

（五）影响包合作用的因素

1. CYD与药物的比例　包合物在水溶液或含有少量乙醇的水溶液中与药物呈动态平衡状态。大多数药物与CYD以摩尔比1∶1包合，形成稳定单分子包合物，若CYD用量少，包合不完全，若CYD过量时，包合物中药物含量低。

2. 药物的分子结构　药物分子的大小、分子形状应与CYD提供的空穴相适应。若药物分子小，选择的CYD较大，包合力弱，药物分子可自由进出空穴；若药物分子太大，嵌入空穴内困难或只有侧链或一部分进入空穴，包合力也弱。一般认为，有机药物分子的原子数大于5，具有稠环结构，其稠环数应小于5，相对分子量在100~400之间，水中溶解度小于1%，熔点低于250℃，宜于包合。无机药物大多不宜用CYD包合。

3. 药物的极性或缔合作用　CYD空穴为疏水区，低极性客分子更容易取代空穴内已被包合的水分子，与疏水性空穴相互作用进而形成包合物。因此疏水性药物易被包合，形成的包合物溶解度较小；极性药物可嵌在空穴口的亲水区，形成的包合物溶解度大；非解离型的比解离型的药物易被包合。自身可缔合的药物，往往先发生解缔合，然后再嵌入CYD空穴内。

4. 其他药物或溶剂　包合物在水溶液中与药物呈动态平衡状态，如加其他适当药物或有机溶剂时，可将原包合物中的药物取代出来。

（六）包合物的制备

CYD包合物制备方法主要包括饱和水溶液法、研磨法、冷冻干燥法、喷雾干燥法、中和法、密封加热法等，其中以饱和水溶液法和研磨法最为常用。

1. 饱和水溶液法（saturated aqueous solution method） 亦称重结晶或共沉淀法，将CYD配成饱和溶液，同药物或挥发油按一定的比例混合，在一定温度和一定时间条件下搅拌、振荡，经冷藏、过滤、干燥即得CYD包合物。本法适用于水溶性或水难溶性的药物。为了提高包合率和包合物的制备效率，在工艺方面有两项改进。

（1）超声波代替搅拌操作：将客分子药物加入到CYD饱和水溶液中，混合后用超声波处理，析出沉淀经溶媒洗涤、干燥即得稳定的包合物。

（2）水蒸气蒸馏与包合工艺组合：在中药挥发油或芳香化合物提取过程中，直接将蒸汽或冷凝液通入β–CYD溶液中，进行包合，又称"液–液法和气–液法"。

2. 研磨法（milling method） 取CYD加入2~5倍量水研匀，加入药物置研磨机中充分混匀，研磨成糊状，经低温干燥、溶媒洗涤、干燥，即得。

（七）包合物的物相鉴别

包合物的验证主要是鉴别药物是否已被环糊精包入空穴以及包合的方式，可采用显微镜、相溶解度、X–射线衍射、红外光谱、核磁共振、差热分析、薄层色谱等一系列方法加以验证。

1. X–射线衍射法 本法是一种鉴定晶体化合物的常用技术，各晶体物质在相同的角度处具有不同的晶面间距，从而显示衍射峰。

2. 红外光谱法 主要用于含羰基药物的包合物检测。通过比较药物包合前后在红外区吸收的特征峰的变化，证明药物与环糊精产生的包合作用。

3. 核磁共振谱法 本法可从核磁共振谱上碳原子的化学位移大小，推断包合物的形成。根据药物的化学结构选择采用碳谱或氢谱，一般对含有芳香环的药物，可采用^{1}HNMR技术，而对于不含有芳香环的药物可采用^{13}C NMR技术。

4. 荧光光谱法 比较药物与包合物的荧光光谱，从曲线与吸收峰的位置和峰强度来判断是否形成包合物。例如盐酸氯丙米嗪和环糊精形成包合物后，在350nm附近的荧光强度明显增加。

5. 圆二色谱法 科顿效应（cotton effect），又称卡滕效应，是当直线偏振光透过旋光性物质时产生偏转的现象。对有光学活性的药物，可分别作药物与包合物的科顿效应曲线，即圆二色谱，从曲线形状可判断包合与否。如维生素A溶于二甲亚砜（DMSO）后有明显的圆二色性，而β–CYD溶于DMSO为对称性分子，无圆二色性。

6. 热分析法 本法包括DTA和DSC，是鉴定药物和环糊精是否形成了包合物的常用检测方法。

7. 薄层色谱法 将药物及其包合物分别用适当的同种溶剂溶解制成供试液，通过选择适当的溶剂系统，在同样的条件下进行薄层色谱展开，观察所得色谱图中药物对应的斑点位置，若已形成包合物，则色谱的相应位置不出现斑点。

（八）β–CYD包合物举例

例：吲哚美辛β–CYD包合物

【处方】吲哚美辛1.25g，β–CYD 15.9g。

【制法】称取β–CYD 15.9g，溶于500ml、75℃水中，保持温度。另取吲哚美辛1.25g，用25ml乙醇，微温溶解。将吲哚美辛溶液缓慢滴入β–CYD溶液中，搅拌30分钟，停止加热，再继续搅拌5小时，得白色沉淀，室温静置12小时，滤过，将沉淀置于60℃干燥，过80目筛，经

P_2O_5真空干燥即得。

【注释】吲哚美辛为有效成分，β-CYD为包合材料。包合物的制备采用饱和水溶液法。吲哚美辛在水中溶解度极低，对胃的刺激性较大，经β-CYD包合后，溶出度和生物利用度均得到提高。

三、微囊化技术

微囊化技术被广泛用于医药、食品、农药、饲料、化妆品、染料、黏合剂等领域。在医药领域有近50年的研究，但上市产品依然不多，主要因为实验室研究工艺过渡到工业化大生产还存在诸多问题，如工艺稳定性差、有机溶剂的大量使用、药用标准辅料少等。目前国内外报道已有三十余种药物制成了微囊，包括解热镇痛药、避孕药、驱虫药、诊断用药、抗生素以及维生素等。国外上市的微囊化商品有红霉素片、β-胡萝卜素片等。

（一）微囊的定义

微囊（microcapsules）系指利用天然的或合成的高分子材料（囊材）作为囊膜，将固体或液体药物（囊心物）包裹而成的微小胶囊。通常粒径在1~250μm之间的称微囊。将药物包裹于囊材的技术称微囊化技术（microencapsulation technique）。

（二）微囊的结构

微囊是包囊结构，由囊材和囊芯组成，即囊材包裹囊芯。囊材通常是高分子材料；组成囊芯的材料称为芯材，亦称囊芯物，其种类繁多，按形态分类可以是液体、固体、气体，甚至是固、液混合物等。

（三）微囊的特点

微囊为制剂中间体，药物制备成微囊后的优点有：①提高药物的稳定性，如对于易氧化的β-胡萝卜素、易挥发的中药挥发油、对水分敏感的阿司匹林等，通过微囊化可以改善其稳定性；②防止药物在胃内失活或减少对胃的刺激性，如酶、多肽等易在胃内失活，吲哚美辛等对胃有刺激性，微囊化能克服这些缺点；③掩盖药物的不良气味及口味，如鱼肝油、大蒜素、氯霉素等药物；④使某些液体药物固体化，便于贮存或再制成各种剂型。如可将油类药物制成微囊，可提高物料的流动性与可压性；⑤减少复方药物的配伍变化，例如将难以配伍的阿司匹林与氯苯那敏分别包囊，再制成同一制剂；⑥使制剂具有缓释性、控释性，如应用成膜材料、可生物降解材料、亲水性凝胶等作为囊材可达到药物控释或缓释的目的；⑦使药物具有靶向性，如将治疗指数低的药物或毒性大的药物制成微囊，使药物浓集于靶区，可提高药物的疗效，降低毒副作用；⑧可将活细胞或活性生物材料包裹，提高生物相容性与稳定性。如破伤风类毒素微囊等。

微囊尚存在以下不足：①缺乏简单的适用于所有囊心物的包裹方法，技术条件也难掌握；②不能连续生产；③药物释放不稳定。

（四）微囊制剂的辅料

微囊的辅料应具有稳定的理化性质，与药物间无配伍禁忌；具有良好的生物相容性，无毒性，无刺激性；有良好的成膜性；释药性能符合要求等。

1. 囊芯物　微囊的囊芯物（core material）可以是固体，也可以是液体等。囊心物除主药外，可加入附加剂，如稳定剂、稀释剂以及控制释放速率的阻滞剂和促进剂等。

2. 囊材　用于包裹所需要的材料称为囊材（coating material）。常用的囊材按来源可分为天然高分子材料、半合成高分子材料和合成高分子材料三类；按生物学性质不同可分为生物降解材料和非生物降解材料两类，生物降解材料可用于植入、口服、注射和栓塞给药，非生物降解材料多供口服给药。

（1）天然高分子材料：天然高分子材料是最常用的囊材与载体材料，因其稳定、无毒、成型性好，具有良好的生物相容性和生物降解性。主要有：明胶、阿拉伯胶、白蛋白、淀粉、壳聚糖、海藻酸盐等。

（2）半合成高分子材料：作囊材的半合成高分子材料多为纤维素衍生物，其特点是毒性小、黏度大、成盐后溶解度增大，容易水解，需临用前配制。如羧甲基纤维素盐、醋酸纤维素酞酸酯、乙基纤维素、甲基纤维素、羟丙甲纤维素等，为不可生物降解的高分子材料。

（3）合成高分子材料：合成高分子材料可分为可生物降解的和不可生物降解的两类。可生物降解高分子囊材的主要优点是无毒、成膜性好、化学稳定性高，可用于注射或植入，目前已应用于研究或生产的有聚碳酯、聚氨基酸、聚乳酸（PLA）、丙交酯乙交酯共聚物（PLGA）、聚乳酸–聚乙二醇嵌段共聚物（PLA–PEG）、ε–己内酯与丙交酯嵌段共聚物等。其中聚酯类应用最广泛，基本上都是羟基酸或其内酯的聚合物。常用的羟基酸是乳酸（lactic acid）和羟基乙酸（glycolic acid）。由乳酸缩合得到的聚酯为PLA；羟基乙酸缩合得到的聚酯为PGA；由乳酸与羟基乙酸缩合得到的聚酯为乳酸–羟基乙酸共聚物，也称为PLGA。FDA批准的体内可降解材料有PLA和PLGA。不可生物降解的材料有：聚酰胺、聚乙烯醇、聚丙烯酸树脂等。

（五）微囊的制备

微囊的制备方法按成型原理可分为物理化学法、物理机械法和化学法三大类。根据药物和囊材的性质、微囊所需的粒径、释药性能以及靶向性要求，选择不同的制备方法。

1. 物理化学法　本法在液相中进行，其特点是改变条件使溶解状态的成膜材料从溶液中聚沉下来，并将囊心物包裹形成微囊。因成膜材料聚沉时产生了新相，故本法又称相分离法（phase separation）。

根据形成新相方法的不同，相分离法又分为单凝聚法、复凝聚法、溶剂–非溶剂法、改变温度法和液中干燥法。相分离工艺已成为药物微囊化的主要工艺之一，它所用设备简单，高分子材料来源广泛。

（1）单凝聚法（simple coacervation）：本法系在高分子囊材溶液中加入凝聚剂以降低高分子溶解度而凝聚成囊的方法。如将药物分散在明胶材料溶液中，然后加入凝聚剂如强亲水性电解质硫酸钠或硫酸铵的水溶液，或强亲水性的非电解质乙醇或丙酮，由于明胶分子与凝聚剂结合，使明胶的溶解度降低，分子间形成氢键，析出成囊，其工艺流程如图9-3所示。但这种凝聚是可逆的，一旦解除促进凝聚的条件（如加水稀释），就可发生解凝聚，使微囊很快消失。这种可逆性在制备过程中可被反复利用，直到凝聚微囊形状满意为止（可用显微镜观察）。最后进行交联，使之成为不凝结、不粘连、不可逆的球形微囊。

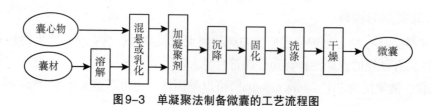

图9-3　单凝聚法制备微囊的工艺流程图

以明胶微囊为例来说明单凝聚法制备微囊。明胶在水中溶胀，在大量的水中形成溶液，在低温下，该溶液脱水而析出，这种相分离现象称为胶凝（gelation）。在大量的电解质、醇类以及酮的存在下也可以发生胶凝。明胶在pH<等电点的溶液中带正电荷，和醛类发生氨醛缩合，使明胶分子相互交联、固化。

为了找出适宜的处方比例，单凝聚法可以用三元相图来寻找成囊的组成范围。可先制作三元相图，确定其发生胶凝的区域。图9-4表示溶解在水中的明胶加入凝聚剂硫酸钠时出现了相分离区域。由图9-4可知，明胶在20%以下，硫酸钠在7%~15%可以胶凝，即可用于制备明胶微囊。

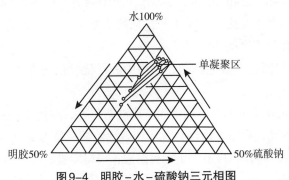

图9-4　明胶-水-硫酸钠三元相图

增加明胶的浓度可加速胶凝，浓度太低则不能胶凝；温度愈低愈易胶凝；浓度愈高，则可胶凝的温度上限愈高。通常明胶应在37℃以上凝聚成囊，在较低温度下黏度增大而胶凝。如醋酸纤维素酞酸酯（CAP）单凝聚时，用Na_2SO_4作凝聚剂，成囊后凝聚相与水相的界面张力较大，囊形不好，需升高温度且加入水以降低界面张力，才能改善囊形。

单凝聚法在水中成囊，因此要求药物难溶于水，但也不能过分疏水，否则仅形成不含药物的空囊。成囊时体系内含有互不溶解的药物、凝聚相和水三相。微囊化的难易取决于囊材同药物的亲和力，亲和力强的易被微囊化。

（2）复凝聚法（complex coacervation）：适合于难溶性药物的微囊化，利用两种具有相反电荷的高分子材料为囊材，将囊心物分散（混悬或乳化）在囊材的水溶液中，在一定条件下，相反电荷的高分子互相交联后，溶解度降低，凝聚成囊。

以明胶与阿拉伯胶为例，将溶液pH调至明胶的等电点以下使之带正电（pH 4.0~4.5），而阿拉伯胶带负电，由于电荷互相吸引交联形成复合物，溶解度降低而凝聚成囊，加水稀释，加入甲醛交联固化，洗去甲醛，即得。如氯贝丁酯复凝聚微囊。复凝聚法中水、明胶、阿拉伯胶三者的组成与凝聚现象的关系，见图9-5。

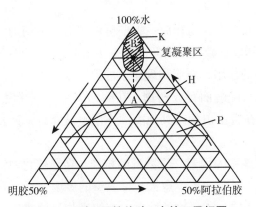

图9-5　明胶-阿拉伯胶-水的三元相图

图中阴影区K为复凝聚区，即可形成微囊的低浓度明胶和阿拉伯胶混合溶液；P为曲线以下两相分离区，不能混匀也不能成囊；H为曲线以上为均相溶液区。A点代表10%明胶、10%阿拉伯胶和80%水的混合液，必须加水稀释，沿A→B虚线进入凝聚区K才能发生凝聚。相图说明，明胶与阿拉伯胶发生复凝聚时，除pH外，浓度也是重要条件。此外，根据需要应加入一定量的润湿剂，增加囊材与药物的亲和力。

（3）溶剂-非溶剂法（solvent-nonsolvent）：系在囊材的溶液中加入一种非溶剂，引起相分离，而将药物包裹成囊的方法。

（4）液中干燥法（in-liquid drying）：系从乳状液中除去分散相中的挥发性溶剂以制备微囊的方法，亦称为乳化-溶剂挥发法。干燥工艺包括两个基本过程：溶剂萃取过程（两液相之间）和溶剂蒸发过程（液相和气相之间）。

2. 物理机械法　系将固态或液态药物在气相中进行微囊化的方法，主要包括喷雾干燥法和空气悬浮法等。

（1）喷雾干燥法（spray drying）：可用于固态或液态药物的微囊化。先将囊心物分散在囊材的溶液中，再用喷雾法将此混合物喷入惰性热气流使液滴收缩成球形，进而干燥制得。溶解囊材的溶剂可以是水或有机溶剂。如囊心物不溶于囊材溶液，可得微囊；如能溶解，则得微球。

（2）空气悬浮法（air suspension）：亦称流化床包衣法（fluidized bed coating），囊心物通常为固体粉末，利用垂直强气流使囊心物悬浮在包衣室中，将囊材溶液通过喷嘴喷射于囊心物表面，热气流挥干溶剂。

（3）喷雾凝结法（spray congealing）：囊心物分散于熔融的囊材中，再喷于冷却液体介质或冷气流中凝固而成囊的方法。常用的囊材有蜡类、脂肪酸和脂肪醇等，在室温均为固体，而在较高温下能熔融。

3. 化学法　系指利用溶液中的单体或高分子通过聚合反应或缩合反应产生囊膜而制成微囊的方法。本法的特点是不加凝聚剂，先制成W/O型乳状液，再利用化学反应或射线辐照交联固化。

（六）微囊中药物的释放

药物微囊化后，一般要求药物能定时定量地从微囊中释放出来，达到临床预定的要求。

1. 微囊中药物释放的速率与机制　根据微囊种类和药物性质的不同，微囊中药物的释放规律可能符合零级释放、一级释放或Higuchi方程，也可能符合Higuchi方程。释药机制通常有以下三种。

（1）透过囊壁扩散而释放药物：即随着体液渗透进入微囊，微囊中的药物溶解形成饱和溶液并透过囊壁扩散出来（囊壁不溶解），扩散的快慢决定微囊中药物的释放速率，符合Fick扩散定律。一般已溶解或黏附在囊壁的少量药物会发生短暂的快速释放，称为突破效应，然后囊心物才溶解形成饱和溶液而扩散出微囊。

（2）囊壁的破裂或溶解实现药物释放：囊壁可由压力、剪切力、磨损等因素而破裂，或囊壁可溶解于体液，使药物释放。破裂或溶解的速率主要取决于囊材的性质、体液的体积、组成、pH以及温度等，不涉及酶的作用，属于物理化学过程。

（3）随着囊壁的消化与降解而释放药物：在酶的作用下囊壁发生消化与降解的生化过程。当微囊进入体内后，囊壁在胃蛋白酶或其他酶的作用下被降解，使药物释放，囊壁消化降解的快慢决定药物的释放速率。

2. 影响微囊药物释放速率的因素　①微囊的粒径：在囊壁材料和厚度相同的条件下，一般微囊粒径愈小表面积愈大，释药速率也愈大；②囊壁的厚度：囊壁材料相同时，囊壁愈厚释药愈慢；③囊壁的物理化学性质；④药物的性质、溶解度与释放速率有密切关系，溶解度大的药物释放较快；⑤附加剂的加入，如入疏水性物质硬脂酸、蜂蜡、十六醇以及巴西棕榈蜡等能延缓药物的释放；⑥其他因素，如工艺条件、pH与离子强度等也可能影响药物的释放。

（七）微囊制备举例

例：双氯芬酸微囊（单凝聚法）

【处方】双氯芬酸10g、明胶20g。

【制法】取处方量明胶，加蒸馏水400ml浸泡、溶胀，置于70℃水浴溶解成胶浆状，在不断搅拌下，加入处方量双氯芬酸细粉，搅匀备用。另将40%硫酸镁溶液2500ml加稀盐酸调pH 3~4，并加入1~2g滑石粉，液温控制在55℃±1℃，搅匀，并在约30分钟内滴加药物明胶液。在开始滴加时，转速控制在2500~3000r/min，随着明胶液的不断加入，转速调至3500~4000r/min。明胶液加完继续搅拌3~5分钟，然后迅速降温至5℃，保持20分钟。再加入甲醛50ml固化12小时。抽滤收集微囊，蒸馏水洗涤5次，直至不显镁盐与硫酸盐反应，pH至中性。50℃干燥，过100目筛即得。

【注释】双氯芬酸为活性药用成分；明胶为成囊材料；硫酸镁溶液为凝聚剂，其中加滑石粉的作用是防止微囊粘连；甲醛为固化剂。微囊的包封率为84.16%，粒径在4.0~7.0μm。

四、微球制备技术

缓释微球是一种诞生于20世纪末的药物新剂型，由于其长效缓释或靶向作用，药效可维持数月之久，可大大降低给药频率，降低药物毒副作用，并增加药物的稳定性和患者依从性，是一种极具潜力的剂型。目前，FDA已批准9个微球制剂上市，除了Bydureon（艾塞那肽）为口服片剂外，其余皆为长效注射剂，除了利培酮为小分子药物外，其余8个均为多肽与蛋白类药物。国内已上市的微球制剂有9个，其余3个为国产产品。

（一）微球的定义

微球（microspheres）系指药物溶解或分散在载体骨架结构中形成的骨架型（matrix type）微小球状实体，球形或类球形，一般制备成混悬剂供注射或植入用，粒径为1~250μm。微球中包括主药、载体材料以及为提高微囊化质量而加入的附加剂，如稳定剂、稀释剂、阻滞剂等。

（二）微球的结构

微球是骨架结构，由高分子材料和药物均匀混合而成，微球的里外结构都是相同的骨架结构。

（三）微球的特点

1.微球的优点

（1）靶向性：药物微球在体内通过被动分布，主动靶向性结合或磁性吸引，使药物在体内所需部位释药，提高药物有效浓度，同时使其他部位药物浓度相应降低，使药物全身毒性和不良反应减小。

（2）缓释与长效性：微球制剂具备缓释制剂类似的优点，如减少给药次数，降低血药浓度峰谷波动等，生物降解微球还具有长效性能。

（3）栓塞性：微粒直接经动脉管导入，阻塞在肿瘤血管，微球可阻断肿瘤给养且载药微球释放的药物可抑杀肿瘤细胞，起双重抗肿瘤作用。

（4）掩盖药物的不良气味及口味。

（5）提高药物的稳定性并降低胃刺激性：如包裹易氧化的胡萝卜素、挥发油类药物，可提高药物的稳定性；包裹尿激酶、红霉素等，可防止药物在胃内失活；包裹氯化钾可减少对胃的刺激性。

（6）液态药物固态化：将油类、香料、液晶、脂溶性维生素包裹成微球，便于贮存和运输。

2. 微球的缺点　微球制剂的主要缺点是其载药量有限、生产工艺和质量标准较为复杂等。

（四）微球的分类

1. 按载体材料生物学性质分类　可分为两类：生物降解微球与非生物降解微球。前者如白蛋白微球、明胶微球、淀粉微球和聚乳酸微球，后者如聚丙烯酰胺微球、乙基纤维素微球和离子交换树脂微球。

2. 按给药途径分类　可分为口服微球，静脉、肌内、皮下、腹腔、关节腔注射微球和动脉栓塞微球等；根据靶向性原理，可分为普通注射微球、栓塞性微球、磁性微球、生物靶向微球等。

（五）微球的辅料

1. 微球的内容物　微球的内容物可以是固体，也可以是液体，内容物除主药外可以包括附加剂，如稳定剂、稀释剂以及控制释放速率的阻滞剂和促进剂等。

2. 微球的载体材料　用于制备微球所需要的材料称为载体材料。载体材料的一般要求是：①性质稳定；②能控制适宜的药物释放速率；③无毒、无刺激性，注射用材料应具有生物相容性和可降解性；④能与药物配伍，不影响药物的药理作用；⑤成型性好，微球载体材料应能比较完全地包裹药物与附加剂。

常用的载体材料按来源可分为天然高分子材料、半合成高分子材料和合成高分子材料三类；按生物学性质不同可分为生物降解材料和非生物降解材料两类，生物降解材料可用于植入、口服、注射和栓塞给药，非生物降解材料多供口服给药。

（1）天然高分子材料：在体内可生物降解、生物吸收，如明胶、蛋白质、淀粉、壳聚糖等。

（2）半合成高分子材料：在体内不可生物降解，多为纤维素衍生物，如甲基纤维素、乙基纤维素、羧甲基纤维素盐、羟丙甲纤维素、邻苯二甲酸乙酸纤维素等。

（3）合成高分子材料：分为在体内可生物降解与不可生物降解两类。可生物降解材料应用较广，如聚乳酸、聚氨基酸、聚羟基丁酸酯、乙交酯-丙交酯共聚物、聚氰基丙烯酸烷酯等。不可生物降解的材料，如聚酰胺、聚乙烯醇、聚丙烯酸树脂等。

（六）微球的制备

1. 制备方法　微球的制备原理与微囊基本相同。目前，制备微球的常用方法主要有乳化分散法、凝聚法及聚合法三种。根据所需微球的粒度与释药性能以及临床给药途径不同可选用不同的制备方法。

（1）乳化分散法（dispersion and emulsification）系指药物与载体材料溶液混合后，将其分散在不相混溶的介质中形成类似油包水（W/O）或水包油（O/W）型乳剂，然后使乳剂内相固化并分离的方法。

根据内相固化方法的不同又可分为以下三种。

①加热固化法（heat solidification）系指利用蛋白质受热凝固的性质，在100~180℃的条件下加热使乳剂的内相固化、分离的方法。常用载体材料为血清白蛋白，药物需为水溶性药物。将药物与25%白蛋白水溶液混合，加到含适量乳化剂的油相（如棉籽油）中，制成W/O初乳，另取适量油加热至100~180℃，控制搅拌速度将初乳加入热油中，维持20分钟，使白蛋白乳滴固化成球，用适宜溶剂洗除附着的油，过滤、干燥即得。

②交联剂固化法（crosslinking solidificatio）系指对于一些遇热易变质的药物可采用化学交联

剂，如甲醛、戊二醛、丁二酮等，使乳剂的内相固化的方法。要求载体材料具有水溶性并可达到一定浓度，且分散后相对稳定，在稳定剂和匀化设备配合下，使分散体系达到所需大小。常用的载体材料有白蛋白、明胶等。

③溶剂蒸发法（solvent evaporation method）系指将水不溶性载体材料和药物溶解在油相中，再分散于水相中形成O/W型乳液，蒸发内相中的有机溶剂的方法。这种方法与乳化-溶剂挥发法基本类似，使药物与载体材料的选用范围大大扩大。

（2）凝聚法（coacervation）系指在药物与载体材料的混合液中，通过外界物理化学因素的影响，如用带相反电荷、脱水、溶剂置换等措施使载体材料溶解度发生改变，凝聚载体材料包裹药物而自溶液中析出。凝聚法制备微球的原理与微囊制备中相分离-凝聚法基本一致。常用载体材料有明胶、阿拉伯胶等。

（3）聚合法（polymerization）系以载体材料单体通过聚合反应，在聚合过程中将药物包裹，形成微球。此种方法多用于纳米球的制备，具有粒径小、易于控制等优点。

①乳化/增溶聚合法：乳化/增溶聚合法系将聚合物的单体用乳化或增溶的方法高度分散，然后在引发剂作用下，使单体聚合，同时将药物包裹制成微球的方法。该法要求载体材料具有良好的乳化性和增溶性，且聚合反应易于进行。

②盐析固化法又称交联聚合法，向含有药物的高分子单体溶液中加入适量的盐类沉淀剂如硫酸钠使溶液浑浊而不产生沉淀，制得的颗粒粒径为$1\sim5\mu m$，然后再加入交联剂固化，可得到稳定的微球。

2. 制备案例 根据载体材料和药物的性质不同可采用不同的制备方法，下面介绍几种常见的不同材料的微球制备方法。

（1）明胶微球：明胶微球通常以乳化交联法制备。将药物溶解或分散在囊材的水溶液中，与含乳化剂的油混合，搅拌乳化，形成稳定的W/O型或O/W型乳状液，加入化学交联剂甲醛或戊二醛，可得粉末状微球。

（2）白蛋白微球：白蛋白微球可用液中干燥法或喷雾干燥法制备。制备白蛋白微球的液中干燥法以加热交联代替化学交联，使用的加热交联温度不同（100~180℃），微球平均粒径不同，在中间温度（125~145℃）时粒径较小。

喷雾干燥法将药物与白蛋白的溶液经喷嘴喷入干燥室内，同时送入干燥室的热空气流使雾滴中的水分快速蒸发、干燥，即得微球。由于热变性后白蛋白的溶解度降低，所以微球的释放速度亦相应降低，热变性处理可进一步降低药物释放速度。

（3）淀粉微球：淀粉微球由淀粉水解、乳化聚合制得。淀粉微球制备中可用甲苯、三氯甲烷、液状石蜡为油相，以脂肪酸山梨坦60为乳化剂，将20%的碱性淀粉分散在油相中，形成W/O型乳状液，升温至50~55℃，加入交联剂环氧丙烷适量，反应数小时后，去除油相，分别用乙醇、丙酮多次洗涤干燥，得白色粉末状微球。

（4）聚酯类微球：聚酯类微球常用液中干燥法制备。以药物与聚酯材料组成挥发性有机相，加至含乳化剂的水相中搅拌乳化，形成稳定的O/W型乳状液，加水萃取（亦可同时加热）挥发除去有机相，即得微球。采用本法制备的有利福平聚乳酸微球、胰岛素聚3-羟基丁酸酯微球、疫苗PLGA微球、醋酸亮丙瑞林PLGA微球、18-甲基炔诺酮PLA-PLGA微球等。

（七）影响微球粒径的因素

1. 药物浓度 粒径与药物加入的方法有关。将药物加入到微球中有两种方法，一种是药物在形成微球的过程中掺入到微球内部，另外一种是先制备空白微球再吸附药物从而将药物加入到微球内部。随药物浓度增加、微球载药量增加，微球的粒径增加。

2. 附加剂　表面活性剂通过降低分散相与分散介质间的界面张力，改变制备过程中乳滴的大小，从而影响粒径的大小。

3. 制备方法　不同的制备方法或处理过程制得的微球粒径会不同。

4. 搅拌速度与乳化时间　一般来说搅拌速度快，微球粒子小，超声处理比搅拌法制备的微球粒子更小；乳化时间越长，微球粒子越小，粒度分布越均匀。

此外，固化时间和温度、交联剂、催化剂用量和种类、γ-射线的强度和照射时间等均能影响微球的大小。

（八）微球（囊）的质量评价

【形态】微球（囊）的微观形态应为圆整球形或椭圆形实体，形态饱满，颗粒的大小应尽可能均匀，微球之间应无粘连。通常粒径在1~250μm的称微球，而粒径在0.1~1μm的称亚微球，粒径在10~100nm的称纳米球。微观形态的观察可使用扫描电镜（SEM）、透射电镜（TEM），以及原子力学显微镜（AFM），均应提供照片。

【粒径及粒径分布】粒径及粒径分布是影响微球（囊）制剂释放行为的关键因素。粒径测定有多种方法。粒径的分布除了可用粒径分布图表示外，还可用多分散性指数和跨距表示。跨距与多分散性指数数值越小，表示粒径分布越均匀。

【药物的含量】药物含量与均匀度应符合《中国药典》相关要求。

【体外释放度及突释率】根据制剂的释药特征与临床用药特点，选择合适的释放装置进行测试。具体可参见《中国药典》释放度检查法。

【载药量与包封率】载药量和包封率是反映微球（囊）制剂中药物含量的重要指标，载药量的批间稳定性也是工艺成熟的重要标志。根据含量测定，进一步计算载药量和包封率。

有关物质和杂质、溶剂残留、细菌内毒素与无菌等应符合《中国药典》相关要求。

五、脂质体制备技术

脂质体于20世纪60年代由英国学者Bangham和Standish发现，磷脂分散在水中可自发形成球形、自我封闭的多层囊泡。Ryman等人首先将其作为药物载体使用，1995年第一个脂质体注射剂两性霉素B制剂（AmBisome）在欧洲上市。到目前为止，全球已经有十余个产品获批上市，30余个产品处于临床研究阶段，是最为成功的递药系统之一。

（一）脂质体的定义

脂质体（liposomes）系指磷脂分子在水中定向排列，形成的疏水链向内、亲水头基向外的双分子层闭合囊泡。

（二）脂质体的特点

1. 靶向性和淋巴定向性　脂质体以静脉给药时，主要被富含网状内皮系统巨噬细胞的肝、脾所摄取，可用于治疗肝肿瘤以及防治肝寄生虫病、利什曼病等网状内皮系统疾病。如抗肝利什曼原虫药锑剂被脂质体包裹后，药物在肝脏中的浓度可提高200~700倍。

2. 长效作用　将药物包封于脂质体中，可减少肾排泄和代谢而延长药物在血液中的滞留时间，从而延长作用时间。如按6mg/kg剂量分别静注阿霉素和阿霉素脂质体，两者在体内过程均符合三室模型，两者消除半衰期分别为17.3小时和69.3小时，半衰期明显延长。

3. 降低药物毒性 药物被脂质体包封后，在肝、脾和骨髓等网状内皮细胞较丰富的器官中集中，而使药物在心、肾中累积量比游离药物明显降低，从而降低药物的毒性。如两性霉素B的体内毒性较大，将其制成脂质体制剂后药物毒性大大降低而不影响抗真菌活性。

4. 细胞亲和性和组织相容性 脂质体结构类似生物膜，具有良好细胞亲和性与组织相容性，并可长时间吸附于靶细胞周围，使药物能透过靶细胞靶组织；脂质体可内吞入胞，经溶酶体消化释放药物。

5. 提高稳定性 药物被脂质体包封后可提高稳定性。如青霉素G或V的钾盐是酸不稳定的抗生素，口服易被胃酸破坏，制成药物脂质体可防止其在胃中破坏，增加口服吸收生物利用度。

（三）脂质体的组成与结构

脂质体由磷脂和胆固醇等组成，磷脂与胆固醇都是两亲性物质，其结构中含有亲水头基和疏水链。作为膜材时，常常先将二者溶于有机溶剂，然后蒸发除去有机溶剂，在器壁上形成均匀的薄膜，此膜是由磷脂与胆固醇混合分子相互间隔定向排列的双分子层组成，其中磷脂分子的亲水基团呈弯曲的弧形，形如手杖，与胆固醇分子的亲水基团结合，在亲水基团的两侧接有两个亲油基团，形如"U"形结构（图9-6），两组U形结构疏水链相对，形成双分子层结构的薄膜。薄膜形成后，加入磷酸盐缓冲液振荡或搅拌使磷脂膜水化，形成封闭双分子层结构的脂质体（图9-7）。在电镜下脂质体常见的是球形或类球形结构。

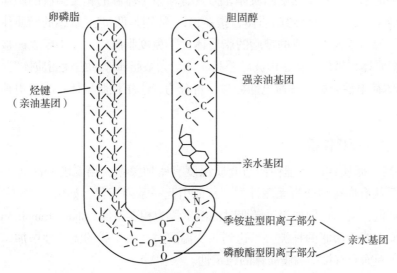

图9-6 卵磷脂与胆固醇在脂质体中的排列形式

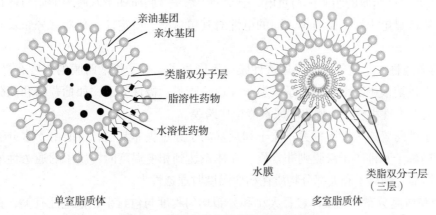

图9-7 单室和多室脂质体结构示意图

（四）脂质体的分类

1. 按脂质体的结构和粒径分类

（1）单室脂质体：凡由一层类脂质双分子层构成者，称为单室脂质体，它又分大单室脂质体（large unilamellar vesicle，LUV，粒径为0.1~1.1μm）和小单室脂质体（single unilamellar vesicle，SUV，粒径为0.02~0.08μm），小单室脂质体亦称为纳米脂质体（nanoliposomes）。水溶性药物一般包封于内核，脂溶性药物则分散于双分子层中。经超声波分散的脂质体，绝大部分为单室脂质体。

（2）多室脂质体：由多层类脂质双分子层构成的称为多室脂质体（multilamellar vesicle，MLV），一般由两层以上脂质双分子层组成多层同心层（concentric lamellar），粒径在1~5μm之间。多室脂质体中双分子层被含水溶性药物的水膜隔开，形成不均匀的聚合体，脂溶性药物则分散于几层双分子层中。

（3）多囊脂质体：由许多非同心囊泡构成，每个囊泡中包裹着装载药物的水溶液，粒径较大，在5~50μm之间。多囊脂质体（macrovesicle liposome，MVL）适用于包裹水溶性物质，其载药量比传统的单层脂质体和多层脂质体要高得多，且具有缓释作用。

2. 按脂质体性能分类 按性能分类，可分为一般脂质体和特殊性能脂质体。

（1）一般脂质体：包括上述单室脂质体、多室脂质体、多囊脂质体。

（2）特殊性能脂质体：①热敏脂质体，为具有稍高于体温的相变温度的脂质体，其药物的释放对热具有敏感性；②pH敏感脂质体，指对pH（特别是低pH）敏感的脂质体；③多糖被复脂质体，结合了天然或人工合成的糖脂的脂质体；④免疫脂质体，类脂膜表面被抗体修饰的具有免疫活性的脂质体。另外还有超声波敏感脂质体、光敏脂质体和磁性脂质体等。

3. 按脂质体荷电性分类 按荷电性分类，可分为：①中性脂质体；②负电荷脂质体；③正电荷脂质体。

（五）脂质体的理化性质

1. 相变温度 脂质体的物理性质与介质温度有密切关系。当温度升高时，脂质体双分子层中酰基侧键可从有序排列变为无序排列，从而引起一系列变化，如由"胶晶"变为"液晶"态，膜的厚度降低、流动性增加等。转变时的温度称为相变温度（phase transition temperature），相变温度的高低取决于磷脂的种类。当达到相变温度时，由于膜的流动性增加，被包裹的药物释放速率变大，因而会直接影响脂质体的稳定性。

2. 荷电性 改变脂质材料种类，可改变脂质体表面的电荷。如含磷脂酸（PA）和磷脂酰丝氨酸（PS）等的酸性脂质的脂质体荷负电，含碱基（胺基）脂质如十八胺等的脂质体荷正电，不含离子的脂质体显电中性。脂质体表面的电性对其包封率、稳定性、靶器官分布及对靶细胞的作用均有影响。

3. 膜的通透性 脂质体膜是半通透性膜。不同离子、分子扩散跨膜的速度有极大的不同。对于在水和有机溶液中都溶解的分子，易于穿透磷脂膜；极性分子，如葡萄糖和高分子化合物通过膜慢；而电中性小分子，如水和尿素能很快跨膜。

荷电离子的跨膜通透性差别大：质子和羟基离子穿过膜非常快，可能由于水分子间氢键结合的原因；钠离子和钾离子跨膜则非常慢。在体系达到相变温度时，质子的通透性增加，并随温度的升高增加；钠离子和大部分物质在相变温度时通透性大。

4. 粒径和粒度分布 脂质体粒径大小和分布均匀程度与包封率和稳定性有关，直接影响脂质体的体内行为。

（六）脂质体的作用机制

脂质体的结构与细胞膜相似，具有高度的组织相容性，能显著增加细胞的摄取。与细胞的主要作用机制可包括：吸附、脂交换、内吞、融合等。吸附是脂质体作用的开始，在适当条件下，脂质体通过静电、疏水等作用吸附到细胞表面，或通过配体与细胞表面上的受体结合而特异性吸附到细胞表面。吸附使细胞周围药物浓度增高，药物可慢慢渗透到细胞内；脂交换是脂质体的脂质与细胞膜上脂质发生交换；内吞是脂质体的主要作用机制，脂质体易被网状内皮系统细胞特别是巨噬细胞作为外来异物所吞噬进入溶酶体，特异性地将药物集中释放于细胞内，也可使不能通过细胞膜的药物达到细胞内部；融合是脂质体的膜插入细胞膜的脂质层中而释放出药物到细胞内。

（七）脂质体的制备方法

1. 制备材料　脂质体的膜材主要由磷脂与胆固醇构成，这两种成分不仅是形成脂质体双分子层的基础物质，本身也具有极为重要的生理功能，形成的"人工生物膜"易被机体消化分解。

（1）磷脂类：磷脂类包括天然卵磷脂、脑磷脂、大豆磷脂以及合成磷脂。其中合成磷脂分为饱和磷脂与不饱和磷脂，常用的饱和磷脂包括二硬脂酰磷脂酰胆碱（DSPC）、二棕榈酰磷脂酰乙醇胺（DPPE）等，不饱和磷脂包括二油酰磷脂酰胆碱（DOPC）等。饱和度影响脂膜排列的紧密度，因而影响脂质体的稳定性。就水溶性药物而言，饱和磷脂相对于不饱和磷脂排列更加紧密，所制备的脂质体更加稳定，药物泄漏少。

（2）胆固醇类：胆固醇具有调节膜流动性的作用，故可称为脂质体"流动性缓冲剂"（fluidity buffer）。当低于相变温度时，胆固醇可使膜减少有序排列而增加膜的流动性；高于相变温度时，可增加膜的有序排列而减少膜的流动性。

2. 制备方法　制备脂质体的方法一般都包括3~4个基本步骤：①磷脂、胆固醇等脂质与所要包裹的脂溶性物质溶于有机溶剂形成脂质溶液，过滤去除少量不溶性成分或超滤降低致热原，然后在一定条件下去除溶解脂质的有机溶剂使脂质干燥形成脂质薄膜；②使脂质分散在含有需要包裹的水溶性物质的水溶液中形成脂质体；③纯化；④质量评价。

脂质体的制备方法很多，根据药物装载机理的不同，可分为主动载药（如注入法、薄膜分散法、逆相蒸发法、超声波分散法等）与被动载药（如pH梯度法，硫酸铵梯度法等）。主动载药是先制成空白脂质体，然后通过内外水相的不同离子或化合物梯度进行载药，两亲性物质常采用主动载药方式。被动载药是首先把药物溶于水相（水溶性药物）或有机相（脂溶性药物）中，然后按所选择的方法制备含药脂质体。

（1）注入法（injection method）：将磷脂等类脂质及脂溶性药物共溶于有机溶剂（多采用乙醚、乙醇）中，将此药液经注射器缓缓注入于搅拌下的恒温（有机溶剂沸点以上温度）磷酸盐缓冲液（可含有水溶性药物）中，加完后，不断搅拌直至有机溶剂除尽为止，即制得大多室脂质体，其粒径较大，不可静脉注射，再通过高压乳匀机或超声处理可得到单室脂质体。

（2）薄膜分散法（film dispersion method）：将磷脂、胆固醇等类脂质及脂溶性药物溶于三氯甲烷（或其他有机溶剂）中，然后将此溶液在烧瓶中旋转蒸发，使其在内壁形成薄膜，然后加入水溶性药物–磷酸盐缓冲液，搅拌水化，即得。通常为粒度分布不均，几微米至十几微米的多层脂质体。

（3）逆相蒸发法（reverse phase evaporation method）：将磷脂等膜材溶于有机溶剂中，加入待包封的药物水溶液进行短时超声，直至形成稳定W/O型乳状液，然后减压蒸发除去有机溶剂，达到胶态后滴加缓冲液，旋转帮助器壁上的凝胶脱落，在减压下继续蒸发，制得水性混悬液，通过分离，除去未包入的游离药物，即得大多室脂质体。本法适合于包裹水溶性药物及大分子活性物质。

（4）复乳法（double emulsion method）：该方法与逆相蒸发法相比，多一步二次乳化的步骤，即将脂质膜材溶于有机溶剂中，药物溶于第Ⅰ水相。有机相和第Ⅰ水相混合乳化形成W/O型乳剂，再将此乳剂加入第Ⅱ水相中，形成W/O/W型复乳，减压蒸发，除去有机溶剂，即得单室脂质体。如果在膜材再添加适量的三酰甘油，并严格控制复乳的成乳条件和除有机溶剂的条件，就会得到蜂窝状的多囊脂质体。该脂质体尤其适合作为水溶性药物的包载，局部注射后，根据处方不同，缓释时间从数天到数周不等。

（5）超声波分散法（ultrasonic dispersion）：先将水溶性药物溶于磷酸盐缓冲液，加入磷脂、胆固醇与脂溶性药物共溶于有机溶剂，搅拌蒸发除去有机溶剂，残液经超声波处理，然后分离出脂质体，再混悬于磷酸盐缓冲液中，制成脂质体混悬型注射剂。

（6）冷冻干燥法（freeze-drying method）：将磷脂（亦可加入胆固醇）分散于缓冲盐溶液中，经超声波处理与冷冻干燥，再将干燥物分散到含药物的水性介质中，即得。该方法对遇热不稳定的药物尤为适宜。

（7）高压乳匀法（high-pressure homogenization）：将各成分加入溶剂中通过高压乳匀机均匀分散成脂质体。

（8）喷雾干燥法（spray drying method）：可将磷脂、胆固醇溶解于有机溶剂（如乙醇）中，喷雾干燥即得到二者混合的粉末，加入适量的缓冲盐水化，则可以得到脂质体。但是这种方法一般只适用于饱和磷脂，不适用于天然磷脂。

（9）pH梯度法（pH gradient method）：本法属于主动载药。根据弱酸、弱碱药物在不同pH介质中的解离不同，通过控制脂质体膜内外pH梯度，可使待包封药物在外相缓冲液中得到很好的溶解，并且绝大多数以非解离形式存在，以便在孵育过程中可以有效通过脂质分子层，并在内水相中以离子形式存在而被包封。因此筛选合适的内、外相缓冲液非常重要，应根据药物性质来加以选择。属于主动载药。

空白脂质体制备过程可以根据需要选择，但制备空白脂质体时水化介质应采用内相缓冲液，然后制好的空白脂质体通过柱层析、pH调整等手段置换外相，造成磷脂膜内外跨膜pH梯度，然后在适宜温度下完成药物装载，该法包封率特别高且易于实现工业化。

（10）硫酸铵梯度法（ammonium sulphate gradients method）：本法亦属于主动载药。其制备过程与pH梯度法相似，不同的是使用硫酸铵浓度梯度的空白脂质体进行载药。当脂质体双分子层内的硫酸铵浓度远远大于外水相中的硫酸铵浓度时，内水相中的铵离子（NH_4^+）解离为氨分子（NH_3）。由于NH_3跨膜外溢速度远大于H^+外溢速度，从而产生pH梯度，使药物逆硫酸铵梯度载入脂质体。与普通的pH梯度法相比，硫酸铵梯度法制备的脂质体不易因外界pH的改变而泄漏。被包裹入脂质体内水相的药物一般为弱碱性，可与SO_4^{2-}形成具有难溶性的盐并在脂质体内部聚集，使其比普通pH梯度法更加稳定，包封率更高。

除以上方法外，还有熔融法、超临界法、表面活性剂处理法、离心法、钙融合法、流化床包衣法等。

（八）脂质体的分离与灭菌

1. 脂质体与未包封药物的分离　对于未被包封的药物，常用如下方法将脂质体与未包封的药物进行分离。

（1）透析法：适合于分离小分子物质，不适用于除去大分子药物。透析法的优点是不需要复杂昂贵的设备，能除去几乎所有游离药物，但透析时间长，易发生药物渗漏。

（2）凝胶过滤法：常用葡聚糖凝胶柱（如Sephadex G-50），当溶质分子（被分离的物质）在一个流动液体中通过多孔粒子固定床时，粒径较大的脂质体渗入小孔的比例较少，因此脂质体更易从柱上洗脱。其结果是粒径大的脂质体先从凝胶柱上流出，粒径小的游离药物后流出。分离时应注意选用的凝胶颗粒的大小，分离小分子物质时可选用Sephadex G-50，分离大分子物质时可选用Sepharose 4B。

此外，离心法及微型柱离心法也可用于分离脂质体和游离药物。沉淀脂质体的离心力依赖于脂质体组成成分、粒径大小，在某些条件下，依赖于脂质体的密度。微型柱离心法分离非包裹药物快速有效，适用于分子量小于7000Da的药物。

2. 脂质体的灭菌　热压灭菌在121℃可以造成脂质体不可恢复的破坏，^{60}Co-射线灭菌对脂质体灭菌可能是较好的选择之一，但也有研究表明，γ-射线可破坏脂质体膜，因此滤过除菌和无菌操作是最常用的方法。将脂质体挤压通过0.2μm聚碳酸酯膜，这样可将调节粒径和除菌相结合，一步完成。无菌操作是实验室制备无菌脂质体最常用的方法。将脂质体的组成成分脂质、缓冲液、药物和水分别先通过过滤除菌或热压灭菌。所用的容器及制备仪器均经过灭菌，在无菌环境下制备脂质体。

（九）脂质体举例

例1：盐酸小檗碱脂质体

【处方】注射用大豆卵磷脂0.6g、胆固醇0.2g、盐酸小檗碱30mg、磷酸盐缓冲液（pH约5.7）适量。

【制法】按处方量称取磷脂、胆固醇，置于100ml烧瓶中，加入无水乙醇2~3ml，65~70℃水浴中，搅拌使溶解，于旋转蒸发仪上旋转，使磷脂的乙醇液在壁上成膜，减压除乙醇，制备磷脂膜。另称取适量的盐酸小檗碱，用磷酸盐缓冲液配成1mg/ml浓度的溶液，预热至65~70℃，加至含有磷脂膜的烧瓶中，在65~70℃水浴中水化10~20分钟。取出脂质体混悬液于烧杯中，置于磁力搅拌器上，室温，搅拌一段时间，即得。

【注释】盐酸小檗碱为有效成分。大豆卵磷脂、胆固醇为类脂质成膜材料。制备方法为薄膜分散法，制备时磷脂膜的水化过程，一定要充分保证所有脂质水化，不得存在脂质块。薄膜分散法大生产往往难以进行，有待进一步研究。

例2：两性霉素B脂质体

【处方】注射用氢化大豆卵磷脂（HSPC）1598.4mg、二硬脂酰磷脂酰甘油钠（钠盐，DSPG）632.7mg、胆固醇393mg、两性霉素B 375.9mg、缓冲液（含9%乳糖、10mmol/m琥珀酸钠pH5.5）适量。

【制法】①称取处方量的DSPG于烧瓶中，加入4ml三氯甲烷-甲醇混合溶剂中（1:1，*V/V*），置于65℃水浴中，搅拌使溶解，滴加2.5mol/L HCl 300μl。取处方量的两性霉素B，首先混悬于4ml三氯甲烷-甲醇混合溶剂中（1:1，*V/V*），然后加入到上述酸化的DSPG溶液中，65℃水浴中加热数分钟，形成橙色的两性霉素B脂质复合物（pH 1.5左右）。②称取处方量的HSPC和胆固醇，分别溶于4.5ml三氯甲烷-甲醇混合溶剂中（1:1，*V/V*），置于65℃水浴中，搅拌至澄清。将HSPC和胆固醇溶液混匀后，加入两性霉素B脂质复合物中，形成半透明的橙色溶液。滴加2.5mol/L NaOH 175μl，得到溶液的pH约为4.5，固含量为15%~20%。③将上述脂质溶液进行喷雾干燥，进口温度为45℃，得到浅橙色的粉末。收集得到的粉末，-20℃下保存备用。④取1.5g喷雾干燥粉末，加入75ml缓冲液中，65℃水化40~60分钟。⑤高速剪切10分钟形成小单室脂质体，过0.22μm滤膜除菌，冻干，即得两性霉素B脂质体。

【注释】两性霉素B为有效成分，HSPC、DSPG为磷脂材料，与胆固醇构成脂质体的成膜材料。制备采用喷雾干燥法制备。

例3：盐酸多柔比星脂质体注射液

【处方】盐酸多柔比星20g、聚乙二醇二硬脂酰磷脂酰乙醇胺（PEG-DSPE）31.9g、胆固醇31.9g、氢化大豆卵磷脂（HSPC）95.8g。

【制法】将HSPC、PEG-DSPE、胆固醇的乙醇溶液注入到恒温的250mmol/L硫酸铵水溶液中得到多室脂质体，然后通过微孔滤膜依次挤压得到平均粒径为100nm的空白脂质体（内水相为硫酸铵液）。取脂质体混悬液装于透析袋中，于蔗糖液中进行透析，置换外水相，形成带有硫酸铵梯度的空白脂质体。加入盐酸多柔比星溶液进行保温孵育得到载药脂质体。调节药物浓度至2mg/ml，过滤除菌，灌封。

【注释】盐酸多柔比星为有效成分，PEG-DSPE、HSPC为磷脂材料，与胆固醇构成脂质体的成膜材料。制备采用硫酸铵梯度法，多柔比星以非解离型进入内水相后与SO_4^{2-}可以形成难溶性的盐，从而难以从脂质体膜穿透出来，制成稳定的可长期保存的脂质体，包封率可达95%以上。

（十）脂质体的质量评价

【形态与粒径及其分布】测定方法有光学显微镜法、电子显微镜法（小于2μm时须用扫描电镜或透射电镜）、库尔特法（Coulter）、激光散射法、离心沉降法和微孔滤膜-密度法等。

【包封率】测定脂质体中的总药量后，经色谱柱或离心分离，测定介质中未包入的药量，可得：

$$包封率 = \frac{药物总量 - 介质中未包入的药量}{药物总量} \times 100\%$$

【渗漏率】表示脂质体在贮存期间包封率的变化，是其稳定性的主要指标。测定方法是一定条件下贮存脂质体，定时取样，测定脂质体包封药量或游离药物量，从而得出贮存后渗漏到介质的药量，与贮藏前包封的药物量比较，计算渗漏率。

$$渗漏率 = \frac{贮存后渗漏到介质中的药量}{贮存前包封的药量} \times 100\%$$

【主药含量】脂质体中主药的含量可采用适当的方法经提取、分离测定，如以柱层析分离结合分光光度法测定含量，也有用表面活性剂破坏脂质体双分子层，使药物释放再测定含量。

【体外释放度】体外释放度是脂质体制剂的一项重要质量指标。通过测其体外释药速率可初步了解其通透性的大小，以便调整适宜的释药速率，达到预期要求。

【药物体内分布的测定】将脂质体静注给药，测定动物不同时间的血药浓度，并定时将动物处死，取脏器组织，匀浆分离取样，以同剂量药物作对照，比较各组织的滞留量，进行药动学处理，评价脂质体在动物体内的分布情况。

【磷脂的氧化程度】磷脂容易被氧化，这是脂质体的突出缺点。在含有不饱和脂肪酸的脂质混合物中，磷脂的氧化分3个阶段：单个双键的偶合，氧化产物的形成。乙醛的形成及键断裂。因为各阶段产物不同，氧化程度很难用一种试验方法评价。《中国药典》采用氧化指数为指标。

氧化指数的测定：氧化指数是检测双键偶合的指标。因为氧化偶合后的磷脂在波长230nm左右具有紫外吸收峰而有别于未氧化的磷脂。测定磷脂脂质体时，药典规定其氧化指数应控制在0.2以下。测定方法是：将磷脂溶于无水乙醇配成一定浓度的澄明溶液，分别测定在波长

233nm及215nm的吸光度，计算氧化指数：氧化指数 $=A_{233nm}/A_{215nm}$。

【有机溶剂残留量】生产过程中引入有机溶剂时，应按有机溶剂残留量测定法进行测定，最终产品要符合相关限度要求。

六、纳米粒制备技术

纳米技术（nanotechnology）是研究结构尺寸在0.1~100nm范围内材料的性质和应用的技术，其诞生于20世纪70年代，80年代初先后出现的扫描显微镜和原子力显微镜极大地推动了纳米技术的发展。

在药物传输系统领域，纳米粒的研究比"纳米技术"概念的出现更早。纳米粒尺寸界定在1~1000nm之间，其中1~100nm的粒子具胶体的理化性质，这与现代纳米技术产品有相似之处，该范围还包括100nm以上的亚微米粒子。目前，在药物传输系统中纳米粒及相关技术的研究主要用于促进药物溶解、改善吸收、提高靶向性，从而提高有效性等。

但是在纳米粒工业化过程中，可选择的载体材料比较有限，同时高分子载体材料在灭菌、贮藏、生产过程中经常发生降解，引起纳米粒形态发生改变甚至发生聚集现象，也可能引起药物泄漏和变质，因而纳米粒的产业化还有待于进一步研究。

（一）纳米粒的定义

微粒载药系统（microparticle drug delivery system，MDDS）系指将药物与适宜的载体运用合适的分散包埋技术制成的具有一定粒径的微粒制剂。主要类型包括：①属于粗分散体系的微粒给药系统，如乳剂、混悬剂、微囊、微球等，粒径在100nm~100μm范围内；②属于胶体分散体系的微粒给药系统，如纳米乳、纳米脂质体、纳米粒、纳米囊、纳米胶束等，粒径一般小于100nm。目前临床在用的MDDS为55个左右，处于临床研究阶段的为60个左右。

1. 纳米药物

（1）纳米混悬剂（nanosuspension）系"纯的"药物纳米粒子的胶态分散体系。纳米混悬剂无需载体材料，是改善难溶性药物溶出和提高生物利用度的最为有效和最容易产业化的纳米技术。

（2）药质体（pharmacosomes）系药物通过共价键与脂质结合后，在介质中由于溶解性质的改变而自动形成的胶体分散体系。药质体的粒径范围一般为10~200nm，属纳米粒范畴。药质体中的药物既为活性成分又充当药物载体，克服了传统药物载体的药物渗漏或骨架不稳定的缺陷，提高药物靶向性和生物相容性的同时，能显著增加稳定性。

2. 纳米载体

（1）纳米粒（nonoparticle）系以高分子材料为载体，将药物溶解、吸附或包裹于材料中制成的粒径在10~100nm范围内的固态胶体载药微粒。一般由聚乳酸、聚丙交酯-乙交酯、壳聚糖、明胶等生物降解高分子材料制备。

纳米粒可分为骨架实体型的纳米球（nanosphere）和膜壳药库型的纳米囊（nanocapsule），可用于包裹亲水性药物或疏水性药物。既可作为理想的静脉注射的药物载体，亦可供口服或其他途径给药。给药途径不同或使用的高分子材料不同，纳米粒在体内的分布和消除也不同。

（2）固体脂质纳米粒（solid lipid nanoparticles，SLN）是以生物相容的高熔点脂质材料为载体制成的纳米粒，粒径在50~1000nm之间。SLN既具有纳米粒的物理稳定性高、药物泄漏少、缓释性好的特点，同时毒性低、易于大规模生产，而且对亲脂药物载药量比较高，不用有机溶剂，是一种极具前景的新型药物传递载体。常用的高熔点脂质有饱和脂肪酸甘油酯、硬脂酸、混合脂质等。

（3）纳米乳（nanoemulsion）由水、油、表面活性剂和助表面活性剂等组成，粒径为1~100nm。纳米乳分为三种类型，即水包油型纳米乳（O/W）、油包水型纳米乳（W/O）以及双连续型纳米乳（B.C）。

（4）纳米脂质体（nanoliposomes）是指粒径小于100nm的脂质体，多为单室结构，由于其粒径处于胶体范围，属于高分散均匀体系，具有稳定性高、外观透明的特点。可作为药物载体或活性成分载体，将被包封的活性物质直接输送到选择的细胞上发挥药效作用。

（5）聚合物胶束（polymeric micelles）系指一类由两亲性嵌段共聚物组成的胶束，该两亲共聚物由疏水片段和亲水片段组成，并且亲水片段体积一般大于疏水片段，可在水中自发排列成核壳型结构，疏水片段形成胶束内核，亲水片段形成胶束外壳，适合于装载不同性质的药物，亲水性的外壳还具备"隐形"的特点，目前研究较多的是聚乳酸与聚乙二醇的嵌段共聚物。

（二）特点

1. 微粒载药系统的特点

（1）分散性：微粒载药系统的特点、功能等特征与其分散度密切相关。分散度决定胶粒的布朗运动、扩散、沉降、透膜性等特点。

（2）多相性：多相性表现为微粒与介质之间有明显的相界面。

（3）热力学不稳定性：微粒具有较大的表面积与自由能，为热力学不稳定体系，具有聚集不稳定的特性。

2. 载药纳米粒的特点

（1）较之普通制剂，具有粒度小、比表面积大、表面反应活性高、活性中心多和吸附能力强等特性。

（2）缓释药物，从而延长药物作用时间。

（3）达到靶向输送的目的。纳米粒经静脉注射，一般被巨噬细胞摄取，主要分布于肝（60%~90%）、脾（2%~10%）和肺（3%~10%），少量进入骨髓。

（4）可提高药物生物利用度，减少给药剂量，从而减轻或避免毒副作用。

（5）保护药物，提高药物的稳定性。载体包裹后可避免多肽等一些药物在消化道的失活。

3. 聚合物胶束的特点

（1）增溶能力强：聚合物胶束具有较低的临界胶束浓度，较大的增溶空间。

（2）结构稳定。

（3）制备方法多样：依据聚合物疏水链段的不同性质，可以通过化学、物理以及静电作用等方法包裹药物。

（4）载体选择多样：聚合物由于胶束核壳结构的多样性，可以自由选择适宜的载体。

（5）便于机体代谢。

（6）长效性：对聚合物胶束的粒径和表面特征的设计可有助于避免网状内皮系统（RES）的识别，延长体循环时间。

（7）靶向性：可偶联靶向配体，实现药物定位传递。

（三）纳米粒的分类

在药剂学领域，纳米粒可以分成纳米药物和纳米载体两类。纳米药物是指直接将原料药加工成的纳米粒，实质上是微粉化技术和超细粉技术的发展，如纳米混悬剂、药质体。而纳米载体是指溶解或分散有药物的各种纳米粒，如纳米球、纳米囊、固体脂质纳米粒、纳米乳、纳米脂质体、聚合物胶束等。

（四）纳米粒的制备

制备纳米粒时，应根据材料和药物性质及使用的要求，选择合适的制备方法和制备工艺。一般经过优选确定制备工艺实验条件。如由单体制备纳米粒时，主要通过乳化聚合法制备；采用天然高分子材料为载体材料时，可通过天然高分子固化法、液中干燥法和自动乳化法等进行制备。目前纳米粒的制备方法，主要有机械粉碎法、物理化学分散法、化学聚合法等三大类。

1. 机械粉碎法　机械粉碎法利用机械将物质粉碎成纳米级的粒子。除改进传统的机械粉碎设备（如振动球磨、气流粉碎机等）外，还开发了新机械粉碎技术，如高压均质法–气穴爆破法等。

（1）机械球磨法（mechanical ball milling method）：本法以粉碎与研磨为主体实现粉末纳米化，可制备纳米纯元素和合金。

（2）高压均质法–气穴爆破法（high pressure homogenization–cavitation blasting method）：本法是在高压下，将微粉化药物与表面活性剂溶液挤出孔隙。被挤流体在孔隙中的动压瞬间极大地增加，在挤出孔隙时，静压迅速减小，产生气穴现象和爆裂，而这种气穴现象和爆裂，足以使药物微粉进一步崩碎。

2. 物理化学分散法　目前，常用的物理化学分散法有：液中干燥法、自发乳化–溶剂扩散法、盐析乳化–溶剂扩散法、高压乳化法、逆向蒸发法、熔融分散法、超临界流体法等。

（1）液中干燥法（drying–in–liquid method）：亦可称溶剂蒸发/挥发法。本法是将聚合物溶解在有机溶剂中，再将药物溶解或分散在聚合物溶液中，在水和乳化剂存在下形成稳定O/W型乳状液，经高压乳匀或超声后，经连续搅拌及一定温度和压力条件下蒸去溶剂，原来的油滴逐渐变成纳米粒，这种方法适用于疏水性药物，其工艺流程如图9-8所示。

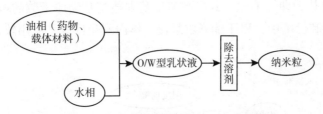

图9-8　液中干燥法制纳米粒工艺流程图

如需包裹水溶性药物（如蛋白质），则须制备成复乳（W/O/W），即先将亲水药物和稳定剂溶解在水里。初乳液由水相分散在溶解有聚合物的有机溶剂中形成，初乳再次被分散在含有沉淀剂的水相中，然后挥发除去复乳中溶剂。复乳法主要解决水溶性药物在乳化过程中快速地分散到外层水相中而影响包封率的问题，所以在第一次乳化过程中须快速形成水包油（O/W）体系。

（2）自发乳化–溶剂扩散法（self–emulsifying solvent diffusion method）：本法是溶剂蒸发法的改进方法。以丙酮或甲醇为水相，以水不溶性低沸点有机溶剂如二氯甲烷或三氯甲烷为"油相"，在乳化剂存在的条件下，由于大量水相的迅速扩散，将油相分散成微细液滴，待蒸发溶剂后形成固体纳米粒。该方法不需乳匀或超声，是一种自发的过程。随着水溶性溶剂的增加，纳米粒的尺度变小。

（3）盐析乳化-溶剂扩散法（salting-out emulsion-solvent diffusion method）：本法以白蛋白、明胶等天然大分子为囊材，既可使高分子水溶液盐析固化析出制备纳米粒，也可将水溶液在油中乳化后使高分子变性固化析出。先将高分子材料和药物溶解在水中，在表面活性剂存在条件下，边搅拌边加入盐类沉淀剂或乙醇，使高分子析出，也可通过改变pH使高分子析出，然后加入乳化剂至混浊刚消失，在搅拌下加入适量戊二醛等固化剂，使其固化，最后通过透析膜或凝胶柱层析精制而得。值得注意的是，许多盐类和生物活性物质是不相溶的。

（4）高压乳化法（high pressure emulsification）：本法利用高压推动液体通过狭缝，流体在短距离内加速，利用高剪切力和空穴力撕开颗粒至亚微米尺度。此法包括两种基本技术：热乳匀法和冷乳匀法。

（5）逆向蒸发法（reverse evaporation method）：本法原理是将磷脂等膜材溶于有机溶剂，加入待包封的药物溶液进行超声，形成稳定的W/O型乳状液，除去有机溶剂，适当方法除去未包入药物，即得。

（6）超临界流体法（supercritical fluid method）：将聚合物或药物溶解在超临界液体中，当该液体通过微小孔径的喷嘴减压雾化时，随着超临界液体的迅速气化，即析出固体纳米粒。该法仅适用于相对分子质量在10000以下的聚合物。由于大多数药物和载体材料在超临界液体中不溶解，有时可以应用超临界反溶剂（supercritical anti-solvent，SAS）技术，即将聚合物和药物溶解在可与超临界液体相混溶的反溶剂中，同时雾化，在高压下超临界流体可以完全吸收反溶剂而析出纳米粒。

3. 化学聚合法

（1）乳化聚合法（emulsion polymerization method）：本法系将单体分散于含乳化剂的胶束内或乳滴中，遇OH⁻或其他引发剂分子发生聚合形成纳米粒，胶束或乳滴作为提供单体的储库，乳化剂对相分离的纳米粒也起防止聚集的稳定作用。影响粒子大小的因素包括pH、乳化剂和稳定剂种类及用量、单体浓度等。

如氰基丙烯酸烷酯单体，在聚合反应终止后，经相分离即可形成固态纳米粒。此纳米粒极易生物降解，在体内几天即可消除，其降解速率基本随烷基碳原子数的增加而降低。在甲酯、乙酯、丁酯、异丁酯和己酯中，以丁酯降解最慢、体内耐受性好，应用较多。其工艺流程如图9-9所示。

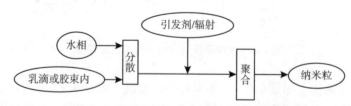

图9-9 乳化聚合法制备纳米粒工艺流程图

（2）微乳液法（microemulsion method）：本法系两种互不相溶的溶剂在表面活性剂的作用下形成乳液，在微泡中经成核、聚结、团聚、热处理后得到纳米粒子。常用的油-水体系有：柴油/水、煤油/水、汽油/水、甲苯的醇溶液/水等等。常用的表面活性剂有：双链离子型表面活性剂，如琥珀酸二异辛酯磺酸钠（AOT）；阴离子表面活性剂，如十二烷基磺酸钠（SDS）、十二烷基苯磺酸钠（DBS）；阳离子表面活性剂，如十六烷基三甲基溴化铵（CTAB）；非离子表面活性剂，如TritonX系列（聚氧乙烯醚类）等。

微乳液法具有原料便宜、实验装置简单、操作容易、反应条件温和、粒子尺寸可控的优点，因而广泛用于纳米材料的制备。

（3）亲水性聚合物凝聚法（hydrophilic polymer coagulation method）：本法系指对一些天然高分子如明胶、壳聚糖、海藻酸钠、葡萄糖、纤维或两亲性的聚合物等宜采用凝聚法制备纳米粒。例如，利用溶胶凝胶作用可以把壳聚糖作为注射用的热敏性水凝胶用在蛋白的长期缓释上。

（4）界面聚合法（interfacial polymerization method）：本法常用于聚氰基丙烯酸烷酯（PACA）纳米粒的制备，将药物、脂肪酸及氰基丙烯酸烷酯（ACA）单体溶于无水乙醇中制成油相，搅拌均匀后，再缓缓加入到含有表面活性剂的水相中，即可制成PACA载药纳米粒。

（五）固体脂质纳米球（SLN）的制备

SLN的载体材料采用的是生物相容的高熔点脂质。常用的高熔点脂质材料有饱和脂肪酸（硬脂酸、癸酸、月桂酸、肉豆蔻酸、棕榈酸、山嵛酸）的甘油酯（三酯、双酯、单酯及其混合酯）、硬脂酸、癸酸、甾体（如胆固醇）等。乳化剂可用多种磷脂以及合成乳化剂等，以混合乳化剂的效果为好。下面介绍几种制备方法。

1. 熔融－匀化法（melt-homogenization） 本法系制备SLN的经典方法，即将熔融的高熔点脂质、磷脂和表面活性剂在70℃以上高压匀化，冷却后即得粒径小（约300nm）、分布窄的纳米粒。

2. 冷却－匀化法（cooling homogenization） 本法系将药物与高熔点脂质混合熔融，再用液氮或干冰使之迅速冷冻成易碎的固态，再研磨，然后和表面活性剂溶液在低于脂质熔点5~10℃的温度进行多次高压匀化。此法所得纳米粒粒径较大，适用于对热不稳定的药物。

3. 乳化沉淀法（emulsifying precipitation） 本法系将药物或药物与脂质材料的混合物溶于与水不相混溶的有机溶剂中，加入含有乳化剂的水相中进行乳化，然后蒸去有机溶剂即得。

4. 微乳冷却法（microemulsion cooling method） 本法通常先将脂质载体加热熔化，加入药物、乳化剂、辅助乳化剂和温水制成外观透明、热力学稳定的O/W型微乳，然后在搅拌条件下将微乳分散于冷水（2~3℃）中，即可形成固体脂质纳米粒分散体系。本法的关键是选用恰当的助乳化剂。助乳化剂应为药用短链醇或非离子型表面活性剂，其分子长度通常约为乳化剂分子长度的一半。

（六）胶束的制备方法

1. 化学结合法（chemical bonded method） 药物分子与聚合物的疏水链官能团在一定条件下发生化学反应，将药物共价结合在聚合物上，从而有效控制药物释放速度。此法需要合适的官能团方能进行反应，应用受到一定限制。化学结合法胶束载药量高于物理包埋法。

化学结合法制备的载药胶束主要通过两种方式释药：聚合物胶束降解后胶束结合药物的共价键断开释药；或胶束结合药物的共价键断开，然后药物从胶束扩散释药。

2. 物理包埋法（physical package method） 利用胶束疏水内核和难溶药物的疏水相互作用及氢键力，将药物增溶于聚合物胶束中。物理包埋法制备的胶束常常通过扩散作用释药。一般而言，物理包埋法制备的胶束比化学结合法制备的胶束释药更快，释药速度与3个因素有关：①药物与疏水核的相容性：良好的胶束核与药物相容性可明显地延缓药物的释放；②氢键作用力：胶束核与药物之间具有强的氢键作用力也可以延缓药物释放；③载药量：胶束的载药量也会对释药速度产生影响。物理包埋法主要包括以下五种制备方法：

（1）空白胶束载药法：指将嵌段共聚物先制备成空白胶束溶液，再将药物用合适的溶剂溶解加入空白胶束溶液中，平衡一段时间后药物进入胶束中，有机相挥发制备聚合物胶束的方法。

（2）透析法：指将嵌段共聚物和药物溶解在与水混溶的有机溶剂后装入透析袋中用水透析。该法为实验室制备聚合物胶束的常用方法。

（3）乳化法：指将药物溶解在与水不混溶的有机溶剂中，聚合物可以溶解在有机相或水相，在搅拌的条件下将有机相加入水相，然后抽真空将有机相挥发。

（4）溶剂挥发法：指将药物和聚合物溶解于易挥发的有机溶剂中，再将有机溶剂挥去，形成聚合物药物膜，然后通过剧烈搅拌将膜重新分散在水中。

（5）冻干法：指将药物和聚合物溶于可用于冻干的有机溶剂（一般选用叔丁醇）后，再与水混合，冻干后聚合物胶束分散于等渗的水性介质中。

3. 静电作用法（electrostatic binding） 利用药物与带相反电荷的聚合物胶束疏水区通过静电作用而紧密结合，制得胶束。静电作用法制备的胶束通过药物与生理介质中游离的离子或蛋白交换释药。强疏水的胶束核可加强核与药物的静电作用，通过使药物与介质中的离子交换受阻达到缓释。此法操作简单，所得胶束稳定，但条件不易满足，使用不多。

4. 利用树状聚合物单分子制备胶束 树状聚合物是两亲性分子，表面亲水，内部疏水，作用类似于胶束，每个胶束由单分子树状聚合物构成，因而称为单分子胶束。

树状聚合物优点是能在较大的范围内和多种溶剂中保持分散状态，不聚集，不受临界胶束浓度的影响。

5. 利用嵌段的溶解能力的温度依赖性制备胶束 临界溶解温度（critical solution temperature）是聚合物溶液发生相分离的临界温度。如果聚合物在某一温度以下溶解，而在此温度以上聚合物溶液出现相分离，该温度就称为最低临界溶解温度（lower critical solution temperature，LCST）；与之相反，如果聚合物在某一温度以上溶解，而在此温度以下时聚合物溶液发生相分离，该温度则称为最高临界溶解温度（upper critical solution temperature，UCST）。相当一部分嵌段共聚物在溶液中具有热敏性与CST相行为，超过此温度即可形成具有壳-核的胶束结构。

（七）纳米粒举例

例1：曲安奈德聚乳酸纳米粒

【处方】曲安奈德20mg、PLA 400mg。

【制法】取处方量曲安奈德与PLA溶于2ml三氯甲烷中作为油相，与0.5%明胶溶液40ml在15℃以下超声乳化45分钟制得O/W型乳状液，再升温至40℃缓慢蒸发三氯甲烷，再超声蒸发45分钟除尽三氯甲烷，离心，水洗后将纳米粒混悬于水，冻干而得。

【注释】曲安奈德为有效成分；PLA为载体材料。制备方法采用液中干燥法。粒径取决于溶剂蒸发前的乳滴的粒径。此法所制纳米粒平均粒径为476nm，纳米粒收率79.2%，其中药物收率71%，载药量4.5%。

例2：10-羟基喜树碱（10-HCPT）胶束

【处方】N-辛基-N-三甲基壳聚糖（OTMCS）11.8mg、10-HCPT 6.8mg。

【制法】将OTMCS溶解在蒸馏水中，与溶有6.8mg 10-HCPT的DMSO溶液混合，环境温度下超声30分钟后，利用透析袋在蒸馏水中透析过夜，随后将含有胶束的溶液离心，抽滤，冻干，即可获得含有10-HCPT的聚合物胶束。

【注释】分析结果显示，这种壳聚糖衍生物能自组装形成球状聚合物胶束，根据结构修饰和载药过程的不同，其平均粒径在24~280nm范围内，载药量为4.1%~32.5%。10-HCPT在水中的溶解度为2ng/ml，而在OTMCS胶束中的溶解度增加至1.9mg/ml；此外，OTMCS还能调节10-HCPT的体外释放，改善药物的药动学性质和内酯环的体内稳定性。

（八）纳米粒的质量评价

纳米粒的质量要求基本与微囊和微球有很多相似之处。现根据纳米囊和纳米球粒径较小及其贮存和应用的特点，提出以下几项内容。

【形态、粒径及其分布】通常采用电镜观察形态，应为球形或类球形，无粘连。粒径分布范围应狭窄，并符合其使用要求。

【再分散性】冻干品的外观应为细腻疏松块状物，色泽均匀；加一定量液体介质振摇，应立即分散成几乎澄清的均匀胶体溶液。再分散性可以用分散有不同量纳米粒的介质的浊度变化表示，如浊度与一定量介质中分散的纳米粒的量基本呈直线关系，表示能再分散，直线回归的相关系数愈接近1，表示再分散性愈好。

【包封率与渗漏率】测定液体介质中纳米粒的药物包封率；冻干品应分散在液体介质后再测定。液体介质中纳米粒的分离方法包括透析、凝胶柱、低温超速离心等，分别测定系统中的总药量和游离的药量，从而计算出包封率。纳米粒贮存一定时间后再测定包封率，计算贮存后的渗漏率。

【突释效应】纳米粒在开始0.5小时内的释放量应低于40%。

【杂质残留量】由于多数载药纳米粒供注射用，因而对载药纳米粒进行纯化十分重要。在制备纳米粒过程中采用了有机溶剂的，须检查其残留量，残留量应符合《中国药典》或ICH要求。另外残留的单体、聚合引发剂、未载入纳米粒的游离药物也应该分离。

七、自乳化释药技术

1943年Schulman发现微乳体系。20世纪70年代末，为了提高亲脂性药物或难溶性药物的溶解度和溶出速率，国外学者尝试将自乳化技术应用于药物传递系统，以提高难溶性或亲脂性药物的口服生物利用度，产生了自乳化药物传递系统。1994年5月德国上市的环孢霉素-A Neoral™微乳浓缩液软胶囊，其生物利用度较口服溶液剂高，使肾移植排斥反应发生率降低。这一产品的成功问世使得自乳化药物传递系统的研究越来越受到重视。

（一）自乳化释药系统的定义

自乳化释药系统（self-emulsifying drug delivery system，SEDDS）是由药物、油相、表面活性剂和助表面活性剂组成的口服固体（如软胶囊、硬胶囊、片剂等）或液体制剂，其基本特征是在体温条件下，可在胃肠道内遇体液后，在胃肠道蠕动的促使下自发乳化形成粒径为100~500nm的水包油型乳剂。

当亲水性表面活性剂（亲水亲油平衡值>12）含量较高（≥40%，W/W），或同时使用助乳化剂时，在体温条件下，可在胃肠道内遇体液后，在胃肠道蠕动的促使下自发乳化形成粒径更小水包油型乳剂（<100nm），称为自微乳化释药系统（self-microemulsifying drug delivery system，SMEDDS）。

自微乳化释药系统形成的乳剂比自乳化释药系统粒径更小、更稳定，通常情况下将二者统称为自乳化释药系统。由于口服自乳化释药系统理论尚不成熟、表面活性剂用量高存在安全隐患等问题，上市产品仍然较少（表9-1）。

表9-1　基于自乳化释药技术的已上市产品及其处方组成

药物名称	商品名	油相	表面活性剂	助乳化剂	其他
环孢素A	Neoral	玉米油	聚氧乙烯（40）氢化	甘油、醇	α-生育酚（抗氧化剂）
利托那韦	Norvir	油酸	聚氧乙烯（35）蓖麻油	乙醇	二叔丁基对甲酚（抗氧化剂）
环孢素	Sandimmune	玉米油	Labrafil M2125CS	山梨醇、乙醇	–
硝苯地平	Adalat	薄荷油	糖精钠	甘油、聚乙二醇400	–
维A酸	Vesanoid	大豆油、氢化大豆油、部分氢化大豆油	黄蜂蜡	–	–
布洛芬	Nueofen	中链甘油三酯	卵磷脂、液态山梨醇	乙醇、聚乙二醇400/600	

（二）自乳化释药系统的特点

1. 体内自乳化　SEDDS口服后，在体温条件下，与胃肠液接触后可自发形成乳剂，粒径<500nm，药物被包裹于乳滴中，可以增加难溶性药物的溶解度和溶出度、增加与胃肠道接触面积、提高胃肠道上皮细胞对药物的通透性、抑制肠细胞色素P450对药物的催化作用及P-糖蛋白对药物的外排作用、可通过淋巴管吸收克服首过效应，从而提高生物利用度。例如卡维地洛制备成SEDDS后，生物利用度是普通制剂的3~4倍。

2. 提高药物稳定性　在胃肠道中，药物被包裹于乳滴中，抑制药物水解和酶解，提高稳定性，同时可避免药物与胃肠道黏膜的直接接触，避免局部药物浓度过大引起的胃肠道刺激。

3. 个体差异小　SEDDS在胃肠道中形成的乳滴粒径小，可迅速分布于整个胃肠道，受胃肠道环境和食物的影响较小，个体间差异小。

4. 制备工艺简单　无需特殊生产设备，易于工业化生产，可以以液体形式服用也可以分装于软胶囊或硬胶囊中，剂量准确，服用方便。

5. 缺点　处方中含有大量表面活性剂（30%~60%，W/W），存在一定的刺激性和安全隐患；相对于药物释放速度，SEDDS体内药物溶出更多地取决于脂质消化，用传统的体外溶出方法测定药物释放体内外相关性差，缺少合适的体外评价模型。

（三）自乳化释药系统的组成

1. 药物　SEDDS适合于脂溶性、水溶性差，吸收差的药物，也可用作疏水性蛋白、多肽类大分子药物的载体。对于油水均难溶的药物，尤其是在任何脂质组成中都不能溶解的药物不适合制备成SEDDS。通常选择水溶性小，在油相或油/表面活性剂系统中性质稳定的药物。

2. 辅料

（1）油相：SEDDS中油相的比例一般为30%~70%，主要起溶解药物、促进微乳形成、促进药物在胃肠道的吸收等作用。因此所选油相要求能以较少的用量溶解处方量药物，具有一定的乳化能力，并且安全、稳定。在一定范围内，油相比例越小，所形成乳剂或微乳越稳定，但同时会降低载药量。

常用的油相包括：①植物油，如玉米油、花生油、橄榄油、大豆油、芝麻油、氢化大豆油等；②不饱和中/长链甘油三酯，如长链脂肪酸甘油三酯、中链脂肪酸甘油三酯（MCT）等；③脂肪酸酯类，如油酸乙酯、油酸丁酯、肉豆蔻酸异丙酯、Miglyol 812、三甘油辛酸/葵酸酯等。已上市产品所用油脂以天然植物油为主，例如环孢霉素A软胶囊以橄榄油为油相，丙戊酸软胶囊以玉米油为油相。

近年来一些经结构修饰或水解处理的植物油由于药物溶解度大、自乳化效率高，在SEDDS中得到越来越多的应用。此外一些半合成的中链脂肪酸甘油三酯，同时具有表面活性剂的两亲性，也逐渐成为更具潜力的油相。

（2）表面活性剂：表面活性剂在SEDDS体系中起乳化剂的作用，可以降低SEDDS体系的界面张力形成界面膜，促使其在胃肠道中形成稳定的乳剂，一般占体系的30%~60%。制备SEDDS中最常用的表面活性剂多为亲水性非离子型表面活性剂，HLB值高（11~15），药物溶出快。

常用的表面活性剂有聚山梨酯类、维生素E聚乙二醇琥珀酸酯（TPGS）、聚乙二醇甘油酯类（如Labrasol，即辛酸葵酸聚乙二醇甘油酯；Labrafil，即亚油酸聚乙二醇甘油酯）、聚山梨糖醇单油酸酯（Span类）、磺化琥珀酸二辛酯钠（商品名Aeroso-l OT）、聚氧乙烯蓖麻油及其衍生物、磷脂、聚乙二醇辛基苯基醚（OP）类、皂苷类等。例如已上市的安普那韦软胶囊以TPGS为表面活性剂，环孢霉素软胶囊以司盘80和聚山梨酯80为表面活性剂。上述表面活性剂在处方中用量越大，形成乳剂粒径越小并越稳定，但是浓度过高时会引起胃肠道刺激性反应，还可导致在胃肠道中发生转相影响药物吸收。因此，应兼顾安全性和制剂质量两方面因素，设计处方，表面活性剂用量应在允许范围内，防止产生毒性、刺激性和溶血反应。

（3）助乳化剂：SEDDS大多需要加入助乳化剂，调节HLB值，进一步降低界面张力，与乳化剂形成复合界面膜，增加界面膜的柔顺性和稳定性，促进乳剂形成并提高稳定性，还可增加某些药物的溶解度。

常用的助乳化剂有中、短链醇如乙醇、丙二醇、甘油、聚乙二醇类、二甘醇单乙醚（transcutol）等，也可用有机氨、烷基素酸、单双烷基酸甘油酯以及聚氧乙烯脂肪酸酯等。其中乙醇、聚乙二醇和甘油应用最为广泛，例如氯法齐明、安普那韦和环孢霉素A软胶囊均以聚乙二醇为助乳化剂，亦有上市环孢霉素A软胶囊以乙醇为溶剂兼助乳化剂。需要注意的是，通常SEDDS最终会装入软胶囊或硬胶囊，若处方中含有乙醇等挥发性助乳化剂，则这些挥发性物质容易透过囊壳挥发，降低药物溶解度，导致难溶性药物沉淀。但是若不添加乙醇，又可能会降低某些药物的溶解度，因此需作综合考虑。

（4）辅料比例确定：SEDDS由油、水、乳化剂和助乳化剂4个组分组成，一般可将乳化剂及其用量固定，水、油、助乳化剂三个组分占正三角形的三个顶点，滴定法恒温制作相图（如图9-10所示），即将一定组成的油、乳化剂、助乳化剂混合溶液用水滴定，每次加水后达到平衡时，用肉眼观察是否是透明的纳米乳，或是浑浊的乳状液，或是半固态凝胶。相图中有两个纳米乳区，一个靠近水的顶点，为O/W型纳米乳区，范围较小，另一个W/O型纳米乳较为容易。

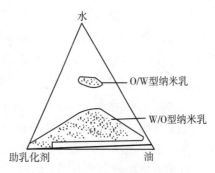

图9-10 形成纳米乳三元相图

对于四组分和四组分以上的体系，也可采用变量合并法如固定两组分的配比使实际变量不超过3个，从而仍可用三角相图来表示，这样的相图称为拟三元相图或伪三元相图。当研究如何制备含乳化剂量较少，且稳定的O/W型纳米乳时，常以乳化剂/助乳化剂、水、油为三组分制作经典的三元相图。但必须先确定乳化剂/助乳化剂比例最佳值。

（四）自乳化释药系统的制备方法

自乳化释药技术所用辅料多为液体，因此早期上市的口服SEDDS产品多为液态，可采用传统的胶囊剂制备方法，分装入软胶囊或硬胶囊中，制备方法简单，易于工业化。通常按处方配比量，将药物溶解在由油相、表面活性剂或者助乳化剂组成的油相中，混匀，搅拌至溶解澄清后，分装入软胶囊或硬胶囊，即得。

近年来为了提高液态SEDDS贮存过程中的稳定性，可通过固化技术制备固态SEDDS（片剂、微丸等），如喷雾干燥法、挤出滚圆法、搅拌吸附法、模具灌注法、溶剂蒸发法、高速剪切混合湿法、冷冻干燥法等。

（五）自乳化释药系统举例

例1：利托那韦软胶囊（Norvir®）

【处方】利托那韦100g、无水乙醇120g、油酸709.75g、聚氧乙烯蓖麻油35（Cremophor EL®）60g、二叔丁基对甲酚（BHT）0.25g、蒸馏水10g，共制成1000粒。

【制法】称取118g无水乙醇，充氮气，待用；称取0.25g BHT，在通氮气条件下用2g无水乙醇溶解得到澄清溶液，待用；将混合罐加热到28℃（不超过30℃），在搅拌下依次加入704.75g油酸和100g利托那韦，依次加入上述BHT的乙醇溶液和118g乙醇，混合至少10分钟；然后加入10g水至溶液澄清（不少于30分钟）；另加入5g油酸以溶洗容器壁上残留的药物，再继续混合30分钟，然后加入60g聚氧乙烯蓖麻油35，混合均匀，置2~8℃保存，分装入软胶囊，干燥，在2~8℃储存。

【注释】处方中利托那韦为主药，无水乙醇为助乳化剂，油酸为油相，聚氧乙烯蓖麻油35为表面活性剂起乳化剂的作用，BHT为抗氧化剂。由于处方中所用油相油酸用量大，浓度为70.9%（W/W），结构中含有不饱和双键，易于氧化，因此在整个制备过程中需要在氮气保护下进行，还需加入抗氧剂BHT。由于处方中含有12%的乙醇，因此临床上应用时，切勿与双硫仑和甲硝唑等药物同时服用，以免引起双硫仑样反应。

例2：环孢素A软胶囊

【处方】环孢素A 100mg、1，2-丙二醇100mg、无水乙醇100mg、精制植物油320mg、聚氧乙烯（40）氢化蓖麻油380mg。

【制法】将环孢素A粉末溶于无水乙醇中，加入乳化剂聚氧乙烯（40）氢化蓖麻油、助乳化剂1，2-丙二醇，混匀得澄明液体，测定乙醇含量合格后，加入精制植物油混合均匀，得澄明油状液体。由胶皮轧丸机制得环孢素A纳米乳浓液胶丸（软胶囊）。

【注释】环孢素A为有效成分。精制植物油为油相、聚氧乙烯（40）氢化蓖麻油为乳化剂、1，2-丙二醇为助乳化剂、无水乙醇为溶剂。

环孢素A是一种常用的免疫抑制剂。是由11种氨基酸组成的环状多肽化合物，不溶于水，几乎不溶于油，易溶于乙醇。口服很难吸收，生物利用度低。环孢素A纳米乳浓液软胶囊的生物利用度为市售软胶囊（内为W/O型乳剂）的174%~239%。

（六）自乳化释药系统质量评价

目前，国内外尚未有统一、完整的质量控制标准。根据具体情况，可以从自乳化效率与透光率、性状及pH、平均粒径及粒径分布、定量测定、溶出度、稳定性影响因素（离心试验、暴露空气试验、低温放置、高温放置试验）等方面进行评价。

【乳化效率】在浊度计内用一转动的桨促进乳化，测定乳化时间。

【粒径和电位】测定乳化稀释后，微乳的粒径及分布与Zeta电位。测定乳滴粒径的方法有电镜法、激光衍射测定法、光子相关光谱法等。测定乳滴粒径及分布的方法有带有计算机软件的粒度分析测定仪等。

【相平衡】研究相平衡可以预测自乳化系统加水稀释后的变化。

【含量测定】测定SEDDS中药物量，应符合标示量。

【溶出度】参照《中国药典》溶出度测定第二法进行测定。

【稳定性】目前还没有评价SEDDS稳定性的完善的方法，实验中可以参照我国新药评审乳剂（普通乳剂）或软胶囊的指导原则对其进行稳定性考察。

八、纳米混悬剂技术

纳米混悬剂是"纯的"药物纳米粒子的胶态分散体系。与传统意义上的基质骨架型纳米体系不同，纳米混悬剂无需载体材料，它是通过表面活性剂的稳定作用，将纳米尺度的药物粒子分散在水中形成的稳定体系，是迄今为止发展最快、载药量最高的纳米技术，特别是改善BCS II类药物溶出和提高生物利用度的最为有效和最容易产业化的纳米技术。纳米混悬剂可以液体形式直接给药，但存在长期稳定性问题。也可以通过后续加工工艺如喷雾干燥、制粒、喷丸后压片等，进一步制备成其他口服固体制剂如片剂、微丸、胶囊剂等。目前国外上市产品主要有Rapamune®（雷帕霉素片剂），Emend®（阿瑞匹坦胶囊），Megace®ES（醋酸甲地孕酮口服混悬液），TriCor®（非诺贝特片剂）和Triglide®（非诺贝特片剂）等。

（一）纳米混悬剂的定义

纳米混悬剂（nanosuspension），又称纳米结晶，是指纯固体药物颗粒分散在含有稳定剂（表面活性剂或聚合物稳定剂）的液体分散介质中的一种亚微粒胶体分散体系，其中液体分散介质可以是水、水溶液或非水溶液；药物可以结晶态存在，也可以部分或全部以无定形状态存在。

纳米混悬剂主要通过降低药物粒径，提高饱和溶解度来提高药物溶出速度和生物利用度。通常饱和溶解度是药物的特征性常数，仅受溶剂和温度的影响，但是当粒径降低到$1\sim2\mu m$以下时，饱和溶解度随着粒径的减小而增加。根据Noyes-Whitney方程，将药物制备成纳米混悬剂后，药物颗粒粒径降低到纳米级，释药总表面积增加，同时还可增加饱和溶解度，从而有效提高药物溶出速度。例如Rapamune®是将雷帕霉素分散在含有泊洛沙姆188的水溶液中进行研磨，所制备片剂的生物利用度可提高约27%。

（二）纳米混悬剂的特点

口服纳米混悬剂具有粒度小、药物含量高的特征，可增加药物吸收速度和吸收率，提高生物利用度；增加黏膜黏附性，延长胃肠道滞留时间，减少吸收的个体差异性。因此纳米混悬剂的口服制剂尤其适合大剂量的难溶性药物的口服吸收。另外，由于其制备工艺简单、载药量高、具缓释和靶向的作用，亦可用于静脉注射、眼部、肺部、透皮给药等多种途径给药。

（三）纳米混悬剂的载体材料

纳米混悬剂由药物和很少量的表面稳定剂组成。稳定剂对纳米结晶的稳定化机理主要包括空间立体稳定化作用和纳米粒子之间的静电排斥作用。一般而言，不同的稳定剂对不同药物有不同的稳定作用，需要筛选才能确定其最合适的稳定剂。

纳米混悬剂中的稳定剂通常为亲水性载体材料，包括泊洛沙姆、聚山梨醇酯、磷脂、聚乙烯吡咯烷酮、聚乙二醇类、十二烷基硫酸钠、纤维素类衍生物、维生素E聚乙二醇琥珀酸酯（TPGS）等，它们可防止粒子聚集，并可改善难溶性药物的润湿性，从而提高药物的分散度和溶出度。

（四）纳米混悬剂的制备方法

纳米混悬剂的制备有以下3种技术："自上而下"（Top-down）技术、"自下而上"（Bottom-up）技术和联用技术。①Top-down技术是通过介质碾磨法（media milling method）或高压均质法（high-pressurehomogenization）利用机械力将较大的药物结晶分散而获得纳米尺寸的药物粒子。②Bottom-up技术，也可以称为控制沉淀技术，该技术首先将药物溶解在有机溶剂中，然后将有机相加入到分散有稳定剂的水相中，同时控制析晶条件，最后除去有机溶剂。③联用技术，通常是将沉淀法制备的纳米混悬剂经过进一步的碾磨或高压均质制备而成。

纳米混悬剂制备过程和原理如图9-11所示，当较小粒径的纳米晶体或药物的溶液和水环境接触后，晶体的疏水部位和水分子直接接触会导致晶体的聚集；体系中加入表面活性剂后，由于水分子和表面活性剂的相互作用，降低了水和晶体表面之间的表面张力，进而防止了纳米晶体之间的聚集。

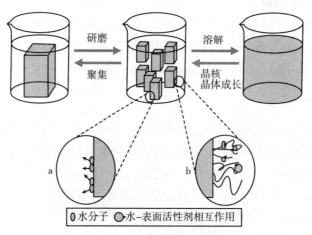

图9-11　纳米结晶形成原理

1. 介质研磨法　介质研磨（media milling），又包括干法介质研磨和湿法介质研磨。利用球磨机制备超微药物颗粒是一种广泛应用的方法，但是该法耗时长、产热高、损失多，其应用受到了一定限制。另外一种应用广泛、工业化应用较成熟的方法是湿法介质共研磨技术。

湿法介质共研磨法（wet media milling，WMM）是将药物与含有一定亲水性载体材料的水/有机溶剂溶液混合后，置研磨设备中，在研磨介质（瓷球、玻璃球、氧化锆珠或钢球）的作用下，经剪切、碰撞、摩擦和离心等作用，将药物粒径减小至微米级甚至纳米级，均匀分散在载体溶液中。药物粒径主要受载体材料种类和浓度、研磨时间、研磨介质粒径和数量、研磨频率等因素影响。

湿法介质共研磨法制备过程简单、温度可控、可在低温下操作、易于工业化生产，适用于水和有机溶剂均不溶的药物。目前应用该法的上市产品已有5个，如Rapamune®、Emend®、Megace®ES、TriCor®和Invega sustenna®。

2. 均质法 均质法（homogenization）用于制备纳米混悬剂，生产效率高、周期短、重现性好、工艺成熟、易于工业化放大。

（1）微射流技术（micro jet）：本法系将含有药物的混悬液通过微射流均质机的密闭腔体，利用高压气体使液体之间、液体和腔体之间相互碰撞，降低药物颗粒的粒径。

（2）高压均质技术（high-pressure homogenization）：本法系将药物和稳定剂分散在水或非水介质中，迅速通过均质阀体和阀座之间的狭缝，导致液体动态压力升高，静态压力减小，当静态压力低于液体的蒸汽压时，狭缝内液体沸腾，形成大量气泡，当气泡离开狭缝时迅速破裂，产生巨大的冲击波即空穴效应，药物颗粒在剪切、碰撞和空穴作用下，破碎成纳米粒子。例如FDA批准的Triglide®是采用高压均质技术进行前处理。

3. 沉淀法 沉淀法（precipitation）系将药物溶解在与水相互溶的有机溶剂中，将所得含药溶液注入药物的非溶剂（如水）中，形成过饱和体系，药物沉淀析出，通过控制温度、搅拌速度和时间等工艺参数或者调节稳定剂种类及浓度等处方参数，可得到不同粒径大小的纳米混悬剂。采用沉淀法制备纳米混悬剂，制备过程简单，但是很难精确控制药物微粒的粒径大小；另外由于制备过程中使用了有机溶剂，很难完全除去，存在一定的安全隐患，可采用超临界流体技术加以解决。

4. 乳化法 乳化法（Emulsifying method）系首先将药物溶解于不与水混溶的有机溶剂中制成O/W型乳剂，即乳滴内相包裹难溶性药物，然后通过各种方式（如减压蒸馏、超声破碎、匀质化、微流化、对流匀质等）使有机溶剂挥发药物析出，通过控制乳滴大小可得到药物粒子的纳米混悬剂。

5. 联用技术 介质研磨法、均质法和沉淀法是纳米混悬剂的三种主要制备方法，但是单独使用一种方法很难有效降低药物微粒的粒径，达到预期要求。通常是将多种制备方法联合应用，以有效降低药物粒径，提高体系的分散均一性和稳定性。

（1）微沉淀–高压均质法：是通过沉淀法得到药物的粗混悬液，随后迅速经高压均质作用，以降低粒径，得到纳米级的无定形或结晶型纳米混悬剂。

（2）喷雾干燥/冷冻干燥–高压均质法：是将药物溶于有机溶剂，经喷雾干燥或冷冻干燥（或者在药物合成时，使用喷雾干燥或冷冻干燥代替重结晶），得到药物粉末，再分散到含有稳定剂的水相中，进行高压均质。该方法所需均质次数少，生产效率高，所得纳米混悬剂的粒径远远小于单纯均质法的粒径。例如采用冷冻干燥–高压均质法制备的两性霉素B纳米混悬剂平均粒径仅为50nm。

（3）研磨–高压均质法：将药物预先研磨，初步降低粒径后，经高压均质进一步降低粒径。

（五）纳米混悬剂举例

例：非诺贝特片

【处方】非诺贝特14.50g、HPMC 2.90g、多库酯钠0.29g、蔗糖14.50g、十二烷基硫酸钠1.02g、乳糖–水化合物13.20g、硅化MCC 8.60g、PVPP 7.55g、硬脂酸镁0.09g、欧巴代（Opadry®）OY-28920 2.51g，共制成100片。

【制法】称取处方量HPMC和0.036g多库酯钠于23.2g水中，溶解，加入处方量非诺贝特，至介质研磨机中研磨（转速3000r/min，研磨介质尺寸为500介质），得到非诺贝特纳米研磨液。称取0.254g多库酯钠、处方量蔗糖和十二烷基硫酸钠与上述纳米研磨液混合均匀并溶解，经流化床喷至乳糖一水化合物上，得到载药颗粒，将所得载药颗粒与处方量硅化MCC、PVPP和硬脂酸镁混合均匀，直接压片，然后使用包衣锅包薄膜衣（欧巴代OY-28920），每片含145mg非诺贝特。

【注释】采用HPMC和多库酯钠作为亲水性载体材料，对非诺贝特进行湿法介质共研磨，可使药物粒径降低至169nm，使用喷雾干燥技术使纳米研磨液体固体化；向纳米研磨液中加入支撑剂蔗糖和表面活性剂十二烷基硫酸钠和多库酯钠，则可以防止喷雾干燥过程中粒子间聚结，提高粒子的再分散性；硅化MCC与PVPP联用可保证较好的崩解效果；因此最后使用防潮型包衣材料欧巴代OY-28920包薄膜衣，防止贮存过程中水分渗入粒子聚结。

九、药物微粉化技术

根据Noyes-Whitney方程，减小药物的粒径可以提高水难溶性药物的溶解度和生物利用度，在制剂过程中通常对药物进行微粉化处理。传统方法通常是通过研磨过筛，以获得微粉化的药物粒子，但在研磨过程中易产生的局部过热现象使一些药物分解，且产生的粒子的粒径分布较宽，部分药物还存在静电作用大的问题。若采用一些新型的微粉化方法则可以避免这些问题，通过控制一些操作参数还可以控制粒子的粒径和形态，而且残留溶剂也可控。

1. **控制析出法（controlled precipitation）** 本法先将药物和稳定剂溶解于有机溶剂中，再与水溶液混合制备稳定的药物粒子，析出晶浆。在间歇操作时，通过真空蒸馏除去有机溶剂后，再经冷冻和冻干得微粉化粒子；在连续操作时可通过真空蒸馏除去有机溶剂后，再经喷雾干燥获得微粉化粒子，最后得到的粒子平均粒径在10μm左右。控制析出方法得到的稳定的微粉化粒子有很强的溶解特性，可用于水难溶性药物的增溶。

2. **原位微粉化法（in situ micronization）** 采用此法时，首先需要寻找一种合适的稳定剂，使析出的小晶粒能够稳定存在而抑制晶体生长。操作时，先将药物溶解于有机溶剂中，再在搅拌下与溶有稳定剂的水溶液混合形成分散体，最后经喷雾干燥制得微粉化的药物粒子。如以HPMC为稳定剂，用本法处理布洛芬后，药物粒子的平均粒径都在2μm左右，而且粒径分布较窄。

3. **低温喷雾液中冷冻法（spray freezing into liquid，SFL）** 本法系将药物以分子的形式嵌入到辅料的骨架中。在SFL过程中，将含有药物与骨架材料的混合液喷到低温液体（如液氮）的表面，超速冷冻使液滴形成有较大表面积的多孔微粒，而药物则稳定地存在于辅料的骨架中，再经冷冻干燥得到微粉化的含药微粒。SFL微粒具有粒径小和表面积大等特点，使微粒能更好地润湿和较快地溶出。

4. **蒸发-水溶液析晶法（evaporative precipitation into aqueous solutions，EPAS）** 本法系将药物溶解于低沸点有机溶剂中，加热后将药物溶液喷入热的溶有稳定剂的水溶液中，有机溶剂快速蒸发产生过饱和溶液，药物以胶态快速析出，并通过吸附于药物粒子表面的稳定剂阻止粒子生长，使粒子保持较小的粒径，最后通过喷雾干燥或超速冷冻干燥得到微粉化的药物粒子。此法得到的粒子粒径小、结晶度低，而且药物粒子表面的亲水性包衣增强了其润湿性，可以加速药物溶解。

十、磷脂复合物技术

关于磷脂复合物的研究最早报道始于1984年，其利用磷脂促进了灰黄霉素的溶出。鉴于磷脂复合物能显著地改善药物的脂溶性，增强药物吸收，提高药物生物利用度，减少药物不良反应等，近年来，在药物制剂方面应用逐渐增多，特别是在中药磷脂复合物的研究方面取得了较大的成就。

（一）磷脂复合物的定义

磷脂（phosphatide）是含磷酸根的脂类物质的总称，主要有卵磷脂、脑磷脂、肌醇磷脂和磷脂酸等。磷脂复合物（phytosomes）是药物和磷脂分子通过电荷迁移作用而形成的较为稳定的化合物或络合物。

（二）磷脂复合物的特点

药物与磷脂形成复合物后，理化性质、生物学活性等都会发生很大程度的改变，表现出很多与母体药不同的特性。理化性质的改变，如脂溶性明显增强，熔点、吸收系数、光谱特征等也会发生明显变化等。生物学活性的改变，如磷脂复合物的活性一般比母体药物更强，显著地改善其生物有效性，提高生物利用度，毒副作用更小。另外，磷脂复合物制备方法简单，成本低廉。

（三）磷脂复合物的形成机制

在磷脂结构中，磷原子上羟基中的氧原子有较强的得电子倾向，而氮原子有较强的失电子倾向，因此在一定条件下，它可与一定结构的药物分子生成复合物。如在灯盏花素的结构中，羧基上的氧以及酚羟基上的氧均具有负电性，均可与卵磷脂中带正电性的季铵氮产生偶极-偶极作用力形成复合物；葛根素和卵磷脂通过极性部位间的范德华力而结合形成磷脂复合物。

（四）磷脂复合物的制备

通常的方法是将药物和磷脂置于非质子传递溶剂如芳烃、卤素衍生物或一些环醚中（如四氢呋喃、三氯甲烷、甲醇、乙醚、二氧六环等），通过加热、搅拌、回流等手段处理而制得。制备好的复合物可通过蒸发或在真空下去除溶剂得到，也可用冷冻干燥法或非溶剂沉淀法分离得到。反应溶剂的选择、反应时间、反应温度、反应物的浓度、药物与磷脂的投料比等因素都会影响药物的结合率，可通过试验筛选出最佳制备配方和工艺。

（五）磷脂复合物的鉴别

药物与磷脂形成复合物后，与母体药物相比，磷脂复合物的溶解性、熔点、吸收系数、光谱特征都发生了很大变化，可采用薄层、紫外、红外、质谱和热分析等方法进行鉴别。

十一、药物共晶技术

近年来，药物共晶筛选技术成为改善药物溶解度、稳定性等性质的研究热点，该技术不改变药物分子结构，在保证药理作用的同时，仅通过分子间作用力改善药物的理化性质，显著提高药物溶解度，增加生物利用度，为难溶性药物的研发提供了新途径。

（一）药物共晶的定义

药物共晶（pharmaceutical co-crystals）是指活性药物成分（active pharmaceutical ingredient，API）与共晶形成物（cocrystalformer，CCF），以氢键、π-π堆积作用、范德华力和其他非共价键形式相连而结合在同一晶格中，所形成的新的晶体产物。其中，CCF为安全性高的药用辅料及其他药物，即在生理上可接受的酸、碱、盐、非离子化合物分子，如烟酰胺、苯甲酸和糖精等。易与共晶概念相混淆的药物固体形态还有盐、多晶型、水合物以及溶剂化物等（图9-12）。

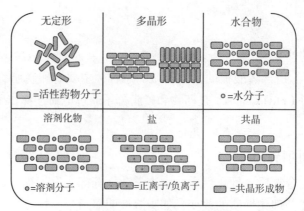

图9-12 药物的不同固体形态

（二）药物共晶的特点

药物共晶的特点：在不改变药物共价结构的前提下，共晶引入新的组分不仅能改善药物的理化性质，提高原料药的稳定性，而且能提高溶解溶出速度和生物利用度，同时具有掩味功能等。

（三）共晶筛选技术

药物共晶的设计一般是先通过分析药物晶体的性质特征，然后选择合适的共晶形成物，应用晶体工程学、药物科学、超分子化学原理和自组装原则对超分子结构进行设计。一般而言，只有那些能够形成氢键或特定相互作用的分子之间才能获得稳定的共晶。

从理论上而言，药物共晶API涵盖广，CCF选择多，但因氢键或其他非共价键的结合力弱以及分子空间位阻等原因，实际并非所有CCF均可与API形成共晶。因此，合理有效的共晶筛选方法对于加快药物共晶筛选效率，获得高质量目标产物，提高共晶技术研究水平，促进难溶药物的临床应用具有重要意义。

目前，共晶筛选技术主要集中在高通量结晶技术、剑桥结构数据库（Cambridge Structural Database，CSD）指导技术、热力学理论指导方法，以及研磨法和溶剂结晶法等。

1. 研磨法 研磨法是指利用研磨过程的机械能不断转化为热能，促进API与CCF的自发反应生成共晶，主要分为干法研磨和湿法研磨。干法研磨是指不添加溶剂情况下，API与CCF研磨结晶。湿法研磨是指在API与CCF混合后添加少量溶剂研磨结晶。共晶的结晶能力取决于API与CCF分子间结构的互补性和移动性，少量溶剂的添加可以促进分子间移动，加强反应速率，湿法研磨更具动力学优势，但应避免使用的溶剂与药物形成溶剂化物。另外，在共晶形成的过程中，很可能存在包括药物在内的多种结晶及晶型，因此纯度或纯化是实际应用共晶的难题。例如，姜黄素-间苯二酚和姜黄素-邻苯二酚共晶。

除传统干法和湿法研磨外，聚合物辅助研磨可有效避免有害溶剂的残留，改善药物溶解溶出性质。反应过程中聚合物作为一种特殊"催化剂"，促进分子反应速率，丰富产品多样性。例如，利用不同分子大小聚乙二醇辅助研磨得到的咖啡因-邻氨基苯甲酸共晶，产率高且种类多，颗粒大小20~200μm可控。

通过研磨常常能够获得亚稳定的共晶，虽减少了溶剂干扰，但生成的微晶无法进行单晶衍射分析。另外，在研磨过程中加入少许有机溶剂有时能够加快共晶的形成，但应避免使用的溶剂与药物形成溶剂化物；在共晶形成的过程中，很可能存在包括药物在内的多种结晶及晶型，因此纯度或纯化亦是实际应用共晶的难题。

2. 溶剂结晶法　溶剂结晶法主要包括溶剂挥发法、反应结晶法、混悬结晶法等，其中最常用的是混悬结晶法，该方法适用性广，可弥补许多筛选技术无法获得的晶体及晶型，适用于共晶药物放大生产。

溶剂结晶法要求两组溶质分子间作用大于单一组分与溶剂分子的作用，应充分了解特定溶剂中两组分的溶解度，尽量减小 API 与 CCF 在溶剂中溶解度的差异，否则易产生某一组分单独析出。此外，组分的化学计量比、结晶速率、结晶温度和溶剂结晶方法都是需要考虑的重要因素。例如，槲皮素为难溶性天然黄酮类药物，水溶性差且体内结合代谢率高，在溶剂中与咖啡因等配体共结晶后，溶解度及溶出速度明显提高，生物利用度提高 2~14 倍。

此外，针对热力学结晶不稳定体系，可采用溶液结晶法促使溶剂快速蒸发达到高度饱和体系，形成晶核诱导结晶。对于易受高湿环境影响的共晶，利用混悬法可以对共晶稳定性和溶出度有效预测，指导优质共晶的筛选。

3. CSD 筛选技术　CSD 中存有 50 多万种有机物结构信息，利用该数据库大量晶体结构数据，结合超分子合成子的选择，具有合适构象的 CCF 得到优选。以合成子 CN···Y–C 检索为例，数据库中有 13% 晶体结构中存在该卤键作用，显著缩小 CCF 选择范围。

4. 高通量结晶技术　高通量筛选适用于多种晶体以多种结晶形式在不同结晶条件下的平行筛选，此方法不仅节省了时间与原料成本，同时也生成大量数据集合，是共晶设计、筛选的有效工具。例如，利用 96 孔板对咖啡因–草酸、茶碱–草酸共晶进行考察，证实与低水溶性 CCF 结合的共晶在水中稳定性更高，同时混合溶剂所获共晶稳定性高于无水环境所得共晶。此外，CSD 与高通量结晶技术结合亦适用于共晶多晶型的研究。

5. 三相图分析法　共晶体系由 API–CCF–溶剂系统组成，通过绘制共晶三相图可以简单直观地显示共晶形成区域，有效指导共晶的稳定生成。相图对称性越高，API 与 CCF 在溶剂中的溶解度差异越小，共晶形成区域越大，也就是共晶可结合率越高。因此，可选择合适的溶剂以调整相图对称性，节省大量 API 的投入，适合工业扩大生产。

6. 热力学方法　传统的热力学方法主要包括溶剂缓慢挥发法、熔融结晶法和溶液介导转晶法，其中溶剂挥发与溶液介导转晶法亦属于溶液法。随着晶体药物的研究深入，采用 DSC、热台显微法（heat stage microscopy，HSM）以及饱和温度法（saturation temperature method，STM）等可实现共晶的快速、无溶剂的筛选，并结合运用于不同化学计量比共晶系统的分析。

DSC 可快速测定晶体熔点及熔融焓等相关热力学参数以及晶体纯度分析，尤其对溶解度低的 API 或倾向生成溶剂化共晶的鉴定有重要作用。DSC 不能直接反映共晶的形成，HSM 能提供 DSC 检测结果最直观的成像，是对 DSC 进一步完善。饱和温度法是指从过饱和溶液中获得热力学稳定的共晶，也属于溶液介导转晶，筛选率最高，仅适用于小范围筛选实验。

7. 流体热力学理论指导　共晶筛选最初研究阶段多采用经验筛选模式、缺乏多学科资源的共享、数据挖掘技术落后，不利于药物共晶研究与开发。随着高性能共晶研究技术的发展，理论与实验相结合的研究模式得以建立，更深层次的剖析药物共晶多方面性质的特点，如药物溶解度、溶剂的性质和共晶合成过程中各相热力学性质的综合分析，从而更好的指导优质共晶的全面筛出，避免漏筛、劣筛的情况。例如，利用流体相热力学计算方法避免了量子化学数据库的繁琐计算，准确预测 API、CCF、共晶及其溶剂合物的溶解度，提高 CCF 筛选的准确性。此外，大多数共晶的筛选局限于理想溶液状态，并未充分考虑 API 及 CCF 分子间的相互影响，采用微扰–统计缔合流体理论与药物共晶研究相结合，可精准计算出非理想溶液状态下各组分热力学行为参数，使共晶筛选及其热力学性质的研究变得高效和全面。

十二、增溶技术

在制药领域，约有40%的药物由于水难溶性，使其在胃肠道溶解速率较慢，致使吸收受限。为了解决药物的水难溶性和低溶解速率问题，可通过混合溶剂法、环糊精包合物、磷脂复合物、固体分散体、微粉化、微乳、脂质体、加增溶剂或助溶剂、成盐等多种途径来提高药物的溶解度、溶出速率和生物利用度（表9-2）。但针对某一药物，应根据其结构特点、理化性质、剂量、剂型、临床需求和制剂成本等因素综合考虑，选择适宜增溶技术。

表9-2　不同增溶技术的特点

增溶方法	优点	缺点
环糊精包合物	毒副作用低、稳定性好	分子大小及结构受限、包封率低
固体分散体	药物释放速率可控	易老化，稳定性差
脂质体	避免被结合代谢、膜溶性好，靶向性高	稳定性差，包封率低
磷脂复合物	改变母体药物的理化性质，改善药物的脂溶性，使药物的刺激性变小，毒副作用降低	稳定性差，溶剂残留
超微粉	流动性好，质量可控	理化性质、安全性易改变
纳米混悬体	无需载体，适用于溶解度极低或水、油均不溶药物	工艺要求高，粒径易增大、易受污染
微乳	热力学稳定，黏度低，药物分散性好，吸收迅速	表面活性剂浓度高
共晶	配体选择性多，安全性高，适用于酸性、碱性及非离子型药物	高纯度共晶难获得

（一）加增溶剂

为了达到治疗所需的药物浓度，利用表面活性剂达到临界胶束浓度形成胶束的原理，使难溶性活性成分溶解度增加而溶于分散介质的过程称之为增溶（solubilization），所使用的表面活性剂称为增溶剂（solubilizer）。其增溶能力可用最大增溶浓度表示（maximum additive concentration，MAC），达到MAC后继续加入药物，体系将会换成热力学不稳定体系，即变为乳浊液或有沉淀发生。

增溶作用是表面活性剂在溶液中达到临界胶束浓度形成胶束后发生的行为。根据表面活性剂种类、溶剂性质与难溶性活性成分结构等的不同，活性药物通过进入胶束的不同位置实行增溶，见图9-13。a.增溶于胶束内核：完全水不溶性药物；b/c.栅栏层（深处）：双亲性药物；d.亲水层：水溶性药物。

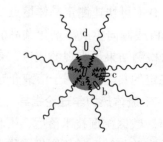

图9-13　增溶位置示意图

a-胶束疏水内核；b-栅栏层深处；

c-栅栏层；d-亲水层表面

1. 加入嵌段共聚物增溶剂　嵌段共聚物（block copolymer），又称镶嵌共聚物，是将两种或两种以上性质不同的聚合物链段连在一起制备而成的一种特殊聚合物。嵌段共聚物在选择性溶剂中可逆缔合形成以不溶性嵌段为核、可溶性嵌段为壳的胶束，广泛用作表面活性剂、增溶剂、药物载体和纳米材料等。

2. 加入树状大分子增溶剂　树状大分子（dendrimers），是一种高度支化、对称、呈辐射状的新型功能高分子。该聚合物可在纳米水平上严格控制分子大小、结构和表面基团，因而具有精确的分子结构、致密的球状外形、单分散性及极好的水活性。

枝状高分子内层的空腔和结合点可以包裹药物分子如基因、抗体和疫苗等物质，作为药物定向运输的载体。外层表面高密度可控基团，经过修饰可以改善药物的水溶性和靶向作用，通过扩散作用和降解作用实现对药物分子的控制释放。

（二）加助溶剂

难溶性药物与加入的第三种物质在溶剂中形成可溶性分子间的络合物、缔合物或复盐等，以增加药物在溶剂中的溶解度。这第三种物质称为助溶剂（hydrotropy agent）。助溶剂可溶于水，多为低分子化合物，形成的络合物多为大分子。

常用的助溶剂主要分为两大类：一类是某些有机酸及其钠盐，如苯甲酸钠、水杨酸钠、对氨基苯甲酸等；另一类是酰胺类化合物，如尿素、烟酰胺、乙酰胺等。

关于助溶剂的选择尚无明确的规律可循，一般只能根据药物的性质选用与其能形成水溶性的分子间络合物、复盐或缔合物的物质。应注意它不是表面活性剂，因而与增溶剂相区别。

（三）使用混合溶媒

潜溶剂是混合溶剂的一种特殊的情况。药物在混合溶剂中的溶解度一般是各单一溶剂溶解度的相加平均值。在混合溶剂中各溶剂在某一比例时，药物的溶解度比在各单纯溶剂中溶解度出现极大值，这种现象称为潜溶（cosolvency），这种溶剂称为潜溶剂（cosolvent）。混合溶剂是一些能与水任意比例混合，与水分子能形成氢键结合并能增加它们的介电常数，能增加难溶性药物溶解度的那些溶剂。如乙醇、甘油、丙二醇、聚乙二醇等与水组成的混合溶剂。例如苯巴比妥在90%乙醇中有最大溶解度。

潜溶剂不同于增溶剂和助溶剂，它主要是使用混合溶媒，根据不同的溶剂对药物分子的不同结构具有特殊亲和力的原理，能使药物在某一比例时达到最大溶解度，主要是根据实验过程确定合适的比例。

（四）成酯、成盐

通过成酯、成盐或进行分子结构修饰形成以共价键结合亲水性大分子的前体药物，可增加水难溶性药物的水溶性，有利于其在胃肠道的吸收。前体药物在体内通过酶解或水解等作用转化为原药而发挥疗效。

（五）导入亲水基团

亲水基团，又称疏油基团，具有溶于水，或容易与水亲和的原子团。在水难溶性药物分子结构中导入亲水基团亦是提高溶出度的有效措施。

（六）合成磷脂复合物

药物与磷脂结合形成药物–磷脂复合物，可使药物的理化性质如溶解性能发生显著改变，从而提高药物的生物利用度。

（七）制成微乳

微乳是由乳化剂、助乳化剂、油相和水相在适当比例条件下自发形成的澄清透明体系，属热力学稳定体系，其粒径多在10~100nm之间。微乳中含油及表面活性剂，主要用于增加亲脂性药物和水难溶性药物的溶出度和溶出性能，提高生物利用度，此外其还可延长水难溶性药物的释放。

（八）自乳化释药系统

自乳化释药系统是由油相、非离子表面活性剂和潜溶剂形成的均一透明的溶液，在设定的环境温度（通常指37℃左右）和温和搅拌的情况下，由于表面活性剂的存在，自发乳化形成粒子粒径为20~50nm的乳剂。药物存在于这些细小的油滴中，油滴可以从胃中迅速排空，使药物在整个胃肠道中广泛分布。

（九）制成微球和纳米粒

微球和纳米粒为固态胶体颗粒，粒径在微米和纳米之间。药物可包埋或溶解在微球及纳米粒的内部，也可吸附或耦合在其表面。

（十）制成脂质体

脂质体最早是指天然脂类化合物悬浮在水中形成的具有双层封闭结构的泡囊，现在也可由人工合成的磷脂化合物来制备。

（十一）超微粉碎技术

药物的粒径降低时其比表面积增大，药物与介质的有效接触面积增加，将提高药物的溶出度和溶出速率，因此减小粒径是提高水难溶性药物生物利用度的有效方法。通常的超微粉碎方法是机械粉碎法，即通过机械力的作用使药物成为极细微粒，增加药物的比表面积，从而增加药物溶出度和溶出速率。

（十二）共研磨技术

药物与辅料共同研磨技术系通过降低药物的结晶度、增加比表面积、改善可润湿性等作用促进水难溶性药物的溶出，这种技术具有简便易行、成本低廉、无毒无害及效果明显等特点。

（十三）液固压缩技术

液固压缩技术是指将药物在非挥发性溶剂中溶解，于溶剂中按照一定比例添加载体材料和涂层材料，将液体药物转化成干燥状、没有粘连、可自由流动，同时具有可压性的粉末，并可直接压片。液固压缩技术可以提高难溶性药物溶出度，同时也是制备缓释制剂的方法之一。

（十四）药物共晶制备技术

共晶为单一相结晶性化合物，由两种或多种分子以一定化学计量比通过非共价键结合而成。与原料药相比，共晶在溶解度、溶出速率、生物利用度以及稳定性等方面存在较明显优势。

十三、药物掩味技术

在药物的研究、开发过程中，许多药物由于其本身的不良臭味，尤其是苦味，在剂型开发及临床使用上受到了很大的限制。同时，掩味可以提高患者的顺应性和产品价值。

药物的不良臭味来源于多方面，主要与药物的性质、不同个体对味道的敏感程度、服药的不同方式等有关。其改善药物不良臭味的方法有：添加矫味剂、填充胶囊，对药片或药物颗粒包衣，用离子交换树脂吸附，将药物制成包合物、固体分散体、微囊（球）或无味前体药物等。

（一）加入矫味剂

对于儿童和老年患者，吞咽包衣片比较困难，因此，需将药物制成散剂冲服或者制成口服液。许多苦味的药物使患者难于接受，这就需要加入矫味剂干扰味蕾，掩盖药物的不良臭味，改善患者用药时的口感，以利于服用。常用的矫味剂有：甜味剂、芳香剂、胶浆剂和泡腾剂。

（二）包衣法

包衣法是掩盖药物不良臭味时最常用的方法，包衣后不仅能掩盖药物的不良臭味，还可以起到防潮、避光、隔绝空气、提高药物稳定性以及控制药物释放速率和部位的作用。

（三）制备胶囊剂

将药物装于空硬胶囊或软胶囊中制成的胶囊剂，具有外表整洁、美观，易于吞服，且可以掩盖药物的苦味和不适的臭味，此种方法比较传统，但被普遍采用。但胶囊剂一般不适用于儿童及消化道有溃疡的患者。

（四）包合物技术

通过制备包合物可避免药物直接与口腔接触，达到掩味的目的。例如将法莫替丁分散在含有羧甲基－β－CYD和PVP-K30的溶液中，制备包合物，经冷冻干燥后制备口腔崩解片，体内口感评价表明可明显改善药物的苦味。制备溴吡斯的明β–环糊精包合物分散片过程中，当药物与β–CYD比例为1∶3（W/W）进行包合，同时联合使用矫味剂和泡腾剂，能完全掩盖药物的苦味。

（五）固体分散技术

制备固体分散体后通过载体材料的包被作用，掩盖药物的不良气味和刺激性。例如将阿奇霉素与聚丙烯酸树脂以1∶1的比例采用热熔挤出法制备固体分散体，可明显掩盖药物的苦味。常用的载体材料还包括明胶、PVP-VA64、单氨甘氨酸盐水合物等。

（六）离子交换树脂复合物技术

在一定pH条件下，通过离子键使药物分子吸附于离子交换树脂中，形成离子交换树脂复合物。在唾液环境中（pH6.2~7.2），药物不释放，在胃液酸性条件下，通过氢离子的交换作用使药物在树脂中释放出来，从而改善药物口感，同时不影响药物在胃中的吸收。

（七）微囊化技术

以天然或合成高分子材料为囊膜，将药物包裹于囊壳中形成微型胶囊，从而有效掩盖药物的不良气味或苦味。常用高分子材料有明胶、纤维素、丙烯酸聚合物、Eudragit等。例如，Alamo制药公司推出的氯氮平口腔崩解片（Fazaclo®）系以明胶为囊膜预先制备载药小颗粒进行掩味。

（八）微球技术

将药物分散在高分子材料中经喷雾干燥、流化床制粒或者乳化溶剂挥发等方法形成球状小颗粒的方法。如将法莫西丁均匀分散在含有Eudragit EPO、十二烷基硫酸钠、硬脂酸、聚乙二醇

400、二氧化硅的溶液中，经高压均质得到混悬液，采用喷雾干燥法制备载药微球，与其他辅料混匀后制备法莫西丁口腔崩解片，可明显改善药物口味。

另外，将药物制备成微米级的微球或微囊后，还可改善在口腔崩解后的沙砾感，同时增加药物的溶出度。

（九）加入鞣酸等掩蔽剂

鞣酸等掩蔽剂掩盖药物苦味是针对药物的溶解度特点而言的。掩蔽剂一般易溶，在药物冲溶时迅速溶解，与之形成难溶盐，并包围药物颗粒阻止其继续溶解，这样掩蔽剂的用量将更加少而有效，这是掩蔽剂成功的基础。

（十）添加局麻剂

使用具有局麻作用的掩味剂，暂时性麻痹味蕾上的味觉细胞，降低对苦味分子的感受性，达到掩盖苦味的作用。如薄荷脑或薄荷油，可以麻痹味觉细胞，达到掩盖苦味的效果。但是由于味觉细胞被麻痹，人们在感受其他味觉时也受到了影响。该种方法掩盖苦味的效果不太理想。

（十一）制成无味前体药物

对药物进行结构改造，制成无味前体药物。例如选择在水中溶解度低的活性药物形式制备口腔崩解片，这就需要找到活性药物的不溶性前药，以确保完全无味，因为舌头能够检测到很少量的物质，特别是具有强烈味道的药物。

第三节　药物传递系统各论

一、快速释放制剂

口服速释给药系统是指服用后，能快速崩解或者溶解的固体制剂，它通过口腔或者胃肠道迅速释放并吸收，具有吸收快、起效快、生物利用度高的特点。如口腔崩解片、分散片等。速释往往涉及新制剂或制备技术的应用，以增加其溶解度和溶出速度，如固体分散体、环糊精包合物、微粉化、磷脂复合物、聚合物胶束和纳米粒等。

（一）口腔崩解片

口腔崩解片（orally disintegrating tablets，ODT）最早在1986年研制成功，但此后该剂型进展缓慢。直到20世纪90年代末，自法国爱的发（Ethpharm）公司开发出名为FlashTab的速崩片后，该剂型才得到快速发展。此时，距离首例口腔崩解片Zydis的上市时间已过去10年。

2003年8月，国家食品药品监督管理局（SFDA）将口腔速溶片及口腔速崩片统一命名为口腔崩解片，并作为新制剂加以评审。该剂型主要是选择合适的崩解剂，制成既有一定的硬度，又有一定的疏松度的片剂。服用时置舌面，可不需用水辅助吞咽，在口腔中15~60秒内迅速崩解成细颗粒，仅几个吞咽动作即可完成服药过程。

1. 定义　ODT系一种在口腔内不需水或只需少量水，将片剂置于舌面，无需咀嚼，遇唾液即能崩解或溶解的片剂。

一般速释片、口腔速溶片及口腔崩解片统一命名为口腔崩解片，并作为新制剂进行评审，其定义为能够在口腔内不需水即能崩解或溶解的片剂。中国批准了80种口腔崩解片。FDA批准了68种口腔崩解片；欧盟批准了86种口崩片上市。

2. **特点**　与普通口服片剂相比，口腔崩解片具有以下特点。

（1）吸收快，生物利用度高：药物表面积增大使其溶出速率加快，吸收起效加快；小剂量（≤60mg）或分子量小的水溶性药物在口腔pH环境中以非离子药物被吸收，大部分药物通过口腔、咽喉与食管黏膜进入全身血液循环，提高了生物利用度。

（2）服用方便，患者顺应性高：口腔崩解片最大的优点是服用方便，唾液即可使其崩解或溶解，既可按普通片剂吞服，又可放于水中崩解后送服，还可不需用水直接吞咽服药，尤其适用于老年人、婴幼儿、抑郁症患者、精神病患者、化疗后进水即呕的患者及卧床体位难变动的患者。

（3）胃肠道反应小，副作用低：口腔崩解片崩解吞咽后，因唾液量少，药物颗粒细，可在胃部均匀分布、吸附或嵌入胃黏膜，即使吸收量增多，也不会因胃黏膜局部药量过大而产生刺激作用，对消化道黏膜刺激作用小。如吡罗昔康速溶片比双氯芬酸、萘普生普通片的胃肠道反应发生率低。

（4）避免了肝脏的首过效应：由于口腔崩解片在口中迅速崩解，除大部分药物随吞咽动作进入胃肠道外，也有相当部分经口腔吸收，药物通过此前胃肠道途径，可降低达峰时间（t_{max}）和使药物对肝脏首过代谢敏感性降低，显著减少首过代谢作用和毒性代谢物的数量。

3. **适合制备成口腔崩解片的药物**　口腔崩解片适用于需迅速起效，且有效浓度与中毒浓度相差较大的药物，如一些战伤急救药、非甾体抗炎药、解痉止吐药及镇痛药等。另外，一些药物若血药浓度长期处于较平稳状态，则易产生耐药性，制成口腔崩解片后，可克服此问题。

本类制剂并非针对某些特定适应证而研发，仅作为普通制剂的部分补充，其特点是该类制剂可在无水或少量水存在下于口腔中快速崩解或溶解，随吞咽动作进入消化道。一般用于解热镇痛、催眠镇静、消化管运动改善、胃酸分泌抑制和抗过敏等的药物较适宜制成口腔崩解片。

4. **组成与辅料**　口腔崩解片处方主要组分为药物与一种或多种崩解剂，还有少量填充剂、泡腾剂、矫味剂、润滑剂等配伍。目前常用的辅料如下。

（1）微晶纤维素：微晶纤维素（microcrystalline cellulose，MCC）系纯棉纤维经水解制得的粉末，是目前广泛应用的一种辅料。它具有海绵状多孔管状结构，受压时多孔结构由杂乱无章变为线性排列，加上塑性变形，故可压性好，适于直接压片。随其用量增大，药片硬度增大，但崩解后沙砾感明显。可选用极小粒径的MCC，联合使用具有良好流动性的球形糖颗粒，改善其流动性。由于MCC溶胀性能很弱，一般不单独用作崩解剂，往往和其他溶胀性能强的辅料如L-HPC联合使用，所制得片剂在10秒内即可崩解。

（2）低取代羟丙基纤维素：低取代羟丙基纤维素（low substituted hydroxypropyl cellulose，L-HPC）具有较强的亲水性、膨胀性、吸湿性，遇水溶胀而不溶解，而且颗粒表面有明显的风化岩状结构，凹凸不平，使其与药物和其他辅料微粒间有较大的镶嵌作用，能提高片剂黏度和光洁度；同时具有较大的表面积和孔隙率，可压性强，易成形，压制片外观整洁美观，硬度大而又崩解迅速，溶出速率高，是优良的崩解剂。一般用量在2%~5%。

（3）交联聚维酮：交联聚维酮（cross-linked polyvinylpyrrolidone，PVPP），又称交联聚乙烯吡咯烷酮，是一种优质崩解剂。由于其毛细管活性高，水合能力强及相对较大的比表面积，可迅速将水吸收入片，使药片瞬间崩解。PVPP使用量一般约为8%。

（4）交联羧甲基纤维素钠：交联羧甲基纤维素钠（cross-linked sodium carboxymethylcellulose，croscarmellose sodium，CCNa）溶胀性强，但不溶于水，崩解作用优良。高浓度的CCNa对疏水

性药物能起到润湿和分散作用，大大改善药物的溶出。CCNa的用量一般为5%~8%。

（5）羧甲基淀粉钠：羧甲基淀粉钠（carboxymethyl starch sodium，CMS-Na）具有良好的吸水性和膨胀性，充分膨胀后体积可增大200~300倍，具有良好的可压性，常用于直接压片，可改善片剂的成形性，增加片剂的硬度而不影响其崩解性能。可用作不溶性药物及可溶性药物片剂的高效崩解剂。CMS-Na的用量一般为2%~8%。

（6）处理琼脂（TAG）：琼脂（Agar）常温下吸水溶胀但不会转变为凝胶，Agar经过吸水溶胀再干燥处理后（处理琼脂），有良好的崩解性能。这是由于在干燥溶胀的琼脂时，水分从琼脂中蒸发，使形成的TAG内存在大量的多孔颗粒。TAG的速崩性就是因为它有大的孔径和总孔体积，这能使水分快速渗透，加快崩解。

（7）矫味剂：由于口腔崩解片中的药物在口腔内释放，因此，在开发口腔崩解片时，对于较苦涩或刺激性强的药物，矫味是处方筛选的重点项目之一。常用矫味剂可分为以下几种。

①增香剂（挥发及不挥发）：香草醛、柠檬油酪酸、乳酸丁酯、香兰素及其他芳香型脂类、醇类等。

②甜味剂：天然糖、糖精钠、甜蜜素、阿斯巴甜（aspartame，天冬甜肽，别名阿司帕坦、阿斯巴坦）、甘露醇、山梨醇等。

③酸味剂：枸橼酸、酒石酸、苹果酸、抗坏血酸等。

④蔽味剂：黄原胶、瓜尔胶、西黄蓍胶、盖它胶、槐豆胶、阿拉伯树胶等各种树胶高分子材料。

（8）其他辅料：表面活性剂有十二烷基硫酸钠、聚山梨酯80等；泡腾崩解剂有碳酸氢钠与枸橼酸；润滑剂如硬脂酸镁、超微粒无水二氧化硅及聚乙二醇等。

5. 制备工艺　口腔崩解片主要有以下几种常用的制备方法。

（1）直接压片法：泛指有效成分和适宜的辅料的混合物不需经过制粒工序过程直接加压而成。用此方法制备口腔崩解片，控制质量的关键是选择合适的崩解剂，利用崩解剂的毛细管作用或吸水溶胀性质，使片剂迅速崩解或溶解。

（2）湿法制粒压片法：主要有湿法压制工艺和湿法制粒后压片工艺两种。湿法压制工艺是利用特殊的压片机，在约15kg的压力下把湿粉压成片，然后再干燥，产率较高，可达93%以上。此法制得的片剂在干燥之前就可以刻痕和打印字样，载药量不大，但是制剂设备复杂，投资较高。目前国内多采用湿法制粒压片，一般常用微晶纤维素（MCC）加上超级崩解剂。MCC用量过大会产生沙砾感，加入乳糖、甘露醇作填充剂，可部分掩盖沙砾感。对具体的药物需经过筛选才能找出最适合的崩解剂、填充剂和崩解剂用量比例。

（3）冷冻干燥法：冷冻干燥法的制备工艺是将药物同水溶性基质及一些辅料制成混悬及定量分装于模具中，迅速冷冻成固体，通过升华作用除去水分，从而得到高孔隙的固体制剂。为了得到多孔的产品，药物的溶液或混悬液中必须有一定的气泡。可在制备过程中加入一定量的表面活性剂，如卵磷脂、聚山梨酯等，并注意制备中升华前应速冻。在辅料方面，为了得到分布均匀的混悬剂，可加入一些高分子物质，如多糖类、胶类、纤维素类等。此外，还可根据不同的需要加入其他的辅料，如润湿剂、着色剂、防腐剂等。

（4）固态溶液技术：固态溶液技术需要加入两种溶剂，将明胶、果胶等混合物及氨基乙酸等作为骨架，加入药物、抗氧剂、矫味剂等溶于第一种溶剂中，然后降低温度至第一种溶剂为固态。此时加入第二种溶剂，将第一种溶剂置换出来，然后升高温度挥发第二种溶剂，得到高孔隙率骨架。如果第二溶剂的挥发性不好还可以再加入挥发性更好且与第二溶剂相溶的第三溶剂，置换掉第二溶剂，再挥发掉残余的第三溶剂。固态溶液技术制得的片剂强度较冷冻干燥片有所提高，孔隙也均一，但溶剂、药物的选择有一定限制，成本高，且药物大多数必须在形成骨架后再加入。使用固态溶液技术制得的口腔崩解片强度高于冻干片，孔隙均匀，但是对于药物和溶剂的选择要求严格，成本过高，若采用有机溶剂，还存在溶剂残留问题。

（5）喷雾干燥法：喷雾干燥工艺主要是利用颗粒间存在的静电荷作用而使片剂迅速崩解。此工艺首先是制备多孔性颗粒作为片剂的支持骨架，支持骨架的成分包括含有静电荷的聚合物及在溶液中具有同主要聚合物相同电荷的增溶剂和膨胀剂。将支持骨架成分与挥发性物质如乙醇及缓冲剂采用喷雾干燥技术制成多孔性颗粒，然后加入药物及其他辅料如黏合剂、填充剂、矫味剂等，压片，最后再包一层聚乙烯吡咯烷酮或聚乙烯醇的薄膜衣层以提高其完整性。此工艺最关键的步骤是制备多孔性颗粒作为片剂的支持骨架。这种方法制备的口腔崩解片由于孔隙率较大，水分能迅速进入片剂内芯，颗粒之间由于存在同种电荷而互相排斥，崩解迅速，时间在20秒左右。

6. 崩解片举例

例：甲氧氯普胺口腔崩解片

【处方】

（1）喷雾干燥混悬液处方：PVPP 2.5g、MCC 5g、甘露醇42.4g、阿斯巴甜0.1g。

（2）片剂处方：喷雾干燥颗粒189.8mg、甲氧氯普胺10mg、硬脂酸镁0.2mg。

【制法】将PVPP、甘露醇、MCC和阿斯巴甜制成混悬液，喷雾干燥后过120目筛，分别加入甲氧氯普胺和硬脂酸镁，混合后压片。

【注释】在处方中，甲氧氯普胺为主药，PVPP为崩解剂，MCC、甘露醇为填充剂，阿斯巴甜、甘露醇（兼）为矫味剂，硬脂酸镁为润滑剂。用该干颗粒直接压片制得的口腔崩解片（硬度约$3kg/cm^2$、崩解时间20秒）比用物理混合粉末直接压制得到的片子显示出更好的崩解性，表明喷雾干燥技术在口腔崩解片预处理上有应用前景。

7. 质量评价　在片剂外观、硬度等符合有关规定的前提下，《中国药典》规定，除冷冻干燥法制备的口腔崩解片外，口腔崩解片应进行崩解时限检查。对于难溶性原料药物制成的口腔崩解片，还应进行溶出度检查。对于经肠溶材料包衣的颗粒制成的口腔崩解片，还应进行释放度检查。介质首选用水，用量应不超过2ml，温度为37℃，采用静态方法。采用冷冻干燥法制备的口腔崩解片可不进行脆碎度检查。

【体内崩解时限的测定】常采用志愿者口服试验法。试验时志愿者将口腔崩解片置舌面上或舌下，并开始计时，以片剂完全崩解感觉不到硬核存在为崩解完全。试验过程中，可允许舌部轻微的运动。

【体外崩解时限的测定】常用的体外崩解时限的测定方法包括滤纸法、玻片液滴法、崩解仪法、日本药局方溶出装置改良法和崩解时限成像法，此外还有试管法、压片过程分析仪法、物性分析仪法等方法。

（二）分散片

在固体制剂中普通片剂或胶囊剂存在着崩解速度慢的缺点，对药物的吸收有一定的影响。为了克服这些缺点，研究者开发了一种遇水可迅速崩解形成均匀的黏性混悬液的水分散片。相对于普通片剂、胶囊剂，分散片具有服用方便、吸收快、生物利用度高和不良反应小等优点，而日益受到人们的重视。

1. 定义　分散片（dispersible tablets）系指在水中能迅速崩解并均匀分散的片剂，分散片中的药物应是难溶性的，分散片可加水分散后口服，也可将分散片含于口中吮服或吞服。分散片应进行溶出度检查和分散均匀性检查。由于分散片具有对生产条件无特殊要求、制造工艺同普通片剂、无需特殊包装、生产成本低和服用方法多样，尤其适合于老、幼和吞咽困难患者等优势，所以得到广泛重视。目前我国已上市的分散片有733个批文（237个品种），其中化学药品604个（182个品种），中药129个（55个品种）。

2. 特点

（1）优点：①速崩、速效。分散片在19~21℃水中一般3分钟内完全崩解，大大地提高了药物的吸收度，药物的峰浓度增加，达峰时间缩短，在临床疗效上具有优势。②服用方便。普通片剂、胶囊剂的体积较大，或一次常需用多片（粒），需用水冲服，服用不方便，特别对老、幼和有吞咽功能障碍的患者治疗有一定困难。分散片崩解速度快，放入水中可分散成均匀的混悬液，服用方便。③制备工艺简单，稳定性强。分散片与泡腾片放入水中均可迅速崩解成均匀的混合物溶液。但泡腾片不适合于与泡腾剂酸碱溶液相互作用的药物，辅料要选择泡腾剂和水溶性辅料，在生产过程中需控室温（小于20℃）和相对湿度（小于25%），生产工艺复杂，且对储存条件要求高。而分散片崩解后形成可通过710μm孔径筛的清澈或略带乳色的水溶液或混悬液，对辅料的选择不要求选择泡腾剂和水溶性辅料，生产条件无特殊要求，水中分散后口服或用水吞服。④高效。分散片由于崩解后形成均一的混悬液，所以吸收较快、充分，可提高某些药物的生物利用度。

（2）缺点：分散片作为一种剂型也有其局限性。①在生产过程中，一般要求将原料药进行微粉化处理，增加了生产工序；②由于要选择良好的崩解剂，成本较高；③质量要求相对较高，质量标准控制难度较大等；④储存条件也较一般片剂要求更高，由于分散片使用的崩解剂量较大，吸湿性较强，对包装材料的阻湿效果要求更高，故包装及贮藏成本较高。

2. 适合制备成分散片的药物　分散片剂型主要适用于要求快速起效的难溶性药物和有生物利用度问题的药物。即：①适用于难溶、需快速起效的药物，如解热镇痛药布洛芬；②适用于生物利用度低，每次服用剂量大的药物，如中药提取物；③适用于抗菌药物，如阿莫西林等；④适用于抗酸药物，如治疗胃溃疡的药物法莫替丁等。不适用于毒副作用较大、安全系数较低和易溶于水的药物。

3. 处方与辅料的应用

（1）崩解剂：崩解剂的种类、用量以及加入方法等因素均会影响分散片的崩解和溶出。一般要求选用的崩解剂溶胀度应大于5ml/g，常用的崩解剂有低取代羟丙纤维素（L-HPC）、羧甲基淀粉钠（CMS-Na）、交联羧甲纤维素钠（CCNa）、交联聚乙烯吡咯烷酮（PVPP）等。

L-HPC具有较大的表面积，在水中不溶但迅速吸水溶胀，其亲水性及颗粒形状，有助于提高片剂的压缩性及硬度。CMS-Na吸水性及膨胀性能好，其充分膨胀后体积可增大200~300倍。CCNa吸水溶胀性强，但不溶于水。PVPP既可促使片剂快速崩解，还可改善颗粒的流动性。其中，PVPP、CCNa和CMS-Na由于崩解性能优良，被称为超级崩解剂。孔隙率和强溶胀性是这类崩解剂最重要的崩解机理，尤其是溶胀性。崩解剂通常联合使用，实验证明联合使用的崩解效果优于单独使用，原因是共同使用有协同作用。

（2）填充剂、助悬剂：填充剂一般采用乳糖、甘露醇、山梨醇等水溶性填充剂和硫酸钙、碳酸氢钙等水不溶性填充剂。MCC是较常用的填充材料，具有良好的流动性和可压性，吸水膨胀，在片剂中用量达20%以上时，能促进片剂溶解，崩解后的颗粒很细。乳糖是一种优良的填充剂，成品光洁美观，有良好的药物溶出速率。硫酸钙（二水物）不溶于水，无引湿性，对油类有极强的吸附能力，可广泛用作对水敏感的药物填充剂，中药分散片中如原料药的黏性较强，可考虑使用硫酸钙作填充剂。为使分散片分散成液体后能稳定存在，可以选用助悬剂，如海藻酸钠、琼脂、PEG类等。这些辅料在起到填充、助悬、崩解作用的同时，也增加了片剂的润湿性。

（3）亲水性黏合剂：黏合剂的种类及用量会影响分散片的崩解和分散。对某些药物本身或辅料润湿时具有黏性的，只要加入适当的湿润剂如水、乙醇就能产生足够的黏性，即可制成软材。对于药物本身缺乏黏性或黏度小的，在制备软材时需加入黏合剂，一般采用亲水性黏合剂。分散片采用亲水性黏合剂，既增加了可压性，也增加了片剂的亲水性。常用的亲水性黏合剂有PVP、PEG类、HPMC、MCC、CMC-Na、海藻酸钠等。PVP-K30尤其适用于疏水性药物，用其水溶液作黏合剂有利于均匀润湿，并且使疏水性药物具有亲水性，有利于药物的溶出。亦有报道可用PVP-S630代替PVP-K30作亲水性黏合剂。在分散片中大多采用PVP、HPMC的稀醇溶液，一般不宜采用淀粉浆。

（4）润滑剂和助流剂：分散片通常采用微粉硅胶作助流剂，它可在制粒压片或粉末直接压片时有效地改善颗粒或粉末的流动性。同时，由于它的强极性和亲水性，硅胶表面的硅醇基吸附药物后能显著提高难溶性药物的崩解和溶出速率，微粉硅胶用量在1%以上时可加速片剂的崩解，有利于药物的溶出。常用的润滑剂和助流剂还有滑石粉、PEG类等。

（5）表面活性剂：在分散片的处方中添加表面活性剂可大大提高分散片的溶出速率，表面活性剂能改善片剂表面的润湿性，降低片剂表面张力，使水分易透入片剂内部，加速分散片的崩解和药物的溶出，常用表面活性剂有十二烷基硫酸钠、磺基丁二酸二辛酯、吐温类表面活性剂。

（6）溶胀辅料：溶胀辅料兼有助悬剂和辅助崩解剂的双重作用，对分散片间接地起到促进崩解的作用。常用的有预凝胶淀粉、海藻酸钠、瓜耳胶、苍耳胶、葡聚糖、多糖类、亲水性纤维衍生物（如羧甲基纤维素钙、羟丙基纤维素或羟丙基甲基纤维等）。

（7）矫味剂、芳香剂和着色剂：分散片存在口感差，有沙砾的缺点，为了改善分散片的口感，通常加入矫味剂和掩味剂，如糖精钠、阿斯巴甜、胶浆类物质等。有时也采用泡腾矫味剂，在一定程度上改善了分散片的口感，使患者更易接受。

4. 分散片的制备　分散片的处方主要成分为药物与至少一种崩解剂和遇水形成高黏度的溶胀辅料配伍而成。控制其质量的关键因素有：一是选用适宜的辅料，二是控制药物和辅料的粒度。

分散片的制备工艺与一般片剂的制备工艺相同，包括湿法制粒压片、干法制粒压片、流化床制粒、喷雾干燥制粒、球晶造粒、固体分散体制粒等。但由于分散片的特殊质量要求，所以，其制备工艺与一般片剂在药物处理、辅料加入方式、制备方法等方面仍有区别。

（1）药物微粉化：分散片的药物一般为难溶性药物，为加速药物的溶出并使分散片遇水崩解后形成均匀的分散体，药物在制备成分散片前一般要经微粉化处理，至少要达到120目以上的细度，崩解后混悬性好，才有利于药物在体内的吸收。药物微粉化的方法有机械粉碎法、微粉结晶法、固体分散技术等。

（2）药物与亲水性辅料共研磨：在分散片的制备过程中要注意控制辅料的粒度。药物单独微粉化虽可减少粉末粒度，增大比表面积，但随着比表面积的增大，粒子的表面自由能也随之增大，达到一定程度后自由能会自动降低，小粒子会重新聚集，反而阻碍药物的溶出。某些难溶性药物与亲水性辅料一起研磨，可防止粒子的聚集，并增加粒子表面的润湿性，从而提高药物的溶出。

（3）崩解剂的加入方法：崩解剂的加入方法对崩解剂的崩解性能、分散性也有着不同的影响，有外加、内加、内外加法三种加入方式，一般采用内外加法效果比较理想，崩解剂的内外加法是指在制粒前后均加入崩解剂。崩解剂的外加是指在制粒后加入，外加崩解剂使片剂崩解成粗颗粒，起到首次崩解作用。崩解剂的内加是指在制粒之前加入，内加崩解剂使粗颗粒二次崩解成为细颗粒，从而更好地提高制剂的崩解速度和分散的均匀性。

（4）流化床一步造粒或真空造粒机制粒：采用流化床一步造粒或真空造粒机制成的颗粒近似球形，粒度小而均匀，而且颗粒有气孔，因而流动性和可压性均较好，溶出快。采用一般湿法制粒工艺，摇摆式颗粒机和烘房干燥，虽也可制备分散片，但颗粒质量一般较差，影响片剂崩解和药物的溶出。

（5）加入表面活性剂：表面活性剂作为辅助崩解剂的加入方法有三种：溶于黏合剂内；与崩解剂混合加入干颗粒中；制成醇溶液，喷入干颗粒中。以第三种方法崩解时间最短。

（6）控制硬度：片剂硬度增加通常会导致崩解时间的延长，为保证分散片在尽可能短的时间内崩解并溶出，分散片硬度要比普通片小，以保证片子有足够的孔隙率而快速崩解，但又要能维持外观、改善光洁度等，这就要求片剂具有适当硬度。因此要综合考虑压片时的压力和各辅料的配比，以获得崩解时间和硬度都符合要求的分散片。

5. 处方举例

例：阿西美辛分散片

【处方】阿西美辛30g、MCC 120g、CMS-Na 30g、淀粉115g、1% HPMC溶液适量、微粉硅胶3g。

【制法】分别取阿西美辛及辅料过100目筛，按处方量称取原辅料，混合均匀后以HPMC溶液为黏合剂制软材，18目筛制粒，55~60℃干燥1小时后整粒，加入微粉硅胶混合均匀，压片，检测。

【注释】在处方中，MCC和淀粉为填充剂，CMS-Na为崩解剂，1% HPMC溶液为黏合剂，微分硅胶为润滑剂。所制片剂呈淡黄色、片面光洁，崩解时限20秒，溶出度、含量、分散均匀性均符合《中国药典》相关要求。

6. 质量评价 《中国药典》规定，分散片除应达到一般片剂规定的要求，应进行溶出度和分散均匀性检查。

【溶出度】分散片中为难溶性药物，应进行溶出度检查并符合溶出度检查法的有关规定，凡检查溶出度的片剂可不进行崩解时限的测定。

【分散均匀性】《中国药典》规定取供试品6片，置250ml烧杯中，加15~25℃的水100ml，振摇3分钟，应全部崩解并通过2号筛。

二、缓释控释制剂

缓释控释制剂是近代国内外医药工业发展的重要方向。由于研发周期短、投入少、经济风险低、附加值高等优势，日益被制药行业重视。缓释与控释制剂除了口服制剂，还包括眼用、鼻腔、耳道、阴道、肛门、口腔或牙用、透皮或皮下、肌内注射及皮下植入，使药物缓慢释放吸收，避免"首过效应"的制剂。目前，口服制剂依然是缓释与控释制剂的主导剂型，工业生产上的设备和制剂工艺相对成熟，因此将其重点介绍。

（一）缓释控释制剂的定义

缓释控释制剂是缓释制剂与控释制剂的统称。对于该类制剂，各国药典都有不同的命名和定义，《美国药典》将缓释和控释制剂归入调节释放制剂（modified-release preparations）。

缓释制剂（sustained-release preparations）：系指用药后能在较长时间内持续释放药物以达到延长药效目的的制剂。一般应在规定的释放介质中，按要求缓慢地非恒速释放药物，与相应的普通制剂比较，给药次数减少一半或有所减少，其药物释放主要是一级速率过程，对于注射型制剂，药物可持续数天至数月；口服剂型的持续时间根据其在消化道的滞留时间，一般以小时计。

控释制剂（controlled release preparations）：系指药物能在设定的时间内自动以设定速度释放药物的制剂。一般在规定的介质中，按要求恒速或接近恒速释放药物，与相应的普通制剂比较，给药次数减少一半或有所减少，使血药浓度长时间恒定地维持在有效浓度范围内的制剂，其药物释放主要是在预定的时间内以零级或接近零级速率释放。

迟释制剂（delayed-release preparations）：系指在给药后不立即释放药物的制剂，包括肠溶制剂、结肠定位制剂和脉冲制剂等。

（二）缓释控释制剂的特点

1. 缓释控释制剂的优点

（1）减少给药次数，延长药物作用时间，使用方便，提高患者依从性。特别适用于长期服药的慢性病患者，如心血管疾病、心绞痛、高血压、哮喘患者等。

（2）血药浓度平稳，避免或减少峰谷现象，降低药物的毒副作用，减小刺激性。

（3）减少用药总剂量，可用最小剂量达到最大药效。

（4）增强药物化学稳定性。某些药物的常规制剂在贮存期间容易变质失效或口服后经胃酸作用而破坏，制成缓释控释制剂后，可按要求定时、定位释放，提高稳定性。

2. 缓释控释制剂的缺点

（1）在临床应用中对剂量调节的灵活性差。如果遇到某种特殊情况，往往不能立刻停止治疗。有些国家增加缓释制剂品种的规格，可缓解这种缺点。

（2）剂量是常规制剂的2~3倍，制备工艺稍有不慎，药物的释放速度就难以符合设计要求，甚至出现药物的突释现象，产生毒性反应。

（3）缓释制剂往往是基于健康人群的平均动力学参数而设计，如果在疾病人群的体内药物动力学特性发生改变时，不能灵活调节给药方案。

（4）缓释控释制剂的释药速率相对较慢，因此药物起效也相对较慢。

（5）工艺复杂，成本较高。

（三）缓释控释制剂的分类

缓释控释制剂按给药途径分类有多种类型，如植入剂、透皮贴剂、注射剂等，但主要为口服制剂，其中以缓释控释片剂和缓释控释胶囊最为普遍，近年来口服液体缓释控释制剂也有较快的发展。口服缓释控释给药系统系指经口服延缓、控制药物释放或吸收的一类制剂。口服缓释控释制剂大致分为定速、定位、定时三种释药类型。

1. 定速释药系统 是以一定速率在体内释放药物。该速率与体内药物的吸收速率可能有一定相关性，但并不一定与之相等。其中又可分为骨架型和膜控型。

2. 定位释药系统 是指能在胃肠特定部位长时间滞留、释放药物，以达到增强局部治疗作用或增加特殊部位对药物吸收的一类制剂。又可分为胃内滞留给药系统和结肠定位给药系统。

3. 定时释放系统 又称脉冲释放系统，即根据人体的生物节律变化特点，按生理治疗需要定时单次或多次释放药物。其优点在于能避免某些药物因持续高浓度造成的受体敏感性降低和细菌耐药性的产生。

（四）缓释控释剂型设计

质量源于设计（quality by design，QbD）是FDA、ICH以及国际制药工业界共同推行的理念。设计新型释药系统的首要任务是将临床需求与药物特性相结合，以药效学–药动学关系，药物体内外相关性等指导和调整制剂的设计。

合理的制剂设计应包括以下几步：一是确定临床需求，以药效–药动学关系指导缓释控释制剂的设计；二是通过药物特性及生物药学性质的实验研究和风险分析进行可行性评估；三是选择合适的缓释控释制剂技术和体内外评价方法，对具有不同体内外释药速率的处方进行设计和评价，以确定具有预期体内行为的处方或处方调整修改的方向，并通过研究体内外相关性帮助产品研发或后续阶段的处方调整或变更。

1. 缓释控释制剂的设计原则

（1）生物利用度（bioavailability）：缓释控释制剂的相对生物利用度一般应在普通制剂80%~120%的范围内。若药物吸收部位主要在胃与小肠，宜设计每12小时服一次，若药物在结肠也有一定的吸收，则可考虑每24小时服一次。为了保证缓释控释制剂的生物利用度，除了根据药物在胃肠道中的吸收速度、控制适宜的制剂释放速度外，主要在处方设计时选用合适的材料以达到较好的生物利用度。

（2）峰浓度与谷浓度之比：缓释控释制剂稳态时峰浓度与谷浓度之比应小于普通制剂，也可用波动百分数表示。一般半衰期短、治疗指数窄的药物，可设计每12小时服一次，而半衰期长的或治疗指数宽的药物则可24小时服一次。若设计零级释放剂型，如渗透泵，其峰谷浓度比显著低于普通制剂，此类制剂血药浓度平稳。

2. 药物剂量计算

缓释控释制剂的剂量，一般根据普通制剂的用法和剂量来设定。即根据每日用药次数及每次用药剂量，算出每日用药总量，可作为每日一次的缓释控释药物的剂量，例如某药普通制剂，每日2次，每次20mg，若改为缓释释控释制剂，可以每日1次，每次40mg。也可采用药物动力学方法进行计算（可参考生物药剂学与药物动力学），但涉及因素很多，计算结果仅供参考。

3. 释药原理与方法

缓释控释制剂所涉及的释药原理主要有溶出、扩散、溶蚀、渗透压驱动或离子交换作用。

（1）溶出原理：由于药物的释放受溶出速度的限制，溶出速度慢的药物显示出缓释的性质。根据Noyes-Whitney溶出速度公式：

$$\mathrm{d}C/\mathrm{d}t = kS\,(\,C_{\mathrm{s}}-C\,) \tag{9-1}$$

$$K = \frac{D}{V\delta} \tag{9-2}$$

式中，K为溶出速度常数；D为药物的扩散系数；δ为扩散边界层厚；V为溶出介质的量；S为溶出界面积。C_{s}为药物的饱和浓度；C为溶液主体中药物的浓度。

通过减小药物的溶解度，增大药物的粒径，以降低药物的溶出速度，达到长效作用，延缓药物溶出的方法有：①制成溶解度小的盐或酯；②与高分子化合物生成难溶性盐；③控制粒子大小；④将药物包藏于溶蚀性骨架中；⑤将药物包藏于亲水性高分子材料中。

（2）扩散原理：以扩散为主的缓释控释制剂，药物首先溶解成溶液后再从制剂中扩散出来进入体液，其释药受扩散速率的控制。药物的释放以扩散为主的结构有以下几种。

①透膜扩散（零级释放）：水不溶性膜材包衣，药物通过材料大分子链之间自由空间扩散，

如乙基纤维素包制的微囊或小丸就属这类制剂。其释放速度符合Fick第一定律：

$$\frac{dM}{dt} = \frac{ADK\Delta C}{L} \quad (9-3)$$

式中，dM/dt为释放速度；A为面积；D为扩散系数；K为药物在膜与囊心之间的分配系数；L为包衣层厚度；ΔC为膜内外药物的浓度差。若A、L、D、K与ΔC保持恒定，则释放速度就是常数，系零级释放过程。若其中一个或多个参数改变，就是非零级过程。

②膜孔扩散（接近零级释放）：包衣膜含有水溶性聚合物，溶于体液后成孔，药物通过膜孔扩散，受孔结构和药物在孔壁的分配影响，如乙基纤维素与甲基纤维素混合组成的膜材具有这种性质，其中甲基纤维素起致孔作用。其释放速度可用式（9-4）表示：

$$\frac{dM}{dt} = \frac{AD\Delta C}{L} \quad (9-4)$$

式中，dM/dt为释放速度；A为面积；D为扩散系数；L为包衣层厚度；ΔC为膜内外药物的浓度差，这类药物制剂的释放接近零级过程。

③骨架型扩散（非零级释放）：水不溶性骨架型缓释控释制剂中药物通过骨架的孔道扩散释放，其释放符合Higuchi方程：

$$Q = \left[DS(p/\lambda)(2A - SP)t \right]^{\frac{1}{2}} \quad (9-5)$$

式中，Q为单位面积在t时间的释放量；D为扩散系数；p为骨架中的孔隙率；S为药物在释放介质中的溶解度；λ为骨架中的弯曲因素；A为单位体积骨架中的药物含量。

以上公式基于以下假设：①药物释放时保持伪稳态（pseudo steady state）；②$A \gg S$，即存在过量的溶质；③理想的漏槽状态（sink condition）；④药物颗粒比骨架小得多；⑤D保持恒定，药物与骨架材料没有相互作用。

假设方程右边除以t外都保持恒定，则上式可简化为：

$$Q = K_H t^{1/2} \quad (9-6)$$

式中，K_H为常数，即药物的释放量与$t^{1/2}$成正比。

膜控型缓释控释制剂可获得零级释药，其释药速度可通过不同性质的聚合物膜加以控制。其缺点是贮库型制剂中所含药量比常规制剂大得多，因此，制备过程中的任何差错或损伤都可使药物贮库破裂而导致毒副作用。

骨架型结构中药物的释放特点是不呈零级释放，药物首先接触介质，溶解，然后从骨架中扩散出来，显然，骨架中药物的溶出速度必须大于药物的扩散速度。这一类制剂的优点是制备容易，可用于释放大分子量的药物。

延缓药物扩散的方法有：包衣、制成微囊、制成不溶性骨架片剂、增加黏度以减少扩散速度、制成植入剂、制成乳剂等。

（3）溶蚀与溶出、扩散结合：严格说来，释药系统药物释放不可能单纯地只取决于溶出或扩散原理，只是因为其中某一释药机制大大超过其他过程，以致可以归类于溶出控制型或扩散控制型。某些骨架型制剂，如生物溶蚀型骨架系统、亲水溶胀型骨架系统，不仅药物可从骨架中扩散出来，而且骨架本身也处于溶蚀的过程。当聚合物溶解时，药物扩散的路径长度改变，形成移动界面扩散系统。此类系统的优点在于材料的生物溶蚀性能不会最后形成空骨架；缺点则是由于影响因素多，其释药动力学较难控制。

①溶胀型骨架：药物从溶胀的骨架中扩散释放，其释放可用Ritger-Peppas模型描述：

$$M_t/M_\infty = kt^n \qquad (9-7)$$

式中，M_t/M_∞ 为药物在某一时间的累积释放分数（%），t 为释放时间，k 为常数，n 为释放参数，n 值为 Ritger–Peppas 方程中表示释放机制的特征参数，与制剂的骨架的形状有关。此外，也可以反映出药物释放动力学方面的情况，当 $n=0.5$，属于 Fichian 扩散；当 $n>0.66$ 时，药物即以零级动力学释放为主；而当 $n=1$ 时，属于非 Fichian 扩散，药物释放完全呈现零级动力学。释药影响因素有：聚合物溶胀速度、药物溶解度和骨架中可溶部分的大小。

②生物溶蚀型骨架：骨架溶蚀使药物扩散的路径长度改变，形成移动界面扩散系统。影响因素多，释药动力学很难控制。

（4）渗透压驱动原理（零级释放）：渗透泵型控释制剂（osmotic pump controlled release system）由药物、半透膜材料、渗透压活性物质和推动剂等组成，通常表面用适当方法（如激光或微转头）开有细孔。它以渗透压为动力，以零级释放为根本特征，释药不受释药环境 pH 的影响，极大地提高药物的安全性和有效性。渗透泵片（osmotic pump tablet，OPT）是迄今为止口服控释制剂中最理想的一种。

渗透泵型片剂通常分为单室、双（多）室两种，单室型渗透泵片剂又有单层渗透泵片和双层渗透泵片两类。现以单室渗透泵片为例说明其原理和构造：片芯为水溶性药物和聚合物或其他辅料制成，外面用水不溶性的聚合物（如醋酸纤维素、乙基纤维素等）包衣，成为半渗透膜，水可渗进此膜，但药物不能。表面开有细孔。当片剂与水接触后，水即通过半渗透膜进入片芯，使药物溶解成为饱和溶液，其渗透压为 4053~5066kPa（体液渗透压为 760kPa），由于渗透压的差别，药液由细孔持续流出，直到片芯内的药物溶解完全为止。

渗透泵型片剂的片芯组成、包衣膜的通透性、包衣膜的厚度、释药小孔的大小是制备渗透泵片剂的主要关键因素。片芯的吸水速度决定于膜的渗透性能和片芯的渗透压。从小孔中流出的溶液与通过半透膜的水量相等，片芯中药物未被完全溶解，则释药速度按恒速进行；当片芯中药物逐渐低于饱和浓度，释药速度逐渐以抛物线式慢慢下降。

若 dV/dt 为水渗透进入膜内的流速，K、A 和 L 分别为膜的渗透系数、面积和厚度，$\Delta\pi$ 为渗透压差，ΔP 为流体静压差，则：

$$\frac{dM}{dt} = \frac{KA}{L}(\Delta\pi - \Delta p) \qquad (9-8)$$

若上式右端保持不变，则：

$$\frac{dV}{dt} = K' \qquad (9-9)$$

如以 dm/dt 表示药物通过细孔释放的速度，C_s 为膜内药物饱和溶液浓度，则：

$$\frac{dm}{dt} = C_s \frac{dV}{dt} = K'C_s \qquad (9-10)$$

从式（9-10）可知，只要膜内药物维持饱和溶液状态，释药速度恒定，即以零级速度释放药物。

由于胃肠液中的离子不会渗透进入半透膜，故渗透泵型片剂的释药速度与 pH 无关，在胃中与在肠中的释药速度相等，接近零级。

此类系统的优点在于其可传递体积较大，理论上药物的释放与药物的性质无关，缺点是造价贵，另外对溶液状态不稳定的药物不适用。

（5）离子交换作用：由水不溶性交联聚合物组成的树脂，其聚合物链的重复单元上含有成盐基团，药物可结合于树脂上。在消化道中，当带有适当电荷的离子与离子交换基团接触时，通过交换将药物从树脂游离释放出来。

$$树脂^+ - 药物^- + X^- \rightarrow 树脂^+ - X^- + 药物^- \tag{9-11}$$

$$树脂^- - 药物^+ + Y^+ \rightarrow 树脂^- - Y^+ + 药物^+ \tag{9-12}$$

X^- 和 Y^+ 为消化道中的离子，交换后，游离的药物从树脂中扩散出来。药物从树脂中的扩散速度受扩散面积、扩散路径长度和树脂的刚性（为树脂制备过程中交联剂用量的函数）控制。

不采用离子交换树脂也能通过离子交换作用释放药物，如阿霉素羧甲基葡聚糖微球，以 $RCOO^- NH_3^+ R'$ 表示，在水中不释放，置于 NaCl 溶液中则释放出阿霉素阳离子 $R' NH_3^+$，并逐步达到平衡。

$$RCOO^- NH_3^+ R' + Na^+ Cl^- \rightarrow R' NH_3^+ Cl^- + RCOO^- Na^+ \tag{9-13}$$

由于阿霉素羧甲基葡聚糖微球在体内与体液中的阳离子进行交换，阿霉素逐渐释放，发挥作用。

4. 影响口服缓释控释制剂设计的因素 根据临床需求和PK-PD模型研究，可以初步拟定可能的释药方式，之后需要对其设计进行可行性评价。基于处方前研究，可行性评价主要用来检验设计的释药方式在生产过程、临床给药、体内行为方面的可行性，是产品研发成功与否的关键。影响制剂可行性的因素主要有：药物的理化性质、药理学性质、药动学性质和生理学性质等。

（1）药物的理化性质

①剂量大小：常规口服制剂的单剂量最大剂量一般是0.5~1.0g，对口服缓释制剂同样适用。对于大剂量的药物，可采用一次服用多片的方法，以达到有效剂量。但随着制剂技术的发展和异形片的出现，目前上市的口服片剂中已有很多超过此限。

②溶解度：药物在胃肠道的转运时间内没有完全溶解或在吸收部位的溶解度有限，会影响其吸收与生物利用度，设计缓释控释制剂对药物溶解度的要求下限为0.1mg/ml。若药物溶解度太低（＜0.01mg/ml），应考虑采取相应措施来增加溶出度和生物利用度，如微粉化、制备固体分散体和包合物等。对于难溶性药物，由于溶出速率慢，本身具有一定的缓释效果，但可能导致吸收不完全，所以制备缓释制剂时，最好不要选择膜扩散控制为机制的释放系统，骨架型释药系统则较为合适。另外，由于结肠部位水分含量少、膜通透率较低，所以难溶性和剂量较大的药物不宜制备成结肠释药的剂型。

③解离常数：药物的解离常数反映了药物在不同pH环境下的解离程度。一般说来，非解离型的、脂溶性大的药物容易通过脂质生物膜。由于大多数药物呈弱酸或弱碱性，胃肠道pH和药物的 pK_a 会影响药物的解离程度，当环境pH与药物 pK_a 值比较接近时，较小的pH变化就会引起药物解离程度的较大变化，从而显著影响溶解度，因此了解药物的 pK_a 和吸收环境之间的关系非常重要。

口服制剂是在消化道pH改变的环境中释放药物，胃呈酸性，小肠则趋向于中性，结肠呈微碱性，所以必须了解pH对释放过程的影响，根据药物的 pK_a 值就可以估算在一定pH条件下分子型药物和离子型药物的比例，从而对缓释控释制剂处方设计提供重要参考依据。

④分配系数：分配系数高的药物脂溶性大，药物能集中于细胞的脂质膜中，通常能在体内滞留较长时间。分配系数小的药物透过膜困难，通常生物利用度较差。当药物口服进入胃肠道

后，必须穿过各种生物膜才有可能在机体的其他部位产生治疗作用。由于这些膜为脂质膜，药物的分配系数对其能否有效地透过起决定性的作用。分配系数过高的药物，其脂溶性太大，药物能与脂质膜产生强结合力而不能进入血液循环中；分配系数过小的药物，透过膜较困难，从而造成其生物利用度较差。因此具有适宜分配系数的药物可以得到理想的生物膜透过量。

⑤药物稳定性：口服药物在胃肠道中要同时经受酸碱的水解和酶降解作用。设计缓释控释制剂时，必须考虑药物在各种物理化学环境中的稳定性。例如，在胃中不稳定的药物，可延缓释药时间，制成肠内释药制剂；易受结肠内菌群代谢的药物则不适合制成给药后7~8小时吸收的缓释制剂；而对一些在胃肠道中稳定性均较差的药物，按常规方法制成口服缓释控释制剂会大大降低其生物利用度，此时可考虑通过调整处方和制剂工艺，如加入抗酸辅料、酶抑制剂或微囊化等来增强其稳定性，或者选择其他给药途径。

⑥药物的蛋白结合：许多药物能与血浆蛋白形成结合物，这种结合可影响药物的作用时间，药物血浆蛋白结合物类似药物贮库，因此高血浆蛋白结合率的药物能产生长效作用，但有些药物如季铵盐类能与胃肠道的黏蛋白结合，如果这种结合能作为药物贮库，则有利于长效和吸收；如果这种结合不能作为药物贮库，且继续向胃肠道下部转移，则可影响药物的吸收。

（2）药物的药动学性质

药物制剂口服后在体内的动态过程受诸多因素影响，了解这些因素是评价制剂设计可行性的重要因素。制备缓释控释制剂通常是由于药物的半衰期短，但是将半衰期过短的药物制成缓释控释制剂，为了维持缓释作用，单位药量必须很大，从而使剂型增大。因此，半衰期太短（$t_{1/2} < 1$小时）的药物制备缓释控释剂型较为困难；半衰期长的药物，一般也不采用缓释剂型，因其本身药效已经较为持久，制成缓释控释制剂反而增加了体内蓄积的风险。半衰期为2~8小时的药物适合制成口服缓释控释制剂。但将个别$t_{1/2}$长的药物制成缓释控释制剂，仍能延长作用时间和减少某些不良反应，仔细设计给药剂量和服药间隔可以避免蓄积。

（3）药物的生物药剂学性质：药物的每一项生物药剂学参数对缓释控释制剂的设计都是至关重要的，如果没有对药物多剂量给药后吸收、分布、代谢和消除特性的全面了解，设计缓释控释制剂几乎是不可能的。口服后吸收不完全、吸收无规律或药效剧烈的药物较难制成理想的缓释控释制剂。

①吸收速度：药物的吸收特性对缓释制剂设计影响很大。缓释控释制剂通过控制制剂的释药行为来控制药物的吸收，剂型所设计的释药速度必须慢于吸收速度。此外，大多数药物在胃肠道的运行时间是8~12小时，因此药物吸收时间很难超过8~12小时，则吸收的最大半衰期应近似于3~4小时；否则，药物还没有释放完，制剂已离开吸收部位。本身吸收速度常数低的药物，不太适宜制成口服缓释制剂。如果在结肠有吸收，则可能使药物释放时间增至24小时。

②吸收部位：胃肠道不同部位的表面积、膜通透性、分泌物、酶以及水量等不同，因此药物在胃肠不同部位的吸收通常都有显著差异。如果剂型通过吸收部位时，药物释放不完全，就会有一部分药物不被吸收。因此，确定特定药物在胃肠道的吸收部位或吸收窗对于缓释控释制剂的设计非常重要。

如果药物是通过主动转运吸收，或者吸收局限于胃肠道的某一特定部位，则制成缓释制剂将不利于药物的吸收，例如硫酸亚铁的吸收在十二脂肠和空肠上端进行，因此药物应在通过这一区域前释放，否则不利于吸收。通常制成定位释药制剂，通过延长在该部位或前段部位的滞留时间，来延长药物吸收时间。一般而言，在胃肠道整段或较长部分都能吸收的药物较适合制备成缓释控释剂型。

③代谢：在吸收前有代谢作用的药物制成缓释剂型，生物利用度都会降低。因为大多数肠

壁酶系统对药物的代谢作用具有饱和性，即当药物浓度超过代谢饱和浓度时，药物的代谢量就和药物浓度无关，而和药物作用时间有关，与快速释放相比，缓慢释放会导致更多药物转化为代谢物。制剂中加入药物代谢相应的代谢酶抑制剂，可以增加药物的吸收。

总而言之，在缓释与控释制剂的设计中，对于具有可行性的释药方式，选择合适的释放技术、进行合理的剂型设计是药物实现预期的体内外行为和药效的关键。药物的剂型设计不仅需要处方前研究的详尽数据作为基础，还需要对现有的释药机制、辅料、制剂技术、设备、各剂型的释药行为、释药影响因素等有较全面的认识。特定剂型最适宜的体内外评价方法的建立也是剂型设计成功的重要因素。除此之外，以工业生产为导向的剂型设计，还应该考虑工艺、设备、设施、生产能力、稳健性、成本、容量以及环境等因素。

（五）缓释控释制剂的组成

1. 药物的选择　目前对适合制备缓释控释口服制剂的药物没有明确的限定，应视临床治疗需要而定。一般适用于半衰期较短的药物，其半衰期一般在 2~8 小时之间。口服药物缓释控释制剂要求在整个消化道都有吸收。适宜于制成缓释控释制剂的药物主要有：抗心律失常药、抗心绞痛药、降压药、抗组胺药、支气管扩张药、抗溃疡药、抗哮喘药、解热镇痛药、抗精神失常药、铁盐、钾盐、镁盐等。

一般不宜制成缓控释制剂药物有：①半衰期很短（<1 小时）或很长（>24 小时）的药物。②单服剂量很大（>1g）的药物。③药效剧烈、溶解度小，吸收无规律或吸收差或吸收易受影响的药物。④在体内有特定吸收部位的药物。⑤抗菌类药物一般由于其抗菌效果依赖于峰浓度，故不宜制成控释制剂。

2. 辅料　缓释控释制剂中药物的释放速度主要通过辅料来控制。即利用一些高分子材料阻滞剂控制药物的释放速度。根据阻滞方式不同，阻滞剂分为骨架型、包衣膜型和增稠型。

（1）骨架型缓释材料：主要有亲水凝胶骨架、不溶性骨架和生物溶蚀性骨架。

①亲水凝胶骨架材料（hydrophilic gel matrix）是指骨架材料遇水膨胀，形成凝胶屏障而控制药物释放的材料。大致可分为四类：天然胶类，如海藻酸盐、琼脂和西黄蓍胶等；纤维素类，如羟丙甲基纤维素（HPMC）、甲基纤维素（MC）、羟乙基纤维素（HEC）等；非纤维素多糖，如壳聚糖、半乳糖、甘露聚糖等；乙烯聚合物和丙烯酸树脂类，如卡波姆、聚乙烯醇和聚羧乙烯等。

亲水凝胶骨架型缓释制剂释药过程大致可分为三个阶段：首先是口服后遇消化液在制剂表面形成水凝胶层，使表面药物溶出；其次是凝胶层继续水化，骨架膨胀，凝胶层增厚，延缓药物释放；再次是随着时间的延长，片剂外层骨架逐渐水化并溶蚀，内部再形成凝胶，再溶解，直至水分向片芯渗透至骨架完全溶蚀，最后药物完全释放。

②不溶性骨架材料（non-dissolved matrix）是指不溶于水或水溶性极小的高分子聚合物等。胃肠液渗入骨架材料孔隙后，药物溶解并通过骨架中错综复杂的极细孔道，缓慢向外扩散。在整个药物的释放过程中，骨架几乎不变，最终排出体外。常见的材料有三类：纤维素类，如乙基纤维素（EC）；聚烯烃类，如聚乙烯、聚丙烯和乙烯-醋酸乙烯共聚物；聚丙烯酸酯类，如聚甲基丙烯酸甲酯等。

③生物溶蚀性骨架材料（bioerodible matrix）是指本身不溶解，但是在胃肠液环境下可以逐渐溶蚀的惰性蜡质、脂肪酸及其酯类等，这类骨架材料在体内逐渐溶蚀，药物可以通过孔道扩散、骨架的溶蚀，或孔道扩散和骨架溶蚀相结合的机制而释放。主要材料有：①蜡类，如蜂蜡、巴西棕榈蜡、蓖麻蜡等；②脂肪酸及其酯类，如硬脂酸、氢化植物油、聚乙二醇单硬脂酸酯、

单硬脂酸甘油酯、甘油三酯等。

（2）包衣材料：利用包衣材料对片剂、微丸或小丸等表面进行包衣处理，以控制药物的释放速度、释放时间或释放部位。主要包括水不溶型材料与肠溶型材料。

①水不溶型材料：一类不溶于水的高分子聚合物，无毒，具有良好的成膜性能和机械性能，溶解能力不受胃肠液pH的影响。主要包括：乙基纤维素（EC）、醋酸纤维素（CA）以及丙烯酸树脂类（如Eudragit RS 30D、RL 30D和NE 30D）。

②肠溶型材料：在胃中不溶，在消化道溶解的高分子材料，主要包括在不同pH条件下溶解的肠溶材料。常用的有：纤维素酯类，如醋酸纤维素酞酸酯（CAP，pH 5.8~6.0）、羟丙甲纤维素酞酸酯（HPMCP，pH 5~6）、羟丙甲纤维素琥珀酸酯（HPMCAS，三种规格L、M、H，分别在pH5.0、5.5、7.0溶解）等；丙烯酸树脂类，如Eudragit L100型（pH > 5.5溶解）、Eudragit S100型（pH > 7.0溶解）等。

通过选择不同的缓控释材料，设计不同的比例或者改变制备工艺等方式实现不同的释药特性。具体可以根据释药要求来选择适宜的材料和处方工艺。

（3）生物降解型材料：主要用于制备长效微球（囊）制剂。主要包括天然聚合物与合成聚合物等。

（六）缓释控释制剂的制备

1. 口服定速释药系统　定速释药系统有骨架型和膜控型两类。一类是骨架型缓释控释制剂，系指药物（以晶体、无定形、分子分散体等形式）与控速材料及其他惰性成分均匀混合，通过特定工艺制成的固体制剂。骨架型缓释控释制剂根据控速骨架材料的特点，可分为亲水凝胶骨架制剂、不溶性骨架制剂以及溶蚀性骨架制剂。最常见的骨架型缓释控释制剂为片剂，尤其以亲水凝胶骨架片最为普遍，其他还包括颗粒状制剂（如微球、微丸）、模铸骨架型缓释控释制剂（如特殊部位使用的栓剂、棒状植入剂等）、蜡质的滴丸剂等。另一类是膜控型缓控释制剂，系指通过包衣膜来控制和调节制剂中药物的释放速率和释放行为的制剂。包衣的对象通常是片剂、小片以及微丸。根据成膜材料的溶解特性，可以分为不溶性成膜材料、胃溶性成膜材料和肠溶性成膜材料。不溶性成膜材料最适宜制成以扩散和渗透为释药机制的膜控型缓释控释制剂，而胃溶性成膜材料和肠溶性成膜材料适用于制备各种定位释药制剂。最常见的膜控型缓释控释制剂为微孔膜包衣片、膜控释肠溶片、膜控释小片以及膜控释微丸。

（1）骨架型缓释控释制剂

①亲水凝胶骨架型缓释制剂：其制备与传统的片剂制备方法相近，通常采用湿法制粒压片、干法制粒压片以及全粉末直接压片等方法进行制备。

湿法制粒压片：先将药物原料和聚合物粉末及其他辅料进行混合，然后加以适当的湿润剂或黏合剂制软材，挤压过筛制得湿颗粒，经干燥、整粒后加入润滑剂压片。常用的润湿剂主要有水、醇、一定比例的水与醇混合物。常用的黏合剂有一定浓度的HPMC水溶液或一定比例的水与醇溶液，有时也选用一定浓度的EC、丙烯酸树脂醇液等。由于亲水凝胶本身黏度较大，多数情况下不需另加黏合剂。由于亲水凝胶骨架材料吸水后迅速膨胀，黏度增大，容易产生结块现象，难以过筛，因此，处方中常采用60%~95%的乙醇溶液作为润湿剂。

干法制粒压片：将药物与聚合物及其他辅料混合后，先压成大片或者片状物后，再经粉碎制成一定粒度颗粒，整粒后加入助流剂压片。该法不加入液体，主要靠压缩力的作用使粒子间产生结合力。该法适用于热敏性、遇水易分解的药物。该法在亲水凝胶骨架缓释片的应用较少。

全粉末直接压片：将药物与聚合物及其他辅料混合后直接压片。本法对物料有较高的要求，如药物粉末需有合适的粒度、结晶形态和良好的可压性，辅料应有适当的黏结性、流动性和可压性。以亲水凝胶为骨架材料的物料可压性较好，与药物粉末混合可以满足全粉末直接压片对可压性和流动性的要求。该法避开了制粒过程，具有省时节能、工艺简单，适用于对湿热不稳定的药物。

②生物溶蚀性骨架片：其制备可采用传统的片剂生产工艺和设备，因此成本较低，生产工艺简单，放大生产不存在问题。制备工艺主要有湿法制粒压片、干法制粒压片、全粉末直接压片。由于采用了功能性骨架材料，因此，与普通片的制备有所区别，常用的有熔融法和水分散法。

熔融法：将药物与辅料直接加入熔融的蜡质中，温度控制在略高于蜡质熔点，熔融的物料铺开冷凝、固化、粉碎。

水分散法：采用溶剂蒸发技术，将药物与辅料的水溶液或分散体加入熔融的蜡质相中，然后将溶剂蒸发除去，干燥混合制成团块再颗粒化，之后进行压片。以水分散法制备的各种生物溶蚀性骨架片的释药速度均较快，这可能与药物颗粒表面和骨架内部包藏有水分有关。

③不溶型骨架型缓释制剂：其制备通常采用湿法制粒压片、干法制粒压片以及全粉末直接压片等方法进行制备。

（2）膜控型缓释控释制剂

①膜控型小丸的制备：膜控小丸是先制成丸芯后，再在丸芯外包裹控释衣，丸芯除含药物外，也含稀释剂、黏合剂等辅料，包衣材料是一些高分子聚合物，大多难溶于水或不溶于水。包衣液除包衣材料外，一般通过添加增塑剂、致孔剂、着色剂、抗黏剂等控制药物的释药速度。

小丸的成型技术：小丸的成型方法有多挤压成形机、球状成形机直接制成球状小丸；用包衣锅、旋转式制粒机通过滚动聚结、旋转制粒制成小丸；喷雾干燥（冻凝）机、沸腾床干燥系统等通过喷雾聚结形式制备小丸；在液体介质中高速搅拌旋转制作小丸；借助振动喷雾以微成型技术制备小丸等。不论采用哪种方法，目的都是将药物与辅料混合均匀，制成圆度好、硬度适宜、粒度分布窄、流动性好的药物小丸。

小丸的包衣技术：缓释控释小丸包衣除了能达到改善外观、味道、增加药物稳定性等目的以外，还可达到改善药物的生物药剂学性质的目的。小丸的包衣既可在包衣锅、高效包衣锅中进行，也可利用空气悬浮流化床包衣法在离心造粒机、流化床中进行，还可采取在包衣液中蘸浸包衣等方法。

②膜控型片剂的制备：膜控型缓释片主要包括微孔膜包衣片和膜控小片。

微孔膜包衣片：系采用含有致孔剂或水溶性药物的不溶型包衣液对片芯进行包衣，在胃肠道中包衣膜与胃肠液接触时，膜上的致孔剂或水溶性药物部分溶解或脱落，在包衣膜上形成无数的微孔或弯曲小道，使包衣膜具有通透性。水分进入膜内后，在膜内外渗透压的作用下释放药物。

膜控小片：系缓释膜包衣、约3mm的小片。通常将其装入胶囊中使用，同一胶囊内的小片可以用不同的包衣材料或不同厚度的包衣材料进行包衣。

（3）渗透泵型控释制剂：渗透泵型控释制剂是利用渗透压原理而实现对药物的控制释放。经过多年的发展，已经开发出多种类型，如初级渗透泵、推拉型渗透泵、三层渗透泵、微孔膜渗透泵、软胶囊液体渗透泵、时滞型液体渗透泵、直肠型渗透泵、结肠定位渗透泵等。渗透泵型控释制剂主要由药物、半透膜包衣材料、渗透活性物质和推动剂等组成。除此之外，处方中可加入助悬剂如阿拉伯胶、琼脂等；黏合剂如聚乙烯吡咯烷酮；润滑剂如硬脂酸镁等。

①半透膜包衣材料：系无活性且在胃肠道中不溶解的成膜聚合物，所形成的半透膜可以通过水分，但不能透过离子和药物。半透膜材料主要有醋酸纤维素、乙基纤维素、丙酸纤维素、

聚乙烯醇、聚氯乙烯、聚乙烯等。常用的半透膜材料为醋酸纤维素、乙基纤维素。

②渗透活性物质（osmotic pressure active ingredients）：系指能产生高渗透压的物质，也叫渗透促进剂，其性质和用量影响渗透泵片零级释放的时间。主要的渗透活性物质有氯化钠、果糖、甘露醇、山梨醇、葡萄糖等。

③推动剂：系高分子类的亲水聚合物，亦称促渗透聚合物或助渗剂，该聚合物吸水膨胀，产生推动力（driving force），促进药物从释药孔释放。主要包括分子量1万~36万的聚乙烯吡咯烷酮，分子量45万~400万的卡波姆羧酸聚合物，分子量0.3万~500万的聚羟基甲基丙烯酸烷基酯等。

渗透泵片是在片芯外包被一层半透性的聚合物衣膜，用激光在片剂衣膜层上开一个或一个以上适宜大小的释药小孔制成。口服后胃肠道的水分通过半透膜进入片芯，使药物溶解形成饱和溶液，因渗透压活性物质溶解使膜内溶液形成高渗溶液，膜内存在的渗透压差使水分继续进入膜内，从而迫使药物溶液从小孔释出。

渗透泵型控释片按结构可分为单室渗透泵片和多室渗透泵片。单室渗透泵片的制备工艺和普通薄膜包衣片的制备相似，只是在衣膜上用激光或机械的方法打一个或几个释药孔。多室渗透泵片的制备比较复杂，其片芯为双层片或多层片，一层为药物层，其他部分为推动层。在制备片芯时，采用特殊的压片机，首先将含药层压片，然后把促渗透聚合物加在含药层的上面，进行二次压片，最终形成双层片。将双层片用常规的包衣方法进行包衣，并用适当方法制备释药孔，制成多室渗透泵。

（4）离子交换型缓释制剂：离子交换树脂系指能再生、反复使用、不溶于酸、碱溶液及有机溶剂的高分子聚合物。其具有网状立体结构，含有与离子结合的活性基团且能与溶液中其他离子物质进行交换或吸附。由于药物释放较快，需要采取微囊化技术进一步控制药物的释放，为第一代的口服药物树脂控释系统。为了克服树脂因溶胀性导致囊膜破裂的缺点，将树脂用浸渍剂如聚乙二醇4000和甘油处理，阻止膨胀；最后采用包衣等技术调节药物释放，为第二代Pennkinetic®控释系统。

①药物树脂的制备：药物与树脂结合的方法主要有两种，即静态交换法和动态交换法。

静态交换法：于离子交换树脂中加入适量的去离子水，在搅拌下加入药物混匀，静置，待达到平衡后，洗去未结合药物，在40~60℃干燥即得。

动态交换法：高浓度药物溶液从离子交换树脂柱上端缓缓注入，当加入液和流出液的药物浓度大致相等时，表明树脂与药物的交换接近饱和，洗涤、干燥即得。

②药物树脂的浸渍：用于制备药物树脂的主要为凝胶型树脂。长久地暴露在空气中或遇水时，树脂功能基水合溶胀，使薄膜包衣层崩裂。在包衣前对药物树脂进行浸渍可增加其可塑性，使在包衣和释放过程中保持原有的几何形状。

常用的浸渍剂有：聚乙二醇4000、乳糖、甲基纤维素、甘油等，用量为药物树脂重量的10%~30%。将药物树脂置于浸渍剂水溶液中或与浸渍剂混合加热使之熔融，均可达浸渍目的。

③药物树脂的微囊化：为进一步控制药物树脂释放，延缓药物在体内的吸收，可采用微囊化技术对药物树脂进行包衣。最常用的微囊化材料有乙基纤维素等。

2. 口服定时释药系统　定时治疗（择时治疗）是根据疾病发作的时间规律及药物的特性来设计不同的给药时间和剂量方案，选用合适的剂型，从而降低药物的毒副作用，达到最佳疗效。

口服定时释药系统或称择时释药系统（oral chonopharmacologic drug delivery system）是根据人体生物节律变化，按照生理和治疗的需要而定时、定量释药的一种新型给药系统。有文献也称为脉冲释药（pulsed/pulsatile release）和时控–突释系统（time controlled explosive system）等。

　　按照制备技术的不同，可将口服脉冲制剂分为渗透泵定时释药系统、包衣脉冲系统和柱塞型定时释药胶囊等。根据药物的释放方式，可分为迟释-速释型释药系统、迟释-缓释型释药系统。

　　（1）迟释-速释型释药系统

　　①包衣脉冲释药系统：包衣脉冲释药系统利用外层包衣控制水进入衣膜的时间，并以内部崩解物质膨胀而胀破衣膜的时间来控制药物的释放时间。外层包衣的厚度和组成决定了时滞的长短，而膨胀性材料的种类和比例则控制了片芯的崩解速度。

　　外层包衣材料可分为半渗透型、溶蚀型和膨胀型，包衣方法主要有压制包衣和薄膜包衣。压制包衣常常用于片剂的包衣，而薄膜包衣除了片剂还可用于制备多单元释药系统，如微丸、微球等。

　　②柱塞型脉冲释药系统：柱塞型定时释药胶囊由水不溶性胶囊壳体、药物贮库、定时柱塞、水溶性胶囊帽组成。其中，定时柱塞有膨胀型、溶蚀型和酶降解型。当定时脉冲胶囊与水性液体接触时，水溶性胶囊帽溶解，柱塞遇水即膨胀，脱离胶囊体，或溶蚀，或在酶作用下降解，使贮库中药物快速释出。

　　膨胀型柱塞由亲水凝胶组成，用柔性半透膜包衣；溶蚀型柱塞可用L-HPMC、PVP、PEO等压制，也可将聚乙烯甘油酯熔融浇铸而成；酶可降解型柱塞由底物和酶组成，二者可以混合制成单层塞，也可以分开压制成双层塞。

　　Pulsincap®是Scherer公司开发的以亲水凝胶为定时塞的柱塞型口服脉冲释药系统。利用凝胶遇水膨胀，从而脱离胶囊体使胶囊内药物释放，可通过控制柱塞的长度控制释药时滞。

　　（2）迟释-缓释型释药系统

　　①渗透泵型定时释药系统：时滞是渗透泵型制剂的一个特点，在自身时滞不能满足迟释要求时，还可以通过一定厚度的迟释包衣来实现。Covera-HS是G. D. Searle公司开发上市的盐酸维拉帕米迟释型渗透泵片。

　　对于渗透泵定时释药系统，释药时滞由迟释层包衣材料的种类及配比、外层半透膜、推进剂用量等决定。合适的迟释包衣材料、推进剂、包衣厚度及释药孔径大小都是制备该类剂型的关键因素。

　　②包衣型迟释-缓释释药系统：包衣型迟释-缓释释药系统结合了迟释型包衣层和缓释控释制剂的释药机制。缓释药芯可以选择骨架型和膜控型，可选择片剂、小片、微丸等；迟释包衣可采用薄膜包衣或者压制包衣。

　　③柱塞型迟释-缓释胶囊：可以将柱塞型定时释药胶囊的片芯替换为缓释制剂，制备柱塞型迟释-缓释胶囊。

　　3. 口服定位释药系统　　口服定位释药系统（oral site-specific drug delivery system）是指口服后能将药物选择性地输送到胃肠道的某一特定部位，以速释或缓释、控释释放药物的一种剂型。其目的如下：①改善药物在胃肠道的吸收，避免其在胃肠生理环境下失活，如蛋白质、肽类药物制成结肠定位释药系统；②治疗胃肠道的局部疾病，可提高疗效，减少剂量，降低全身性副作用；③改善缓释、控释制剂因受胃肠运动影响而造成的药物吸收不完全、个体差异大等现象。根据药物在胃肠道的释药部位不同可分为胃定位释药系统、口服小肠定位释药系统和口服结肠定位释药系统。

　　（1）胃定位释药系统：胃定位释药系统适用于在酸性环境中溶解的药物、在胃中及小肠上部吸收率高的药物和治疗胃、十二指肠溃疡等疾病的药物，也可称为口服胃滞留给药系统（oral stomach-retained drug delivery system，OSDDS），对于易在胃中吸收的药物或在酸性环境中溶解的药物，在小肠上部吸收率高的药物和治疗胃、十二指肠溃疡等疾病的药物适宜制成此类制剂。但胃内不稳定或刺激性太大的药物不宜设计成胃内滞留型制剂。实现胃滞留的主要方式包括：胃内漂浮滞留、胃壁黏附滞留、体积膨胀滞留等。

①胃内漂浮型释药系统：根据流体动力学平衡原理设计，口服后可维持自身密度小于胃内容物密度，从而在胃中呈漂浮状态。主要材料为亲水凝胶，为了增加漂浮力，可加入助漂剂、发泡剂等辅料。在释放介质中溶解性好的主药可制成单层片，溶解性不好的主药可制成双层片（上层漂浮层，下层释药层），从而解决漂浮和释放的一致性问题。

②胃内黏附型释药系统：药物借助高分子材料结合于胃黏膜或上皮细胞表面，从而延长药物在靶部位的停留时间和释放时间，促进药物的吸收，提高药物的生物利用度。可采用的生物黏附材料主要有：天然黏附材料（果胶、海藻酸盐、羧甲基淀粉等）；半合成黏附材料（CMC-Na、HEC、HPMC等）以及合成生物黏附材料（卡波姆等）。

③胃内膨胀型释药系统：制剂口服入胃后体积迅速膨胀至大于幽门而不能迅速排出，从而达到在胃内滞留的目的，也被称为塞子型系统（plug type system）。该类制剂还应具有以下性能：不阻挡幽门排空其他食物，同时具有足够的强度来承受胃部强有力的蠕动。可选用的膨胀材料主要包括交联PVP、交联CMC、羧甲基淀粉钠等。

（2）口服小肠定位释药系统：口服小肠定位释药系统是指在胃的生理环境中不释药，进入小肠后，能按预设的时间和位置迅速或缓慢释药的制剂。小肠是药物吸收的主要部位，在小肠中释药可以防止药物对胃黏膜的刺激作用，增加药物的稳定性，防止失活，使药物在吸收部位的浓度达到最佳状态。

口服小肠定位释药系统包括pH敏感型和时滞型两种。可根据要求，选用适宜pH范围溶解的聚合物，也可以采用定时释药系统，通过改变释药系统的时滞的长短控制药物释放的时间和位置。由于胃排空时间的影响，仅应用控制释药系统的时滞不一定完全达到小肠定位释药的目的，可将控制释药时间的技术和采用肠包衣技术结合，以保证药物只在小肠释放。

常见的小肠定位释药制剂包括肠溶包衣片及胶囊、含有多种肠溶包衣微粒的胶囊或将肠溶包衣微丸压成崩解片。

（3）口服结肠定位释药系统：口服结肠定位释药系统（OCDDS）是指用适当方法，使药物口服后避免在胃、十二指肠、空肠和回肠前端释放药物，运送到回盲肠部后释放药物而发挥局部和全身治疗作用的一种给药系统，是一种定位在结肠释药的制剂。

结肠定位释药系统的优点：提高结肠局部药物浓度，提高药效，有利于治疗结肠局部病变，如Crohn病、溃疡性结肠炎、结肠癌和便秘等；结肠给药可避免首过效应；有利于多肽、蛋白质类大分子药物的吸收，如激素类药物、疫苗、生物技术类药物等；固体制剂在结肠中的转运时间很长，可达20~30小时，因此OCDDS的研究对缓释控释制剂，特别是日服一次制剂的开发具有指导意义。根据释药原理可将OCDDS分为以下几种类型。

①时控型OCDDS：根据制剂口服后到达结肠所需时间，用适当方法制备具有一定时滞的时间控制型制剂，即口服后5~12小时开始释放药物，可达结肠靶向转运的目的。大多数此类OCDDS由药物贮库和外面包衣层或控制塞组成，此包衣或控制塞可在一定时间后溶解、溶蚀或破裂，使药物从贮库内芯中迅速释放发挥疗效。

②pH敏感型OCDDS：是利用在结肠较高pH环境下溶解的pH依赖性高分子聚合物，如聚丙烯酸树脂、醋酸纤维素酞酸酯等，使药物在结肠部位释放发挥疗效。有时可能因为结肠病变或细菌作用，其pH低于小肠，使药物在结肠不能充分释药，因此，此类系统可和时控型系统结合，以提高结肠定位释药的效果。

③生物降解型OCDDS：结肠中细菌的含量要比胃和小肠中多得多，生物降解型系统是利用结肠中细菌产生的酶对某些材料具有专一的降解性能制成，可分为材料降解型和前体药物型。降解材料目前研究较多的是合成的偶氮聚合物和天然的果胶、瓜尔胶、壳聚糖和 α–淀粉等。

④压力控制型OCDDS：压力控制型OCDDS以结肠内的压力作为药物的释药机制。制备压力控释胶囊时，先将药物溶解或悬浮在水溶性或脂溶性的基质中（如聚乙二醇、半合成脂肪酸等），然后注入进合适的胶囊，最后用乙基纤维素作为胶囊的外包衣，乙基纤维素的厚度决定胶囊的耐受压力程度。制剂口服后，在正常体温下基质液化，胶囊变成由乙基纤维素包裹的圆球，因胃和小肠中含水量高、流动性大，圆球不受腔肠压力影响，而当圆球进入结肠后，伴随着结肠对水的重吸收，肠腔内容物黏度增大，腔内压力升高，圆球耐受不了肠内压而崩解释药。

压力控制型OCDDS主要依赖于人体结肠内的压力，在正常的昼夜节律下，人体结肠内压力受各种生理条件因素影响变化很大，导致药物释放个体差异较大。

⑤复合型OCDDS：由于个体差异和环境的变化性依靠单纯机制设计的释药系统难以实现可靠的结肠定位释药。为突破该类局限，在实际的制剂设计时，常结合两种或两种以上释药机制。

如pH敏感–时控型OCDDS，由于药物在小肠中的转运时间相对稳定（3~4小时），为避免胃中转运时间的影响，可以采用pH敏感的肠溶包衣，使制剂到达小肠才开始溶蚀，并且通过包衣增重的改变，来控制包衣溶蚀时间为3~4小时，从而实现将药物转运至结肠部位释药。

⑥体外诱导型OCDDS：也称为脉冲式OCDDS，是将药物、示踪物、对电磁或超声波敏感的材料及相应的高分子材料制成微球等类型，使其在胃肠道稳定。口服后通过体外监控，待其到达结肠后，再在体外用电磁或超声波诱导，使其释放药物。该类系统具有更专一的靶向定位性，对于特定部位的给药具有更好的效果，特别适用于结肠癌的治疗，减少化疗药物对胃肠及全身的毒副作用。但该系统在特殊材料的选择上要求较高，限制了其应用范围。

⑦前体药物：研究最多且已有应用于临床的主要是偶氮降解型的5–氨基水杨酸前体药物，如奥沙拉嗪（Olsalazine），巴柳氮（Balsalazide）等，在结肠内细菌所产生的偶氮还原酶的作用下，偶氮键断开，释放5–氨基水杨酸发挥治疗作用。

（七）缓释控释制剂举例

例1：卡托普利亲水凝胶骨架片（25mg/片）

【处方】卡托普利25g、HPMC 60g、乳糖15g、硬脂酸镁适量。

【制法】将卡托普利、HPMC、乳糖和适量硬脂酸镁（均过80目筛）按等量递加法初混，再过80目筛3次充分混匀后，用9mm浅凹冲头粉末直接压片而成，共制成1000片。

【注释】通过释放度研究发现，用Peppas方程拟合后，$n=0.5$，表明该缓释片属于溶蚀和扩散结合的释放机制，且以扩散为主。随HPMC用量的增加，药物释放速度逐步减慢，当HPMC用量大于30%后，连续的凝胶层已经形成，因此再增加其用量，对缓释作用增加的程度不如较小用量时明显。

例2：硝酸甘油缓释片（2.6mg/片）

【处方】硝酸甘油0.26g(10%乙醇溶液2.95ml)、十六醇6.6g、微晶纤维素5.88g、乳糖4.98g、硬脂酸镁0.15g、硬脂酸6.0g、聚维酮（PVP）3.1g、微粉硅胶0.54g、滑石粉2.49g。

【制法】采用熔融法制备，将PVP溶于硝酸甘油乙醇溶液中，加微粉硅胶混匀，加硬脂酸和十六醇，水浴加热到60℃，使熔融。将微晶纤维素、乳糖、滑石粉的均匀混合物加入上述熔化的系统中，搅拌1小时；将上述黏稠的混合物摊于盘中，室温放置20分钟，待成团块时，用16目筛制粒。30℃干燥，整粒，加入硬脂酸镁，压片。

【注释】本品12小时释放76%，1小时释放23%，1小时后以接近表观零级释放（释放曲线接近直线，但药物的释放速度并不保持恒定）。

例3：利用挤压-滚圆法制备茶碱骨架小丸

【处方】主药与辅料之比为1:1，骨架材料：单硬脂酸甘油酯与微晶纤维素。

【制法】先将单硬脂酸甘油酯分散在热蒸馏水中，加热至80℃，在恒定的搅拌速率下，加入茶碱，直至形成浆料。将热浆料在行星式混合器内与微晶纤维素混合均匀制成湿软材，然后将软材用柱塞挤压机以30.0cm/min的速率挤压成条状（直径1mm）；在1000r/min转速下，滚圆机内滚10分钟，即得圆形小丸，将湿丸置流化床内于40℃干燥30分钟，过筛得直径为1.18~1.70mm的小丸。

例4：硝苯地平渗透泵片

【处方】①药库层：硝苯地平30mg、聚环氧乙烷（PEO）106mg、KCl 3mg、HPMC 7.5mg、硬脂酸镁3mg；②推动层：聚环氧乙烷51mg、NaCl 22mg、硬脂酸镁1.5mg；③包衣液：醋酸纤维素95g、PEG4000 5g、二氯甲烷1960ml、甲醇820ml。

【制法】①药库层：硝苯地平、PEO、KCl和HPMC分别过40目筛，混合15~20分钟，以乙醇和异丙醇为润湿剂制软材，过16目筛制粒，室温干燥24小时，加硬脂酸镁混合20~30分钟。②推动层：PEO和NaCl分别过40目筛，混合10~15分钟，用甲醇和异丙醇制软材，过16目筛制粒，22.5℃干燥24小时，加硬脂酸镁混合20~30分钟。③以药库层和助推层制备双层片，包衣，打孔制得硝苯地平渗透泵片。

例5：单硝酸异山梨酯定时脉冲释放片

【处方】不同时滞单硝酸异山梨酯定时脉冲释放片处方

处方	时滞（h）	片芯（mg）			包衣（mg）		
		主药	CMS-Na	MCC	PEG	HCO	调节剂C
1	3	20	20	60	82	98	20
2	4	20	20	60	68	114	20
3	5	20	20	60	58	142	20

【制法】采用压制包衣制备。①片芯制备：将处方量的主药与崩解剂、填充剂等混合后，以淀粉浆为黏合剂制软材，过30目筛制粒，烘干，过28目筛，整粒，加0.3%的硬脂酸镁，混匀，压制得片芯。②压制包衣：将PEG6000、氢化蓖麻油（HCO）、调节剂C按处方比例混合，水浴加热，机械搅拌混匀，熔融后置室温冷却固化，于研钵中粉碎，过40目筛得外层包衣颗粒备用。将下层包衣颗粒置于冲模中轻压后，将片芯放在颗粒中央，加入上层包衣颗粒，调整压力，压片即得。

【注释】①崩解：片芯的迅速释放和良好的膨胀性是形成脉冲释药的关键因素之一。考察了羧甲基淀粉钠（CMS-Na）、交联羧甲基纤维素钠（CCMC-Na）、交联聚乙烯吡咯烷酮（PVPP），选择了吸水膨胀性最优的CMS-Na为崩解剂。②时滞：包衣处方的水渗透性（亲疏水物质比）是影响时滞的主要因素；包衣处方组成不变时，也可通过改变包衣层的用量来调节脉冲片的释药时间。另外，蜡性包衣辅料在受压过程中，颗粒间不仅发生嵌合作用，而且发生熔变，颗粒间的密合以及熔变程度受压力和硬度影响，最终也将影响包衣层的时控效果。

例6：酒石酸唑吡坦双脉冲控释微丸

【设计剂量】第1脉冲剂量为5mg，第2脉冲剂量为3mg。

【制法】采用丸芯薄膜包衣制备

载药丸芯：取主药（酒石酸唑吡坦，占比5%，W/W）、崩解剂（交联羧甲基纤维素钠，CCMC-Na，占比50%，W/W）、微晶纤维素（MCC，占比45%，W/W）过80目筛，混匀，加水制软材，挤出滚圆制微丸。微丸于60℃干燥后筛取22~24目为载药丸芯。

隔离层：羟丙甲纤维素（HPMC）-乳糖（1:3）混合，稀释成5%包衣液，取载药丸芯于流化床中侧喷包衣，包衣增重6%，50℃干燥后筛取20~22目微丸备用。

内控释层：将乙基纤维素水分散体稀释至15%作为包衣液，采用流化床底喷包衣，包衣增重为22%，50℃干燥，固化24小时，筛选18~20目微丸（即为单脉冲微丸）。

外含药层：HPMC-乳糖（1:2）混合，稀释成5%水溶液，按比例加入主药，溶解为含药包衣液。取单脉冲微丸，流化床侧喷包衣，50℃干燥，筛选14~16目微丸。

外控释层：HPMC-乳糖（1:1）混合，稀释成5%包衣液，流化床底喷包衣增重2%，50℃干燥后筛选14~16目，即得双脉冲微丸。

例7：酒石酸美托洛尔延迟起释缓释微丸

【制法】采用丸芯薄膜包衣制备

载药丸芯：将酒石酸美托洛尔与MCC按一定比例（载药量为30%，W/W）混匀，加水制软材，挤出滚圆制得微丸，筛取700~830μm微丸备用。

内层包衣：滑石粉加入水中匀化，与处方量的丙烯酸树脂Eudragit NE 30D混合，配制成含10%聚合物的包衣液。取载药丸芯于流化床，22~25℃底喷包衣，置40℃烘箱老化24小时。

外层包衣：称取处方量的Eudragit L 100，以95%的乙醇溶液溶解后加入处方量的EC和柠檬酸三乙酯，配制成含6%聚合物的包衣液。流化床38~42℃底喷包衣，置40℃烘箱中处理6小时，即得。

【注释】制得的延迟起释缓释微丸的时滞为4小时。内外层包衣增重、外层包衣液中乙基纤维素与Eudragit L 100的比例均对延迟起释缓释微丸的释药时滞和释药速度具有显著影响。

例8：克拉霉素漂浮-生物黏附片

【处方】克拉霉素250g，HPMC K15M 50g，HPMC K4M 15g，卡波姆974P 30g，乳糖100g，枸橼酸22.5g，碳酸氢钠30g，胶体二氧化硅2.5g，制成1000片。

【制法】将HPMC K4M、HPMC K15M、卡波姆974P与乳糖等混合后，采用粉末直接压片法制备克拉霉素漂浮-生物黏附片。

【注释】HPMC K15M与卡波姆974P有较强的黏附作用，黏附力取决于聚合物的黏度与浓度，碳酸氢钠与枸橼酸作为片剂的发泡剂使片剂具有漂浮性，所制片剂可显著延长药物在胃内的滞留时间而有效去除幽门螺杆菌。制备工艺以粉末直接压片或干法制粒压片为宜，因为亲水凝胶如制成溶液作为黏合剂进行湿法制粒，将不利于片剂的水化漂浮；压片压力大小应得当，既需要片剂有适宜的硬度，又要使压成的片剂内部保持有适当的空隙，减小密度，同时增加水化速度。

（八）缓释控释制剂的质量评价

1. 释放度考察 释放度试验是考察缓释控释制剂质量的重要手段。释放度系指口服药物从缓释制剂、控释制剂、肠溶制剂以及透皮贴剂等在规定溶剂中释放的速度和程度。体外释放速度试验应能反映受试制剂释药速度的变化特征，且能满足统计学处理的需要，释药全过程的时间应不低于给药的间隔时间，且累积释放百分率要求达到90%以上。除另有规定外，通常将释药全过程的数据作累积释放百分率-时间的释药曲线图，制订出合理的释放度检查方法和限度。

缓释制剂从释药曲线图中至少选出3个取样时间点，第一点为开始0.5~2小时的取样时间点，用于考察药物是否有突释；第二点为中间的取样时间点，用于确定释药特性；最后的取样时间点，用于考察释药是否基本完全。此3点可用于表征体外缓释制剂药物释放度。

控释制剂除以上3点外，还应增加2个取样时间点。此5点可用于表征体外控释制剂药物释放度。释放百分率的范围应小于缓释制剂。如果需要，可以再增加取样时间点。

体外药物释放度试验在模拟体内消化道条件下（如温度、介质的pH、搅拌速度等），对制剂进行药物释放速度试验，最后制订出合理的体外药物释放度，以监测产品的生产过程与对产品进行质量控制。《中国药典》释放度测定共收录了5种测定方法：篮法、浆法、小杯法、浆碟法、转筒法。缓释控释制剂模拟体温应控制在37℃ ±0.5℃，以脱气的新鲜纯化水为常用释放介质，或根据药物的溶解特性、处方要求、吸收部位，使用稀盐酸（0.001~0.1mol/L）或pH 3~8的磷酸盐缓冲液。对难溶性药物不宜采用有机溶剂，可加少量表面活性剂（如十二烷基硫酸钠等）。释放介质的体积应符合漏槽条件，即释放介质的体积不少于形成药物饱和溶液量的3倍。

2. 药物释放曲线的拟合与评价

（1）药物释放度的拟合：对体外释放度数据进行拟合，可以正确地探讨制剂的体外释药机制与规律，释放度数据常用以下几种数学模型进行拟合。

零级释药：
$$M_t/M_\infty = kt \tag{9-14}$$

一级释药：
$$\ln(1-M_t/M_\infty) = -kt \tag{9-15}$$

Higuchi 方程：
$$M_t/M_\infty = kt^{1/2} \tag{9-16}$$

分布函数式中M_t为t时间的累积释放量，M_∞为∞时累积释放量，M_t/M_∞为t时累积释放百分率。控释制剂的释药数据可用零级方程拟合；缓释制剂的释药数据可用一级方程或Higuchi方程拟合。拟合时以相关系数（r）最大而均方误差（MSE）最小的为拟合结果最好。

（2）药物释放度的评价：在比较两种制剂的释放度曲线时，常采用代入适宜数学模型加以评价，即应用体外释药行为的相似因子法，该方法优点在于可直接对释放度数据进行统计分析，无需拟合各种释放度数据，现已被美国FDA推荐应用。其基本方程如下：

$$f_2 = 50\lg\left\{1 + (\frac{1}{n})\sum_{i=1}^{n} W_t(\overline{X}_{ii} - \overline{X}_{ni})^2\right\}^{-0.5} \times 100\% \tag{9-17}$$

式中，f_2为相似因子，$\overline{X}_{ii}$为t时间参比制剂累积释药百分率，$\overline{X}_{ni}$为t时间受试制剂累积释药百分率，n为取点数目，W_t为权重。

当f_2值在50~100之间时，认为两制剂的体外释药行为无显著性差异；f_2值愈接近100，相似程度就愈高。

3. 缓释控释制剂的体内评价　对缓释控释制剂的安全性和有效性进行评价，应通过体内的药效学和药动学试验。首先对缓释控释制剂中药物特性的物理化学性质应有充分了解，包括有关同质多晶、粒子大小及其分布、溶解性、溶出速度、稳定性以及制剂可能遇到的其他生理环境极端条件下控制药物释放的变量。制剂中药物因受处方等的影响，溶解度等物理化学特性会发生变化，应测定相关条件下的溶解特性。难溶性药物的制剂处方中含有表面活性剂（如十二烷基硫酸钠）时，需要了解其溶解特性。

关于药物的药动学性质，推荐采用该药物的普通制剂（静脉注射或口服溶液，或经批准的其他普通制剂）作为参考，对比其药物释放、吸收情况，来评价缓释、控释制剂的释放、吸收情况。当设计口服缓释、控释制剂时，有必要测定药物在胃肠道各段（尤其是当在结肠定位释药时的结肠段）的吸收。对食物的影响也应进行研究。

药物的药效学性质应反映在足够广泛的剂量范围内药物浓度与临床响应值（治疗效果或副

作用）之间的关系。此外，应对血药浓度和临床响应值之间的平衡时间特性进行研究。如果在药物或药物的代谢物与临床响应值之间已经有很确定的关系，缓释、控释制剂的临床表现可以由血药浓度－时间关系的数据表示。如果无法得到这些数据，则应进行临床试验和药动学－药效学试验。

4. 生物利用度的研究　生物利用度（bioavailability）是指剂型中的药物吸收进入人体血液循环的速度和程度。生物等效性是指一种药物的不同制剂在相同实验条件下，给以相同的剂量，反映其吸收速度和程度的主要动力学参数没有明显的统计学差异。《中国药典》规定缓释、控释制剂的生物利用度与生物等效性试验应在单次给药与多次给药两种条件下进行。

单次给药（双周期交叉）试验目的在于比较受试者在空腹状态下服用缓释、控释受试制剂与参比制剂的吸收速度和吸收程度的生物等效性，并确认受试制剂的缓释、控释药物动力学特征。多次给药是比较受试制剂与参比制剂多次给药达稳态时，药物的吸收速度与程度、稳态血浓及其波动情况。

（1）研究对象：生物利用度与生物等效性研究一般在人体内进行。应选择正常、健康的自愿受试者。受试者选择条件：年龄一般在18~40岁，男性，体重为标准体重，避免选用过重或过轻的受试者。受试者应经过肝、肾功能及心电图等项检查，试验前停用一切药物，并持续停药至5~7个半衰期，试验期间，禁忌烟酒。受试者人数18~24例。

（2）试验制剂与标准参比制剂：一般应选用国内外上市的同类缓释、控释制剂主导产品为参比制剂。若系创新的缓释、控释制剂，则应选择国内外上市的市售普通制剂主导产品为参比制剂。

（3）分析方法的指标与要求：测定方法要求专属性强、准确性高、精密、灵敏的分析方法。

（4）单剂量给药：如试验制剂与参比制剂两种进行比较，则采用双处理（two treatment）、两周期（two period）随机交叉试验设计，两周期间称洗净期（washout period），一般相当于药物10个半衰期，通常一周。

给药剂量一般应与该制剂临床治疗剂量一致，且被试验制剂与标准制剂总量应相等。受试者禁食10小时后，早晨空腹时以200ml水将药吞服、服药4小时后进统一食谱的标准餐。采样安排：根据预试验结果进行，一个完整的口服血药浓度－时间曲线，应包括吸收相、平衡相和消除相。

（5）多剂量给药：缓释控释制剂除进行单剂量试验外，还要求进行多次给药试验，多次给药同样采用交叉试验设计，洗净期为一周。受试者选择、人数、制剂、分析方法等试验条件与单剂量法相同、按设计要求给药（如每天一次或两次），两种制剂一天服药总剂量应相等，连续服药时间至少经过7个消除半衰期后，连续测定3天的谷浓度（C_{min}），以确定血药浓度是否达到稳态。达到稳态后，至少要测定一个剂量间隔的血药浓度－时间曲线，特别要注意测定给药前（0时间）与剂量间隔末的（τ时间）的血药浓度，其他采样时间参考单剂量实验安排。

（6）结果统计分析：生物利用度或生物等效性试验结果应进行统计分析，并作出判断。若受试缓释、控释制剂与参比缓释、控释制剂比较，AUC 或 C_{max} 符合生物等效性要求，T_{max} 统计上应无显著性差异，则认为两种制剂生物等效。相对生物利用度在80%~125%时，一般认为生物等效。若受试缓释、控释制剂与普通制剂比较，AUC 符合生物等效性要求，则认为吸收程度生物等效；若 C_{max} 有所降低，T_{max} 有所延长，并按生物等效性评价进行统计分析，其结果至少有1项指标不符合生物等效时，则表明受试制剂具有缓释或控释特征。

非口服的缓释、控释、迟释制剂还需对其作用部位的刺激性和（或）过敏性等进行试验。

5.体内外相关性

（1）概念：体内–体外相关性指的是由制剂产生的生物学性质或由生物学性质衍生的参数（如 T_{max}、C_{max} 或 AUC），与同一制剂的物理化学性质（如体外释放行为）之间，建立的合理的定量关系。

缓释、控释、迟释制剂要求进行体内外相关性的试验，它应反映整个体外释放曲线与血药浓度–时间曲线之间的关系。只有当体内外具有相关性，才能通过体外释放曲线预测体内情况。

体内外相关性可归纳为三种：①体外释放曲线与体内吸收曲线（即由血药浓度数据去卷积而得到的曲线）上对应的各个时间点应分别相关，这种相关简称点对点相关，表明两条曲线可以重合。②应用统计矩分析原理建立体外释放的平均时间与体内平均滞留时间之间的相关。由于能产生相似的平均滞留时间可有很多不同的体内曲线，因此体内平均滞留时间不能代表体内完整的血药浓度–时间曲线。③将一个释放时间点（$t_{50\%}$、$t_{90\%}$ 等）与一个药物动力学参数（如 AUC、C_{max} 或 T_{max}）之间单点相关，它只说明部分相关。

《中国药典》指导原则中缓释、控释制剂体内外相关性系指体内吸收相的吸收曲线与体外释放曲线之间对应的各个时间点回归，得到直线回归的相关系数符合要求，即可认为具有相关性。

（2）体内–体外相关性的建立

①体外累积释放率–时间的释放曲线：如果缓释、控释制剂的释放行为随外界条件变化而变化，则应该另外再制备两种供试品（一种比原制剂释放更慢；另一种更快），研究影响其释放快慢的外界条件，并按体外释放度试验的最佳条件，得到体外累积释放率–时间的释放曲线。

②体内吸收率–时间的吸收曲线：根据单剂量交叉试验所得血药浓度–时间曲线的数据，对在体内吸收呈现单室模型的药物，可换算成吸收百分率–时间的体内吸收曲线，体内任一时间药物的吸收百分率 F_a（%）可按以下 Wagner–Nelson 方程计算：

$$F_a = (C_t + kAUC_{0-t}) / (kAUC_{0-\infty}) \times 100\% \tag{9-18}$$

式中，C_t 为 t 时间的血药浓度，k 为由普通制剂求得的消除速度常数。

双室模型药物可用简化的 Loo–Reegelman 方程计算各时间点的吸收百分率。

（3）体内–体外相关性检验：当体外药物释放为体内药物吸收的限速因素时，可利用线性最小二乘法回归原理，将同批试样体外释放曲线和体内吸收相曲线上对应的各时间点的释放百分率和吸收百分率回归，得直线回归方程。如直线的相关系数大于临界相关系数（$P<0.001$），可确定体内外相关。

当血药浓度（或主药代谢物浓度）与临床治疗浓度（或有害浓度）之间的线性关系明确或可预计时，可用血药浓度测定法，否则可用药理效应法评价缓释、控释制剂的安全性与有效性。

三、黏膜给药制剂

黏膜给药因其方便的给药途径及良好的患者顺应性，已然成为研究热点。目前研究最多的主要是鼻黏膜、口腔黏膜和眼黏膜这三种途径。

（一）黏膜给药的定义

黏膜给药（mucosal drug delivery）是指使用适当的载体使药物透过人体的黏膜部位，如鼻黏膜、口腔黏膜、眼黏膜、直肠黏膜、子宫及阴道黏膜等，转运至体循环而引起全身作用的给药方式。

（二）黏膜给药的特点

1. 产生局部治疗作用，亦可以通过黏膜吸收进入体循环发挥全身治疗作用。

2. 与口服给药相比，药物通过黏膜吸收进入体循环，不经过消化道与肝脏，因此能避免首过效应。

3. 拓展了药物的给药途径，为大分子多肽及蛋白质类药物如胰岛素的递送提供了新的途径。

4. 鼻黏膜、直肠黏膜及阴道黏膜是脂溶性通道，因此，脂溶性药物容易通过黏膜吸收。

5. 黏膜给药通过特定区域黏膜吸收而具有一定靶向作用和缓释作用等特点，如鼻黏膜给药可达脑靶向目的。

6. 黏膜给药使用方便、简单、经济。

（三）黏膜给药制剂的分类

黏膜存在于人体的各腔道，如口腔、鼻腔、眼部、肺部、直肠、阴道及子宫等部位，根据给药部位的不同，黏膜给药制剂分为以下几类：①口腔黏膜给药制剂，如舌下片、口含片、口腔贴片、含漱剂、口腔凝胶剂等。②鼻黏膜给药制剂，如滴鼻剂、凝胶剂、微乳、微粒给药系统等。③眼黏膜给药制剂，如滴眼剂、眼膏剂等。④肺黏膜给药制剂，如气雾剂、喷雾剂、粉雾剂等。⑤直肠、阴道及子宫黏膜给药制剂，如栓剂及灌肠剂等。

1. 口腔黏膜给药制剂 口腔黏膜给药制剂（oral mucosal drug delivery preparations）是在口腔黏膜给药而发挥局部或全身作用的制剂，包括散剂、片剂、膜剂、喷雾剂、水凝胶剂等。

为了增加药物的渗透性，在处方中需加入一定量的促渗剂。其作用机制包括：①通过减小黏液层的黏性/弹性而改变黏液的流变学性质。②与细胞膜的脂质或蛋白质膜成分相互作用，增加膜流动性，促进物质透过细胞转运。③增加细胞间隙脂质的溶解度，促进细胞旁转运。④抑制降解多肽类药物的内肽酶和外肽酶。

该给药途径的特点主要包括：无肝肠首过效应，能避免肝药酶与消化道的环境对药物的降解作用；起效快，患者耐受性良好；黏膜的通透性较大，利于药物的吸收等。

2. 鼻黏膜给药制剂 鼻黏膜给药制剂（nasal mucosal drug delivery preparations）是指在鼻腔内使用，经鼻黏膜吸收而发挥全身或局部治疗作用的制剂。主要剂型包括滴鼻剂、鼻用喷雾剂、气雾剂、粉雾剂、鼻用凝胶剂、鼻用微球、脂质体等。

鼻黏膜给药具有以下优点：①促进药物的吸收：鼻腔黏膜表面积大，黏膜上有大量的绒毛，大大增加了药物吸收的有效面积，上皮细胞下有丰富的毛细血管和淋巴管，药物容易通过鼻黏膜吸收；②吸收快：鼻腔给药吸收迅速、起效快，多肽类药物的鼻腔吸收速度接近静脉注射，适于急救、自救。③避免肝脏的首过效应，生物利用度高；④给药方便；⑤脑部递药：鼻腔是头盖骨的一部分，脑内的一些神经束直接与它相连，两者间的屏障膜（嗅黏膜）的屏障作用远小于血-脑屏障，能促进药物的脑部递送。

鼻黏膜给药的缺点包括对鼻黏膜的刺激，剂量有限，药物在鼻黏膜的停留时间短等。

3. 眼黏膜给药制剂 眼用制剂（ocular preparations）系指直接用于眼部发挥治疗作用的无菌制剂，主要通过角膜渗透与非角膜渗透途径实现药物吸收。眼用制剂可分为眼用液体制剂（滴眼剂、洗眼剂、眼内注射剂）、眼用半固体制剂（眼膏剂、眼用乳膏剂、眼用凝胶剂）、眼用固体制剂（眼用膜剂、眼用丸剂、眼内插入剂）等。其中，眼用液体制剂可为固态形式包装，另备溶剂，在临用前配成溶液或混悬液。

临床常用的眼用剂型为滴眼剂和眼膏剂。滴眼剂用药后药物可经泪液冲刷或从鼻泪管流失，药效维持时间短，需频繁给药；眼膏剂则易致视野模糊。近年眼部给药剂型的研究主要集中在如何改善眼部药物的生物利用度，以及如何实现局部定位给药与控释给药等，涉及的剂型有：眼用凝胶剂、眼用脂质体、眼用微球、眼膜剂、眼用植入剂等。

4. 肺黏膜给药制剂　肺部给药（pulmonary drug delivery）可用于气管和肺部疾病，如哮喘、肺部感染性疾病或慢性阻塞性肺病的治疗，也能使药物经肺吸收进入血循环，实现全身作用。主要剂型包括气溶胶剂，包括气雾剂（acrosol）、喷雾剂（spray）和粉雾剂（dry powder inhalation）。主要经口腔喷雾给药，进入呼吸道的中、下部位。

呼吸道的纤毛运动是机体自身的一种防御性运动，可使停留在该部位的异物在几小时内被排出，不被纤毛运动清除的粒子可被肺泡内的巨噬细胞通过吞噬作用转移。肺部表面活性剂主要参与对吸入粒子的清除，同时影响药物的肺吸收。呼吸道的直径能明显影响药物的分布。随着支气管分支增加，药物粒子向肺深部运动中，因撞击等原因而易被截留。不同治疗目的的药物，要求到达的部位不同。支气管病变的患者，腔道往往较正常人窄，更易截留药物。使用治疗药物之前，先用支气管扩张药，可增加药物的吸收。药物粒子的惰性嵌入、沉降及扩散等作用决定药物的有效沉积。粒子的动量越大，在经呼吸道分支处时因碰撞而越易沉积。

微粒的大小及速度是决定气雾剂有效给药的关键因素。大于8μm的粒子，50%以上沉积于口咽部和上呼吸道的分支处；小于1~5μm的粒子沉积于细支气管和肺泡；小于0.5μm的粒子容易进入到下呼吸道但也容易随呼气排出。呼吸道黏膜中存在多种代谢酶，是影响蛋白类药物肺部吸收的因素之一。

四、透皮给药制剂

自1981年美国上市第一个用于治疗运动病的透皮给药制剂——东莨菪碱贴剂以来，目前已上市的透皮吸收制剂有东莨菪碱、可乐定、硝酸甘油、硝酸异山梨酯、芬太尼、烟碱、醋酸炔诺酮、雌二醇、睾酮、吲哚美辛、双氯芬酸、酮洛芬、妥洛特罗、利多卡因、尼古丁和尼群地平等。

（一）透皮给药制剂的定义

透皮给药系统（transdermal drug delivery system，TDDS）或透皮治疗系统（transdermal therapeutic system，TTS）是指药物以一定的速率透过皮肤经毛细血管吸收进入体循环产生药效的一类制剂，即透皮给药制剂。主要包括软膏剂、硬膏剂、巴布剂和贴剂，还有搽剂和气雾剂等。近年来，由于新技术在该领域的应用，使得TDDS得到了快速的发展。这些促渗技术主要包括：化学促透法（如离子对法）、物理促透法（如离子导入法、超声导入法、微针阵列技术等）、新剂型新技术手段等。

（二）透皮给药制剂的特点

1. 优点　①避免了口服给药可能发生的肝首过效应及胃肠灭活效应，提高了治疗效果，药物可长时间持续扩散进入血液循环。②维持恒定的血药浓度，增强了治疗效果，减少了胃肠给药的副作用。③延长作用时间，减少用药次数，改善患者用药顺应性。④患者可以自主用药，减少个体间差异和个体内差异，适用于婴儿、老人和不宜口服的患者。由于避免了饮食、体位、睡眠、运动等因素的干扰，皮肤之间吸收的差异比人体胃肠道吸收的差异小得多。

2. 局限性　①不适合剂量大或对皮肤有刺激性的药物；②起效较慢，不适合要求起效快的药物；③由于皮肤的屏障作用，药物仅限于强效类；④大面积给药，可能会对皮肤产生刺激性和过敏性；⑤存在皮肤的代谢与储库作用；⑥药物吸收个体和部位差异较大等。

（三）透皮给药制剂的分类

按透皮给药制剂基质不同，可分为贴剂与巴布剂，其中贴剂常用压敏胶为基质，而巴布剂一般采用水溶性高分子材料为基质。贴剂可再分为：膜控型、骨架型、黏胶分散型。

按透皮给药制剂的结构不同，可分成两大类型：①膜控释型透皮给药制剂，即药物或透皮吸收促进剂被控释膜或其他控释材料包裹成贮库，由控释膜或控释材料的性质控制药物的释放速度。按其结构不同，又可分为复合膜型和充填封闭型。②骨架扩散型透皮给药制剂，即药物溶解或均匀分散在聚合物骨架中，由骨架的材料控制药物的释放。按其结构不同，又可分为聚合物骨架型和黏胶分散型。

1. 复合膜型透皮给药制剂　复合膜型透皮给药制剂是由背衬膜、药物贮库膜、控释膜、胶黏层和保护膜组成，其药物贮库膜是药物分散在压敏胶或聚合物膜中，控释膜是微孔膜或均质膜，见图9-14。这类给药系统的组成材料是：背衬层常为铝塑膜；药物贮库膜是药物分散在聚异丁烯等压敏胶中，加入液体石蜡作为增黏剂；控释膜常为聚丙烯微孔膜，厚度10~100μm，孔率0.1~0.5，曲率1~10，膜的厚度、微孔大小、孔率等及充填微孔的介质可以控制药物的释放速度；胶黏层也可用聚异丁烯压敏胶，加入药物作为负荷剂量，使药物能较快的达到治疗的血药水平；保护膜常用复合膜，如硅化聚氯乙烯、聚丙烯、聚苯乙烯等。

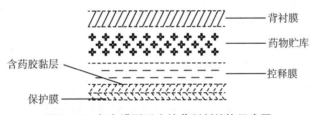

图9-14　复合膜型透皮给药制剂结构示意图

2. 充填封闭型透皮给药制剂　充填封闭型透皮给药制剂也有背衬膜、药物贮库膜、控释膜、胶黏层和保护膜五层结构，但药物贮库膜是由液体或软膏和凝胶等半固体充填封闭于背衬膜与控释膜之间，控释膜是乙烯-醋酸乙烯共聚物（EVA）膜等均质膜，见图9-15。

该类系统中药物从贮库中分配进入控释膜。改变膜的组分可控制系统的药物释放速度，如EVA膜中VA的含量不同渗透性不同。贮库中的材料也可影响药物的释放。该类系统常用的压敏胶是聚硅氧烷压敏胶和聚丙烯酸酯压敏胶。

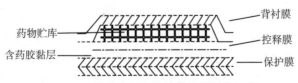

图9-15　充填封闭型透皮给药制剂结构示意图

3. 聚合物骨架型透皮给药制剂　聚合物骨架型透皮给药制剂常用亲水性聚合物作骨架，如天然的多糖与合成的聚乙烯醇、聚乙烯吡咯烷酮、聚丙烯酸酯和聚丙烯酰胺等。骨架中还含有一些湿润剂，如水、丙二醇、乙二醇和聚乙二醇等。含药的骨架粘贴在背衬材料上，在骨架周围涂上压敏胶，加保护膜即成。亲水性聚合物骨架能与皮肤紧密结合，通过湿润皮肤促进药物吸收。这类系统的药物释放速度受聚合物骨架组成与药物浓度影响。见图9-16。

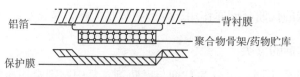

铝箔 —— 背衬膜
—— 聚合物骨架/药物贮库
保护膜 ——

图9-16　聚合物骨架型透皮给药制剂结构示意图

4. 胶黏剂分散型透皮给药制剂　胶黏剂分散型透皮给药制剂是将药物分散在胶黏剂中，铺于背衬层上，加保护膜而成，见图9-17。这类系统的特点是剂型薄、生产方便，与皮肤接触的表面都可输出药物。常用的胶黏剂有聚丙烯酸酯类、聚硅氧烷类和聚异丁烯类压敏胶。如果在系统中只有一层胶黏剂，药物的释放速度往往随时间而减慢。为了克服这个缺点，可以采用成分不同的多层胶黏剂膜，与皮肤接触的最外层含药量低，内层含药量高，使药物释放速度接近于恒定。

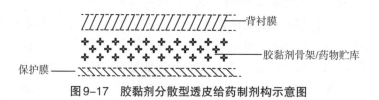

—— 背衬膜
—— 胶黏剂骨架/药物贮库
保护膜 ——

图9-17　胶黏剂分散型透皮给药制剂构示意图

（四）透皮给药制剂的基本结构

透皮给药制剂的基本结构是由几层具有不同性质和功能的高分子薄膜层叠而成。透皮给药制剂的基本结构可分以下5层。

（1）背衬层：是由不易渗透的铝塑合膜、玻璃纸、尼龙或醋酸纤维素等材料制成，用来防止药物的挥发和流失。

（2）药物贮库层：是由厚为0.01~0.7mm的聚乙烯醇或聚醋酸乙烯酯或其他高分子材料制成的一层膜。治疗的药物被溶解在一定的溶液中，制成过饱和混悬液存放在这层膜内，药物能透过膜缓慢地向外释放。

（3）控释膜：这种高分子材料具有一定的渗透性，利用它的渗透性和膜的厚度可以控制药物的释放速度，是透皮给药制剂的关键部分。

（4）胶黏膜：是由无刺激和无过敏性的黏合剂组成，如天然树胶、合成树脂类等。

（5）保护膜：是一种可剥离衬垫膜，具有保护药膜的作用

（五）高分子材料的选择与应用

透皮给药制剂需要不同性能的高分子材料满足不同性能的药物与各种设计要求。透皮给药制剂中的高分子材料需要满足以下要求：①聚合物的相对分子质量、玻璃化转变温度、化学性能必须允许特定的药物能适当的扩散和释放；②聚合物不应与药物发生化学反应；③聚合物及其降解产物必须无毒或与人体有相容性；④透皮给药制剂在贮藏或使用期间，聚合物不应降解；⑤聚合物应容易加工和制成所需要的产品，在不过分降低其机械性能的前提下，允许加入大量的活性药物；⑥聚合物应廉价，使透皮给药制剂有商业竞争优势。

1. 骨架材料　一些天然与合成的高分子材料都可作为聚合物骨架材料，如疏水性的聚硅氧烷与亲水性的聚乙烯醇。这些高分子材料对药物的扩散阻力不能太大，使药物有适当的释放速度；骨架稳定、能有效地吸留药物，高温高湿条件下能保持结构与形态的完整；对皮肤没有刺激性，最好能黏附于皮肤上。应用较多的高分子材料包括：聚乙烯醇（polyvinyl alcohol，PVA）

与醋酸纤维素（cellulose acetate，CA）等。

聚乙烯醇（PVA）是由醋酸乙烯在甲醇中进行聚合反应生成聚醋酸乙烯，然后在氢氧化钾的醇溶液中醇解反应制得。它的理化性质与醇解度和聚合度有关，一般认为醇解度为88%时其水溶性最好，在温水中能很快溶解，醇解度高的聚乙烯醇需加热至60~70℃才能溶解。

醋酸纤维素是醋酸酐与纤维素反应生成的乙酰化纤维素，根据乙酰化程度，有一醋酸纤维素、二醋酸纤维素和三醋酸纤维素。透皮给药系统用中三醋酸纤维素作微孔骨架材料或微孔膜材料。本品为白色颗粒或细条，不溶于水、乙醇，能溶于丙酮、二氧六环和三氯甲烷等有机溶剂。对皮肤没有刺激性和过敏性，在生物环境的pH范围内稳定，可与各种药物配伍。三醋酸纤维素微孔骨架可吸留各种液体，适应性广，由于孔隙率高，能允许液体在短时间内扩散进入或离开骨架系统，药物的释放速度主要与骨架中的溶剂有关。

2. 控释膜材料 透皮给药制剂中的控释膜可分为均质膜和微孔膜。用作均质膜的高分子材料有乙烯-醋酸乙烯共聚物和聚硅氧烷等。微孔膜一般通过聚丙烯拉伸而得，也可用醋酸纤维膜制得。

乙烯-醋酸乙烯共聚物（ethylene vilnylacetate copolymer，EVA）是乙烯和醋酸乙烯经共聚制得。本品无毒、无刺激性、柔软性好、与人体组织有良好的相容性、性质稳定、加工成型方便、机械性能好、使用较多，但对油脂及高温耐受性较差。共聚物中醋酸乙烯的含量与EVA的性能对药物的渗透系数影响较大，随醋酸乙烯含量增加，其溶解性、柔软性、弹性和透明性增大。

3. 压敏胶 压敏胶（pressure sensitive adhesive，PSA）是指在轻微压力下即可实现黏贴同时又容易剥离的一类胶黏材料，压敏胶是透皮给药制剂的关键材料之一。理想压敏胶应该具有良好的生物相容性，对皮肤无毒、无刺激，不会引起过敏反应；具有够强的黏附力和内聚强度；化学性质稳定，对温度与湿度稳定；能适应皮肤表面柔软、收缩性强及多皱褶的特点；能容纳一定量的药物和吸收促进剂而不影响其化学稳定性与黏附力；在胶黏剂骨架型透皮给药制剂中，应能控制药物的释放速度。

压敏胶在TDDS中具有多重作用：使贴剂与皮肤紧密贴合、作为药物贮库或载体材料以及调节药物的释放速度等。常用的压敏胶有聚异丁烯、聚丙烯酸酯和聚硅氧烷三类，它们与药物的相容性不同。如聚丙烯酸酯类能容纳其重量50%的硝酸甘油，聚异丁烯类能负载可产生治疗作用剂量的硝酸甘油，而聚硅氧烷类能负载硝酸甘油的量较小。

（1）聚异丁烯类（polyisobutene，PIB）：本品系无定形线性聚合物，能在烃类溶剂中溶解，可用做溶剂型压敏胶，有很好的耐候性（weather ability）、耐臭氧性、耐化学药品性及耐水性，外观色浅而透明。一般可以不加入另外的增黏树脂和防老化剂等。因分子结构中无极性基团也无凝胶成分，故其对极性膜材的黏性较弱，内聚强度及抗蠕变性能较差，特别是在高温下更差。通常不同相对分子质量的PIB混合使用。低相对分子质量的PIB是一种黏性半流体，起到增黏以及改善柔软性、润湿性和韧性的作用，高相对分子质量的PIB则具有较高的剥离强度和内聚强度。

（2）丙烯酸类：丙烯酸酯类压敏胶（acrylic pressure-sensitive adhesives）是以丙烯酸高级酯为主要成分与其他丙烯酸类单体共聚制得，常用的单体有丙烯酸、醋酸乙烯以及丙烯酸酯等。改变聚合单体组成比例，可获得不同性能的压敏材料。该类压敏胶主要有溶液型和乳剂型两类。溶液型压敏胶一般由30%~50%的丙烯酸酯共聚物及有机溶剂组成，具有稳定性好、胶层无色透明、对各种膜材有较好的涂布性能和黏着性能、剥离强度和初黏性也很好，但其黏合力及耐溶剂性较差，在高温时更差。乳剂型压敏胶是各种丙烯酸酯单体以水为分散介质进行乳液聚合后加入增稠剂和中和剂等得到的产品。无有机溶剂污染，但耐水耐湿性差，另外这类压敏胶对极性的高能表面基材亲和性较好，而对聚乙烯和聚酯等低能表面基材不能很好地润湿，可加入丙二醇、丙二醇单丁醚等润湿剂加以改善。

丙烯酸类压敏胶具有优良的黏合性、耐老化性、耐光性和耐水性，长期存放对压敏性没有明显影响。

（3）聚硅氧烷类：聚硅氧烷压敏胶（silicone pressure-sensitive adhesives）是聚二甲基硅氧烷与硅树脂经缩聚反应制成，二者的比例影响压敏胶的性能。增加硅树脂比例，制得的压敏胶黏性较低，但易于干燥，增加聚二甲基硅氧烷的比例，使压敏胶的黏着力提高，而且比较柔软。

4. 背衬材料、防黏材料与药库材料

（1）背衬材料：背衬材料是用于支持药库或压敏胶等的薄膜，应对药物、胶液、溶剂、湿气和光线等有较好的阻隔性能，同时应柔软舒适，并有一定强度。常用多层复合铝箔，即由铝箔、聚乙烯或聚丙烯等膜材复合而成的双层或三层复合膜。其他可以使用的背衬材料还有PET、高密度PE、聚苯乙烯等。

（2）防黏材料：这类材料主要用于透皮给药制剂黏胶层的保护。常用的防黏材料有聚乙烯、聚苯乙烯、聚丙烯、聚碳酸酯、聚四氟乙烯等高聚物的膜材，有时也使用表面经石蜡或甲基硅油处理过的光滑厚纸。

（3）药库材料：可以使用的药库材料很多，可以用单一材料，也可用多种材料配制的软膏、水凝胶、溶液等，如卡波姆、HPMC、PVA等均较为常用，各种压敏胶和骨架膜材也同时可以是药库材料。

（六）透皮给药制剂的设计

1. 透皮给药制剂的吸收过程　药物的透皮吸收过程主要包括释放、穿透及吸收进入血液循环三个阶段。

（1）皮肤的基本生理结构：人的皮肤一般占体重的5%，约1/3的血液在皮肤中流动。皮肤的厚度随部位不同而不同，一般在0.5~4mm之间。皮肤的结构主要分为四个层次，即角质层、生长表皮、真皮和皮下脂肪组织。角质层和表皮细胞合称表皮（epidermis）。其中角质层由死亡的角质化细胞和纤维化蛋白组成，是影响药物吸收的主要屏障。角质层的厚度随身体部位不同而异。皮肤中的水分含量在角质层中只占10%~25%，到了表皮层深部水分增多，在表皮下部可达到70%。皮肤表面的pH为4.2~5.6，到达皮肤深层逐渐变为中性，接近于体液的pH7.4。

（2）药物吸收途径：药物透皮吸收的途径有两种。①表皮吸收途径，即药物透过角质层和活性表皮进入真皮，被毛细血管吸收进入体循环，是药物透皮吸收的主要途径；②表皮附属器官吸收途径，即通过毛囊、皮脂腺和汗腺等吸收。

2. 影响药物透皮吸收的因素　药物的透皮吸收受皮肤、药物和透皮给药系统三方面的影响。

（1）皮肤因素

①皮肤的水合作用：皮肤角质细胞能够吸收一定量的水分，使皮肤饱满而富有弹性，同时降低了皮肤结构的致密程度，因此，皮肤的水合作用有利于药物的透皮吸收，尤其是水溶性药物更为显著。通常皮肤角质层的含水量达50%以上时，药物的透过性可增加5~10倍。

②角质层的厚度：人体不同部位角质层的厚度不同，对药物透皮吸收的影响也不同。通常足底和手掌部位的角质层厚度>腹部>前臂>背部>前额>耳后和阴囊。另外，不同年龄、性别的人体相同部位的角质层厚度差异也较大。因此，大多数药物的透皮给药都有其适宜的使用部位。但是硝酸甘油等透过性很强的药物在人体许多部位的透过性差异并不大。湿疹、溃疡或烧伤等

创面，由于角质层受损时其屏障功能也相应受到破坏，药物的透过率数倍至数十倍地增加。某些皮肤疾病如硬皮病、牛皮癣、老年角化病等使皮肤角质层致密，却减少药物的透过性。

③皮肤的温度：药物的透过速度随着皮肤温度的升高而升高。一般皮肤温度每升高10℃，皮肤透过速度增加1.4~3.0倍。

④皮肤的结合与代谢：皮肤结合作用是指药物与皮肤蛋白质或脂质等发生可逆性结合作用，导致药物透皮时间延长，或在皮肤内形成药物贮库。药物与皮肤结合力愈强，其时滞和贮库的维持时间也愈长。

药物在皮肤内酶的作用下可发生氧化、水解、结合和还原等，但是透皮给药制剂的贴敷面积很小，加之皮肤内酶含量很低，血流量也仅为肝脏的7%，所以酶代谢对多数药物的皮肤吸收不产生明显的首过效应。

（2）药物因素：药物的影响因素包括药物的性质与剂型因素两个方面。药物的物理化学性质（溶解性、相对分子质量等）、药物的制剂形式决定了它在皮肤内的转运速率，进而影响其透皮吸收。

①剂量与浓度：用于制备透皮给药制剂药物一般是剂量小、活性强的药物，一般要求药物的日有效剂量最好不超过10~15mg。由于药物的透皮吸收大多属于被动扩散过程，所以透皮吸收的药物量通常随着药物浓度的增加而增大。

②分子大小及脂溶性：药物的扩散系数与相对分子质量的平方根或立方根成正比，相对分子质量愈大，分子体积愈大，扩散系数愈小。同样，由于从透皮给药制剂至皮肤的转运伴随着分配过程，分配系数的大小也影响药物从透皮给药制剂进入角质层的能力。如果透皮给药制剂中的介质或者某组分对药物具有很强的亲和力，且其油水分配系数小，将减少药物进入角质层的量，进而影响药物的透过。相对分子质量最好在1000以下，相对分子质量在100~800之间并且具有一定的脂溶性和水溶性的药物渗透性较好，理想的药物相对分子质量为400或更小。

③pH与pK_a：弱酸或弱碱性药物，若以分子型存在时有较大的透皮透过能力，而以离子型存在时则不易透过角质层。表皮内的pH为4.2~5.6，而真皮内的pH约为7.4，故可根据药物的pK_a值来调节透皮给药制剂介质的pH，使其离子型和分子型的比例发生改变。一般其要求饱和水溶液的pH为5~9，以提高其透过性。

④溶解度与熔点：透皮给药制剂所选药物最好在水和矿物油中均有1mg/ml以上的溶解度且分配系数适中，熔点低于85℃，否则较难透过皮肤屏障。

⑤制剂形式（剂型）：适当的制剂形式也可能促进药物的透皮吸收，通常的外用剂型中，软膏剂、硬膏剂易吸收，霜剂次之，粉水剂难于吸收。

（3）透皮给药系统：药物在给药系统中的分散状态、给药系统中介质对药物的作用力及对皮肤渗透性的影响、基质的组成与性能等都可能会改变药物在皮肤内的渗透速率，影响药物的吸收。

3. 透皮给药制剂中常用的透皮吸收促进剂　透皮吸收促进剂（penetration enhancers）是指能够降低药物透过皮肤的阻力，加速药物穿透皮肤的化学物质。理想的透皮吸收促进剂应具备如下条件：①对皮肤及机体无药理作用、无毒、无刺激性及无过敏性反应。②应用后立即起作用，去除后皮肤能恢复正常的屏障作用。③不引起体内营养物质和水分通过皮肤损失。④不与药物及其他附加剂产生物理化学作用。⑤无色、无臭。目前，常用的透皮吸收促进剂可分为如下几类。

（1）表面活性剂：表面活性剂可以渗入皮肤并可能与皮肤成分相互作用，改变皮肤透过性质。在表面活性剂中，非离子型化合物主要增加角质层类脂流动性，刺激性最小，但促透过效果也最差，可能是与其临界胶团浓度（CMC）较低、药物易被增溶在胶束中而较少释放有关。离子型表面活性剂与皮肤的相互作用较强，但在连续应用后会引起红肿、干燥或粗糙化。

（2）二甲基亚砜及其类似物：二甲基亚砜（DMSO）是应用较早的一种促进剂，DMSO能与角质层脂质相互作用，且能增溶药物，有较强的促进吸收作用，但是有恶臭，长时间及大量使用可导致皮肤严重刺激性，甚至能引起肝损害和神经毒性等。

癸基甲基亚砜（DCMS）是一种新的促进剂，用量较少，对极性药物的促进能力大于非极性药物。

（3）氮酮类化合物：月桂氮䓬酮（laurocapam，Azone）为无色澄明液体，不溶于水，能与多数有机溶剂混溶，与药物水溶液混合振摇可形成乳浊液。本品对亲水性药物的吸收促进作用强于对亲脂性药物，Azone主要作用在角质层部分，即作用于角质层的细胞间脂质的胆固醇、神经酰胺（ceramide）等物质。Azone能够扩大角质层中的细胞间孔隙，提高通过细胞间隙水溶性药物的透过量，促进溶解在低级醇中脂溶性药物的透过。同时，Azone透过角质层后可以对原有的脂质结构进行重新排列，降低脂质的黏性，提高其流动性。透皮作用具有浓度依赖性，有效浓度常在1%~6%。Azone起效较为缓慢，药物透过皮肤的时滞从2小时到10小时不等，但一旦发生作用，则能持续多日，这可能是Azone自身在角质层中蓄积的结果。Azone与其他促进剂合用常有更佳效果，如与丙二醇、油酸等都可配伍使用。

其他该类促进剂还包括以下化合物：α-吡咯酮（NP），N-甲基吡咯酮（N-NMP），5-甲基吡咯酮（5-NMP），1，5-二甲基吡咯酮（1，5-NMP），N-乙基吡咯酮（N-NEP），5-羧基吡咯酮（5-NCP）等。此类促进剂用量较大时对皮肤有红肿、疼痛等刺激作用。

（4）醇类化合物：醇类化合物包括各种短链醇、脂肪醇及多元醇等。结构中含2~5个碳原子的短链醇（如乙醇、丁醇等）能溶胀和提取角质层中的类脂，增加药物的溶解度，从而提高极性和非极性药物的透皮。但短链醇只对极性类脂有较强的作用，而对大量中性类脂作用较弱。

丙二醇、甘油及聚乙二醇等多元醇也常作为吸收促进剂使用，但单独应用的效果不佳，常与其他促进剂合用，可增加药物及促进剂溶解度，发挥协同作用。

（5）其他吸收促进剂：挥发油如薄荷油、桉叶油、松节油等，传统外用常作为皮肤刺激药，其主要成分是一些萜烯类化合物，具有较强的透过促进能力，且能刺激皮下毛细血管的血液循环。

氨基酸以及一些水溶性蛋白质能增加药物的透皮吸收，其作用机制可能是增加皮肤角质层脂质的流动性。氨基酸的吸收促进作用受介质pH的影响，在等电点时有最佳的促进效果。氨基酸衍生物，如二甲基氨基酸酯比Azone具有更强的吸收促进效果和较低的毒性和刺激性，其酯基的改变对吸收促进作用有很大影响。

磷脂以及油酸等易渗入角质层而发挥吸收促进作用。以磷脂为主要成分制备成载药脂质体也可以增加许多药物的皮肤吸收。

4. 促进药物透皮吸收的方法与新技术 透皮给药制剂的给药剂量常与给药制剂的有效释药面积有关，增加面积可以增加给药剂量，但是一般透皮给药制剂的面积不大于$60cm^2$，因此要求药物有一定的透皮速率。除了少数剂量小和具适宜溶解特性的小分子药物，大部分药物的透皮速率都满足不了治疗要求，因此提高药物的透皮速率是开发透皮给药制剂的关键。促进药物透皮吸收的方法有药剂学方法、物理方法和化学方法。

（1）药剂学方法：透皮吸收促进剂能与角质层细胞内蛋白作用，影响细胞桥粒，调节细胞间脂质分配或改变角质层的溶解性。应用透皮吸收促进剂提高药物透皮吸收是药剂学最常用的方法之一，常用的透皮吸收促进剂如上所述。透皮吸收促进剂的应用扩大了透皮给药制剂药物的适应范围。另外，近年发展起来的药剂学促渗技术还包括将药物制成微粒、改变药物的物理特性，促进药物透过皮肤。目前研究较多的有脂质体、传递体、微乳、超饱和溶液等。

1）脂质体（liposome）：脂质体作为药物载体促进药物透皮吸收的机制主要有3个。①水合作用：脂质体可使角质层湿化，水合作用加强使角质层细胞间的结构改变，脂质双层中疏水性尾部排列紊乱，脂溶药物可通过扩散和毛细吸力作用，进入细胞间隙。②穿透机制：完整的脂质体不仅能通过角质层，而且能穿透到皮肤深层，甚至到达血管。保持脂质体完整性尤其对于水溶性物质是透过皮肤的关键因素。③融合机制：脂质体的磷脂与角质层的脂质融合。使角质层脂质组成和结构改变，形成一种扁平的颗粒状结构，通过脂质颗粒的间隙，脂质体包封的药物便可进入皮肤。

2）微乳（microemulsion）：微乳能同时改变脂性和极性途径，微乳中的油相作为亲脂区能以许多方式同角质层相互作用，溶解在脂性区的药物能直接进入角质层的脂质中，或脂质载体本身能插入角质层的脂质区，因而破坏它的双分子层结构，这些相互作用导致药物的渗透；另一方面，微乳的亲水区能使角质层很大程度的发生水合作用，对药物有很大的促吸收作用。

此外，利用制剂技术增加药物的溶解度、提高稳定性、减少刺激性、促进药物吸收的方法还有制备磷脂复合物、β-环糊精包合等技术。

（2）物理方法：促进药物透皮吸收的物理方法包括离子导入法、电致孔法、超声波导入法、微针法、热穿孔技术、激光技术等。

①离子导入法（iontophoresis）：是通过在皮肤上应用适当的直流电而增加药物分子透过皮肤进入机体的过程。该法特别适用于难以穿透皮肤的大分子多肽类药物和离子型药物的透皮给药。

离子导入法促进药物渗入皮肤的主要途径是皮肤附属器（如毛孔、汗腺），其作用机制可能有三个方面：一是电场作用下，通过产生的电势梯度促使带电药物透过皮肤；二是电流本身改变了皮肤的正常组织结构，使皮肤的渗透性改变而易于药物透过；三是在电场作用下产生的电渗流，推动带电或中性粒子透过皮肤。

②超声波导入法（sonophoresis）：即超声波法，是指药物分子在超声波的作用下，通过皮肤或进入软组织的过程。该方法能促进药物的透皮吸收，适用范围广泛，可用于生物大分子多肽类药物的导入，还可与其他促透技术协同使用。

超声波促进药物透皮吸收的作用机制可分为两种：①超声波改变皮肤角质层结构，即在超声波作用下角质层中的脂质结构重新排列形成空洞；②通过皮肤的附属器产生药物的传递透过（convective transport）通道，即在超声波的放射压和超微束（microstreaming）作用下形成药物的传递通道。影响超声波促进药物吸收的因素主要有超声波的波长、输出功率以及药物的理化性质。一般用于促进药物透皮吸收的超声波波长选择90~250kHz。

③电致孔法（electroporesis）：是采用瞬时高电压脉冲电场（10μs~100ms，100~1000V）在细胞膜等脂质双分子层形成暂时、可逆的亲水性孔道而增加渗透性的过程。电致孔技术采用瞬时的高电压脉冲，对皮肤无损伤，形成的孔道是暂时的、可逆的；给药起效快；与离子导入法并用，可以大大提高离子导入透皮给药的效率；采用脉冲方式给药，有利于实现生物大分子药物的程序化给药。

电致孔过程包括两个步骤：首先，瞬时脉冲电压作用下产生可渗透性的孔道；其次，脉冲时间和脉冲数作用下维持或扩大这些孔道，以促使药物分子在电场力作用下的转运。

④微针法（microneedles）：即微针透皮释药技术，是一种可靶向皮肤特定层的微观注射释药方法，是结合皮下注射器与透皮贴片优点的新颖双释药方法，是由十至百枚中空显微针（由金属、生物降解聚合物、硅等材料制成）组成的1~2cm²的透皮贴片，贴于皮肤增加药物的渗透

性，可用于局部给药、全身给药和疫苗传输。此种释药方法最主要的优点是随时可以调节或终止给药，尤其对调节胰岛素或镇痛药剂量大小特别有效。

微针法的促渗机制与其他物理促渗方法不同。离子导入法、电致孔法、超声波导入法、压力波导入法等方法是打乱皮肤角质层脂质的有序排列，使药物对皮肤角质层的渗透性增加。而微针法是在角质层上造成了通道，这种通道是可见的，垂直于皮肤的。

⑤热穿孔技术（thermal phoresis）：系采用脉冲加热的方法，在皮肤角质层中形成亲水性通道以增加皮肤的渗透性的一种技术。应用时温度的控制尤为重要，温度过高会使得皮肤蛋白沉淀，过低则功效降低。

⑥激光技术（laser technology）：能促进透皮吸收，但机制尚不清楚。将皮肤反复暴露于Ar-F激光中，其透过性将增加100倍以上。

（3）化学方法：为了增加药物通过皮肤的速率，可以将药物制成前体药物（prodrug）。前体药物是指将某些药物进行结构改造，形成适宜衍生物，该衍生物具有良好的透皮吸收性，且透皮吸收后可经生物转化生成原来的活性母体药物。亲水性药物制成脂溶性大的前体药物，可增加在角质层的溶解度；强亲脂性的药物引入亲水性基团，有利于从角质层向水性的活性皮肤组织分配。前体药物在通过皮肤的过程中，被活性表皮内酶分解成母体药物，亦可以在体内受酶作用转变成母体药物。

5. 透皮给药制剂的研究内容

（1）透皮给药制剂的处方设计

①药物理化性质与药理性质研究：①根据药物的理化性质和药物动力学性质进行可行性分析，从药物的相对分子质量、分子结构、溶解性能、油水分配系数、解离常数和化学稳定性估计药物透皮透过性能；②根据药物的剂量、生物半衰期、消除速度常数、分布容积、最小有效血药浓度、静脉滴注治疗的有效剂量和剂量-效应相互关系等分析透皮给药的可行性，确定要开发的药物是否适合于透皮给药。③拟制成透皮贴剂药物的使用剂量要小，药物对皮肤无刺激性，不会发生过敏反应等。透皮给药制剂药物的最适条件见表9-3。

表9-3　适宜制备透皮给药制剂药物的性质要求

物理化学性质	药理性质
$M_r < 1000$	剂量小
熔点<100℃	生物半衰期短
溶解度：在液体石蜡与水中都大于1mg/ml	分布容积小
pH：饱和水溶液介于5~9之间	对皮肤无刺激性、不发生过敏反应

②药物透皮速度的测定：根据药物的性质，选择适宜的分析方法，进行方法学研究，建立药物的含量测定方法。采用适宜的皮肤和释放介质，测定药物的透皮扩散速度。

③透皮给药制剂的处方设计：根据体外药物的透过速度与时滞，结合临床治疗要求，选择合适的吸收促进剂或前体药物。研究药物在皮肤内的代谢、结合或吸附能力，考察辅料及pH等条件对药物透过速度的影响。根据体外释放试验和体外透皮试验结果，筛选给药系统的处方组成，包括药物贮库组成、高分子材料和压敏胶等。

按选择的最佳处方制备样品，完善生产工艺，制定质量标准，进行加速稳定性试验，同时开展药效学、皮肤刺激性、过敏性等试验。

（2）透皮给药制剂的评价

①药物透过速度的测定与计算：透皮吸收药物的速度仍很难用简单的室模型加以解释。但据推测透皮吸收制剂中的药物向血液循环的转移应该经过以下几个过程：①基质中的药物经过扩散作用到达皮肤表面；②从基质到皮肤表面的药物在角质层中产生分配；③角质层中的药物产生分配；④药物从角质层向其他表皮层转移；⑤表皮层中的药物进行扩散；⑥药物由表皮向真皮转移；⑦真皮中的药物经过扩散通过毛细血管吸收向血液大循环转移。其中影响药物透过皮肤的最大限速屏障为角质层产生的阻力。

角质层中药物的透过速度（吸收速度）J（dQ/dt）可用式（9-19）表示：

$$J = \frac{dQ}{dt} = A \cdot C_s \cdot P_{sc} = A \cdot C_s \frac{KD}{h} \tag{9-19}$$

式中，C_s 为基质中药物的浓度；P_{sc} 为角质层中药物的透过系数；A 为透过有效面积；K 为角质层与基质间的分配系数；D 为角质层中药物的扩散系数；h 为角质层厚度。通常其透过速度一定，属于零级反应过程。但是，透皮吸收制剂给药后，透过皮肤的药物不能立即达到零级反应过程，即到达稳态的药物浓度需要经过一定的时间，把透皮给药后到达稳态药物浓度所需要的时间称为滞留时间（lag time）。可用式（19-20）计算滞留时间：

$$t_{lag} = \frac{h^2}{6D} \tag{9-20}$$

通常药物的滞留时间在一小时以内。但是，实际实验中经常会发现滞留时间在几个小时甚至在十几个小时，其原因主要是随着时间的变化皮肤发生水合作用，或者制剂中基质的性质发生变化以及制剂中的成分与皮肤中的成分相互作用（如与蛋白质的结合）导致。

②透皮给药制剂的药物动力学研究：建立稳定、专一的血药浓度的分析方法，选择参比制剂，与之比较血药浓度-时间曲线下的面积，计算药物动力学参数。透皮吸收主要以扩散过程为基础，其实验结果的分析基本采用扩散模型。但是，药物的吸收过程除了透皮过程以外，还包括透过后的体内吸收过程，所有的过程只用扩散方程式很难解释清楚。因此，该过程必须利用隔室模型进行解释或者将扩散模型和隔室模型两种方法结合起来进行解析。

③体外透皮吸收的研究：体外扩散池实验通常是评价药物透皮通透性和穿透性的最合适的方法。

透皮扩散池：在透皮给药制剂处方和工艺研究中主要利用各种透皮扩散池模拟药物在体透皮过程，用来测定药物的释药性质或透皮透过性质、选择促进剂、筛选处方等。透皮扩散池应能保证整个透过或扩散过程具有稳定的浓度梯度和温度，尽量减少溶剂扩散层的影响等。常用的扩散池有直立式和卧式两种，由供给室（donor cell）和接收室（receptor cell）组成，在两个室之间可夹持皮肤样品、透皮给药制剂或其他膜材料，在扩散室一般装入药物及其载体，接收室填装接收介质。搅拌条件也是保证漏槽条件的重要因素之一，速度过小、接收室体积过大和过高都可能造成皮肤下局部浓度过高或整体溶液浓度不均匀，常用的扩散池一般采用电磁搅拌。

扩散液和接收液：对于难溶性药物，一般选择其饱和水溶液作为扩散液，并加入数粒固体药物结晶以维持扩散液的饱和浓度。对于一些溶解度较大的药物，可以酌用其一定浓度溶液，应保证扩散液浓度大于接收液浓度（至少10倍以上）。最简单的接收液是生理盐水或磷酸盐缓冲液。在接收液对药物的溶解性能很小，很快就达到饱和浓度的情况下，为了维持有效浓度梯度，可选用不同浓度PEG400和乙醇、甲醇、异丙醇水溶液以及一些表面活性剂溶液等。

皮肤种类和皮肤分离技术：人体皮肤是透皮给药研究中最理想的皮肤样品，在-20℃以下贮存的新鲜皮肤，使用时间可维持数月以至一年。大多数动物皮肤的角质层厚度小于人体皮肤，毛孔密度高，药物透过较人皮肤容易。不同动物差异较大，相同动物的生长周期也对透过性有很大影响。一般认为，以家兔、小鼠、无毛小鼠（裸鼠）皮肤的透过性较大，其角质层厚度大约为人皮肤的1/8~1/2，其次为大鼠、豚鼠、猪、狗、猴、猩猩等。也有采用新鲜蛇蜕以及一些人工膜作为透皮模型的研究。皮肤样品如不需要立即用于实验，可真空密闭包装后置-20℃保存，临用前取出，根据研究目的分别制取全皮、表皮、角质层等。人体皮肤和无毛小鼠无需脱毛处理，其他一些长毛动物的皮肤，根据不同要求，可分别进行脱毛或剃毛，但必须注意不损伤角质层，经去毛的动物皮肤立即以生理盐水淋洗，置4℃生理盐水中保存备用。

（七）透皮给药制剂的制备

1. 膜材的处理

（1）膜材的加工：根据所用高分子材料的性质，膜材可分别用做透皮给药制剂中的控释膜、药库、防黏层和背衬层等。膜材的常用加工方法有涂膜法和热熔法两类。涂膜法是一种简便的制备膜材的方法。热熔法是将高分子材料加热成为黏流态或高弹态，使其变形为给定尺寸膜材的方法，包括挤出法和压延法两种，适合于工业生产。

①挤出法：根据使用的模具不同分为管膜法和平膜法。管膜法是将高聚物熔体经环形模头以膜管的形式连续地挤出，随后将其吹胀到所需尺寸并同时用空气或液体冷却的方法。平膜法是利用平缝机头直接根据所需尺寸挤出薄膜同时冷却的方法。挤出法生产的膜材的特性与材料的热熔与冷却温度、挤出时的拉伸方向及纵横拉伸比有关。

②压延法：将高聚物熔体在旋转辊筒间的缝隙中连续挤压形成薄膜的方法，因为高聚物通过辊筒间缝隙时，沿薄膜方向在高聚物中产生高的纵向应力，得到的薄膜较挤出法有更明显的各向特异性。

（2）膜材的改性：为了获得适宜膜孔大小或一定透过性的膜材，在膜材的生产过程中，对已制得的膜材需要作特殊处理。

①溶蚀法：取膜材用适宜溶剂浸泡，溶解其中可溶性成分如小分子增塑剂，即得到具有一定大小膜孔的膜材，也可以在加工薄膜时就加进一定量的可溶性物质作为致孔剂，如聚乙二醇、聚乙烯酸等。这种方法比较简便，膜孔大小及均匀性取决于这些物质的用量以及高聚物与这些物质的相容性。最好使用水溶性添加剂以避免使用有机溶剂。

②拉伸法：此法利用拉伸工艺制备单轴取向和双轴取向的薄膜。首先把高聚物熔体挤出成膜材，冷却后重新加热至可拉伸的温度，趁热迅速向单侧或双侧拉伸，薄膜冷却后其长度或宽度或两者均有大幅度增加，由此高聚物结构出现裂纹样孔洞。

（3）膜材的复合和成型

①涂布和干燥：常用的涂布液有压敏胶溶液（或混悬液）、药库溶液（或混悬液）或其他成膜溶液和防黏纸上的硅油等。在涂布前应确定涂布液固含量或其他决定质量的指标，如黏度、表面张力、单位面积用量、涂布厚度或增重等。将这些涂布液涂布在相应材料，如铝箔、膜材或防黏材料上，干燥，去除溶剂即得。有时为了增强涂布液在基材表面的铺展和浸润或两者的结合强度，还需对基材表面进行一定的处理。

②复合：系将涂布有压敏胶层的控释膜先与防黏纸黏合，然后与中心载有定量药库的铝箔通过热压法使控释膜的边缘与铝箔上的复合聚乙烯层熔合。而对于骨架和黏胶型透皮给药制剂，大多采用黏合方式复合。例如对于多层黏胶型系统，是把涂布在不同基材上的压敏胶层相对压合在一起，移去一侧基材，就得到具双层压敏胶结构的涂布面，然后重复该过程，将第三层压合在上述双层上，直至全部复合工艺完成。

2. 制备的工艺 TDDS的类型与结构不同，其生产工艺与制备过程也不同。制备工艺主要分为三种：充填热合工艺、涂膜复合工艺和骨架黏合工艺。

（1）充填热合工艺：系在定型机械中，在背衬膜与控释膜之间定量充填药物贮库材料，热合封闭，覆盖涂有胶黏层的保护膜。制备工艺流程如图9-18所示。

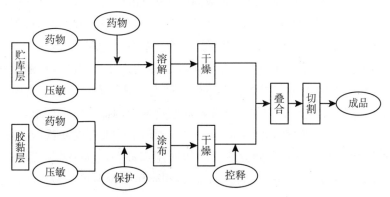

图9-18　充填热合型透皮给药制剂的制备工艺流程示意图

（2）涂膜复合工艺：将药物分散在高分子材料（压敏胶）溶液中，涂布于背衬膜上，加热烘干使溶解高分子材料的有机溶剂蒸发，可以进行第二层或多层膜的涂布，最后覆盖保护膜，亦可以制成含药物的高分子材料膜，再与各层膜叠合或黏合。制备工艺流程如图9-19所示。

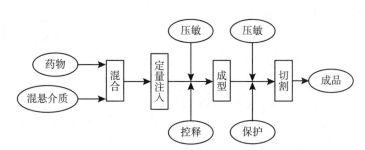

图9-19　涂膜复合型透皮给药制剂的制备工艺流程示意图

（3）骨架黏合工艺：系在骨架材料溶液中加入药物，浇铸冷却，切割成型，粘贴于背衬膜上，加保护膜而成。制备工艺流程如图9-20所示。

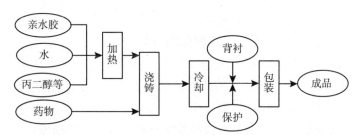

图9-20　骨架黏合型透皮给药制剂的制备工艺流程示意图

（八）透皮给药制剂的质量评价

透皮给药制剂的评价分为体外和体内评价两部分。体外评价包括含量测定、体外释放度检查、体外透皮透过性的测定及黏着性能的检查等。含量均匀度检查和含量测定，可以根据不同的药物，参照药典有关规定制定相应标准。在释放度与透皮速度之间可能存在一定的相关性，或可以通过透皮给药制剂的人体生物利用度及体内外相关性研究来确定释放度指标。体内评价主要是指生物利用度的测定和体内外相关性的研究。

1. 渗透速度 透过性研究的目的在于了解药物透皮吸收特性，揭示影响透皮吸收的因素，为选择候选药物、透皮穿透促进剂等提供依据。

体外透皮吸收研究通常是将剥离的皮肤或高分子材料膜夹在扩散池之间，将药物给予皮肤角质层表面，在一定的时间间隔测定皮肤另一面接受介质中的药物浓度，解析药物透皮透过动力学，求算药物透皮透过的稳态速度、扩散系数、透过系数、时滞等参数。

2. 黏附力测定法 透皮给药制剂必须具有足够的黏性，才能牢固地黏贴于皮肤表面上并释放药物。通常黏性胶带在使用过程中要测定下列三种力：黏附力、快黏力和内聚黏力。黏合特性可参考各国药典对胶布的要求，并根据透皮给药制剂的应用提出特殊要求。

（1）黏附力的测定：黏附力（adhesive strength）是指贴剂与皮肤或与基材充分接触后产生的抵抗力。通常采用测定剥离力的方法，一般使用剥离角度为180°，即PSTC-1法（PSTC，pressure-sensitive tape council）。180° 剥离试验可以得到压敏胶变形和破坏的状态，同时容易得到重现性良好的结果。

（2）快黏力的测定：快黏力（tacking strength）是指透皮给药制剂系统在较小压力下黏附在皮肤上的能力。透皮给药制剂系统在应用时靠的是手指压力，因此快黏力是很重要的性质。测定快黏力的方法有多种。

①拇指试验（thumb tack test）：系一种经验方法，可作定性检查。即用拇指压在胶黏层中，然后撕下，通过感觉来判断黏性的大小。

②滚球试验（rolling ball tack test）：照《中国药典》滚球法，从倾斜角为22.5° 中的斜面板上将不锈钢球（直径6/16英寸）滚下，钢球经过放在水平位置的黏胶面，测定钢球经过的距离，并用此来表示黏力的大小。

③剥离快黏力试验（peel tack test）：根据PSTC-5法，将胶带（透皮给药制剂系统）依靠自身重量轻轻贴于不锈钢板上，以约30mm/min的速度拉开，剥离角为90° 。将胶带自钢板上剥离的力即为快黏力。

（3）内聚力的测定：内聚力（cohesive strength）是指压敏胶本身的剪切强度，一般用压敏胶制品黏贴后抵抗剪切时的蠕变能力，即持黏力来量度和表征。这是压敏胶本身分子间结合力的测定。如果透皮给药制剂系统中的压敏胶层具有足够的内聚力，则用药后不会滑动且撕去后不留任何残留物。测定剪切力常用方法如下：从药物系统中揭去防黏层，一半贴于不锈钢上，其下挂一定重量的砝码。记录其落下的时间或读取在一定时间内移下的距离。贴剂应保持下列四种力的大小关系：黏附力（胶黏剂与基材间黏附力）>胶黏剂的内聚力>黏着力（胶黏剂与皮肤间的黏附力）>快黏力。如果这四种力配合不协调，就可能出现种种问题。

3. 生物利用度的测定 透皮给药制剂的生物利用度 F 测定有血药法、尿药法和血药加尿药法。常用方法是对受试者的生物样品，如血样或尿样进行分析。透皮给药制剂生物利用度测定的关键是体液中药物浓度的测定，由于药物透皮吸收的量小，血药浓度往往低于一些分析方法的检测限度，因此有时用 ^{14}C 或 ^3H 标记的化合物来测定。如果分析方法具有足够的灵敏度，可以用适宜的方法，如HPLC、高效液相串联质谱仪法，直接测定血浆或尿中的原形药物的量，求出 AUC 计算生物利用度。

$$生物利用度 = \frac{AUC_{TDDS}/D_{TDDS}}{AUC_{iv}/D_{iv}} \tag{9-21}$$

式中，AUC_{TDDS} 和 AUC_{iv} 分别为透皮给药制剂和静脉注射给药后血药浓度-时间曲线下的面积；D_{TDDS} 和 D_{iv} 分别为透皮给药制剂和静脉注射给药的剂量。亦可以由静脉注射给药后排泄的放射性总量来进行校正，计算生物利用度。

$$F = \frac{\text{经皮给药后排泄的总放射量}}{\text{静脉给药后排泄的总放射量}} \qquad (9-22)$$

尿药法是由透皮给药后药物在尿中排泄的累积量 A_{eTDDS} 计算生物利用度。

$$\text{经皮吸收量} = \frac{A_{\text{eTDDS}}}{f_e} \qquad (9-23)$$

式中，f_e 为由静脉注射后药物在尿中排泄的累积量，即：

$$f_e = \frac{A_{\text{eiv}}}{D_{\text{iv}}} \qquad (9-24)$$

$$F = \frac{A_{\text{eTDDS}}}{D_{\text{TDDS}}} \cdot \frac{D_{\text{iv}}}{A_{\text{eiv}}} \qquad (9-25)$$

因此，血药法加尿药法根据下式计算生物利用度。

$$\text{经皮吸收量} = CL_{\text{NR}} \cdot AUC_{\text{TDDS}} + A_{\text{eTDDS}} \qquad (9-26)$$

$$F = \frac{CL_{\text{NR}} \cdot AUC_{\text{TDDS}} + A_{\text{eTDDS}}}{D_{\text{TDDS}}} \qquad (9-27)$$

式中，CL_{NR} 为药物的非肾清除率，它为药物的总体清除率减去肾清除率 CL_{R}，由静脉给药后测得的数据由下列公式计算求得。

$$CL_{\text{R}} = \frac{A_{\text{eiv}}}{AUC_{\text{iv}}} \qquad (9-28)$$

$$CL_{\text{NR}} = CL - CL_{\text{R}} \qquad (9-29)$$

（九）透皮给药制剂举例

例1：硝酸甘油贴剂

【处方】硝酸甘油、乳糖、胶态二氧化硅、医用硅油。

【制法】分别将硝酸甘油和乳糖混匀，胶态二氧化硅与硅油混合均匀，然后将二者混匀，按单剂量分装于含有EVA控释膜的一边开口、三边热封的袋中，密封。92%的药物存在贮库层，8%的药物在硅酮压敏胶层。

【注释】单剂量面积：5cm^2、10cm^2、20cm^2 或 30cm^2；含药量：2.5mg/cm^2；规定释放时间：2.5mg/d、5mg/d、10mg/d、15mg/d。

透皮贴剂中的药物或成分易挥发或处方组成物为流体时，一般要制成单剂量的液态填装密封袋，这种袋必须有一定的牢固性，以免内容物外泄，避免外界环境的影响而使挥发性成分损失。这种袋还要具有足够的柔软性，所以应该采用多组件组成的多层结构。

密封袋的制法有多种，一般是先将三边密封，袋口用一抽空鸭嘴器打开，将药物组成物填充入内，再用电热片封口。包装袋可通过下列任何一种方法检查其密封性：①成品浸于脱气水中，在部分抽空条件下视其有无空气泡漏出。②部分抽空的条件下，将成品浸于染料水溶液中，解除真空时，由于成品内部处于部分真空，而外部为大气气压条件下，可检视到包装内有无色素通透。③在袋密封之前，将氦气注入，用质谱检测器测定氦的泄漏情况。

国内外市售的硝酸甘油产品所用的材料种类繁多，背衬层：肉色的铝塑复合膜、铝箔及聚乙烯复合膜、聚氯乙烯膜等；贮库材料：硝酸甘油的医用硅油混悬液并含有乳糖、胶态二氧化硅等；控释膜：聚乙烯醋酸乙烯膜；胶黏剂：在美国多用丙烯酸树脂压敏胶，而在欧洲其他国家多用硅酮压敏胶；防黏层：硅化铝箔、硅化氟碳聚酯薄膜。

例2：贮库型芬太尼贴剂

【处方】①贮库层：芬太尼14.7mg/g，乙醇30%，水适量，羟乙基纤维素2.0%，甲苯适量。②背衬层：复合膜。③限速膜：乙烯-乙酸乙烯共聚物。④压敏胶层：聚硅氧烷压敏胶。⑤防黏层：硅化纸。

【制法】将芬太尼加入到95%乙醇中，搅拌使药物溶解。向芬太尼乙醇溶液中加入足够量的纯化水，制得含有14.7mg/g芬太尼的30%乙醇-水溶液。将2%羟乙基纤维素缓慢加入到上述溶液中，并不断搅拌，直至形成光滑的凝胶。在聚酯膜上展开聚硅氧烷压敏胶溶液，并挥发溶剂，得到0.05mm的压敏胶层。将0.05mm的乙烯-乙酸乙烯共聚物（乙酸乙烯含量为9%）限速膜层压在压敏胶层上。背衬层是由聚乙烯、铝、聚酯、乙烯-乙酸乙烯共聚物组成的多层结构复合膜。使用旋转热封机将含药凝胶封装到背衬层和限速膜/压敏胶层之间，并使得每平方厘米面积上含有15mg凝胶，然后切割成规定尺寸的单个贴剂，注意切割封装要迅速，以防止乙醇泄漏。

【注释】该贴剂需要平衡至少2周，使得药物和乙醇在限速膜和压敏胶层中达到平衡浓度。

五、靶向给药制剂

靶向制剂的概念起始于德国科学家Paul Ehlich在1906年提出的"魔弹"（magic bullet）的理论，距今已110余年。自20世纪70年代末80年代初，人们开始比较全面地研究第二代控制释放产品，即靶向制剂，包括它们的制备、性质、体内分布、靶向性评价以及药效与毒理。近30年来，阿霉素脂质体等药物载体制剂、吉非替尼等分子靶向药物和曲妥珠单抗等抗体药物相继上市，从广义来说都属于能够较特异性地作用于肿瘤细胞的靶向制剂，把肿瘤的药物治疗带入了"分子靶向药物"时代。

在药物制剂领域，人们探索和实践着各种靶向的途径和方法，靶向途径不断拓宽，新型靶向给药载体的不断出现，包括脂质体、乳剂、微球、纳米粒、纳米囊、胶束、红细胞载体以及前体药物、单克隆抗体等上市靶向制剂已使患者受益明显。同时，所研究的药物也从小分子化学药物延伸到大分子药物，如蛋白质、多肽、基因、疫苗等都成为靶向药物研究的热点。随着研究的不断深入，人们越来越意识到靶向给药系统在复杂的体内环境中仍面临诸多挑战。

（一）靶向制剂的定义

靶向制剂，又称靶向给药系统（targeted durg delivery system，TDDS），系指载体将药物通过局部给药或是循环系统而选择性地浓集定位于靶器官、靶组织、靶细胞或亚细胞器的递送系统。

理想的靶向制剂应具备定位浓集、控制释药以及载体无毒且可生物降解三个要素。

（二）靶向制剂的特点

由于靶向制剂利用载体将药物选择性地积集于作用部位，因此具有提高药物在作用部位的治疗浓度、使药物具有专一药理活性、增加药物对靶组织的指向性和滞留性、降低药物对正常细胞的毒性、减少剂量、提高药物制剂的生物利用度等特点，从而可提高药品的安全性、有效性、可靠性和患者依从性。

（三）靶向制剂的分类

1. 根据靶向制剂在体内作用的靶点不同，可以分为，一级靶向制剂：即到达特定的靶组织或靶器官；二级靶向制剂：即到达特定的细胞；三级靶向制剂：即到达亚细胞器或胞内其他部位，如线粒体靶向、细胞核靶向以及胞浆直接定位等。

2. 按靶向机制可分为生物物理靶向制剂、生物化学靶向制剂、生物免疫靶向制剂及双重、多重靶向制剂等。

3. 按制剂类型可分为乳剂、脂质体、微囊、微球、纳米囊、纳米球、磁性导向微粒等。

4. 按给药途径可分为口服靶向制剂、注射给药靶向制剂、经皮给药靶向制剂及植入靶向制剂等。

5. 按靶向部位可分为肝靶向制剂、肺靶向制剂、淋巴靶向制剂、骨髓靶向制剂、结肠靶向制剂等。

6. 按靶向原动力可分为被动靶向制剂、主动靶向制剂和物理化学靶向制剂三大类。

（1）被动靶向制剂：被动靶向制剂（passive targeting preparation），即自然靶向制剂，是利用药物载体（drug carrier），使药物被生理过程自然吞噬而实现靶向的制剂。通常是利用液晶、液膜、脂质、类脂质、蛋白质、生物材料等作为载体，将药物包裹或嵌入其中制成的各种类型的胶体或混悬微粒系统。载药微粒主要被单核-巨噬细胞系统的巨噬细胞，尤其是肝的库普弗细胞（Kupffer cell）摄取，使药物定位、浓集并释放于巨噬细胞丰富的肝、脾、肺、骨髓及淋巴等器官。

被动靶向微粒经静脉注射后，在体内的分布取决于两个方面。①微粒的粒径大小：靶向制剂经过静脉注射后，它在体内的分布首先取决于微粒粒子的大小。一般粒径在 $2.5\sim10\mu m$ 时，微粒大部分积聚于巨噬细胞中；粒径小于 $7\mu m$ 时通常被肝、脾中的巨噬细胞摄取；$200\sim400nm$ 的纳米囊与纳米球集中于肝后迅速被肝清除；粒径为 $100\sim200nm$ 的微粒很快被网状内皮系统（RES）的巨噬细胞从血液中清除，最终到达肝库普弗细胞溶酶体中；$50\sim100nm$ 的微粒系统可以进入肝实质细胞中；小于 $50nm$ 的微粒则透过肝脏内皮细胞或者通过淋巴传递到脾和骨髓中；大于 $7\mu m$ 的微粒通常被肺的最小毛细血管以机械滤过的方式截留，被单核白细胞摄取进入肺组织或肺气泡中。但是不同的微粒相同的粒径范围可能作用于机体的靶器官也不尽相同。所以，筛选对于机体的病变器官具有靶向性的微粒的粒径范围需要根据试验数据确定。②微粒的表面性质：主要表现在亲水性和带电性两个方面。单核-巨噬细胞系统对微粒的摄取主要通过微粒吸附血液中的调理素（IgG、补体Cb3或纤维连结蛋白）和巨噬细胞上的有关受体完成的。吸附调理素的微粒黏附在巨噬细胞的表面，然后通过内在的生化作用（内吞、融合）被巨噬细胞摄取。微粒的粒径及其表面的性质决定了吸附何种调理素及其吸附程度，同时决定了吞噬的途径和机制。亲水微粒不易受调理，因此较少被吞噬而易浓集于肺部；疏水的微粒，无论其直径大还是小，都会有效地被肝脏摄取而不会到达骨髓。粒子表面荷电性对其分布也有影响，荷负电的粒子要比中性或正电的粒子更快从血中清除。带负电荷的微粒Zeta电位的绝对值越大，静脉注射后越易被肝的单核-巨噬细胞系统滞留而靶向于肝部；带正电荷的微粒则易被肺部的毛细血管截留而靶向于肺部。

常见的被动靶向制剂有乳剂、脂质体、纳米粒、纳米晶、微球、微囊等。其与主动靶向制剂最大的区别在于这些载体上未修饰具有分子特异性作用的配体、抗体等。但微粒表面修饰了PEG等亲水性的大分子，能在循环系统中滞留更长的时间，实现长循环（long circulation）或隐形（stealth）作用。减少被网状内皮系统清除的微粒，也属于被动靶向制剂的范畴。同时由于肿瘤等组织中血管内皮细胞的间隙较大，使粒径在100nm以下的粒子容易渗出而滞留在肿瘤组织中，这一现象被称为EPR（enhanced permeability and retention）效应。

（2）主动靶向制剂：主动靶向制剂（active targeting preparation）系指将特异性配体或抗体修饰在微粒的表面或连接于药物上，将药物定向地运送到靶区浓集发挥药效的制剂。如果微粒要通过主动靶向到达靶部位而不被毛细血管（直径4~7μm）截留，通常粒径不应大于4μm。与被动靶向制剂相比，主动靶向制剂在选择性与专一性上具有一定优势。通常主动靶向制剂包括经过修饰的药物载体、前体药物两大类制剂。

①修饰的药物载体：载药微粒经表面修饰后，不被巨噬细胞识别，或因连接有特定的配体可与靶细胞的受体结合，或连接单克隆抗体成为免疫微粒等原因，而能避免巨噬细胞的摄取，防止在肝内浓集，改变微粒在体内的自然分布而到达特定的靶部位。如修饰性脂质体（免疫脂质体、糖基修饰的脂质体）、修饰的纳米乳、修饰的微球、修饰的纳米粒（表面修饰的纳米粒、抗体或配体修饰纳米粒）等。

②前体药物：前体药物（prodrug）就是原药经衍生得到的药理惰性物质，能在特定的靶部位再生为母体药物，增加药物在靶或作用部位的利用度，同时减小在其他部位的作用，尤其是显现毒性的那些部位。通常是通过化学反应将药物活性基团改构或衍生形成的一种新的惰性结构，其本身不具有药理活性，在体内特定的靶组织中经化学反应或酶降解，再生为活性药物而发挥治疗作用。

一般前药是指小分子药物，如将药物活性基团酯化或者羟甲基化等，在体内再通过水解或者酶的作用脱去保护基团，释放母体药物。欲使前体药物在特定的靶部位再生为母体药物，基本条件：①使前体药物转化的反应物或酶均仅在靶部位存在或表现活性；②前体药物能同药物的受体充分接近；③酶须有足够的量以产生足够量的活性药物；④产生的活性药物应能在靶部位滞留，而不漏入循环系统产生毒副作用。常见的前体药物有抗癌的前体药物、脑部靶向前体药物、结肠靶向前体药物等。

药物与大分子的共价结合物，如果其中药物与大分子连接的化学键具有酶降解的特异性，也属于前体药物的一种。药物的大分子复合物有可能借助EPR效应将药物聚集到肿瘤细胞中，一旦药物大分子复合物内吞进入细胞，有可能在核内低pH的环境或蛋白酶的作用下，聚合物降解导致药物释放，从而发挥作用。如果大分子复合物结合有配体或抗体，则由于被肿瘤细胞上过高表达的受体或抗原识别、结合而被肿瘤细胞摄取，更加提高靶向效果。如阿霉素-戊二醛-抗体（mAb 425抗体）活性为原药的3倍。

（3）物理化学靶向制剂：物理化学靶向制剂（physical chemistry targeting preparation）即通过设计特定的载体材料或结构，使其能够响应于某些物理或化学条件而释放药物。根据方法不同，可分为磁靶向制剂、热敏感靶向制剂、pH敏感靶向制剂以及酶响应靶向制剂等。如应用磁性材料与药物制成磁导向制剂，在足够强的体外磁场引导下，通过血管到达并定位于特定靶区；或使用对温度敏感的载体制成热敏感制剂，在热疗的局部作用下，使热敏感制剂在靶区释药；也可利用对pH敏感的载体制备pH敏感制剂，使药物在特定的pH靶区内释药。栓塞制剂通过阻断靶区的血供和营养，起到栓塞和靶向化疗的双重作用，也可属于物理化学靶向制剂。

①磁性靶向制剂：采用磁性材料与药物制成磁导向制剂，在足够强的体外磁场引导下，通过血管到达并定位于特定靶区的制剂称为磁性靶向制剂（magnetic targeting drug delivery system, MTDDS）。主要有磁性微球、磁性纳米粒、磁性脂质体、磁性乳剂、磁性片剂、磁性胶囊剂和将单克隆抗体偶联在磁性制剂表面的免疫磁性制剂。其中较为常见的是磁性微球和磁性纳米粒，通常作为抗肿瘤药物的靶向载体，可通过静脉、动脉导管、口服或注射等途径给药。

与其他靶向制剂相比较，磁性靶向制剂有以下特点：在磁场的作用下，增加靶区药物浓度，提高疗效；降低药物对其他器官和正常组织的毒副作用；磁性药物粒子具有一定的缓释作用，可以减少给药剂量；在交变磁场的作用下会吸收磁场能量产生热量，起到热疗作用。

磁性靶向药物是由磁性物质、药物和骨架材料三部分组成：第一部分是磁性材料。磁性材料为磁性靶向药物提供磁性，同时也起到药物载体的作用。常用的磁性材料有磁粉、纯铁粉、铁磁流体、羟基铁、正铁盐酸、磁赤铁矿等。其中Fe_3O_4因制备简单、性质稳定、磁响应性强、灵敏度高等优点而被用于常用的磁性材料。第二部分是药物。磁性靶向制剂中的药物也必须具备一定特性：药物剂量不需要精密调节；不与骨架材料和磁性材料起化学反应；半衰期短，需频繁给药；剂量小，药效平稳，溶解度好等。第三部分是骨架材料。骨架材料是用来支撑磁性材料和药物的，首先应具有良好的生物相容性，不会引起免疫反应，能够在体内逐步降解清除，同时必须具备一定的通透性，能够使被包覆的药物释放出来。骨架材料通常采用高分子材料，如氨基酸聚合物类、聚多糖类以及其他高分子材料。

磁性微球或纳米粒可一步法或两步法制备，一步法是在成球前加入磁性物质，聚合物将磁性物质包裹成球；两步法先制成微球或纳米粒，再将微球或纳米粒磁化；或者先制备磁性高分子聚合物微粒，再共价结合或吸附药物。

②热敏感靶向制剂：使用对温度敏感的载体制成热敏感制剂，在热疗机的局部作用下，使其在靶区释药。如热敏感脂质体，通过适当技术使靶部位局部温度高于磷脂相变温度，导致脂质体快速释放出药物，发挥治疗作用。在热敏脂质体膜上将抗体交联，可得热敏免疫脂质体，这种脂质体同时具有物理化学靶向与主动靶向的双重作用，如阿糖胞苷热敏免疫脂质体等。

③pH敏感靶向制剂：pH敏感的靶向制剂是用对pH敏感的载体制备，使其在特定的pH靶区释药。例如，针对肿瘤间质液的pH显著低于周围正常组织的特点而设计的pH敏感脂质体；针对结肠液pH高（7.6~7.8或更高）设计pH敏感的口服结肠定位给药系统（oral colon specific drug delivery system，OCSDDS）。

④栓塞靶向制剂：通过插入动脉的导管将栓塞物输送到组织或靶器官的医疗技术，即动脉栓塞。微球制剂作为介入疗法中的动脉栓塞剂具有重要应用价值。常用栓塞微球为生物降解微球，如明胶微球、淀粉微球、白蛋白微球、壳聚糖微球等，而非生物降解的动脉栓塞微球栓塞后持久停留，具有强大的栓塞作用。此类微球用于术前辅助栓塞和永久性栓塞，基质材料主要有乙基纤维素和聚乙烯醇。

动脉栓塞制剂除微球外，还有微囊、脂质体。目前，动脉栓塞技术除了用于治疗肝、脾、肾、乳腺等部位的肿瘤外，还可用于巨大肝海绵血管瘤、肺癌、脑膜瘤、颅内动静脉畸形、额面部肿瘤等。如栓塞制剂含有抗肿瘤药物，则具有栓塞和靶向性化疗的双重作用。

（四）靶向性评价

靶向制剂的评价应该根据靶向的目标来确定。根据测定的结果，可以计算以下三个参数来进行定量分析：

1. 相对摄取率 r_e

$$r_e = (AUC_i)_p / (AUC_i)_s \qquad (9-30)$$

式中，AUC_i为由浓度－时间曲线求得的第i个组织（细胞、细胞器）的药时曲线下面积；下标p和s分别表示靶向制剂和对照的普通溶液制剂。r_e大于1表示药物制剂在该器官或组织有靶向性，r_e 愈大靶向效果愈好；r_e 等于或小于1表示无靶向性。

2. 靶向效率 t_e

$$t_e = (AUC)_{靶} / (AUC)_{非靶} \tag{9-31}$$

式中，t_e 为药物制剂对靶器官的选择性。t_e 值大于1表示药物制剂对靶器官比某非靶器官有选择性；t_e 值愈大，选择性愈强；药物制剂的 t_e 值与药物溶液的 t_e 值相比，其比值大小可以反映药物制剂的靶向性增加的倍数。

3. 峰浓度比 C_e

$$C_e = (C_{max})_p / (C_{max})_s \tag{9-32}$$

式中，C_{max} 为峰浓度，脚注 p 指靶向药物制剂，脚注 s 指普通药物溶液；每个组织或器官中的 C_e 值表明药物制剂改变药物分布的效果，C_e 值愈大，表明改变药物分布的效果愈明显。

以上三个参数可以准确反映药物在体内的靶向分布效率，但由于在靶组织、靶细胞或者靶细胞器中取样测定药物浓度具有创伤性，对于一些关键器官特别是在人体实验中不可能操作，所以近年来在靶向制剂研究中广泛采用活体影像学的方法，直接或间接标记药物或载体系统，三维成像后通过数据处理，也能得到类似的靶向性参数。

（五）靶向制剂适用药物

1. 治疗指数小的抗癌药物 靶向制剂通过与肿瘤组织、肿瘤细胞的特定结构和靶点识别，特异性的作用实现或放大药效作用，所以具有特异性的肿瘤杀伤效果，同时还可以避免药物作用于其他组织可能造成的毒副作用。

2. 分子靶向药物 对于某些新药通过DNA技术，不仅能阐明药物的作用方式，鉴别细胞表面多种受体的不同类型，而且能提供高效的药物。这些药物有必要以完整的形式、适当的浓度，有效、安全、方便地传递至靶区，目前具有靶向作用的药物有小分子化合物、单克隆抗体等。

靶向制剂还可以用来解决药物在其他剂型中可能遇到的以下问题：药物稳定性差或溶解度小；吸收不良或在生物环境中不稳定（如酶的代谢等）；半衰期短或分布面广而缺乏特异性；治疗指数（中毒剂量和治疗剂量之比）小或存在各种生理解剖屏障或细胞屏障等。

（六）靶向制剂的质量控制

应通过药剂、药效、药动和毒理等方面评价靶向制剂。药剂方面，包括载体的鉴别、粒径、粒度分布、荷电密度、表面构象、载药率、药物释放、分解产物（贮存和在生物液中）、有机溶剂残留、纯度的确定、灭菌以及贮存过程中各参数的稳定性等。药效、药动方面，包括量效关系、靶区的生物利用度，器官、组织、细胞的处置，药物相互作用等。毒理方面，包括一般的安全试验，致癌、致畸、致突变的考察，急性毒性、亚急性毒性、特殊毒性的研究等。

💡 思考题

1. 药物的传递策略有哪些？

2. 什么是药物增溶？提高药物溶解度的方法有哪些？

3. 如何根据药物性质和临床需要选择制备固体分散体的载体材料？

4. 环糊精包合物在药剂学上有哪些用途？

5. 微囊与微球的制备方法有哪几种？并简述各法的原理与工艺要点。

6. 药物制成脂质体与纳米粒后具有哪些特点？

7. 纳米乳、微乳、亚纳米乳和普通乳剂的区别？

8. 缓释控释制剂延缓或控制药物释放的原理与方法有哪些？

9. 影响口服缓释控释制剂设计的因素有哪些？

10. 哪些药物不适宜制成缓释或控释制剂？试举具体药物两种以说明之。

11. 简述渗透泵型控释片剂组成及释药机制。

12. 什么是透皮给药系统（TDDS）或透皮吸收途径（TTS）？

13. 简述药物经皮吸收的主要途径、基本类型及各自结构特点。

14. 简述促进药物吸收的方法与技术以及经皮给药的质量评价方法。

15. 不同类型经皮给药系统的制备方法包括哪些？

16. 黏膜给药制剂有哪些？各自的特点是什么？

17. 靶向给药制剂主要包括哪些？如何评价靶向效率？控制其质量因素包括哪些？

（何　伟）

第十章　中药制剂及其技术

本章要点

1. 掌握中药制剂的概念和特点，中药粉碎、提取、分离纯化、浓缩与干燥的概念，中药提取过程及影响因素，浸出制剂的概念及特点，中药丸剂的概念及特点。

2. 熟悉中药超微粉碎技术特点，中药提取的传统技术和新技术，浸出制剂和中药丸剂的分类。

3. 了解中药制剂的未来研究方向，超微粉碎技术的常见类型，中药分离纯化、浓缩干燥的技术，各浸出制剂和各中药丸剂的特点、制备工艺及质量控制。

第一节　概　述

一、中药制剂的概念

中药制剂是指以中药为原料，在中医药理论指导下，根据规定的处方，将其制成某种剂型，具有一定的规格，并标明功能主治和用法用量，可供临床直接使用的药物。包括中药单味药制剂、中药复方制剂及中药有效部位制剂，比如板蓝根颗粒、双黄连口服液、灭菌灯盏细辛注射液。

在中药制剂中，传统剂型包括丸剂、散剂、膏剂、汤剂等，其疗效已被临床实践所证实。现代剂型包括注射剂、胶囊剂、片剂、口服液、贴膏剂、气雾剂，是采用现代药剂学理论、制剂技术与辅料，借鉴化学药物制剂已有剂型，结合中药自身特点而研究开发的。与化学药物制剂相比，中药制剂的研究不仅包括制剂成型理论和技术、质量控制等内容，还包括对中药或复方药效物质的提取、纯化、浓缩、干燥等环节。

二、中药制剂的特点

（一）以中医药理论为指导

中药制剂是以中医药理论为指导，认为疾病是由于人体与环境不协调或自身脏腑间失去平衡而导致的，因此以调整人体机能从而达到"阴平阳秘，精神乃至"的目的。相比之下，化学药物制剂是以现代医药理论为指导，认为疾病是由于生理解剖学中的脏器发生病理变化造成的，所以治疗多以消灭"病灶"为目的。

（二）多成分间发挥协同作用

在疗效方面，中药制剂中多成分间可以协同发挥作用。比如，以阿片为原料的阿片酊具有镇痛、止泻功能，然而从阿片中提取的主要生物碱吗啡却无明显的止泻功能。在安全性方面，多成分间发挥协同作用可降低毒性。洋地黄叶中的强心苷因与鞣酸以盐的形式存在，药效缓和而持久，但是单体化合物洋地黄毒苷则毒性较大。

（三）成分极其复杂

中药的成分极其复杂，可分为有效成分、无效成分、药效辅助成分及有害成分，这一特点给中药制剂带来很多问题：其一，中药在制备成制剂之前，往往需要很长的前处理过程，从而富集有效成分、除去有害成分；其二，由于成分多、剂量大，限制了辅料选择和现代制剂工艺的应用空间，导致制剂成型困难；其三，药效物质基础不完全明确，给制剂生产过程和成品的质量控制带来很大困难。

（四）独特的辅料选择方式

相对于化学药物制剂，中药制剂的辅料选择有以下两个独特之处：第一，"药辅合一"。例如，粉性强的中药葛根在固体制剂中本身可兼作稀释剂。第二，注重"辅料和药效相结合"。例如，蔗糖不仅作为制剂中矫味剂，也是一味具有"润肺、生津，治肺燥咳嗽"的药物。

三、中药制剂的未来研究方向

目前，中药制剂在剂型选择、制剂技术、质量控制等方面尚存在不少问题，在未来的一段时间内，其主要研究方向可归纳为：继续深入中药制药理论与方法的研究；加大中药制药过程关键技术的开发和推广；加强中药制药装备技术开发与标准化研究；探讨适于中药制剂的质量评价模式；加大新产品开发研究。

值得注意的是，中药制剂未来的研究中必须坚持以下原则：第一，坚持中医药理论的指导，突出中医药的特点，避免单纯套用化学药物制剂的模式；第二，中药制剂的研究必须以达到"比原有剂型在疗效上有所提高，或者毒性相对下降"，即坚持"增效减毒"原则。

第二节　中药制剂相关技术

与化学药物不同，要将中药材制成中药制剂通常须进行一系列的前处理操作，包括药材的品质检验、炮制、粉碎、提取、分离纯化和浓缩干燥。

一、中药粉碎技术

粉碎是指借助机械力或其他方法，将大块固体物料破碎和碾磨成碎块、细粉甚至是超细粉的过程。粉碎的目的是改善中药有效成分的溶解度，从而有助于从中药材中提取有效成分，如通常将中药材粉碎成$1\sim75\mu m$粒径范围内的粉末。一般的粉碎技术只能将物料粉碎至粒径为$45\mu m$，而超微粉碎技术能将物料粉碎至$10\mu m$，甚至$1\mu m$，因此药物生物利用度更高。在此重点介绍超微粉碎技术。

（一）超微粉碎技术的定义

超微粉碎技术是指利用机械或流体动力的方法，将中药材、中药提取物粉碎至微米甚至纳米级的过程。超微粉碎的最终产品是超微粉，其既可以作为超微饮片直接使用，亦可作为中药制剂原料使用。

（二）超微粉碎技术的特点

1. 粉碎速度快，时间短，粉末粒径小、分布均匀，外形整齐。

2. 细胞级粉碎，有效成分释放快。植物性药材其有效成分通常分布于细胞内与细胞间质中，且以细胞内为主。超微粉碎的破壁率高，由于细胞壁大部分在粉碎时被破坏，有效成分则不需通过细胞壁和细胞膜的释放过程。因此，从有效成分的释放速度和释放量上超微粉碎远优于普通粉碎。

3. 无过热现象，有利于保留生物活性成分。在超微粉碎过程中无过热现象，根据需要尚可在低温状态下粉碎，粉碎速度又快，瞬时即可完成，这样可最大限度地保留生物活性物质和营养成分。

4. 环境粉尘污染小，粉体洁净。超微粉碎在全封闭无粉尘系统中进行，可有效地避免污染，改善工作环境，使产品微生物含量及灰尘得到控制，同时所得产品较为洁净。

（三）超微粉碎技术常见类型

1. **低温超微粉碎**　低温超微粉碎是将物料冷冻至脆化点之下，使其处于脆性状态，再用机械粉碎或气流粉碎方式使其超细化的方法。其原理是在快速降温的情况下，物料各部位因收缩不均匀而产生内应力，易引起薄弱部位破裂和龟裂，导致物料内部组织结合力降低，在外力作用下更易破碎成细粉。该技术适用于以下几类药物：①熔点、软化点低的物料；②含芳香性或挥发性成分的药材；③因温度上升易发生氧化还原作用而变质的热敏物料；④黏性、纤维类物料。

2. **机械冲击式超微粉碎**　机械冲击式超微粉碎主要是利用高速旋转的转子上的冲击元件（锤头、叶片、棒等）对物料进行猛烈冲击，使物料与转子间以及物料之间产生高频的强力撞击、剪切、摩擦及气流震颤等多种作用而使物料粉碎，在药物领域应用较广。根据粉碎方式，又分为锤式粉碎和销棒粉碎。

3. **磨介式超微粉碎**　磨介式超微粉碎是借助与运动的研磨介质（也称磨介）所产生的弯折、挤压和剪切等作用力，达到物料颗粒粉碎的过程。磨介式超微粉碎过程主要为挤压和剪切，其效果取决于磨介的大小、形状、配比、运动方式、物料的填充率、物料的粉碎力学特性等。磨介式超微粉碎的典型设备有球磨机、振动磨和搅拌磨3种。

（1）球磨机：球磨机是用于超微粉碎的传统设备。粉碎筒体内需内衬不锈钢、陶瓷或刚玉，研磨介质通常为钢球或氧化锆球。粉碎时，研磨介质由于受到离心力的作用，在筒体内旋转摩擦。当上升到一定高度时，研磨介质因重力作用自由落下，物料因受到研磨介质落下时的撞击、劈裂作用以及研磨介质与研磨介质之间、研磨介质与筒体之间的研磨、摩擦作用而被粉碎。如图10-1所示为球磨机内研磨介质的3种可能运动状态。

球磨机制备超微粉既可使用干法粉碎，也可使用湿法粉碎。该设备的优点是密闭性好，无粉尘飞扬，结构简单，工艺成熟。缺点是效率低，耗能大，粉碎时间长。同时，研磨介质损坏严重，操作时噪声大。

（2）振动磨：振动磨是目前常用的超微粉碎设备，用弹簧支撑磨机体，由带有偏心块的主轴使其作圆周运动。通过研磨介质本身的高频振动、自转运动及旋转运动，使研磨介质之间、研磨介质与筒体内壁之间产生强烈的冲击、摩擦、剪切等作用而对物体进行粉碎。

振动磨制备超微粉，既适用于干法粉碎，也适用于湿法粉碎。该设备的优点是具有密闭结构，粉碎效率高，产品粒度细，能耗小，易于工业规模生产。

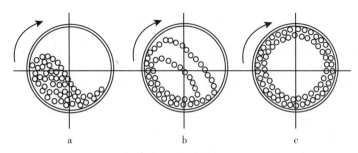

图10-1　球磨机内研磨介质的3种可能运动状态

a-泻落状态；b-抛落状态；c-离心状态

（3）搅拌磨：搅拌磨是在球磨机的基础上发展起来的，主要是由一个充填了研磨介质的研磨筒和一个旋转搅拌器（搅拌装置）构成。粉碎时，研磨介质和物料做剧烈的多维循环运动和自转运动，物料在研磨介质之间的撞击力、挤压力、剪切力和摩擦力等作用下被粉碎。

4. 气流式超微粉碎　气流式超微粉碎机是以空气动力学为理论，集多喷管技术、流化床技术、涡流技术于一体，用于物料超微粉碎的一套气流粉碎分级系统，亦称（高压）气流磨或流能磨。与传统的机械式粉碎机原理不同，它是在压缩空气或惰性气体经喷管加速后，利用高速弹性体（300~500m/s）或过热蒸汽（300~400℃）的能量，使气体、物料颗粒、器壁及其他部件之间相互产生强烈的冲击、剪切、碰撞、摩擦等作用，实现物料的粉碎。同时，通过气流旋转离心力的作用或旋风分离器分级筛选，获得超微粉体。气流式超微粉碎技术有以下优点。

（1）粒度优异：由于气流粉碎强度很大，且大多数气流粉碎机又具有在高速主旋流中进行自行分级的能力，所以比一般机械式粉碎机的产品粒径要小得多、粒度分布要狭窄得多。

（2）产品纯度高：粉碎过程中，机械磨损小，不易引入金属杂质，产品纯度高。

（3）分散性能好：物料在流化状态被粉碎，粒子表面光滑，形状规整，基本趋于球形，粉体分散性好。

（4）适应范围广：气体在喷嘴处膨胀可降温，导致粉碎系统的温度较低，适合于低熔点、热敏性物料的超细粉碎。

气流式超微粉碎技术的缺点是与球磨机和其他机械粉碎相比，气流粉碎的能量利用率低，能耗高。

二、中药提取技术

（一）中药提取过程及影响因素

中药提取是指在中医药理论指导下，选择适当的溶剂和方法从中药中提取出来能够代表或部分代表原中药功能与主治的"活性混合物"（即有效成分）的操作过程。中药提取需经过一个复杂的浸提过程，分为浸润与渗透、解吸与溶解、扩散三个阶段。在第一阶段，溶剂的润湿、渗透药材是提取有效成分的首要条件，有时会加入适量表面活性剂帮助溶剂润湿药材。在第二阶段，由于药材中的各成分之间存在亲和力，有效成分往往被植物组织吸附，溶剂需克服药材成分间的作用才能将有效成分解吸附（即解吸）。解吸后的各种成分不断转入溶剂中，即溶解。在第三阶段，溶剂在药材组织细胞内溶解可溶性成分之后，细胞内外形成浓度差，成为有效成分从细胞内向细胞外渗透和扩散的推动力。其扩散速率遵循Fick第一扩散定律：

$$dM = -DF\frac{dC}{dx}dt \qquad\qquad (10-1)$$

式中，dM 为在 dt 时间内物质的扩散量；D 为扩散系数，与药材性质和溶剂性质等有关；F 为扩散面积，取决于药材的粒度与表面状态；$\frac{dC}{dx}$ 为浓度梯度，即浓度差与扩散距离的比值；负号表示药物扩散方向与浓度梯度方向相反。从式（10-1）可知，保持最大的浓度梯度，有利于药物的扩散。中药提取效率受到以下几方面因素影响：

1. 药材成分　药材中的小分子物质较易提取，多存在于最初部分的提取液中，大分子物质（多为无效成分）扩散较慢，主要在后续的提取液中。

2. 药材粒度　药材的粒度越小，越有利于有效成分的扩散。但是，药材粒度过细，会吸附有效成分而造成损失，同时还会提取出更多杂质。

3. 溶剂　溶剂的性质与用量对中药提取效率的影响很大。首先，应该根据被提取成分的性质选择溶剂（表10-1）。另外，增大溶剂的量，有利于有效成分扩散、置换，但是用量过大会给后续的浓缩等工艺带来困难。

表10-1　中药被提取成分与溶剂的关系

溶剂	被提取成分
水	生物碱、苷类、多糖、氨基酸、微量元素、酶等
90%乙醇	挥发油、叶绿素、树脂等
70%~90%乙醇	香豆素、内酯等
50%~70%乙醇	生物碱、苷类等
<50%乙醇	极性成分如蒽醌苷类
非极性溶剂如乙醚、石油醚	脂溶性成分
酸性溶剂	生物碱
碱性溶剂	酸性皂苷

4. 浓度梯度　即药材组织内外的浓度差，是扩散的主要动力。可通过更换新鲜溶剂、采用渗滤法等动态方法增大浓度梯度。

5. 提取温度　温度升高时，有效成分和无效成分的提取量都会增加，同时可能使热敏性成分或挥发性成分损失、分解或变质，故提取时应控制适宜的温度。

6. 提取时间　通常以有效成分扩散达到平衡作为提取过程完成的终止标志。提取时间过短，不利于有效成分的提取；提取时间过长，则会导致杂质的增加，故应控制适宜的提取时间。

7. 提取压力　对于组织坚实的药材，增加提取压力可以增加提取效率。

8. 提取技术　采用不同提取技术时，提取效率不同。

（二）中药提取的传统技术

1. 煎煮法　系指以水为溶剂，通过加热煎煮来提取药材中有效成分的方法。该法适用于有效成分溶于水，且对湿和热稳定的药材。煎煮法的工艺流程见图10-2，所得提取液可直接用作汤剂，通过浓缩也可作为制备注射液、口服液、片剂等的中间体。在中药生产企业中，普遍采用的煎煮法提取设备是多功能提取罐，可进行常温常压、加压高温或减压低温提取。

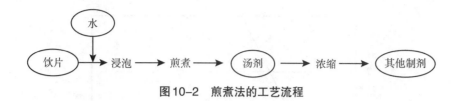

图10-2 煎煮法的工艺流程

2. 浸渍法 是将药材用适当溶剂（通常是不同浓度的乙醇）在一定温度下浸泡而提取有效成分的一种方法。该法是静态提取过程，需要时间长，且有效成分提取不完全，适用于黏性药材、无组织结构的药材、新鲜及易于膨胀的药材、价格低廉的芳香性药材的提取。根据提取的温度和次数可以分为冷浸渍法（室温）、热浸渍法（40~60℃）和重浸渍法。该法的主要设备为浸渍器和压榨器，分别用于浸渍及挤压药渣中残留的浸出液。

3. 渗滤法 是将药材粗粉置于渗滤器内，在药粉上添加提取溶剂使其渗过药粉，在流动过程中浸出有效成分的一种方法。该法属于动态提取法，有较好的浓度梯度，有效成分提取较充分，适用于贵重药材、毒性药材、高浓度制剂以及有效成分含量较低的药材提取。根据操作方法的不同，可分为单渗滤法、重渗滤法、加压渗滤法、逆流渗滤法。

4. 回流法 系指用乙醇等易挥发的有机溶剂提取，挥发性溶剂受热、馏出后又被冷凝，重新流回浸出器中提取药材，这样循环直至有效成分提取完全的方法。该方法适用于对热稳定的药材成分的提取。

5. 水蒸气蒸馏法 系指将含有挥发性成分的药材与水共同蒸馏，使挥发性成分随水蒸气一并馏出的方法。该法适用于能随水蒸气蒸馏而不被热破坏，不溶于水或难溶于水且不与水发生化学反应的挥发性成分的提取，如挥发油的提取。

以上常用的中药提取传统技术生产成本低、工艺过程操作简单、节能、安全，在中药制药业发展过程中发挥了重大作用。然而，传统提取方法不同程度地存在提取周期长、有效成分损失多、提取率低、提取物中杂质含量高等问题。目前，一些新型的提取技术不断涌现，提高了中药有效成分的提取率，降低了耗能，减少了污染，已开始逐步应用到工业化大生产中。

（三）中药提取的新技术

1. 超临界流体提取技术（supercritical fluid extraction，SFE） 系指利用超临界流体的强溶解性质提取药材有效成分的方法。见图10-3，物质通常以气、液、固三种状态存在，其状态可随温度和压力的变化而变化。当温度和压力超过某一临界值时，物质所成为的单一相态称为临界状态，此时的温度和压力分别称为临界温度（T_c）和临界压力（P_c）。在该状态下的流体则称为超临界流体或"稠密"气体，其具有与液体溶剂相当的萃取能力。同时，由于超临界流体的扩散传递性质更类似于气体，其在超临界萃取时的传质速率大于其处于液态下的溶剂萃取速率。超临界提取技术具有以下特点。

（1）兼具精馏和液–液萃取的特点：超临界流体提取物被提取的先后常以其沸点的高低为序，因而得以精馏。

（2）操作参数易于控制：仅就提取剂而言，超临界流体的提取能力取决于流体的密度，而流体的密度很容易通过调节温度和压强加以控制。

（3）溶剂可循环使用：在溶剂的分离和回收方面，超临界流体提取法优于液–液萃取法和精馏法，被认为是提取速度快、效率高、能耗少的先进工艺。

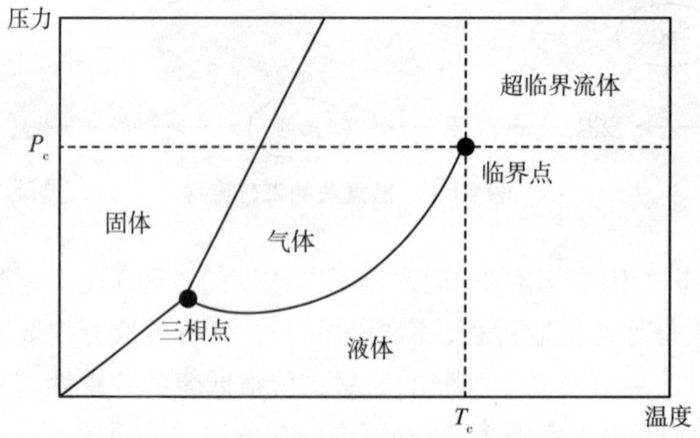

图 10-3 超临界流体示意图

（4）特别适于提取热敏性物质：超临界提取工艺的操作温度与所用流体的临界温度有关。目前常用的超临界二氧化碳流体的临界温度接近室温，故能防止热敏性物质的降解。

2. 微波提取技术（microwave assisted extraction，MAE）　微波提取技术，即微波辅助提取技术，是利用微波能的强烈热效应提取药材中有效成分的技术。该方法可以对体系中一种或几种组分进行选择性加热，可使目标组分直接从中药中分离，而周围的环境温度却不受影响。其优点如下。

（1）与传统的溶剂提取法相比，升温迅速且均匀，提取效率高，缩短提取时间。

（2）与常规提取方法相比，溶剂用量少，被称为"绿色提取工艺"。

（3）由于极性大的分子可以获得较多的微波能，因此可以选择性地提取极性分子，从而提高产品纯度。

（4）微波提取不存在过热性，提取过程易于控制。

（5）微波提取无需干燥等预处理，工艺简单。

3. 超声波提取技术（ultrasonic extraction）　超声波提取技术是利用超声波能增加溶剂分子的运动速度及穿透力从而提取有效成分的技术。超声波指频率范围在 20~50MHz 范围的电磁波，需要以能量载体为介质进行传播。超声波独有能量的超声振动可引起粒子与媒质的相互作用，其原理可归纳为机械效应、空化效应和热效应。与传统提取技术相比，超声波提取技术具有如下特点：

（1）提取温度低：超声波强化提取的升温温度仅为 40~60℃，不破坏药材中对热不稳定的成分。

（2）提取效率高：超声波所产生的机械效应和空化效应促使植物细胞破壁，提取 10~40 分钟即可获得最佳提取率。

（3）提取物中有效成分含量高：采用超声波提取，提取物含杂质少，有效成分含量成倍提高。

（4）常压操作、安全性好、适用性广，提取水溶性和脂溶性成分均适用。

此外，超声波还具有一定的杀菌作用，其提取液与水提取相比不易变质。

三、中药分离纯化技术

中药提取物中通常伴随有大量的无效成分或杂质，若直接用于中药制剂的生产，会影响中药制剂的生产过程与产品质量。因此，采用适当的分离纯化技术除去中药提取物中大量的无效成分和杂质，同时保留其有效成分，成为中药制剂研究的关键环节。

（一）中药分离技术

中药浸出液中往往含有固体沉淀物，需通过分离将其与液体分开。因此，分离是指从中药提取液中用适当的方法分开固体沉淀物的过程。常用的中药分离技术有三种。

1. 沉降分离法　沉降分离法是利用固体与液体的密度相差悬殊，固体靠自身重量自然沉降，达到固体与液体分离。此方法可除去大量杂质，但是分离不够完全，往往还需要进一步过滤或离心分离。常用生产设备都是比较简单的沉降罐或沉降槽。

2. 离心分离法　离心分离法是利用混合液中不同成分的密度差异，借助离心机高速旋转产生的离心力使浸出液中的固体与液体分离，或两种密度不同且不相混溶的液体分离。用沉降分离法等一般分离方法难以分开时，可以考虑选用适宜的离心机进行离心分离。

3. 滤过分离法　滤过分离法是将固−液混悬液通过多孔的介质，使固体粒子被介质截留，液体经介质孔道流出而实现固−液分离的方法。若有效成分为可溶性成分时，收取滤液；若有效成分为固体沉淀物或结晶时，则收取滤渣（或称滤饼）；若滤液和滤饼皆为有效成分时，则应分别收集。

滤过介质俗称滤材，常用的滤材有织物类介质（如精制棉、玻璃纤维、石棉纤维）、粒状介质（如活性炭、白陶土）、多孔固体介质（如垂熔玻璃容器）。滤过分离法具体可分为常压滤过、减压滤过、加压滤过及薄膜滤过。

（二）中药纯化技术

纯化是指采用适当方法除去中药浸提液中杂质的操作。常用的中药纯化技术如下。

1. 水提醇沉法　水提醇沉法是先以水为溶剂提取中药的成分，再用不同浓度的乙醇沉淀去除提取液中杂质的方法。该方法是依据药材成分在水和不同浓度乙醇中的溶解性差异（有效成分既溶于水又溶于乙醇，而杂质溶于水不溶于乙醇）而实现纯化。通常认为，当乙醇含量达到50%~60%时，淀粉可沉淀除去；当乙醇含量达到75%时，可去除蛋白质；当乙醇含量达80%~85%时，可去除全部蛋白质和多糖。

2. 醇提水沉法　醇提水沉法是指先用适宜浓度的乙醇提取药材成分，再加水进行沉淀以除去水不溶性杂质的方法。该方法适用于醇溶性及醇水中溶解性均较好的药效成分的提取，既可减少水溶性杂质的浸出，加水沉淀又可去除树脂、油脂等醇溶性杂质。

3. 盐析法　盐析法是指在提取液中加入大量的无机盐，形成高浓度的盐溶液使某些大分子物质的溶解度降低而析出的方法。该法主要用于蛋白质类、挥发油类的纯化。

4. 酸碱法　酸碱法是利用药材有效成分的溶解度随溶液的pH不同而改变的性质，在溶液中加入适量的酸或碱调节pH，使单体成分溶解或析出从而实现分离的方法。

5. 透析法　透析法是利用小分子物质可透过半透膜，而大分子物质不能通过的性质，因分子量不同而进行分离纯化的方法，可用于除去中药提取液中的蛋白质、鞣质、树脂等大分子杂质，也可用于某些植物多糖的纯化。

6. 大孔吸附树脂法　大孔吸附树脂法是以大孔吸附树脂为吸附剂，利用其对不同成分的选择性吸附和筛选，通过选用适宜的吸附和解吸条件以分离提纯的方法。大孔吸附树脂法的优点是：吸附容量大、速度快，易解吸和再生，物理和化学稳定性高，操作简便。

7. 吸附澄清法　吸附澄清法是应用吸附澄清剂对不稳定的胶体溶液或混悬液进行处理，通过澄清剂的电中和、吸附架桥等作用，除去体系中的悬浮物及胶体离子，使之澄清稳定的分离纯化方法。吸附澄清剂分为两类，即有机凝聚剂（如壳聚糖、明胶、海藻酸钠）和无机凝聚剂（如碳酸钙、硅藻土、硫酸铝）。吸附澄清法的主要优点如下。

（1）吸附澄清的专属性强：有针对性地选择适宜的澄清剂，可以专属地除去中药提取液中的淀粉、蛋白质、鞣质等无效成分。

（2）吸附澄清效率高，成品稳定：药液中微粒、大分子等杂质可迅速絮凝沉降，并可长期保持稳定状态。

（3）药液中有效成分损失少，安全无毒、无污染、操作简便，成本低廉。

鉴于上述优点，目前吸附澄清法已有替代水提醇沉法的趋势。

四、中药浓缩与干燥技术

中药提取液经分离纯化后，液体量依然很大，不便用于临床或其他制剂的制备，需要经过浓缩和干燥。

（一）中药浓缩技术

在中药制药中，浓缩一般是指沸腾蒸发浓缩，即将药液加热至沸腾使其中的溶剂蒸发从而使药液的浓度升高的工艺操作。在中药浓缩中，须根据药物成分的性质选择适宜的浓缩方法。

1. 常压浓缩 常压浓缩是指料液在一个大气压下的蒸发浓缩，又称常压蒸发。该法耗时长，易导致热敏性成分破坏，适用于对热较稳定的成分且溶剂无燃烧性无毒时的浓缩，常用设备为敞口可倾倒式夹层蒸发锅。

2. 减压浓缩 减压浓缩是指在密闭容器中抽真空降低蒸发器内部压力，使料液沸点降低而进行浓缩的方法。减压浓缩是中药生产中最常用的浓缩方法之一，由于可在较低温度下快速浓缩料液，因此该法适用于含热敏性成分的浓缩。常用设备有减压蒸馏器和真空浓缩罐。若将两个或多个减压蒸馏器并联，则形成多效浓缩，可以提高浓缩效率、降低耗能。

3. 薄膜浓缩 薄膜浓缩是指用一定的加热方式，使药液在蒸发时形成薄膜，增加了气化表面积从而提高浓缩效率的方法。其优点主要有：浓缩效率高；受热时间短，成分不易破坏；可在常压和减压下连续操作；溶剂可回收重复利用。其缺点是随着浓缩进行，料液逐渐变稠，容易在加热面上黏附，增大热阻而影响浓缩效果。常用设备有升膜式蒸发器、降膜式蒸发器、刮板式薄膜蒸发器和离心式薄膜蒸发器。

（二）中药干燥技术

干燥是指利用热能除去湿物料中所含水分或溶剂，获得干燥物品的操作。中药干燥技术有如下几种。

1. 常压干燥 常压干燥是指在常压下进行的静态干燥方法，比如烘干干燥。为提高干燥效率，可以采用滚筒式干燥，即将湿物料成薄膜状涂布在金属转鼓上，利用热传导方法蒸干水分，使物料得到干燥。

2. 减压干燥 减压干燥，又称真空干燥，是在密闭的容器中通过抽真空而进行干燥的方法。减压干燥的优点是：干燥温度低，速度快，可减少热敏成分的破坏；由于在密闭状态，减少了物料与空气的接触，可避免物料被污染或氧化变质。因此，该方法适用于高温下易氧化或热敏性物料的干燥。减压干燥的缺点是生产能力小，间歇操作，劳动强度大。

3. 沸腾干燥 沸腾干燥，又称流化床干燥，是指利用热空气流将湿颗粒由下向上吹起，使之悬浮，呈沸腾状即流化状态，热空气从湿颗粒间通过，带走水汽而达到干燥的动态干燥方法。该方法的特点是蒸发面积大，热利用率高，干燥速度快，成品产量高，适用于大量颗粒状物料的干燥。该方法的缺点是热能消耗大，干燥室内不易清洗。

4. 喷雾干燥　喷雾干燥是将湿物料经雾化器雾化为细小液滴，在一定流速的热气流中进行热交换，水分被迅速蒸发而达到干燥的动态干燥方法。该方法的优点：药液瞬间干燥，受热时间短、温度低，适合于热敏性物料的干燥；产品具有疏松、易溶、流动性好的特点；操作流程管道化，环境粉尘少。该方法的缺点是耗能大，设备不易清洗，一次性投资较大。

5. 冷冻干燥　冷冻干燥是指将被干燥的液态物料浓缩到一定浓度以后冷冻成固体，在低温、减压的条件下，将水分直接升华除去的干燥方法。该方法的优点是：物料在低温、高真空条件下干燥，适用于受热易分解物料的干燥；产品疏松多孔，含水量低，有利于长期保存。该方法的缺点是能耗高，设备投资大。

6. 红外线干燥　红外线干燥是指红外线辐射器所产生的电磁波以光的速度辐射到被干燥物料上，物料吸收电磁波转化为分子热运动的动能，使物料分子振动增加，温度迅速升高，从而将水等液体分子从物料中驱出而达到干燥。红外线干燥的特点是：热效率较高；干燥速度快，尤其适用于低熔点、吸湿性强的物料干燥；设备简单，操作灵活。其主要缺点是红外线穿透深度有限，一般只适用于薄层物料或物料的表层干燥。

7. 微波干燥　微波干燥是利用微波能使湿物料中所含有的水等电解质分子迅速随交变电场方向的变化而被反复极化，导致电解质分子发生剧烈的碰撞和摩擦，湿物料温度升高而使其中的水分蒸发，从而使湿物料得到干燥。微波干燥的优点是干燥速度快，加热是内外同时进行，不易发生表面假干燥和结壳现象。其缺点是设备费用大，微波对人体具有伤害作用。

第三节　中药制剂各论

一、浸出制剂

（一）浸出制剂的定义

浸出制剂是指采用适宜的溶剂和方法，提取药材中的有效成分而制成的可供内服或外用的一类制剂。

（二）浸出制剂的特点

1. 体现方药中多成分的综合疗效与特点　与单体成分相比，浸出制剂符合中医药的用药理论，呈现所含方药的多种浸出成分的综合药效。

2. 减少服用量　与原方药相比，浸出制剂中去除了大部分无效成分，提高了有效成分的浓度，因此服用量减少。

3. 部分浸出制剂可作为其他制剂的原料　某些浸出制剂如流浸膏和浸膏等可作为原料，供后续制备颗粒剂、片剂、丸剂使用。

（三）浸出制剂的分类

通常根据浸出溶剂的不同，浸出制剂可分为三类：①水浸出制剂，指以水为溶剂浸出有效成分制得的制剂，如汤剂和合剂。②醇浸出制剂，指以不同浓度的乙醇或酒为溶剂浸出有效成分制得的制剂，如酒剂、酊剂。③含糖浸出制剂，指在水浸出制剂的基础上，进一步浓缩后加入适量蔗糖或蜂蜜制成的制剂，如煎膏剂、糖浆剂。

1. 汤剂

（1）汤剂的定义：汤剂是指将中药饮片加水煎煮，去渣取汁制成的液体制剂，可供口服、洗浴、熏蒸和含漱用。

（2）汤剂的特点：汤剂的优点是奏效迅速、制法简单、可随症加减处方，是现代中医临床上应用数量最多的中药剂型之一。缺点是味苦、量大，久置易变质，携带不便，脂溶性和难溶性成分煎煮不完全。

（3）汤剂的制备：处方诸药加水浸没药材，浸渍适宜时间后，加热煮沸，并维持微沸状态一定时间，滤取煎煮液，药渣再依法加水煎煮1~2次，合并各次煎液，即得。

（4）处方举例：麻杏石甘汤

【处方】麻黄6g、杏仁9g、生石膏24g、甘草6g。

【制法】先将生石膏加水250ml煎煮40分钟，加入其余药物煎煮30分钟，过滤取药液，药渣加水200ml再次煎煮20分钟，过滤取药液，合并两次煎液即得。

【注释】本品主治热邪壅肺所致的身热无汗或有汗，咳逆气急等症。因处方中生石膏质地坚硬，有效成分不易煎出，故采用先煎的处理方法。

2. 合剂

（1）合剂的定义：合剂是指中药饮片用水或其他溶剂，采用适宜的方法提取制成的口服液体制剂，单剂量灌装者也称"口服液"。

（2）合剂的特点

合剂的优点：既保留了奏效迅速的特点，又可成批生产而省去了汤剂临用煎煮的麻烦；经过浓缩，服用体积较小，且多加入矫味剂，口感好；加入防腐剂，经灭菌、密封包装处理，质量相对稳定。

合剂的缺点是组方固定，不能随症加减，故不能完全代替汤剂。

（3）合剂的制备

①常用辅料：山梨酸和苯甲酸的用量不得超过0.3%（其钾盐、钠盐的用量分别按酸计），羟苯酯类的用量不得超过0.05%，如加入其他附加剂，其品种与用量应符合国家标准的有关规定，不影响成品的稳定性，并应避免对检验产生干扰。必要时可加入适量的乙醇。合剂若加蔗糖，除另有规定外，含蔗糖量一般不高于20%（g/ml）。

②制备工艺流程：制备工艺流程如图10-4所示。浓缩程度一般以每日服用量在30~60ml为宜。配制好的药液应尽快滤过、灌装于无菌洁净干燥的容器中并密封。灭菌一般采用煮沸灭菌法、流通蒸气灭菌法或热压灭菌法。亦可在无菌操作条件下，灌装后直接包装。

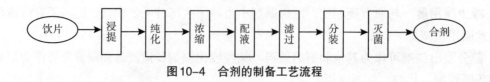

图10-4 合剂的制备工艺流程

（4）合剂举例

例：四物合剂

【处方】当归250g、川芎250g、白芍250g、熟地黄250g。

【制法】以上四味，当归和川芎冷浸0.5小时，用水蒸气蒸馏，收集蒸馏液约250ml，蒸馏后的水溶液另器保存，药渣与白芍、熟地黄加水煎煮三次，第一次1小时，第二、三次各1.5

小时，合并煎液，滤过，滤液与上述水溶液合并，浓缩至相对密度为1.18~1.22（65℃）的清膏，加入乙醇，使含醇量达55%，静置24小时，滤过，回收乙醇，浓缩至相对密度为1.26~1.30（65℃）的稠膏，加入上述蒸馏液、苯甲酸钠3g及蔗糖35g，加水1000ml，滤过，灌封，灭菌，即得。

【注释】本品养血调经，用于血虚所致的面色萎黄、头晕眼花、心悸气短及月经不调。当归和川芎的主要有效成分为挥发油和水溶性成分，因此，制法中先采用水蒸气蒸馏法提取挥发油，再与其他中药共煎；相对密度是液体制剂生产中对中间体质控的一种重要手段，故在制法中规定了该制剂的浓缩程度。

（5）合剂的质量控制

【性状】除另有规定外，合剂应澄清。在贮存期间不得有发霉、酸败、异物、变色、产生气体或其他变质现象，允许有少量摇之易散的沉淀。

【一般检查】一般应检查相对密度、pH等。

【抑菌效力】除另有规定外，在制剂确定处方时，该处方的抑菌效力应符合《中国药典》抑菌效力检查法的规定。

【装量】单剂量灌装的合剂，照下述方法检查：取供试品5支，将内容物分别倒入经标化的量入式量筒内，在室温下检视，每支装量与标示装量相比较，少于标示量的不得多于1支，并不得少于标示装量的95%。多剂量灌装的合剂，照《中国药典》最低装量检查法检查，应符合规定。

【微生物限度】除另有规定外，照《中国药典》非无菌产品微生物限度检查（微生物计数法和控制菌检查法及非无菌药品微生物限度标准），应符合规定。

3. 煎膏剂

（1）煎膏剂的定义：煎膏剂是指饮片用水煎煮，取煎煮液浓缩，加炼蜜或糖制成的半流体制剂，俗称膏滋。煎膏剂多以滋补为主，兼有缓和的治疗作用，多用于慢性疾病，如益母草膏多用于妇女活血调经；养阴清肺膏用于阴虚肺燥、干咳少痰等症。

（2）煎膏剂的特点：煎膏剂经浓缩并含有较多的糖或蜜，故具有体积小，药物浓度高，服用方便，口感好，渗透压大，不易滋生微生物等优点。但煎膏剂需经过较长时间的加热煎煮、浓缩过程，故含热敏性及挥发性成分的饮片不适合制成煎膏剂。

（3）煎膏剂的制备：煎煮液浓缩至规定的相对密度，即得清膏。蔗糖或蜂蜜使用前需要炼制，其目的在于去除水分、净化杂质和杀死微生物，蔗糖经炼制还能控制适宜的转化率，以防止煎膏剂产生"返砂"现象（即贮存过程中有糖的结晶析出）。煎膏剂的制备流程见图10-5。

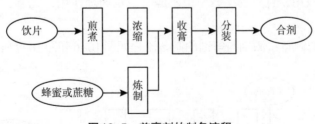

图10-5 煎膏剂的制备流程

（4）煎膏剂举例：养阴清肺膏

【处方】地黄100g、麦冬60g、玄参80g、川贝母40g、白芍40g、牡丹皮40g、薄荷25g、甘草20g。

【制法】以上8味，川贝母按渗漉法，以70%乙醇作溶剂，浸渍18小时后，以每分钟1~3ml的速度缓缓渗漉，收集渗漉液，回收乙醇；牡丹皮与薄荷分别用水蒸气蒸馏，收集蒸馏液，分取挥发性成分，另器保存；药渣与地黄等其余5味药材加水煎煮两次，每次2小时，合并煎液，静置，滤过，滤液与川贝母提取液合并，浓缩至适量，加炼蜜500g，混匀，滤过，滤液浓缩至相对密度，放冷，加入牡丹皮与薄荷的挥发性成分，混匀，即得。

【注释】本品为棕褐色稠厚的半流体；气香，味甜，有清凉感。用于阴虚肺燥，咽喉干痛，干咳少痰，或痰中带血。本品相对密度应不低于1.37。川贝母为贵重药材，采用渗漉法浸提可以提高提取效率。牡丹皮和薄荷采用水蒸气蒸馏法提取挥发性成分，避免了煎煮过程中挥发性成分的散失。

（5）煎膏剂的质量控制

【性状】煎膏剂应无焦臭、异味，无糖的结晶析出。

【相对密度】除另有规定外，取供试品适量，精密称定，加水2倍，精密称定，混匀，作为供试品溶液。照《中国药典》相对密度测定法测定，按式（10-2）计算，应符合各品种项下的有关规定。凡加饮片细粉的煎膏剂，不检查相对密度。

$$供试品相对密度 = \frac{W_1 - W_1 \times f}{W_2 - W_2 \times f} \tag{10-2}$$

$$f = \frac{加入供试品中的水重量}{供试品重量 + 加入供试品中的水重量} \tag{10-3}$$

式中，W_1为比重瓶内供试品溶液的重量（g）；W_2为比重瓶内水的重量（g）。

【不溶物】取供试品5g，加热水200ml，搅拌使溶化，放置3分钟后观察，不得有焦屑等异物。加饮片细粉的煎膏剂，应在未加入细粉前检查，符合规定后方可加入细粉。加入药粉后不再检查不溶物。

【装量】照《中国药典》最低装量检查法检查，应符合规定。

【微生物限度】照《中国药典》非无菌产品微生物限度检查（微生物计数法和控制菌检查法及非无菌药品微生物限度标准）应符合规定。

4. 酒剂与酊剂

（1）酒剂与酊剂的定义：酒剂又名药酒，系指饮片用蒸馏酒提取制成的澄清液体制剂，多供内服，也可外用。酊剂系指将饮片用规定浓度的乙醇提取或溶解而制得的澄清液体制剂，多供外用，也可口服。

（2）酒剂与酊剂的特点：酒剂和酊剂均以一定浓度的乙醇为溶剂，属于含醇浸出制剂，制备简单，剂量小，易服用，且不易生霉。但乙醇有一定药理作用，儿童、孕妇、心脏病及高血压患者不宜服用。

（3）酒剂与酊剂的制备：酒剂与酊剂的制备流程如图10-6和图10-7所示。

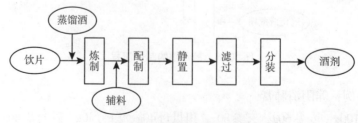

图10-6　酒剂的制备流程

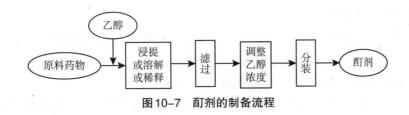

图10-7 酊剂的制备流程

（4）酒剂与酊剂举例

例1：三两半药酒

【处方】当归100g、炙黄芪100g、牛膝100g、防风50g。

【制法】以上四味，粉碎成粗颗粒，用白酒2400ml与黄酒8000ml的混合液作溶剂，浸渍48小时后，缓缓渗漉，收集渗漉液，加入蔗糖840g，搅拌使溶解后静置，滤过，即得。

【注释】本品益气活血，祛风通络。用于气血不和、感受风湿所致的弊病，症见四肢疼痛、筋脉拘挛。

例2：骨痛灵酊

【处方】雪上一枝蒿80g、干姜110g、龙血竭1g、乳香5g、没药5g、冰片1.5g。

【制法】以上六味，将雪上一枝蒿、干姜、没药、乳香粉碎成粗粉，混匀，用50%的乙醇作溶剂，浸渍，渗漉，收集渗漉液950ml，另将龙血竭、冰片溶于50ml乙醇中，与上述渗漉液合并，用水和（或）乙醇调至1000ml，混匀，静置48小时，滤过，即得。

【注释】本品温经散寒、祛风活血、通络止痛，用于腰椎、颈椎骨质增生，骨性关节炎、肩周炎、风湿性关节炎。

（5）酒剂与酊剂的质量控制

①酒剂的质量控制

【性状】配制后的酒剂须静置澄清，滤过后分装于洁净的容器中。在贮存期间允许有少量摇之易散的沉淀。

【总固体】含糖、蜂蜜的酒剂照第一法检查，不含糖、蜂蜜的酒剂照第二法检查，应符合规定。

第一法：精密量取供试品上清液50ml，置蒸发皿中，水浴上蒸至稠膏状，除另有规定外，加无水乙醇搅拌提取4次，每次10ml，滤过，合并滤液，置已干燥至恒重的蒸发皿中，蒸至近干，精密加入硅藻土1g（经105℃干燥3小时、移置干燥器中冷却30分钟处理），搅匀，在105℃干燥3小时，移置干燥器中，冷却30分钟，迅速精密称定重量，扣除加入的硅藻土量，遗留残渣应符合各品种项下的有关规定。

第二法：精密量取供试品上清液50ml，置已干燥至恒重的蒸发皿中，水浴上蒸干，在105℃干燥3小时，移置干燥器中，冷却30分钟，迅速精密称定重量，遗留残渣应符合各品种项下的有关规定。

【乙醇量】照《中国药典》乙醇量测定法测定，应符合各品种项下的规定。

【甲醇量】照《中国药典》甲醇量检查法检查，应符合规定。

【装量】照《中国药典》最低装量检查法检查，应符合规定。

【微生物限度】照《中国药典》非无菌产品微生物限度检查（微生物计数法和控制菌检查法及非无菌药品微生物限度标准），除需氧菌总数每1ml不得超过500cfu，霉菌和酵母菌总数每1ml不得超过100cfu外，其他应符合规定。

②酊剂的质量控制：要求检查性状、乙醇量、甲醇量、装量及微生物限度，其检查方法同酒剂。

5. 流浸膏剂和浸膏剂

（1）流浸膏剂和浸膏剂的定义：流浸膏剂或浸膏剂系指饮片用适宜的溶剂提取有效成分，蒸去部分或全部溶剂，调整至规定浓度而制成的制剂。蒸去部分溶剂得到液体制剂为流浸膏剂，蒸去大部分或全部溶剂得到半固体或固体制剂为浸膏剂。

（2）流浸膏剂和浸膏剂的制备：流浸膏剂多用渗漉法制备，也可用水提醇沉法或浸膏剂稀释制成。浸膏剂多用煎煮法和渗漉法制备，也可用回流法和浸渍法。

（3）流浸膏剂和浸膏剂的质量控制：流浸膏剂和浸膏剂的质量控制检查项目有性状、乙醇量、甲醇量、装量及微生物限度，其检查方法同酒剂。

二、中药丸剂

（一）中药丸剂的定义

丸剂系指原料药物与适宜的辅料制成的球形或类球形固体制剂，主要供内服。丸剂是应用最为广泛的中药传统剂型之一。

（二）中药丸剂的特点

1. 作用迟缓　中药丸剂服用后，在胃肠道中溶散缓慢，药效缓和，作用持久，多用治疗慢性疾病。

2. 可缓和药物的毒副反应　有刺激性、毒性的药物或峻猛的药物制成丸剂，可延缓药物的释放、吸收，降低毒性和不良反应。

3. 可减缓某些药物成分的挥散　有些芳香性药物或有特殊不良气味的药物，可泛在丸剂中层，减缓挥散。

4. 某些新型丸剂可用于急救　比如复方丹参滴丸，药物的有效成分或有效部位高度分散在水溶性基质中，溶出快，起效迅速。

丸剂也存在一些不足之处，比如服用量大，小儿服用困难，微生物易超标。

（三）中药丸剂的分类

丸剂根据制法分类，可分为泛制丸、塑制丸、滴制丸等，根据赋形剂分类，可分为水丸、蜜丸、水蜜丸、糊丸、蜡丸、浓缩丸等。

1. 水丸

（1）水丸的定义：水丸是指饮片细粉以水（或根据制法用黄酒、醋、稀药汁、糖液、含5%以下炼蜜的水溶液等）为黏合剂制成的丸剂，主要用于解表、清热及消导方剂的制丸。

（2）水丸的特点：水丸以水性液体为黏合剂，服用后易溶散，吸收起效比蜜丸等其他丸快；一般不含固体赋形剂，实际含药量高；药粉可分层泛入，易挥发、有刺激性气味、性质不稳定的药物泛入中层，可掩盖药物的不良气味，提高芳香挥发性成分的稳定性；但是水丸的制备操作费时，对成品的主药含量、溶散时限较难控制，也常引起微生物的污染。

（3）水丸的制备方法：水丸一般用泛制法制备，其制备流程见图10-8。

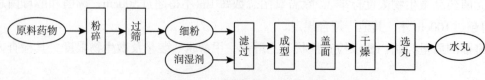

图10-8　泛制法制备水丸的流程

①原料药物的准备：通常将饮片粉碎过筛成细粉或最细粉，备用。

②起模：也称起母，是利用水性液体的润湿作用诱导药粉产生黏性而使药粉之间相互黏着成细小的颗粒，并经泛制，层层增大而成丸模的操作。起模是泛制法制备丸剂的关键操作。

③成型：是指将筛选均匀的丸模逐渐加大至近成品的操作，即在丸模上反复加水润湿，撒粉，滚圆，筛选。如有必要，可根据中药性质的不同，采用分层泛入的方法，将易挥发、刺激性气味、性质不稳定的药物泛入内层。

④盖面：是指将已经筛选合格的丸粒，继续在泛丸锅内进行表面处理的操作。通过盖面使丸粒表面致密、光洁、色泽一致。

⑤干燥：水泛制丸含水量大，易发霉，应及时干燥。

⑥选丸：是指通过筛选获得丸粒圆整、大小均一成品的操作。大生产时采用的设备为滚筒筛、检丸器。

（4）水丸举例

例：补中益气丸

【处方】炙黄芪200g、党参60g、炙甘草100g、炒白术60g、当归60g、升麻60g、柴胡60g、陈皮60g、生姜20g、大枣40g。

【制法】以上十味，除生姜、大枣外，其余炙黄芪等八味粉碎成细粉，过筛，混匀。另取生姜、大枣，加水煎煮两次，滤过。取上述细粉，用煎液泛丸，干燥，即得。

【注释】本品补中益气，升阳举陷，用于脾胃虚弱、中气下陷所致的泄泻、脱肛、阴挺。症见体倦乏力、食少腹胀、便溏久泻、肛门下坠或脱肛，子宫垂脱。

2.蜜丸

（1）蜜丸的定义：蜜丸是指饮片细粉以炼蜜为黏合剂制成的丸剂。

（2）蜜丸的特点：蜜丸溶散慢，作用持久，在临床上多用于镇咳祛痰药等。在北方蜜丸用得多，因其不易保存，在南方通常以蜜水为黏合剂制成水蜜丸。

（3）蜜丸的制备方法：蜜丸主要采用塑制法制备，其制备流程见图10-9。

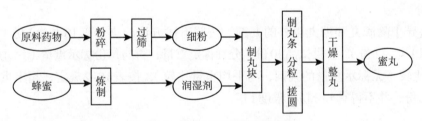

图10-9　塑制法制备蜜丸的流程

①物料的准备：根据处方将药材依法炮制后，粉碎过筛成细粉或最细粉，备用。炼制蜂蜜是指将蜂蜜加水稀释融化，滤过，加热熬炼至一定程度，这一操作可以除去杂质、降低水分含量、杀死微生物、破坏酶、增强黏性。

②制丸块：又称和药，是指将已混匀的药粉和适宜的炼蜜混合制成软硬适宜、可塑性较大的丸块的操作。制丸块是塑制法制丸的关键工序。

③制丸条、分粒及搓圆：丸块应制成一定粗细的丸条以便于分粒，丸条要求粗细均匀一致，表面光滑，内部充实无空隙。大生产使用中药自动制丸机进行制丸。

④干燥：蜜丸制成后应立即干燥，以保证丸药的滋润状态，可采用微波、远红外辐射干燥，以达到干燥和灭菌的双重效果。

（4）蜜丸举例

例：牛黄解毒丸

【处方】人工牛黄5g、雄黄50g、石膏200g、大黄200g、黄芩150g、桔梗100g、冰片25g、甘草50g。

【制法】以上八味，除人工牛黄、冰片外，雄黄水飞成极细粉；其余石膏等五味粉碎成细粉；将冰片、人工牛黄研细，与上述粉末配研，过筛，混匀。每100g粉末加炼蜜26~36g与适量的水，泛丸，制成水蜜丸，低温干燥；或每100g粉末加炼蜜100~110g制成大蜜丸，即得。

【注释】本品清热解毒，用于火热内盛，咽喉肿痛，牙龈肿痛，口舌生疮，目赤肿痛。

3. 其他丸剂

（1）水蜜丸：是指以炼蜜和水为黏合剂制成的丸剂。同蜜丸相比，水蜜丸节省蜂蜜，降低成本，易于保存。通常炼蜜与水的比例用量须与药粉的性质（如黏性）相对应。

（2）糊丸：是指饮片细粉以米粉、米糊或面糊等为黏合剂制成的丸剂。糊丸丸粒坚硬，口服后溶散迟缓，可以延长药效。

（3）蜡丸：是指饮片细粉以蜂蜡为黏合剂制成的丸剂。蜡丸在体内外均不溶散，药物释放缓慢，可以延长药效。

（4）浓缩丸：是指饮片或部分饮片提取浓缩后，与适宜的辅料或其余饮片细粉，以水、蜂蜜或蜂蜜和水为黏合剂制成的丸剂，又称药膏丸、浸膏丸。根据所用黏合剂不同，浓缩丸可分为浓缩水丸、浓缩蜜丸、浓缩水蜜丸。浓缩丸是目前丸剂中较好的一种剂型，其优点是丸中部分或全部药材经提取处理，服用量会减小，易于服用和吸收，便于贮存和携带。但是，浓缩丸若在药材提取浓缩或制丸过程中处理不当，有些成分可能会受到影响，使药效降低。

（四）中药丸剂的质量控制

【性状】丸剂外观应圆整，大小、色泽应均匀，无粘连现象。蜡丸表面应光滑无裂纹，丸内不得有蜡点和颗粒。滴丸表面应无冷凝介质黏附。

【水分】照《中国药典》水分测定法测定。除另有规定外，蜜丸和浓缩蜜丸中所含水分不得超过15.0%；水蜜丸和浓缩水蜜丸不得超过12.0%；水丸、糊丸、浓缩水丸不得超过9.0%。蜡丸不检查水分。

【重量差异】除滴丸和糖丸以外的丸剂，按照下述方法检查。以10丸为1份（丸重1.5g及1.5g以上的以1丸为1份），取供试品10份，分别称定重量，再与每份标示重量（每丸标示量×称取丸数）相比较（无标示重量的丸剂，与平均重量比较），按表10-2规定，超出重量差异限度的不得多于2份，并不得有1份超出限度1倍。

表10-2　丸剂的重量差异限度

标示丸重或平均丸重	重量差异限度
0.05g及0.05g以下	±12%
0.05g以上至0.1g	±11%
0.1g以上至0.3g	±10%
0.3g以上至1.5g	±9%
1.5g以上至3g	±8%
3g以上至6g	±7%
6g以上至9g	±6%
9g以上	±5%

【装量差异】除糖丸外，单剂量包装的丸剂，照下述方法检查应符合规定。检查法：取供试品10袋（瓶），分别称定每袋（瓶）内容物的重量，每袋（瓶）装量与标示装量相比较，按表10-3规定，超出装量差异限度的不得多于2袋（瓶），并不得有1袋（瓶）超出限度1倍。

表10-3　丸剂的装量差异限度

标示装量	装量差异限度
0.5g及0.5g以下	± 12%
0.5g以上至1g	± 11%
1g以上至2g	± 10%
2g以上至3g	± 8%
3g以上至6g	± 6%
6g以上至9g	± 5%
9g以上	± 4%

【装量】以重量标示的多剂量包装丸剂，照《中国药典》最低装量检查法检查，应符合规定。以丸数标示的多剂量包装丸剂，不检查装量。

【溶散时限】除另有规定外，取供试品6丸，选择适当孔径筛网的吊篮（丸剂直径在2.5mm以下的用孔径约0.42mm的筛网；在2.5~3.5mm之间的用孔径约1.0mm的筛网；在3.5mm以上的用孔径约2.0mm的筛网），照《中国药典》崩解时限检查法片剂项下的方法加挡板进行检查。小蜜丸、水蜜丸和水丸应在1小时内全部溶散；浓缩丸和糊丸应在2小时内全部溶散。操作过程中如供试品黏附挡板妨碍检查时，应另取供试品6丸，以不加挡板进行检查。上述检查，应在规定时间内全部通过筛网。如有细小颗粒状物未通过筛网，但已软化且无硬心者可按符合规定论。

【微生物限度】以动物、植物、矿物质来源的非单体成分制成的丸剂，生物制品丸剂，照《中国药典》非无菌产品微生物限度检查（微生物计数法和控制菌检查法及非无菌药品微生物限度标准），应符合规定。生物制品规定检查杂菌的，可不进行微生物限度检查。

三、其他中药成方制剂

（一）中药注射剂

1. 中药注射剂的定义　中药注射剂系指饮片经提取、纯化后制成的供注入人体内的溶液、乳状液及临用前配制成溶液的粉末或浓缩液的无菌制剂。

2. 中药注射剂的特点　中药注射剂的特点与化学药物注射剂的相同，药效迅速，作用可靠；适用于不宜口服的药物；适用于不宜口服给药的患者；可产生局部定位作用；使用不便，注射疼痛；质量要求高，制备过程复杂，成本较高；若使用不当极易发生危险。中药注射剂的原液成分复杂，杂质难以除尽，质量较难控制。因此，应不断改进制备工艺，提高质量标准，以确保中药注射剂的安全、有效、稳定、质量可控。

3. 中药注射剂的分类　中药注射剂分为注射液、注射用无菌粉末和注射用浓溶液。

4. 中药注射剂的制备　中药注射剂与化学药物注射剂的制备区别主要在于"原料的准备"

环节，其他制备环节并无本质区别，以下几点为在此环节需要注意的问题。

（1）中药的预处理：选用的中药原料必须检验合格，在用于制备之前，要进行挑选、洗涤、切制、干燥等预处理操作，必要时还需进行粉碎或灭菌。

（2）注射用原液的制备："原液"在注射剂的生产中是以原料的身份进入其工艺流程的，原液的制备过程是中药注射液特有的工艺步骤。通常情况是，中药原料的有效成分尚不明确，为了保持原有药效、缩小剂量，通常采用提取、分离、精制的办法，最大限度地除去杂质、保留有效成分，制成注射用原液。制备原液的常用方法有水蒸气蒸馏法、水醇法、双提法和超滤法。

（3）除去原液中的鞣质：鞣质是多元酚的衍生物，广泛存在于植物中。除去原液中鞣质的原因有两点：①含有鞣质的注射剂在灭菌后，会产生沉淀，影响其澄明度；②鞣质可与组织蛋白结合形成硬块，因肌内注射含有鞣质的注射剂会引起疼痛。

鞣质既溶于水，又溶于醇，因此水醇法不能除去鞣质，通常采用明胶沉淀法、醇溶液调 pH 值法及聚酰胺吸附法等除去原液中的鞣质。

5. 中药注射剂举例

例：鱼腥草注射液

【处方】鲜鱼腥草 2000g、氯化钠 7g、聚山梨酯 80 5g，注射用水加至 1000ml。

【制法】取鲜鱼腥草进行水蒸气蒸馏，收集初馏液 2000ml，再进行重蒸馏，收集重蒸馏液约 1000ml，加入氯化钠、聚山梨酯 80，混匀，加注射用水至 1000ml，滤过，灌封于 2ml 安瓿中，灭菌 30 分钟即得。

【注释】本品清热、解毒，用于肺脓疡、痰热咳嗽、白带、尿路感染、瘙痒等症。

6. 中药注射剂的质量控制 中药注射剂的质量控制与化学药物注射剂的基本一致，其检查项目有装量、装量差异、渗透压摩尔浓度、可见异物、不溶性颗粒、有关物质、重金属及有害金属残留量、无菌、细胞内毒素、热原。

（二）中药胶囊剂

1. 中药胶囊剂的定义 中药胶囊剂系指饮片用适宜方法加工后，加入适宜辅料填充于空心胶囊或密封于软质囊材中的制剂。主要供口服应用，也有用于其他部位如直肠、阴道等。

2. 中药胶囊剂的特点 与化学药物胶囊剂一样，中药胶囊剂的特点有药物的生物利用度较高、能掩盖药物不良气味及提高药物稳定性、可定时定位释放药物、胶囊剂囊壁可着色印刷利于识别、弥补其他固体剂型的不足等。不宜制成胶囊剂的药物：①能溶解胶囊壁的药物水溶液或乙醇溶液；②氯化物和溴化物等易溶性药物；③胃刺激性强的药物；④易风化或易吸湿的药物。

3. 中药胶囊剂的分类 胶囊剂可分为三类，①硬胶囊剂：系指将中药提取物、中药提取物加药材细粉或与适宜辅料填充于空胶囊中制成的固体制剂。②软胶囊剂：系指将中药提取物、中药液体药物或与适宜辅料混匀后用滴制法或压制法密封于软质囊材中的胶囊剂。③肠溶胶囊剂：系指不溶于胃液，但能在肠液中崩解或释放的胶囊剂。

4. 中药胶囊剂的制备 中药胶囊剂的制备方法同化学药物胶囊剂。

5. 中药胶囊剂举例

例：藿香正气软胶囊

【处方】苍术 195g、陈皮 195g、厚朴（姜制）195g、白芷 293g、茯苓 293g、大腹皮 293g、

甘草浸膏24.4g、生半夏195g、广藿香油1.95ml、紫苏叶油0.98ml。

【制法】以上十味，苍术、陈皮、厚朴、白芷用乙醇提取两次，合并醇提取液，浓缩成清膏；茯苓、大腹皮加水煎煮两次，合并煎液，滤过；生半夏用冷水浸泡，每8小时换水一次，泡至透心后，另加干姜16.5g，加水煎煮两次，滤过；与上述滤液合并，浓缩后醇沉，取上清液浓缩成清膏；甘草浸膏打碎后水煮化开，醇沉，取上清液浓缩制成清膏。将上述各清膏合并，加入广藿香油、紫苏叶油与适量辅料，混匀，制成软胶囊1000粒，即得。

【注释】本品解表化湿、理气和中，用于外感风寒、内伤湿滞或夏伤暑湿所致的感冒，症见头痛昏重、胸膈痞闷、脘腹胀痛、呕吐泄泻；胃肠型感冒见上述证候者。本方含油类药物和乙醇提取的脂溶性成分较多，制成软胶囊较佳，生物利用度高于其他固体制剂。根据药物成分的溶解性，将药物分组醇提、水煎煮醇沉，可保证有效成分的提出、杂质的去除和剂量的降低。

6. 中药胶囊剂的质量控制　与化学药物胶囊剂的质量控制一样，中药胶囊剂的检查项目包括装量差异、崩解时限、微生物限度。除此之外，中药硬胶囊剂应进行水分检查：取供试品内容物，照《中国药典》水分测定法测定。除另有规定外，不得超过9.0%。硬胶囊内容物为液体或半固体者不检查水分。

（三）中药片剂

1. 中药片剂的定义　中药片剂系指中药提取物、中药提取物加中药饮片细粉或中药饮片细粉与适宜辅料混匀压制或用其他适宜方法制成的圆片状或异形片状的制剂。与化学药物一样，片剂目前是中药的主要剂型之一。

2. 中药片剂的特点　中药片剂的特点与化学药物片剂的特点基本一致。

3. 中药片剂的分类　中药片剂按原料特性可分为：①全粉末片，系指将处方中全部饮片粉碎成细粉，加适宜赋形剂制成的片剂。②全浸膏片，系指将处方饮片用适宜的溶剂和方法提取制得浸膏，以全量浸膏制成的片剂。③半浸膏片，系指将处方中部分饮片细粉与稠浸膏混合制成的片剂，此类片剂在中药片剂中所占比例最大。④提纯片，系指将处方中的中药经提取后得到单体或有效部分，以此提取物细粉为原料，加适宜赋形剂制成的片剂。

4. 中药片剂的制备　中药片剂大部分用湿法制颗粒压片法制备，如图10-10所示，其制备方法与化学药物片剂基本类似。值得注意的是，根据所制中药片剂种类的不同，制颗粒的方法也分为四种。

（1）药材全粉末制粒法：系指将全部饮片细粉混匀，加入适量黏合剂或润湿剂制成适宜的软材，挤压过筛制粒的方法。此法简便、快速、经济，适用于小剂量的贵重药、毒性药的饮片。但必须注意，药材粉碎时不得随意丢弃难粉碎部分，以防处方剂量改变。

（2）部分粉末及浸膏混合制粒法：系指将处方中部分饮片制成稠浸膏，另一部分饮片粉碎成细粉，两者混合后制颗粒的方法。此法的优点在于稠浸膏与中药细粉除具有治疗作用外，稠浸膏还有黏合作用，饮片细粉可促进片剂崩解。因此，本法可节省辅料，适用于大多数中药片剂的制备。

（3）全浸膏制粒法：先将处方中全部药材制成浸膏，再制颗粒的方法。此法因不含中药细粉，服用量少，易达到卫生标准，尤其适用于有效成分含量较低的药物。但是所制得的片剂有易吸湿、黏结等缺点，可采取加入适量辅料、将片剂包衣或改进包装材料等方法避免。

（4）提纯物制粒法：将提纯物细粉（有效成分或有效部位）与适量稀释剂、崩解剂等混匀后，加入黏合剂或润湿剂，再制颗粒的方法。

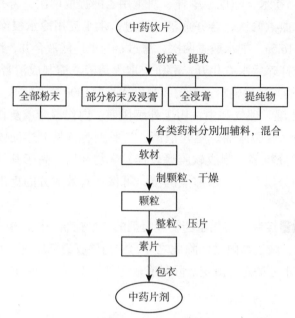

图10-10　制湿颗粒法制备中药片剂的工艺流程

5. 中药片剂举例

例：牛黄解毒片

【处方】人工牛黄5g、雄黄50g、石膏200g、大黄200g、黄芩150g、桔梗100g、冰片25g、甘草50g。

【制法】以上八味，雄黄水飞制成极细粉；大黄粉碎成细粉；人工牛黄、冰片研细；其余黄芩等四味加水煎煮两次，每次2小时，滤过，合并滤液，滤液浓缩成稠膏或干燥成干浸膏，加入大黄、雄黄粉末，制粒，干燥，再加入人工牛黄、冰片粉末，混匀，压制成1000片（大片）或1500片（小片），或包糖衣或薄膜衣，即得。

【注释】本品清热解毒，用于火热内盛，咽喉肿痛，牙龈肿痛，口舌生疮，目赤肿痛。处方中黄芩、石膏、桔梗、甘草采用加水煎煮，药液浓缩成膏，其有效成分黄芩苷、桔梗皂苷、甘草皂苷均能被提出，石膏的水煎液具有解热作用。四味药合煎既保证其清热解毒的功效，又缩小了体积。大黄以中药原粉于制粒前加入，可保留其泻下成分，即结合状态的蒽醌，以保证其泻热通便的作用。冰片、牛黄为贵重药，用量少，冰片具有挥发性，故以细粉加入干颗粒中，混匀压片，这样可以保证二味药在片剂中的含量，有利于发挥药效。

6. 中药片剂的质量控制　中药片剂与化学药物片剂的质量控制检查项目一致。

（四）中药贴膏剂

1. 中药贴膏剂的定义　贴膏剂系指将原料药物与适宜的基质制成膏状物、涂布于背衬材料上供皮肤贴敷、可产生全身性或局部作用的一种薄片状制剂。

2. 中药贴膏剂的特点　①避免口服给药可能发生的肝首过效应或胃肠灭活；②延长有效作用时间，减少用药次数；③可以通过改变给药面积调节给药剂量；④患者可以自主给药，也可随时终止用药，降低药物副作用，提高依从性。

3. 中药贴膏剂的分类　贴膏剂包括橡胶膏剂、凝胶膏剂（或凝胶贴膏）。

（1）橡胶膏剂：系指原料药物与橡胶等基质混匀后，涂布于背衬材料上制成的贴膏剂。橡胶膏剂黏着力强，不含药者可以保护伤口、防止皮肤皲裂，含药者常用于治疗风湿痛、跌打损伤等。但由于贴膏剂膏层薄，容纳药量少，维持时间较短。

橡胶膏剂由膏料层、背衬材料和膏面覆盖物组成。其中的膏料层包括药物和基质，常用基质有生橡胶、松香（增黏剂）、凡士林（软化剂）、羊毛脂（软化剂）和氧化锌（填充剂），常用溶剂为汽油、正己烷。常用制备方法为溶剂法与热压法。

（2）凝胶膏剂：原称巴布膏剂（即巴布剂），系指原料药物与适宜的亲水性基质混匀后，涂布于背衬材料上制成的贴膏剂。与橡胶贴膏相比，凝胶膏剂有如下特点：载药量大，尤其适于中药浸膏；与皮肤相容性好，亲水高分子基质具有透气性、耐汗性、无致敏性、无刺激性；易洗除；释药性能好，有利于药物透皮吸收。

凝胶膏剂主要由背衬层、防黏层和膏体三部分组成。膏体为凝胶膏剂的主要部分，由基质和药物组成，常用基质有聚丙烯酸钠（黏合剂）、羧甲纤维素钠（黏合剂）、明胶（黏合剂）、甘油（保湿剂）和微粉硅胶（填充剂）等。制备方法一般是先将高分子物质胶溶，按一定顺序加入黏合剂等附加剂，制成均匀基质，与药物混匀，涂布，压合防黏层，分割，包装即得。

4. 中药贴膏剂举例

例：伤湿止痛膏

【处方】伤湿止痛用流浸膏50g、水杨酸甲酯15g、颠茄流浸膏30g、芸香浸膏12.5g、薄荷脑10g、冰片10g、樟脑20g、生橡胶16kg、松香16kg、羊毛脂4kg、凡士林1.5kg、液体石蜡1kg、氧化锌20kg、汽油45kg。

【制法】按处方量称取伤湿止痛用流浸膏、水杨酸甲酯、颠茄流浸膏、芸香浸膏、薄荷脑、冰片、樟脑，另加3.7~4.0倍重的由橡胶、松香等制成的基质，制成膏料。进行涂膏，回收溶剂后，切段，盖衬，切成小块，即得。

【注释】本品祛风除湿，活血止痛，用于风湿性关节炎、肌肉疼痛、关节肿痛。

5. 中药贴膏剂的质量控制

【性状】贴膏剂的膏料应涂布均匀，膏面应光洁、色泽一致，贴膏剂应无脱膏、失黏现象；背衬面应平整、洁净、无漏膏现象。

【含膏量】橡胶贴膏照第一法检查，凝胶贴膏照第二法检查。

第一法：取供试品2片（每片面积大于35cm²的应切取35cm²），除去盖衬，精密称定，置于有盖玻璃容器中，加适量有机溶剂（如三氯甲烷、乙醚等）浸渍，并时时振摇，待背衬与膏料分离后，将背衬取出，用上述溶剂洗涤至背衬无残附膏料，挥去溶剂，在105℃干燥30分钟，移至干燥器中，冷却30分钟，精密称定，减失重量即为膏重，按标示面积换算成100cm²的含膏量，应符合各品种项下的规定。

第二法：取供试品1片，除去盖衬，精密称定，置烧杯中，加适量水，加热煮沸至背衬与膏体分离后，将背衬取出，用水洗涤至背衬无残留膏体，晾干，在105℃干燥30分钟，移至干燥器中，冷却30分钟，精密称定，减失重量即为膏重，按标示面积换算成100cm²的含膏量，应符合各品种项下的规定。

【耐热性】除另有规定外，橡胶贴膏取供试品2片，除去盖衬，在60℃加热2小时，放冷后，背衬应无渗油现象；膏面应有光泽，用手指触试应仍有黏性。

【赋形性】取凝胶贴膏供试品1片，置37℃、相对湿度64%的恒温恒湿箱中30分钟，取出，用夹子将供试品固定在一平整钢板上，钢板与水平面的倾斜角为60°，放置24小时，膏面应无流淌现象。

【黏附力】除另有规定外，照《中国药典》黏附力测定法，凝胶贴膏、橡胶贴膏均应符合各品种项下的规定。

【含量均匀度】除另有规定外，凝胶贴膏（除来源于动、植物多组分且难以建立测定方法的凝胶贴膏外）照《中国药典》含量均匀度检查法测定，应符合规定。

【微生物限度】除另有规定外，照《中国药典》非无菌产品微生物限度检查（微生物计数法和控制菌检查法及非无菌药品微生物限度标准），凝胶贴膏应符合规定，橡胶贴膏每 $10cm^2$ 不得检出金黄色葡萄球菌和铜绿假单胞菌。

💡 思考题

1. 简述中药提取过程及影响因素。
2. 简述浸出制剂的概念及特点。
3. 什么是中药制剂，其有何特点？
4. 中药超微粉碎技术有什么特点？
5. 中药丸剂是如何分类的？

（宋文婷）

第十一章 生物技术药物制剂及其技术

本章要点

1. 掌握生物技术药物的概念和特点，及其制剂的现状。
2. 熟悉多肽、蛋白质药物的结构特点，及其给药系统的处方与工艺设计。
3. 了解核酸类药物和疫苗的分类及其给药系统。

第一节 概　述

一、生物技术药物的定义

广义的生物技术药物（biotechnical drugs）是指综合利用生物学、化学、生物技术、药学等学科的原理和方法，以生物体、生物组织、细胞、体液等为原料制造的一类用于预防、治疗和诊断的物质总称，包括氨基酸及其衍生物类、多肽及蛋白质类、酶与辅酶类、核酸及其降解物和衍生物类、糖类、脂类等药物，也称为生物药物（biopharmaceutics）。生物药物包括狭义的生物技术药物（biotechnology drug）、生化药物（biochemical drug）和生物制品（biological product）等。表11-1为部分已上市生物技术药物制剂。

狭义的生物技术药物系指应用基因工程、细胞工程、蛋白质工程等生物技术，以微生物、细胞、动物或人源组织和液体等为原料制得的，用于人类疾病的预防、治疗和诊断的物质。如用大肠埃希菌、酵母或哺乳动物细胞表达的重组蛋白、用杂交瘤技术生产的治疗性抗体、用细胞培养技术制备的组织工程产品等，但不包括用细胞培养方法生产的减毒或灭毒疫苗。

生化药物一般系指从动物、植物及微生物提取的，亦可用生物–化学半合成或用现代生物技术制得的生命基本物质。如氨基酸、多肽、蛋白质、酶、辅酶、多糖、核苷酸、脂和生物胺等，以及其衍生物、降解物及大分子的结构修饰物等。

生物制品系指以微生物、寄生虫、动物毒素、生物组织作为起始材料，采用生物学工艺或分离纯化技术制备，并以生物学技术和分析技术控制中间产物和成品质量制成的生物活性制剂。如疫（菌）苗、毒素、类毒素、免疫血清、血液制品、免疫球蛋白、抗原、变态反应原、细胞因子、激素、酶、发酵产品、单克隆抗体、DNA重组产品、体外免疫诊断试剂等。

表11-1　部分已上市生物技术药物制剂

主药名称	类别	剂型	适应证
重组人红细胞生成素（recombinant human erythropoietin，rhEPO）	蛋白质类	注射剂 注射用粉针	肾性贫血
重组人生长激素（recombinant human growth hormone，rhGH）	多肽类	注射用缓释微球	内源性生长激素缺乏等

续表

主药名称	类别	剂型	适应证
醋酸亮丙瑞林（leuprorelin）	多肽类	注射用缓释微球	子宫内膜异位症，绝经前乳腺癌，前列腺癌，中枢性性早熟症
戈舍瑞林（goserelin）	多肽类	注射型埋植剂	可用激素治疗的前列腺癌及绝经前和绝经期的乳腺癌，子宫内膜异位症
鲑鱼降钙素（salcatonin）	多肽类	鼻腔喷雾剂	治疗老年骨质疏松症，绝经后骨质疏松症，骨转移癌致高钙血症
DNA酶（DNase）	蛋白质类	可吸入溶液剂	肺囊性纤维化
重组人胰岛素（recombinant human insulin）	多肽类	干粉吸入剂	糖尿病
福米韦生（fomivirsen）	反义核酸类	注射剂	艾滋病（AIDS）患者并发的巨细胞病毒视网膜炎
MACUGEN（pegaptanib sodium）	适体类	注射剂	治疗老年黄斑变性
重组人p53腺病毒（recombinant human Ad-p53，rAd-p53）	基因类	注射剂	肿瘤

二、生物技术药物的特点

（一）分子质量大且结构复杂

生物技术来源药物的生产方式，是应用基因修饰活的生物体产生的多肽或蛋白质类的产物，或是依据靶基因化学合成互补的寡核苷酸，所获产品往往分子质量较大，并具有复杂的分子结构。其中分子质量较小的多肽类药物其分子质量也接近或超过1000Da，而分子质量较大的抗体药物分子质量可达150kDa，更大的还有重组病毒、细胞等。分子质量大的药物其难以透过体内的各种生物屏障，吸收困难，导致生物技术药物通过口服、透皮或黏膜方式给药后的生物利用度均较低，几乎完全使用注射方式给药，大大限制了药物的应用与患者的顺应性。生物技术药物化学结构复杂，理化性质不稳定，易变性，易失活，也易为微生物污染、酶解破坏，口服给药易受胃肠道pH、酶系统的破坏，且生物活性取决于其空间结构和氨基酸序列。

（二）存在种属特异性

许多生物技术药物的药理学活性与动物种属及组织特异性有关，主要是药物自身以及药物作用受体和代谢酶的基因序列存在动物种属的差异。如人源性多肽或蛋白质，其序列与其他动物可能有明显的不同，造成对某些动物不敏感，甚至无药理活性。

（三）活性强、安全性较高

由于生物技术药物大多是来源于体内天然存在的多肽或蛋白质，用量极少就可产生显著的效应，相对来说它的副作用较小、毒性较低、安全性较高。如干扰素的剂量为10~30μg，而表皮生长因子的剂量在ng水平。

（四）具有免疫原性

许多来源于人的生物技术药物，在动物中有免疫原性，所以在动物中重复给予这类药品将产生抗体，有些人源性蛋白在人中也能产生血清抗体，主要可能是重组药物蛋白在结构及构型上与人体天然蛋白有所不同所致。有时候生产条件和生产工艺的变化，往往会引起药物结构和构型的差异，从而也会导致免疫原性的产生。

（五）生物半衰期短、体内清除率高

生物技术药物大多在体内的半衰期较短，降解部位广泛，清除率高，需要频繁给药。如普通胰岛素的$t_{1/2}$为9~10分钟，皮下注射给药，每天需要3~4次，存在诸多不便。

（六）具有受体效应

许多生物技术药物是通过与特异性受体结合，信号传导机制而发挥药理作用，且受体分布具有动物种属特异性和组织特异性，因此药物在体内分布具有组织特异性和药效反应快的特点。

（七）具有多效性和网络效应

许多生物技术药物可以作用于体内多种组织或细胞，且在体内相互诱生、相互调节，彼此协同或拮抗，形成网络效应，因而可具有多种功能，发挥多种药理作用。

（八）生产工艺复杂

生物技术药物即使生物药物来源相同，其生产批次间一致性及安全性的变化要大于化学产品。所以生产工艺复杂，质量要求高，生产过程中的检测、GMP步骤的要求和质量控制的要求更为严格。因此，生物技术药物制剂在剂型设计和工艺设计时应充分考虑该类药物的特点和理化特性（如分子大小、稳定性、生物活性等），而改善体内吸收和提高稳定性是其研究的重点和难点。

三、生物技术药物的分类

常见的生物技术药物主要有细胞因子、重组蛋白药物、抗体、疫苗和核苷酸药物等，可用于防治肿瘤、心血管疾病、传染病、哮喘、糖尿病、遗传病、心血管病及类风湿关节炎等，在临床上已广泛使用。生物技术药物主要可分为两类，即多肽、蛋白质类和基因药物。

（一）多肽、蛋白质类药物

多肽、蛋白质类药物品种较多，药理作用强，副作用小，但却容易被胃肠道分泌的消化酶降解从而降低药效。同时，这类药物分子质量大，不易被亲脂性膜所摄取，很难通过生物屏障而到达病灶，且半衰期短，通常需频繁注射给药，造成患者身心痛苦。因此，此类生物技术药物的新剂型发展十分迅速，如对药物进行化学修饰、制成前体药物、应用吸收促进剂、添加酶抑制剂、增加药物透皮吸收及设计各种给药系统等。

（二）基因药物

基因药物是将治疗基因接到病毒或非病毒性载体中输入体内进行治疗的药物。生物技术药物以人类体细胞的基因组、转录本组和蛋白质组三个层次生物大分子为目标，基因药物的研究

主要针对致病基因的 DNA 和基因转录本 mRNA 两类生物大分子。基因治疗的关键在于基因递送系统。目前，广泛使用的基因递送系统可分为病毒与非病毒基因递送系统。病毒基因递送系统的转染率高，但存感染风险。因此，非病毒基因递送系统是未来的发展方向。但一般非病毒载体转染效率低，因为基因药物分子质量大且表面带负电、亲水性过强而不易通过细胞膜，且易被核酸酶降解。

四、生物技术药物的质量要求

（一）细胞库

细胞库（cell bank）系用来培养生产连续多批制品的细胞系统。所有组成细胞库的细胞必须来源于经充分鉴别和证明无外源因子的一个原始细胞库（primary cell bank，PCB）。从原始细胞库中取一定数量容器的细胞建立一个主细胞库（master cell bank，MCB），然后再从主细胞库中取一定数量容器的细胞制备工作细胞库（working cell bank，WCB）。每一级细胞库的建立，都必须进行全面检定，特别是有关细菌、支原体、真菌和病毒等外源因子的检测，应当符合要求。

（二）制造过程

生产用细胞的有限传代次数必须通过验证试验确定，并由国家药品管理局批准。常规生产时细胞的传代次数，不得超过有限传代次数。生产工艺过程的建立要充分去除宿主蛋白、核酸、病毒等杂质，并避免外源因子的污染。

（三）最终产品

应当根据产品性质和生产工艺过程，建立质量标准和检测方法。具体应包括产品的鉴别、纯度、稳定性和生物学活性等。

生物技术药物产品的质量控制和化学药物基本类似，但其纯度检测，一般要采用蛋白质电泳、等电聚焦等方法，还要进行宿主蛋白、DNA 残留、外源病毒检测等项目，生物学活性一般要同时采用体内、外方法测定。

五、生物技术药物制剂的现状

生物技术药物是一类相对分子量大、结构复杂的药物，在生理条件下通常为亲水性且带电荷，因此其制剂开发策略与小分子药物有很大不同。

（一）以注射给药为主

由于生物技术药物分子体积一般比较大，且在生理条件下具有亲水性和解离特性，导致其膜通透性差，所以绝大多数生物技术药物制剂的剂型为注射剂（90% 以上）。如已上市的注射用品种：免疫球蛋白、白介素、干扰素、人生长激素、促红细胞生成素、抗血友病因子、尿激酶、维生素 K 依赖性凝血因子、人绒毛膜促性腺激素、肝炎 B 疫苗、醋酸亮丙瑞林、阿西单抗（abciximab，抗血小板凝聚单克隆抗体）、依替巴肽（eptifibatide，血小板糖蛋白 GP Ⅱ b/ Ⅲ a 受体拮抗剂）、非格司亭（filgrastim，重组人粒细胞集落刺激因子）等。

少数生物技术药物可以经非注射途径给药。如表皮生长因子（epidermal growth factor，EGF）的滴眼液，用于角膜上皮缺损；EGF 软膏用于创面修复；DNA 酶吸入溶液剂可以降低囊性纤维病患者肺部黏液的黏性；鲑鱼降钙素鼻腔喷雾剂用于治疗骨质疏松症；胰岛素干粉吸入剂治疗糖尿病；环孢素可通过口服途径给药等。

（二）稳定性差

大多数生物技术药物的物理和化学性质不稳定，在处方设计时需要考虑策略改进处方，提高生物技术药物在制备、贮存、运输以及给药时的稳定性，以确保药物的有效性和安全性。提高生物技术药物的稳定性是其制剂处方筛选最主要的目标，可综合运用以下方法。

1. 使用稳定剂 稳定剂种类和用量的选择是制剂研究的重点。

蛋白质是该类药物最佳的稳定剂，特别是人血白蛋白已广泛地用于市售多肽、蛋白质类注射剂，用量在0.1%~0.2%。人血白蛋白易被依附于容器表面，可减少主药的吸附；可降低制品中痕量蛋白质酶的破坏；有助于维持蛋白质的构象。

氨基酸类可以增加蛋白质在给定条件下的溶解度，并可防止多肽/蛋白质类药物的热变性和聚集，降低表面吸附，稳定构象，从而提高其稳定性，用量一般为0.5%~5%。其中甘氨酸较为常用，也可以使用几种氨基酸。

部分非离子型表面活性剂（聚山梨酯类）具有防止生物技术药物聚集的作用，其机理可能是分布于气/液或液/液表面，防止药物在界面的变性。聚山梨酯类表面活性剂多用于单抗制剂中。

糖类和多元醇等也可以增加生物技术药物在水中的稳定性，可能与可促进其优先水化有关。常用的糖类包括蔗糖、葡萄糖、海藻糖和麦芽糖等；常用的多元醇包括甘油、甘露醇、山梨醇、PEG和肌醇等。

2. 调节pH pH对生物技术药物的稳定性和溶解性均有重要影响。在较强的酸碱条件下，生物技术药物容易发生构象的可逆性或不可逆性改变，发生聚集、沉淀、吸附或变性等。一般而言，生物技术药物的pH以生理范围为佳，但也有例外，如粒细胞集落刺激因子（G-CSF）的pH要控制在4左右。

3. 无机盐 无机盐对生物技术药物的稳定性和溶解性的影响比较复杂。一些无机离子能提高多肽/蛋白质类药物的稳定性，但使其溶解度下降；一些无机离子的作用正相反。在多肽、蛋白质类注射剂中常用NaCl或KCl调节渗透压，在使用时应注意对稳定性和溶解度的影响。

4. 化学修饰 对多肽、蛋白质进行化学修饰也可以明显改善其稳定性，其中聚乙二醇（polyethylene glycol，PEG）化是最有希望的多肽、蛋白质化学修饰方法。将多肽、蛋白质与锌离子结合可形成更稳定的复合物，应用较成功的有重组人生长激素（recombinant human growth hormone，rhGH）等。

核酸类药物在体内极易被核酸酶降解而表现出极大的不稳定性，通过对它进行分子内修饰或分子外修饰，使其稳定性和抗降解能力增强，从而在血浆中稳定存在的时间也明显延长。分子内修饰的对象有糖环、碱基和磷酸，其中以糖环的修饰最为普遍；PEG化则是常用的分子外修饰。

5. 冷冻干燥 对于某些生物技术药物，冷冻干燥技术是提高稳定性较好的选择。

（三）表征手段复杂

由于生物技术药物相对分子大而且结构复杂，在一系列制剂过程中可能产生很多不同的物理变化和化学降解，所以在制剂研发过程中需要对各种降解过程进行全面表征。

（四）新型递送载体研发活跃

有些生物技术药物的递送技术和小分子药物不同。对于一些作用靶点位于细胞质或细胞核内的生物技术药物，需要采用递送载体来克服各种生理屏障，以达到有效递送的目的。

第二节 多肽、蛋白质类药物注射给药系统

多肽、蛋白质类药物多数稳定性较差，口服给药时通常由于胃酸或胃肠道中各种酶的作用，使大部分药物被降解成小分子肽或氨基酸而失去活性，且吸收差，故一般不宜口服给药，临床上大部分多肽、蛋白质类生物药物均制成注射剂或以注射给药系统通过注射给药。由于多肽、蛋白质类药物在体内半衰期短，常常需要重复给药，长效注射给药系统的开发非常有必要。将缓释型微球、微粒、纳米粒和脂质体等技术应用于注射给药系统的开发，不仅可提高药物的稳定性，还可减少给药次数，从而改善患者的依从性。

一、普通注射给药系统

目前多肽、蛋白质类药物的普通注射给药制剂可分为两类：溶液型注射剂和注射用冻干粉针。选用哪种剂型主要取决于药物在溶液中的稳定性。溶液型注射剂使用方便，若经过试验，在选用合适的稳定剂，采用合理的处方与工艺的条件下，可以得到长期稳定的注射剂，则该剂型应为首选。否则，应考虑注射用冻干粉针。给药方式以静脉注射、皮下注射和肌内注射为主。

采用肌内注射或皮下注射方式给药时，药物可通过组织液进入毛细血管或毛细淋巴管。通常情况下，相对分子质量大于5000的大分子物质经淋巴管转运的倾向性强，相对分子质量低于5000的低分子物质都能进入血管和淋巴管，但由于血流量大大超过淋巴流量，因此物质大多由血管转运。所以，大部分生物药物由于分子质量大，更容易通过淋巴液循环而被转运。

多肽、蛋白质类药物的活性取决于其特殊的空间构象。而环境因素（温度、湿度、光照、pH、盐及表面活性剂等）和制剂工艺（如冷冻、机械剪切及冻融等）都会影响其空间构象，导致变性、聚集或表面吸附等，因此制备其注射给药系统时，需要加入适宜的附加剂以提高生物药物的稳定性。常用的附加剂包括：防止酸、碱催化药物水解所用的缓冲液；防止药物氧化降解的抗氧剂、螯合剂及惰性气体；冷冻干燥过程中保持药物疏松的冻干保护剂；提高药物在溶液中稳定性的氨基酸；为减弱蛋白质类药物对惰性表面的吸附，降低界面变性效应的表面惰性剂、白蛋白等。注射给药系统所用的附加剂并非越多越好，应尽量保持剂型简单。每种附加剂都应有明确的使用理由，并符合国家注射剂药用辅料标准。

（一）制备的要点

1. 处方组成 多肽、蛋白质类注射剂制备的关键是解决这类药物的稳定性问题，要根据药物的性质选用合适的稳定剂，以保证药物的稳定性。通常多肽、蛋白质类药物的普通注射剂中含有稳定剂、缓冲剂、渗透压调节剂等成分；注射用冻干粉针剂需加入填充剂、低温保护剂、冻干保护剂等。

2. 工艺参数 多肽、蛋白质类药物的活性极易受到温度的影响，在生产和储存过程中均要尽可能在低温（2~8℃）操作，避免因温度升高导致活性的下降。高压灭菌会造成多肽、蛋白质类药物的失活，其注射液不能采用普通注射剂高压灭菌的方法进行最终灭菌，所以在生产全过程的无菌操作是保证最终产品无菌的关键。

（二）处方举例

例1：重组人红细胞生成素注射剂（2000IU/ml）

【处方】重组人红细胞生成素 2000000IU、人血白蛋白2.5g、氯化钠5.8g、枸橼酸0.06g、枸

橼酸钠5.8g，注射用水加至1000ml。

【制法】按处方量称取氯化钠、枸橼酸和枸橼酸钠，加入约800ml注射用水中溶解，必要时用HCl或NaOH溶液调整pH至6.9。加入人血白蛋白，混匀。加入重组人红细胞生成素，混匀。以0.2μm除菌滤器过滤2次，无菌分装。

【注释】重组人红细胞生成素（recombinant human erythropoietin，rhEPO），主要用于肾性贫血，也适用于外科手术红细胞动员、自体输血、癌性贫血和放化疗后贫血等适应证。

人血白蛋白来源于人体，一般不会引起免疫反应以及其他毒副作用，是最常使用的多肽、蛋白质类药物的稳定剂。枸橼酸和枸橼酸钠为缓冲剂，将注射液pH维持在生理范围（6.9±0.5）。氯化钠为渗透压调节剂。采用预充式注射器灌装，可以方便患者用药。

例2：重组人红细胞生成素注射剂（2000IU/ml）

【处方】重组人红细胞生成素2000000IU、20%甘露醇200ml、氯化钠5.85g、枸橼酸0.062g、枸橼酸钠5.809g，注射用水加至1000ml。

【制法】按处方量称取氯化钠、枸橼酸和枸橼酸钠，加入约800ml注射用水中溶解，必要时用HCl或NaOH溶液调整pH至6.9。加入20%甘露醇，混匀。加入重组人红细胞生成素，混匀。以0.2μm除菌滤器过滤2次，无菌分装。

【注释】该处方系中国专利03100653.1的处方，以20%甘露醇替代人血白蛋白作为稳定剂。

例3：重组人红细胞生成素注射剂（2000IU/ml）

【处方】重组人红细胞生成素2000000IU、PVP K_{12} 5g、氯化钠5.85g、$NaH_2PO_4 \cdot 2H_2O$ 1.164g、$Na_2HPO_4 \cdot 2H_2O$ 2.225g，注射用水加至1000ml。

【制法】按处方量称取氯化钠，$NaH_2PO_4 \cdot 2H_2O$和$Na_2HPO_4 \cdot 2H_2O$，加入约800ml注射用水中溶解，必要时用HCl或NaOH溶液调整pH至6.9。加入PVP K_{12}，混匀。加入重组人红细胞生成素，混匀。以0.2μm除菌滤器过滤2次，无菌分装。

【注释】该处方系中国专利02829329.0的处方，以PVP K_{12}为稳定剂，选用磷酸盐作为缓冲体系，以缓解枸橼酸盐缓冲体系在注射时引起的疼痛。

例4：注射用重组人红细胞生成素（2000IU/支）

【处方】重组人红细胞生成素2000000IU、氯化钠1g、聚山梨酯20 0.1g、NaH_2PO_4 0.476g、Na_2HPO_4 3.986g、氯化钙0.06g、甘氨酸15g、亮氨酸2g、异亮氨酸2g、苏氨酸0.5g、谷氨酸0.5g、苯丙氨酸1g，注射用水加至1000ml。

【制法】按处方量称取氯化钠、聚山梨酯20、NaH_2PO_4、Na_2HPO_4、氯化钙、甘氨酸、亮氨酸、异亮氨酸、苏氨酸、谷氨酸、苯丙氨酸，加入约800ml注射用水中溶解。加入重组人红细胞生成素，混匀。以0.2μm除菌滤器过滤2次，无菌分装。

【注释】该处方选用磷酸盐作为缓冲体系，以甘氨酸、亮氨酸、异亮氨酸、苏氨酸、谷氨酸、苯丙氨酸为稳定剂和冻干保护剂。聚山梨酯20可防止蛋白凝聚失活。

二、注射用缓释微球

多肽、蛋白质类药物的基本剂型是常规的注射剂和注射用冻干剂，但由于此类药物大多半衰期短，需要长期频繁注射给药，所以开发其缓释控释制剂前景广泛。应用注射用缓释微球技术，以生物可降解聚合物作为多肽和蛋白质的输送载体，包埋多肽和蛋白质，实现药物有效的控释缓释，从而减少给药频率，提高患者生活质量。目前，已经有黄体生成素释放激素（luteinizing hormone releasing hormone，LHRH）、rhGH、醋酸亮丙瑞林等多种多肽、蛋白质类药物的缓释微球制剂上市销售。

注射微球的制备方法有多种，如相分离法、复乳液中干燥法、喷雾干燥法、低温喷雾法、熔融挤出法等，其中复乳液中干燥法和低温喷雾法最为常用。

（一）制备方法

1. 复乳液中干燥法 复乳液中干燥法（double-emulsion liquid drying process）系将生物可降解聚合物如聚乳酸-羟基乙酸共聚物［poly（lactic-co-glycolic）acid，PLGA］溶解在有机溶媒（二氯甲烷或醋酸乙酯）中，水相中加入定量的多肽成溶液或混悬液。将水相加入上述有机相中，匀化或超声振荡成初乳（water in oil，W/O），初乳再转入含乳化剂（如聚维酮）的水溶液中，搅拌成复乳（water in oil in water，W/O/W），升高系统温度，除去有机溶媒，固液分离后，干燥待用。

复乳液中干燥法是目前制备多肽微球最常用的方法，它具有工艺稳定、设备简单等特点，但复乳液中干燥法制备的微球突释效应常达15%~35%。

2. 低温喷雾法 低温喷雾法（cryogenic spray process）系将多肽及其稳定剂的粉末或冻干品和生物可降解聚合物的二氯甲烷溶液均匀混合，混悬液经喷头以雾状喷至冰冻的乙醇溶液中，后者界面封以液氮。在-70℃温度下，乙醇将微球中二氯甲烷不断抽提，经过滤去除乙醇，得流动性佳的微球，干燥待用。

用低温喷雾法制备的微球可明显改善药物的稳定性，制备的微球包裹率高、突释效应小，适合多肽、蛋白质药物微球的制备。该法目前已被成功地运用于开发rhGH微球，rhGH微球已被美国食品与药品管理局批准上市，商品名为Nutropin Depot®。

（二）制备的要点

1. 处方组成 注射用缓释微球制备的关键是骨架材料的选择。目前常用的骨架材料为PLGA和聚乳酸（polylactic acid，PLA），其中以PLGA更为常用。PLGA是乳酸和羟基乙酸的共聚物，在体内可逐渐降解为乳酸和羟基乙酸，经三羧酸循环转化为水和二氧化碳。PLGA除具有良好的生物相容性、无免疫原性和安全性高等优点外，还可以通过改变两单体的比例和聚合条件来调解其在体内的降解速度，为灵活调控药物的释放速度提供了便利条件。

2. 工艺参数 多肽、蛋白质类药物具有分子量大及空间结构复杂的特点，在微球制剂的制备过程中，提高蛋白质的稳定性十分重要。目前主要采用化学修饰、加入稳定剂及改进制备工艺来解决。

骨架材料的浓度、分子量大小和组成都会影响微球的质量。骨架材料浓度影响成球过程中聚合物的沉积速度。浓度越高，沉积速度越慢，微球结构疏松，药物释放速度加快。低分子量聚合物玻璃化相变温度低，药物释放较快。组分不同的聚乳酸复合材料的结晶度、亲水性以及降解性的差异可导致微球性质的差异。

（三）处方举例

例1：人生长激素（rhGH）注射用缓释微球

【处方】人生长激素/锌复合物（摩尔比1：6）24g、碳酸锌9.6g、PLGA 126.4g、羧甲基纤维素钠30g、聚山梨酯20 10g、NaCl 9g，注射用水加至1000ml。

【制法】（1）人生长激素/锌复合物的制备：将人生长激素溶解于4mmol/L的碳酸钠缓冲液（pH 7.2）中，得到浓度为0.1~0.5mmol/L的溶液。加入0.9mmol/L的醋酸锌溶液，用1%醋酸调整pH至7.0~7.4，得到人生长激素-锌复合物的混悬液。利用超声波雾化喷管将混悬液微粉化，喷入液氮中，形成冷冻颗粒。冷冻颗粒置−80℃冷柜存放，至液氮完全蒸发。颗粒经冷冻干燥备用。

（2）采用低温喷雾法制备PLGA微球：将聚合物PLGA在室温溶解于二氯甲烷，加入碳酸锌，溶解。再加入人生长激素/锌复合物的冷冻干燥颗粒，超声混匀。将均匀的混悬液以雾状喷至冰冻的乙醇溶液中，乙醇界面上封以液氮。将得到的含微球的溶液置−80℃，使二氯甲烷完全萃取至乙醇中，经冷冻干燥得到流动性良好的粉末。

【注释】用锌离子与生长激素形成人生长激素/锌复合物后再制成微球，可较好地保持蛋白质在制备和释放过程中的生物学活性，起到稳定剂的作用。人生长激素和锌的最佳摩尔比为1∶6~1∶10。

碳酸锌在处方中充当锌离子贮库的角色，有利于维持人生长激素−锌复合物的结构，调节其解离为水溶性蛋白的速度。在没有碳酸锌时，微球中生长激素释放速度明显加快。

聚合物PLGA为微球骨架材料，PLGA溶液的使用浓度一般为2%~20%，以5%~10%为佳。

例2：醋酸亮丙瑞林注射用缓释微球

【处方】醋酸亮丙瑞林7.5g、明胶1.3g、PLGA 66.2g、甘露醇13.2g、羧甲基纤维素钠5g、聚山梨酯80 1g、甘露醇50g，注射用水加至1000ml。用1%醋酸调整pH至7.0~7.4。

【制法】采用复乳液中干燥法制备：①将醋酸亮丙瑞林和明胶溶解于6~7ml注射用水中。将聚合物PLGA在室温溶解于90ml二氯甲烷中，加入药物水溶液中，搅拌乳化10分钟左右，形成W/O型乳剂。②配制浓度为0.1%的PVA水溶液15L，将上述W/O型乳剂加入，搅拌乳化形成W/O/W型复乳。③复乳溶液通压缩空气3小时，以挥干有机溶剂。加入甘露醇，冷冻干燥，得到注射用微球。

【注释】聚合物PLGA为微球骨架材料，明胶为缓释材料，甘露醇为冻干骨架材料。该注射用缓释微球肌内注射后，缓释时间为1个月。

缓释时间为3个月的醋酸亮丙瑞林注射用缓释微球的处方为：醋酸亮丙瑞林22.5g；PLGA 198.6g；甘露醇38.9g。注射用溶媒处方为：羧甲基纤维素钠7.5g；聚山梨酯80 1.5g；甘露醇75g；注射用水加至1000ml。用1%醋酸调整pH至7.0~7.4。

缓释时间为4个月的醋酸亮丙瑞林注射用缓释微球的处方为：醋酸亮丙瑞林30g、PLGA 264.8g、甘露醇51.9g。注射用溶媒处方为：羧甲基纤维素钠7.5g、聚山梨酯80 1.5g、甘露醇75g，注射用水加至1000ml。用1%醋酸调整pH至7.0~7.4。

三、无针注射给药系统

所谓无针注射剂（无针注射给药系统，needle-free drug delivery systems）是指以物理学、物理化学、分析化学、药剂学、药理学、药物代谢动力学、生物药剂学等学科理论为基础，综合运用计算机设计、数控机电加工技术、物理化工技术和药剂成型技术，设计研制无针头射流喷射给药新器械（或称新技术）。无针注射器的基本结构主要包括动力源、注射头和注射辅助装置三部分。无针注射器按动力源可分为弹簧动力式无针注射器、高压气体动力式无针注射器、弹药动力式无针注射器、电磁动力式无针注射器、激光动力式无针注射器；按药物的存在形式可分为液体无针注射器和粉末无针注射器；按外形分可为笔式注射器和枪式注射器；按重复使用程度可分为一次性使用无针注射器和重复性使用无针注射器。无针注射剂具有无针、无痛、无交叉感染、使用方便等优点，尤其适用于有恐针感患者和小儿患者，可显著提高患者的顺应性。目前，国外公司正在开发应用于蛋白质、多肽类药物的可重复适用的多剂量填充式无针注射器，如胰岛素无针注射系统。

四、植入给药系统

植入给药系统（implantable drug delivery systems）是指药物与辅料制成的供植入体内的无菌固体制剂，主要为皮下植入剂。植入给药一般采用手术切开将药物植入，或用特制的注射器导入。植入剂在体内可持续释放药物，经皮下吸收直接进入血液循环起全身作用，能够避开肝脏的首过效应，生物利用度较高。如阿斯利康公司的可注射型植入剂Zoladex®，每剂量含3.6mg的戈舍瑞林。其制备工艺为：将药物与PLGA混合熔融，然后经多孔装置挤出为条状，切割为单剂量，灭菌后即得。

五、原位贮库给药系统

原位贮库给药系统通常为含有生物可降解型载体和药物的黏性溶液或混悬液，药物可溶解或混悬于该给药系统中。当皮下或肌内注射时，生物可降解型载体会通过不同的机制形成药物贮库，从而药物的释放时间会被延长，作用时间也会被延长。如赛诺菲安万特公司的Eligard®原位贮库给药系统。

六、微粒给药系统

微粒给药系统（microparticle drug delivery systems）作为多肽、蛋白质类药物注射用缓释制剂，可通过皮下或者肌内注射后吸收入血从而获得全身作用，也可直接注射至身体的某一特定部位实现局部治疗。在粒径范围适宜时，也可直接注射进入血管，以获得较长的循环时间。根据所用材料的种类，微粒给药系统可分为高分子聚合物微粒和脂质微粒两大类。如促黄体激素释放激素类似物（Lupron Depot®，TrelstarTM、Decapeptyl®）、奥曲肽（Suprecur®，Sandostatin LAR®，Somatuline® LA）以及多室脂质体等。其他可用于多肽、蛋白质类药物的注射给药系统，还有微囊、脂质体、纳米粒、乳剂、微乳等。

第三节　多肽、蛋白质类药物非注射给药系统

当多肽、蛋白质类药物用于治疗慢性疾病时，长期的注射给药给患者带来巨大的身体和精神痛苦，因此，其非注射给药途径深受关注。目前，针对多肽、蛋白质类药物所开发的口服、经皮和黏膜给药系统的研究逐渐深入，部分多肽、蛋白质类药物的非注射给药剂型已经上市，如口服干扰素和胸腺肽等。针对某些没有特定空间构象的短链多肽的非注射途径给药制剂的开发亦取得了一些成功，如去氨加压素经鼻给药的生物利用度可达10%~20%。

一、口服给药系统

口服给药系统使用方便，患者顺应性高，是目前应用最多的给药途径。然而由于药物本身的结构以及人体的吸收问题，多肽、蛋白质类药物口服生物利用度低。通常情况下，多肽、蛋白质类药物分子量大，难以通过消化系统的生物膜屏障；肝脏的首过效应强；易受到胃酸、消化道酶的破坏、降解或聚合作用而严重影响其稳定性，如胰岛素在胃肠道中容易聚集成六聚体甚至更高形式的聚合体，形成聚合体以后就不易通过肠道扩散吸收。因此，提高口服生物利用

度是多肽、蛋白质类药物口服给药的关键。

提高多肽、蛋白质类药物的胃肠道吸收方式有：药物结构修饰，吸收促进剂的应用，使用酶抑制剂，以及制备多肽、蛋白质类药物的脂质体、微球、纳米粒、微乳或肠溶制剂等。一个理想的口服蛋白、多肽类药物递送系统应包括：具有生物黏附作用的聚合物，促渗透作用，抑制酶类的作用，能控制药物释放的位点，最好还具有缓冲容量。

（一）改善生物利用度的措施

1. 药物结构修饰　通过对多肽、蛋白质类药物适当的结构修饰，可增加药物亲脂性，减少酶解，从而提高其口服生物利用度。对药物的结构修饰可从以下几个属性考虑：亲脂性、电荷数、等电点、分子大小、化学稳定性及对载体的亲和力等。对不同的药物可采取不同的修饰策略。如增加药物的亲脂性，药物与亲脂性基团结合后，产生亲脂性更强的前体药物，这方面研究得较多的有促甲状腺素释放激素（thyrotropin releasing hormone，TRH），TRH亲水性大，难通过生物膜，同时在体内被体内焦谷氨酰氨基肽酶迅速代谢，口服给药治疗效果不佳。将TRH组氨酸末端的咪唑基团用氯甲酸酯酰化后生成TRH前体药物，体外试验表明，前体药物的膜透过性较好。此外，也有增加药物亲水性而利于吸收例子，如环孢素的油水分配系数很大，在酸性条件下能生成异环孢素A，该生成物能转化成环孢素，同时具有亲水亲脂性，具有更好的膜透过性。

2. 吸收促进剂　口服给药时，多肽、蛋白质类药物透膜的限制因素主要有黏膜黏液层、不流动水层、细胞间的紧密连接处和生物膜。黏膜黏液层可延缓生物药物的扩散；不流动水层限制生物药物在绒毛间的扩散；生物膜的类脂结构限制低脂溶性生物药物的透过；紧密连接处则阻碍水溶性生物药物的通过。为解决这些问题，增加口服生物药物的吸收速度和吸收量，生物药物口服制剂中需要加入吸收促进剂。吸收促进剂是一些特异性或非特异性地增强药物胃肠道透过性的小分子化合物，它们通过跨细胞膜途径或细胞旁路途径提高生物膜对生物药物的通透性。理想的吸收促进剂应具备以下特点：无毒；可逆、特异性提高药物的通透性；具有合适的理化性质；价廉易得。目前应用的口服吸收促进剂主要有水杨酸类、胆酸盐类、表面活性剂、脂肪酸类、氨基酸类衍生物、金属螯合剂等。

3. 酶抑制剂　多肽、蛋白质类药物口服给药后要达到一定的需要浓度，必须克服胃肠道蛋白酶的作用，保证生物药物在胃肠道中的稳定性，因此生物药物口服给药时常联合使用酶抑制剂。处方中含有药物及其代谢酶抑制剂可以减少药物代谢而增加药物吸收。在多肽、蛋白质类药物的肠道吸收中，多种酶类如氨基肽酶、内肽酶、血管紧张素转换酶、金属肽酶等均参与该过程。同时使用多种酶抑制剂能使药物在酶分布较少的区域内显著地提高吸收度。常用的酶抑制剂有甘胆酸钠、卡莫司他甲磺酸盐、杆菌肽、抑肽酶、大豆胰酶抑制剂等。酶抑制剂使用时要注意以下两点：选择特异性的酶抑制剂，即针对胃肠道酶屏障选择酶抑制剂；选择合适的剂量。

4. 生物黏附剂的应用　多肽、蛋白质类药物被黏附或结合在肠道黏膜上皮，应用黏膜黏附剂能够直接改变黏膜上皮的通透性，增强非特异性受体介导的细胞内吞作用对药物的摄取和吸收，其主要原理如下：口服给药后黏附在消化道黏膜表面，能延长药物胃肠道停留时间；生物黏附剂与胃肠道黏膜紧密接触，既能增加药物吸收总量，也可增加药物吸收速率；对于在胃肠道易被破坏且吸收具有部位特异性的药物如多肽、蛋白质类，使用黏膜黏附剂可使其在结肠定位释药免遭破坏。但口服生物黏附剂的影响因素颇多，包括饮食、胃肠道蠕动、个体差异、消化道黏膜更新、消化液的pH等。有研究表明，将具有亲水聚合链的黏膜黏附纳米粒与降钙素共同使用，黏膜黏附纳米粒能够增强降钙素从黏膜层到绒毛膜层的渗透，其渗透强度与降钙素的剂量相关，异丙烯酰胺和乙烯胺的纳米粒并未引起肠黏膜损伤。

5. 定位释药系统　多肽、蛋白质类药物在胃中可能被胃液的低pH引发水解，而胃肠道中的各种酶类也是影响其口服吸收的主要因素。寻找合适的吸收位点，避免被胃肠道中的酶降解，减少肝脏对药物的首过效应，是解决多肽、蛋白质类药物口服吸收的首要问题。胃肠道中不同的位置，酶的种类和数量是不同的。①大肠：可能是多肽、蛋白质类药物吸收的最佳部位，因为药物在此停留时间长，消化酶的活性较低，使用肠溶衣和适当的控释技术使药物在此释放，可能增加多肽、蛋白质类药物的吸收。②结肠：药物在结肠停留时间长，结肠面积大，可部分改善药物黏膜吸收差的缺点。人体回盲肠及其以下部位蛋白水解酶含量低，可有效降低此类药物的酶解，故可以考虑多肽、蛋白质类药物结肠定位释药。结肠的肽酶由结肠中的细菌产生，而不是由细胞分泌产生，结肠肽酶活性与小肠肽酶活性有质与量的差别。某些聚合物可以抵抗胃和小肠中酶的降解，但在结肠中却被结肠细菌分泌的酶水解，根据这一特性，采用合适的聚合物，可设计研制出结肠定位释放的多肽、蛋白质类药物。③小肠：人和动物小肠的某些区域存在与免疫有关的特定的组织区域，如Peyer结的特点是能够使淋巴因子和一定粒径的颗粒进入循环系统。④淋巴转运系统：胃肠道淋巴系统转运药物可以绕开肝脏，避免肝脏的首过效应对药物的降解。采用胃肠道淋巴系统转运多肽、蛋白质类药物，能避免药物进入肝脏处理系统，延长药物在体内分布和保留时间，从而提高多肽、蛋白质类药物的吸收。

（二）处方举例——降钙素肠溶微粒

【处方】降钙素0.5mg，二酮哌嗪125mg，聚山梨酯80 0.3mg，枸橼酸2280mg，碳酸氢钠100mg。

【制法】精密称取二酮哌嗪125mg溶于10ml的1% NaHCO$_3$溶液中，加0.3ml聚山梨酯80，搅拌下将溶有0.5mg降钙素的1mol/L枸橼酸溶液10ml逐滴加入NaHCO$_3$溶液中，待微粒生成后继续搅拌20分钟，加稀盐酸数滴调节pH使沉淀完全。将微粒低温离心，用去离子水洗1次，再离心1次，倾去上清液，冷冻干燥，得白色粉末状微粒。

二、经皮给药系统

经皮给药系统（transdermal drug delivery system，TDDS）是指药物以一定的速率透过皮肤经毛细血管吸收进入体循环产生药效的给药系统。经皮给药系统可以避免胃肠道的分解与肝脏的代谢，延长半衰期较短药物的作用时间，具有给药速率稳定和维持时间长的特点。但是皮肤的角质化程度远远高于黏膜，相对分子质量较大的多肽、蛋白质类药物很难透过，其经皮给药的透过量和透过率远不及黏膜给药，有时甚至达不到给药要求。因此，多肽、蛋白质类药物经皮给药系统的研究开发难度很大，提高生物大分子药物经皮进入血液循环的效率是目前经皮给药系统需要克服的重点难题。促进药物经皮吸收的方法有药剂学、化学和物理学方法等。

（一）促进药物经皮吸收的方法

1. 使用渗透促进剂　渗透促进剂可以改变角质层细胞的紧密排列，增加细胞脂质双分子层的流动性和扩大细胞间的通路，提高皮肤的通透性，从而增加药物的透皮吸收率。常用的渗透促进剂有月桂氮䓬酮、月桂酸、香芹酮、N-甲基吡咯烷酮、油酸、油酸乙酯、丙二醇、桉叶油、萜烯等。在药物释药系统中它们可单独使用或联合使用，但要避免对皮肤产生过强的刺激和不可逆的伤害。

2. 微针技术　透皮给药最大障碍是皮肤表层的角质层，而神经处在更深层的组织中。微针技术是指利用微加工技术将硅、金属或聚合物制作成一种微针阵列，使其穿透皮肤的角质层，又不触及深层组织中的神经，从而形成一种渗透性好且无任何痛苦的新型透皮给药方式。微针可以是实心针或空心针，微针的高度要求既要求保证透过皮肤角质层，又不触及痛觉神经，因此可以导入生物大分子药物。目前，生物大分子药物应用微针技术研究最多的是一种结合皮下注射与透皮贴片的具有双重释药特点的微针阵列贴片，所用微针为中空针，内充填药物溶液。微针阵列贴片与电子控制的微泵连接，可按释药程序快速释药，尤其适用于胰岛素给药。微针阵列贴片也可以结合离子导入使用，运用该法可使人生长激素的透皮速率显著提高。

3. 离子导入技术　经皮离子导入给药系统（transdermal iontophoretic drug delivery system）是利用外加电场将药物或带电荷的多肽、蛋白质类药物由电极定位导入皮肤或黏膜，进入组织或血液循环的一种给药方法。离子导入技术在临床上已有100多年的应用历史，最早应用于局部组织疾病的治疗，近年来作为多肽和蛋白质等生物大分子药物的经皮吸收促进方法。离子导入技术是利用生理学上可接受的电流来增加药物经皮渗透速率的方法。离子导入装置由电源、药物贮库系统和回流贮库系统三部分组成。在离子导入装置中，一对很接近的电极被置于皮肤上，在皮肤和皮肤下的毛细血管间建立了一个电极电位，药物在电场的驱动作用下透过皮肤进入血液循环。由于电极电流开关是可以控制的，所以应用离子导入装置时可以随时调整药物给药剂量，实现个体化给药。该方法较好的克服了多肽、蛋白质类药物分子带电、亲水性强、分子量大等不利于透皮吸收的缺点。目前研究较多的应用离子导入装置的生物药物有胰岛素（DNA重组）、降钙素、甲状旁腺激素、促黄体生成素释放素及其类似物、血管加压素及其类似物、生长激素释放素及其类似物、生长抑素及其类似物等（表11-2）。

表11-2　多肽类药物离子导入体内实验研究

药物	实验对象	实验条件	结果
胰岛素	猪	1.5mA，20min	能给予临床上有效量
胰岛素	糖尿病兔	1mA直流电或脉冲电流，40min	脉冲电流比直流有效
人胰岛素	糖尿病兔	0.4mA，14h	能给予人治疗剂量
猪胰岛素	糖尿病兔	0.2~0.8mA，6.2cm^2，4h	显著降低血糖水平
纯化猪胰岛素	糖尿病大鼠	0.67mA/cm^2，6cm^2，20~80min	能达到全身给药
生长激素释放因子	无毛豚鼠	0.17mA/cm^2，5cm^2，脉冲电流，5h	有效且与皮下给药相似
亮丙瑞林	人志愿者	0.22mA，70cm^2，8h	能给予治疗剂量
亮丙瑞林	人志愿者	0.22mA，70cm^2，8h	药效动力学与皮下给药相似
促黄体激素释放激素	猪	0.2mA/cm^2，10cm^2，3h	有效
加压素	兔	0.22mA/cm^2，40min	有效，脉冲电流比直流电好

4. 电致孔技术　电致孔技术是指在瞬时高电压脉冲处理下使细胞膜发生可逆性电击穿，形成促进药物渗透的暂时性孔道，使大分子药物通过扩散、局部电泳或电渗方式从细胞外进入细胞内的方法。电致孔技术保持了药物的生物活性，有望克服生物大分子药物透皮难的问题，成为生物大分子药物经皮给药系统的研究热点。

5. 超声促渗技术　超声促渗技术是指运用超声波对人体皮肤产生的空化效应、热效应、声微流、辐射压等作用，促进药物透皮吸收的过程。1995年，美国科学家首次报道利用低频超声波介导成功地将胰岛素透入皮内，此后利用低频超声波介导经皮给药的研究引起广泛重视。超声波的频率越低，穿透力越强，药物透入皮肤的量也越多。研究发现，采用20kHz低频率超声波可使胰岛素、γ-干扰素和红细胞生成素对皮肤的渗透性提高近千倍，而撤去超声波后皮肤的通透性恢复正常。超声促渗技术具有无痛、不损伤皮肤、使用方便等优点，应用前景广阔。

（二）处方举例

例：睾酮凝胶剂

【处方】睾酮10mg、乙醇、羟丙纤维素、乙烯-醋酸乙烯共聚物、聚酯/乙烯-醋酸乙烯复合膜、聚异丁烯压敏胶、硅化聚酯膜。

【制法】将睾酮溶解于羟丙纤维素乙醇溶液中，形成羟丙纤维素乙醇凝胶药物贮库，以乙烯-醋酸乙烯共聚物为控释膜，以聚酯/乙烯-醋酸乙烯复合膜为背衬膜，控释膜外涂聚异丁烯压敏胶，硅化聚酯膜为保护膜。

三、黏膜给药系统

黏膜给药系统（mucosal drug delivery system）可以通过口腔、鼻腔、肺部、直肠、阴道等部位给药，这些部位的黏膜具有以下特点：角质化程度低，通透性好；毛细血管相对比较丰富，吸收迅速；药物可以避开肝首过效应，生物利用度高。不同部位黏膜的生理结构状况不同，其剂型也各有特点，因此生物技术药物黏膜给药系统应根据具体情况选择合适的剂型。

（一）鼻腔给药系统

鼻腔给药系统（nasal drug delivery system）是指在鼻腔内使用，经鼻腔黏膜吸收而发挥局部或全身治疗作用的制剂。鼻腔给药的剂型很多，包括滴鼻剂、喷雾剂、粉雾剂以及微球、脂质体、纳米粒等新剂型。一般情况下，液体喷雾剂的生物利用度显著高于滴鼻剂，与粉雾剂无明显差异。但粉雾剂具有较好的化学稳定性和微生物稳定性。具体选择何种剂型要根据主药的特点和用药要求而定。

药物在鼻腔黏膜的吸收与药物相对分子质量密切相关。小分子药物（分子质量小于1000Da）可通过被动扩散和主动转运等途径被鼻腔黏膜吸收，在适当促进剂的帮助下，分子量大于6000Da的多肽也能很好地被吸收。已有相当数量的多肽、蛋白质类药物的鼻腔给药系统（如降钙素、催产素、去氧加压素、布舍瑞林、那法瑞林、以及Asopressin®等）上市，虽然有的产品生物利用度并不高（如那法瑞林和催产素的生物利用度分别为3%和1%），但临床应用却很好。胰岛素的鼻腔给药系统（Nazlin®）也曾由美国加州一家公司生产。还有很多蛋白、多肽类药物的鼻腔给药系统正处于不同的研究阶段。

鼻腔黏膜给药可以避开胃肠道消化酶的破坏及肝脏首过效应的影响，吸收迅速，生物利用度高，顺应性好，所以鼻腔黏膜成为替代注射给药的最有前途的途径之一。

1. 处方设计注意事项

（1）pH：pH可影响鼻纤毛的清除率，在7~10范围内鼻纤毛的运动不受影响，但在高于11或低于6的情况下会显著降低鼻纤毛的运动。正常成年人鼻腔的pH为5.5~6.0，婴幼儿为5.0~6.0，所以鼻用制剂一般应偏酸性，pH以5.5~6.5为宜，但具体范围要以多肽、蛋白质类药物的稳定性和溶解性，以及吸收的变化而定。如鲑鱼降钙素则优选3.5~4.5。

（2）吸收促进剂：多肽、蛋白质类大分子药物经鼻腔吸收的效率较小分子差，可加入吸收促进剂以促进吸收。鼻腔吸收促进剂主要有胆酸盐表面活性剂、螯合剂、脂肪酸、蛋白酶抑制剂等，常用的有溶血卵磷脂、环糊精、胆酸钠、脱氧胆酸钠、甘胆酸钠、牛磺胆酸钠、牛磺二褐霉酸钠等。它们的作用机制主要有：①与膜蛋白结合，引起磷脂膜紊乱，改变膜结构，增加膜的流动性和通透性；②降低鼻黏液黏度；③酶抑制剂（如杆菌肽、硼霉素等）可减少蛋白水解酶对生物药物的降解。但吸收促进剂对鼻纤毛会有毒性，造成的损失往往不可逆。

（3）黏度：药物在鼻黏膜的滞留时间会对其生物利用度产生较大影响，在处方中加入生物黏附性材料，有助于药物的吸收。常用的材料有：生物黏附性淀粉、甲壳素、葡聚糖、环糊精、卡波姆、黄原胶等。已有一些多肽、蛋白质类药物的鼻腔黏膜给药系统已用于临床，主要剂型有滴鼻剂和喷雾剂，药物包括LHRH激动剂布舍瑞林、去氨加压素、降钙素、催产素、胰岛素等。鲑鱼降钙素为32个氨基酸组成的多肽，在临床上主要用于治疗骨质疏松、高血钙危象和各种疼痛等。美国诺华公司在1995年就上市了鲑鱼降钙素鼻腔喷雾剂 Miacalcin®，其生物利用度为注射剂的50%，不良反应明显减少。

2. 处方举例

例1：胰岛素鼻腔粉雾剂

【处方】胰岛素80mg（2080U）、藻酸丙二醇酯920mg。

【制法】将80mg胰岛素先与200mg藻酸丙二醇酯混合10分钟，再与300mg藻酸丙二醇酯混合20分钟（湿度<60%），然后与420mg藻酸丙二醇酯混合30分钟（湿度<60%），使胰岛素混合均匀。

例2：鲑鱼降钙素鼻腔喷雾剂

【处方】鲑鱼降钙素137.5mg、NaCl 7.5g、苯扎氯铵100mg，纯水加至1000ml。

【制法】在氮气的保护下，将处方量的鲑鱼降钙素、苯扎氯铵和NaCl溶解于纯水，用1mol/L的盐酸调节pH至3.7，添加纯水至1000ml。除菌过滤后无菌分装至鼻腔喷雾装置中。

【注释】鼻腔喷雾剂的处方要依据鼻腔的生理特点和药物性质综合考虑，包括渗透压、pH。如多剂量给药，还要加入合适的抑菌剂。处方中氯化钠为渗透压调节剂。苯扎氯铵为抑菌剂。所得鼻喷剂每毫升含鲑鱼降钙素550IU，每撤含55IU。

（二）肺部给药系统

经肺全身给药的最佳靶点是肺泡，具有作用迅速、及时、有效及生物利用度高的特点。因肺泡具有75m²左右的吸收面积，肺泡壁由单层上皮细胞组成，并与毛细血管紧密相连，血流丰富，易于吸收。肺泡表面分布着大量以磷脂为主的界面活性物质。肺部的结构特点决定了药物能在该部位迅速吸收，并直接进入血液循环，不受肝脏首过效应的影响。由于肺泡壁很薄，细胞间存在较大的细孔，大分子药物可通过这些孔隙被吸收，也可先被肺泡中的巨噬细胞吞噬进入淋巴系统，再进入血液循环。因此，水溶性大分子药物的肺部吸收速度比其在小肠、直肠、鼻腔和口腔颊黏膜中的吸收速度快。

药物在肺部的吸收以被动扩散为主，药物的相对分子质量、脂溶性、油水分配系数等是影响药物肺部吸收的主要因素。药物相对分子质量大于1000时，药物在肺部吸收的速度随相对分子质量的增大而减慢。

1. 吸入给药装置　肺部给药装置在肺部给药系统中发挥了极其重要的作用，新型给药装置的开发促进了肺部给药技术的发展。肺部给药装置可分为喷雾器（nebulizer）、定量吸入器（metered dose inhaler，MDI）和干粉吸入器（dry power inhaler，DPI）。具体采用何种装置取决于药物的性质、处方、作用部位和肺的病理生理学。

吸入给药装置是肺部给药研究的重点。理想的干粉吸入装置应具备以下特点：粉体离散性好，给药量与肺呼吸肌力量无关，在肺内100%沉积，应用简单便于操作，耐潮湿性能好。但目前尚无完全符合上述标准的产品。

Rotahaler是较早的吸入装置，简单可靠、便于携带、可清洗，但防潮效果差，需经常清洗，剂量的释放取决于适当的吸入方法。Diskhaler吸入装置将药物装在铝箔水泡眼中，吸入时刺破水泡眼铝箔即可释放药物；该装置防潮性能好，但需要经常更换药板。Turbuhaler能将许多剂量贮存在装置中，使用时旋转装置，单位剂量的药物即可由贮库释放到转盘上，在气流的作用下，从吸入腔分散至肺部。但该装置在防潮和剂量安全性方面具有缺陷。

Exubera采用的是Nektar装置。Nektar装置使用压缩空气将胰岛素干粉分散至贮存室内，患者可以缓慢的深呼吸方式从贮存室吸入胰岛素。Exubera的生物利用度仅为10%~15%，其原因可能是胰岛素分子量较大（5000Da），呼吸道肽酶和蛋白酶的降解，以及肺泡巨噬细胞的吞噬作用等。

为增加胰岛素的生物利用度，又陆续开发了几种新的装置。Alliance公司推出的是压力MDI装置，其中药物粒子为采用PulmoSpheres技术制备的密度极低的多孔干粉，粒径为1~3μm。药物粒子的辅料为脂质。Elan公司开发的是手持电池驱动的多剂量系统，胰岛素晶体尺寸为纳米级（0.1μm）。Alkermes公司的装置为吸入驱动DPI。药物粒子也是低密度多孔颗粒，但几何体积较大（10~15μm），可以减少聚集倾向，并增加释药过程的分散性。但该大粒子的气流动力学粒径只有1~3μm，非常有利于至肺泡的传递。在肺泡区域沉积后，因粒径较大，不易被吞噬作用所降解。该装置经肺给药的相对生物利用度可以达16%，与Nektar装置类似。MannKind公司的Medtone DPI，将含胰岛素的颗粒Technosphere以点陈列的有序方式在低pH条件排列，可以保护胰岛素免受蛋白酶破坏。粒子到达肺泡后，即在中性pH环境中溶解，释放胰岛素，相对生物效价可达皮下给药的26%。

DNA酶（DNase）是治疗肺囊性纤维化（cystic fibrosis，CF）的蛋白类药物，由269个氨基酸组成，分子量约为37000Da，可选择性地裂解CF患者黏稠分泌液中的DNA。DNA酶已上市的可吸入溶液剂Pulmozyme®，即采用射流喷雾器（jet nebulizer）进行雾化。其处方为：DNA酶1.0mg/ml，$CaCl_2 \cdot 2H_2O$ 0.15mg/ml，NaCl 8.77mg/ml。溶液不含抑菌剂，pH为6.3。安瓿包装，每支含2.5ml。制备工艺同注射剂。

2. 处方设计　当前利用肺部进行多肽、蛋白质类药物给药面临的最大挑战是吸入给药比注射给药更加不稳定。研究者们正在对包括粉末、结晶和液体在内的辅料进行筛选，从而设计出使用更方便、更有效的吸入产品。例如，Alkermes公司正在开发一种尺寸比Exubera®小的胰岛素吸入制剂，这种胰岛素粒子体积比较大、密度比较轻，因此流动性更好，更容易分散。MannKind公司同样采取了粉末技术，但是用吸收促进剂取代了体积比较大、密度比较轻的粒子技术。肺部给药可能会对肺或其他器官产生生物效应，也是研究人员不可忽视的现象。

在干粉吸入剂的处方中通常需加入一定的支撑剂，以防止药物因微粉化后表面能增加引起的聚结。理想的支撑剂为糖、多元醇、氨基酸、有机酸、多肽和蛋白质。支撑剂经干燥成为非结晶结构，主要用于保持药物在无定形状态，有助于药物的稳定性和微粒的流动性。

多肽、蛋白质类药物肺部给药系统应尽量少用或不用吸收促进剂，而主要通过改进吸入装置来增加药物到达肺深部组织的比率，从而增加药物的吸收。主要是以溶液和粉末的形式，即采用MDI或DPI装置，但也有制成微球、纳米粒和脂质体等的报道。

3. 微粉化方法　药物能否到达并保持在肺泡中，主要取决于制剂雾化时粒子的大小。一般认为几何粒径1~3μm的单位密度的粒子最适合肺部药物传递。较大容易沉积于口咽部，较小则易于呼出。但该尺度范围的粒子较易于凝结，并被肺泡巨噬细胞吞噬。

微粉化的方法有以下几种。

（1）机械粉碎法：指经球磨机、胶体磨以及流能磨等方法将药物粉碎。为避免多肽、蛋白质类药物的降解，可通过加入乳糖等支撑剂或冷冻干燥技术解决。

（2）喷雾干燥法：适用于药物的水溶液，微粒均匀，操作方便。

（3）超临界流体技术：操作温度低，有利于保持药物的活性。

最近发展的大孔粒子技术改变了人们对粒径的观念，Alliance和Alkermes公司的吸入给药装置均采用了该技术。大孔粒子指几何粒径大于5μm，但气流动力学粒径小于5μm的低密度颗粒。大孔粒子流动性好，易于雾化，在肺内沉降均匀，再现性好，对细胞无毒性，并可以避开肺泡巨噬细胞的吞噬。粒子形状越接近于球体，流动性越好，越利于肺部吸收。

4. 处方举例

例：重组人胰岛素干粉吸入剂

【处方】重组人胰岛素20g、甘露醇66g、枸橼酸0.6g、枸橼酸钠12g。

【制法】按处方量称取甘露醇、枸橼酸和枸橼酸钠，加入约2L注射用水中溶解，必要时用HCl或NaOH溶液调整pH至6.7。加入重组人胰岛素，混匀。以0.2μm除菌滤器过滤2次，在Buchi喷雾干燥器中喷雾干燥，形成无定形粉末，保存于干燥容器内（RH<10%）。在干燥环境下分装于吸入装置中。

【注释】处方中重组人胰岛素为主药，枸橼酸和枸橼酸钠为缓冲剂，甘露醇为支撑剂，也是助流剂。喷雾干燥形成粒径大小符合要求的微粒是工艺的关键。喷雾干燥器入口温度控制在110~120℃，出口温度在70~80℃，液体流速为5ml/min。操作环境相对湿度一定控制在10%之下。

（三）直肠给药制剂

直肠给药制剂是指通过肛门将药物制剂送入肠管，使药物通过直肠黏膜吸收入血，发挥治疗作用。常用的直肠给药制剂主要是栓剂，用于局部或全身治疗。栓剂用于全身治疗时有许多优点，如减轻药物对肝和肾的毒副作用、避免胃肠道的分解与肝脏的代谢、吸收和起效快、适于不能口服用药的患者等。对于儿童，直肠给药比其他给药途径效果好，欧美国家的儿童普遍采用栓剂作为主要给药剂型。

栓剂中的药物经直肠吸收主要有两条途径：通过直肠上静脉，经门静脉进入肝脏，在肝脏代谢后再转运至全身；或是通过直肠中、下静脉和肛管静脉进入下腔静脉，绕过肝脏而直接进入血液循环。因此栓剂塞入直肠的深度影响药物的吸收：当栓剂塞入距肛门口2cm处时，其给药量的50%~70%可不经过门静脉而直接进入血液循环，避免肝脏首过效应。

1. 直肠给制剂药的特点

对于生物大分子药物，直肠给药制剂的特点：①直肠内pH接近中性或微碱性，且水解酶活性低，生物药物极少被破坏；②在直肠中吸收的药物也可直接进入全身循环，能基本避免肝脏的首过效应。因此，直肠给药是生物大分子药物的一种较好的给药途径。不足之处是长期用药时患者接受度或用药顺应性差一些。

由于多肽、蛋白质类药物的直肠给药吸收也比较少，需选择适当的吸收促进剂。常用的吸收促进剂包括水杨酸类、胆酸盐类、烯胺类、氨基酸钠盐等。如胰岛素在直肠的吸收小于1%，用甲氧基水杨酸或水杨酸可明显增加其吸收。目前，已有一些生物技术药物（如干扰素、低分子肝素、胰岛素、胃泌素）采用直肠给药制剂，避开胃肠道酶的消化作用和肝首过效应，取得全身治疗效果。

2. 处方举例

例1：干扰素阴道栓剂

【处方】干扰素6.0×10^6U；香果脂4g。共制1枚。

【制法】首先量取干扰素6.0×10⁶U备用，再称出香果脂4g并加温至35℃熔化，将取出的干扰素加入已熔化的香果脂中，搅拌均匀，再用定型模具逐一压制即成一定形状的干扰素栓剂。有报道称将干扰素制成直肠用栓剂，可以避免胃蛋白酶对干扰素的破坏而提高药效，同时减轻患者痛苦，给药更加方便、安全。

例2：低分子肝素直肠栓剂

【处方】低分子肝素1.0×10⁵U，即3.85g（26U/mg）；聚乙二醇4000 28g；聚乙二醇400 35g；甘油35g；氮酮适量。共制50枚。

【制法】将聚乙二醇4000置55℃恒温水浴中熔化，加入聚乙二醇400和氮酮，搅拌均匀后，将用蒸馏水溶解的低分子肝素倒入其中，充分搅拌；待温度降至40℃左右时，倒入栓剂模具中，冷却成型后，削去多余部分，取出，即得。制得的栓剂为白色子弹形，表面光滑，色泽均匀。

（四）口腔黏膜制剂

口腔黏膜制剂是主要通过颊黏膜和舌下黏膜吸收的制剂。目前，口腔黏膜制剂分为三类。①舌下给药：药物通过舌下黏膜进入体循环；②颊黏膜给药：药物通过颊黏膜进入体循环；③局部给药：药物到达黏膜、牙组织、牙周袋起局部治疗作用，如口腔溃疡、牙周疾病等的治疗。

舌下黏膜渗透能力强，药物吸收迅速，给药方便，并且不存在口服给药的肝首过效应和胃肠道降解问题，因此经舌下黏膜吸收的药物生物利用度显著提高。但舌下黏膜制剂的主要缺点是易受唾液冲洗作用影响，保留时间短。舌下片剂是舌下黏膜制剂的主要剂型，舌下片剂在舌下仅能保留几分钟，因此要求舌下片剂中的药物溶出速度要快、剂量要小、作用要强。

颊黏膜表面积较大，但渗透性比舌下黏膜差，经颊黏膜吸收的药物生物利用度一般不如舌下黏膜。药物颊黏膜制剂同样能够避免胃肠道的酶解和酸解作用，并且受口腔唾液冲洗作用影响小。因此，在颊黏膜制剂中添加生物黏附性材料制成生物黏附贴剂或生物黏附片后，能够在颊黏膜上保持相当长时间，有利于生物药物吸收。

口腔黏膜制剂的剂型有片剂、喷雾剂、贴剂、粉剂等。已报道的生物技术药物产品有干扰素口含片、胰岛素舌下粉剂等。

1. 口腔黏膜制剂的特点　①容易给药至吸收部位，患者接受度或用药顺应性好；②口腔黏膜有部分角质化，因此对刺激的耐受性较好；③口腔吸收的药物可直接进入全身循环，从而避免药物的胃肠破坏或肝脏的首过效应。但不足之处是口腔黏膜的通透性较差，如果不加吸收促进剂或酶抑制剂时，大分子药物的吸收较少，因此口腔黏膜制剂中需要加入吸收促进剂，以增强药物的通透性，提高药物生物利用度。多肽、蛋白质类药物的口腔给药系统的关键问题是选择高效低毒的吸收促进剂，如利用磷脂等作吸收促进剂的胰岛素口腔喷雾剂。

2. 处方举例

例：干扰素口含片

【处方】干扰素10000U、甘氨酸10%、糖粉50%、淀粉34%、明胶6%。

【制法】涉及两种制备工艺，即空白颗粒法和低温冻干粉末直接压片法。

（1）空白颗粒法：首先是将符合标准的辅料按处方量混合均匀，以普通方法制备颗粒，烘干；将干扰素用适宜的溶剂溶解后喷在颗粒上，边喷边混合均匀，然后低温烘干，整粒，以适宜的冲模压片。该法的优点是可以避免热不稳定性药物的活性在烘干的过程中损失。

（2）低温冻干粉末直接压片法：是将符合标准的辅料用灭菌蒸馏水溶解，制备成约含固体物50%~60%的浆，接着将符合标准的人白细胞干扰素溶液加入到辅料浆液中，充分搅拌均匀，然后将原辅料的混合浆在低温下冻干。温度范围在–45~30℃，水分含量控制在3%~5%，最后将干扰素冻干粉粉碎，过筛整粒后压片。

（五）眼部黏膜制剂

眼部黏膜制剂系指直接用于眼部发挥局部治疗作用或经眼部吸收进入体循环发挥全身治疗作用的药物制剂。因受眼部的生理因素限制，如眼部的容量小、泪液的稀释、角膜的通透性等，以及给药剂型与剂量、吸收促进剂、给药方法等因素的影响，眼部给药的生物利用度低。目前，正在开发结合功能材料的生物技术药物眼部黏膜制剂，以延长药物在眼部的作用时间，提高生物利用度。

1. 眼部黏膜制剂的特点 ①与注射给药相比，眼部给药同样有效，且眼部给药方便、简单、经济，患者易于接受；②经眼部吸收的药物可避免肝脏的首过效应；③眼部组织与其他组织或器官相比，对免疫反应不敏感，适用于多肽、蛋白质类药物，而此类药物往往口服吸收不理想。

2. 处方举例——α_2-球蛋白滴眼液

【制法】取经过浓缩的α_2-球蛋白提取液，调pH至5.6~7.2，以去离子水稀释至α_2-球蛋白浓度为10%（质量分数），加入0.01%新洁尔灭，过滤除菌，菌检、热原检查无异常后，分装成滴眼液。

【注释】该滴眼液能有效治疗眼球表面炎症、抑制眼球表面急性炎症病变及溃疡的发生、发展，对经久不愈性溃疡（碱烧伤溃疡、放射性溃疡、神经营养障碍性溃疡）的疗效显著。

第四节 核酸类药物给药系统

核酸类药物又称核苷酸类药物，是各种具有不同功能的寡聚核糖核苷酸（RNA）或寡聚脱氧核糖核苷酸（DNA），主要在基因水平上发挥作用。一般认为，核酸类药物包括反义核酸（antisencenucleic acid）药物、RNAi药物（RNA干扰剂）、适体（aptamer）药物、抗基因（反基因，antigene）药物、核酶（ribozyme）和基因药物等。由于其针对致病基因具有特异性，也就是说具有特定的靶点和作用机制，因此核酸类药物具有广泛的应用前景。

一、反义核酸药物

自1978年发现寡核苷酸在培养的细胞中具有抑制Rous肉瘤病毒的复制活性以来，反义寡核苷酸的研究日益引起人们的重视。反义技术是通过碱基互补原理，干扰基因的解旋、复制、转录、mRNA的剪接加工乃至输出和翻译等各个环节，从而调节细胞的生长、分化等。利用反义技术开发的药物称为反义药物，通常是指反义寡核苷酸，即人工合成的DNA或RNA单链片段。专门设计的反义寡核苷酸能与特异mRNA的特定序列相杂交，在基因水平阻止致病蛋白质的产生，从而发挥治疗作用。与传统药物相比，反义药物具有更高的特异性、更优的疗效和更低的毒性。因此，反义药物越来越成为人们研究和开发的热点。

反义药物的优点：①反义药物的靶点是引起疾病的基因，通过调控基因产物的表达而发挥治疗作用。②反义药物可用于治疗传统药物不能治愈的基因疾病。③反义治疗比基因治疗更为安全有效，不良反应更少。④用于反义药物的费用可能比传统药物更为低廉。

反义药物的缺点：①不易获得定向于靶组织的反义药物。②易受到体内广泛存在的核酸酶的破坏，故血浆半衰期较短。③作用模式存在不确定性，动物模型显示有潜在的毒性。④导入细胞的主要途径是通过细胞膜的穿入或吞饮，效率很低。

反义核酸为与mRNA的一段顺序互补的核酸序列，能阻断mRNA的翻译；它通过与mRNA配对形成杂交双链，经核糖核酸酶H（RNase H）水解DNA/RNA杂交双链中的RNA链，从而阻断基因的表达。反义核酸的范围包括反义DNA、反义RNA、核酶、脱氧核酶、三链寡核苷酸等。反义核酸药物的作用靶点为基因，因而它有希望成为在分子水平上治疗目前难以治愈的各种疾病，如艾滋病、癌症、高血压和遗传性疾病的新突破口，正受到世界范围内的广泛关注。

反义核酸药物要成功应用于临床要解决以下几个关键问题：根据选择的靶序列而设计与靶分子相适宜的反义寡核苷酸的序列，即特异性问题；要保持其本身的理化性质而最终发挥预期的生物学作用，即稳定性问题；要能迅速高效地进入靶细胞，即生物利用度问题。其中生物利用度问题的解决很大程度上要依赖于制剂学技术。目前反义核酸药物的制备主要是通过化学合成，其释药系统也大多采用普通注射剂型。1998年，第一个反义药物Vitravene（Fomivirsen®）被美国FDA批准通过；2013年，赛诺菲旗下Genzyme的寡核苷酸药物Mipomersen®上市；2016年9月和12月，FDA又批准两款小核酸药物上市。

福米韦生（fomivirsen，Vitravene）是FDA批准上市的第1个反义核酸药物，由21个硫代脱氧核苷酸组成，核苷酸序列为5′–GCGTTTGCTCTTCTTCTTGCG–3′，主要用于治疗艾滋病（AIDS）患者并发的巨细胞病毒视网膜炎。其制剂Vitravene为注射剂，每支含主药福米韦生钠6.6mg，处方以碳酸钠和碳酸氢钠为缓冲剂，必要时用盐酸或氢氧化钠调整pH为8.7，氯化钠为渗透压调节剂，渗透压为290mOsm/kg。

二、RNAi 药物

RNA干扰是指双链RNA（double stranded RNA，dsRNA）导入细胞后诱导靶mRNA发生特异性的降解，导致基因沉默的现象，又称为转录后基因沉默（post transcriptional gene silencing，PTGS），是生物在长期进化过程中形成的对病毒、转录因子和其他转移核酸等外源物质的防御机制。与反义核酸不同，它是由dsRNA引发的选择性基因沉默。RNA干扰药物（RNAi药物）系利用这种技术获得能使致病基因失活的新型核酸药物。

RNAi药物的发展历程大致可分为四个时期：①萌芽期（1983~2005年）：RNAi机制被发现并被阐明；②起步期（2005~2009年）：资本催生众多小型生物技术公司，但副作用成最大障碍，RNAi药物的发展遭遇瓶颈；③探索期（2010~2015年）：RNAi药物的研发艰难前行，技术逐渐取得进展；④发展期（2016年~至今）：伴随着药物递送系统的突破，新产品的获批，行业重拾信心，RNAi药物终见曙光。

RNAi 药物发挥作用的分子机制：①dsRNA被特殊的核酸内切酶切割成小干扰RNA（small interfering RNA，siRNA）。这种特殊的核酸内切酶称为Dicer，具有核糖核酸酶Ⅲ（RNase Ⅲ）和解旋酶活性。Dicer的dsRNA和PAZ（Piwi/ Argonante/ Zwille）结合区可以识别dsRNA，并与之结合形成复合体，并将dsRNA加工成长度为21~23nt（核苷酸，nucleotide）的siRNA。②形成的siRNA与解旋酶、ATP及多个蛋白质组成RNA诱导的沉默复合体（RNA induced silencing complex，RISC）。RISC 特异性地与细胞内同源mRNA结合并随即被内切酶切割，切割后的mRNA片段由于缺少多聚腺苷酸尾（聚A尾，poly A）或稳定的帽子结构而很快被降解，最终导致基因沉默。③形成的siRNA还可以作为特殊引物，以靶mRNA为模板，在RNA依赖的RNA聚合酶（RNA dependent RNA polymerase，RdRP）的作用下，产生新的dsRNA。这些dsRNA分子可以再次被切割成新的siRNA，新的siRNA又可以进入上述循环，这种循环机制赋予RNAi的高效性和持久性。

与反义核酸相比较，siRNA具有以下特征：①高特异性：RISC指导的靶mRNA的识别是高度特异的，甚至1~2nt的差异都会丧失RNAi的功能；②高效性：RdRP的合成功能解释了RNAi高效性和持久性，因此，在低于反义核酸几个数量级的浓度下就可以发挥功能；③稳定性：具有3′两个突出的TT碱基（T，即胸腺嘧啶）的siRNA相对稳定，不容易被降解，因此相对于需要进行化学修饰来提高稳定性的反义核酸而言，稳定性有很大的提高；④可传递性：RNAi效应可以在不同细胞之间甚至某些生物体之间进行传递，并且可以遗传给下一代；⑤时间性：其抑制基因表达的作用与特定发育阶段相关，可以随意控制在任何发育阶段。

通常采用化学合成的方法制备siRNA：即分别合成正义和反义两条链，然后退火成双链。为了进一步提高其稳定性，可以对其结构进行不同的化学修饰，特别在正义链3′端的修饰不影响其RNAi效应。在siRNA的3′端共价连接一个对应于靶细胞表面受体的抗体或配体，还将提高其特异性地靶向细胞或组织的能力。

目前，RNAi的研究大部分停留在细胞水平和转基因动物小鼠阶段，能否开发成药物所面临的困难之一就是siRNA在生物体内靶向转运。以注射剂的形式直接应用siRNA的最大问题是作用时间太短，因此，采用基因治疗的基因传递技术成为siRNA药物的研究方向。

为提高siRNA靶向转运的效率和组织特异性，人们将一些质粒和病毒用作基因传递载体。研究证明，逆转录病毒、腺相关病毒、腺病毒和慢病毒等是siRNA转运至细胞的有效介入工具。但病毒载体能引起有害的免疫反应，这种方法比直接注射siRNA具有更大的风险，因此人们开始研究非病毒介导的靶向转运方法。蛋白质转导技术有望成为一种有效方法，它操作简单，不影响基因的表达，并可以避免病毒载体介导的基因治疗可能发生的副作用；另外蛋白质转导技术也可能比病毒载体更有效地穿透实体肿瘤，并能透过血脑屏障，可以用于治疗神经系统性疾病。

三、适体药物

适体（aptamer）药物是能够与靶标分子相结合的单链核酸片段，包括DNA和RNA，长度一般为15~60个核苷酸。其功能类似于抗体，具有靶分子范围广、与配体作用亲和力高、特异性强、高度稳定性、安全经济、制备方法简单等优点。

适体药物的作用方式、亲和特性、药代动力学方面均类似于治疗性单抗，但其又具有独特优势：①通过体外筛选技术可人为调控适体的特异性和亲和力；②适体药物本身分子量小（8~15kDa），而抗体是150kDa，容易被靶细胞吸收；③尚未有证据显示适体药物有任何免疫原性或毒性，抗体蛋白的异源性很难克服；④适体药物冻干后可于室温下储存数年，适当溶解后又立刻恢复其功能构象，而抗体的蛋白本质决定了它容易变性；⑤适体药物系化学合成，造价低，易于大量生产。但适体药物在生物体内很快被核酸酶降解，或因分子量小而被机体迅速清除，故需对其进行各种修饰，以适应作为治疗性用药的要求。

2004年12月，第一个适体药物Pegaptanib（Macugen）获得了FDA的批准，用于治疗老年黄斑变性，该疾病和视网膜新生血管生成有关。血管内皮生长因子（VEGF）是参与新生血管形成的关键因子，Pegaptanib是28个核苷酸组成的适体，可以特异性与细胞外的VEGF结合，抑制VEGF与相应的受体结合，抑制VEGF的活性。Pegaptanib的核糖骨架经过修饰，可以对抗内源性核酸内切酶和外切酶的降解。两个20kDa的聚乙二醇结合到核苷酸序列上使药物的半衰期延长。

Macugen剂型为预充式一次性注射剂，每支含主药Pegaptanib 0.3mg，相当于PEG化

Pegaptanib 钠 1.6mg；处方以磷酸二氢钠和磷酸氢二钠为缓冲剂，必要时用盐酸或氢氧化钠调整 pH 为 6~7，氯化钠为渗透压调节剂，渗透压为 280~360mOsm/kg。

四、反基因药物

反基因治疗（anti–gene therapy）是由特定寡聚脱氧核苷酸与靶双链 DNA 同聚嘧啶或同聚嘌呤区专一性结合形成局部三螺旋结构，阻止靶 DNA 与聚合酶、转录因子等蛋白结合，实现抑制靶基因的复制与表达的目的。

肽核酸（peptide nucleic acid，PNA）是一种新型的 DNA 结构类似物，是继寡聚脱氧核苷酸（oligodeoxynucleotide，ODN）以来更为有效和稳定的反义和反基因药物。反基因策略的作用靶是 DNA 时，PNA 以链侵占（即链置换）方式识别靶 DNA 链，通过在每个基因组中形成 PNA/DNA 复合物，理论上就可抑制转录。PNA 与核酸的结合具有高度的特异性和亲和力，且不易被核酸酶和蛋白酶降解，是一种很好的反基因试剂。当作用靶是 mRNA 时，PNA 必须与细胞中大量 mRNA 结合才可抑制翻译，所以反基因策略更有吸引力。

研究表明，结合于 DNA 嘌呤富含区的 PNA 可阻止 DNA 的复制和转录。PNA 不仅能阻止原核生物的和真核生物的 DNA、RNA 聚合酶的结合，还能抑制转录调节因子的结合，从而抑制复制和转录。PNA 对转录和翻译的调节，可有效抑制癌基因的表达、病毒基因的复制和转录，是一种潜在的反义和反基因药物。

锁核酸（locked nucleic acid，LNA）是新发现的一种带环状结构的核苷酸衍生物，与其他寡核苷酸相比，具有更高的热稳定性、更好的分子杂交能力、更强的抗核酸酶降解能力、更好的脂溶性和更低的细胞毒性等优势。研究表明，针对 HBVS 基因 mRNA 单链的反义锁核酸和 HBV pre S1 基因 dsDNA 的反基因锁核酸均能有效抑制细胞内乙肝病毒的复制。

五、核酶

核酶（ribozyme），又称核酸类酶、酶 RNA、核酶类酶 RNA，是具有催化功能的小分子 RNA，属于生物催化剂，可降解特异的 mRNA 序列。核酶可通过催化靶位点 RNA 链中磷酸二酯键的断裂，特异性地剪切底物 RNA 分子，从而阻断靶基因的表达。与一般的反义 RNA 相比，核酶具有较稳定的空间结构，不易受到 RNA 酶的攻击。更重要的是，核酶在切断 mRNA 后，又可从杂交链上解脱下来，重新结合和切割其他的 mRNA 分子。

核酶的主要作用有：①核苷酸转移作用；②水解反应，即磷酸二酯酶作用；③磷酸转移反应，类似磷酸转移酶作用；④脱磷酸作用，即酸性磷酸酶作用；⑤ RNA 内切反应，即 RNA 限制性内切酶作用。随着对核酶的深入研究，人们已经认识到核酶在遗传病、肿瘤和病毒性疾病上的潜力。比如，对于艾滋病毒 HIV 的转录信息来源于 RNA 而非 DNA，核酶能够在特定位点切断 RNA，使得它失去活性。

六、基因药物

自从 20 世纪 70 年代科学家提出可以通过向人体导入外源 DNA 来治疗疾病的设想，基因药物的概念首次产生，并开创了基因治疗这一新领域。基因药物是将特定的基因经一定的载体导入人体细胞，使其在人体细胞中表达活性的多肽或蛋白质，从而产生疾病治疗或预防作用的物质。基因药物实际上是利用人体细胞作为生产活性多肽或蛋白质的工厂，一次应用，长期有效。

　　基因药物的研究主要针对致病基因的DNA和基因转录本mRNA两类生物大分子。以基因为靶的药物研发有3种手段：同源重组基因剔除（knock-out），与DNA或RNA作用的合成寡核苷酸，以及和DNA或RNA结合的其他分子。如今基因药物已经从实验室研究发展进入了临床试验和应用阶段。基因治疗研究的范围也从最初导入一个正常基因到人体靶器官，通过基因表达来治疗遗传性疾病，扩展到用DNA或RNA来治疗各种疾病。目前，全世界已有几百种基因药物进入了人体临床实验阶段，涉及的疾病不仅有血友病等遗传性疾病，也有许多人类高危高发性疾病，如癌症、艾滋病、帕金森症等。世界上第一种基因药物p53注射液（今又生®）也已在我国研发成功并应用于对多种肿瘤的治疗。

　　基因药物是以人体为加工厂，在人体细胞内产生疾病预防或治疗所需要的多肽与蛋白质，甚至是反义核酸或siRNA。基因药物通过合适的载体将外源基因或核酸片段导入人体细胞内，使目的基因在靶细胞中表达，发挥生物学效应，达到治疗目的。

　　如何将有治疗价值的外源基因或核酸片段安全、有效、可控、简便地通过载体导入人体靶细胞，是基因药物研究的关键，探索和开发基因药物载体尚任重而道远。理想的基因药物给药载体应当具备以下特征：①安全性高，载体本身不能对人体有致病性。②免疫原性低，载体进入体内后不引起免疫反应。③生产工艺简单，载体的生产工艺易于放大，适合工业化生产。④包装容量大，载体可容纳目的基因及相关调控元件的空间足够大。⑤转导效率高，载体转入后，可以迅速高效地表达目的产物，并发挥作用。⑥表达水平可控，可以根据病情的需要调整转基因的表达水平。⑦组织靶向性，可定向转导特定组织或细胞。目前基因药物研发中应用的载体可分为两大类：病毒载体和非病毒载体。

　　病毒载体（表11-3）是将自然界存在的病毒采用分子生物学的手段加以改造，去除掉部分或全部病毒基因，将治疗基因及基因表达所需要的功能片段克隆到病毒基因组中，再经过细胞系内包装而产生的重组病毒。病毒类载体一般具有对宿主细胞高效转染特点，因此是目前较为流行的高效的基因传递载体。许多不同类型的病毒，如逆转录病毒、腺病毒、腺相关病毒、单纯疱疹病毒、痘苗病毒等，已先后被开发成了基因治疗载体，而每种病毒对不同宿主细胞的感染效率、途径及其在细胞内的存在及存在状态都非常不同，这些特质决定了在设计基因药物时，病毒类载体具有很高的选择性。目前多数基因研究采用了病毒类载体。但同时值得指出的是，虽然经过了重组改建，多数病毒载体还是具有较高的免疫原性及相关的毒性副作用。

　　而非病毒载体则是载有治疗基因及其相关功能片段的DNA，如质粒，包埋有此种DNA的脂质体或纳米粒等。对于非病毒类载体，无论是质粒DNA，还是DNA-脂质体复合体，虽然其免疫原性及相关的毒副作用较小，但其体内转染效率则普遍很低。

表11-3　几种主要病毒载体的比较

载体名称	载体特点
腺病毒（adenovirus，Ad）	双链线性DNA，包装容量36kb，可感染分裂和非分裂细胞，转基因表达水平高，表达时间短，免疫原性强
腺相关病毒（adeno-associated virus，AAV）	单链线性DNA，包装容量5kb，可感染分裂和非分裂细胞，转基因表达水平高，表达时间长，免疫原性弱，无致病性
逆转录病毒（retrovirus，RV）	单链线性RNA，包装容量8kb，可感染分裂，转基因可整合至细胞染色体，表达时间长，有致瘤性风险
单纯疱疹病毒（herpes simplex virus，HSV）	双链线性DNA，包装容量30kb，可感染分裂和非分裂细胞，具嗜神经性，转基因表达时间长，免疫原性强

这两类载体各自有其优点和局限性，而这些载体系统的固有特性在一定程度上限制了其在特定基因治疗中的应用。不同的疾病，对于导入基因的表达量和持续时间的要求不同，因而必须根据治疗的需要选择最佳的载体和构建合适的基因表达系统。以利用腺苷脱氨酶（adenosine deaminase，ADA）治疗联合免疫缺陷症（combined immunodeficiency，SCID）为例，由于SCID是基因缺陷型疾病，而靶细胞又是不断分裂代谢的细胞，要达到长期治疗的效果，转基因就必须整合到细胞基因组中才在细胞分裂的过程中丢失。因此，研究者选用了能将DNA整合到细胞基因组的逆转录病毒为载体以实现长期的基因表达。而血友病，虽然也是基因缺陷型疾病，但由于肝细胞代谢周期较长，研究者选用了转染效率高而大部分转基因以非整合状态存在的重组腺相关病毒载体，以降低插入突变的风险。而我国研发的重组人p53腺病毒注射液，选择了具有复制功能而免疫原性很高的腺病毒载体，通过表达抑癌基因p53而抑制肿瘤生长。

（一）腺病毒载体基因传递系统

腺病毒（adenovirus，AD或ADV）是无包膜的线性双链DNA病毒，曾经对研究真核细胞DNA复制、转录、RNA剪接、蛋白质合成等方面作出过重要贡献。腺病毒在自然界分布广泛，至少存在100种以上的血清型。其基因组长约36kb（b即bp，base pair，碱基对），两端各有一个反向末端重复区（inverted terminal repeat，ITR），ITR内侧为病毒包装信号。基因组上分布着四个早期转录元（transcription unit，E1、E2、E3、E4，转录元是一段以启动子开始至终止子结束的DNA序列）承担调节功能，和一个晚期转录元负责结构蛋白的编码。

作为基因治疗的载体，腺病毒载体具有几个显著优点：①包装容量大，可插入大片段外源基因（至多可达35kb）。②转导效率高，体外转导不同类型人组织细胞的效率接近100%。可转导非分裂细胞。③重组病毒产量高。④安全性较高，进入细胞内并不整合到宿主细胞基因组，仅瞬间表达。

第一代腺病毒载体为E1或E3基因缺失，缺失区插入外源治疗基因。但此类型载体可引发机体产生强烈的炎症反应和免疫反应，且表达外源基因时间短。第二代腺病毒载体则缺失了E2a或E4基因，免疫反应较弱，其载体容量和安全性方面亦改进许多。第三代腺病毒载体则缺失了全部的（无病毒载体，gutless vector）或大部分腺病毒基因（微型腺病毒载体，mini-Ad），仅保留ITR和包装信号序列。第三代腺病毒载体最大可插入35kb的基因，病毒蛋白表达引起的细胞免疫反应进一步减少；载体中引入核基质附着区基因可使得外源基因保持长期表达，并增加了载体的稳定性。

1. 工艺过程 将目的基因包装至病毒粒中，是病毒载体生产的核心技术。其工艺过程一般包括包装细胞、载体质粒和辅助元件三大基本要素。

（1）包装细胞：包装细胞是病毒载体包装的加工厂，不仅提供病毒复制和包装的场所，其许多细胞成分还参与了病毒的复制与包装过程。

（2）载体质粒：载体质粒携带有目的基因的表达框，以及病毒包装所必需的顺式作用元件。

（3）辅助元件：病毒复制和包装所需要的所有反式作用元件均可以由辅助元件提供。辅助元件可以是1个或多个辅助质粒，也可以是辅助病毒。提供的反式作用元件包括病毒基因、转录调控基因、病毒DNA合成和包装所需的各种酶的基因、病毒的外壳蛋白基因等。

上述元素的不同组合，便产生了各种包装病毒的工艺路线。如重组人p53腺病毒颗粒的包装可以采用两种工艺进行。

工艺-1：将含有反式作用因子的辅助质粒和含有治疗基因p53及包装信号的载体质粒共同转染HEK293细胞，培养15天左右后，包装的重组腺病毒在细胞层上形成空斑。挑取空斑克隆，在新鲜的HEK293细胞中扩增、纯化，得到重组人p53腺病毒颗粒。

工艺-2：将辅助质粒和载体质粒共同电转化到有重组活性的细菌株BJ5183中，经过在细菌内的重组，产生一个新的病毒载体质粒，此质粒含有载体质粒上的治疗基因及包装信号，也含有辅助质粒上的反式因子。将此新的病毒载体质粒纯化，并转染HEK293细胞，培养10天左右后细胞逐渐产生病变，收集细胞上清，感染HEK293细胞，扩增、纯化，得到重组人p53腺病毒颗粒。

2. 制备的要点

（1）处方组成：腺病毒载体基因药物的剂型仍然采用普通的注射剂，处方要求基本与多肽、蛋白质类药物一致。

（2）工艺参数：生物技术药物的活性极易受到温度的影响，在生产和储存过程中均要尽可能在低温条件下操作，避免因温度升高导致活性的下降。

3. 处方举例

例1：注射用重组人p53腺病毒

【处方】重组人p53腺病毒颗粒1×10^{15}VP（病毒颗粒）、甘露醇50g、蔗糖70g、人血白蛋白5g、三羟甲基氨基甲烷（Tris）1.21g、$MgCl_2 \cdot 6H_2O$ 0.2g、HCl适量，注射用水加至1000ml。

【制法】按处方量称取三羟甲基氨基甲烷，$MgCl_2 \cdot 6H_2O$加入约800ml注射用水中溶解，用HCl溶液调整pH至7.5。加入甘露醇、蔗糖、人血白蛋白，混匀。加入重组人p53腺病毒颗粒，混匀。以0.2μm除菌滤器过滤2次，无菌分装，冻干。

【注释】注射用重组人p53腺病毒主药为重组人p53腺病毒颗粒，甘露醇为支撑剂（骨架），蔗糖为冷冻和冻干保护剂，人血白蛋白为活性保护剂，三羟甲基氨基甲烷为缓冲剂，$MgCl_2 \cdot 6H_2O$为稳定剂。

例2：重组人p53腺病毒注射液

【处方】重组人p53腺病毒颗粒1×10^{15}VP（病毒颗粒）、甘露醇50g、蔗糖50g、甘氨酸18.8g、精氨酸43.5g、尿素1g、PEG3500 1g、三羟甲基氨基甲烷（Tris）1.21g、$MgCl_2 \cdot 6H_2O$ 0.2g、HCl适量，注射用水加至1000ml。

【制法】按处方量称取三羟甲基氨基甲烷，$MgCl_2 \cdot 6H_2O$加入约800ml注射用水中溶解，用HCl溶液调整pH至7.5。加入甘露醇、蔗糖、甘氨酸、精氨酸、尿素、PEG3500，混匀。加入重组人p53腺病毒颗粒，混匀。以0.2μm除菌滤器过滤2次，无菌分装。

【注释】重组人p53腺病毒注射液主药为重组人p53腺病毒颗粒，甘露醇、蔗糖、甘氨酸、精氨酸、尿素、PEG3500为活性保护剂，三羟甲基氨基甲烷为缓冲剂，$MgCl_2 \cdot 6H_2O$为稳定剂。

（二）腺相关病毒载体基因传递系统

腺相关病毒（adeno-associated virus，AAV）是非致病性的微小病毒科家族的成员。AAV基因组为线性单链的正链或负链DNA，长度约为4700nt，包含由3个启动子调控的两个基因，即复制起始蛋白（rep，replication initiation protein）和衣壳蛋白（cap，capsid protein）两个基因，基因组末端分别存在一个长度为145bp的反向末端重复（inverted terminal repeat，ITR）。AAV的ITR是病毒包装、基因组复制，以及整合的重要功能片段。rep基因编码DNA复制和转录必需的非结构蛋白，而cap则编码三个组成病毒包壳的结构蛋白VP1、VP2和VP3。AAV是复制依赖型病毒，要在辅助病毒如腺病毒或单纯疱疹病毒与其同时存在时才能在宿主细胞中复制、包装，产生新的病毒颗粒。而在没有辅助病毒时，AAV基因组则通过其ITR整合到宿主基因组中，建立溶原性潜伏感染。野生型AAV潜伏感染人体细胞时大多整合到19号染色体的AAV-S1区。

AAV具有无致病性、宿主范围广、能够感染分裂与非分裂的细胞、能插入到宿主细胞染色体内或以染色体外串联体DNA的形式长期稳定表达等特点，被认为是目前最好的基因治疗载体，在遗传病的基因治疗方面应用显示出优势，也被越来越多用于治疗恶性肿瘤、自身免疫性疾病、感染性疾病以及应用于器官移植和组织工程研究。

AAV载体的构建遵循了构建其他载体相同的基本原则，即以外源基因及其功能片段替换病毒结构基因（rep和cap），仅保留两端的ITR及其邻近的45个核苷酸序列以便包装重组病毒，并在病毒载体生产的过程中，尽量减少具有复制能力的类野生型病毒的产生。AAV载体在构建时全部去除了病毒基因（rep和cap），因此这种载体更加安全。

1. 工艺过程　构建腺相关病毒载体常用的工艺是腺三质粒共转染法：首先将治疗基因及起转录所需的功能片段取代病毒结构基因（rep和cap），克隆出载体质粒；再将AAV的rep和cap基因克隆到另一个质粒，形成AAV辅助质粒；而将AAV载体生产所必需的辅助基因，如腺病毒的E2A、E2B、E4和VA RNA（viral associated RNA）等基因克隆到第三个质粒中，形成Ad辅助质粒，而E1A和E1B基因则由包装细胞HEK293提供。将上述三个质粒共转染进HEK293细胞，培养后即可包装出病毒颗粒，然后经纯化得到病毒载体。

AAV辅助质粒提供rep和cap两个基因的功能：rep编码DNA复制和转录必需的非结构蛋白，而cap则编码三个组成病毒包壳的结构蛋白VP1、VP2和VP3。Ad辅助质粒提供腺病毒E2A、E2B、E4和VA RNA等基因的功能。HEK293提供腺病毒E1A和E1B基因功能。E1A是AAV的rep和cap基因转录的反式激活因子。E1B和E4结合，可以稳定AAV的mRNA并协助其转运到胞浆。E2A和VA RNA也发挥相似的作用。研究还发现Rep68/78的过表达会抑制AAV的包装，因此可以用一个低效的ACG密码子取代rep基因的ATG起始密码子，从而降低Rep68/78的合成。

随着AAV病毒载体的研究越来越深入，所需求的AAV病毒载体剂量也是越来越大。制约AAV载体在临床试验上应用的最大问题依然是其大规模制备技术的发展。研究人员通过生产AAV包装细胞系的方式来简化病毒制备工艺。包装细胞系可以提供给AAV载体制备所需要的一切辅助元件，在制备过程中只要把载体质粒转染到此包装细胞中就可以获得目的载体。而生产细胞系则含有生产AAV载体的一切元件，当需要此种载体时只要培养这种细胞，然后在规定的时间内收获此细胞就可以得到目的载体，大大简化了制备AAV载体的过程。

另外，腺相关病毒5kb左右的包装限度不能满足所有基因药物开发的需要，为了克服这一局限，研究人员发展出了一种可反式拼接的腺相关病毒双载体系统。即将一个长基因分装在两个载体中，当两个病毒载体转染进了同一个细胞后，在ITR的同源介导下形成头尾二聚体，经过在ITR两端引进的拼接信号（splicing signal）之间反式剪接，原来被分开的基因又重新形成了一个完整的DNA分子。介于DNA分子中间的AAV ITR，在RNA转录后剪接加工时被除去。在构建这种载体时，不同剪接信号的选择会很大程度上影响基因表达的表达效率，应予注意。

2. 制备的要点

（1）处方组成：腺相关病毒载体基因药物的剂型仍然采用普通的注射剂，处方要求基本与多肽、蛋白质类药物一致。

（2）工艺参数：生物技术药物的活性极易受到温度的影响，在生产和储存过程中均要尽可能在低温操作，避免因温度升高导致活性的下降。

3. 处方举例

例：重组腺相关病毒注射液

【处方】重组人腺相关病毒颗粒 1×10^{15} VG（病毒基因组）、枸橼酸钠 25.8g、三羟甲基氨基甲烷（Tris）1.21g、HCl适量、注射用水加至1000ml。

【制法】按处方量称取三羟甲基氨基甲烷，枸橼酸钠加入约800ml注射用水中溶解，用HCl溶液调整pH至8.0。加入重组人腺相关病毒颗粒，混匀。以0.2μm除菌滤器过滤2次，无菌分装。

【注释】重组人腺相关病毒注射液主药为重组人腺相关病毒颗粒，枸橼酸钠为活性保护剂和助溶剂，三羟甲基氨基甲烷和HCl为缓冲剂。

高离子强度可以增加重组人腺相关病毒的溶解度，也可以有效防止病毒颗粒的凝聚。病毒颗粒的凝聚往往会引起免疫反应。本处方可以保证病毒颗粒的溶解性，并在反复冻融5次后仍未检测出凝聚现象。

（三）非病毒载体基因传递系统

病毒载体虽然应用广泛，但也存在明显的不足：如细胞毒性大、免疫原性高、包装容量小、制备复杂、容易污染等。非病毒载体具备无传染性，没有载体容量限制，材料来源广泛，化学结构可控制，且易于大量制备，在表达质粒、反义寡核苷酸或反义表达质粒真核细胞的靶向转移中，有着病毒载体不可替代的作用。与病毒载体相比较，具有毒性低、免疫反应低，而且所携带的基因不整合至宿主细胞基因组等优点。但非病毒载体的转导效率低，目的基因只能实现瞬间表达，其运送系统的颗粒较大，容易引发免疫反应和被机体所清除。

1. 裸DNA　裸DNA实际上就是病毒载体生产的元素之一，携带目的基因表达框的载体质粒，是最简单的基因传递系统。按照普通注射剂型制备后，即可通过直接的物理或机械方法（直接注射或基因枪）导入靶组织中。

基因缝线也是裸DNA常用的剂型之一。将裸DNA黏附或交联与手术缝线，进行肌肉、皮肤、血管等组织的缝合，其基因转移效率较直接注射提高3~5倍，表达时间可达3~6个月。

裸DNA作为基因传递系统具有制备简单和安全性高的优点，但转染效率低、稳定性差。

2. 脂质体　脂质体包括阳性、中性和阴性脂质体，其中对阳性脂质体的研究最为广泛。所有的阳离子脂质体的一端皆拥有1~2条由12~18个碳原子组成的疏水链，使其在水性介质中形成双层结构，并包裹DNA；另一端为亲水性的N^+，通过静电力与DNA结合以形成脂质复合物。

用脂质体作为基因转移的载体，已经成为一种有效的技术，多项基因药物的临床研究已采用该方法。脂质体可以直接注射至体内，使目的基因有效到达靶细胞，具有转染效率较高、安全、无免疫原性的优点，但在作用的靶向性和表达时间方面还有待提高。

3. 阳离子多聚物　阳离子多聚物载体易于大生产，交联合适配体后可以实现靶向转移，但体内转染效率不高，转基因表达时间短。

阳离子多聚物通过阳电荷与DNA的磷酸基团结合，可以形成稳定的多聚复合物，有效地压缩DNA的体积，并使结合的DNA不易被核酶降解，提高了转染效率。多聚复合物大小约80~100nm，带正电荷，可以与细胞表面带负电的受体结合，易于细胞内吞。可用的阳离子多聚物有：多聚L-赖氨酸、多聚精氨酸、鱼精蛋白、组蛋白、多聚乙胺、多聚乙烯亚胺和星状树突体等。

（1）多聚赖氨酸：聚L-赖氨酸和去唾液酸糖蛋白连接的聚合物用于细胞的基因靶向转移，其基因转染效果较阳离子脂质体差。研究表明，在有或无靶向配体的情况下，多聚赖氨酸与DNA的聚合物的细胞摄取率和基因转染率都依赖于聚合复合物正电性的存在。

（2）聚乙烯亚胺（polyethylenimine，PEI）：PEI阳离子聚合物表面的正电荷与DNA上带负电荷的磷酸基团产生静电作用形成复合物。这种复合物的超分子结构可以描述为一种核–壳结构，疏水核是部分中和的DNA，外壳则是亲水的阳离子聚合物链段。这种核–壳结构，增加了体系在血液循环中的稳定性，保护DNA在传递过程中不受DNA酶或巨噬细胞的降解。PEI阳离子聚合物由于其自身具有缓冲容量，在不需要加入吞噬细胞或溶酶体溶解剂的情况下就显示出较好的基因转染效果。

（3）树突状聚合物：树突状聚合物系一定分子量范围的聚酰胺和含磷树状聚合物的末端氨基通过静电力与DNA结合形成的一种阳离子多聚物非病毒基因载体，聚酰胺树状聚合物的酰胺键在水或乙醇中的水解，可使基因转染率增加50倍，其原因可能是水解增加了聚合物的柔韧性。故一些可水解的聚酰胺树状聚合物对体内颈动脉的基因转染比支链PEI更有效。

（4）壳聚糖载体聚合物：壳聚糖作为一种天然阳离子聚合物，通过与DNA以静电方式作用使壳聚糖-DNA体系不被降解，完全进入细胞。作为基因载体，壳聚糖具有细胞毒性低、生物相容性好、基因免疫性低和转染效率较高等特点。

壳聚糖-DNA复合物按制备方法主要可分为：壳聚糖及其衍生物的DNA复合物、壳聚糖-DNA纳米微球和壳聚糖自聚体-DNA。壳聚糖载体对质粒DNA有效的凝聚作用和保护DNA不被核酸酶降解是其他高分子载体无法比拟的。

4. 无机纳米粒子载体　应用于基因转运的无机纳米粒子主要包括硅、铁氧化物、碳纳米管、磷酸钙、金属纳米粒子、量子点等。无机纳米粒子主要通过穿过细胞膜将药物或生物分子转运到生物体中而起到治疗疾病的作用，其发挥转染功能的大致过程有：首先将DNA和RNA等基因治疗分子包裹在纳米颗粒之中或吸附在其表面，通过内吞入胞等方式被转运至细胞内并且被释放。其次将DNA导入细胞核并发挥功能。

但目前没法确定DNA进入细胞核的确切途径，主要倾向于两种理论：一种是纳米粒子在内涵体或细胞质中被降解，然后释放DNA转运进核；另一种是携带DNA的纳米粒子直接到达细胞核表面，然后DNA转运进核。

第五节　疫苗制剂

疫苗是将病原微生物（如细菌、立克次体、病毒等）及其代谢产物，经过人工减毒、灭活或利用基因工程等方法制成的用于预防传染病的自动免疫制剂。疫苗保留了病原菌刺激动物体免疫系统的特性。

一、疫苗的分类

（一）人工主动免疫疫苗

1. 灭活疫苗　选用免疫原性好的细菌、病毒、立克次体、螺旋体等，经人工培养，再用物理或化学方法将其杀灭制成疫苗。此种疫苗失去繁殖能力，但保留免疫原性。死疫苗进入人体后不能生长繁殖，对机体刺激时间短，要获得持久免疫力需多次重复接种。例如，甲肝灭活疫苗就是死疫苗。

2. 减毒活疫苗　用人工定向变异方法，或从自然界筛选出毒力减弱或基本无毒的活微生物制成活疫苗或减毒活疫苗。常用活疫苗有卡介苗（BCG，结核病）、麻疹疫苗、脊髓灰质炎疫苗（小儿麻痹症）等。接种后在体内有生长繁殖能力，接近于自然感染，可激发机体对病原的持久免疫力。活疫苗用量较小，免疫持续时间较长。活疫苗的免疫效果优于死疫苗。例如，水痘疫苗是减毒活疫苗，麻风、腮腺炎疫苗都是属于活疫苗。

3. 类毒素　细胞外毒素经甲醛处理后失去毒性，仍保留免疫原性，为类毒素。其中加适量磷酸铝和氢氧化铝，即成吸附精制类毒素。体内吸收慢，能长时间刺激机体，产生更高滴度抗体，增强免疫效果。常用的类毒素有白喉类毒素、破伤风类毒素等。

（二）人工被动免疫疫苗

1. 抗毒血清　抗毒血清是对于某种毒素抵抗或可以使毒性减弱、消失的血清。制作时是将蛇毒、病原菌产的毒等小量多次地注射到兔子、马血管内，每日慢慢加大注射量，一定时间后，因该动物体内产生抗体，经检测，达到一定效价后，就可以抽血。血液分离血清后再经提纯，就成了抗毒血清。

2. **人免疫球蛋白制剂**　人免疫球蛋白俗称人丙种球蛋白，是从上千份血浆中提取的一种生物制剂，其主要成分是免疫球蛋白IgG抗体。主要功能是与抗原起免疫反应，从而阻断抗原（比如病毒产生抗原）对人体的危害。注射人免疫球蛋白制品，可以帮助受者从低免疫状态或者无免疫状态很快达到暂时免疫保护状态，因此免疫球蛋白制品对预防细菌、病毒性感染有一定的作用。

3. **细胞因子制剂**　由多种细胞所分泌的一大类生物活性物质的统称，绝大多数为低分子量（15~30kDa）的蛋白或糖蛋白，主要有白介素、干扰素、胸腺肽、转移因子、肿瘤坏死因子等。细胞因子作为免疫活性细胞间相互作用的介质，对免疫应答的发生、调节及效应等均起重要的作用。

4. **单克隆抗体制剂**　克隆（clone）即无性繁殖之意，成年人全身约有2×10^{12}个淋巴细胞，T细胞和B细胞大约各占一半，B细胞又细分为约1×10^7种，每种即为一个克隆。同一克隆的B细胞结构既相似又有区别，功能上略有差异。一种抗原决定簇能特异激活一个或一个以上克隆的B细胞，并使其产生相应抗体。每一克隆B细胞所产生的抗体，组成均一，只与同一种抗原决定簇反应，因此称为单克隆抗体（monoclonal antibody），即由单一B细胞克隆产生的高度均一、仅针对某一特定抗原表位的抗体。

单克隆抗体通常采用杂交瘤技术来制备。杂交瘤（hybridoma）抗体技术是在细胞融合技术的基础上，将具有分泌特异性抗体能力的致敏B细胞和具有无限繁殖能力的骨髓瘤细胞融合为B细胞杂交瘤。单克隆抗体可直接用于人类疾病的诊断、预防、治疗以及免疫机制的研究，为人类恶性肿瘤的免疫诊断与免疫治疗开辟了广阔前景。

总之，人工主动免疫疫苗和人工被动免疫疫苗均能使机体增加抗病能力，但后者的持续时间短，主要用于治疗和紧急预防。

（三）新型疫苗

1. **亚单位疫苗**　亚单位疫苗（subunit vaccine）系通过化学分解或有控制性的蛋白质水解方法，提取细菌、病毒的特殊蛋白质结构，筛选出的具有免疫活性的片段制成的疫苗。亚单位疫苗是将致病菌主要的保护性免疫原存在的组分制成的疫苗，也叫组分疫苗。例如，用霍乱毒素B亚单位制成的霍乱毒素B亚单位疫苗；用狂犬病毒主要抗原黏附在脂质体上制成的狂犬病毒免疫体亚单位疫苗；以及麻疹病毒亚单位疫苗等。

2. **结合疫苗**　结合疫苗是指采用化学方法将细菌多糖共价结合在蛋白载体上所制备成的多糖–蛋白结合疫苗，用于提高细菌疫苗多糖抗原的免疫原性，如B型流感嗜血杆菌结合疫苗、脑膜炎球菌结合疫苗和肺炎球菌结合疫苗等。

3. **合成肽疫苗**　合成肽疫苗是一种仅含免疫决定簇组分的小肽，即用人工方法按天然蛋白质的氨基酸顺序合成保护性短肽，与载体连接后加佐剂所制成的疫苗，是最为理想的安全新型疫苗，也是目前研制预防和控制感染性疾病和恶性肿瘤的新型疫苗的主要方向之一。

4. **基因工程疫苗**　基因工程疫苗是用基因工程方法或分子克隆技术，分离出病原的保护性抗原基因，将其转入原核或真核系统使表达出该病原的保护性抗原，制成疫苗，或者将病原的毒力相关基因删除，使成为不带毒力相关基因的基因缺失疫苗。包括：重组抗原疫苗、重组载体疫苗、DNA/RNA疫苗、转基因植物疫苗等。

二、疫苗的递送

疫苗最常用的给药途径是肌内或皮下注射，因此疫苗通常被制成液体注射剂。若需多次使用的疫苗，通常会在液体制剂处方中加入防腐剂。为防止抗原降解并保证其效能，在疫苗运输过程中通常需要使用冷藏链。疫苗冷藏链是指疫苗从生产后直至送到消费者使用前，使疫苗始终处于2~8℃环境中，以最大限度地保持疫苗的质量为目的的系统。另外，若将疫苗与一些糖类，如海藻糖、蔗糖等一起干燥，制成固体制剂，以保留运输过程中疫苗的效价，可避免使用冷藏链。

免疫佐剂（adjuvant），又称免疫调节剂或免疫增强剂（immunepotentiator）是能够非特异性地改变或增强机体对抗原的特异性免疫应答、发挥辅助作用的一类物质。佐剂能够诱发机体产生长期、高效的特异性免疫反应，提高机体保护能力，同时又能减少免疫物质的用量，降低疫苗的生产成本。长期以来，传统疫苗多为菌体或其裂解物，由于其免疫原性强，且含有大量非免疫原性物质，这些物质除具有毒副作用外也具有佐剂作用，所以一般不需要外加佐剂。佐剂的研究和使用只局限于较小的范围，如毒素和类毒素。随着现代生物技术和基因工程技术的迅速发展，针对不同疾病已开展了各种新型基因工程疫苗的研制，而这些疫苗普遍存在分子小、免疫原性弱、难以诱导机体产生有效免疫应答等不足，从而需要某种物质来增强其免疫作用，免疫佐剂尤其是新型免疫佐剂的研究就显得尤为迫切。

目前，常用的佐剂有：铝盐佐剂、蛋白类佐剂、核酸类佐剂、含脂类佐剂和混合佐剂等。其他广泛研究的佐剂多是一些微粒给药系，例如脂质体、乳剂、微球及病毒颗粒（virosomes）等。佐剂主要作用方式包括：免疫调节、细胞毒性T淋巴细胞诱导、抗原提呈、抗原靶向和储存等。

近年来，为适应新型疫苗的需求，佐剂已经从传统、单一的形式向新型、多元化形式发展，尤其用于黏膜疫苗、DNA疫苗及肿瘤疫苗的佐剂研究成为热点。

疫苗的预防接种采用哪种途径和方法，主要是由疫苗的要求和免疫力的效果来决定的。原则上疫苗接种途径与自然感染途径越相似，其免疫效果也就越理想。目前常采用的接种途径和方法有以下几种：①口服法，如口服脊灰减毒活疫苗；②皮内注射法，如卡介苗；③皮下注射法，如麻疹疫苗、麻风疫苗、麻腮风疫苗、乙脑疫苗、A群流脑多糖疫苗、A群C群流脑多糖疫苗、甲肝减毒活疫苗、钩体疫苗等；④内注射法，如百白破疫苗、白破疫苗、乙肝疫苗、脊灰灭活疫苗、甲肝灭活疫苗、出血热疫苗等。其他的途经，如经鼻给药、肺部给药、舌下或口腔给药。常用疫苗的接种部位、途径和剂量见表11-4。

表11-4　常用疫苗的接种部位、途径和剂量

疫苗	接种部位	接种途径	接种剂量/剂次
乙肝疫苗	上臂外侧三角肌中部	肌内注射	酵母苗16岁以下5μg/0.5ml，CHO苗10μg/1ml、20μg/1ml
卡介苗	上臂外侧三角肌中部附着处	皮内注射	0.1ml
脊灰疫苗		口服	1粒
百白破疫苗	上臂外侧三角肌附着处或臀部	肌内注射	0.5ml
白破疫苗	上臂外侧三角肌附着处	肌内注射	0.5ml
麻疹疫苗	上臂外侧三角肌下缘附着处	皮下注射	0.5ml
乙脑疫苗	上臂外侧三角肌下缘附着处	皮下注射	0.5ml
A群流脑疫苗	上臂外侧三角肌下缘附着处	皮下注射	30μg/0.5ml
A+C流脑疫苗	上臂外侧三角肌下缘附着处	皮下注射	100μg/0.5ml
风疹疫苗	上臂外侧三角肌下缘附着处	皮下注射	0.5ml

第六节 细胞治疗和组织工程

细胞治疗是指利用某些具有特定功能的细胞的特性，采用生物工程方法获取和（或）通过体外扩增、特殊培养等处理后，使这些细胞具有增强免疫、杀死病原体和肿瘤细胞、促进组织器官再生和机体康复等治疗功效，从而达到治疗疾病的目的。

细胞疗法治疗疾病的机理主要分为两大类：①细胞的直接作用，直接运用其特定的生物活性修复受损伤的组织和器官，或起到特异性/非特异性杀伤作用；②细胞的间接作用，如分泌相关的因子或活性分子来调节患者自身细胞的增殖和功能活动。

治疗性的细胞包括：①自然杀伤细胞（natural killer cell，NK），NK细胞是人体先天免疫的核心组成部分，是肿瘤细胞免疫的基础；②γδT细胞：一种既能杀伤癌细胞、肿瘤干细胞，又能识别癌抗原的免疫细胞，主要分布于皮肤和黏膜组织上，γδT细胞处于机体免疫防护系统的第一线，在抗肿瘤免疫中具有重要的作用，具有细胞毒性和分泌多种细胞因子及趋化因子的功能；③CD3AK细胞（anti CD3 antibody activated killer，CD3单抗起始激活的杀伤细胞），CD3AK细胞能够有选择地直接或间接杀伤肿瘤细胞，对正常组织细胞没有杀伤活性；④DC-CIK细胞（dendritic cell- cytokine induced killer cell，树突状细胞–细胞因子诱导的杀伤细胞），DC-CIK细胞能产生特异性和非特异性的双重抗肿瘤效应等。

组织工程（tissue engineering），是一门以细胞生物学和材料科学相结合，进行体外或体内构建组织或器官的新兴学科，致力于发展生物代用材料以修复、替代、提高人体器官及其功能。目前已经能够再造骨、软骨、皮肤、肾、肝、消化道及角膜、肌肉、乳房等组织器官。

组织工程具有三个要素：①细胞：是一切生物组织最基本的结构单位。干细胞是人体内一种有潜力能够分化为其他类型细胞的特别的细胞，也是生物工程广泛研究和利用的一种手段。②支架：是用于支撑细胞成长为一个完整的组织框架材料。③生长信息：用于引导和协调组织内细胞活动的各种方法，目前已知的能够影响细胞活动的生长信息包括各种蛋白质因子和电信号。

组织工程的研究领域涉及材料学、工程学及生命科学。在医学领域，包括基础医学的遗传学、组织胚胎学、细胞生物学、分子生物学等；在临床医学领域包括骨科、整形外科、胸外科、神经外科、口腔颌面外科、五官科、普外科、康复医学等。在材料学方面，主要涉及可降解高分子材料、陶瓷材料；生物衍生材料包括天然生物衍生材料和提纯衍生材料（如胶原）等。

细胞治疗和组织工程通常需要一个载体或递送系统来帮助其实现功能。载体或递送系统的研究就属于药剂学和药物递送研究范畴，包括材料的选择、处方和工艺参数的优化、保持产品的稳定性等，从而确保产品的质量和在体内的疗效。

❓ 思考题

1. 生物技术药物注射剂的制备工艺与其他药物的注射剂有何区别？为什么？
2. 在生物技术药物的制剂生产时要注意哪些问题？
3. 核酸药物常用剂型有哪些？
4. 试述生物技术药物非注射给药的优势和问题。
5. 简述疫苗的分类。

（祁小乐）

参考文献

［1］方亮.药剂学［M］.8版.北京：人民卫生出版社，2016.

［2］平其能,屠锡德,张钧寿,等.药剂学［M］.4版.北京：人民卫生出版社，2013.

［3］崔德福.药剂学［M］.7版.北京：人民卫生出版社，2012.

［4］周建平,唐星.工业药剂学［M］.北京：人民卫生出版社，2014.

［5］胡容峰.工业药剂学［M］.北京：中国中医药出版社，2010.

［6］冯年平.中药药剂学［M］.北京：科学出版社，2017.

［7］朱文清.基础物理化学［M］.北京：清华大学出版社，2011.

［8］吴正红.纳米药剂学［M］.南京：江苏美术出版社，2011.

［9］赵应征.生物药物药剂学［M］.杭州：浙江大学出版社，2011.

［10］Patrick J. Sinko. Martin's Physical Pharmacy and Pharmaceutical Sciences［M］. 6th ed. Philadelphia：Lippincott Williams & Wilkins，2011.

［11］Michael E. Aulton, Kevin Taylor. Aulton's Pharmaceutics：The Design and Manufacture of Medicines［M］. 4th ed. London：Churchill Livingstone，2013.

［12］Sven Frakjaer, Lars Hovgaard, Marco van de Weert. Pharmaceutical formulation development of peptides and proteins［M］. 2nd ed. Florida：CRC Press Inc，2012.

［13］Lene Jorgensen, Hanne Mørck Nielsen. Delivery Technologies for biopharmaceuticals：peptides，proteins，Nucleic Acids and Vaccines［M］. New Jersey：John Wilely & Sons Ltd. 2009.

［14］D.J. McClements. Nanoemulsions versus microemulsions：terminology，differences，and similarities［J］. Soft Matter, 2012,（8）：1719–1729.

［15］Pinak Khatri, Mansi K. Shah, Namrata Vora. Formulation strategies for solid oral dosage form using 3D printing technology：A mini–review［J］. Journal of Drug Delivery Science and Technology，2018，46：148–155.

［16］Badman C, Trout BL. Continuous Manufacturing Symposium［J］. J Pharm Sci, 2015，104（3）：779–780.

［17］Sanchis J, Corrigan C, Levy M L, et al. Inhaler devices – from theory to practice［J］. Respiratory Medicine, 2013, 107（4）：495–502.

［18］Hertel S P, Winter G, Friess W. Protein stability in pulmonary drug delivery via nebulization［J］. Advanced Drug Delivery Reviews, 2015, 93：79–94.

［19］毛建平,毛秉智.基因药物研究现状和对策［J］.中国生物化学与分子生物学报，2004，20（2）：143–148.